Sofia Sörensen

Rezeptlos glücklich

25 Jahre Erfahrungen
mit vegetarischer und veganer Vollwertkost
sowie reiner Rohkost

Teil I

Köstlich schlichte Rohkost

Sofia Sörensen

Rezeptlos glücklich

25 Jahre Erfahrungen
mit vegetarischer und veganer Vollwertkost
sowie reiner Rohkost

Teil I

Geschichte der Lebensreform - Christentum, Ethik, Tierschutz
und Vegetarismus - Naturheilkunde - Persönliche Erfahrungen

Copyright © Alle Rechte liegen bei der Autorin Sofia Sörensen
Alle Rechte vorbehalten. Das Werk ist in allen seinen Teilen urheberrechtlich geschützt. Jede private oder gewerbliche Verwendung außerhalb dieses Schutzes ist ohne Zustimmung der Autorin unzulässig und strafbar. Das gilt insbesondere auch für Vervielfältigungen jeder Art, für Übersetzungen, Abschriften und Speicherungen auf irgendwelchen bekannten oder zukünftigen Systemen.

Herstellung und Verlag: Books on Demand GmbH, Norderstedt
ISBN 9783839 167731

Wichtige Hinweise

Für den Inhalt von empfohlenen Büchern, Internetseiten und deren Verlinkungen usw., wird keine Haftung für deren Richtigkeit oder andere Rechtsrelevantien übernommen. Jede Haftung liegt bei den jeweiligen Autoren.

Das Landgericht Hamburg hat mit Urteil vom 12.05.1998 entschieden, dass man durch die Ausbringung eines Links die Inhalte der gelinkten Seite ggf. mit zu verantworten hat. Dies kann - so das LG - nur dadurch verhindert werden, dass man sich ausdrücklich von diesen Inhalten distanziert. Ich betone daher, dass ich keinerlei Einfluss auf Gestaltung und Inhalte gelinkter Seiten habe. Deshalb distanziere ich mich hiermit ausdrücklich von allen Inhalten aller gelinkten Seiten auf allen aufgeführten Websites einschließlich aller Unterseiten. Diese Erklärung gilt für alle in diesem Buch genannten Links und für alle Inhalte der Seiten, zu denen Links oder Banner führen. Diese Erklärung gilt gleichermaßen für Buchhinweise und Hinweise auf anderweitige Texte.

Dieses Buch ist ein Sachbuch, nicht aber ein Fachbuch. Es wurde sehr sorgfältig nach bestem Wissen und Gewissen erstellt und erhebt keinen Anspruch auf absolute Richtigkeit.
Zum medizinischen Teil: Wie jede Wissenschaft ist die Medizin ständigen Entwicklungen unterworfen. Forschung und klinische Erfahrung erweitern unsere Erkenntnisse, insbesondere was Behandlung und medikamentöse Therapie anbelangt. Soweit in diesem Werk eine Dosierung oder eine Applikation erwähnt wird, darf der Leser zwar darauf vertrauen, dass die Autorin große Sorgfalt darauf verwandt hat, dass diese Angabe **dem allgemeinen und persönlichen Wissensstand der Autorin bei Fertigstellung des Werkes** entspricht.
Für Angaben über Dosierungsanweisungen und Applikationsformen kann von Verlag und Autorin jedoch keine Gewähr übernommen werden. Jeder Benutzer ist angehalten, durch sorgfältige Prüfung der Beipackzettel der verwendeten Präparate und gegebenenfalls nach Konsultation eines Spezialisten festzustellen, ob die dort gegebene Empfehlung für Dosierungen oder die Beachtung von Kontraindikationen gegenüber der Angabe in diesem Buch abweicht. Eine solche Prüfung ist besonders wichtig bei selten verwendeten Präparaten oder solchen, die neu auf den Markt gebracht worden sind. **Jede Dosierung oder Applikation erfolgt auf eigene Gefahr des Benutzers**. Die Autorin appelliert an jeden Benutzer, ihr etwa auffallende Ungenauigkeiten mitzuteilen. Es werden ferner keinerlei Therapieempfehlungen gegeben sondern nur Darstellungen von eigenen oder fremden Therapien.
Geschützte Warennamen (Warenzeichen, Markennamen) werden nicht besonders kenntlich gemacht. Aus dem Fehlen eines solchen Hinweises kann folglich nicht geschlossen werden, dass es sich um einen freien Warennamen handele. Dieser Hinweis gilt insbesondere für die Marken "Homotoxikologie" und "EMDR".

Der Reinerlös aus dem Autorenhonorar ist wieder für die Berufsausbildung ehemaliger Kindersoldaten in Afrika bestimmt (Misereor).

Besuchen Sie mich gern auf meiner Homepage:

www.emdr-selbsttherapie.de
www.sofia-soerensen.de

- Buchdeckel-Entwurf: Sofia Sörensen, Hamburg-Niendorf
- Buchcover-Illustration: Gudrun Schlemmer, Seefeld-Meiling, www.schlemmerarte.de
  Abwandlung des Michelangelo-Gemäldes "Die Erschaffung Adams".

Hinweis auf Teil II

Rezeptlose vegane Naturküche

Köstlich schlichte Rohkost

"Pi x grüner Daumen"

Teil II

228 Seiten als Hardcover oder Paperback-Ausgabe
4 Abbildungen

Ausführliche Anregungen zur Praxis

Das Inhaltsverzeichnis auf den Seite 523ff ermöglicht einen kurzen Einblick in den II. Teil

Buchdeckel-Abbildung: Die Erschaffung Adams
Ausschnitt aus dem Deckengemälde in der Sixtinischen Kapelle im Vatikan
von Michelangelo (1475-1564)

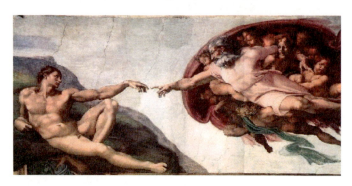

Wir kennen alle die Geschichte von Adam und Eva im Paradies und dem Apfelbaum mitten darin: dem Baum der Erkenntnis des Guten und Bösen. Diesen fruchtbaren Baum hat Gott für sich selbst reserviert und verboten, davon zu essen. Bei Zuwiderhandlung: Ausweisung aus dem Paradies! Doch die Schlange war listig und überredete Eva, davon zu essen. Mitnichten würde sie sterben. Sie würde sogar ebenso viel wissen wie Gott, versprach sie ihr. Und da der Apfel so lecker schmeckte, überredete Eva sogleich ihren Adam, auch davon zu kosten.

Während ich den Kunstdruck über meinem Bett betrachtete, der mir Michelangelos "Die Erschaffung Adams" zeigt, dachte ich mir einen Apfel in die Hand Gottes. Oder in die Hand Adams? Hat der Schöpfer ihm diesen Apfel nicht mehr oder weniger selbst gereicht? Oder hat Adam ihn einfach aus Gottes Hand an sich gerissen? Der Gedanke ließ mich nicht mehr los, ob der Schöpfer es nicht doch eingeplant haben könnte, dass Adam und Eva dieses köstliche runde Ding auf jeden Fall bekommen sollten. Und so haben die Malerin und Grafikerin Gudrun Schlemmer und ich schließlich gemeinsam darüber nachgedacht und unserem guten alten, ewig neuen Adam diese saftige Frucht in die Hand gedrückt.

Der Mensch soll kreativ sein, denn er wurde nach SEINEM Bilde als phantasievoll erschaffender Mensch erschaffen. Die Klugheit der freiwilligen Selbstbeschränkung allerdings hat nicht jeder mitbekommen, denn Egoismus, Egozentrik und - in allem - die Angst, womöglich nicht genug zu bekommen, stehen dem Menschen im Wege. Er steht sich selbst ebenso wie der gesamten Schöpfung entgegen, weil es ihm an Mitgefühl, Einfühlungsvermögen und Liebe fehlt. Denn als der Schöpfer Paralogismus und Paradoxum erschuf, legte er beides in den Menschen hinein. Und darum beißt sich der Hund selbst in den Schwanz und der Mensch sägt fleißig den Ast ab, auf dem er sitzt, während er sich obendrein noch selbst ins Knie schießt und einen Apfel nach dem anderen verdrückt.

Wird sich das je ändern oder sind wir für unseren eigenen Untergang erschaffen worden? Kommen daher Hoffnung und Errettungsgedanke, dass diejenigen, die anders handeln, errettet würden? Wer wird dazu gehören? Etwa diejenigen, die immer weiter den Haudegen spielen und unterdessen noch fromme Gebete sprechen?

Hamburg, den 15. Juli 2010

Inhaltsverzeichnis

Vorwort 11

Rezeptlos glücklich 15
   Müllern kontra Luxus-Wegwerfgesellschaft 19
   Goethes Faust I: Aus der Hexenküche 29
   Vegetarismus – Philosophie oder gesunde Alternative? 31
      Anatomievergleich: Früchteesser – Fleischesser 39
   Formen vegetarischer Ernährung 40
   Super-Markt – Informative Glosse 44
      1 - Gemüseregal 45
         1a, b, c - Unter, auf und über der Erde Gewachsenes 46
      2 - Ernährungsfahrplan 48
      3 - Milchproduktregal 50
      4 - Backartikel 51
      5 - Getränkeabteilung 52
      6 - Tiefkühltruhen 56
      7 - Konservenabteilung 56
         7a - Jod-Fluor-Kochsalz 57
         7b - Fabrikzucker 57
      8 - Diätabteilung 58
         8a - Zöliakie 58
         8b - Saccharide (Kohlenhydrate) 58
         8c - Gluten 59
         8d - Vertiefung: Saccharide (Kohlenhydrate) 60
         8e - Diabetes 61
            8ee - Juveniler Diabetes Typ II 61
         8f - Phytostoffe 62
         8g - Proteine (Eiweiße) 63
         8h - Grundnährstoffe - Zöliakie 64
      9 - Die Öle und Fette 67
         9a - Cholesterin- und Osteoporose-Rummel 67
         9b - Öle und Fette 68
         9c - Anti-Anal-Leakage-Agents = "Auslaufsperre" 71
      10 - Tierfutterregal 73
      11 - Fleisch- und Wurstabteilung 74
         11a - Hitzedenaturierung 75
      12 - Fischabteilung 76
         12a - Industrielles Fisch- und Tierfutter 77
      13 - Süßigkeitsregal 78
      14 - Backwarenabteilung 79
      15 - Müsliregal 80
         15a - Wo gibt es Frischkornmüsli zu kaufen? 81

   15b - Frischkornmüsli-Rezept (nach Kollath, Bruker und Schnitzer) 82
   15c - Frischkornmüsli mit angekeimtem Getreide nach Evers 84
  16 - Haushaltswaren- und Kosmetikabteilung 85
  17 - Zeitungsregal 85
 Artgerechtes Tierfutter 87
  Grundrezept für rohes, artgerechtes Hunde- und Katzenfutter 91

Geschichte des Vegetarismus 93
 Vegetarismus von der Antike bis zur Neuzeit 93
 Historischer biblischer und christlicher Vegetarismus 97
 Widersprüche in der Bibel durch Übersetzungsmanipulationen
 und falsch interpretierte Analogien? 128
 Gängige unchristliche Praxis unter Christen 130
 Siebenten-Tags Adventisten leben weder alle vollwertig noch vegetarisch 136
 Stellungnahme des adventistischen Deutschen Vereins für Gesundheit
 zum Thema BSE 145
 Ein vegetarischer, adventistischer Pastor schreibt 147
 Brief eines besorgten vegetarischen Glaubensbruders und meine Antwort 149
 Erkennen statt machen 153
 Glauberger Schuldbekenntnis 155
 Nicht-vegetarische Tierschützer - Ethik - Eugen Drewermanns Haltung 157
 Helmut Kaplan und die vegetarische Ethik 160
 Prominente Vegetarier und vegetarische Gruppen durch die Zeiten 165
  Prominente Vegetarier – tabellarisch 169
  Vegetarische Leistungssportler – tabellarisch 174

Die Lebensreform im 19. Jahrhundert 176
 Die "Wasserhähne": Vater und Sohn Hahn 180
 Hufeland, Osawa und die Makrobiotik 181
 Pioniere des Vegetarismus im 19. und 20. Jahrhundert 185
  Adolf Just 186
  Pfarrer Sebastian Anton Kneipp 190
  Heinrich Lahmann 192
  Louis Kuhne 193
  Arnold Rickli und sein Freundeskreis 195
  Monte Veritá (Ascona) 197
  Alfred Brauchle 200
  Pater Tadeo und Manuel Lezaeta Acharan 202
  Maxmilian Oskar Bircher-Benner 208
  Are Waerland 211
  Weston A. Price – Ein Zahnarzt umrundet die Welt 215
  Thomas Latimer Cleave und Guy Douglas Campbell 223
  Ellen G. White und John Harvey Kellog 228

Ernährungswissenschaftler und Ärzte im 20. Jahrhundert 230
   Francis Marion Pottenger jr. und D. G. Simonson 230
      Plädoyer für die Rohkost 232
   Werner Kollath: Vater der Vollwertkost 233
      Werner Kollath: Mesotrophie 239
      Werner Kollath: Die Ordnung unserer Nahrung (Kollath-Tabelle) 240
      Werner Kollath: Der Vollwert der Nahrung – Vollwertkost 244
      Werner Kollath: Chemische und physikalische Eiweißdenaturierung 247
      Werner Kollath: Ballaststoffe 252
      Werner Kollath: Getreide und Mensch – Eine Lebensgemeinschaft 255
   Lothar Wendt: Das neue Denken 259
      Lothar Wendt: Eiweißspeicherkrankheiten 265
   Max-Otto Brukers vitalstoffreiche Vollwertkost 268
      Was Max-Otto Bruker über "Diäten" sagt 274
      Max Otto Brukers Ursachenbegriff 275
      Max Otto Bruker: Der Murks mit der Milch 277
      Max-Otto Bruker und Säuglingsnahrung 285
      Max-Otto Bruker und die Ernährung des älteren Menschen 290
      Max Otto Bruker und die Trinkmenge 291
      Max Otto Bruker und Unverträglichkeiten 294
      Inhaltsverzeichnis zu "Unsere Nahrung, Unser Schicksal" 296
   Benjamin Sandler: Kinderlähmung und Fabrikzucker 302
   Schnitzer Intensivkost – Schnitzer Normalkost 306
      Schnitzers Gesundheitsservice im Internet 314
   Franz Konz' Urkost 318
   Homöopathie und Samuel Hahnemann 327
      Abgrenzung von Hömöopathen zu naturheilkundlichen Ärzten und Heilpraktikern .. 330
      Hans-Heinrich Reckeweg und die Homotoxikologie 333

Vegetariervereine und Ausbildungsstätten, Ärzte und Heilpraktiker 353
   Vegetariervereine und Rohkostgruppen (Deutschland, Österreich, Schweiz) 353
      Liste naturheilkundlicher Ärzte, Heilpraktiker und Zahnärzte 355
   Gesellschaft für Gesundheitsberatung (GGB) 356
   Verband für unabhängige Gesundheitsberatung eV (UGB) 359
   Deutscher Verein für Gesundheitspflege (DVG) 362
   Hans Diehl: CHIP-Programm (USA) 365
   Walther Julius Veith - Internet-Videos über den Risikofaktor Milch 369

Theorie, Fakten und Erfahrungen 373
   Claus Leitzmann: Gießener Rohkoststudie 373
      Wikipedias sonderbare Ansichten 379
      Glykotoxine 385
      Inhaltsverzeichnis zu "Vegetarismus - Grundlagen, Vorteile, Risiken" 387
   Von der Aussagekraft statistisch gewonnener Erkenntnisse 390

Weltweiter Großversuch stellt sich als Versuchsirrtum heraus 392
Ernährungsbedingte Zivilisationskrankheiten 393
Anleitung zum perfekten Mord an Oma 395

Bekanntes verstehen, Neues lernen 399
Zur Einführung 399
Enzyme 402
Vitamin B 1 405
Vitamin B 12 411
Essentielle Aminosäuren 417
"Übersäuerung" – Von Elektrolyten, Diffusion, Osmose, Säuren, Basen und Pufferung. .420
Fasten: "Chirurgie ohne Messer" 433
Zucker oder Honig? - Von den Kohlenhydraten (Saccharide) 441
Verdauungsleukozytose 443
Darmflora und andere Kommensalen 446
Müsli ist nicht gleich Müsli 450
Getreide: Roh essen oder durch Hitze *aufschließen*? 453
Was darf man denn überhaupt noch essen? 461

Mein vegetarisch-veganer, frohköstlicher Weg 463
Leidensgeschichte: Zeckenborreliose und Ungeliebtsein 464
Unsere Familie war chronisch krank 473
Chronisches Übergewicht durch Kochkost, Käse und Tofu 485
Endlich gesund 487
Charakterliche Wandlung - Schreibtherapie als Selbstfindung 490
Überwindung von Posttraumatischer Belastungsstörung und Depressionen 492
Der einfache Weg 499
Meine Hilfereichungen an einige kranke Menschen 500
Kompromiss und Toleranz 501
Treue zu sich selbst 502
Freier Wille 505
Wollen, Können und *man* 508
Ernährungs-Entnahme-Verhalten (EEV) 510
Ersatzdenken hat seine Parallele in der Symptomverschiebung 511
Liebe Gewohnheiten 518
Rezeptlos glücklich und sorgenfrei leben 520
Vorstellung und Inhaltsverzeichnis von "Rezeptlose vegane Naturküche - Teil II"......523

Anhang 530
Internetliste 530
Bücher von und mit Prof. Dr. Claus Leitzmann 536
Literaturverzeichnis 538
Alphabetisches Nachschlageverzeichnis 542
Gesundheitscoaching durch Claudia Sofia Sörensen 591
Weitere Bücher der Autorin 592

> Irrlehren der Wissenschaft brauchen 50 Jahre, bis sie durch neue Erkenntnisse abgelöst werden, weil nicht nur die Professoren, sondern auch ihre Schüler aussterben müssen.
>
> Max Planck

Vorwort

Am 23. Januar 2010 jährt sich der Tag zum 25. Mal, ab dem sich mein Leben vollkommen verändert hat. Schwerkrank und voll extremer Schmerzen aufgrund einer Zeckenborreliose mit ihren unzähligen Symptomen schleppte ich mich am 23. Januar 1986 in Panamá, wo ich mehrere Jahre zusammen mit meiner Familie wohnte, zu einer mir empfohlenen Krankengymnastin. Ich solle doch einfach meine Ernährung auf vollwertig-vegetarisch umstellen, auch auf Milchprodukte verzichten und soviel wie möglich roh essen, sagte sie. Und ich dachte mir, dass ich das ein paar Wochen lang ausprobieren könne, ohne Mangelerscheinungen zu bekommen, denn schließlich gibt es ganze Kulturen, die seit Jahrtausenden vegetarisch leben.

An irgendeine positive oder negative Auswirkung auf meine schreckliche Krankheit glaubte ich allerdings nicht, 'denn wenn nicht einmal die stärksten Medikamente helfen', so dachte ich, 'wie sollte da so etwas Seichtes wie Ernährung einen umwälzenden Einfluss ausüben können?' Um es kurz zu machen: Nach lediglich drei Tagen war ich nahezu schmerzfrei. Der Rest verschwand binnen neun Monaten. Und meine Kinder, die an diversen chronischen Krankheiten litten, nahm ich bereits drei Wochen später mit auf die Reise. Mein Mann benötigte ein Jahr, bis er erkannte, dass auch die Kinder gesund geworden waren. Und sein Vater, der Internist war, schrieb mehrfach gehässige Briefe, hielt mich für übergeschnappt, sah Gefährdung für Leib und Leben seines Sohnes und seiner Enkelkinder und hätte mich, wie er schrieb, entmündigen lassen, wenn ich seine Frau gewesen wäre. Schließlich, so schrieb und sagte er, hat der Mann das Sagen, und ob ich meinen Mann überhaupt um Erlaubnis gefragt habe!

Mein Wissen über gesunde Ernährung konnte ich im Laufe der Jahre aus unzähligen Büchern und aus einem sehr umfassenden, neunjährigen Heilpraktikerstudium beziehen (ohne Abschluss), was das Studieren einschlägiger naturwissenschaftlicher Fachliteratur einschloss und mir nahezu das Wissen eines praktischen Arztes beschert hat.[1] Insgesamt habe ich inzwischen wohl an die 13 Meter gelesen: Naturheilkunde, Ernährungswissen als auch Fachliteratur wie Mikro- und Makroanatomie und -pathologie, Physiologie, Biologie, kleines Labor,

---

[1] Meine schriftliche HP-Überprüfung fand im Jahr 1994 in Löbau/Sachsen statt. Uns wurden die Multiple-Choice-Fragen des Staatsexamens angehender Ärzte vorgelegt. Diese mussten, um zu bestehen, mindestens 75 % richtig beantworten, wir HP nur 50%. Ich beantwortete 73% korrekt. Die mündliche Überprüfung fand ein halbes Jahr später statt. Wegen eines Missverständnisses in einer Frage zur Notfallmedizin bestand ich die mündliche nicht, und der Amtsarzt ermunterte mich, sie ein paar Monate später zu wiederholen, da ich die schriftliche Überprüfung ausgezeichnet bestanden hatte. Aber in diese Zeit fiel die Diagnose Zeckenborreliose und außerdem verstärkten sich meine Eheprobleme enorm, sodass ich alles hinwarf und zwischenzeitlich anderen Ideen folgte. Außerdem unternahm ich meinen zweiten Suizidversuch und war gar nicht mehr in der Lage, mich nochmals auf die amtsärztliche Überprüfung für den Heilpraktikerberuf vorzubereiten, denn ich kämpfte ums eigene Überleben, da die Depressionen immens waren, das posttraumatische Belastungssyndrom mich mehrere Jahre hindurch schwer belastete und ich suizidal war. Ich hatte, wie auf einem Hochseil, einen Balanceakt durchzuführen, um nicht tatsächlich im Suizid zu enden.

Biochemie usw.. Ferner habe ich insgesamt acht Seminare in der Gesellschaft für Gesundheitsberatung in Lahnstein und in der Reformhaus-Fachakademie in Oberursel besucht.

Es ist mir ein Herzensanliegen, auf Widersprüche und Ungereimtheiten hinzuweisen: Christen, die keine Vegetarier sind - Christen, die sich nicht vollwertig ernähren - Tierschützer, die keine Vegetarier sind - Vegetarier, die sich nicht vollwertig ernähren. Und dann diejenigen Vegetarier, die keine Toleranz Nichtvegetariern gegenüber haben und auch nicht solchen Vegetariern gegenüber, die Eier und Käse essen. Tieren eine Seele abzusprechen, wie manche Christen es tun, Tiere als Sachen anzusehen, wie es das Gesetz tut, widerstrebt meiner Ethik.

Außerdem gibt es da noch die esoterische Richtung, mit der ich persönlich wenig anfangen kann. Ich glaube nicht an Heilsteine, allerdings bin ich von seriöser Psychotherapie ebenso überzeugt wie von seriösen Entspannungspraktiken und der therapeutischen Wirkung von Schreibtherapie und EMDR[2]. So sind meine selbsttherapeutischen Bücher entstanden, die Suchenden hoffentlich Unterstützung bzw. Bestätigung darin geben, das nichts wirkungsvoller ist, als die eigene Unternehmung! Über abergläubische Esoterik werden sie im vorliegenden Buch nichts finden, sehr wohl aber Hinweise auf meine Psycho-Selbsttherapie.

Ich sehe das vorliegende Werk als Ergänzung zu der immer größer werdenden vegetarischen Literatur durch meine Schilderung sehr persönlicher Erfahrungen und das Einbeziehen von Psychologie, Philosophie und den erwähnten Betrachtungen. Ich wünsche mir mehr Respekt unter Vegetariern und Toleranz gegen Nichtvegetarier. Auch mir fällt es nicht immer leicht, aber wenn ich mich darauf besinne, dass ich selbst 40 Jahre lang Fleisch und nicht vollwertig gegessen und mich über Körnerfresser lustig gemacht habe, dann gelingt es mir leichter, Geduld aufzubringen. Wenn's auch schwer fällt!

Der Buchtitel verrät auch, dass ich allgemein rezeptloseres Handeln und rezeptlose Ernährung ebenso empfehle wie einen zwanglosen Umgang miteinander. Nicht so verbissen sein sondern fröhlich. Wer gesund ist, kann auch fröhlich sein. Wer verbissen ist, der kaut noch zu viel am eigenen Ärger herum. Ärger aber macht hässlich und produziert bittere Galle! Es ist jedoch vorteilhaft, sich zusammen mit alten Verhaltensweisen auch von Menschen zu lösen, die in der neuen Freiheit hemmend wirken und sich statt dessen neue Freunde zu finden, durch die die Freude über die endlich gefundene Gesundheit verdoppelt wird.

Man sollte sich korrektes Wissen selbst aneignen, obwohl die Grundregel gesunder Lebensführung und gesunder Ernährung sehr, sehr schlicht ist und kein akademisches Wissen benötigt. Die Grundregel lautet nach Kollath: "Lasst unsere Nahrung so natürlich wie möglich". Ferner

---

2   Eye Movement Desensitization Reprocessing = EMDR ist eine von Francine Shapiro entwickelte Methode zur Überwindung schwerer Traumata. 2006 wurde sie vom deutschen wissenschaftlichen Beirat als effektive, wissenschaftlich begründete psychotherapeutische Methode anerkannt.

Bei vielen Depressionen, so genanntem Burnout-Syndrom, Neurosen, Persönlichkeitsstörungen, Blockaden, Schlaflosigkeit, Schreckhaftigkeit, Abhängigkeiten von Personen und gestörten Verhaltensweisen liegt meistens ein schweres Trauma zugrunde, das nicht immer bekannt ist. Auch sehr lang zurückliegende Traumata können jedoch erfolgreich behandelt und eine gesunde, fröhliche Lebensqualität gewonnen werden. Immer wird auch eine gründliche Selbstwerdung, Unabhängigkeit und positive Charakterwandlung eingeleitet. EMDR wird mit mehreren einschlägigen psychotherapeutischen Methoden in eine ganzheitliche Behandlung der Persönlichkeit eingebettet, die dadurch zu vorher nicht geahnter Kreativität und freier Entfaltung ihrer Fähigkeiten gelangen kann.

Vorerfahren in Psychotherapie ist es mir gelungen, mich im Alter von 60 Jahren aus einer schweren posttraumatischen Belastungsstörung, die nicht zuletzt durch erhebliche Belastungen in der Ehe verschlimmert wurde, nachhaltig selbständig, ohne Hilfe durch irgendeinen Therapeuten mittels Bibliotherapie (Behandlung durch Lesen), Schreibtherapie, EMDR und anderen Methoden erfolgreich und nachhaltig zu befreien. Dabei entstand mein erstes Buch: Seelische Selbstheilungskraft. 1. ▶ www.emdr-selbsttherapie.de ------ 2. ▶ http://www.emdr-institut.de/

Brukers Leitsatz: "Essen sie nichts, wofür Reklame gemacht wird." Was mehr müssen wir noch wissen? Mein eigener Leitsatz "Irren kann ich mich auch selbst; dafür benötige ich keinen Arzt mehr." mag auch hilfreich sein. Nämlich auf dem ureigenen und mutigen Weg der Selbstbefreiung von dem Irrglauben, dass andere Leute klüger seien als wir selbst und unser Gesundheitssystem uns schützen würde. Als ich mir bei einem Fastenfehler eine respiratorische Azidose selbst behandelte, hatte ich noch kaum chemische Kenntnisse und habe meinen Irrtum dennoch allein korrigieren und mir dadurch mein Leben retten können. Der Heilpraktiker, den ich am 4. und der Internist, den ich am 5. Tag aufgesucht hatte, erkannten nicht einmal, dass ich in Lebensgefahr war! Ich wurde vielmehr am Freitag auf Montag vertröstet. Den Montag hätte ich aber nicht mehr erlebt, wenn ich nicht selbst meine Lebensgefahr behoben hätte.

Der größte Irrtum ist der Glaube in die Macht der Wissenschaften und das Vertrauen in das Wissen unserer Ärzte. Heilpraktiker sind davon nicht ausgenommen, denn auch sie plappern nur nach, was sie von jemandem gelernt haben, der dies und das gelernt hat, was ein Lehrer der vorvorherigen Generation mal gelernt hat und der bis zum Sankt-Nimmerleins-Tag ohne Skrupel und unter zu wenig Information darüber, was es denn an neuem, auch alternativen Wissen gibt, weiterplappert. Die Wissenschaft geht weiter. Und ihre Irrtümer ebenfalls.

Bruker hat noch einen weiteren wunderbaren Leitsatz, nach dem er eine Theorie stets verwirft, wenn die Erfahrung ihn Besseres lehrt. Was nützt die schönste Theorie, wenn die Erfahrung doch das Gegenteil beweist? Mit so genannten wissenschaftlichen Beweisen haben sich ganze Völkerscharen durch Theorien und weiße Kittel blenden lassen, die Kompetenz ausströmten, aber Krankheit und Tod brachten. Lassen wir uns also nicht mehr ins Bockshorn jagen und verwahren wir uns gegen wissenschaftliche Behauptungen ebenso wie gegen esoterisches Geschwafel oder religiöse Verklemmungen, denen das Vertrauen in die wirklichen und von selbst wirkenden Schöpfungskräfte fehlen.

Ich habe mich immer mehr freischwimmen können und möchte meine guten wie bösen Erfahrungen nicht missen. Gönnen wir uns also unsere Wege wie Irrwege gleichermaßen. Aus jeder Sackgasse gibt es einen Ausweg: Einfach wieder umkehren und sich informieren. Und wir müssen uns auch vor niemandem genieren, wenn uns Fehler unterlaufen, denn es ist völlig normal, nicht perfekt zu sein. Für mich war es aber ganz selbstverständlich, das zu unterlassen, was mir nicht bekam und nicht für alles einen geschmacklich ähnlichen Ersatz zu suchen. Vielmehr nahm ich, im Laufe der Jahre immer konsequenter werdend, nur das auf, was meinem Wissen nach vollauf ausreichte und worunter ich mich fit und leistungsfähig, rundum pudelwohl fühle: die rein vegane, rohköstliche Ernährung. Und ich habe keinerlei Mangel dadurch erlitten! Ich bin durchaus imstande, unter Fasten bei besten Kräften bis zu 40 km zu wandern, und mich im Fitness-Studio auszutoben. Und das kann ich auch mit vollem Bauch, da Rohkost weder müde macht noch irgendwie belastet.

Nichts macht mich kräftiger und leistungsfähiger, als meine rohe, nicht durch Hitze denaturierte Ernährungsweise mit vitalstoffreicher Frischkost! Also bin ich schon im Beginn konsequent – nicht fanatisch - dem gefolgt, wodurch ich schmerz- und problemfrei leben konnte.

Bei alledem hat sich im Laufe der Jahre durch meine veränderte Einstellung zum Leben auch mein Charakter enorm verändert. Ich hatte es irgendwann nicht mehr nötig, zu duckmäusern, mich herumzustreiten mit Menschen, die mir nur schadeten. Und ich schrieb schließlich selbsttherapeutische Bücher und strafte mit meiner erfolgreichen Selbsttherapie diejenigen Psychologen Lügen, die behaupteten, ich könne mich unmöglich allein aus einer schweren posttraumatischen Belastungsstörung befreien. Immerhin war ich deshalb sogar berentet worden.....

Lediglich die bekannte Psychotherapeutin Luise Reddemann antwortete mir in einer Email, dass sich Menschen selbstverständlich auch ohne Therapeuten heilen können. Meine unentwegten Depressionen von einst sind vollkommen verschwunden. Kein Auf und Ab der Gefühle mehr, keine Verzweiflung noch unnötige Sorgen. Und das will schon etwas heißen!

Es ist mir rundum gelungen, mich selbst zu heilen. Mit Gottes Hilfe! Denn wer da wirkt und webt, das ist der Schöpfer selbst. Ich aber habe die Aufgabe, Wandlung zuzulassen. Den Weg zu dieser Wandlung, die ich gar nicht selbst vollziehen kann sondern die sich in mir passiv auf der Grundlage von ganz natürlichen Naturgesetzen vollzieht, wenn ich nicht mehr alles selber machen will, diesen Weg musste ich finden und selbst beschreiten. Und er war durchaus mühsam, wenngleich ich ihn mühelos und unerschrocken ging. Und immer noch bin ich unterwegs: "I'm on my way to heavenly Land!" sagt ein Spiritual!

Lassen sie uns kurz noch folgende Herleitungen betrachten: Vegetation = Gesamtheit des pflanzlichen Lebens, Vegetabilis, vegetabile = belebend; als Hauptwort: Pflanzenreich/ vegeto, vegetare = lebhaft erregen, beleben / vegetus = lebhaft, rüstig, regsam // vegetalis = zum Leben gehörig / vegetieren = kümmerlich, kärglich leben.

Zum Zeitpunkt des Entstehens neuer Lebenskonzepte entstehen immer auch neue Wortschöpfungen. Als sich die Menschen bewusst dem Vegetarismus zuwandten, verknüpften sie das mit ihrer Erfahrung: Leben, lebendig, belebend, lebhaft, rüstig, zum Leben gehörend. Und darum haben wir heute auch den Begriff Bios und biologisch gewählt, was sich von der Lehre des Lebens, der Biologie herleitet. Und dieser Begriff leitet sich aus dem Griechischen ab: βιός, *bios = Leben, λόγος, logos = Vernunft*. Begriffsbildungen, so wollen wir festhalten, zeigen sich immer in Bildern und Symbolen, damit sie begriffen und verstanden werden können.

Das Buch ist auch als Nachschlagewerk verwendbar und Wiederholungen in den Kapiteln dienen der Wissensvertiefung. Sachverhalte sind nicht darstellbar, ohne bestimmte Begriffe zu benutzen und sie meistens auch sofort zu erklären. Sie erscheinen an anderer Stelle in neuem Zusammenhang nochmals, und ich gebe auch hier Erläuterungen entweder im fließenden Text oder in der Fußnote. Benutzen sie bitte auch reichlich das wegen der Themenvielfalt - Geschichte der Lebensreform, Medizin, Ernährung, christliche Ethik und Tierschutz - besonders ausführliche alphabetische Nachschlageverzeichnis mit zusätzlichen Kurzinformationen und den Seitenhinweisen am Schluss des Buchs, um sich Fragen selbst beantworten zu können. Und manches wird nach und nach in eigenen Kapiteln aufbauend gründlich besprochen.

Sie finden am Buchende auch eine Liste aller Internethinweise, die sie sich sich am besten mit dem Scanner kopieren und dann leicht in die Suchmaschine übertragen können, um auf diese Weise rascher im Internet zu surfen und weitere Informationen zu erhalten, damit sie möglicherweise noch verbliebene Lücken schließen können. Beachten sie bitte den Hinweis auf Seite 4, dass ich für Internetaussagen keinerlei Haftung übernehme!

Ich erlaube mir, bekannte Forscher und Ärzte hier ohne akademische Grade oder Titel zu nennen. Es ist dadurch nicht immer erkennbar, wer über einen akademischen Grad verfügt. Ich selbst habe weder das eine noch das andere erworben, habe allerdings acht Jahre lang an der Musikhochschule Hamburg studiert und ab meinem 42. Lebensjahr drei Jahre mit der Paracelsus-Heilpraktikerschule. Ferner habe ich diverse Fernstudien absolviert und mir sehr viel Wissen autodidaktisch angelesen. Näheres dazu finden sie sowohl auf meiner Homepage im Internet - www.emdr-selbsttherapie.de - als auf dem rückwärtigen Buchdeckel.

> Taucht ein Genie auf,
> verbrüdern sich die Dummköpfe.
> Jonathan Swift (1667-1745)

Rezeptlos glücklich

Unsere pluralistische Gesellschaft mit ihren so differenzierten Ausdrucksformen, Lebensweisen, verändertem Partnerschaftsverständnis samt Patchwork-Familien, zunehmender Homosexualität, den vielen Singles, sehr unterschiedlichen Berufen, Sportarten und Hobbys, engt die menschliche Lebensqualität durch krank machende Zivilisationskost zusätzlich drastisch ein, ohne die Zusammenhänge zum Zerfall zu seelischer und sozialer Gesundheit zu bemerken. Ständige Beschränkungen finden Entlastung durch Ausschweifungen aller Arten, was nicht zuletzt auch in der Rezeptlust Ausdruck findet, die manchmal regelrecht zur Rezeptsucht wird. Denn vielen Mitmenschen genügt das Einfache einfach nicht mehr. Und trotz aller freien Entfaltungsmöglichkeiten werden eigene Ideen, zumindest, was die Zubereitung einer Mahlzeit anbelangt, immer seltener, weshalb einfach zu Fertigprodukten gegriffen wird, was Zeit sparen und vereinfachen soll. Das Ursprüngliche eines unverfälschten Lebensmittels geht dabei verloren, und es treten an dessen Stelle Produkte, denen wir eigene Namen geben.

Allen Fertigprodukten ist gemeinsam, dass sie aus reichlich Zutaten bestehen, wobei darunter immer mehr zu finden sind, die eigentlich nicht in die menschliche Nahrung hinein gehören und uns nur krank machen. Fertigprodukte werden nach immer derselben Formel hergestellt. Verändert der Hersteller den Geschmack auch nur unwesentlich, riskiert er, dass sein Produkt nicht mehr genügend gekauft wird. Das ist vor Jahren beispielsweise mit Ovomaltine passiert.

Wir nehmen, außer vielleicht beim Obst, keine natürlichen Lebensmittel mehr zu uns sondern Zubereitungen. Alle Gerichte sind mehr oder weniger auf Rezepten beruhende Zubereitungen. Und wir benennen diese Gerichte weit überwiegend nach dem tierischen Bestandteil, nicht aber nach dem Gemüse. Gemüse wird ohnehin ebenso wie Kartoffeln, Reis, Nudeln und dergleichen lediglich als Beilage empfunden. Und selbst an den Gemüseeintopf wird Fleisch gegeben.

Nach der Wiedervereinigung hatte ich mit meinen drei Kindern ein originelles Erlebnis. In der Kesselsdorfer Straße hatte eine Pizzeria aufgemacht. Vegetarische Pizza stand nicht auf dem Speisezettel, aber wir bestellten sie mutig, erklärend, dass wir Vegetarier sind. Mit sehr viel Hingabe und sehr teuer bestückte der Koch uns jede Pizza mit 4 Hammelkoteletts! Und weder er noch die Bedienung begriff, dass wir das nicht essen wollten, schließlich hätten wir doch gesagt, dass wir eine vegetarische Pizza wollten! Offensichtlich hatte der Pizzabäcker Vegetarismus mit dem Islam verwechselt, und so hat er sein Lehrgeld bezahlt. Ab da bot er regelmäßig mehrere vegetarische Pizzen an, wenngleich leider mit raffiniertem Mehl.....

Der natürliche Geschmack des einzelnen Lebensmittels geht in unserer Kochkomposition unter wie ein einzelnes Musikinstrument in einem Orchester. Die Mischung erzeugt einen neuen Geschmack bzw. eine neue Klangfarbe. Und wenn wir Farben mischen, erhalten wir ebenfalls neue Farben. Das übertriebene Zubereiten führt zu immer mehr Ideen, bei denen allerdings der ursprüngliche Geschmack des Einzelnen zu Gunsten eines komplexen Neuen aufgeben wird.

Vergleichbar vielleicht mit einem modernen Schuhkonzern und der spätmittelalterlichen Schusterwerkstatt von Hans Sachs (1494-1576), der es als Dichter weit gebracht hat. Man ist heute nicht mehr Hans Sachs sondern identifiziert sich mit dem Konzern und bleibt ein Rädchen im Getriebe. Und die Käufer tragen nicht mehr Schuhe von Hans Sachs, den sie noch persönlich kannten sondern von einer tollen aber unpersönlichen Marke.

Wer lediglich Brot isst, isst bereits eine Kreation, die so in der Natur nicht vorkommt. Wir essen aber nicht einfach Brot, sondern eine Marke! Und dies Markenbrot besteht nicht nur aus natürlichen Zutaten sondern aus einem umfangreichen Gemisch, inklusive Absonderlichkeiten. wie Gips, raffiniertem Mehl und einer ganzen Palette an Zusatzstoffen[3]. Wenn wir unser Brot selbst backen, benötigen wir nur sehr wenige Zutaten zum Mehl, und es kommt auf unsere Erfahrung und unser Können an, ob das Brot locker oder fest wird, schnittfest ist oder bröckelt.

Wer sich dem Produktwahn entziehen möchte, sollte mal wieder genüsslich eine natürliche Karotte kauen. Und zwar ungeschält, denn der Herrgott lässt weder geschälte Gurken, Karotten noch geschälte Menschen wachsen. Und der Apfel im Paradies war sicher auch ungeschält und vor allem ohne Pestizide. Was aber für akademisch denkende Menschen relevant ist: Das Vitamin B 12 nehmen wir am sichersten mit den Schmutzresten auf, die noch an natürlichen Lebensmitteln außen dran haften, denn Mikroorganismen produzieren dieses essentielle Vitamin. Sollte gar ein Wurm im Apfel sein, na, umso besser, denn der ist nur dort, wo garantiert kein Gift seine kleine Leber zerstört.

Wenn wir uns dessen bewusst werden, dass unsere mit Rezepten überwucherte Ernährungsweise ein Spiegel von Moderne und Postmoderne ist, wird uns vielleicht klarer, dass die logische Folge daraus, das Analysieren und Synthetisieren, dieses Verhalten auch in unsere private Küche getragen hat. Analysieren durch das Auseinanderfriemeln einzelner Bestandteile, Aussieben, Wegschneiden, Wegwerfen und das Synthetisieren durch Neuschöpfungen, die wir in allerlei Rezepturen vollziehen. Wir vergessen dabei aber, dass das Ganze nicht die Summe seiner Teile sein kann sondern dass das Ganze mehr als die Summe seiner Teile ist. Durch Rezepte erreichen wir aber kein volles Ganzes! Und durch nachträgliches Unterrühren von Kleie oder Getreidekeimen können wir aus raffiniertem Mehl kein Vollwertmehl machen.

Auch bei der Nahrungszubereitung zu Hause werden oftmals nur einzelne Teile verwendet. So landet das Grün der Karotte ebenso im Müll wie die Blätter von Kohlrabi und Radieschen, dabei sind sie wertvolle Lebensmittel. Ich habe noch keine Kuh gesehen, die sich nur bevorzugte Teile der Wiesenpflanzen abzupft, um auf den Rest einen Kuhfladen zu setzen. Es gibt auch keine Kuh, die Quark, Sahne und Käse herstellt oder ihr Kälbchen mit Eselmilch ernährt. Und ebenfalls keinen Wolf, der verschiedene Wurstarten fabriziert, Fleisch sauer einlegt, pökelt oder anderweitig mumifiziert und in Wursthaut oder Konservendosen lagerfähig macht, anschließend noch behauptend, nur so und vor allem durch *"schonendes Garen"* könne seine Nahrung von seinem Organismus *"aufgeschlossen"* werden.

Den Menschen ist das Groteske bei all ihrer Kocherei und bezüglich ihres Ernährungsverhaltens nicht bewusst, weil sie sich gewohnt konform verhalten und nur das tun, was die Mitmenschen links und rechts auch tun. Und so halten die Kinder die Milch in der Tüte für ebenso normal wie Cornflakes, eingetütetes Toastbrot und die bunten Süßigkeiten, die das Bunte einer Blumenwiese vergessen lässt. Die vielen Kochsendungen sind inzwischen Kult geworden und leisten ihrerseits einen entscheidenden Beitrag zu der Verirrung, derartige Koch-

---

3   Geben sie einfach mal in die Internet-Suchmaschine ein: Brot AND Zusatzstoffe.
    Weiteres Beispiel von vielen: http://www.diebackstube.de/themen/zusatzst.htm

künste hätten mit Kultur und Bildung zu tun. Manch ein Sternekoch stieg in die Gesellschaft auf, obwohl er dafür mitsorgt, dass diese Crème der Highest Society möglichst lange krank bleibt. Und es gibt noch mehr Ärzte, die sich um die vielen, vielen ernährungsbedingten Zivilisationskrankheiten besonders kümmern und gut davon leben, ohne auf die Ursachen hinzuweisen. Warum sollten sie auch? Sie müssten ja sonst umsatteln und wären in einem gesunden Beruf nicht so wichtig für die Aufrechterhaltung des geballten Wahnsinns, der Methode hat.

Der ganz normale Wahnsinn wird von den Tetrapack-Generation-Müttern nur selten erkannt, obwohl die Supermarktregale von Wahnsinn nur so überquellen und das **Ernährungs-Entnahme-Verhalten (EEV)** manipuliert wie auch die tägliche Werbung allüberall. Detaillierte Zutatenlisten auf den Produkten sollen uns suggerieren, dass alles seine Ordnung habe, denn der Gesetzgeber gibt Vorschriften über die Deklarierung auch der Schadstoffe. Die aber kennt der Normalbürger gar nicht. Denn das Zucker ein Schadstoff ist, weiß kaum jemand wirklich.

Die natürliche Ordnung der Lebensgesetze schützt der Gesetzgeber jedenfalls nicht wirklich. Und Gewinnsucht ist eine ganz normale Dauererscheinung, von der auch unser Staatshaushalt bestens profitiert. Vielleicht lässt er auch darum gern den ganz normalen Wahnsinn weiterhin zu, als gäbe es keine beruflichen Alternativen für die Hersteller derartiger Kunstprodukte, deren Folgen – die Krankheiten – in alternativlos erscheinenden Krankenhäusern letztlich erfolglos zu korrigieren getrachtet werden. Wen kümmert's? Unseren Staat jedenfalls nicht, denn auch der neue Gesundheitsminister zäumt den Gaul von hinten auf. Medikamente preiswerter machen zu wollen, damit sie noch mehr unters Volk kommen statt Gesundheitsaufklärung zu betreiben, ist der falsche Ansatz!

Ich habe in Panamá unserem Hausvermieter Delvalle - Bruder des damaligen Staatspräsidenten - gesagt, dass er statt seiner Zuckerindustrie genauso gut Bienen in größerem Stil züchten könne und gleichzeitig hochwertigen Honig herstellen solle, der nicht mit kandiertem Zucker gestreckt wird, was in Panamá leider weit verbreitet war. Zucker muss aus den Köpfen heraus, damit drastische Umstellungen nachhaltige Wandlungen nach sich ziehen können.

Und was die Preise von Medikamenten anbelangt, so möchte ich darauf hinweisen, dass die Pharmakonzerne ihre Produkte in Entwicklungsländern wesentlich günstiger verkaufen als bei uns. Das war in Panamá so, das habe ich auch in Tunesien erlebt, wo die Antibabypille 80 % billiger als bei uns zu haben ist. Und selbst in Spanien und Italien kosten Medikamente deutlich weniger als bei uns. Die Pharmabranche begründet es damit, dass sie die Preise an das Einkommen der jeweiligen Bevölkerung anpasst. Darüber kann ich nicht lachen, denn Preise müssen sich nach den Produktionskosten richten.

Immer neue pathologische Ausdrucksformen des ganz normalen Wahnsinns werden durch immer mehr Forschung und immer teurere Therapieformen wieder wettzumachen gesucht. So lange, bis der Wettlauf irgendwann zu Ende sein wird. Und der Sieger wird der Tod sein, das Aufhören der menschlichen Spezies, die gleich die gesamte Schöpfung mit in ihren Untergang reißt. Bis dahin aber nimmt unsere Lebensqualität immer mehr ab, denn wir wollen dem Leben ja mehr Jahre hinzufügen statt den Jahren wieder ihr Leben zu gönnen.

Ein Blick auf die unzähligen Kochsendungen im Fernsehen und in die Regale von Bücherläden zeigt uns, dass das Interesse an immer neuen In-Bezug-Setzungen verschiedener Ausgangsstoffe munter weiter geht. Die Nahrungsmittelindustrie geht nicht zimperlich mit den Lebensmitteln um. Sie mischt mit allerlei Chemie tüchtig mit. Das Nichtbeachten von Naturgesetzen rächt sich allerdings ganz von selbst, denn der Schöpfer möchte eine intakte oder gar keine Menschheit haben. Wenn wir weiterhin durch unser Verhalten aus dem Takt geraten, die Artenvielfalt von Flora und Fauna eliminieren, sägen wir den Ast ab, auf dem wir sitzen, zerstören wir unsere eigene ökologische Nische, die unmöglich die ganze Welt beherrschen darf. Der Mensch erobert die ganze Welt, die Tiere räumen scheu das Feld!

Was überhand nimmt, wird eliminiert. Überhand nehmende Kulturen reduzieren oder zerstören sich selbst. Unsere Globalisierungsbestrebungen werden durch die uns eigene, zerstörerische Lebensweise die gesamte Menschheit ausrotten. Was überhand nimmt, überlebt sich nämlich von selbst. Die Dekadenz ist überall sichtbar und wird nur von den ewig Blinden nicht erkannt, die sich weiterhin Glitzercolliers im Wert einer Luxusvilla um den Hals hängen, während die Mehrzahl der Menschen nichts zu essen hat und immer mehr Menschen arbeitslos werden. Es ist schon lange nicht mehr nur der Nerzmantel, der mich ärgerlich werden lässt! Gehen sie mal in Hamburg parallel zum Jungfernstieg durch die Poststraße. Da sehen sie in einem unscheinbar wirkenden Schaufenster eines Juweliergeschäfts den eben beschriebenen Schmuck ausgestellt. Und auf dem Jungfernstieg gibt es ähnliche Juweliergeschäfte. Es läuft mir kalt den Rücken runter, und ich empöre mich über solche Verschwendung!

Aber es gibt ja die Möglichkeit, aus dieser Achterbahn in den Untergang auszusteigen. Der Weg der Charakterbildung, Individuation, der Selbstwerdung, nabelt uns ab und lässt uns aufhorchen, aufblicken und Alternativen erkennen. Wer mutig das System der Ungesundheit[4] verlässt, begibt sich zunächst in eine Wildnis, in ihm unbekanntes jedoch von den Ernährungswissenschaften inzwischen schon recht gut erforschtes Terrain. Das schürt natürlich Befürchtungen, weil das Wissen nicht allgemein verbreitet ist und sehr viele Irrtümer verbreitet werden. So hörte ich eine russische Adventistin völlig unqualifiziert sagen: "Vegetarismus ist ungesund. Ich habe mal eine Woche lang kein Fleisch gegessen und sofort Eiweißprobleme bekommen." Ich gehe nicht weiter darauf ein, weil hier absoluter Blödsinn verzapft wurde. Jeder ist allerdings selbst verantwortlich für seine unreflektierte Meinungsfindung. Traurig ist es allerdings, das eine Kirche, die die Aufklärung über den Einfluss ungesunder Ernährung auf ihre Fahnen geschrieben hat, gleichzeitig Menschen beherbergt, die diese Aufklärungsarbeit so gezielt torpedieren, dass ihre Mitglieder derartigen Blödsinn verzapfen können.

Lassen wir uns nicht irre machen von Menschen, denen der Mut zum Wagnis fehlt. Und wir sind ja keine Pioniere mehr, sondern der Weg zur vegetarischen Alternative ist längst geebnet und wissenschaftlich untermauert worden. Allerdings noch weitgehend nicht umgesetzt. Jedenfalls muss niemand *Eiweißprobleme* erleiden, d.h. niemand wird Mangel am lebenserhaltendem Eiweiß noch an Vitaminen, Mineralien oder Spurenelementen und vor allem nicht an Phytostoffen[5] erleiden. Niemand muss sich Sorgen um seinen Säure-Basen-Haushalt machen, wenn sie/er sich wirklich vollwertig vegetarisch, vegan oder auch vegan-rohköstlich ernährt. Wer allerdings Puddingvegetarier wird oder einer irrsinnigen "Ich-Diät"[6] folgt, der kann natürlich erkranken. Allerdings werden wir durch so genannte Normalkost erst recht krank.

Claudia Sofia Sörensen in Hamburg, am 15. Juli 2010

---

4 Formulierung von Dr. Johann G. Schnitzer – Wahrscheinlich in seinem Werk *Der alternative Weg zur Gesundheit* – Mosaik Verlag

5 Sekundäre Pflanzenstoffe = Phytostoffe oder auch Phytamine: Phytinsäure, Polyphenole Carotinoide, Glucosionolate, Monoterpene, Phytosterine, Proteaseinhibitoren, Saponine, Sulfide und andere. Diese Stoffe sind essentiell und werden nur durch Pflanzennahrung zugeführt. ▶ Siehe auch Seite 62

6 Formulierung von Max Otto Bruker in seinem Buch *Wer Diät isst wird krank* – erschienen im emu-Verlag

Mit Ex und Hopp geht's im Galopp,
zum nächsten Flopp, du armer Tropp.

Müllern kontra Luxus-Wegwerfgesellschaft

Vor einiger Zeit sah ich im Fernsehen eine Dokumentation über Menschen, die sich regelmäßig und kostenlos ihren Klimmbimm und sogar ihre tägliche Nahrung aus dem Müll besorgen. Da nahm ich mir vor, letzteres auch mal zu probieren. Gleich bei meinem ersten *Müllern* fand ich wunderbar knackigen Biosalat, Bio-Sellerie und Bio-Paprika. Alles sauber in Folie verpackt. Wahrscheinlich wegen des Verfalldatums entsorgt. Ich nahm allerdings kein einziges welkes Blatt wahr noch irgendwelche faulen Stellen oder gar Schimmel.

Es war mir ein Rätsel und ist es bei den meisten Sachen heute noch, warum beste Ware weggeworfen wird! Weiterhin fand ich bei meinem ersten *Müllern* mehrere Orangennetze, wo jeweils eine verschimmelte Orange drinnen war; die übrigen waren tadellos. Ich habe meiner alten Mutter und mir daraus wunderbaren Orangensaft gepresst. Und den Salat habe ich auch gegessen. Übrigens mit gutem Appetit und ganz ohne Ekel.

Es wird einfach weggeworfen, statt die verschimmelte Orange herauszunehmen, die intakte übrige Ware auszuwiegen und wieder im Regal anzubieten. Zu Hause wirft auch niemand alle Tomaten weg, wenn eine faule in der Packung war. Das verbieten Sparsamkeit, der Blick auf die Hungernden der Welt und der Respekt vor der Schöpfung. Natürlich wollen wir keinen Schimmel (Aflatoxine) essen und wissen auch, dass Wegschneiden nicht hilft, da der Schimmelpilz auch dort ist, wo er noch nicht sichtbar erscheint. Aber ein einziges verdorbenes Stück Obst macht noch keinen ganzen Beutel voller Schimmelware aus. Wir vernichten ja auch nicht eine ganze Nation, nur weil ein einziger Bösewicht darin wohnt. Dafür aber treiben wir Krieg in Afganistan, weil wir die ganze Nation befreien wollen. Und zu Hause geht uns das Geld aus, weil wir es an Griechenland verleihen. Nun ja, wir leben ja alle auf der Grundlage von Sachzwängen und rechtfertigen damit auch unser Leben auf Pump und mittels Zinseszins.

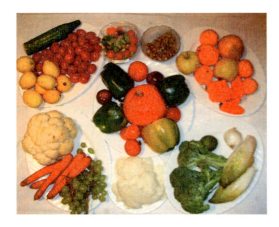

Auf dem Foto sehen wir *gemüllertes* Obst und Gemüse, dass ich am 24. Januar 2010 aus dem Müllcontainer eines Supermarktes geholt habe. Der Fachausdruck unter *Contigängern* lautet *containern*. Es herrschten an dem Tag - 8° C, sodass Chicorée, Tomaten und Paprika angefroren waren. Einiges davon habe ich zu einer Salatsauce verarbeitet, weggeworfen gar nichts. Und so konnte ich das Angefrorene gut verarbeiten und, selbstverständlich aufgetaut, ebenfalls roh genießen.

Und es hat mir prima geschmeckt! Kochkünstler können sich natürlich auch eine Suppe aus diesen herrlich-knackigen Zutaten zubereiten. Der Phantasie sind keine Grenzen gesetzt. Natürlich habe ich alles gründlich gewaschen. Das meiste war noch in Folie verpackt und mit Preisschild versehen. Meine erste *gemüllerte* Ware hatte einen Verkaufswert von 14 €, die zweite gar von knapp 30 €. Gehen wir von einem Wert von 14 € aus, dann kommen wir bei 5 x die Woche auf Gemüse und Obst im Wert von = 70 € die Woche. In einem Monat sind das rund 280 €. Es geht mir aber nicht ums Geld sondern ums Prinzip, wie auch den meisten Leuten, die containern gehen.

Ums Geld geht es dann, wenn wir als Reiche dieser Gesellschaft die gesparten Ausgaben wohltätigen Zwecken spenden oder wenn wir arm sind, und es uns nicht leisten können, im Supermarkt einzukaufen. Und so habe ich mich entschlossen, erst einmal Patentante für ein zweites Dritte-Welt-Kind zu werden und habe über Plan[7] eine Patenschaft nunmehr in Haiti übernommen. Inzwischen habe ich weitere Male an der Tonne *gemüllert*. Einmal Müllern, immer Müllern! Für die Wegwerfgesellschaft ist es Müll, für mich eine Art erweiterter Resteverwertung. Inzwischen habe ich mir Plastikhandschuhe besorgt, um jedes Mal, wenn ich da zufällig oder gezielt vorbeigehe, nicht mehr vorbei zu gehen und nicht direkt mit faulem Obst in Berührung zu kommen. Arbeit schändet nicht und Müllern schändet auch nicht.

Wenn wir uns einmal überlegen möchten, wie viel von der auf dem Feld oder in Treibhäusern produzierten Nahrung letzten Endes unseren Leib erreicht, dann bekommen wir eine Gänsehaut. Nun lege ich hier keine Statistik vor. Das wäre mir zu mühsam. Es ist aber wohl klar, dass bereits während der Ernte gewisse Verluste entstehen. Dann auf dem Versandweg. Je länger er ist, desto mehr. Es sei denn, es wurde mit Chemie nachgeholfen, indem bereits die Verpackungen von innen her mit Schimmelvernichtern besprüht wurden. Und beim Umverteilen auf dem Fruchthof, wo die Ware durch Auktionen an Großhändler und Einzelhändler verteilt wird, geht auch noch reichlich verloren. Dann in den Läden und auf den Märkten und zuletzt in unserer eigenen Vorratshaltung zu Hause.

Bei Greenpeace[8] las ich folgende Information: *Für jede Nordsee-Scholle, die auf unseren Teller kommt, werden vier weitere Schollen aussortiert und über Bord geschaufelt, weil sie zu klein sind und deshalb laut EU-Bestimmungen nicht angelandet werden dürfen.* Und das, obwohl unsere Gewässer an Überfischung leiden!

Bei Obst und Gemüse[9] ist der Verlust sicher vergleichbar. Und all das, obwohl Menschen verhungern müssen. Wir sollten bei all der unverantwortlichen Verschwendung nicht vergessen, dass Fische leidensfähige Geschöpfe sind, die durch unsere Gier einen völlig sinnlosen Tod sterben. Denken wir auch an das Schlachtvieh, das kreuz und quer durch Deutschland zu dem speziellen Schlachthof gekarrt wird, wo gerade das Schlachten pro Schwein 1 Cent weniger kostet. Obwohl in der eigenen Stadt ein Schlachthof vorhanden ist, wurde, wie ich von einem Dresdner Fall aus dem Jahr 1995 weiß, das Vieh nach Düsseldorf gefahren! Dafür hatte der Dresdner Schlachthof Probleme, sich gegen die Wessis zu behaupten. Und unterwegs sterben

---

7 Plan-Deutschland: http://www.plan-deutschland.de/
8 Greenpeace: http://www.greenpeace-magazin.de/
9 Auf Mallorca erfuhr ich, dass viele Obstbauern durch EU-Richtlinien gezwungenermaßen ihre Obstplantagen aufgeben mussten, weil das Obst zu klein war. Früher gaben die Väter dem Erstgeborenen das Land, weil er davon gut leben konnte. Der Zweitgeborene erhielt ein Grundstück am Meer, musste Fischer werden und mit weniger Einkommen auskommen. Mit Tourismus und Europäischer Union verkehrte sich das ins Gegenteil, und all die reichen Erstgeborenen verarmten, während die Zweitgeborenen und deren Nachfahren zu Hotelbesitzern wurden.

einige Tiere noch, bevor sie abgemurkst werden und in der Wurst landen. Für nichts und wieder nichts! Ein sinnloser Tod; wie auf dem Schlachtfeld!

Und dann die Teuerungen, die durch den Zwischenhandel auch bei Lebensmitteln entstehen: Sie bilden ebenfalls einen unglaublichen Wertverlust. Werte allerdings, die sich der Zwischenhandel und die Nahrungsmittelindustrie zu Nutzen machen. Also geniere ich mich absolut nicht, ab und an den Müllcontainer eines Supermarktes zu inspizieren. Die Auswahl ist natürlich begrenzt. Ich komme damit klar, denn ich bin genügsam. Und meinen Aussteigerweg bin ich nun schon seit 25 Jahren gewohnt. Es erschreckt mich deshalb gar nichts mehr. Von mir aus können mich auch die Nachbarn bei meiner kostenlosen Versorgung aus dem Müll sehen.

Unter einfachem Leben wird sehr Unterschiedliches verstanden. Einerseits das Leben im Sinne Jesu Hinweis, das Sorgen und Vorsorgen nicht auf die Spitze zu treiben, da die Vögel unter dem Himmel weder sähen noch ernten, und unser himmlischer Vater sie dennoch ernährt. Und er verbindet das mit dem Gleichnis von den Lilien auf dem Felde, die so herrlich gekleidet sind, so dass selbst der Davidsohn, König, Friedefürst und Erbauer des Jerusalemer Tempels, Salomo, in all seiner Pracht nicht an sie heranreichen konnte.

Wer mit wenig auskommen muss, kann ohnehin keinen komplizierten Kochsendungen folgen, sondern wird einkaufen, was gerade preiswert zu bekommen ist und im übrigen auch aus den Resten im Kühlschrank noch etwas zurecht zaubern. Rezeptlos glücklich meint, dass wir uns nicht an vorgeschriebene Rezepte halten wollen, als wären sie der magische Weg zu Lust, Glück und Erfolg. Das zueinander in Beziehung setzen von Lebensmitteln sollte sich nach dem Zufall richten, was gerade vorhanden ist: Im Laden, im Geldbeutel und im eigenen Kühlschrank. Beim Containern muss ich mich dem jeweiligen *Marktangebot* anpassen. Und die Hausfrau entwickelt ihre Ideen beim Durchforsten ihres Kühlschranks. Supermärkte dagegen sind darum bemüht, alles ständig verfügbar zu halten, so dass Menschen frustriert reagieren, wenn mal etwas nicht zu haben ist.

In meinen Panamájahren kam es häufig vor, dass etwas nicht da war. Und unsere Brüder und Schwestern aus anderen Ländern kenne diese Erfahrung ebenfalls. Man half sich dann nach Kräften gegenseitig, eine Tugend, die in den Fünf Neuen Ländern inzwischen leider sehr in Vergessenheit geraten ist. Ich erinnere mich an das monatelange Embargo durch die Amerikaner während meiner Panamázeit. Da gab es mal kein Getreide, keinen Reis und auch kein Mehl zu kaufen, und wir aßen dann eben Mais-Tortillas. Ein anderes Mal gab es keine Nägel, und wir haben dann mit kleinen Schrauben dasselbe Ziel erreicht.

Es ist ohne viel Entbehrung möglich, nicht immer alles sofort zu bekommen und nicht jede Idee postwendend in die Tat umzusetzen. Und so können wir durchaus aus irgendwelchen Lebensmitteln etwas Schmackhaftes kreieren. Ganz ohne wirkliches Rezept. Wer aber gezielt für ein bestimmtes Rezept einkauft, hat nachher allerlei übrig, dass er schließlich doch in eigener Weise weiter verarbeitet und isst. Eben ohne starres Rezept. Dennoch nährt es ihn und kann durchaus gut schmecken.

Rezeptlos glücklich sind wir auch dann, wenn wir mit den Lebensordnungen und Regeln wie ein Klavierkünstler improvisieren. Im Umgang mit Menschen und Natur haben wir ebenfalls gewisse Regeln und Ordnungen zu berücksichtigen. Ohne Maßstäbe als Orientierungshilfe geht es nicht. Wir wollen uns im Umgang mit Menschen aber daran gewöhnen, nicht immerzu Erwartungen zu bedienen. Erwartungen, die ein fertiges Rezept in uns weckt, Erwartungen, die irgend eine Mode stellt, Erwartungen, die durchaus unsinnig sein können, Erwartungen, die unsere eigenen Gewohnheiten an uns richten und Erwartungen, die allgemeine Gepflogenheiten von uns erwarten. Erwartete Erwartungen fesseln uns ganz besonders!

Das bedeutet nicht, in Anarchie und Dauerprotest zu verfallen. Wir wollen uns lediglich vom allgemeinen Erwartungsdruck frei machen und eigenen Bedürfnissen folgen, wobei wir Erwartungen und echte Bedürfnisse nicht mehr miteinander verwechseln sollten. Auch das Bedürfnis, sich möglichst immerzu konform zu verhalten, ist letztlich eine Erwartung, die früher mal unsere Erzieher in uns hinein erzogen haben. Wir wollen weder die Erwartungen anderer Menschen bedienen noch sollen uns unsere eigenen Erwartungen mit Frust reagieren lassen, wenn sie nicht bedient werden. Wer immer mit dem rechnet, womit er nicht rechnen kann, weil schlichtweg nicht alles berechenbar ist, lebt ein frohes und glückliches Leben, denn er wird stets bereit sein und auch auf Ungewohntes mit Kreativität reagieren, als hätte man ihm unerwartet einen Ball zugeworfen. Und das gilt natürlich für sie und ihn gleichermaßen!

Bedürfnisse ziehen Verlangen nach sich, und die Erwartungen erhoffen sich von der Zukunft Erfüllung der Bedürfnisse. Es kann schockieren, wenn Erwartungen nicht erfüllt werden. So gehört die Betrachtung der Erwartung durchaus auch in den soziologischen Bereich, denn unser Miteinander ist von gegenseitigen Erwartungen durchzogen. Darum ja reagieren wir auf nicht erwartetes Verhalten eines Mitmenschen geschockt. Wer aus der Rolle fällt, hat es nicht leicht im Leben! Zumindest nicht in seinem Umfeld. Wer sein Ernährungsverhalten verändert, fällt schlichtweg auf. Und das kann unangenehm werden. Für alle Betroffenen. Ich selbst fühlte mich tief getroffen durch die soziale Ausgrenzung, in die ich durch meine Ernährungsumstellung geraten war, hatte ich doch bis dahin geradezu zwanghaft danach getrachtet, mich stets angepasst zu verhalten. Und nun schlugen mir sogar Hass und Ablehnung entgegen. Ich bin aber weiter auf meinem Weg gegangen, der sicher so schwer zu gehen war wie der Weg eines Damon[10], der bedingungslos bedingungslose Treue und Wahrhaftigkeit einzuüben hatte.

"Sie dürfen ganz bei sich selbst bleiben", sagte mir meine Ärztin, Frau Sylvia H. Gosmann in der homöopathischen Gemeinschaftspraxis in Lübeck, als ich ihr klagte, wie sehr ich mich doch über meine Mitmenschen ärgere, wenn sie so allerlei *Dreck* in sich hineinschaufeln. Ganz bei sich selbst zu bleiben, so antwortete ich ihr, bedeutet also, auf meiner Insel zu bleiben, auf die ich nun einmal in meinem Individuationsprozess gern geschwommen bin. Denn durch meine seelische Selbsttherapie, die ich in meinen Büchern erläutert habe, bin ich ja zu mir selbst gekommen. Aber trotz meiner guten Vorsätze reagiere ich durchaus nicht immer nur gelassen, wenn diese *Dreckbomben* links und rechts von mir genossen werden und ich gleichzeitig entweder mit Fragen gelöchert, mild bemitleidet, mit spitzen Bemerkungen bedacht oder, was auch manchmal vorkommt, geradewegs ausgelacht werde. In Spanien beispielsweise klappt der Vegetarismus enorm hinterher. Dort bin ich mehrfach ausgelacht worden. Im Herbst 2009 wurde ich sogar aus einem Restaurant lautstark hinausgeworfen, weil ich bat, mir einen doppelten Salat zu geben. Ich hatte gerade eine 8-stündige Bergtour hinter mir! Ich bat freundlich, man möge mir doch bitte einen Salat zubereiten, wie ihn gerade ein Gast isst. Der Restaurantbesitzer antwortete mir, dass es Salat nur mit Fleischspeisen gibt. Ich könne aber Torte essen. Ich antwortete, dass ich Rohköstlerin und Veganerin sein. Daraufhin ist der Mann völlig

---

10   Näheres dazu in meinem Buch: *Schillers Bürgschaft - Von der Treue zu sich selbst und der mühelos-mühsamen Integration des Schattens - Verlag Books on Demand*

ausgerastet, hat mich beschimpft und hinausgeworfen. Ich habe mich allerdings revanchiert und draußen meine Gesangstimme entfaltet, indem ich nach der Art von Richard Wagner-Opern in hohen, vollen und lang gestreckten hochdramatischen Gesangstönen gesungen habe, was ich von dem Mann hielt. Natürlich wurden die Passanten darunter zu meinem Publikum. Spanier machen übrigens in ihrem Flamenco-Gesang sehr Ähnliches. Flamenco zur Gitarre ist nicht nur Tanz sondern ein improvisiertes Lied, indem man sich seinen Frust von der Seele singt.

Ein paar Meter weiter längs erhielt ich problemlos meinen gewünschten Salat. Es gibt eben doch noch nette Menschen. Jeder vegetarische Vollwertköstler hat ab und an ähnliche nervende Konfrontationen zu bewältigen. Schlimm finde ich es allerdings, dass ich ausgerechnet in meiner Kirche (Siebenten-Tags Adventisten), in der es eine wunderbare Gesundheitslehre gibt, praktisch bei jeder Zusammenkunft mit diesem unsinnigen Blödsinn konfrontiert wurde. Deshalb habe ich kürzlich das Handtuch geworfen und gehe nun in gar keine Kirche mehr.

Kehren wir zurück zu der weisen Formulierung meiner Ärztin: "Sie dürfen ganz bei sich selbst bleiben. Denn wenn sie sich über das Verhalten ihrer Mitmenschen ärgern, schaden sie nicht denen sondern nur sich selbst." Ich erkannte nach der Sprechstunde während meiner Heimfahrt nach Hamburg, dass ich gelegentlich Gift und Galle spucke und verstand, warum sie mir, die ich doch nichts an der Leber habe, ein Homöopathikum gab, dass auf die Leber ebenso wie auf die Seele einwirkt: Lycopodium.

Warum sollte es mich verletzen, dass meine Mitmenschen meine Erkenntnisse nicht teilen? Nun ja, es ist das ständige Gefrage, warum ich so lebe, wie ich lebe. Und natürlich auch das Gewitzel und, wie ich auch finde: die Dummheit meiner Mitmenschen, sich selbst durch ihre Gepflogenheiten zu schaden. Ich werde durch meine so ganz anderen Gewohnheiten in jedem Moment, wo ich mich unter Menschen bewege, damit konfrontiert, dass diese ganz andere Gewohnheiten haben als ich selbst. Daraus ergeben sich aber Konfrontationen, die durchaus nicht von mir ausgehen sondern von der Erwartungshaltung dieser Leute. Sie fühlen sich schlichtweg mehr oder weniger schockiert, wenn sich ein Mitmensch anders gibt als man erwartet. Und daher sind solche Konfrontationen letztlich unvermeidbar. Was mir dabei so auf den Keks geht, ist die Tatsache, dass ich in Gesellschaft nicht unbehelligt, kommentarlos, fröhlich, unbeschwert und gelassen mein Essen genießen kann, weil ich laufend auf meine Gewohnheiten hin angesprochen werde.

Jeder Weg vorbei an einer Bäckerei, deren Duft ich als Gestank empfinde, jeder Weg vorbei an der Fleischtheke, an den unendlichen Konserven-, Milch- und Zuckerregalen, an essenden Menschen, an Süßigkeiten lutschenden Kindern und Erwachsenen, an den mit *Dreck* beladenen Einkaufswagen. Allüberall nehme ich mehr oder weniger bewusst unentwegt die Art und Weise wahr, wie meine Mitmenschen unser Gesundheitssystem ebenso belasten wie die eigene Gesundheit und die Gesundheit ihrer Schutzbefohlenen. So hat sich das regelrecht als Trigger eingraviert, und ich nehme das alles wie eine persönliche Kränkung wahr. Es verletzt mich höchst persönlich. Ich bleibe eben nicht unberührt von alledem, was um mich herum geschieht. Mit Jesus möchte ich klagen: "Meine Seele ist betrübt bis an den Tod."

Im Urlaub mit meinem Mann gab es Szenen, als ich eine Erkältung heraufkommen spürte. In solchen Fällen pflege ich zu fasten. Nun hatte der Herrlichst von Allen allerdings eine Pauschalreise bezahlt, die für mich ohnehin problematisch war, weil in dem 4-Sterne-Hotel fast nichts für mich vorhanden war, denn vom üblichen Salat kann kein Mensch auf Dauer satt werden noch leben. Ich musste also immer zukaufen. Und zum Frühstück brachte ich mir entweder selbst gemachtes Frischkornmüsli oder Rohbrot mit an den Esstisch. Da mein Ex aber ständig darauf bedacht war, von anderen Menschen geachtet zu werden und deshalb nicht auffallen wollte und sich ständig einbildete, andere Menschen würden ihn genau beachten, also beobachten, kam er weder mit meinem Fasten klar noch mit dem Gemüse, das ich mir - bereits zubereitet - mittags zusätzlich mit in den Speiseraum mitnahm. "Was sollen die Leute nur von uns denken!?" war seine Ansicht. Und als ich an einem Morgen nicht mit zum Frühstück gehen wollte, weil ich mich unwohl fühlte und ohnehin nichts essen wollte, wurde er richtig ärgerlich: "Was sollen die Leute von mir denken, wenn du nicht mitkommst!? Die denken ja, wir hätten Ehekrach!" Er bezog mein Verhalten letztlich auf sich und sah es als Beleidigung an.

Dass ich mich erst nach fünfundzwanzig Ehejahren habe scheiden lassen, ist wirklich nur mit meinem völligen Unterwerfungssyndrom zu erklären, das mir so viele Jahre hindurch ein Eigenleben unmöglich gemacht hat. Niemals sollte man sich derart unterbuttern lassen. Niemand hat es nötig, sich krank machen zu lassen. Niemand verliert sein Gesicht, wenn er seinen eigenen Vorstellungen gemäß lebt. Wenn andere Menschen darin einen Makel sehen, dann ist es Zeit, den Umgang mit ihnen ein für allemal zu quittieren.

Ganz bei mir selbst bleiben bedeutet, wie mir meine weise Ärztin riet, mich nicht über die Maßen wichtig zu nehmen, mich nicht mehr verletzt zu fühlen, denn ich bin nicht verantwortlich für das, was andere Menschen machen noch was sie über mich sagen oder denken. Are Waerland schrieb sinngemäß, dass man nur dann gesund ist, wenn man seinen Körper nicht mehr fühlt. Und das möchte ich durchaus auf die Seele übertragen, die nur dann wirklich gesund ist, wenn sie das Verhalten der Mitmenschen nicht mehr als persönliche Kränkung, als persönlichen Schmerz empfindet. Und wenn wir dann auch noch soweit kommen, dass wir auch diese Menschen selbst nicht mehr als Ursache unseres Ärgers empfinden sondern dass nur unsere Reaktion uns ärgert, dann sind wir noch ein gehöriges Stück in der Individuation vorangeschritten. Wir sollten herausfinden, worin die eigentliche Ursache für Ärger besteht. Der andere Mensch ist nicht die Ursache für meinen Ärger noch ist es sein Verhalten. Die Ursache für meinen Ärger oder Frust liegt vielmehr darin, dass ich mich nicht respektiert fühle. Wir können uns Respekt aber nicht erzwingen. Daher ist es klüger, mit respektlosen Menschen keinen Umgang mehr zu pflegen als sich über sie zu ärgern oder sie gar zu beschimpfen.

Abstand nehmen, Abstand gewinnen, Freundschaften aufkündigen, die Firma wechseln, innerlich und äußerlich den Wohnort wechseln und auswandern ist bei einer größeren Lebenswende immer eine hervorragende Voraussetzung zum Neubeginn. Doch Vorsicht, dass sie nicht nach altem Strickmuster erneut eine Verstrickung stricken.

Wegzugehen ist keine Gleichgültigkeit sondern lediglich maßvoller Umgang mit dem, was auf mich einströmt und meine Auswahl dessen, was mich aufbaut, nicht aber Auswahl von allerlei Unrat, der mir in meinem ganz persönlichen Erhaltungsprozess und in meinem ganz persönlichen Empfinden und Leben nur Schaden zufügt. Ergo: Ich bin nicht zuständig für die Fehler meiner Mitmenschen, und ich suche mir Mitmenschen, durch die ich keinen Stress ertragen muss.

Ich bin weder gleichgültig noch verdränge ich. Und ich spalte erst recht nichts ab. Ich habe früher sehr ungesund gelebt, weil ich keine Ahnung von dem hatte, was ich tat. Ich habe überall mitgemischt und war als Superköchin bekannt. Ich habe auch meine Kinder extrem ungesund ernährt, weil ich gar nicht wusste, was ich da tat.

Wir hatten pro Kopf einen Zuckerverbrauch von 1 kg Industriezucker pro Woche! Zusätzlich der versteckte Zucker in unserer extrem ungesunden Nahrung. Und dann noch das Zuckerzeugs, dass ich immer für meine Familie bereitete. Also sollte ich nicht so überheblich reagieren, wenn meine Mitmenschen immer noch nicht verstanden haben, was sie gesund erhalten könnte.

Ist es überhaupt wirklich Überheblichkeit, wenn es mich nun einmal aufwühlt, was Menschen so in sich hineinwerfen? Oder ist es vielleicht Ohnmacht? Ja, es ist Ohnmacht, denn jedem gehört sein eigener Bauch, und ich bin dafür nicht verantwortlich, also ohne Macht über die Entscheidungen meiner Mitmenschen, die gar nicht wissen, dass sie sich durch ihre Gewohnheiten in mehr oder weniger ausgeprägter Weise für die eigene Destruktion entscheiden, indem sie sich den Ast absägen, auf dem sie sitzen. Nur: Was ist meine ureigene, persönliche Aufgabe, meine Berufung in meinem Leben? Und wie viel kann ich dazu beitragen, anderen Menschen meine Botschaft zu geben, ohne Übergriffe zu machen? Und außerdem: Diese Menschen belasten das Gesundheitssystem, das auch ich mit zu finanzieren habe. Ja, und da bin ich wieder an dem Punkt angelangt, wo ich mich eben ärgere.

Von C. G Jung soll folgender Satz stammen: "Die Berufung offenbart sich wie ein Gesetz Gottes, aus dem es kein Entrinnen gibt." Jeder von uns hat so seine Berufungen, wenn er seinen Anlagen und Begabungen wirklich folgt. Meine sind der Gesang und Gesundheitsfragen, zu denen die Ernährung gehört. Und zwar darum, weil ich am eigenen Leibe erfahren habe, wie ich aus schwerer Krankheit und wahrhaft entsetzlichen Beschwerden wieder gesund wurde.

Und darum ist meine Berufung das Lehren und Schreiben geworden, weil meine Lebensumstände es mir nicht ermöglicht haben, auf dem geraden Weg entweder Künstlerin zu sein oder einen akademischen Beruf auszuüben. Macht nichts, denn zwischen beidem liegt ebenfalls eine Berufung. Und dieser folge ich. Ich schweige nicht und ich lerne immer besser, gewaltfrei zu kommunizieren und nicht mehr mit der Faust auf den Tisch zu schlagen, wenn ich der Dummheit meiner Mitmenschen begegne. Meiner eigenen Dummheit begegne ich immer dann, wenn der Gaul mit mir durchgeht und ich wieder einmal lautstark abfällige Bemerkungen über den *Dreck* äußere, mit dem sich meine Mitmenschen ernähren.

Bewertungen wie *Dreck* aber sind gerade das, was einem gewaltfreien Miteinander im Wege steht. Uns darin aber zurück zu nehmen, alles zu beurteilen und bewerten zu wollen, statt lediglich wahrzunehmen, wie unser Empfinden ist, wenn dieses oder jenes geschieht oder gesagt wird, können wir in verschiedener Weise lernen.

Durch die Gewaltfreie Kommunikation, wie sie Marshall B. Rosenberg[11] ins Leben gerufen hat, werden unsere knallharten und unnachgiebigen Meinungen, Urteile und Bewertungen auf das reduziert, was an sachlichem Geschehen gerade abläuft. Und gewaltfreies Kommunizieren können wir auch im Umgang mit uns selbst einüben. Es ist der Weg zur Toleranz, den wir beschreiten sollten und der uns von allen Zwängen, Macht ausüben zu wollen, befreit. Die Macht über uns selbst sollte in Liebe handeln. Dann müssen wir nicht mehr Gift und Galle spucken, wenn der Mensch neben uns nun einmal anderen Gewohnheiten frönt.

---

11 Marshall B. Rosenberg – *Gewaltfreie Kommunikation – Eine Sprache des Lebens* - Junfermann-Verlag

Und dann werden vielleicht in Zukunft auch Vegetarier unterschiedlicher Überzeugungen fähig, respektvoll miteinander umzugehen. Auch mit noch so abstrus erscheinenden Gewohnheiten, die auch dazu führen können, sich weitgehend nur aus der freien Natur zu ernähren wie die Konz-Anhänger. Interessieren wir uns lieber für ihre Motivationen als uns ungewohnte Verhaltensweisen zu belächeln. Es steht doch jeder und jedem frei, welchen Weg sie/er schließlich selbst gehen möchte. Niemand sollte es nötig haben, reine Beobachtungen mit Bewertungen oder Abwertungen zu überfrachten. Wir dürfen anderen Menschen gern zutrauen, dass sie ihren Weg finden. Und Irrtümer, die sie in unseren Augen begehen, gehen uns nichts an. Jeder hat das Recht, sich zu irren. Meine eigenen Irrtümer waren hervorragende Lehrmeister!

Sie erahnen sicher längst, warum ich in meine vollwertig-frohköstlichen Betrachtungen selbstverständlich auch praktisch angewandte Psychologie mit einbeziehe: Weil es mich stört, wenn Vegetarier in unerträglich überheblicher Weise Menschen gleicher Zielrichtung durch ihre Bewertungen heruntermachen, mit allerlei beurteilenden Eigenschaftswörtern einkreisen und alles als falsch bezeichnen, was Mitvegetarier machen und es als geradezu gefährlich bezeichnen, wenn diese ihren Super-Erkenntnissen nicht folgen – weil diese Mitmenschen ihre eigenen Erkenntnisse eben nicht genauso wie ich gewonnen haben. Üben wir Beurteilungen, mit denen wir andere Menschen fixierend charakterisieren, weg, so werden wir von selbst toleranter und verlangen nicht, dass Vegetarier anderer Couleur unsere Lebensrezepte adaptieren. Wir müssen ja selbst keine Kompromisse eingehen und können bei unseren Überzeugungen und unserer Kostform bleiben.

Wir sind alle unterwegs. Und also wollen wir toleranten, respektvollen Umgang miteinander üben und uns von der irrigen unbewussten Vorstellung frei machen, mit Macht alle Menschen bekehren zu wollen und wenn wir es nicht können, eben einfach zu grollen und uns in überheblicher Weise über das Ernährungsverhalten unserer Mitmenschen aufzuregen. Es heißt ja bekanntlich "ich ärgere mich ....", und also ärgern wir uns selbst, denn wir leiden ja unter unserem Ärger, unter unseren Bewertungen der Handlungen anderer Menschen, denen wir sogleich ein Eigenschaftswort durch das Wörtchen *ist* beifügen: "Sie/er *ist* soundso."

Ich habe daher aufgehört, zu empfinden, zu denken oder gar zu sagen: "Was die da wieder für einen *Dreck* im Einkaufskorb hat und wie dumm die *ist*", wenngleich ich persönlich es immer noch als *Dreck* empfinde, wenn wir Nahrung durch Raffinationsmethoden, Kochen und so weiter und so fort, zerstören. Warum empfinde ich das als Zerstörung? Weil diese Nahrung eben tot *ist*, weil ihr der natürliche Zusammenhang, das natürliche Zusammenspiel eines unverfälschten, natürlichen, ganzheitlichen und lebendigen Lebensmittel eben abhanden gekommen *ist*. Mag es für mich auch Dreck *sein*, für meinen Mitmenschen *ist* ein *edles Stück Sahnetorte* eben eine Köstlichkeit. Weder möchte ich vorgehalten bekommen, dass mir jedes Empfinden für guten Geschmack und Esskultur abhanden gekommen sei noch möchte ich weiterhin meinen Mitmenschen an den Kopf knallen, dass sie *Dreck* essen und Mitschuld tragen an der desaströsen Entwicklung unseres Gesundheitssystems. Und wenn's auch stimmt: Klappe halten! Und im übrigen den Mut aufbringen, sich von solchen Menschen zu trennen, mit denen keine gemeinsame Wellenlänge mehr vorhanden ist. Auf zu neuen Ufern!!

Toleranz ist wahrlich nicht immer leicht zu praktizieren, aber zum toleranten Miteinander gehört eben auch, dass wir die Klappe halten, wo es nichts fruchtet, wenn wir unsere Weisheiten kundtun und dass wir dennoch selbst fröhlich bleiben, wenn neben uns die Welt in Schutt und Asche versinkt. Wie sagte Luther?: "Und wenn die Welt morgen untergeht, so will ich doch heute noch mein Apfelbäumchen pflanzen." Ist das Scheuklappentaktik? Nein! Es zeigt lediglich, dass Luther seinem inneren Weg, seiner Wahrhaftigkeit folgte, ohne links und rechts zu schauen, ohne sich um Meinungen zu kümmern oder gar eigene Ängste zu fürchten. Selbst im Untergang wollte er noch das Leben pflegen statt in Trauer, Hoffnungslosigkeit oder gar Verzweiflung zu versinken. Und nur auf dieser unerschrockenen Grundlage konnte er zum Reformator werden. Reformen benötigen unerschrockene, mutige, starke Menschen! Auch die Selbst-Reformation benötigt einen starken, mutigen, unerschrockenen Menschen!

Mut benötigen wir, Mut zur Wandlung. Nicht Mut, um in aggressiver Weise andere zu wandeln, nicht einmal Mut, um uns selbst zu wandeln. Sondern wir benötigen den loslassenden Mut, uns wandeln zu lassen. Das ist wohl der einfache Weg, der rezeptlose Weg zur Wandlung, denn das Rezept dafür ist lediglich, uns zurückzunehmen und den Wahn loszulassen, alles machen wollen zu können, alles können zu wollen und zu vergessen, dass die Schöpfung ihren Gesetzen folgt, denen wir lediglich den Weg frei zu halten haben. Ich habe mich mit dieser Thematik in meinem Buch *Schillers Bürgschaft – Von der Treue zu sich selbst und der mühelos-mühsamen Integration des Schattens* intensiv auseinander gesetzt.

Als ich mein erstes Buch verfasste – *Seelische Selbstheilungskraft – Ganzheitliche EMDR-Selbsttherapie und individuierende Selbstanalyse* – ging ich noch nicht systematisch vor sondern schrieb jeweils im Augenblick meiner Heilungsstufen, d.h. ich heilte mich seelisch mit mehreren psychotherapeutischen Methoden aus und notierte alles parallel dazu ähnlich einem Tagebuch. Später habe ich das dann während eines Jahres über 55 Male überarbeitet und nachträglich eine gewisse Struktur hinein gebracht, bevor ich es veröffentlichte. Ich wollte den Werdegang meiner Heilung nicht verfälschen und behielt darum Vieles bei, was der Lektor eines renommierten Verlages wohl eher gestrichen hätte, um das Buch kürzer zu machen und darum leichter zu verkaufen.

Eine verkürzte Ausgabe stellt dann mein Buch *Itacker müssen nicht abkratzen – Gelungene Selbsttherapie schwerer Traumata unter Psychoanalyse, EMDR und Verhaltenstherapie* dar. Es ist in seiner Sprache wesentlich schlichter, beginnt fast wie ein Roman und ist leicht zu verstehen. Dafür aber fehlt ihm die Dynamik der unmittelbaren Selbsttherapie. Mein Heilungsrezept sah so aus: Meinem Ziel folgen und die unvorhersehbaren Stolperfallen auf dem Wege dorthin in je eigener, spontan überlegter Weise anzugehen. Nur mit der Rezeptur von Vertrauen, Loslassen und Kreativität ausgestattet.

Das also ist mein rezeptloses Rezept, mein mühelos-mühsamer Weg, mit dem ich eigentlich seit meiner frühsten Jugend schon vertraut bin. Aber in mir tobt, wie wohl in jedem Menschen, der Wunsch, dies uns jenes gewaltsam beherrschen zu wollen, wenn es anders nicht erreichbar ist und sich mir zu widersetzen scheint. Auch mich selbst vergewaltige ich dann und wann in dieser Weise, doch ist nichts, aber auch gar nichts, mit Gewalt erreichbar sondern nur durch den mühelos-mühsamen Weg der Gewaltlosigkeit, mit liebevollem Loslassen also. Der Weg zur Selbstbeherrschung sollte mit Liebe gewürzt bleiben.

Der Weg zur eigenen Mitte ist, jeden Mitmenschen zu respektieren, und seien seine Lebensäußerungen und Handlungen auch noch so verschieden von den eigenen. Auch unseren persönlichen Feind können wir durchaus respektieren, wenn wir danach trachten, seine Sichtweise mit seinen Augen zu sehen. Und wenn wir ihm aus dem Weg gehen und sogar jeden Kontakt zu ihm abbrechen, ist das immer noch respektvoller als abfällige Worte. Ihn unbehelligt gehen lassen zu können, ohne ihm Dreck hinterher zu werfen: Das ist ein Stück Toleranz, das unser Leben lebenswert macht, das dem Krieg ein Ende bereitet.

Und so will ich also meine *Fressfeinde* gehen lassen, die sich ohnehin nicht von meinem Teller bedienen sondern einfach nur genüsslich das essen wollen, was ihnen schmeckt. Ich habe kein Recht auf die Entscheidung meines Mitmenschen. Auch dann nicht, wenn er nach meiner Sichtweise einer Methode folgt, die ich als Wahnsinn und auch als böse Zerstörung unseres Planeten bezeichne. Und selbst dann, wenn mir wieder einmal in den Teller gespuckt wird, sollte ich ruhig bleiben: Ich muss das ja nicht aufessen. Die Menschen sind halt so! Warum sollte ich mich ebenso verhalten, obwohl auch ich nur ein Mensch bin? - Und ich bitte meine Darlegungen nicht zu verwechseln mit Gleichgültigkeit, denn der Weg des Friedens hat nichts mit Gleichgültigkeit sondern mit dem Mut, loszulassen zu tun. Loslassen gönnt jedem Menschen die eigene Freiheit. Ich muss nicht alles erreichen, ich darf mich irren und Fehler begehen und ich muss mich nicht um die Fehler anderer Menschen kümmern. Ich muss mich nicht einmischen. Ich muss nichts und niemanden beherrschen, und ich darf lieb zu mir selbst sein, gütig, geduldig und konsequent.

Im Maße liegt die Ordnung.

**Jedes Zuviel und Zuwenig
setzt anstelle von Gesundheit die Krankheit.**

Pfarrer Sebastian Kneipp

> Die Natur versteht gar keinen Spaß, sie ist immer wahr,
> immer ernst, immer strenge; sie hat immer recht,
> und die Fehler und Irrtümer sind immer die des Menschen!
> Johann Wolfgang von Goethe

Goethes Faust I: Aus der Hexenküche

Faust möchte gern wieder jung sein. Noch besser: er möchte am liebsten überhaupt nicht altern. Und so begegnet ihm der Mephisto, der Teufel, von dem er sich ein Geheimrezept erwartet. Doch ist der Pakt mit dem Teufel von der Gefahr begleitet, sich seinen Klauen nicht mehr entziehen zu können.

Das Streben zwischen den divergierenden Polen Sicherheit, Gesetz, Ordnung einerseits und der freien Entfaltung von Lust, Begierden und Freiheit schafft Diskrepanzen, die uns über die Strenge schlagen lassen, wenn wir dem einengenden Gefühl entfliehen und das Ich-Selbst entfalten möchten. Der ewige Kampf zwischen Ich, Selbst und Über-Ich zeigt uns durch die Menschheitsgeschichte hindurch, wie schwer es ist, sich unter durch Autoritären geschaffene Normen zu beugen und gleichzeitig die eigenen Fähigkeiten so zu entwickeln, dass sie uns weder dem vitalen Bedürfnis nach freier Entfaltung der Persönlichkeit noch der Begierden und Lüste entgegen stehen.

Ordnungsgesetze des Lebens, Ordnungsgesetze der Menschen, Ordnungsgesetze von Lust und Begierde passen immer noch nicht unter einen Hut. Die Lust am Essen soll sich unter die Ordnungsgesetze des Lebens beugen. Begierden aller Arten müssen sich in die Gesetze der Menschen einbringen, und die natürlichen Triebe müssen wir zügeln und dürfen uns keine Übergriffe erlauben. Überall, wo Ordnungen regieren, gleichgültig ob gottgewollte oder von Menschen erdachte Gesetze, lauert die Gefahr einer psychischen Fehlentwicklung, wenn, ja wenn die Obrigkeit ohne Liebe handelt und von uns keine Gegenliebe erwartet. Liebe aber ist das Einzige, wodurch wir erziehen sollten. Denn nur, was wir aus Liebe zum Mitmenschen, zur Mutter, zum Vater, zu irgend einem Menschen aufgeben, erfüllt Erwartungen, die an uns gestellt werden, völlig zwanglos.

Wenn wir uns aber genötigt sehen, wittern wir Gefahr für die eigenen Bedürfnisse und geben uns entweder geschlagen oder schlagen über die Strenge. Sich geschlagen geben, Kopf einziehen oder gar weglaufen = Flight (Flucht). Aggressiv reagieren = Fight (Kampf.) Fight-and -Flight-Verhalten ist typisch für traumatisierte Menschen.

Trotz ist eine Folge davon, dass wir nicht recht respektiert noch geliebt wurden. Und so wirkt Trotz, als wäre er die Ursache, wenn wir über die Strenge schlagen. Nein, Trotz ist nicht Ursache eigener Verfehlungen sondern Folge von Lieblosigkeit. Wenn uns dieser Unterschied klar geworden ist, müssen wir nicht mehr aus Trotz oder Feigheit unsere Gesundheit schädigen. Wir müssen uns auch nicht mehr anstelle von eigentlich gesunder Auflehnung unter die Gewohnheiten der Allgemeinheit beugen. Weiterhin im unverändert selben, kaum lernfähigen und daher starren System als sozial gut integrierter Mensch zu leben, ohne in Anarchie zu verfallen, erfordert die Freiheit, alternative Wege zu gehen, um sich vor dem Irrsinn zu schützen, den lieblose, wenig weitsichtige Obrigkeiten allüberall zur Norm machen.

Unsere Essgewohnheiten sind sicher auch ein Spiegel davon, dass die Entscheidung zwischen Natur und Kultur, zwischen Möchte-gern-haben und Grenze uns nicht immer leicht fällt. Eine echte Naturkultur zu pflegen, fällt uns schwer, und unser Garten verwildert. Wildwuchs einer zerstörenden Kultur macht sich allzu rasch breit. Und die Geister, die wir riefen, werden wir nicht mehr los.

Auf einem niedrigen Herd der Hexenküche in Goethes Faust I steht ein großer Kessel über dem Feuer. Im Dampf, der davon in die Höhe steigt, zeigen sich verschiedene Gestalten. Eine Meerkatze sitzt bei dem Kessel und schäumt ihn und sorgt, dass er nicht überläuft. Der Meerkater mit den Jungen sitzt daneben und wärmt sich. Wände und Decke sind mit dem seltsamsten Hexenhausrat geschmückt.

Faust:
Mir widersteht das tolle Zauberwesen!
Versprichst du mir, ich soll genesen
In diesem Wust von Raserei?
Verlang ich Rat von einem alten Weibe?
Und schafft die Sudelköcherei
Wohl dreißig Jahre mir vom Leibe?
Weh mir, wenn du nichts Bessers weißt!
Schon ist die Hoffnung
mir verschwunden.
Hat die Natur und hat ein edler Geist
Nicht irgendeinen Balsam ausgefunden?

Mephistopheles:
Mein Freund, nun sprichst du wieder klug!
Dich zu verjüngen, gibt's auch ein
natürlich Mittel;
Allein es steht in einem andern Buch,
Und ist ein wunderlich Kapitel.

Faust:
Ich will es wissen.

Mephistopheles:
Gut! Ein Mittel, ohne Geld
Und Arzt und Zauberei zu haben:
Begib dich gleich hinaus aufs Feld,
Fang an zu hacken und zu graben
Erhalte dich und deinen Sinn
In einem ganz beschränkten Kreise,
Ernähre dich mit ungemischter Speise,
Leb mit dem Vieh als Vieh,
und acht es nicht für Raub,
Den Acker, den du erntest,
selbst zu düngen;
Das ist das beste Mittel, glaub,
Auf achtzig Jahr dich zu verjüngen!

Faust:
Das bin ich nicht gewöhnt,
ich kann mich nicht bequemen,
Den Spaten in die Hand zu nehmen.
Das enge Leben steht mir gar nicht an.

Mephistopheles:
So muss denn doch die Hexe dran.

Faust:
Warum denn just das alte Weib!
Kannst du den Trank nicht selber brauen?

Mephistopheles:
Das wär ein schöner Zeitvertreib!
Ich wollt indes wohl tausend Brücken bauen.
Nicht Kunst und Wissenschaft allein,
Geduld will bei dem Werke sein.
Ein stiller Geist ist jahrelang geschäftig,
Die Zeit nur macht
die feine Gärung kräftig.
Und alles, was dazu gehört,
Es sind gar wunderbare Sachen!
Der Teufel hat sie's zwar gelehrt;
Allein der Teufel kann's nicht machen.

> Nichts ist schwerer und nichts erfordert mehr Charakter,
> als sich im offenen Gegensatz zu seiner Zeit zu befinden
> und laut zu sagen: "Nein!"
>
> Kurt Tucholsky

Vegetarismus – Philosophie oder gesunde Alternative?

Es gibt unterschiedliche Gründe, sich zum Vegetarismus zu entschließen, und so reicht die Motivation vom Geschmack des Gaumens über alternative, ökologische Motive und der Suche nach Alternativen bis hin in Weltanschauliches. Oftmals sind Gesundheit bzw. Krankheit ausschlaggebend, nach Alternativen zur gewohnten Fleischkost zu suchen, manchmal sind es ökologische Erwägungen oder ethische Gründe. Nicht jeder Vollwertköstler verzichtet auf Fleisch, nicht jeder Vegetarier ist Vollwertköstler, wie wir im nachfolgenden Kapitel – Formen vegetarischer Ernährung – noch sehen werden.

Es sind nicht zuletzt auch weltanschauliche Gründe, die, religiös oder philosophisch ausgeprägt, Ethik und Fleischkonsum als unvereinbar erkennen lassen. So gibt es Christen, die das Gebot "Du sollst nicht töten" auf alle Lebewesen beziehen, obwohl die Bibel durchaus widersprüchliche Angaben macht, indem sie zwar teilweise von Vegetariern spricht, so bezüglich Daniel und seinen Freunden, andererseits aber zählt sie in ihren Ernährungsvorschriften immer wieder auf, welche Teile eines Tieres auf gar keinen Fall gegessen werden und welche Tiere verzehrt werden dürfen beziehungsweise welche nicht.

Unter Tierschützern finden wir geteilte Meinungen. Die einen halten Fleischkonsum für notwendig und daher legitim. Sie fordern allerdings artgerechte Tierhaltung und humanes Schlachten, was immer sie darunter verstehen mögen, denn Töten ist Töten, und Schlachten ist nichts anderes als Töten. Die Frage, ob wir Menschen denn überhaupt Fleischnahrung benötigen, stellen sich solche Tierschützer offensichtlich nicht. Sie hinterfragen das gar nicht. Meistens sagen solche Menschen, die an Fleisch gewöhnt sind, man solle sich von *gesunder Mischkost* ernähren. Dazu gehöre auch Fleisch und Fisch. Man könne das ja einschränken, aber Verzicht sei nicht nötig. Solche Argumentation gibt allerdings Vegetariern Veranlassung, von Uneinsichtigkeit und mangelnder Flexibilität zu sprechen.

Es gibt aber auch strikte Vegetarier unter den Tierschützern. Und die empfinden es als unvereinbar, Tierschützer zu sein und dennoch Tiere zu essen. So begegnen wir hier vielleicht dem krassesten Beispiel an Meinungsverschiedenheiten, da beide sich gegenseitig der Uneinsichtigkeit und Verbohrtheit bezichtigen.

Daher fragen wir nach dem ethischen Faden des Vegetarismus, denn Ethik ist ein Teilgebiet der Philosophie, des exakten, von Religionen und Ansichten befreiten, logischen Denkens also. Beim Fragen nach ethischen Gesichtspunkten geht es um das Recht auf unangetastetes Leben, um die Würde, die für Menschen und Tiere gleichermaßen unantastbar sein und bleiben müssen. Doppelmoral oder Doppelethik haben hier keinen Platz!

Wenn wir davon ausgehen, dass wir Menschen keinerlei Fleisch und Fisch benötigen, es aber dennoch weiterhin essen, dann ist die Frage erlaubt, ob ein solches Verhalten als ethisch bezeichnet werden darf. Wenn ein Löwe eine Gazelle reißt, so tut er das, weil er Fleischfresser und sein gesamter Organismus auf das Fangen von Beutetieren sowie deren Zerlegung und Verstoffwechselung ausgerichtet ist. Seine Zunge ist wie ein Reibeisen ausgestattet, sodass er das Fleisch von den Knochen schaben kann. Wenn aber ein Mensch ein Rind tötet, so müssen wir uns fragen, ob er das ohne Werkzeug überhaupt könnte: Nur mit den Händen. Ob er das Rind ohne Werkzeuge zerlegen könnte: Nur mit Händen und Zähnen. Ob sein Darm die Länge eines Fleischfressers oder eines vegetarischen Organismus hat und wie es mit den Enzymen und Vitaminen steht.

Hat nur der Mensch das Recht darauf, nicht gegessen zu werden? Ein hungriger Löwe oder Haifisch wird sich ohnehin nicht danach richten und Mensch wie Tier verschlingen. Er fragt nicht nach gesetzlichen Legitimationen, Verboten und Geboten noch nach Ethik sondern handelt triebhaft innerhalb seiner ökologischen Nische, wo er zugleich dafür sorgt, dass kranke Beutetiere und Junge dezimiert werden und dadurch ein Gleichgewicht auch der Flora bestehen bleibt, von der die Pflanzen fressenden Beutetiere leben.

Ein Tier hat keine Ethik im menschlichen Sinn, da es nicht differenziert logisch denken kann, obwohl wir bei höheren Tieren durchaus auch planvolles Handeln beobachten können und sie folglich eine gewisse Logik und Nachdenken haben müssen. Gefühle haben sie auf jeden Fall, und von daher sagen wir auch *quäle nie ein Tier zum Scherz, denn es fühlt wie du den Schmerz.* Goethe sagte: *Wer Tiere quält ist unbeseelt und Gottes guter Geist ihm fehlt. Mag noch so vornehm drein er schaun, man sollte niemals ihm vertraun.* Warum sollten wir Tiere mitleidlos töten und aufessen, wenn wir doch um ihre Leidensfähigkeit wissen? Übrigens habe ich die Goethezeilen bereits als kleines Kind vertont, und sie sind mir zu meinem Lebenslied geworden.

Bleiben wir im nach meinem Dafürhalten unrealistischen **Kreationismus**, das heißt, in einer Lehre, die besagt, Gott habe die Welt in sechs Tagen geschaffen, dann neigen wir auch dazu, die Bibel in allem exakt wörtlich zu nehmen. Die Kreationistische Weltsicht verleugnet die Erkenntnisse Darwins und die Evolution. Und in diesen Kreisen begegnen uns rasch diejenigen Christen, die sich strikt gegen jeglichen Vegetarismus stellen, da sie nachweisen, dass in der Bibel steht, was wir essen dürfen und was nicht. Von hier geht dann letztlich auch die thomistische Lehre aus, dass Tiere keine Seele haben. Dem widerspricht allerdings die Liebe des Franz von Assisi zu den Tieren. So stammt wohl folgender Spruch von ihm: *Das mir der Hund das Liebste sei, sagst du, oh Mensch, sei Sünde. Mein Hund ist mir im Sturme treu, der Mensch nicht mal im Winde.* Ob diese Treue nun eine Seele voraus setzt, sei dahin gestellt, da sie zum Rudelverhalten des Hundes gehört. Wenn sich der Hund allerdings selbst in Lebensgefahr begibt, um einen Menschen zu retten, dann dürfen wir uns doch fragen, ob da nicht mehr in ihm steckt als bloß das Rudeltier. Oder wenn wir einen Hund weinen sehen.[12]

Wenn wir nicht kreationistisch sondern evolutionär ausgerichtet sind, dann erkennen wir die Tiere eher als unsere Brüder und Schwestern an, gönnen ihnen eine eigene Seele und ähnliche oder gleiche Rechte wie den Menschen. Menschenrechte werden dann in Anpassung an tieri-

---

12 Jawohl: Ein Hund kann wirklich weinen und trauern. Ich habe das mehrfach in entsprechenden Situationen gesehen. So kullerten einem Schäferhund und einem Pekinesen die Tränen herunter, als ihr kleiner Gefährte, mit dem zusammen sie in der selben Familie lebten, von einem Auto erfasst wurde und am Straßenrand im Sterben lag. Zuerst hob der Schäferhund ihn auf, trug ihn in den Garten, und die beiden Hunde hockten sich dann weinend neben ihren Freund. Doch dann kam die Besitzerin, herrschte die sie brutal an und schickte sie weg, während sie das sterbende Hündchen ins Haus nahm. Die Szene ging meinen Kindern und mir sehr nahe.

sche Bedürfnisse als Tierrechte auch auf Tiere übertragen. Tiere sind nicht bloß eine Sache, wie das Gesetz sagt, sondern sie sind Lebewesen mit eigenem Recht auf Würdigung ihrer Würde. Ihr Leben und ihre unterschiedlichen Bedürfnisse und Ansprüche werden von evolutionär ausgerichteten Menschen besser respektiert, und die Tiere können aus ihrer Versklavung und Ausbeutung durch den Menschen heraustreten. Bernhard Shaw sagte: *"Die Tiere sind meine Freunde. Ich esse meine Freunde nicht."* Unter einer derartigen Haltung haben wir es nicht mehr nötig, irgendjemand Namenlosen oder mit Namen zum Fressen gern zu haben.

Da geht mir ein groteskes Bild durch den Kopf. Ich war in Panamá mit meinen Kindern zu einer dieser üblichen Riesen-Geburtstagspartys eingeladen worden. An die 60 Gäste brachten Geschenke mit, die anonym in einen großen Karton hineingeworfen wurden, sodass das Geburtskind am Schluss überhäuft mit Spielsachen sich nicht einmal bedanken konnte. Ein Konsumrausch, der vielen von ihnen im Erwachsenenalter zu eigen bleibt und daher manch einen Panameño recht unsympathisch erscheinen lässt.

Es ging bei dieser speziellen Party zu Kentucky Fried Chicken. Wir waren erst kurz zuvor Vegetarier geworden. Sonst wäre uns das Groteske, das hier stattfand, möglicherweise nicht aufgefallen. Ein riesiges Stoffküken tauchte auf. Darin steckte ein Student, der sich ein paar Dollar verdiente und nun schrecklich schwitzen musste, denn in den Tropen ist schon ein langärmliges Hemd zu warm. Und nun kuschelten die Kinder mit diesem schwitzenden Stoffküken während sie gleichzeitig gebratene Hähnchen und Pommes aßen. Ich wies die Veranstalterin darauf hin, wie widersprüchlich das Verhalten sei und ob sie es nicht selbst wahrnimmt, dass sich hier Kannibalismus ausdrückt, unterstützt durch das Sprichwort: "Ich habe dich zum Fressen gern." Wie kann ich ein Küken lieben und ein Hähnchen fressen?

Die Abtötung unserer Gefühle verleitet uns dazu, Tiere als reine Nahrungsmittel zu sehen. Ein kleines Kind verweigert die Nahrung, sowie ihm klar wird, dass das Stück Fleisch auf seinem Teller von einem getöteten Tier stammt. Ich habe das bei allen meinen drei Kindern im Alter zwischen vier und sechs Jahren so erlebt, obwohl Vater und Mutter zu der Zeit noch sehr viel Fleisch aßen. Unsere Kinder aber wollten in dem Alter kein Fleisch essen. Fischstäbchen waren das Einzige, was sie trotzdem essen wollten, aber ich sollte nicht sagen, dass da Fisch drinnen ist! So bringt es die *Verpackungsindustrie* fertig, Menschen zu überlisten: Durch Rezepte!

Noch mehr lehnen Kinder Fleisch ab, wenn sie das Tier gut gekannt haben. Wie oft hat es deshalb in meiner Kindheit Theater bei Tisch gegeben, weil meine Oma, bei der ich aufwuchs, eigene Hühner und Kaninchen hatte. Die wollte ich aber nicht essen. Es mussten, wenn überhaupt, mir unbekannte Tiere aus dem Laden sein! Und da sie immer billiges Fleisch kaufte, war es stets von Fasern und Adern durchsetzt. Ich habe mich zutiefst davor geekelt. Irgendwann wurde Kleine Oma - die Mutter meiner Mutter - selbst Vegetarierin. Toll!!

Aber auf einer Klassenreise eckte ich dann sehr an, weil ich um vegetarisches Essen bat und auch die ewigen Fleischeintöpfe nicht wollte. Als mir eine Wurst mit Nachdruck auf den Teller geknallt wurde, habe ich wörtlich gesagt: "Ich esse keine Scheiße!", denn die Wurst erinnerte mich stark an eine stinkende Kotwurst. Mir war und ist Fleischgeruch zuwider! Meine tolle Lehrerin schrieb mir ins Zeugnis: "Auf der Klassenreise hat Sofia wieder einmal gezeigt, wie wenig sie zur Anpassung bereit ist." So ging man damals mit Vegetariern um!

1983 gingen mein Mann, unsere drei Kinder und ich auf mehrere Jahre nach Panamá. 1986 wurde ich Vegetarierin und nahm meine Kinder wenig später mit auf diese Reise. Meine Mutter, die in Deutschland lebte, kehrte zum Vegetarismus wieder zurück. Sie hatte jahrelang Fleisch gegessen, weil ihr der Psychotherapeut, Dr. Masphuhl, eingeredet hatte, dass Vegetarismus gleich zu setzen sei mit der Ablehnung alles Fleischlichen. Und da meine Mutter immer noch unverheiratet war, befolgte sie den "guten Rat", wenigstens mal eine Wurst zu essen. Und so aß sie denn gegen die eigene Überzeugung bis zu ihrem 63. Lebensjahr wieder Fleisch, weil ihr eingebläut worden war, sei aus psychologischen Gründen und wegen der Eiweiße wichtig!

Sie litt außerdem bis zum 63. Lebensjahr extrem an Stuhlverstopfung. Man nannte das damals aber Stuhlverhalten und unterstellte in falsch verstandener Psychosomatik, dass Menschen, die Probleme mit dem Stuhlverhalten haben, zurückhalten, nicht hergeben wollen. Meine Mutter konnte nie ohne Abführmittel! Als sie aber mit dem Frischkorngericht anfing und mit der faserreichen vegetarischen Kost, klappte es. Ihr angeblich psychosomatisches Stuhlverhalten und die "Darmträgheit" hatten lediglich mit ihrem Ernährungsverhalten zu tun gehabt!

Zurück nach Panamá. Ich wollte meinem Mann, der immer noch Fleisch aß, wenigstens gesundes Fleisch und frische Eier zur Verfügung stellen, denn die panamaischen Rinder schienen mir von Kortison vollgestopft zu sein, was einen enormen Wassergehalt im Fleisch nach sich zog. Man kaufte auf diese Weise Wasser zum Fleischpreis. Ein Steak verlor beim Braten bis zur Hälfte an Gewicht!

Also kaufte ich ein paar süße kleine Küken, die eigentlich in unseren noblen Wohnort nicht passten. Und unsere Bella lernte umgehend, die Kleinen nicht zu verfolgen. Sie folgten mir, sobald ich den Garten betrat. Es war herzallerliebst. Aber da waren zwei Hähnchen drunter...

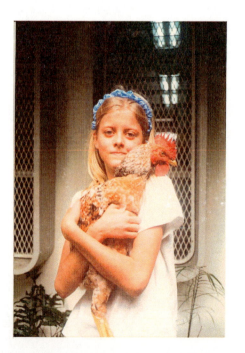

Unser kleiner Pudel Bella lehnte die Hähne Brownie und Korbinian als Futter ab, die ich von unserem Hausmädchen hatte schlachten lassen, weil sie in dem Panamaischen Villenvorort, in dem wir lebten, pünktlich um 3 Uhr morgens alle Nachbarn weckten. Jedes namenlose Huhn fraß Bella liebend gern, aber doch nicht Brownie und Korbinian! Die waren eben nicht irgendwer sondern Weggenossen. Bella, die allgemein sehr gelehrig war, hatte gelernt, unsere Hühner nicht zu jagen, und also fraß sie sie auch nicht. Nicht einmal, als ich sie 6 Wochen lang eingefroren hatte und glaubte, der Eigengeruch sei nun sicher verflogen. Sie schaute mich mit gesenktem Kopf aus dem Augenwinkel an als wolle sie sagen: "Wie kannst du mir das zumuten! Was hast du bloß mit den beiden gemacht!" Sie schüttelte sich und trottete davon.

Der älteste Sohn lehnte ab seinem fünften Lebensjahr, Fleisch, Fisch, Eier und Käse ab. Mit Ausnahme der Fischstäbchen. Und das alles noch gut 10 Jahre vor unserem allgemeinen Schritt zum Vegetarismus. Aus Angst, er könne krank werden, rührte ich ihm immer mal wieder heimlich Milchprodukte oder Ei ins Essen, nicht ahnend, dass er seinen Heuschnupfen gerade darum nicht loswerden konnte. Der Kinderarzt verordnete ihm teure Desensibilisierungskuren, die wir selbst bezahlen mussten. Sie halfen nicht die Bohne. Dabei hatte aber mein Sohn instinktiv richtig entschieden, denn, wie sich zehn Jahre später herausstellte, verschwand sein schwerer Heuschnupfen erst, als er völlig ohne tierische Produkte und vegan lebte. Nach einem fünftägigen Fasten und zwei selbst durchgeführten Einläufen mitten in der Heuschnupfenzeit und bei bestem Sonnenwetter wurde er gesund und blieb es auch.

Halten wir also fest, dass die Abtötung unserer Gefühle durch Anpassung an allgemeine Gepflogenheiten und Erwartungen ein Hemmschuh auf dem Weg zu Humanität, Ethik, Moral und Gesundheit ist und dass Gerechtigkeit, Recht auf Würde und Leben, Gleichheitsprinzip, Mitgefühl, Freundschaft und Liebe die Grundlagen sind, auf denen wir Tieren wie Menschen gleichermaßen begegnen können. Rohheit, Abtötung der Gefühle und Versachlichung - *"Fleisch ist ein Stück Lebenskraft und unbedingt notwendig!"* - führen dazu, eine vegetarische Philosophie und damit eine allgemein gültige Ethik, die nicht zwischen wertem und unwertem Leben unterscheidet, zu unterwandern.

Tiere wie Menschen verfügen über Intelligenz und Kommunikationsfähigkeit, und sie sind leidensfähig. Halten wir uns bitte nochmals vor Augen *"Quäle nie ein Tier zum Scherz, denn es fühlt wie Du den Schmerz."* Und von Goethe: *"Wer Tiere quält ist unbeseelt und Gottes guter Geist ihm fehlt. Mag noch so vornehm drein er schaun, man sollte niemals ihm vertraun."* Warum sollten wir also Tiere mitleidlos töten und aufessen, wenn wir doch um ihre Leidensfähigkeit und Intelligenz wissen und Ethik nur Ethik an sich sein kann und folglich nicht schizophren gehandhabt werden will? Es gibt keine Ethik, außer wir handeln ethisch.

Dem Schwein sagt man nach, dass es lernfähig wie ein Hund ist, dass wir es im Hause halten können und es ebenso wie der Hund das Haus sauber hält. Schauen wir einem Tier in die Augen und sehen darin das Wesen, das uns anschaut, dann können wir es nicht mehr töten und verzehren. Wir sollten darum nie wieder essen, was Augen hat! Wo Augen sind, ist ganz sicher eine Seele, und nicht zuletzt darum wird in manchen Religionen das Auge besonders verehrt: Es sieht alles, es ist der Spiegel eines Menschen, es gleicht dem göttlichen Auge, das uns sieht und schützt. Augen beachten! Und mit meinem Auge achte ich darauf, wahrzunehmen.

Wenn wir uns dann noch klar machen, dass der Mensch überhaupt kein Fleisch benötigt[13], dann sollte es uns leicht fallen, uns künftig vegetarisch zu ernähren und auch auf Fleischersatz zu verzichten. Es ist dann gar keine Frage mehr, ob Vegetarismus lediglich eine gesunde Alternative gegen BSE ist. Durch Hühnerfleisch können wir mit Salmonellen infiziert werden, durch Milchgenuss mit Tuberkulose, Brucellose, Listeriose, Salmonellen usw... Es gibt reichlich meldepflichtige Infektionskrankheiten, die wir entweder durch den Konsum von Fleisch, Fisch, Eiern oder Milch bekommen. Auch AIDS ist so eine Krankheit, die wir nicht in der Welt hätten, wenn in Afrika keine Meerkatzen gegessen worden wären! Schauen sie sich gern mal im Internet selbst unter de meldepflichtigen Krankheiten bei Verdacht, Erkrankung oder Tod um.

---

13 Siehe im folgenden Kapitel auf Seite 39 die Tabelle der Schweizerischen Vegetarischen Vereinigung

Während meines Heilpraktikerstudiums musste ich die meldepflichtigen Infektionskrankheiten bis ins kleinste Detail studieren. Das schloss exakte Kenntnisse der Mikrobiologie mit ein. Ich habe Anatomie und Liebesleben von Bakterien, Viren und Prionen in allen Einzelheiten studiert. Und ich hätte mich mit dem Wissen, das ich mir damals angeeignet habe, als Fachärztin für Infektions- und Tropenkrankheiten niederlassen können.

Überwiegend kommen diese Krankheiten entweder durch den Verzehr tierischer Nahrungsmittel zustande oder durch das enge Zusammenleben mit Tieren. Selbst dann, wenn sie durch unhygienische Verhältnisse verbreitet werden wie beispielsweise die Pest durch Ratten bzw. den Rattenfloh, so haben wir es letztendlich doch wieder mit einer durch Tiere übertragenen Infektionskrankheit (Zoonose) zu tun, die wir durch unsaubere Lebensverhältnisse bekommen. Da wir uns hier nicht auf die amtsärztliche Heilpraktiker-Überprüfung vorbereiten wollen, möchte ich diese Krankheiten nicht alle aufzählen. Sie sind aber leicht im Internet zu finden.[14]

Wenn wir erkennen, dass Tiere ebenso leidensfähig sind wie Menschen, sichtbar Mitleid empfinden und dementsprechend handeln, dass sie intelligent und kommunikationsfähig sind, Ansprache suchen und sich ansprechen lassen, auf andere Tiere wie auf Menschen reagieren, lernfähig sind, eine Würde und das Recht auf artgerechtes Leben und Selbstverwirklichung haben, wie kann es da angehen, dass wir sie töten, zerlegen, zerhacken, verwursten, pökeln, schmoren, braten, kochen, backen, räuchern, trocknen und in Sauer einlegen und verzehren? Aus welcher Motivation heraus wir uns auch entscheiden, Vegetarier zu werden: Wir wissen, dass kein Tier es nötig hat, unter uns zu leiden und von uns gegessen zu werden, denn niemand muss Tiere essen, um gesund leben zu können. Ende dem Leichenschmaus! Und: Schauen wir unseren Mitgeschöpfen, den Tieren, tief in ihre Augen, so schauen wir ihnen in ihre Seele hinein. **Ergo: Nichts essen, was Augen hat! Aber auch Fischstäbchen haben Augen!**

Kreationisten, die die darwinischen Erkenntnisse ablehnen und für Theorie halten, scheuen einen Vergleich von Mensch und Affe. Einige Affenarten fressen kein Fleisch, andere sehr wohl. Der Gorilla kommt ganz ohne aus und muss dafür den ganzen Tag lang fressen, um sich ausreichend ernähren zu können.

In den unterschiedlichen Regionen der Erde und durch die Zeiten hindurch haben sich die Menschen sehr unterschiedlich ernährt und haben bis heute überlebt. Also muss ihre jeweilige Ernährungsform ausgereicht haben. Es wurde Fleisch gegessen, es wurden Käfer vertilgt, es wurden Obst und Gemüse verzehrt, große Mengen Fleisch und Fisch bei den Inuit (Eskimos), allerdings vieles davon roh. Einige Völker trinken bis heute riesige Mengen Kamelmilch, einige essen dieses, andere jenes Getreide oder Reis. Es gibt Menschen, die gar kein Getreide essen. In Afrika werden gern Hirse und Hartweizen gegessen, in Amerika eher Mais aber auch Weizen. In Russland war es wohl immer eher die Gerste, während bei den Germanen Roggen angebaut wurde. In Russland wird heute noch gern Buchweizen gegessen. In Südeuropa Weizen und Hartweizen, bei einigen Indios war es Amaranth. Es gibt Eingeborene, die das Mark von Bäumen essen, weil es sehr gut sättigt. Ich selbst habe wiederholt das Mark von gefällten Palmen - übrigens roh - gegessen, da ich Palmitos von deutschen Supermärkten her kenne.

---

14 • Meldepflichtige Infektionskrankheiten: http://de.wikipedia.org/wiki/Meldepflichtige_Krankheit
   • Gesetz zur Verhütung und Bekämpfung von Infektionskrankheiten beim Menschen:
     http://bundesrecht.juris.de/ifsg/index.html
   • Auch unter Zoonosen nachschauen!

Rohes Palmmark schmeckt lecker mit Zitronensaft, Öl und einer Prise Meersalz. Je nach Region muss sogar unterschiedlich gegessen werden. Und es gibt Menschen, die regelmäßig Blut trinken. Und in Blutwurst essen auch wir Blut.

Natürlich sind es die Inhaltsstoffe, die den Menschen ernähren. Und ob Kohlenhydrate, Fette und Eiweiße aus vegetarischer oder tierischer Kost stammen, von diesem oder jenem Tier, von dieser oder jener Pflanze: Es kommt auf Mengen und die Beziehungen zueinander ebenso an wie auf rohen oder gegarten Zustand der Speisen, um gesund zu bleiben oder krank zu werden. Die Mengen der jeweiligen Bestandteile sind unterschiedlich in den jeweiligen Lebensmitteln. So muss eben mehr Grünfutter gegessen werden, wenn man das sättigende Getreide ablehnt. Und es muss eine gute Mischung an Grünzeug, Nüssen, Saaten usw. genossen werden, wenn man unter veganer Kost ausreichend Eiweiße und alle anderen nötigen Stoffe haben möchte.

Es wird weiterhin darüber gestritten werden, ob der Mensch von Natur aus Gemischtfresser (Omnivore) ist oder Fruchtesser (Frugivore), wobei damit nicht nur Obst gemeint ist sondern die Früchte des Feldes, d.h. vegetarische Nahrung. Nach der Beschaffenheit des Gebisses und der Länge des Arms zu urteilen ebenfalls wie nach verschiedenen Verdauungssäften (Enzymen) ist der Mensch frugivore, also Vegetarier. Auch die Tatsache, dass er im Gegensatz zum Fleisch fressenden Tier in seinem Körper selbst kein Vitamin C synthetisieren kann und es daher mit der pflanzlichen Nahrung aufnehmen muss, zeigt deutlich, wie ihn die Natur erdacht hat.

Die Fähigkeit, körperfremdes Cholesterin auszuscheiden und Harnsäure zu spalten, ist beim Menschen im Vergleich zum Fleischfresser sehr eingeschränkt. Isst er reichlich Fleisch, kann man das in seinem Harn nachweisen. Manche Leute werden durch reichlich Fleisch- oder Fischkonsum aufgrund der erhöhten Harnsäure auch wund. Der Körper ist offensichtlich nur begrenzt in der Lage, das Säure-Basen-Gleichgewicht auszubalancieren, was wir auch an der Tatsache sehen, dass ich eine respiratorische Azidose während des Fastens erlitt, weil ich ausschließlich sehr saures Wasser mit einem pH 5 zu mir nahm.[15]

Wir wollen uns in derartigen Argumenten jedoch nicht verirren sondern ganz einfach festhalten: Tiere sind ebenso beseelt wie der Mensch. Sie haben Gefühle, eine gewisse Intelligenz und Lernfähigkeit. Sie möchten artgerecht leben, ihren inneren Bauplan verwirklichen, sich vermehren und ihre Freiheit genießen. Daher gehört kein Vogel in den Käfig und kein Huhn in den Magen. Wir sollten uns gut überlegen, ob wir einem Tier all das geben können, was es benötigt, bevor wir es als Haustier anschaffen. Und wenn wir es aufessen, nur weil es namenlos ist und wir es nicht persönlich kennen: Gibt uns das ein Recht, es töten zu lassen, bis zur Unkenntlichkeit als Hackepeter (wie kommt diese Bezeichnung eigentlich zustande?), in Fischstäbchen und Wurst verunstalten zu lassen und dann zu verzehren?

Ich plädiere kompromisslos für die Anerkennung von Tierrechten. Und damit untermauere ich meinen inzwischen ethischen Vegetarismus, der die rechte Alternative ist zu einer Pseudo-Ethik, die Tierrechte unter den Tisch karrt, nur weil diese keine Sprache haben. Also müssen wir Menschen uns zum Anwalt der Sache der Tiere machen. Mit Hinblick auf die angespro-

---

15 Der Begriff pH leitet sich von **p**ondus **H**ydrogenii oder **p**otentia **H**ydrogenii (lat. pondus = Gewicht; lat. potentia = Kraft; lat. hydrogenium = Wasserstoff = H) ab.   (Tabelle aus Wikipedia entnommen)

Der pH-Wert zeigt eine saure oder alkalische Reaktion an. pH = potentia Hydrogenii, kommt aus dem Lateinischen und bedeutet "Kraft des Wasserstoffs".
rot = saurer Bereich / blau = basischer Bereich
statt basisch sagt man auch alkalisch.

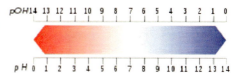

chenen Krankheiten, die im menschlichen Leben durch Tiere und durch Tieressen zustande kommen, lautet meine Alternative eindeutig: Vegetarismus. Mit Hinblick auf das Tierleid ebenfalls: Vegetarismus. Und im Hinblick auf die Tatsache, dass ich persönlich durch vollwertige, vegetarische, vor allem rohköstliche Ernährung gesundet bin, lautet meine Alternative ohnehin: Vegetarismus. Im Hinblick auf die in diesem Buch nicht angesprochene Ökologie lautet meine Alternative ebenfalls: Vegetarismus und weitgehend ohne Auto und Flugreisen leben.

Anti-Ökologie-Stichworte sind: Tropische Regenwälder, Methan rülpsende Rinderherden vor allem da, wo riesige Herden sind, Ozonloch, Gülleprobleme auf unseren Feldern mit der Folge Baumsterben und saurem Regen.

Es gibt für mich persönlich keinen Grund, Fleisch oder sonstige tierische Produkte zu essen und sehr viel Grund, auch sonst darauf zu achten, möglichst kein Leder zu kaufen. Viele Vegetarier und vor allem Veganer achten konsequent auch darauf. In Spanien ging ich auf einem kilometerlangen Wanderpfad, der mit Lederresten der Industrie gepflastert war!

Dennoch werden auch Vegetarier mit schuldig am Töten von Lebewesen, denn sie können es nicht verhindern, dass der Körper selbst tötet. Die Makrophagen sind dafür zuständig, Bakterien aufzulösen und auszuscheiden. Wir treten versehentlich auf ein Insekt, wir bringen aus humanitären Gründen ein Tier zum Einschläfern. Nicht jeder tötet Mücken, einige tun es sehr wohl. Niemand von uns kommt durchs Leben, ohne zu töten, ohne getötet zu haben. Aber das bewusste Töten wollen und können wir unterlassen. Und die Gewohnheit, uns unwissentlich durch das aufmunternde, sogenannte Glückshormon Serotonin, das sich im Fleisch befindet und uns für den Fleischverzehr süchtig macht, sollten wir überwinden können. Ich will darauf nicht vertiefend eingehen, denn gerade dieses Detaildenken möchte ich nicht mehr vertiefen. Nur so viel: Natürlich gibt es böse Zungen, die dann wieder behaupten, Vegetarier würden depressiv, weil sie zu wenig Serotonin mit der Nahrung bekommen. Serotonin ist auch in pflanzlicher Nahrung enthalten. Und es gibt Wechselwirkungen mit gewissen Eiweißbausteinen.[16]

Der Körper ist so wunderbar eingerichtet. Wir müssen gar nicht eingreifen. Analysen vermitteln uns Erkenntnisse und Wissen aber auch Fehlbeurteilungen und falsche Rückschlüsse. So zum Beispiel den irrigen Schluss, Fleisch sei ein Stück Lebenskraft, ohne das wir nicht leben könnten. Ich lebe bereits seit 25 Jahren bestens ohne! Und mit mir viele, viele Vegetarier.

▶ **Hinweis:** Falls sie keine anatomischen Vorkenntnisse haben sollten, möchte ich ihnen folgende 3 Bücher mit ihren klaren Formulierungen und Abbildungen als gute Unterstützung und auch zum besseren Verständnis von medizinischen Fach- und Sachbüchern empfehlen.

Der Körper des Menschen - Einführung in Bau und Funktion des Menschen
- Adolf Faller -
dtv-Taschenbuch

Anatomie, Physiologie, Pathophysiologie des Menschen
- Gerhard Thews, Ernst Mutschler, Peter Vaupel -
Wissenschaftliche Verlagsgesellschaft mbH Stuttgart

Anatomie-Atlas - Aufbau und Funktionsweise des menschlichen Körpers
- Tony Smith -
Dorling Kindersley Verlag

---

16 Gemeint sind die Aminosäuren Isoleucin und Tryptophan

Anatomievergleich: Früchteesser (Frugivore)– Fleischesser (Carnivore) [17]

Der Mensch ist anatomisch am ehesten ein Früchteesser (Frugivore). Sein ganzer Körperbau ist darauf ausgelegt. Fleischesser (Carnivoren) unterscheiden sich in vieler Hinsicht vom Menschen. Alle vegetarischen Tierarten haben eine ähnliche Anatomie wie die Früchteesser. Frugivore leben nicht primär von Obst sondern von den Feldfrüchten, also von dem, was die Erde in ihrem Pflanzenreichtum auf dem Acker hervorbringt.

	Früchteesser (Frugivore) (Mensch, Menschenaffen)	Fleischesser (Carnivore) (Löwe, Tiger, Wölfe ...)
Zähne	Abgeflachte Backenzähne zum Zermahlen der Nahrung	Reißzähne, stark entwickelte Eckzähne, spitze Backenzähne
Speichel	Alkalischer Speichel für den Stärkeabbau; viele Speicheldrüsen zur Vorverdauung	Saurer Speichel zur Verdauung tierischen Proteins; es fehlt das Stärke abbauende Enzym Ptyalin; wenig Speicheldrüsen
Kiefer	Seitlich bewegbar zum Zermahlen der Speisen	Nur Auf- und Abwärtsbewegung möglich, zum Reißen und Beißen
Magen	Längliche Form, komplizierte Struktur; wenig Salzsäure und Pepsine	Einfacher runder «Sack» mit zehn Mal mehr Salzsäure als bei Vegetariern, um zähe Tiermuskeln, Knochen etc. zu verdauen
Darm	Lang und verschlungen, große Oberfläche	Kurz, glatt, damit das schnell verwesende Fleisch wieder rasch aus dem Körper gelangt
Leber	Vermag nur die vom Körper selbst gebildete Harnsäure abzubauen (kaum Urikasebildung)	Viel aktiver, vermag mit zehn- bis fünfzehn Mal mehr Harnsäure fertig zu werden (größere Urikasebildung)
Vitamin C	Tägliche Zufuhr über die Nahrung (Früchte) notwendig	Vermag Vitamin C selbst im Körper zu bilden
Urin	Alkalisch	Sauer
Haut	Millionen Poren, Schweißdrüsen	Keine Poren, kein Schwitzen durch die Haut
Nägel	Flach, keine Krallen	Krallen
Gang	Aufrecht, um Früchte von den Bäumen zu pflücken	Waagrecht für schnelle Fortbewegung auf der Jagd

▶ Weitere exakte Untersuchungen in der Vegetarierstudie der Friedrich-Schiller-Universität Jena
http://www.vegetarierstudie.uni-jena.de/

---

17 Tabelle entnommen aus http://www.vegetarismus.ch/info/12.htm
© Schweizerische Vereinigung für Vegetarismus (SVV)

> Sagt eine Karotte zur anderen: "Ich habe Angst,
> mit einem Vegetarier allein im Zimmer zu bleiben."

Formen vegetarischer Ernährung

Wir unterscheiden sieben Formen der vegetarischen Ernährung. Außer den so genannten Pudding-Vegetariern ernähren sie sich weit überwiegend oder ganz von Vollwertkost, meiden also Zuckerwaren und handelsüblichen Kuchen aus raffiniertem Mehl, raffinierte Öle und dergleichen mehr. Innerhalb der Vegetarier-Gruppen kommt es zu unterschiedlichen Entscheidungen bezüglich des Konsums von Eiern, Milch und Milchprodukten wie auch von Milchfett (Sahne, Butter, Schmand) und Honig.

- **Ovo-Vegetarier** essen weder Fleisch noch Fisch und trinken auch keine Milch noch die daraus hergestellten Lebensmittel. Sie achten auch darauf, dass davon nichts in den fabrikatorisch hergestellten Produkten enthalten ist. Sie essen aber Eier. Natürlich ist es mühsam, im Supermarkt immer erst einmal die Zutatenliste zu lesen.
- **Lakto-Vegetarier** meiden Fleisch, Fisch und Eier und die daraus hergestellten Lebensmittel. Sie achten darauf, dass in ihren Lebensmitteln nirgendwo versteckt Ei enthalten ist. Dafür aber nehmen sie Milch und Milchprodukte zu sich.
- **Ovo-lakto-Vegetarier** essen keinen Fisch und kein Fleisch und meiden alle daraus hergestellten Lebensmittel. Sie essen allerdings Eier und nehmen Milch- und Milchprodukte zu sich.
- **Halbvegetarier** schränken ihren Fleisch- und Fischkonsum stark ein, indem sie nicht täglich davon genießen. Hier finden wir auch solche, die nur helles Fleisch zu sich nehmen: Fische und Geflügel.
  Manche leben zu Hause in der einen oder anderen Weise ganz vegetarisch oder sogar vegan, lassen aber bei Einladungen Fünfe gerade sein. Sie reduzieren folglich nicht aus ethischen sondern eher aus gesundheitlichen Gründen ihren Konsum an tierischem Eiweiß. Sie essen dafür einen höheren Anteil an Gemüse, Getreide und Obst.
- **Pesovegetarier** sind "Teilzeitvegetarier", die ab und an Fisch essen.
- **Pudding-Vegetarier** essen weder Fleisch noch Fisch aber meistens sehr wohl Eier und Milchprodukte. Sie sind meistens Ovo-Laktovegetarier, die allerdings nicht von Vollwertkost leben sondern auch übliche Süßwaren und Fertigprodukte mit einbeziehen. Und wenn sie beispielsweise an Zöliakie oder Diabetes mellitus erkranken, greifen sie sogar auf Diätprodukte zurück. Möglicherweise spielt neben ethischen Gründen auch intensiver Ekel vor Fleisch/Fisch mit. Aber sie leisten kaum oder Null-Verzicht bezüglich Produkten rechts der Kollath-Tabelle[18].
- **Rohköstler** vermeiden fast alle vom Tier stammenden Nahrungsmittel. Dazu gehört manchmal auch Honig. Sie essen nur ungekochte Nahrungsmittel. Es gibt aber auch

---

[18] Kollath-Tabelle sieh Seite 240f

Rohköstler, die Nahrungsmittel tierischer Herkunft mit einbeziehen: rohe Eier, rohen Fisch oder sogar Insekten. Das ist alles aber die Ausnahme.

- **Konsequente Veganer** essen weder Fleisch, Fisch, Milch oder Milchprodukte, Eier und auch keinen Honig. In der Bruker- und Schnitzerkost wird gegenüber Honig, Sahne und Schmand, je nach Gesundheitszustand, eine vorsichtig moderate Haltung eingenommen. Veganer sind nicht unbedingt reine Rohköstler. Vermeiden des Vermeidbaren ist allerdings die Hauptdevise von Veganern, die manchmal auch Ledergürtel und Lederschuhe tragen, wenngleich andere auch das strikt vermeiden.
Manche Veganer ernähren auch ihre Hunde und Katzen vegan. Es gibt hierfür sogar eine eigene Tierfutter-Industrie.

- **Unfreiwillige Fleischabstinenz**
In den Entwicklungsländern ebenso wie bei uns gibt es dann noch wegen der Armut den unfreiwilligen Fleischverzicht. Unter diesen Menschen kann es zur perniziösen Anämie aufgrund von Mangel an Vitamin B 12 kommen, der allerdings nicht durch "fehlendes tierisches Eiweiß" zustande kommt sondern durch allgemeine Mangelernährung oder erhebliche Erkrankungen im Magen-Darmtrakt.

Wir kennen außerdem alle die Bilder von verhungernden Kindern mit durch Wasseransammlungen aufgedunsenen Bäuchen[19]. Auch sie leiden unter anderem an B 12-Mangel, der aber durch allgemeinen Nahrungsmangel zustande kommt

Leider wurden gerade solche Extremfälle herangezogen, um zu behaupten, alle Vegetarier bekämen früher oder später perniziöse Anämie, weil der Mensch nur durch tierische Produkte an Vitamin B 12 heran käme. Dass dies ein Irrtum ist, wurde inzwischen hinlänglich wissenschaftlich bewiesen. Ein sich sehr abwechslungsreich ernährender vollwertig lebender, rohköstlicher Veganer erleidet keinerlei Defizite. Einzelne gegenteilig erscheinende Fälle, die teilweise sehr drastischen Vit. B 12 Mangel aufweisen, werfen die Frage auf, wie vollwertig tatsächlich gelebt wurde oder ob diverse Modifizierungen und vor allem Vermeidungen vorgenommen worden sind.

Meine persönliche Erfahrung ist jedenfalls, dass 100% vollwertige Rohkost weder bei mir noch meinen Kindern zu Eiweiß- oder sonstigem Mangel geführt hat.

Max-Otto Bruker machte niemandem irgendwelche Vorschriften sondern überließ jegliche Entscheidung seinen Patienten. Es gibt bei der Brukerkost innerhalb der oben aufgeführten vegetarischen Gruppen manchmal gewisse Modifizierungen. So essen die Brukerianer beispielsweise auch als Veganer meistens sehr wohl das Milchfett in Form von Butter (vorzugsweise Sauerrahmbutter), frischer Sahne, Sauerrahm und Schmand. Das hängt mit Brukers Cholesterin-Erfahrungen zusammen, worauf wir noch eingehen werden.

Ferner nehmen Anhänger der Brukerischen Erkenntnisse auch als Veganer meistens in moderater Weise Honig zu sich. Sie achten aber immer auf den Vollwert der Nahrung. Wir finden unter ihnen sowohl herkömmliche Vegetarier, Veganer als auch Rohköstler.

---

19 Eiweißmangel/ -verwertungsstörung und Bauchwassersucht gehören zusammen. So leidet auch der Leberzirrhotiker aufgrund gestörter Eiweißverwertung an Aszites, (Wasser im freien Bauchraum) und an Wasser in der Pleurahöhle. Abpunktieren des Wassers nimmt die darin enthaltenen Eiweißen mit, sodass das Eiweißdefizit noch vergrößert wird. Sowohl Menschen mit Leberzirrhose als Diabetes haben Eiweißverwertungsstörungen. Sie mit Quark (= Milcheiweiß) zu belasten, ist eine völlig verfehlte Therapie, die mittlerweile auch nicht mehr propagiert wird.

Es ist sowohl bei der Bruker- als der Schnitzerlehre eine persönliche Angelegenheit, ob jemand als Veganer Honig, Sahne, Butter zu sich nehmen möchte oder nicht. Gesundheitswille und ethische Beweggründe entscheiden über die Modalitäten. Wichtig jedoch bleibt immer der Vollwert der Nahrung, d.h.: Keinerlei Teilnahrungsmittel! Butter und Sahne sind so betrachtet bereits Teilnahrungsmittel wie auch die besten kaltgepressten Öle Teilnahrungsmittel sind.

Die **Schnitzer-Intensivkost** ist 100% roh und vegan, die **Schnitzer-Normalkost** bezieht sehr moderat Milchprodukte und Eier mit ein. Gemüse ist bei ihm immer roh. Dadurch ist der Anteil an roher, naturbelassener, nicht durch Hitze denaturierter, vitalstoffreicher Vollwertkost bei der Schnitzer-Normalkost höher als bei der Bruker-Vollwertkost. Beilagen wie Kartoffeln, Vollreis, Vollkornnudeln sind in der Schnitzer-Normalkost natürlich gekocht. Sie kommen allerdings in seiner Intensivkost nicht vor.

Die Intensivkost kann sehr vorteilhaft selbstverständlich als Dauerernährung ebenso wie als Heilkost genossen werden. Die Schnitzer-Normalkost hingegen ist nur bedingt Heilkost, da bei bestimmten Erkrankungen sowohl während des Heilungsprozesses als auch weiterhin vegan gegessen werden sollte. Rückfälle wären sonst möglicherweise vorprogammiert. Man sollte nicht darüber sophistizieren, was wo und bei wem vorkommen dürfen sollte und was nicht. Allein ausschlaggebend ist, unter welcher Kostform vollkommene Gesundheit dauerhaft erhalten werden kann. Und das ist durchaus bei verschiedenen Menschen unterschiedlich.

Die Schnitzer-Intensivkost entwickelte Schnitzer aufgrund seiner Erkenntnisse und weil sie ohne Zweifel die intensivsten gesundheitlichen Wirkungen hat. Die Schnitzer-Intensivkost ist etwas wesentlich anderes als "Vollwertkost", die bereits recht abgegriffen ist. Johann G. Schnitzer hat beobachtet, dass bei Patienten ein unter "Intensivkost" bereits normalisierter Blutdruck wieder zu steigen begann, wenn diese dann auf "Vollwertkost" übergingen.

Johann G. Schnitzer verbindet seine Kostform mit seinem Namen und nennt sie unmissverständlich "Schnitzer-Normalkost", weil sie sich grundsätzlich von dem unterscheidet, was die Leute unter Normalkost bzw. Vollwertkost verstehen. Er hat erkannt, dass Menschen unter Vollwertkost - was immer sie darunter verstehen mögen - nicht so konsequent gesund werden wie durch seine Schnitzer-Intensivkost. Eine klare Unterscheidung war unbedingt notwendig. Wenn wir seine Bluthochdruckstudie im Internet genau studieren, erkennen wir deutlich, dass 100%ige Heilung nur dann erfolgen konnte, wenn sich 100%ig roh im Sinne der Schnitzer-Intensivkost ernährt wurde. Wer davon abweicht, hat zwar Besserungen, die aber variieren mit dem Grad der Abweichung. Oft ist es notwendig, dass die Patienten dauerhaft bei der Schnitzer-Intensivkost bleiben und nicht nach Besserung auf die Schnitzer-Normalkost übergehen.

Wir unterscheiden im vorliegenden Buch - Rezeptlos glücklich - deutlich zwischen nicht erhitzter Rohkost, die ich manchmal wie Bruker auch als Frischkost bezeichne und die der Schnitzer-Intensivkost entspricht. Auch Franz Konz liegt mit seiner reinen Rohkost auf dieser Linie. Auf die Unterschiede kommen wir in eigenen Kapiteln noch zu sprechen.

Gekochtes ist nicht mehr frisch. Es kann keine Frischkost sein, weil die Eiweiße aufgrund zerstörter Gitterstruktur keine lebendige Wandlung mehr vollziehen können! In diesem Zusammenhang sprechen wir weiter unten noch über den Sol- und Gelzustand, der beim lebendigen Eiweiß reversibel bleibt. Sobald es erhitzt wird - siehe am Beispiel eines Spiegeleis - ist der Sol-, bzw. Gelzustand nicht mehr umkehrbar, d.h. der Gel-Zustand ist nicht mehr in den Sol-Zustand zurückführbar. Wir können aus dem gebratenen Eiweiß kein flüssiges mehr machen.

Wirklich vollwertig kann nur die ganz natürliche, nicht erhitzte Rohkost sein, die Kollath als Lebensmittel bezeichnet, weil sie noch lebendig ist. Alles, was gegart wird, befindet sich bereits rechts der Trennlinie (Kollath-Tabelle) und zählt zu den weniger wertvollen Nahrungsmitteln.

Kochkost ist keine wirkliche Voll-Wert-Kost, weil sie keinen natürlichen, vollen Wert mehr haben kann. Pottenger hat mit seinen Katzenversuchen nachgewiesen, dass bereits geringe Mengen und vorübergehende Kochkost bei Katzen, die in der zweiten und dritten Generation durch reichliche bzw. überwiegende Kochkost bereits stark geschädigt worden waren, sich umso schwieriger oder auch gar nicht wieder regenerieren konnten, je länger wieder Kochkost zwischendurch gefüttert wurde. Das sollte denjenigen "Rohköstlern" zu denken geben, die selbst an ernährungsbedingten Zivilisationkrankheiten leiden und trotzdem immer mal wieder Kochkost dazwischen essen. Wir kommen im Kapitel über Pottenger und Simonson noch einmal darauf zurück.

Der Volksmund spricht inzwischen allgemein von Vollwertkost, wenn sie lediglich biologisch gewachsen ist, wenn Vollkornbrot gegessen wird, kein weißer Industriezucker verwendet wird und bei der Bearbeitung keine künstlichen Mittelchen einbezogen werden. Da der Biohandel aber überall Auszugsmehl mit hinein mischt, verschiedene Zuckersorten (▶ Teil I *Seite 589f*, ▶ Teil II Seite 64) als gesund bezeichnet, in skrupelloser Weise anbietet und ferner Vieles durch Hitze denaturiert wird, handelt es sich um Präparate und Industriekost aber nicht im strengen Sinn um Vollwertkost mit tatsächlich vollem Wert! Der ehemals von Kollath formulierte Begriff *Vollwertkost* wurde tatsächlich ganz erheblich unterwandert und ausgehöhlt, denn unter Vollwert verstand er so wenig wie möglich bearbeitete Lebensmittel und stellte die echten **Lebensmittel**, welche Mittel zum Leben sind den **Nahrungsmitteln** gegenüber, die lediglich der Sättigung dienen.

Wer sich intensiv mit den ernährungsphysiologischen Vorteilen der Rohkost befasst, wird unter wirklich vollwertiger Nahrung ausschließlich Rohkost verstehen, und zwar unabhängig von den ihm anerzogenen Gewohnheiten. Er wird mit dem Verstand entscheiden statt seinen Geruchs- und Gaumennerven nachzugeben. Vergleichbar ist das vielleicht dem Odysseus, der durch Anketten an einen Pfahl dem Sirenengesang widerstand. Er wusste um die Gefahr: Dass die Damen dort in Süditalien nämlich nur darum so schön sangen, um die Seeleute an Land zu bewegen. Dort aber wurden die dann von ihren Männern überfallen und getötet, um sie zu kochen und aufzuessen. Unser Verstand aber bindet die Gier unserer falsch geschulten Zunge.

Da wir bei der Erhitzung von Eiweißen die ursprünglich nativen Eiweiße hitzedenaturieren, haben wir es mit einer **physikalischen Denaturierung** zu tun, die den Tod des Eiweißes durch Verbrennungsnekrose nach sich zieht. Die Natur hat aber eine derartige, tötende Denaturierung gar nicht vorgesehen. Sie benötigt für die Wandlungsprozesse des Stoff-Wechsels (!) lediglich eine **chemische Denaturierung** der Eiweiße durch die Magensäure, die den Gel- beziehungsweise den Sol-Zustand in alle Richtungen reversibel belässt, weil sie das Eiweißgitter - die innere strukturelle Anordnung der einzelnen Atome im Eiweißmolekül - nicht angreift. Machen sie selbst den Versuch und rühren sie Zitrone unter ein Eiklar. Es gerinnt unter der Säureeinwirkung in anderer Weise, als wenn sie es braten. Wir aber begehen Krieg gegen die Eiweiße in unserer Nahrung durch Kochtopf, Bratpfanne, Mikrowelle und Grillpartys.

Wie schon angekündigt, werden wir uns damit nicht nur in einem eigenen Kapitel sondern immer mal wieder zwischendurch befassen, weil diese Problematik allgemein viel zu wenig in den Fokus gerückt wird. Unser Verstand muss an die Stelle verlorener Instinkte rücken.

> Gesundheit bekommt man nicht im Handel
> sondern durch den Lebenswandel.
>
> Sebastian Anton Kneipp

Der Super-Markt

Informative Glosse
- Erläuterungen zu Eiweißen, Fetten, Kohlenhydraten und Weiterem [20] -

Diese, zum Jahresende 2003 entstandene Glosse, habe ich meinen guten Freunden als Weihnachts- und Silvestergruß geschickt und für *Rezeptlos glücklich* gründlich überarbeitet. Der Bericht ist jetzt 3 x so lang geworden. Sie finden hier auch allgemein verständliche Erläuterungen zu biochemischen Zusammenhängen, auf die ich in anderen Kapiteln nochmals vertiefend eingehen werde. Ferner vermittele ich ihnen neben meinen Eindrücken in einem Supermarkt auch einige erste grundlegende Informationen über Kohlenhydrate, die man auch Saccharide (Zucker) nennt und unterteilt in Monosaccharide (Einfachzucker), Disaccharide (Zweifachzucker) und Polysaccharide (Mehrfachzucker). Des Weiteren lesen wir hier Wissenswertes zu Ölen/Fetten sowie zu Proteinen (Eiweiße) und Aminosäuren (Eiweißbausteine). All das und noch mehr nährt unseren Körper nur dann, wenn auch noch die Vitalsubstanzen in unserer Nahrung enthalten sind und die Nahrung im Sinne Kollaths rundum vollwertig ist.

Laien empfehle ich in erster Linie die einschlägigen Werke von Bruker, Cleave + Campbell, Kollath, Leitzmann, Schnitzer, Pottenger, Price, Reckeweg und Wendt. Natürlich kann man sich auch in Biologie, Zytologie, Physiologie, Anatomie, Pathologie, Biochemie usw. einlesen. Mit etwas Verstand ist das jedem Laien ohne Vorkenntnisse und gänzlich ohne Universitätsstudium gut möglich! Allerdings sollte man sich, so man das nötige schulische Vorwissen nicht mitbringt, zuvor fundiert sachkundig in Chemie und Physik machen. Dafür muss man nicht unbedingt Mathematik beherrschen, da es unnötig ist, stöchiometrische und andere Berechnungen selbst durchzuführen, um die Aussagen von Chemie- und Physikbücher zu verstehen. Ich selbst habe mich intensiv zwei Jahre lang vor meinem Heilpraktikerstudium auf diese Weise mit den Naturwissenschaften intensiv auseinander gesetzt und auch das Kleine Labor gelernt.

Aber auch ohne derart gründliches Studium kann man sich gesund ernähren, wenn man nämlich den deutlichen Unterschied zwischen tatsächlicher Vollwertkost und Teil-Nahrungsmitteln verstanden hat. *Das Ganze ist mehr als die Summe seiner Teile*, wie schon Aristoteles feststellte. Gemeint ist damit: Die Addition von herausgelösten Teilen ergibt kein Ganzes, weil das Zusammenspiel der Teile nicht mehr wie in einem natürlichen, lebenden Verbund gegeben ist! Kopf abschlagen und wieder drauf kleben kann den Tod nicht rückgängig machen, und die schlichte Grundregel für das Leben lautet: Wir sollten die Ganzheit so wahren, wie sie der Schöpfer erschaffen hat. Aufs Essen bezogen: Ganzheitliche, vollwertige, lebendige Nahrung.

Wir dürfen zwar gern analysieren, um Einzelteile und Zusammenhänge besser zu verstehen, nur ist es uns nicht gestattet, manipulierend in natürlich-gewachsene, das heißt in Ordnungen

---

20 Kaufen Sie sich bitte zum besseren Gesamtverständnis ggf. von Adolf Faller:
Der Körper des Menschen – Einführung in Bau und Funktion – dtv-Taschenbuch

und Lebenszusammenhänge einzuwirken, die eine lange Zeit der evolutionären Entwicklung zu durchlaufen haben. Dass die Genmanipulation einen besonders drastischen Eingriff darstellt, ist wohl einleuchtend, denn das soll nicht nur natürliche Entwicklungszeit verkürzen sondern auch noch Kompositionen schaffen, die es in der Natur nicht gibt und für die die Natur keinen Platz geschaffen hat. Der Mensch ist nicht Gott, auch wenn er das immer mehr zu glauben scheint.

Wenn man einem Menschen den Kopf abschlägt und hinterher wieder auf den Rumpf draufpappt, wird daraus kein lebender Menschen sondern er bleibt eine Leiche. Wenn wir Randschichten und Keim vom Getreidekorn entfernen, das Getreide nunmehr als raffiniertes Mehl kaufen, Keime und Kleie gesondert kaufen und unserem Müsli beifügen, ergibt das kein lebendiges, vollwertiges Lebensmittel mehr sondern ein Sammelsurium an Teilnahrungsmitteln oder deutlicher formuliert: an Leichenteilen. Deshalb unterscheiden wir klar zwischen Lebensmitteln und Nahrungsmitteln. Die einen sind noch lebendig, die anderen bereits tot. Wer leben will, sollte sich von Lebensmitteln ernähren, wer sich mit der Hälfte begnügt, wird krank, wer sich ausschließlich von toten Nahrungsmitteln ernährt, muss chronische Leiden durchlaufen, bis er schließlich durch den Tod davon erlöst wird. Böse Folgen aber hat das für die eigene Nachkommenschaft, die vom Lebensstart an bereits mit Degeneration zu kämpfen hat. Nicht ohne Grund haben wir heute eine enorme Zunahme von Neurodermitis, Diabetes und sogar Herzinfarkten bereits in Kindheit und Jugend! Gesundheit ist kein Schicksal sondern Ergebnis unserer Wahl, unseres Verhaltens, unseres **Ernährungs-Entnahme-Verhalten (EEV)**.

Bevor wir nun zu meiner recht informativen Super-Markt-Glosse schreiten, halten wir uns nochmals das Aristoteles-Wort vor Augen:

> **Das Ganze ist mehr als die Summe seiner Teile**

1 - Das Gemüseregal

Schon vom Schaufenster her laden mich die leckeren Farben ein: Überwiegend Grün-Weiß-Rot, ein wenig gelb und violett die Auberginen. Wie gesund, nicht wahr? Oder eben doch nicht wahr? Chemie steckt drinnen, Genmanipulationen und Verarmung von Mineralien und Vitaminen, denn Vieles wurde ja bestrahlt, um es länger haltbar zu machen. Und so wurden auch die Aminosäuren des vermeintlich "frischen Salats" teilweise bereits hitzedenaturiert. Frisch sind vor allem die Farben, denn sie werden ja mit Kunstlicht beleuchtet.

Mit dieser Erkenntnis ausgestattet betrete ich den Super-Markt und schau mich im Gemüseregal um. Dabei gehen mir die Stände des Wochenmarktes durch den Sinn. Ach, da ist die Gemüsequalität auch nicht anders. Mir geht durch den Kopf, dass immer wieder gesagt wird, das herkömmlich produzierte Gemüse sei an sich so schlecht auch wieder nicht. Das Biogemüse habe aber mehr Mineralien. Die Salate kommen im Winter immer aus dem Gewächshaus und sind mit Nitrit[21] belastet, egal ob Bioware oder herkömmliche. Und mein Portemonnaie klärt mich darüber auf, dass Biogemüse wesentlich teurer ist als das herkömmlich gewachsene.

---

21 http://www.bio-gaertner.de/Articles/V.GesundeErnaehrung-GesundesLeben/InhaltsstoffeObstGemuese/Inhaltss-toffeN-So.html

Vieles kommt heute das ganze Jahr über von verschiedenen Erdteilen zu uns. Das Biogemüse, wie wir wissen, wächst sogar zum größten Teil nicht mehr in den Mittelmeerländern sondern wird eigens aus China angekarrt. Wo bleibt da die Nachhaltigkeit[22], die ja auch darin besteht, unsere Nahrung im eigenen Land zu produzieren, um keine Energie für weite Strecken zu vergeuden? Aber von irgend etwas möchte ich auch als Vegetarier leben, und zwar rund ums Jahr. Die Entscheidung liegt also bei mir, ob ich den Welthandel fördern möchte und das ganze Jahr über Tomaten, Orangen, Erdbeeren, Weintrauben und ich weiß nicht was sonst noch alles an Leckerem essen will oder unter Selbstbeschränkung die Nachhaltigkeit unterstützen und dafür im Winter auf Obst und Gemüse aus fernen Ländern verzichten möchte. Ist es wirklich Verzicht, wenn ich mir auf die Zunge beiße, und "nein" sage? Oder sage ich durch mein "Nein" an der richtigen Stelle und zum richtigen Zeitpunkt "ja" zum Leben und seinen natürlichen Ordnungen? Die Entscheidung, wo Wahrheit, Treue und Wahrhaftigkeit liegen oder nicht, treffe allein ich mit meiner Kaufentscheidung.

Meine Entscheidung steht fest, dass ich heute einen Teil herkömmliches Gemüse und den Rest aus der Bioecke kaufe. Vielleicht gehe ich nachher noch in den Bioladen und schau mal, was es da für mich gibt. Zum Wochenende werde ich auch über den Markt gehen. Da gibt es jemanden, der verkauft für 1,50 € einen großen Beutel Obst, Tomaten und dergleichen. Man muss es allerdings schnell aufessen, weil es nicht lange hält. Daran halte ich mich und kaufe günstig ein. Am günstigsten allerdings sind die in Müllcontainer entsorgten Waren hinter dem Laden, die ich völlig umsonst bekomme. Also bediene ich mich auch dort dann und wann. Und noch nie hat mich jemand deshalb angesprochen. Ich schau nach meinem Rundgang durch den Supermarkt mal, was heute an Obst und Gemüse in der Mülltonne ist.

1a - Obst und Gemüse wachsen unter, auf und über der Erde. - Mit der Faustregel im Hinterkopf, dass meine vegetarische Hauptmahlzeit täglich aus 2 Teilen unter, 2 Teilen auf und 2 Teilen über der Erde Gewachsenem bestehen sollte, dass ich dabei jedoch nicht sklavisch mit mir umgehen muss, treffe ich meine Auswahl. Und es gelten dabei weder extreme Gebote noch Verbote. Außerdem werde ich zu Hause Mischungen mit Vegetabilien aus den drei Gruppen nach eigenem Geschmack zusammenstellen.

An Sträuchern und Bäumen wächst so Unterschiedliches wie Nüsse oder süßes Obst und auch die Gemüsefrucht Avocado. Uns ist meistens nicht bewusst, dass es Gemüsefrüchte gibt. Sie haben weniger Zucker als süße Früchte und sind nicht so nahrhaft wie Kartoffeln, Vollreis, Kohl, Rüben und die verschiedenen anderen Gemüsesorten. Probieren sie ruhig aus, was mehr sättigt, was weniger. Fenchel und Bananen sättigen sehr gut. Wir wollen aber nicht nur danach fragen, was gut satt macht und dabei besonders preiswert ist, denn dann würden wir uns mangelhaft nur mit Kartoffeln, Reis oder Nudeln ernähren. Und die Nährstoffe in Gemüse- und süßen Früchten sind auch nicht ausreichend, um sich davon ausschließlich zu ernähren. Weder gereichen sie zur nachhaltigen Sättigung noch haben sie genügend Nährsubstanzen. Es ist vielmehr wichtig, unter unserem Bestreben nach Gesundheit einerseits und Nachhaltigkeit andererseits nicht einseitig zu werden sondern eine gute Mischung zu essen.

Selbstverständlich kann man Obst auch in das Gemüse-Rohkostgericht tun. Und umgekehrt machen sich Karotten durchaus auch im Frischkornmüsli zum Frühstück gut. Es gibt Vegetarier, die grundsätzlich bestimmte Sorten niemals mischen würden. Die Gründe sind meist nicht esoterischer Art sondern nach meiner Ansicht nach recht verschrobene Rückschlüsse aus naturwissenschaftlich gewonnenen Erkenntnissen. Solche Leute würden niemals verschiedene Stär-

---

22 Informationen zum Nachhaltigkeits-Begriff: http://www.nachhaltigkeitsrat.de/nachhaltigkeit/

keträger wie Vollreis und Weizen miteinander vermischen noch saure Früchte zum Frühstück verzehren. Ich dagegen mische gern Weizen und Reis miteinander; es ergibt nämlich eine sehr leckere, sättigende Beilage. Und eine Orange zum Frühstück ist nicht schlechter oder besser als eine Banane. Allerdings esse ich nie wieder Ananas auf nüchternen Magen, denn die Bauchkrämpfe danach werde ich niemals vergessen! Ananas pur auf nüchternen Magen ist ein drastisches Abführ- oder gar Abtreibungsmittel, denn es regt die Peristaltik enorm an.

Reine Obstmahlzeiten enthalten nicht alle Nährstoffe in ausreichendem Maß und sollten nicht ausschließlich gegessen werden. Natürlich kann man ein paar Tage lang reine Obsttage machen. Noch besser fastet man mit Obstsäften. Und am besten natürlich nur mit Wasser. Heute denke ich aber nicht ans Fasten sondern will einfach nur lecker einkaufen. Ich glaube jedenfalls, keine Zwänge aufkommen zu lassen sondern mich nur locker vom Hocker an eine gesunde Mischung meiner Vegetabilien zu halten. Und so kaufe ich alle 7 - 10 Tage von allem ein und bewahre das in meinem sehr geräumigen Kühlschrank auf. So habe ich jeden Tag freie Auswahl zu Hause und komponiere fröhlich ohne feste Rezepte.

Das Richtige genau nachzumachen, sollte die eigene freie Kreativität fördern, nicht aber in Zwänge führen. Immer nur das Ganze, die Ordnungsgesetze des Lebendigen im Hinterkopf halten und sich dessen bewusst bleiben, dass durch diese wunderbaren Ordnungen unser Leben getragen wird, sollte ausreichen. Mir genügt das jedenfalls.

1 aa - Beispiele für unter der Erde Gewachsenes - Außer Kartoffeln alles roh verzehrbar! - Karotten, Pastinaken, Petersilienwurzeln, Radieschen, Rettich, Rote Beete, Schwarzrettich, Sellerieknollen, Spargel. Die Steckrüben verlieren angeblich innerhalb weniger Stunden nach der Ernte ihre Vitamine. Ferner Süßkartoffeln, Topinambur und Yuca (Maniok). Die kleinen und großen Tarowurzeln (Wasserwurzel) gibt es im Asia-Shop. Sie schmecken roh gerieben ähnlich wie Kokosnuss. Kartoffeln sollte man wegen des Solaningehalts nicht roh essen. Grüne Stellen sind giftig und müssen entfernt werden

1 ab - Beispiele für auf der Erde Gewachsenes - Alles roh verzehrbar! - Alles, was hier genannt wird, kann und sollte roh gegessen werden. Salatsorten nach Jahreszeit, Blumenkohl, Brokkoli, Endivien, Feldsalat, Grünkohl, Kopfsalat, Römersalat und dergleichen. Grünkohl, Mangold, Rosenkohl, Rotkohl, Sauerkraut, Spinat, Stangensellerie, Weißkohl, Wirsingkohl. Einige Küchenkräuter wie Petersilie eignen sich auch als Grundrezept. Ferner: Karottenkraut, Kohlrabi und Kohlrabi- und Radieschenblätter,

1 ac - Beispiele für über der Erde Gewachsenes - Alles roh verzehrbar! - Alles, was in gehörigem Abstand zum Erdboden wächst, wie Obst, aber auch Nüsse. Nüsse haben ernährungsphysiologisch betrachtet für unseren Organismus einen ganz anderen Nutzen als Obst .

Obst wächst teilweise auf dem Boden, teilweise an Sträuchern und Bäumen über der Erde und muss nicht aufgezählt werden. Ich mache aber auf die thailändische Durian aufmerksam, die es nur in Asia-Shops gibt und aus der man einen veganen Boarischen Obatzten herstellen kann, der mit Zwiebeln, Salz und Pfeffer abgeschmeckt wird. Die Durianfrucht ersetzt dabei den Camembert.

Auch Gemüsefrüchte wachsen entweder direkt auf dem Boden oder über der Erde, das heißt also am Baum: Avocado, Auberginen, Gurken, Kürbis, Paprikaschoten, Minipaprika, Tomaten, Zucchini.

Ernährungsfahrplan: "Pi x Daumen"

1 x täglich Frischkornmüsli!
1-2 x täglich große gemischte Rohkost aus verschiedenen Gemüsen.
Es kann selbstverständlich auch Obst dazu gegeben werden.

Täglich in etwa von je zwei Sorten unter der Erde Gewachsenem essen,
von zwei Sorten auf der Erde Gewachsenem
und von zwei Sorten über der Erde Gewachsenem.

Faustwissen für die Umstellung

Mut, Zuversicht und Frischkost voraus!
Je mehr natürliche Lebensmittel-Sorten abgelehnt werden,
desto sicherer erfolgen Gesundheitsschäden.
Genaues Studium der Grundregeln bewahrt vor Irrtümern.
Dennoch: Selbständige Unabhängigkeit und Kreativität stehen vor Rezepten.
Frischkost sollte immer vor der gekochten Mahlzeit gegessen werden.
Reichlich Grünfutter verhindert sauren Magen.
Kohl ist ein rundum komplettes Lebensmittel.

Je zwei Sorten Vegetabilien die gewachsen sind:
1 - unter der Erde: Karotten, Rote Beete, Süßkartoffeln, Topinambur, Petersilienwurzel....
2 - auf der Erde: Karottenkraut, Getreide, Wildkräuter, verschiedene Gemüsesorten....
3 - über der Erde: an Sträuchern und Bäumen: Avocado, verschiedene Obstsorten, Nüsse...

Veganer sollten zwecks optimaler Eiweißversorgung genügend Saaten essen:
Getreide, Nüsse, Sonnen- und Kürbiskerne, Sesam, Leinsaat. **Eiweiß** ist auch reichlich im Grünfutter enthalten! Daher reichlich unterschiedliches Grünzeug essen.
Algen besonders für Veganer (Vitamin B 12): 1-2 x die Woche ist ausreichend.
Konz (Urkost) und andere haben damit Recht, dass wir nicht auf Getreide angewiesen sind, da wir auch von anderem gesund bleiben und angenehm satt werden.

Weder mit Nüssen noch Algen übertreiben!
12-20 Haselnüsse im Müsli und evtl. dieselbe Menge in einer weiteren Mahlzeit reichen!

Wer kein glutenhaltiges Getreide will, kann glutenfreie Zerealien (Mais, Reis, Hirse, Buchweizen) essen. Wer auch das nicht will, sollte sehr abwechslungsreiche Vegetabilien und genügend Nüsse /Saaten und unter der Erde Gewachsenes essen. Auch Exoten.

- Die Rohkostmahlzeit kann jeden zweiten, dritten Tag frische Keimlinge enthalten.

Wichtig ist eine abwechslungsreiche, gute Mischung und Kombination ohne sklavisches Rechnen von Kalorien oder Inhaltsstoffen. Wer zu exakt kontrolliert, steckt bereits in Zwanghaftigkeit und Ernährungshypochondrie. Konz (Urkost) hat durchaus Recht damit, dass wir nicht auf Zerealien angewiesen sind, da wir auch von anderem satt werden und gesund bleiben.

Für meine Rohkost-Hauptgerichte stelle ich meistens Gemische aus allen Kategorien her. Unter + auf + über der Erde Gewachsenes + Nüsse / Saaten + Zerealien eignen sich als Rohkost-Hauptmahlzeit. Wenn wir vegan leben, also völlig auf Nahrungsmittel aus dem Tierreich verzichten, müssen wir unbedingt auch Nüsse und Saaten zu uns nehmen, um eine ausgewogene Kost zu haben.

Kohl ist ein in sich komplettes Lebensmittel und enthält die wichtigsten Nährstoffe. Wir bevorzugen es im Winter anstelle der mit Nitrit belasteten Gewächshaus-Ware! Das Hämoglobin der roten Blutkörperchen hat die Aufgabe, Sauerstoff in die Körpergewebe zu transportieren. Wenn der Platz darauf aber schon durch Methämoglobin, dass sich durch Nitrit bildet, besetzt ist, kann sich nicht genügend Sauerstoff anbinden, sodass zu wenig in die Gewebe gelangt. Bei Krebserkrankungen wird das Gewebe nicht ausreichend mit Sauerstoff versorgt! Wir binden dann durch gezielte Lebensmittelauswahl die freien Radikalen und erzielen so eine Verbesserung. Es handelt sich dabei um Lebensmittel von dunkelroter Farbe: Rote Beete, rote und schwarze Johannisbeeren, Blaubeeren. Wir sollten 2 x im Jahr je eine Saftkur mit diesen Lebensmitteln machen, um Krebs vorzubeugen und freie Radikale zu binden.

Wer kein Getreide essen will, kann sich ebenfalls gesund ernähren, muss allerdings noch umsichtiger sein. Nicht nur ausreichend sondern sehr empfehlenswert ist dann statt des Getreides, das, was unter der Erde wächst zu genießen und Nüsse / Saaten zu essen. Sonnenblumenkerne enthalten ebenso wie Getreide reichlich Vitamin B 1. Dennoch möchte ich davor warnen, zu viel auszusondern und sich zu sehr zu beschränken. Dauerhaft ausgewogen kann man sich sonst nicht mehr ernähren und bekommt es früher oder später deutlich zu spüren. Das Schlimmste, was passieren kann, ist ein plötzlich in Erscheinung tretender Mangel an Vitamin B 12, der nicht mehr rückgängig zu machende Schäden nach sich ziehen kann.

Besonders konsequent rohköstlich lebenden Veganern empfehle ich darum, wenigstens alle paar Wochen mal ein deftiges Gericht mit Bohnen zu essen. Gern auch Sojabohnen, was besser ist als das Auszugsprodukt Tofu. Oder essen sie ruhig mal alle paar Wochen auch ein Stück Tofu und dazu Vollreis, denn die Kombination aus Bohnen (oder Tofu) mit Reis liefert ihnen alle Aminosäuren, also ein komplettes Protein in einer einzigen Mahlzeit. Auf diese Weise kommen auch Rohköstler gesund über die Runden. Ich kaufe Tofu im Asia-Shop. Dort ist er sehr günstig und zudem handelt es sich um den weichen Seidentofu. Allerdings esse ich nur selten Tofu, weil ich allgemein keine Auszugslebensmittel esse. Selten = 1 x alle 1-2 Monate.

Es mag von Interesse sein, zu erfahren, dass ich nach einem Jahr ausschließlicher Rohkost mir unerklärliche Schmerzen an der unteren Beinsehne als Magnesiummangel fehldeutete und mir deshalb Magnesium in den Popo spritzte. Die Beschwerden verringerten sich wesentlich! Da sie nach ein paar Tagen zurückkehrten, spritzte ich 14 Tage lang 2 x pro Woche. Danach blieben die Probleme mehrere Monate lang weg. Später stellte sich aber heraus, dass es sich um eine Schleimbeutelentzündung handelte, die nichts mit Mangel sondern mit einer angeborenen Fußfehlstellung zu tun hat. Magnesiumspritzen helfen allerdings gegen Entzündungen. Magnesiumlieferanten sind vor allem: Bohnen, Cashew, Erbsen, Erdnüsse, grünes Gemüse, Getreide, Haselnüsse, Heilwasser, Kartoffeln, Mandeln, Sesam, Sojabohnen, **Sonnenblumenkerne**, Vollreis. Bitte bleiben sie aber umsichtig und denken sie bei geringfügigem Unwohlsein daran, dass durch ihnen nicht ganz bewusste Fehler doch ein Mangel entstanden sein könnte. Lesen sie daher bitte sehr aufmerksam dieses Buch und beachten sie die mit sehr viel Sorgfalt durchgeführte **Gießener Rohkoststudie** auch bezüglich Magnesiummangel. Die Studie fällt nicht zur Zufriedenheit von Veganern und Rohköstlern aus, denn die hätten gern ein anderes Resultat gesehen. Wir sollten aber sachlich genug bleiben, Fakten anzuerkennen. ▶ Seite 375

Man muss nicht unbedingt 2 von jedem Teil - unter, auf, über der Erde Gewachsenes - in der selben Mahlzeit essen. Nicht einmal im Verlauf eines Tages müssen wir von jeder Aminosäure essen, damit die schließlich im Stoffwechsel zu einem kompletten eigenen, essentiellen Eiweiß zusammengestrickt werden. Eine alte Ernährungslehre glaubte, dass alle Aminosäuren in einer Mahlzeit enthalten sein müssten, damit die Eiweißsynthese des Organismus klappen kann. Deshalb wurde ja dringend zu Fleisch geraten. Inzwischen ist das widerlegt. Der Organismus ist kein Lehrbuch. Vegetarisch lebende Tiere der Wildnis ernähren sich ohne Lehrbuch und komplizierte Kombinationslehre optimal, denn "Sehet die Vögel unter dem Himmel. Sie säen nicht und sie ernten nicht, und unser himmlischer Vater ernährt sie doch."

→ Obst kann beigefügt oder zu anderer Mahlzeit gegessen werden.
→ Jedem aber besonders VeganerInnen werden Algen empfohlen (Vit. B 12).
→ Geben sie als VeganerIn ab und an eingeweichte Algen mit an den Salat (Vitamin B 12) Algen haben einen leicht fischigen Geschmack und sind sehr salzig

3 - Milchproduktregal

Nachdem ich in der Gemüseabteilung nun doch noch ganz gut eingekauft habe, nähere mich den Milchprodukten. Die Suggestion belehrt mich unbewusst: Hier wartet pure Gesundheit, strotzend von Kalzium für meine Knochen, auf dass ich zugreife und mich bereichere mit der fettarmen aber manchmal mit dütt und datt angereicherten Milch. Und fürs Baby und Kleinkind die besondere Kindermilch mit verschiedenen Fruchtaromen und ein bisschen Farbe, damit die Suggestion noch intensiver ist: 'Du tust Deinem Kind etwas besonders Gutes!' Und da liegen auch schon die so genannten 'Kinderschnitten', ein Kuchen ähnliches Gemisch aus raffiniertem Auszugsmehl, reichlich Fabrikzucker, ein bisschen Kakao vielleicht und einer aus Fabrikfetten hergestellten schmierigen Pampe mit nochmals Zucker und Milchpulver drinnen sowie einer ansprechenden Verpackung. Wie gesund! Nur das Beste ist gut genug für mein Kind!

Einige Süßigkeiten sind Medikamententräger geworden: Angereichert mit so gesundem Milchpulver, Kalzium oder Vitaminen für die kleinen Naschkatzen. Dass der Zucker die kleinen Milchzähne und die darunter nachwachsenden Zähne kariös macht, ist nicht so wichtig: Hauptsache Vitamine und Kalzium, strahlende Kinderaugen und ein herzliches Dankeschön für die verwöhnende Mutter.

Dann die herrlich bunte Palette an Joghurt und Quark enthaltenden Plastikbecher mit Aludeckelchen. Praktisch: Kein Teller, kein Abwasch! All die vielen Joghurts und Quarkspeisen mit Gelatine und Prionen frei Haus geliefert. Voller Zucker. Und für unsere Diabetiker natürlich mit Fruktose, einem Monosaccharid, welches aus normalem Haushaltszucker gewonnen wird aber durch seinen Namen 'Fruchtzucker/Fruktose' die Assoziation zur Frucht herstellt. Das Unbewusste ist leichter manipulierbar als das Bewusste. Beide Zucker sind reine chemische Produkte, in Chemiebüchern abgehandelt und immer noch unbewusst als Droge täglich verwendet. Droge bleibt Droge. Da nützt kein Schönreden.

Voller Zucker die Joghurts und Quarkspeisen. Die Marmeladen darin sollen frisches Obst suggerieren. Das ganze Milchproduktregal ein einziger Graus: Milchpanschereien mit dem Saft von Kühen, der eigentlich für die Kälbchen bestimmt ist, die jedoch mit Kunstmilchen großgezogen werden. Eine seelische Verirrung des nicht abgenabelten Menschen ist die Vergewaltigung des Rindes: Als Rinderbraten, als Gelatine allüberall zum Andicken, als Milchmaschine und Turbokuh, als Mast-Rind eingepfercht in engen Boxen, als kastrierte Ochsen, die nur der Fleischproduktion dienen, als Zuchtbulle, als Toro für den Stierkampf, als Handtasche, Schuhe, Gürtel usw.. Und die Reste der Lederwarenproduktion habe ich in Spanien auf einem langen Bergwanderweg wiedergefunden: Damit war der Weg befestigt worden! Und so trampelte ich in frischer Luft mehrere Kilometer lang auf Kuhhaut herum.

Wie grotesk, wie widersprüchlich, wie grausam! Bei mir verkoppeln sich solche Bilder, und ich sehe unser menschliches Fehlverhalten komplex und als Ganzes in einem Augenblick. Auch die Kälbchen in Panamá-Chiriquí. Wie entsetzt waren meine Kinder, als sie dort, wo vorher kleine Hoden gewesen waren, die blau mit Desinfektionsmittel eingepinselte Stelle unterm Bauch wahrnahmen. Sie fragten mich: "Warum? **Wozu**?"* Und ich musste ihnen behutsam erklären, dass man sie kastriert hatte und dass diese süßen Kälbchen nur der Fleischproduktion zu dienen hatten. Als Kinder aber identifizierten sie sich mit den Kuhkinderchen. Und wie könnte ich Grausamkeit in Watte einwickeln und behutsam erklären!? Wie könnte ich Milch genießen, Quark, Sahne oder Käse, ohne dieses traurige Bild vor Augen zu haben! Lakto-Vegetarier machen sich, ob sie wollen oder nicht, an solchem Tierleid mit schuldig.

* Bitte beachten sie durchgängig durch das gesamte Buch das dickgedruckte Wörtchen **wozu**. Es weist meistens auf einen Zweck hin. Im Kapitel **Lothar Wendt – Das neue Denken,** Seiten 261-263, wird darauf eingegangen werden.

Mit dem Reklamehammer wird uns eingehämmert: Milch ist gesund! Und die vielen von Allergien geplagten Menschen ahnen nicht im entferntesten noch wissen sie, dass sie allein durch Enthaltung von diesem Gesöff und unter Missbrauch der kreativen Ideenvielfalt des gestaltenden Menschen im vielseitigem Milchgepansche, bis hin zu feinsten edlen Käsen, von ihren Allergien und gehäuften Erkältungen befreit werden könnten, wenn sie sich der Milch enthielten. Gründe, keine Milch mehr zu trinken, sind wahrhaftig vielfältig!

Das Milchregal ist nach meiner Einschätzung der Inbegriff menschlicher Ignoranz. Und Ignoranz heißt ja einerseits Nicht-Wissen, andererseits wird unter diesem Begriff Dummheit verstanden. Das heißt: ignorierende, nicht wahrnehmen wollende Dummheit.

Wir werden im Kapitel *Der Murks mit der Milch* und im Kapitel *Walther Julius Veith* wie auch an anderen Stellen gründlich auf den Risikofaktor Milch zurückkommen.

4 - Die Backartikel

Gegenüber der Milchabteilung sehe ich die Backartikel: Auszugsmehle und Zucker, künstliche Aromen, Liebesperlen und Streuselschokolade und für die Gesundheitsbewussten Fertigbackmischungen für rustikal aussehende Brote und so genanntes Vollkornmehl. Da niemand einen Vollwertkurs besucht hat, weiß auch niemand, dass 50% des Vitamin B 1 schon eine Stunde nach dem Vermahlen verloren gegangen ist. Der kollathsche Mesotrophie-Begriff (Halbernährung) basiert besonders auch auf dem Mangel an Vitamin B 1.

Und dann sind da noch die vielen Backpackungen mit Backmischungen für allerlei Kuchen, damit *Ihr Kuchen* auch wirklich gelingt und immer gleich schmeckt! Und nachher, beim Gefrierregal, werden wir noch mehr davon sehen. Hauptsache schnelle Zubereitung. Wenn darunter die Gesundheit flöten geht, gehen wir eben zum Arzt.

5 - Die Getränkeabteilung

Da vorn steht nun das Getränkeregal. Trinken ist gesund. "Trinken sie 2-3 l täglich", wird uns eingehämmert. *Ich aber sage euch*: „Deine Nahrung sei so beschaffen, dass Du nichts trinken musst, dass sich kein Durst einstellt. Durst soll nur durchs Schwitzen bei körperlicher Betätigung entstehen. Jeder andere Durst ist bereits ein Symptom, basierend auf ungesunder Ernährung! Tiere trinken im Vergleich zum Menschen unter Normalbelastungen fast nichts. Der Gorilla trinkt überhaupt nichts. Und meine Hamster haben lebenslang gar nichts getrunken und wurden alt wie Metusalem: 3 Jahre, 5 Monate und 14 Tage lebte unsere kleine Mini!

2-3 Liter zu trinken, kommt mir verrückt vor, denn der Durst, der die Trinkmenge bestimmen sollte, kann sich solche Mengen nicht hineinzwingen. Ich trinke fast nichts! Ich habe auch mehrfach problemlos ausprobiert, dass ich völlig ohne zu trinken wunderbar und gesund lebe. Die Trinkmenge ist etwas sehr Relatives, da sie von Relationen abhängt: Von verschiedenen Beziehungen zueinander nämlich. Dazu zählt 1. die Ernährungsweise: Obst, Grünzeug, Getreide, Salzmenge, tierisches Protein. Essen wir Melonen, müssen wir gar nichts trinken. Ähnlich verhält es sich bei Orangen, Äpfeln usw.. Essen wir dazu Nüsse, ist die Flüssigkeitsmenge auch noch ausreichend. Essen wir trockenes Vollkornbrot, müssen wir gut einspeicheln. Evtl. kommen wir immer noch ohne zu trinken hin. Essen wir aber Käse oder Fleisch, werden wir umgehend Durst bekommen. Essen wir Salat ohne Salz und ohne Öl, benötigen wir ganz sicher kein Trinken. Zum Frischkornmüsli müssen wir auch nichts trinken.

Klima und Temperatur sowie körperliche Betätigung wirken sich auch aus. Wenn wir bei einer Bergtour schwitzen und Brot mit Käse oder Wurst essen, werden wir ganz sicher trinken müssen. Nehmen wir aber statt dessen Orangen und ein paar Nüsse mit, kann es sein, dass wir keinen Durst bekommen. Ich habe meistens mein mitgenommenes Trinkwasser nur zum Händewaschen benutzt oder mir bestenfalls den Mund nach dem Essen damit ausgespült.

Wir verlieren unter normalen Bedingungen pro Tag durchschnittlich 1000 ml (1 Liter) Flüssigkeit durch die Ausatmung, 800 ml durch Urin und 100 ml durch den Stuhl. Normalerweise verlieren wir 1000 ml über die Haut. Beim Schwitzen ist das natürlich mehr. Morgens wiegen wird durch Ausatmung und Flüssigkeitsabgabe über die Haut weniger als beim Schlafengehen. Darum wiegen wir uns vorzugsweise morgens nach der Toilette und noch vor dem Frühstück. Über Sekrete verlieren wir weitere 50 ml. Insgesamt verlieren wir also rund 3 l Flüssigkeit, die ersetzt werden müssen. Es kommt nun aber ganz darauf an, wie viel wir mit frischer, naturbelassener, roher Nahrung wieder aufnehmen und ob wir Dinge essen, die Durst machen.

Der Stuhl wird beispielsweise weicher unter Rohkost wie auch unter Trinken, wenn wir die Ballaststoffe mal außer Acht lassen, die damit ohnehin nichts zu tun haben. Über den Stuhl geht also entsprechend wenig Flüssigkeit verloren, wenn wir Kochkost zu uns nehmen und mehr, wenn wir Frischkost essen.

Wenn sie 3 Orangen pressen, gewinnen sie rund 200 ml Flüssigkeit, Wenn sie sie statt dessen essen, gewinnen sie auch 200 ml Flüssigkeit. Ich esse mit Genuss bestimmt täglich mindestens 5 Orangen, 2 Äpfel, ab und an Melonen, die besonders viel Flüssigkeit enthalten, eine halbe Gurke, 4 Tomaten. All das zusammen dürfte schon mehr als 1 Liter Flüssigkeit enthalten.

Der Flüssigkeitsverlust über die Haut ist bei Rohköstlern geringer, weil sie mehr Mineralien aufnehmen, die die Flüssigkeit im Körper binden. Natürlich bindet auch das Kochsalz. Ich habe während meiner Bergtouren bei sommerlichen Temperaturen in Spanien nur wenig geschwitzt, weil ich mich unterwegs von Obst und Nüssen ernährt habe. Da ist auch Salz drinnen, aber im natürlichen Verbund, nicht aber extra zugefügt, was nur wieder Durst macht.

Die Angaben zur Flüssigkeitsbilanz sind sehr kritisch unter die Lupe zu nehmen, weil sie an Normalköstlern gewonnen wurden nicht aber an Menschen, die sich wirklich gesund ernähren, das heißt also: nicht an Rohköstlern. Man sollte sehr genau unterscheiden zwischen Normalköstlern, Rohköstlern, ovo-lakto-Vegetariern, Veganern mit bzw. ohne Kochkost. Man sollte nicht alles immer über einen Kamm scheren und dann behaupten, der Mensch müsse 2-3 Liter zusätzlich zur täglichen Nahrung trinken. Allein die Tatsache, dass es kaum jemanden gibt, der das tatsächlich macht, zeigt schon, dass eine solche Lehre in sich unstimmig ist. Wir hätten es sonst laufend mit Nierenversagen oder Austrocknung zu tun. Ich gehe davon aus, dass wir nicht mehr als einen Liter Flüssigkeit zu uns nehmen sollten, wenn wir gesund leben. Als Rohköstler kommen wir tatsächlich fast ohne zu trinken aus.

Wer keine tierischen Produkte isst, wer auch das Käseessen unterlässt, wer nicht oder nur wenig Gekochtes isst und nur wenig oder gar kein Kochsalz, der muss überhaupt nichts trinken und bleibt dabei gesund. **Die Faustregel lautet: Nur so viel trinken, wie wirklicher Durst vorhanden ist.** Und die Basiserkenntnis ist: Durst entsteht durch zubereitete Nahrung und jede Art tierischen Eiweißes, insbesondere auch durch Quark und Käse.

Während meines intensiven Heilpraktikerstudiums (1986–1995) habe ich 100% die gleichen Fachbücher studiert wie die angehenden Ärzte und in der schriftlichen Überprüfung in Löbau/Sachsen auch exakt dieselben Prüfungsfragen bekommen und davon 73 % korrekt beantwortet. **Über Ernährung stand in den Fachbüchern nichts Wesentliches. Aber dass wir 2-3 Liter trinken sollen, dieser Übertreibung bin ich immer wieder begegnet.**

Das Gerede um die richtige Trinkmenge hat seine Analogie in der Augenwischerei bezüglich Zucker[23]. Da ist angeblich die eine Zuckerart gesünder als die andere. Unser Stoffwechsel läuft im Zitratzyklus (Zitronensäurezyklus) letztendlich sowieso über die Glukosestufe. Also, so behaupten Wissenschaftler, können wir den Zucker gleich pur essen. Die wenigen Mehrmineralien an der einen oder anderen der über 60 vermarkteten Zuckerarten machen aus einer Droge jedoch absolut kein Lebensmittel, das diesen anspruchsvollen Namen verdienen würde.

Max Otto Bruker konstatiert ebenso wie die Makrobiotiker: "Der Durst bestimmt die Trinkmenge." Und man kann es auch gut ausprobieren. Probieren geht über Studieren. Ich selbst habe es ausprobiert, indem ich wochenlang gar nichts getrunken habe. Wenn ich bei Bergtouren geschwitzt habe, habe ich einfach Orangen oder Wassermelone gegessen. Manchmal auch eine ganze Gurke. Der in Obst und Gemüsefrüchten enthaltene Mineralgehalt ist natürlich wesentlich höher als im Trinkwasser. Und so wird die damit aufgenommene Flüssigkeit wesentlich besser im Körper gehalten als reines Wasser, das sofort wieder ausgeschwitzt wird. Gesunder Nebeneffekt bei Obst statt Wasser: Man schwitzt weniger, scheidet also weniger über die Haut aus und hat weniger Durst. Dennoch bleiben die Nahrungsbestandteile genügend in Lösung. Das erkennt man an der Farbe des Urins. Wird er dunkler, ist die Flüssigkeitsmenge weniger, wird er blass, so muss man, so man gesunde Nieren hat und keine Störung von daher vorliegt, nicht ohne Grund trinken. Wir sollten essen, wenn wir Hunger haben und trinken, wenn wir Durst haben. Mein Urin ist, obwohl ich fast nichts trinke, eher hell!

---

23 Ich empfehle das im emu-Verlag erschienene Brukerbuch *Zucker, Zucker*, um noch umfassender zu verstehen, was es denn mit dem Zucker auf sich hat. M. O. Bruker erklärt in der ihm eigenen, auch Laien leicht verständlichen Art wissenschaftliche Zusammenhänge sowie seine praktischen Erfahrungen mit seinen Patienten.

Ich kann Brukers hier sinngemäß zitierte Worte nur bestätigen: "Die Ärzte werden nicht dahingehend ausgebildet, wie man die Gesundheit erhält, und sie erhalten kaum Informationen über gesunde Ernährung." Die Vermittlung von Fehlwissen in Ernährungsfragen und Ernährungsbehandlung ist auch heute noch die absolute Regel in der Ausbildung von fachmedizinischen Berufen aller Arten. Und auch unter den heutigen Ökotrophologen hat sich noch nicht wirklich herumgesprochen, was gesunde Ernährung ausmacht. Denn sonst gäbe es in Reha-Kliniken, Krankenhäusern, Kinder- und Jugendheimen, Gefängnissen, Altenheimen, Kindergärten usw. diese so krank machende so genannte Normalkost längst nicht mehr.

Und selbst, wenn Vollwertkost angeboten wird, verdient sie diesen Namen eigentlich nicht, da sie nicht wirklich vollwertig sondern weit weg vom Erfinder dieses Begriffs - Werner Kollath - ist. Es wird einem reichlich Vorfabriziertes aus dem Naturkosthandel serviert. Und das steckt voller Lücken und Tücken, enthält reichlich Industriezucker verschiedener Arten, wobei es immer noch nicht in die Köpfe will, dass jeder Industriezucker schadet. Auch raffiniertes Mehl und reine Stärke finden wir darin. Der Biovorteil kann das nicht annähernd wieder aufwiegen. Sogar mit *biologischem Ökozucker* wird man konfrontiert, als könnten ökologisch angebautes Zuckerrohr oder Zuckerrüben dafür sorgen, dass das chemische Endprodukt daraus gesünder sei als herkömmlicher Industriezucker. Wie Menschen darauf überhaupt hereinfallen können, will mir nicht in meinen Kopf! Es ja auch egal, ob wir Biotabak und Biohaschisch rauchen. Welchen gesundheitlichen Vorteil soll biologisch angebauter Zucker wohl haben!?

Die endlosen, in der Medizin höchst kompliziert beschriebenen Veränderungen des Parenchyms[24] erkrankter Organe und der Zytopathologie (Lehre der Zellkrankheiten) nenne ich ebenso hirnrissig wie unaussprechliche Krankheitsbezeichnungen. Die Laboruntersuchungen stellen immer den *momentanen Istzustand* dar und beachten nicht, dass sich dieser unter vitalstoffreicher Kost, insbesondere unter reiner Rohkost, von selbst positiv verändert, also keiner chemischen Medikamente bedarf. Ein klassisches Beispiel sind der Diabetes mellitus und der Bluthochdruck inklusive der nicht zutreffenden aber unterstellten Ursachen.

Die Untersuchungen von Blut, Urin und Stuhl stellen immer nur den *momentanen Istzustand* dar, der keinesfalls immer mit Krankheiten korrelieren muss. Ein stundenlanger Marsch oder ein Ski-Wochenende aus dem Stand heraus bringt beispielsweise erschreckend hohe Bilirubinwerte (Blutwerte), die überhaupt nicht pathologisch sind. Der sehr saure Urin ph-Wert beim Fasten ist ebenfalls nicht pathologisch sondern physiologisch, d.h. normal. Wenn man Laborwerte nicht im Kontext mit derlei Umständen setzt, wenn man sie außerdem nicht im Kontext zur Ernährungsweise setzt, kann man zu Fehlschlüssen kommen und mit Medikamenten schießen, wie wir es beispielsweise beim Diabetes mellitus und Bluthochdruck ständig erleben. Eine folgenschwere und fatale Fehlhandlung der Ärzte gegen ihre Patienten, die leider nicht ohne negative Folgen bleibt.

Es wird in den Krankenhäusern bis auf den heutigen Tag niemals ausprobiert, wie sich die genannten Untersuchungsparameter unter Verabreichung von vitalerstoffreicher Schnitzer-Intensivkost verändern, da die ja gar nicht gereicht wird. Vielmehr erhalten die Patienten immer noch denselben Zivilisationsmüll oder bestenfalls eine minimal tierisch Eiweiß reduzierte, so genannte Vollwertkost in einer Reha-Klinik, die eigentlich keine ist, aber viel Geld kostet.

---

24 Parenchym = das spezifische Gewebe eines Organs. Dieses Grundgewebe (= Parenchym) erfüllt eine jeweils bestimmte Funktion. Das Herz hat beispielsweise eine andere Funktion als die Niere.

Die bedauernswerten Kranken sind im Krankenhaus Fehlernährung und Fehlbehandlung gleichermaßen hilflos ausgeliefert, wenn sie nicht einen lieben Angehörigen haben, der/die täglich gesunde Nahrung ans Krankenbett bringt. Und dann müssen die auch noch mit Auseinandersetzungen mit dem Pflegepersonal rechnen. Einige Krankenhäuser sind sehr kulant, andere absolut nicht. Ich habe beides gesehen.

Ich habe meine Mutter aus der Alten-Tagespflege genommen, weil nicht gestattet wurde, dass ich ihr eigene Nahrung mitgebe. Und man will sie auch nicht von der allnachmittäglichen Kuchenparty befreien und ihr statt dessen das geben, was ich ihr mitgebe. Ich würde mich sozial unrichtig verhalten, denn Zucker sei nun einmal ein Zeichen von Liebe, wurde mir gesagt. Es ist eine Frechheit, mich mangelnder Liebe zu bezichtigen, weil ich meiner Mutter nach ihrer 6. Lungenembolie nur noch gesunde Nahrung reiche und das auch in der Altentagespflege aufrecht erhalten will. ▶ Näheres im Kapitel *Anleitung zum perfekten Mord an Oma, Seiten* 395ff und in meinem Buch *"Leben mit meiner dementen Mutter"*.

Obwohl seit den 30ger Jahren immer mehr Ärzte nachgewiesen haben, dass ihre Patienten unter entsprechender Nahrung stets gesund wurden, hat man sie unterdrückt, nicht auf Kongressen reden noch ihr Wissen publizieren lassen. Unser Gesundheitssystem nimmt diese Erfolge aber immer noch nicht dergestalt zur Kenntnis, dass endlich allgemein etwas geändert würde! Gott sei Dank helfen sich immer mehr Menschen selbst und verlassen das von Staat und Krankenkassen subventionierte System der Ungesundheit in Eigenverantwortung. Um sein Bett unter den Arm zu nehmen, sich auf eigene Füße zu stellen und selbst zu gehen, bedarf es des *Mutes zur Angst,* da es Angst macht, aus einem vermeintlich bergenden und sichernden Sozialsystem auszuscheren, in das man zwangsweise hohe Krankenkassenbeiträge zu zahlen hat.

Lieber habe ich Mut zur Angst als ängstliche Mutlosigkeit angesichts einer chronischen Krankheit, die jedoch nur durch *chronisch ungesunde Ernährungsweise* besteht. Es ist unfassbar, dass die Menschen lieber ihren quacksalbernden Fachärzten in den Tod folgen, statt eine Kehrtwende zu machen und entschlossen ihre Ernährung umzustellen. Das ist zwar das Simpelste der Welt, aber offensichtlich das Schwierigste überhaupt! Umdrehen, Rücken und auch den verlängerten Rücken zeigen und in die eigene Richtung gehen ist die einzig richtige Konsequenz gegen den Irrsinn von Ärzten und Gesundheitssystem!

Seit der Seite 52 stehen wir nun schon vor dem **Getränkeregal**. Was uns unterdessen alles durch den Kopf gegangen ist, hat beinahe vier Buchseiten gefüllt, weil wir auch hier wieder mit dem ganz normalen Wahnsinn irriger Vorstellungen von "Wissenschaftlern", konfrontiert worden sind, die ihre vermeintlichen "Weisheiten" an "gläubige" Menschen weitergegeben.

Wenn ich mir nun die so genannten Getränke im Super-Markt noch einmal näher ansehe, dann fällt mir da als erstes der so genannten Fruchtnektar auf. Was für ein großes Wort! Welch eine gesunde Suggestion! Hergestellt werden diese Nektare in der Fabrik vom Getränketechniker, so der Name seines Berufes. Wasser, Farbe, naturidentische, also künstliche Aromen, Zitronensäure aus dem Chemiewerk und zur Schonung für Diabetiker mit Süßstoff gesüßt. Wie aufmerksam! Wie rücksichtsvoll! Und natürlich stehen da hinten irgendwo auch die 100% reinen Fruchtsäfte aus gekochten Konzentraten und verdünnt mit verdünntem Wasser.

Die Länge des Getränkeregals ist enorm: Bier, Wein, die genannten Säfte, Cola-Getränke und diverse andere Sprudelgetränke mit reichlich Kunst und Tücke als Hauptzutat. Da das Trinkwasser in den Wasserleitungen immer ungesunder wird, gibt es nun reichlich Wässerchen zu kaufen. Auch dafür wird viel Platz im Supermarkt in Anspruch genommen. Und dann noch das

Weinregal für die besonderen Kenner, denn es galt schon immer als Zeichen von Bildung, Weinkenner zu sein. Außerdem sind da noch die starken Alkoholika wie Schnäpse und Liköre. Da ich auch hier nichts von benötige, ist in meinem Einkaufswagen noch reichlich Platz. Das wird ein preiswerter Einkauf, und ich freue mich und schiebe ihn weiter Richtung Kasse.

6 - Die Tiefkühltruhen

Unter frommem Grauen und innerer Freude gehe ich teils bedrückt, teils frei und heiter weiter und komme nun an die Tiefkühltruhen. Es werden immer mehr in den Supermärkten, denn die Fertiggerichte, natürlich *angereichert* mit jodiertem und/oder fluoridiertem Salz[25], sind so verlockend, und die Verbraucher-Geschmacksnerven gewöhnen sich an die darin versteckten Rezeptformeln mit ihrem unverwechselbaren Geschmack. Kein Gemüseputzen mehr! Und keiner weiß, dass auch beim Gefrieren Vitaminverluste normal sind: Vitamin B 6 verringert sich dabei bis zu 75 %!

Ja, und die vielen Pizzas: Auszugsmehl, Jodsalz, Kunstaromen, Käse, der sowieso keine Milch enthält, also auch kein wirklicher Käse ist. Wenn man bedenkt, dass bereits im Vollkornmehl 50% Verlust an Vitamin B 1 nach nur 60 Minuten eintritt und dieser Verlust noch weitergeht, je länger das Mehl unverarbeitet daliegt und beim Backen über 160° weiterer Verlust stattfindet, dann kann man sich wohl vorstellen, dass im Auszugsmehl, welches weder Keim noch Randschichten enthält und zudem noch länger in den Regalen herumliegt, fast nichts mehr davon vorhanden ist. Wie aber soll so der Stoffwechsel funktionieren?

Das Vitamin B 1 ist jedoch unerlässlich für die Oxidationsprozesse im Stoffwechsel. Das bedarf einer umfassenden Erklärung, die ich später nachreiche. Das Wort Stoffwechsel sagt es deutlich: *Stoffe wechseln*! Die Nahrung nämlich soll im Stoffwechsel (Metabolismus) in ihre Bestandteile zerlegt werden und im Körper zu körpereigenen Stoffen *gewechselt* werden, da der Körper ständig verloren gegangene Substanz ersetzen muss. Die Zellen des Körpers sterben ständig ab, teilen sich und reproduzieren sich laufend. Dafür benötigen sie Energie und anderes, was aus der Nahrung gewonnen wird.

Angewidert verlasse ich auch den Bereich der Gefriertruhen, da ich zusätzlich zu meinem Obst und Gemüse hier nichts Brauchbares für mich finde.

7 - Die Konservenabteilung

Und nun stehe ich vor der unendlich großen Konservenabteilung: In Gläsern, in Dosen, voller Fleischgepansche, Jodsalz und Kunst, uralte Leichenteile von Tieren, eingedost und toter als tot gemacht, konserviert, wie man das nennt, unfähig aufzuerstehen, um meinem Stoffwechsel wirklich zu genügen. Eingedoste Fische, eingedostes Muskelfleisch, eingedostes Gemüse, eingedostes Obst. Alles in **Urnen** schön verpackt und hübsch mit Aufklebern versehen, damit die Leichen darin noch einen Namen bekommen. Unzählige Gerichte und Be- und Verarbeitungen an ehedem Lebendigem stehen da in unendlicher Reihe, je nach Größe des Supermarkts. Gezuckert das Obst, gezuckert die Gewürzgurken, gezuckert der Heringssalat, gezuckert das Gemüse, gezuckert und gesalzen, was das Zeugs hält.

---

25 Max Otto Bruker: *Vorsicht Fluor* - emu-Verlag

7a - Jod-Fluor-Kochsalz[26] - Und für die ganz und gar vom Wissen der Nahrungsmittelindustrie überzeugten Ernährungsfanatiker gibt es natürlich auch noch das Kochsalz mit wahlweise Jod und/oder Fluor darin, was suggerieren soll, dass wir gesunde Zähne behalten und eine gesunde Schilddrüse. Außerdem soll uns der erhöhte Jodkonsum vor Nuklearstrahlen schützen. Alle diejenigen, die, ohne es zu wissen, ohnehin eine leichte Hyperthyreose (erhöhte Tatigkeit der Schilddrüse) haben, geraten durch Jodsalz in einen Strudel und Teufelskreis durch den reichlichen Überkonsum an Jod in ihrer täglichen Nahrung. Vom Staat auch noch ausdrücklich gewünscht, wird unser Kochsalz in einen Medikamententräger verwandelt, und die Bevölkerung erhält Zwangsmedikation. Ich habe einer Frau helfen können, die von ihrer Hyperthyreose sogar wusste, allerdings nicht darüber aufgeklärt worden war, dass sie lediglich kein jodiertes Speisesalz mehr zu sich nehmen müsse, um die Hypterthyreose problemlos zu verlieren. Sie folgte meinem Rat konsequent und wurde gesund. Ohne Arzt! Wie viele Frauen aber lassen sich völlig unnötigerweise operieren und verstümmeln!

7b - Zucker[27] **und Salz, Gott erhalt's! - Fabrikzucker ist ein reines chemisches Endprodukt mit der chemischen Grundformel $C_6H_{12}O_6$. Und das Kochsalz ist ebenfalls ein rein chemisches Produkt mit der chemischen Formel NaCl (Natriumchlorid). Da niemand, auch nicht der so genannte Gesundheitsapostel, auf das Salzen ganz verzichtet, sei es einmal deutlich gesagt: Kochsalz ist ebenso wie der Fabrikzucker ein chemisches Produkt und somit eine Droge. Vom künstlichen Süßstoff ganz zu schweigen......**

Der Unterschied beim Kochsalz besteht darin, dass Salz nicht mit einem so ungeheuren Aufwand gewonnen wird wie Industriezucker und auch wesentlich weniger konsumiert wird. Um die Rieselfähigkeit zu verbessern, werden aber oftmals Zusatzstoffe beigefügt. Ich würde weder die Zusatzstoffe Kalk, Kaliumhexacyanidferrat, Aluminiumoxid, Silikate noch Magnesiumchlorid als unbedenklich einstufen, weil sie sowieso im Körper vorkommen. Auch Fluorid und Jod kommen im Körper und in der Nahrung vor, sollten aber nur mit natürlichen Lebensmitteln in deren Verbund aufgenommen werden. Mit Verbund/Verband meine ich die Ganzheit eines Apfels, einer Weintraube, einer Karotte usw.. Karotten und Rettich enthalten von Natur aus reichlich Salz. Wir müssten überhaupt nicht salzen. Kein Tier tut das. Wir haben uns aber im Laufe der Jahrtausende daran gewöhnt, obwohl auch nicht überall Salz zur Verfügung stand. Als der Mensch den Salzgeschmack kennen lernte und Handel betrieb, transportierte er das Salz über weiteste Strecken im Tausch für andere Waren oder gegen Bares.

Salz sollte nicht zum Medikamententräger gemacht werden. Das geschieht aber bereits durch Jod und Fluor. Neuerdings wird auch Folsäure zugegeben, weil wir daran Mangel haben. Und warum haben wir Mangel? Weil wir nicht genügend Grünfutter und dergleichen essen. Ich bin gespannt, was man uns als nächstes aufwingen wird! Ballaststoffriegel haben wir ja schon!!

---

26 Max Otto Bruker und Rudolf Ziegelbecker: *Vorsicht Fluor* – emu-Verlag –
Meine Tochter bekam von Fluortabletten einen hässlichen, grauen Schneidezahn, und einer meiner beiden Söhne bekam im rechten Femur (Oberschenkelknochen) mehrere deutlich sichtbare Fluorflecken. Fluor ist wirklich kein Spaß sondern ärztlich verordnete Körperverletzung. Also handelt es sich um einen iatrogenen, vom Arzt zugefügten Schaden. Unser Gesetzgeber versäumt nicht nur seine Aufsichtspflicht sondern informiert falsch und gibt uns staatlich geprüfte, krank machende Ratschläge. Das bezieht sich auch auf große Teile der so genannten Gesundheitsprofilaxe!
Fluor: 56f, 68, 71, 219, 241, 269, 307 und die Fußnote — FN 33/71
▶ Giftiges Kochsalz (Jod, Fluor...):   http://www.silvercrystal.de/BAECKbild/downloads/THsalz.pdf
▶ Fluor, die Geißel der Konzerne: http://www.hoeflichepaparazzi.de/forum/showthread.php?t=1019
27 ▶ 62 Zuckersorten werden im alphabetischen Nachschlageverzeichnis aufgeführt! ◀

Inzwischen gibt es amerikanische Belege, die eine Zunahme von Herzinfarkten auf den viel zu hohen Salzkonsum zurückführen. Ich lasse es dahingestellt sein, ob daran nicht doch das Jodieren Mitschuld trägt. Wir sollten nur mit natürlichem Meersalz ohne Zusatzstoffe salzen. Als ich am Mittelmeer in Spanien wohnte, habe ich sogar einfach das Wasser genommen.

8 - Die Diätabteilung für Zöliakiekranke und Diabetiker

Und da ist ja auch schon die Diätabteilung für unsere Kranken: Die Diabetiker und die Zöliakiker.

8a - Was ist Zöliakie? - Bei dieser Krankheit werden die Darmzotten immer weniger bis keine mehr vorhanden sind. Die Darmzotten tauchen in den Speisebrei ein und entziehen ihm die Grundnährstoffe, damit sie in der Leber weiter verstoffwechselt werden können. Bereits durch Säuren und Enzyme stark zerlegte oder "vorverdaute" Stoffe aus Magen, Dünndarm und dem Dickdarm werden über die Pfortader zur Leber transportiert, wo sie dann in den Leberzellen dergestalt aufbereitet werden, dass sie über den Blutweg zu allen Organen hintransportiert werden und den gesamten Organismus am Leben erhalten.

Für den Zöliakiekranken ist insbesondere die Fettverdauung, welche im Zwölffingerdarm und Dünndarm einsetzt, problematisch, weil im Dünndarm die Zotten verringert oder gar nicht mehr vorhanden sind. Die Dünndarmzotten haben die Aufgabe, in den durchziehenden Speisebrei einzutauchen, lebenswichtige Substanzen herauszuziehen, ein wenig zu bearbeiten und zur Leber zu führen. Die Fette und Öle im Nahrungsbrei werden durch die Gallensäure emulgiert. Wenn nun die Darmzotten verringert oder nicht vorhanden sind, kommt es zu dem Problem, dass die Emulgation der Fette nicht funktioniert und die Nahrung allgemein nicht ausreichend ausgenutzt werden kann. Die Betroffenen leiden an Durchfällen und führen lebenswichtige Nahrung nicht richtig ausgenutzt wieder ab. Sie sind unterernährt und schwach. Die Stühle sind fettig und sehr dünn. Es kommt auch zu Muskelkrämpfen.

8b - Sprechen wir zuerst einmal über die Saccharide - Die Stärke (= Polysaccharid) wird im Mund bereits vorverdaut, indem sie durch das Ferment/Enzym Amylase teilweise in **Disaccharide** zerlegt wird **(Zweifachzucker wie der uns bekannte Haushaltszucker)**. Nach der Magenpassage werden die restlichen **Polysaccharide** weiterhin in **Disaccharide** zerlegt und dann nochmals zerlegt in **Monosaccharide (Einfachzucker wie z.B. Fruktose/Fruchtzucker, Traubenzucker)**. Auf Seite 60f stelle ich die Kohlenhydrate schematisch vor.

Der Saft der Bauchspeicheldrüse enthält ein Ferment/Enzym, welches diese Arbeit erledigt: Die Zerlegung der Zweifachzucker (Disaccharide) in Einfachzucker (Monosaccharide). Erst so können sie dann in die Leber weitergeleitet werden, um dem weiteren Stoffwechsel zugeführt zu werden. Da nun aber immer noch einige unzerlegte Nahrungsbestandteile in den Dünn- und auch in den Dickdarm gelangen können, so wirkt es sich fatal auf die Dünndarmzotten aus, was sich im Krankheitsbild der Zöliakie deutlich zeigt. Ursache der Zöliakie sind nicht diejenigen Stoffe, die vordergründig betrachtet Schaden zuzufügen scheinen, d.h. es ist nicht das gesunde volle Getreide oder Vollmehl, sondern es sind die mit der Nahrung in isolierter Form aufgenommenen Kohlenhydrate wie Stärke in Soßenpulvern und Puddings, raffiniertes Getreide, übliches Brot, Fabrikzucker aller Arten, Süßigkeiten und die vielen unzähligen, mit reichlich Industriezucker versehene Nahrungsmittel, die zudem mit raffiniertem Mehl und isolierter Stärke hergestellt, gegessen werden. Sie haben die Darmzotten im Laufe der Zeit geschädigt und damit das Krankheitsbild Zöliakie hervorgerufen. Kinder können bereits mit diesem Schaden geboren werden, weil ihre Eltern und Großeltern sich auch schon falsch ernährt haben.

8c - **Das Gluten** - Die Lehre an den Arztschulen (man nennt sie medizinische Fakultät in den Universitäten) besagt, dass das **Gluten (Klebereiweiß)** des Getreides beim Zöliakiekranken, **der von Natur aus an dieser Krankheit leide**, zu seinen typischen Beschwerden führt. Es wird damit suggeriert, seine Krankheit sei schicksalhaft und unheilbar. Durch die Suggestion der Unheilbarkeit soll er zu den teuren Zöliakikerprodukten greifen, um sich überhaupt noch ernähren zu können. Die Medizin geht auch heute noch bei den meisten ernährungsbedingten Zivilisationskrankheiten davon aus, dass sie ohne äußeren Anlass aus sich selbst heraus (= idiopathisch) entstehen und es an "Konstitution" und "Genen" läge, ob und wie jemand erkrankt. Sie hinterfragen aber nicht, wie eine Konstitution zu Stande kommt. Als ernährungsbedingte Zivilisationskrankheit wird das Problem selten erkannt noch entsprechend behandelt. Und dies, obwohl die Wissenschaften seit gut 30 Jahren sehr gut informiert sind.

ÄrzteInnen fragen in der Anamnese-Erhebung mit Akribie nach Vorerkrankungen und den Erkrankungen in der Familie. Die Erblehre aus Mendelschen Gesetzen, aus der Evolutionstheorie Darwins kursiert immer noch in den Köpfen von Wissenschaftlern, weswegen wir überhaupt in den irrsinnigen Tunnel der Gentechnik geraten sind. Der Tunnelblick, mit dem solche Wissenschaftler und Ärzte tatsächlich arbeiten, ermöglicht deren Arbeit auch in einem wissenschaftlich anmutenden Tunnel, der eine Metapher für kranke Wissenschaftlergehirne ist. Man spricht von Genetik aber klammert Genschäden durch Ernährung einfach aus.

Das Gegenteil der Hypothese, dass Zöliakie eine schicksalhafte, aus sich selbst heraus entstandene Krankheit sei, ist dadurch beweisbar, dass der Zöliakiker durch Umstellung auf naturbelassene, vitalstoffreiche Vollwertkost (präziser: Schnitzer-Intensivkost bzw. Bruker-Frischkost) sein Unglück verliert, sich die Darmzotten regenerieren können und er dann wieder alle Getreidesorten roh (Frischkorngericht) oder gegart (Vollkornbackwaren ohne Fabrikzucker) problemlos genießen kann. Es dürfte allerdings schwierig sein, wenn bereits gar keine Darmzotten mehr vorhanden sind, weil einfach zu lange die aggressive Wirkung der isoliert zugeführten Kohlenhydrate stattgefunden hatte. Ich rate daher unbedingt einen Arzt der Brukerrichtung aufzusuchen und sofort den Arzt zu wechseln, wenn er doch wieder davon faselt, dass Zöliakie unheilbar und Getreide gefährlich sei. Ich würde es in einem solchen Fall mal mit Dr. med. Jürgen Birmanns, dem Nachfolger von Prof. Dr. med. Max Otto Bruker, in der Dr.-Max-Otto-Bruker-Straße 3 in 56112 Lahnstein am schönen Rhein versuchen. Dies ist weder Empfehlung noch Rezept sondern mein guter Rat für Menschen in ausweglos erscheinender Lage.

Das Wissen, dass wir lediglich gesunde Ernährung benötigen und dadurch die Möglichkeit zur Heilung haben und vor allem zur Vermeidung, überhaupt eine solch fatale Krankheit zu bekommen, wird dem Zöliakiker allenthalben vorenthalten. So vergeht oftmals unnötig viel Zeit, während der die Schäden immer schlimmer werden. Es werden alle Hebel in Bewegung gesetzt, um zu verhindern, dass die Menschen korrekte Informationen erhalten. Darum verdient die Nahrungsmittelindustrie prima an der teuren Zöliakikerkost. Und den Ärzten gehen die Patienten auch nicht aus. Unser Gesundheitssystem wird unterdessen aber selbst immer kranker.

Wir müssen all das bezahlen. Und wir könnten doch ganz anders, wenn wir nur wollten, denn unser Schicksal liegt in unseren eigenen Händen: In unserer Auswahl.

8d - Sprechen wir zum besseren Verständnis vertiefend über die Saccharide - Die Kohlenhydrate sind das, was uns Menschen besonders rasch satt macht. Die Sättigung allein jedoch sagt nichts darüber aus, ob auch alle anderen Nährstoffe genügend zugeführt wurden! **Kohlenhydrate** bestehen aus drei verschiedenen Zuckerarten. **Auch die in der Umgangssprache nicht als Zucker bezeichneten Mehrfachzucker (Polysaccharide = Stärke), gehören zu den Kohlenhydraten.** Stärke und raffinierte Mehle sind ebenso schädlich wie der gewöhnliche Haushaltszucker. Die Kombination aus beidem in Kuchen und Keksen kann man ohne Übertreibung als tödliche Bomben bezeichnen.

Maizena, Soßenbinder und dergleichen sind Stärke oder auch **Mehrfachzucker (= Polysaccharide).** Man ist aber von den deutschen Bezeichnungen weggekommen und spricht nicht mehr von Mehrfach-, Zweifach- oder Einfachzuckern sondern allgemein von Polysacchariden, Disacchariden und Monosacchariden, wobei Saccharide der Oberbegriff über allem ist und zu deutsch Kohlenhydrate heißt. Ich behalte zunächst beide Bezeichnungen bei, damit auch Laien verstehen können, wovon die Rede ist. Wir kommen ohnehin immer wieder auf dieses Thema zu sprechen, weil es der rote Faden zum Verständnis der ernährungsbedingten Zivilisationskrankheiten ist. Vergleichen sie bitte auch mit dem alphabetischen Nachschlageverzeichnis.

Polysacchariden = Mehrfachzuckern begegnen wir in der reinen Stärke, die wir im Mehlkern von Getreide, Kartoffeln, Reis, Mais u. a. finden. Stärke sättigt besonders gut. Und es sind preiswerte Sattmacher, die zudem lange lagerfähig sind. Stärke ist aber auch im Gemüse und im Fleisch enthalten. Allerdings in geringeren Mengen. Der Fleischfresser bezieht seine **Kohlenhydrate (Saccharide)** aus dem Muskelfleisch des Beutetiers. Fleisch enthält nicht nur Eiweiß, wie der Laie meint, der ja auch darum nur unter Ängsten eine rein vegetarische Ernährung ausprobiert, weil er meint, er bekäme zu wenig Eiweiß. Unter Laien kursieren da eigenartige Vorstellungen. Es sei daher klargestellt, dass in jedem einzelnen natürlichen Lebensmittel wie Kartoffeln, Getreide, Vollreis, Mais, im Obst, Gemüse und Salat, den Karotten, dem Kohl usw. nicht nur diejenigen Bestandteile enthalten sind, die meistens genannt werden, sondern durchaus auch die anderen. Wenn Sie also Kohl essen, bekommen sie dadurch reichlich Eiweiß und Kalzium. Wenn Sie Getreide essen, bekommen Sie nicht nur Polysaccharide sondern zugleich reichlich Eiweiß und Kalzium wie auch ungesättigte und hochungesättigte Fettsäuren, welche im Getreidekeim enthalten sind, es sei denn, er wurde entfernt.

Es gibt verschiedene Kohlenhydrate (Saccharide):

- **Mehrfachzucker.** Man nennt sie heute **Polysaccharide**. Also: **Polysaccharide = Mehrfach-Zucker**. Beispiele: Stärke. Jedes Mehl, das Brot also, die Nudeln, der Reis haben überwiegend diese Polysaccharide, die gut sättigend wirken. Es handelt sich um umfangreiche Moleküle.
- **Zweifachzucker.** Man nennt sie heute **Disaccharide**. Also: **Disaccharide = Zweifach-Zucker**. Uns ist er vor allem der Industriezucker bekannt: weißer und brauner sind gleichermaßen Industriezucker. Es handelt sich um bereits kleinere Moleküle.

- **Einfachzucker.** Man nennt sie heute **Monosaccharide.** Also: **Monosaccharide = Einfach-Zucker.** Dazu zählen wir auch Fruktose und Dextrose. Fruktose kennen wir als Fruchtzucker, Dextrose als Traubenzucker. Sie kommen in Obst zwar auch vor, aber natürlich nicht isoliert. Monosaccharide sind noch kleinere Moleküle. Erst so sind sie für die Zellen "mundgerecht" zerkleinert. Das hat zu dem Irrtum geführt, es dem Körper zu "erleichtern", indem man Diabetikern gleich Monosaccharide gibt.

Die Kohlenhydrate der Stärke, z.B. aus dem Brot und den Kartoffeln, werden, wie oben schon gesagt, im Mund von der **Amylase**, einem Enzym, in Disaccharide zerlegt. So sind sie jedoch noch nicht genügend klein für die Verstoffwechselung in der Leber zerlegt worden. Im Magen findet keine weitere Zerlegung der **Disaccharide (Zweifachzucker)** statt. Erst nach der Magenpassage sorgen **Verdauungssäfte aus dem Pankreas** (Bauchspeicheldrüse) dafür, dass Polysaccharide und Disaccharide in Monosaccharide zerlegt, weitere Eiweiße gespalten und Fette unter Mitwirkung der **Gallensäfte** verdaut werden können.

8e - Beim Diabetiker - (Diabetes mellitus Typ II) sind die Inselzellen der Bauchspeicheldrüse von dem ständigen Zustrom an Industriezucker (= Fabrikzucker) und isolierter Stärke (= isolierten Kohlenhydraten/Sacchariden) bereits erschöpft, sodass als Folge dieser unguten Essgewohnheiten irgendwann zu wenig Insulin (ein Peptidhormon) produziert wird, um den Blutzuckerspiegel durch Zerlegung der Disaccharide in Monosaccharide senken zu können. Die fabrikatorisch zerstörte Nahrung (raffiniertes Mehl, das man auch Auszugsmehl nennt) und der hohe Zuckerkonsum durch die diversen täglich verzehrten Nahrungsmittel, Getränke und Süßigkeiten lassen das Pankreas erschöpfen, und der Blutzuckerspiegel steigt, weil keine Monosaccharide mehr hergestellt werden können. Und der Zelle fließt keine Energie aus den Sacchariden mehr in Form von Glukose (Endstufe des Saccharid-Stoffwechsels) zu. Bevor es aber dazu kommt, stirbt der Mensch an Hyperglykämie = zu hohem Blutzucker.

Nun könnte man glauben, dass man statt des Industriezuckers Dissacharid einfach den Industriezucker Monosaccharid und dies möglichst als Glukose essen könnte, weil man so problemlos den Zucker am nicht mehr genug funktionierenden Pankreas vorbeischieben könnte. Dieser Irrtum wurde jahrzehntelang als heilbringend propagiert. Diabetiker nehmen noch heute Fruktose (Fruchtzucker) oder Zuckeraustauschstoffe zu sich. Darunter auch Sorbit, dessen Name wie ein Apothekenartikel klingt. Sorbit wird aber im Stoffwechsel über die Fruktosestufe abgebaut und ist nichts anderes als Fabrikzucker ohne notwendige Vitalstoffe im Beipack.

Allen künstlich gewonnenen Zuckern ist gemeinsam, dass ihnen der komplette Vitalsubstanzen-Beipack fehlt, den die Natur kostenlos mitliefert, den die Gewinnsucht der Nahrungsmittelindustrie aber unter Mühe, Arbeit und Kosten zerstört hat. **Das Ganze ist mehr als die Summe seiner Teile**, und so lassen sich die göttlichen Ordnungsgesetze der Natur auch nicht durch künstliche Einnahme von Vitalsubstanzen (Vitamine, Spurenelemente und Mineralien) überlisten. Die Natur will die Ganzheit, den vollen Wert, alle Enzyme, alle Vitalsubstanzen im vollwertigen, das heißt im lebenden, lebendigen Verbund haben.

8ee - Der Spezialfall des juvenilen Diabetes der Kinder - (Diabetes mellitus Typ 1) gehört nur teilweise hierher, kommt aber auch durch Fehlbehandlung bei der Infektionskrankheit Mumms zustande sowie durch genetische Dispositionen, was letztendlich allerdings ebenfalls auf Fehlernährung zurückführbar ist: **Durch die Ernährungsweise der Vorfahren nämlich**. Diese Diabetesform ist angeblich nicht heilbar in dem Sinne, dass die Inselzellen des Pankreas sich wieder regenerieren könnten. Es kann jedoch nachweislich durch eine vitalstoffreiche Vollwertkost auch dieser Diabetes gebessert werden und vor allen Dingen – und das ist sehr wichtig gerade für junge Diabetiker – kann sich dann die krankhafte Veränderung der Gefäße (vor allem der Arterien) nicht weiter entwickeln und die gefürchtete Arteriosklerose mit ihren diversen schweren Folgeerkrankungen unterbleibt. Der Herzinfarkt, der Gehirnschlag (Apoplex), das Absterben von Gliedmaßen (Zehe, Füße, Finger, Beine...) und die Erblindung können vermieden werden. Vielleicht mögen Diabetiker sich mal **Dr. Johann G. Schnitzers Health Service** gerade bezüglich ihres speziellen Gesundheitsproblems ansehen. Dieser bekannte Zahnarzt und Ernährungsforscher weist zusammen mit Dr. med. Helmut Weiss mehrere unter Vollwertkost geheilte Fälle des Diabetes Typ I nach.[28]

8f - Phytostoffe - Es handelt sich dabei um eine ganze Reihe an Stoffen, die in Pflanzen vorkommen und unter diesem Begriff zusammengefasst werden. Die hauptsächlichen Nahrungsbestandteile, die jeder Organismus zu sich nehmen muss, sind Eiweiß, Fett, und Kohlenhydrate. Ebenso wichtig sind die Vitalstoffe: Vitamine, Mineralien und Spurenelemente. Überdies hat man nun noch Stoffe gefunden, die nur im Pflanzenreich vorkommen und sie darum **Phytostoffe** genannt. Auch Fleisch fressende Tiere benötigen Phytostoffe und somit Nahrung aus dem Pflanzenreich, die sie entweder direkt aufnehmen oder durch Darm- und Mageninhalt der Pflanzen fressenden Beutetiere bekommen. Darum ist es für sie so wichtig, "Ganzkörpernahrung" anstelle der "ausgesuchten Tiernahrung" zu bekommen. ▶ Wir kommen aufs Tierfutter auf den Seiten 77f und 87ff noch zu sprechen.

Unter den sekundären Pflanzenstoffe, die wir auch Phytostoffe oder Phytamine nennen, finden wir bestimmte Alkaloide, bestimmte Aminosäuren, Carotinoide, Phenole, Phenylpropanoide, Phytinsäure, Polyphenole, Glucosionolate, Monoterpene, Phytosterine, Proteaseinhibitoren, Saponine, Steroide und ihre Glykoside, Speicherlipide, Stilbene, Sulfide, Terpene, Xanthone, und andere. Diese Stoffe sind essentiell und werden nur durch Pflanzennahrung zugeführt. Es ist fürs Allgemeinverständnis nicht wichtig, sie alle einzeln zu kennen.

Einige Phytostoffe sind ausgesprochen giftig. So das Atropin der Tollkirsche. Andere Phytostoffe wirken sich günstig auf die Blutdrucksenkung aus, oder verhindern krankhafte Koagulationen von Thrombozyten (Thrombose). Durch Phytosterine wird das Cholesterin gesenkt. Die Phenolsäure in beispielsweise Brombeeren und Himbeeren wirkt bakterizid, Flavonoide in Kamille wirken entzündungshemmend und die Saponine in Hafer, Hülsenfrüchten und Kamille und anderem wirken ebenfalls entzündungshemmend. Das Getreidephytin reguliert den Blutzuckerspiegel, Carotinoide (z.B. grünblättriges Gemüse, Getreide, Hülsenfrüchte, Karotten, Mangos, Nüsse) helfen mit, Krebs gar nicht erst entstehen zu lassen.

Und die Hormonwirkung von mehreren Pflanzen ist ebenfalls erwiesen: Ginseng, Hafer, Hopfen, Rotklee, Sojabohnen. Das weibliche Östrogen finden wir beispielsweise in Alfalfasprossen, Hafer, Kichererbsen, Leinsamen, Sojabohnen, Weizen, Gestagen im Mönchspfeffer und Yams, sowie ebenfalls im Leinsamen. Die Hormone in Pflanzen sind nicht immer isoliert vorhanden! So finden wir Phytoandrone (männliche Hormone) auch in Hafer und Ginseng.

---

28   Dr. Johann G. Schnitzer - *Diabetes heilen - Biologische Heilbehandlung der Zuckerkrankheit und ihrer Spätfolgen* - Schnitzer-Verlag. - Auf der folgenden Internetseite erfahren sie auch die Heilerfolge von Dr. Helmut Weiss durch eine Tabelle: http://www.dr-schnitzer.de/bhz001.htm

Klicken Sie sich bitte durch die Seiten. Sie werden dort viel erfahren. Viel Neues und schier Unglaubliches!
▶   http://www.dr-schnitzer.de/bhz001.htm

Das zeigt wieder einmal mehr, dass die Natur gar nicht in Einzelteilen denkt sondern uns alles schön ausgewogen zur Verfügung stellt: Frauen wie Männern in jedem Lebensalter. Wir müssen nur nach der Ganzheit greifen, und schon erleben wir die schönste, natürlichste Gleichberechtigung der Schöpfung und ausgewogene männliche wie weibliche Hormone teilweise in ein und derselben Pflanze.

Ich selbst (Jahrgang 1946) habe mir bei gewissen Beschwerden der Postmenopause ein teures Sojaprodukt in die Scheide eingeführt (gegen Vaginalatrophie und trockene, rissige Haut daselbst). Das hat mich monatlich 50 € gekostet. Dann kam ich auf den Gedanken, mir einfach ungesüßte Sojacreme aus dem Reformhaus in eine 2ml-Spritze (selbstverständlich ohne Nadel) aufzuziehen und die einzuführen. Das hat den selben therapeutischen Effekt und kostet fast nichts im Vergleich zu dem teuren Medikament. Weil ich aber die Sojacreme nicht in meiner Ernährung verwende und sie schlecht werden würde, ziehe ich einfach den ganzen Inhalt einer kleinen Packung in Spritzen auf und bewahre das tiefgefroren auf. Man sollte keinen Sojajoghurt nehmen, weil dem Mikroorganismen zugesetzt werden. Die gehören nicht in die Scheide!

8g - Eiweiße nennen wir Proteine - Diese Eiweiße, die wir weiter unten ausführlich in einem eigenen Kapitel betrachten wollen, werden nur im Magen in ihre Bestandteile, die *Aminosäuren*, durch Salzsäure (HCl) zerlegt. Die Eiweiße (Proteine) bestehen also aus verschiedenen Aminosäuren. Die Magensäure ist bei Fleischfressern erheblich stärker als beim Menschen, was eindeutig darauf hinweist, dass der Mensch weder Fleischfresser noch Gemischtfresser ist. Der Schöpfer hat ihn nämlich tatsächlich als Vegetarier erdacht, dem gar nicht so viele Übergriffe auf die Schöpfung erlaubt sind, wie sich der Mensch einbildet und daher auch erlaubt.

Der Mensch beobachtete vielleicht die Stärke und daher Gefährlichkeit für sich selbst, die von Fleisch fressenden Tieren ausging. Vielleicht hat er deshalb Fleisch verzehrt, um auch so stark zu werden? Da er im Beginn der menschlichen Entwicklung aber nicht nur durch Nachdenken und Logik zu neuen Erkenntnissen kam sondern für ihn alles durch Naturgeister, später die Götter gewirkt war, kam er vermutlich durch Kulthandlungen zum Fleischkonsum sowie durch die Tatsache, dass er in die entlegensten Gebiete der Erde vorgedrungen ist.

Eskimos essen bis zum heutigen Tag rohen Fisch und die rohe Leber ihrer Beutetiere, wodurch sie vor Vitaminmangel[29] bewahrt bleiben, abgesehen davon, dass jeder Eskimo heute in den Supermarkt geht und sich inzwischen genauso verrückt ernährt wie der Rest der so genannten *zivilisierten* Welt und daher an denselben Zivilisationskrankheiten leidet. Der Gesundheitsverfall ist auch bei ihnen immer zuerst am Zahnverfall deutlich erkennbar.

---

29 In der Niere befindet sich beispielsweise Vitamin C, in der Leber Vitamin B und im Genitalbereich Fruktose. Wenn dem nicht so wäre, dass im Fleisch wie in den Vegetabilien mehr oder weniger dasselbe vorhanden ist, dann könnten sich Fleischfresser und Frugivore nicht gleichermaßen gesund ernähren. Beide haben sie einen vergleichbaren Organismus zu ernähren. Die verschiedenen Spezies haben lediglich ein paar Unterschiede in der Art der Nahrungsbeschaffung und bestimmter Varianten im Stoffwechsel ausgebildet, um unterschiedlichen Nahrungsquellen gleichermaßen profitieren zu können. Es müssen ja laufend Nährstoffe aufgenommen werden, damit sie im Stoffwechsel in körpereigene Stoffe umgewandelt werden. Dies ist notwendig, weil außer den Nervenzellen alle übrigen Zellen des Körpers, d.h. der gesamte Körper außer den grauen und weißen Nervenzellen, nur eine begrenzte Lebenszeit haben, absterben und durch neue ersetzt werden müssen. Das geschieht natürlich durch Zellteilung. Der Stoffwechsel ist sehr kompliziert und findet seinen Höhepunkt im Zitratzyklus, der nur schwierig auf einer Buchseite darstellbar ist.

Die Fette, auf die wir unter Punkt 9 noch näher eingehen, werden, wie erwähnt, durch die Gallensäure emulgiert. Die Gallenflüssigkeit kommt aus einem Hohlraum der Leber, den man Gallenblase nennt. Eigentlich ist die so genannte Galle kein eigenständiges Organ sondern lediglich ein Saft, den die Leber produziert und über einen Gang (Gallenblase und den kleinen Gallengang zwischen ihr und dem Zwölffingerdarm) in den Zwölffingerdarm leitet, wo eben diese Fette/Öle dann emulgiert werden. Mit schlichten Worten: Aus den Fetten wird eine Paste bereitet, die dann leichter weiter verarbeitet werden kann.[30] Im Bereich der Bauchspeicheldrüse beginnt die sogenannte Pfortader, die in die Leber einmündet und sich dort verästelt. Über das Pfortadersystem gelangen die vorverdauten Nahrungsbestandteile in die Leber zur weiteren Verstoffwechselung. Die Leber ist, wie erwähnt, das Hauptorgan des Stoffwechsels, vor allem des Kohlenhydratstoffwechsels. In ihr werden nun die drei Nahrungsbestandteile noch kleiner zerlegt. Es würde hier zu weit führen, den Ab- und Umbau der Ausgangsstoffe (Eiweiße, Kohlenhydrate und Fette) detailliert erklären zu wollen. Über Umwege gibt es Querverbindungen /Beziehungen zu allen drei Ausgangsstoffen. Fett wird nicht unbedingt zu Körperfett, Kohlenhydrate werden nicht unbedingt zu Körperfett. Über den Angelpunkt Acetyl-S-Coenzym A laufen fast alle Prozesse. Fakt ist aber, dass wir fett werden, wenn wir zu viel Zucker essen und unsere Fettpolster verlieren, wenn wir vollwertige Kohlenhydrate nebst ihrem Beipack zu uns nehmen. Max Otto Bruker hatte ein schönes Beispiel, das ich hier sinngemäß zitiere: "Fett macht nicht fett. Ihnen wachsen ja auch keine Haare, wenn sie Haare essen." Der Stoff-Wechsel ist eben viel feiner abgestuft. Wer viele Eiweiße isst, bekommt deshalb ja auch noch längst keine Muskeln sondern die Eiweißspeicherkrankheit, die uns Lothar Wendt beschrieben hat.

Fassen sie die folgenden Erläuterungen bitte nur als knappe Zusammenfassung auf und vertiefen sie ihr Wissen ggf. durch das Faller-Buch **Der Körper des Menschen**..

- **Eiweiße** werden in kleinere Bausteine zerlegt: Aminosäuren und Peptide. Es dient allem, was aus Eiweißen aufgebaut ist: Immunsystem mit seinen Globulinen, Enzyme, Muskulatur, Energie, usw..
- Aus **Polysacchariden** werden zuerst Di- und dann Monosaccharide. Sie dienen im Organismus hauptsächlich der Energiegewinnung.
- **Fette** werden gespalten und emulgiert. Sie kommen der Muskulatur und verschiedenen Organen zu gute. Fett dient zur Polsterung von Organen und an Fersen, Händen usw. Und sie dienen als Speicher. Verschiedene Fette haben verschiedene Aufgaben.

8h - Grundnährstoffe - Zöliakie - Wenn beim an Einheimischer Sprue Erkrankten, also dem an Zöliakie Erkrankten, die Darmzotten verschwinden, gibt es Probleme mit dem Gluten (= Klebereiweiß des Getreides). Polysacchararide und Disacchararide aus Industriezucker und raffiniertem Mehl können durchaus unzerlegt in den Darm gelangen. Ferner erzeugt die "mesotrophe Ernährungsweise"[31] allerlei Mängel. Das Gluten kann dann vom Darm, sagen wir laienhaft: nicht mehr *vertragen* werden und der Zöliakiekranke bekommt schwere Krämpfe und

---

30 Der Glukose-, Fett- und Eiweißstoffwechsel findet hier seine endgültige Aufarbeitung, um anschließend über das Blut, indem die Grundsubstanzen der Nahrung transportiert werden, zuerst zur Lunge zu gelangen, wo noch die roten Blutkörperchen mit Sauerstoff beladen werden. Danach gelangt es zu den einzelnen Zellen des Körpers.
31 Mesotrophie = Halbernährung. Von Werner Kollath formulierter Begriff für eine zu Zivilisationskrankheiten führende "halbe Ernährungsweise". Wir kommen in den Kapiteln über Kollath darauf zurück.

extrem flüssigen Stuhlgang. Wer aber immerzu Durchfall hat, dessen Nahrung wird nicht genügend ausgenutzt, und der Betroffene erleidet Mangelernährung zusätzlich zu der Tatsache, dass seine Normalkost ja bereits eine Mangelernährung darstellt.

Nun weiß allerdings die Schulmedizin erstaunlicherweise nicht, dass die Zöliakie durchaus heilbar sein könnte, weil es niemand ausprobiert aus panischer Angst vor den Klebereiweißen im Getreide. So wird das Getreide verteufelt und sogar bekannte Ernährungswissenschaftler behaupten, dass rohes Getreide für junge Säuglinge gesundheitsschädlich sei und Zöliakie auslösen könne. Merkwürdig nur, dass da offensichtlich sehr unterschiedliche Erfahrungen vorliegen, die wohl dadurch zustande kommen, dass unter **Vollwertkost** tatsächlich Unterschiedliches verstanden und sie daher unterschiedlich praktiziert wird. Es wäre besser, das Wort ebenso wie Schnitzer gar nicht mehr zu benutzen und statt dessen von **Schnitzer-Intensivkost** bzw. von **unerhitzter Rohkost** oder **unerhitzter Frischkost** und bestenfalls als moderate Form für den wirklich Gesunden von **Schnitzer-Normalkost** zu sprechen.

In der von Max-Otto Bruker und Ilse Gutjahr gegründeten GGB (Gesellschaft für Gesundheit und Ernährungsberatung in Lahnstein) hat man gerade wegen der Irrlehre, die sich um Zöliakie und angebliche Unverträglichkeit von rohem Getreide vor allem bei Säuglingen dreht, sehr genau recherchiert und jahrelang beobachtet, wie wunderbar sich Kinder entwickelten, die bereits in frühem Alter als Säuglinge frisches, also rohes Getreide in Form des Frischkorngerichts bekamen bzw. ins Fläschchen, falls die Mutter nicht stillen konnte. Es ist schon so, dass die Menschen unter dem verwaschenen Vollwertbegriff etwas Falsches verstehen können. Ein einheitlicher Begriff gehört her, der unmissverständlich ausdrückt, worum es geht. Solange wir aber erklären müssen, das Rohkost mal **vitalstoffreiche Frischkost** (bei Bruker), mal **Schnitzer-Intensivkost** oder auch **Urkost** (bei Franz Konz) heißt und **dass der Begriff Vollwertkost falsch verstanden werden kann**, so lange ist es schwierig, den Menschen den rechten Weg aus dem Dickicht zu zeigen. Und dann donnern noch andere Leute mit ihren Begriffen und Vorstellungen dazwischen und verunsichern suchende Menschen vollständig. Vielleicht kam es darum auch zu so vielen Missverständnissen über Konz' Urkost, die zum Tod eines kleinen Jungen führten. Ich gehe darauf weiter unten auf den *Seite*n 323, 372 und 374 noch genauer ein.

Ein natürliches Lebensmittel, wie unser Herrgott es wachsen lässt – kann niemals Schaden anrichten. Nur der Mensch mit seinen Eingriffen stört das natürliche Gefüge allüberall. Auch und leider oftmals sogar ganz besonders unter denjenigen, die glauben, Gott besonders nahe zu leben und ihr Leben Gott gefällig zu gestalten. Ihre Ahnungslosigkeit ist *schier unglaublich* und als teuflisch zu bezeichnen. Gerade aus den Kirchen kommen besonders viele Attacken gegen gesunde Ernährung, weil sie gesundes Leben mit Fanatismus verwechseln. Konsequenz hat mit Fanatismus allerdings nichts gemeinsam. Wer aber göttliche Ordnungen nicht wirklich ergründet hat, weiß auch nichts von der Ordnung der Nahrung.

Es sind allein die Auszugsmehle und der Fabrikzucker aller Arten (weit über 60 Arten) gleichermaßen die Ursache für die Zerstörung der Darmzotten wie für die Aufrauhung der Intima der Arterien mit nachfolgender Arteriosklerose und deren unzähligen Folgekrankheiten. Die Zöliakie kann, wie erwähnt, bereits angeboren sein, da man sich ja bereits seit Generationen und seit über 100 Jahren zunehmend mit Auszugsmehlen und Fabrikzucker bombardiert, die in jeder Supermarktnahrung enthalten sind.

Zu mir kam ins Reformhaus eine 82 Jahre alte Dame. Sie leide an Zöliakie, sagte sie kleinlaut, und diese sei nun *plötzlich* mit achtzig Jahren entstanden und sie sei doch immer so gesund gewesen und es sei doch eine Krankheit von Säuglingen, meinte sie noch und sie sei Ärztin. Allein ihre Darstellungsweise und Betrachtung ihrer Erkrankung zeigte ihre eklatanten Irrtümer auf. Diese Krankheit entsteht nicht plötzlich sondern beruht auf einer jahrzehntelangen Entwicklung, d.h. Degeneration unter mesotropher, also Halbernährung, der es an Vitalstoffen mangelt. Und ein solcher Mensch war Ärztin! Wie hätte sie da Menschen richtig beraten können, wo sie doch nicht einmal erkannte, dass sie selbst einen Irrweg ging!?

Ich habe ihr gesagt: "Gute Frau, da Sie diese Erkrankung erst jetzt bekommen haben und sie eine Folge Ihrer lebenslangen Fehlernährung ist, kann ich Ihnen versichern: Sie ist 100% heilbar!" Das hat sie natürlich empört zurückgewiesen, denn sie sei doch so krank und was ich mir eigentlich erlaube, denn sie sei doch Ärztin! Meine Chefin hätte gar nicht hören dürfen, dass ich mich gegen diese Nahrung immer wieder ausgeprochen und die Kunden davor gewarnt habe. Man muss nämlich wissen, dass die speziellen Zöliakikerprodukte in Reformhäusern und Supermärkten sehr, sehr teuer sind und auf Getreide völlig verzichten, spezielle Brote und Backwaren aller Arten unter Vermeidung von Weizen, Roggen, Dinkel usw. hergestellt werden.

Jede Getreidestärke, jedes Getreidegluten wird von Zöliakiekranken sorgfältig gemieden. Die industrielle Zöliakikerkost bezeichne ich als besonders schädlich, weil sie besonders *künstlich* zusammengesetzt ist. Da wird Menschen mit wahren Kunstmatschprodukten jegliche Aussicht auf Heilung vorenthalten. Und natürlich gibt es auch *Zöliakikersüßigkeiten und -kuchen,* damit auf nichts verzichtet werden muss. Außer auf die Gesundheit! Es gibt einen Wust an ständig zunehmenden Produkten dieser extremen Kunstkost für die bedauernswerten Opfer der Nahrungsmittelindustrie und der unwissenden weil irre geleiteten Ärzteschaft!

Sowohl Zöliakie als auch Diabetes sind weitestgehend heilbar bis auf sehr extreme, fortgeschrittene Formen der Zöliakie und dem juvenilen Diabetes. Aber selbst da gibt es noch Heilungserfolge. Wir verantwortungsvoll gewordenen Heiler jedoch sind dazu aufgerufen, es nicht erst so weit kommen zu lassen, denn die Prävention ist etwas anderes als das Hinterherdoktern, Flickschustern, Prothesen verpassen und Organe verpflanzen! Und Heiler kann jeder Laie sein. Werden sie zum Selbsttherapeuten und zum Gesundheitsapostel! Meine Devise lautet: "*Irren kann ich mich auch selbst. Dafür benötige ich keinen Arzt.* Und ich kann mich selbst sachkundig machen. Und zwar besser als jeder flickschusternde, mit Scheuklappen behaftete Arzt. Raus aus dem "System der Ungesundheit." Diese Formulierung – System der Ungesundheit – stammt von Johann G. Schnitzer.

Menschen nicht über die Wirksamkeit veganer, unerhitzter Vollwertkost bei diversen, ja, unzähligen Krankheiten aller Arten, auch den *genetisch bedingten*, zu informieren, heißt, ihnen Heilungschancen vorzuenthalten. Immer wieder kann man beobachten, dass unter veganer, rein vegetabiler, unerhitzer, also roher Vollwertkost Krankheiten geheilt oder erheblich gebessert wurden, die man zuvor für unheilbar, ja, sogar für "erblich bedingt" gehalten hatte.

Aber die Nahrungsmittelindustrie verhindert dies Wissen derart geschickt, dass es kaum in den Hörsälen oder auf Kongressen einschlägiger Fachkreise vermittelt wird. In die Ministerien dringt das aus verständlichen Gründen auch nicht durch, denn die werden fleißig durch Lobbyisten beraten. Es wird regelrecht abgefiltert und zurückgehalten, was an Wissen über echte Heilkunst mit dem einfachsten Mittel der Welt seit Jahrtausenden schon bekannt ist.

Der **Diabetiker** bekommt suggeriert, er brauche nicht auf Süßes zu verzichten, wenn er Süßstoffe oder Fruktose anstelle des gewöhnlichen Haushaltszuckers verwendet und niemand sagt ihm, dass sich darunter die Arteriosklerose zwangsläufig weiter entwickelt, was zum Herzinfarkt, Gehirnschlag, Absterben von Gliedmaßen, zu Amputationen, Blindheit und einem frühen Tod führt. Und dem Zöliakiker werden Kuchen, Kekse und Süßigkeiten angeboten, die er angeblich garantiert essen darf, weil ja ganz sicher das verteufelte Gluten nicht darin enthalten ist. Wer sich mal die Zutatenliste dieser Zöliakikerkunstkost ansieht, dem kommt das kalte Grauen, aber es gibt kein Gericht der Welt, das so etwas ahndet! Das Gesetz kennt keinen Paragraphen für Mord durch normal-ungesunde Kost. Wir kommen darauf noch im Kapitel **Anleitung zum perfekten Mord an Oma** auf den *Seite*n 395ff zurück.

Trotz dieser eindeutigen Tatsachen wird weiterhin der ganze Unfug betrieben und selbst Geistliche machen da mit an dieser Zerstörung, die Gott auf dem Berge Sinai im Gebot *Du sollst nicht töten* bereits anprangert, damit wir achtsamer werden. Aber das Töten ist dem Menschen so geläufig wie das Amen in der Kirche! Und so haben christliche Kirchen nachhaltig dafür gesorgt, dass auf vielfache Weise getötet wird: Auch in der Küche!

9 - Die Öle und Fette

Wir gehen nun sinnend weiter, nachdem wir vor dem Diätregal endlich das Grundwissen über die Grundbausteine der Ernährung und die Stoffwechselvorgänge vermittelt bekommen haben und uns noch der Kopf davon summt und brummt. Etwas deprimiert stehen wir vor dem Ölregal, hoffend, dass wir hier etwas finden können für unseren Einkaufswagen und für unsere Küche zu Hause.

9a - Cholesterin- und Osteoporoserummel[32] - Lassen Sie sich nicht in den Cholesterinrummel hineinziehen. Meiden Sie nicht ängstlich alles, wo Ihnen vorgerechnet wird, wie viel Cholesterin drinnen sei. Lassen Sie sich durch derlei pseudowissenschaftliches Geschwätz nicht richtig informierter Ärzte, Krankenschwestern, Apotheker, Reform- und BiowarenverkäuferInnen weder Eier noch die gute Butter verteufeln, wenn sie als Nicht-Veganer und Nicht-Rohköstler eine moderate vegetarische Ernährungsweise wünschen. Wenn sie allerdings ganz sicher gehen wollen, alle ihre Krankheiten auszumerzen, sollten sie tatsächlich auf Schnitzer-Intensivkost zurückgreifen. Das ist übrigens auch meine Kostform.

Sie können durchaus auch ohne **Eier und Butter** sowie ohne die Zugabe von kaltgepresstem Öl wunderbar gesund leben. Fette/Öle sind durchaus in vielen natürlichen Nahrungsmitteln enthalten: Getreidekeim, alle Keime, Haselnüsse, Mandeln, Leinsaat, Melonenkerne, Kürbiskerne, Sonnenblumenkerne, Gurkenkerne, Bananenkerne, Tomatenkerne. Ich erwähne vor allem auch diese Gemüsefruchtkerne, die wir mit essen, ohne dass uns das bewusst wird. Darum habe ich schlussendlich zur veganen Rohkost als meiner Idealkost gefunden. Und ich finde die viele Sahne in der Brukerkost geradezu eklig. Warum sollte ich Sahne nehmen, wenn ich Milch ablehne? Es hat mit Ethik und Konsequenz zu tun, dann gar nichts von der Kuh zu essen, obwohl Butter, Sahne und Schmand auch von den meisten Allergikern gegessen werden können. Eine klare Aussage wie bei Johann G. Schnitzer ist mir da lieber.

---

32   Ergänzungen dazu finden sie im Kapitel über den Zahnarzt Weston A. Price, Seiten 218 ff

Es liegt an jedermann/jederfrau selbst, ob er/sie **cholesterinhaltige Lebensmittel** essen will oder nicht. Das Cholesterin wird ohnehin im eigenen Körper produziert und dieser produziert weniger, wenn er es mit der Nahrung zugeführt bekommt, sagt Max Otto Bruker. Der Grund für die Ablagerung von Cholesterin und Kalzium an der Intima der Arterien (Innenwand der Blutadern) ist ohnehin ein anderer. Die Arterien rauhen unter der Mangelernährung auf. Aus dem durchströmenden Blut bleiben dann Cholesterin und Kalzium daran hängen und verengen allmählich immer mehr den Durchmesser der Arterie. Bis es zum Infarkt kommt, der sowohl am Herzen als im Gehirn oder in irgendeinem Organ zustande kommen kann. Ferner wird im retikulären (netzartigen) Gewebe des Interstitiums und in den Basalmembranen Eiweiß abgelagert. Wir kommen darauf auf den Seiten 265-267 und anderswo noch ausführlicher zurück.

Niemand sagt ihnen, sie sollten weniger Kalzium essen. Ganz im Gegenteil: Sie sollen wegen der **Osteoporosegefahr** viel Milch trinken, wird ihnen laufend von allen Seiten eingetrichtert Nur nicht von wirklichen Ernährungstherapeuten, die es besser wissen. Kalzium finden sie beispielsweise reichlich im Grünkohl, im vollen Getreidekorn.... Milch ist dafür nicht nötig. **Warum wird nicht vor Kalziumgenuss gewarnt, wo es doch ebenso wie das Cholesterin an den Arterieninnenwänden (Intima) hängen bleibt!?** Da beißt sich doch der Hund in den Schwanz! Wie gesagt: Diese Bestandteile der Nahrung bleiben nur an einer aufgerauten, also kranken Intima hängen. Und die raut sich durch Mangelernährung auf. Sie erkrankt schlichtweg, weil die Nahrung mesotroph ist und die Vitalstoffe fehlen.

Der Zahnarzt Weston A. Price (1870-1948) hat vor rund siebzig Jahren bei seiner Weltumrundung deutlich erkannt und es am Beispiel von Naturvölkern nachweisen können, dass diese trotz des reichlichen Genusses von tierischen Fetten in Fleisch, Fisch, Eiern, Milch und Milchprodukten nicht erkrankten und dass der Grund für unsere ernährungsbedingten Zivilisationskrankheiten woanders als in den verteufelten tierischen Fetten wie in Schmalz und Butter, liegen muss: In den raffinierten Kohlenhydraten nämlich!

Denken Sie einfach daran: In der freien Natur lebende Tiere kennen weder raffinierte Öle (= ungesund) noch kaltgepresste Öle (als gesund bezeichnet, jedenfalls unbedenklich). Sie kennen keinen Backofen, keine Bratpfanne noch Mikrowelle. Sie haben weder Zucker noch Salz und schon gar kein Jodsalz, welches zusätzlich fluoridiert wurde. Sie kennen nichts von allen diesen und vielen anderen Bearbeitungen. Sie raffinieren weder das Öl noch das Getreide oder den Reis, essen keine isolierte Kartoffel- oder Maisstärke. Sie tiefgefrieren nichts. Und sie brauchen auch keine Getränketechniker noch Kaffee. Und sie kommen mit sehr wenig Wasser aus.

9b - Öle und Fette

Die Fette bestehen aus drei verschiedenen Gruppen:
- gesättigte Fettsäuren
- ungesättigte Fettsäuren
- hochungesättigte Fettsäuren

Ausschlaggebend für den Wert eines Speiseöls ist ausschließlich, dass es kaltgepresst wurde. In Spanien heißt es dann **Aceite virgen*** und in Italien **Olio vergine***, zu deutsch jungfräulich.   *Ausspracheregeln in Band II auf Seite 73

Die Nahrungsmittelindustrie verändert Fette und Öle hauptsächlich durch folgende Eingriffe:

- Erhitzung, um mengenmäßig mehr herauszuholen aus den Oliven, den Sonnenblumenkernen u. a.. *Gewinnmaximierung ist das einzige Motiv!*
- Raffination
- Umesterung
- künstliches Emulgieren (z.B. Margarine, damit sie streichfähig wird)
- Verkürzung der "Kette" (Öl ist chemisch als Kette darstellbar. Diese Kette wird dann verkürzt, und mit chemischen Ungleichungen soll der Stoffwechsel klar kommen.)

Wir dürfen also nicht einfach zugreifen, denn unser Öl darf weder mit Wärme behandelt noch raffiniert, künstlich emulgiert noch umgeestert worden sein. Es ist schon anstrengend, gesund einkaufen zu wollen, da leider sehr viel gelesen werden muss, denn das Lebensmittelgesetz schützt uns absolut nicht (!) vor der Zerstörung unserer täglichen Nahrung. Unzerstörte Nahrung aber ist die wichtigste Grundlage für unangetastete Gesundheit. Es muss daher im Laden so lange die Zutatenliste ausführlich gelesen werden, bis man die Zutaten kennt und sich seine Waren herausgesucht hat, bei denen man dann bleiben kann. Studieren zieht Wissen nach sich und Wissen Sicherheitsgefühl. Wissen ist aber weder durch den Nürnberger Trichter noch sonst frei Haus zu bekommen, und die Wissensquellen sind leider ebenso fehlerhaft wie unser Leitungswasser. Darum gilt: **An ihren Früchten werdet ihr sie erkennen!**

Wie erkennen wir und an welchen Früchten erkennen wir, ob etwas für uns gut oder schlecht ist? "Früchte" könnte ich auch mit "Auswirkungen" übersetzen. Die Auswirkungen von ungesunden Ölen, um bei diesem Thema zu bleiben. Wenn ich umkehre und frage, welche positiven Auswirkungen haben unraffinierte Öle, die reich an hochungesättigten Fettsäuren sind (Omega-3-Fettsäuren), so erfahre ich, dass sie entzündungshemmend wirken, dass sie aber teurer sind. Wirtschaftlich positive Auswirkungen hat dagegen das raffinierte Öl, das billiger herzustellen ist und außerdem lange gelagert werden kann. Ich frage mich also, welche positive Auswirkung und welche negativen ich für mich selbst bevorzugen möchte.

Die Frage "Will ich Fette und Öle aus Schlachttieren, Kuhmilch oder aus Pflanzensamen und Nüssen haben?" ist auch eine ethische Frage. Selbst wenn die gute Sauerrahmbutter nicht krank macht sondern sogar in ausgewogener Menge alle Fettsäuren enthält, bleibt die ethische Frage, ob ich es gut heiße, dass dem Kälbchen seine Mutter entzogen wird.

Wenn ich mir Margarine aufs Brot streichen will, weil ich die Butter, aus welchen Gründen immer, ablehne, sollte ich mir klar machen, dass sie ein reines Kunstprodukt ist, ein Präparat auf der Kollath-Tabelle (Seiten 240ff) aber kein echtes Lebensmittel mehr. Und habe ich es überhaupt nötig, Margarine zu essen, weil ich unbedingt einen Ersatz für die Butter haben möchte? Kann ich nicht vielmehr auf meine Ersatzsuche verzichten und echte Alternativen wählen? Die ständige Suche nach Ähnlichem, nach Vergleichbarem, nach Ersatz ist es ja, die gleich mehrere Wirtschaftszweige dazu verleitet, uns eine angeblich gesunde Alternative zu bieten. Diese Art Alternativen bauen aber auf unserem Ersatzdenken auf, dass uns Hersteller und Händler gern sättigen wollen, denn sie profitieren ja davon! Ersatz und Alternative sind zweierlei! Ersatz schafft faule Kompromisse, Alternativen hingegen tolerieren das völlig Andere. Wenn wir uns zu neuen Ufern aufmachen, sollten wir nicht Altvertrautes erwarten sondern uns dem wirklich Neuen, völlig Anderen öffnen.

Das ist auch in der Psychotherapie so: Solange wir Altes mit uns herumschleppen, sind wir nicht frei für Neues. Solange wir die alten Kognitionen nicht aus dem Kopf werfen, finden neue, realistische Kognitionen keinen Halt. Die alten Kognitionen sind wie steiniger Boden ohne Erde. Positive, realistische Kognitionen aber benötigen gute Muttererde!

Und wie will ich die Öle und Fette verwenden? Durch Überhitzung entstehen Kanzerogene. Mit Olivenöl sollte deshalb gar nicht gebraten werden. Ich werde mir also gut überlegen, ob und wenn ja, wann ich an meine Speise Öl gebe: Zusammen mit dem Garen einer Speise oder nachträglich? In der Rohkost stellt sich eine solche Frage gar nicht erst.

Es ist schon anstrengend, gesund durchs Leben zu kommen, und dennoch mutig zu bleiben und sich weder von Ängsten noch Befürchtungen noch Depressionen erschlagen zu lassen und noch weniger von der Ignoranz des gesamten sozialen Umfeldes, was sich leider auch in eine wunderbare Kirche ergossen hat, die gesunde Ernährung und Lebensweise auf ihr Banner geschrieben und seit Ende des 19. Jahrhunderts gepredigt hat. Aber es gibt leider eine ganze Reihe Menschen darin, die diese Lehre heute am liebsten verbannt wissen möchte.

Der Wunsch nach Gesundheit ist vor allem der Wunsch nach Eigenständigkeit unter unangetasteter persönlicher Freiheit. Die freie Entfaltung der Persönlichkeit geschieht weder unter Leistungsdruck noch Leistungssoll und wir stehen philosophierend, reflektierend und psychologisierend vor dem Ölregal und sehen eine endlos lange Reihe von raffinierten Ölen aller Arten. Aber auch das so hoch angepriesene Distelöl (wegen seines hohen Anteils an ungesättigten und hochungesättigten Fetten) ist im gewöhnlichen Supermarkt hitzebehandelt worden. Und auch das Sonnenblumenöl wurde in dieser Weise beschädigt. Also lassen wir beide lieber stehen. Man muss tatsächlich sehr aufpassen, um nicht doch wieder ein Bein von der Nahrungsmittelindustrie gestellt zu bekommen! Im Biohandel und teilweise im Drogeriemarkt finden wir auch diese Öle in kaltgepresster, nicht raffinierter Form.

Wie soll sich der biochemische Stoffwechsel wohl glatt vollziehen können, wenn die Ausgangsstoffe denaturiert sind, durch schwere Eingriffe drastisch verändert und Fettsäureketten verkürzt wurden? Haben denn die Leute im Biochemieunterricht geschlafen, dass sie meinen, das wird schon irgendwie gehen!? Niemand käme auf die Idee, seine Zahnbürste zu essen, Schreibpapier oder seine Strümpfe. Da ist es einem klar, dass solche Dinge wohl nicht in den Körper gehören. Wer aber zerstörte Nahrung in den Körper hinein wirft und erwartet, dass *der es schon irgendwie hinbiegt*, der ist ein Narr und erhält die Zensur 6 in Lebensweisheit.

Ich habe damit bereits gesagt, dass wir auch keine Margarine essen sollten, da die Fettketten verkürzt sind und weitere zerstörerische Eingriffe vorgenommen werden. Öle werden künstlich emulgiert, weil man sich Öl nicht aufs Brot streichen kann. Die alten Römer bereiteten sich eine Art Salbe aus Olivenöl und ein wenig Wasser, indem sie beide, kräftig miteinander vermischten. Wenn Sie sich Mayonnaise zu Hause selbst herstellen, dann wissen Sie auch, dass diese streichfähige Creme entsteht durch geschicktes Vermischen von Olivenöl (hoffentlich kaltgepresst), Zitronensaft, Eigelb und Meersalz. Das ist ein Beispiel von natürlicher Emulgation, die durch die Zitronensäure bewirkt wird. Und das Salz festigt die Creme dann noch dauerhaft. Bei der Margarineherstellung jedoch erfolgen sehr künstliche Schritte, die ich hier nicht alle darstellen möchte und auch, ehrlich gesagt, gar nicht kann. Ich müsste mich erst einarbeiten. **Wozu** aber!?

Da sich Wasser und Fett nicht dauerhaft miteinander verbinden können, wird eben mit Chemie nachgeholfen. Der Körper wird mit Fetten konfrontiert, auf die er vom Schöpfer nicht vorbereitet wurde, da er keine Chemiefabrik ist sondern seine innere Biochemie nach in langer Zeit entwickelten Vorgaben funktioniert, die der Mensch nicht verändern kann, denn er kann Naturgesetze nicht manipulieren noch selbst herstellen. Zeit und Evolution haben in Anpassung an Umwelt und ökologische Nische auch die individuellen Stoffwechselprozesse entwickelt.

Im Ergänzungsband **Rezeptlose vegane Naturküche** zeige ich ein paar Butter-/Margarine-Alternativen auf. Die Grundlage sind dann insbesondere Sonnenblumenkerne aber auch Avocadocreme, Duriancreme, verschiedene Nusscremes und auch mit kaltgepressten Ölen. Man kann sie mit Mehlschwitze oder mit rohem Buchweizenmehl gut strecken, sodass nicht so viel Fett gegessen werden muss. Ich möchte aber auch hier wieder darauf hinlenken, dass wir nicht immer nach Ersatz für verloren Geglaubtes suchen sollten.

Wir sind schon ganz konfus von all den Gedanken während des Einkaufs. Also welches Öl wollen wir denn nun eigentlich kaufen? Da hinten stehen doch tatsächlich unsere kaltgepressten Öle! Diverse Marken, diverse Preise und hoffentlich keine Rückstände aus der Reinigung der Kessel an den Produktionsstätten, was schon zu schweren Vergiftungen und Todesfällen geführt hat. Nur: kaltgepresstes Sonnenblumenöl, kaltgepresstes Distelöl sowie kaltgepresstes Leinöl finden wir im Super-Markt leider nicht. Wir müssen uns dafür ins so genannte Reformhaus oder in den, ebenfalls so genannten Naturkostladen begeben.

Und dort gibt es dann auch Walnuss-, Haselnuss- und Traubenkernöl und vielleicht bald auch Öl aus sonstigen ansonsten nicht weiter verwert- und vermarktbaren unsinnigen Samen und/oder Abfällen. Ich esse lieber meine Walnüsse in ihrer unbeschädigten Ganzheit, und Traubenkerne kaue ich je nach Lust und Laune mit oder spucke sie einfach aus. Man könnte ja auch noch Apfel-, Birnen-, Gurken- oder Kirschkernöl erfinden, um auch das noch zu vermarkten....

Man muss sich angesichts des reichlichen Erfindungsblödsinns an Rezepten einfach vor Augen halten, dass die Nahrungsmittelindustrie daran interessiert ist, jedes Teilchen zu vermarkten. Auch **Fluor**[33], das als Abfallprodukt bei der Aluminumherstellung in großen Mengen anfiel, bringt inzwischen große Gewinne. Statt diesen hochgiftigen Sondermüll gar nicht erst zu produzieren, hat man gesucht, wie man ihn gewinnbringend weitervermarktet. Man suchte, wo Fluor natürliche Verwendung findet und kam so auf den Organismus. Seither steckt Fluor in Kosmetika ebenso wie in Zahncreme und einigen Salzsorten. Und was man mit reichlich Reklame unter dem Deckmantel seriöser Aufklärung oder gar Hilfsangebot versteckt, wird ohnehin von der nicht aufgeklärten Masse im Sinne des Wortes geschluckt.

9 c - Ani Anal Leakage Agents = Auslaufsperren - Die Nahrungsmittelindustrie bringt es fertig, eine Art Schmierseife mit Zucker und Aroma angereichert als besonders gesund und lecker zu verkaufen, haben wir doch schon die Tatsache, dass, um Durchfall durch bestimmte künstlich aufbereitete Fette zu vermeiden, regelrechte **Auslaufsperren**[34] eingebaut worden sind, die man professionell als **Anti Anal Leakage Agents** bezeichnet. In der Nahrungsmittelindus-

---

33 Fluor - Wie aus einem Gift ein Medikament wurde   http://www.nirakara.de/Fluor.htm
   Max Otto Bruker und Rudolf Ziegelbecker - *Vorsicht Fluor*- emu-Verlag
34 Diese freie deutsche Übersetzung von anti anal leakage agent stammt von Udo Pollmer und Eva Kapfelsberger aus deren Buch *Iss und Stirb* – Kiepenheuer & Witsch-Verlag. Auch nachzulesen in Udo Pollmers Buch *Prost Mahlzeit / Wohl bekomm's* - Kiepenheuer & Witsch
Internet-Links: Geben sie in ihre Google-Suchmaschine ein: anti anal leakage UND Margarine. Sie können auf der dann erscheinenden Seite ganz oben nun die deutschen Seiten auswählen.

trie gibt es nichts Heiliges mehr, und unter den verantwortlichen Politikern sind ebenfalls kaum Heilige zu finden.

Ich verkneife mir ein eigenes Kapitel über die Auswüchse an erneutem Nahrungsmittelunsinn in Reformhäusern und Naturkostläden. Beide Läden erscheinen Otto Normalverbraucher als hehr, edel und rein. Diese vermeintlichen Gesundheitstempel jedoch enthalten kaum noch gesunde, wirklich vitalstoffreiche und unbeschädigte sondern überwiegend fabrikatorisch veränderte Industrienahrung. Die Begriffe Vollwertkost und Bio sind beide gleichermaßen vergewaltigt worden und gelten nicht nur mir als abgegriffen. Es kommt ohnehin bei einer gesunden Ernährung weniger darauf an, dass etwas bio ist, sondern es kommt in erster Linie auf die Lebendigkeit der Nahrung an. Wenn sie dann auch noch bio ist, umso besser. In den drei Ländern Panamá, Spanien und Italien, in denen ich gelebt habe, gab es entweder keine Biokost zu kaufen oder ich hätte dafür 50-100 km weit fahren müssen, und mich verrückt machen können, wenn ich da keine herkömmliche Ware hätte kaufen wollen. Wir wollen das ändern, was änderbar ist und unter widrigen Bedingungen das Bestmögliche wählen.

In sämtlichen Süßwaren, Marmeladen, Fruchtaufstrichen, Kuchen und Keksen, die es im Biohandel gibt, wird fast ausschließlich mit Zucker gesüßt. Die FachverkäufInnen wissen nicht einmal, dass es egal ist, ob Zucker nun braun ist, Rapadura, Ursüße, Birnendicksaft, Fruchtsüße oder wie irgend eine der ▶ **62 Zuckerarten auf den Seiten 589f**▶ heißt. Diese künstlichen Fabrikzucker machen immer andere Nahrungsmittel unverträglich und schaden zudem der Gesundheit. In wirklicher Vollwertkost wird mit keiner dieser Fabrikzuckerarten gesüßt! Wirklich gesundes Gebäck können wir tatsächlich nur zu Hause herstellen, weil der Biohandel so ignorant ist, höchst selten gesundes Süßgebäck anzubieten. Weil aber die Menschen trotz Aufklärungsversuchen einiger Pioniere weiterhin uninformiert geblieben sind, weil Politik, Ärzte und Krankenkassen es versäumen, korrekte Aufklärung zu betreiben, wird weiter nach alldem gefragt, was krank macht. **Wenn es auch Wahnsinn ist, so hat es doch Methode!**

Ich selbst kaufe dort noch weniger ein als im Supermarkt um die Ecke. In beiden Ladentypen gibt es vor allen Dingen Nahrung, die lange haltbar ist und daher Herstellern wie Händlern wenig Verluste bringen. Die biologische Wertigkeit einer Nahrung hängt nicht nur davon ab, ob sie auf dem Acker, der Wiese oder im Stall mit Chemie bombardiert wurde, sondern von ihrer Lebendigkeit. Alles, was lange haltbar gemacht wurde, ist aber tot: Industrienahrung ist tot!

Ein wirklich gesunder Handel muss sich darauf einstellen, dass Verluste unvermeidlich sind. Kunden sollten nur Frisches kaufen und, so möglich, einen eigenen Gemüsegarten pflegen. Kunden sollten nichts verlangen, was von weither herangekarrt werden muss. Kunden sollten ihre Wünsche nach dem Prinzip der Nachhaltigkeit richten und entsprechend einkaufen. Es muss keine Teuerung nach sich ziehen, wenn man sich auf vegane, auch biologisch erzeugte Kost beschränkt und viel zu Hause selbst macht. Ich gebe wesentlich weniger für mein Essen aus als der Normalverbraucher.

Und noch eines: Allein mein Ernährungsverhalten zieht einen extrem niedrigen CO_2-Ausstoß nach sich, der bei weitem nicht einmal durch eine Flugreise jährlich nach Spanien an das heranreicht, was Otto-Normalverbraucher an Co_2 ausstößt beziehungsweise durch sein Konsumverhalten ausstoßen lässt. Vegetarische, insbesondere aber vegane Rohkosternährung reduziert den Energieverbrauch drastisch und schont die Umwelt.

▶ Ebenfalls in Teil II - *Rezeptlose vegane Naturküche* - auf Seite 64

10 - **Das Tierfutter-Regal**

Das Tierfutter-Regal beachte ich nicht besonders, weil ich als Vegetarier ohnehin nur einmal im Monat Fleisch für meine Katze benötige. Dann aber kaufe ich ein ganzes Huhn mit allem Drum und Dran, einschließlich Knochen und Innereien, soweit sie im Handel zu haben sind und treibe alles zusammen durch den Fleischwolf, damit mein Kätzchen so vollwertig wie möglich ernährt werden kann. Leider verbietet das Gesetz, Därme und Magen samt Inhalt in den Handel zu bringen. Der Jäger dagegen gibt seinem Hund die leckeren Innereien nach dem Aufbrechen des Wildes. Und jeder Carnivore isst Därme und Magen samt Inhalt und bekommt so angedaute Nahrung und die Enzyme der Pflanzen fressenden Beute, an die er sonst nicht herankäme. Unsere Fleisch fressenden Tiere bekommen, vom Staat verordnet, nicht das, was sie benötigen.

Ich füge daher noch rohe Wildkräuter bzw. im Winter rohes Gemüse zu, was ich ebenfalls mit durch den Fleischwolf treibe. Direkt an die jeweilige Futterportion gebe ich auch noch etwas kaltgepresstes Öl zu. Beim Sammeln von Wildkräutern fragte mich mal eine Frau, ob ich ein Kaninchen hätte. "Oh nein", habe ich ihr geantwortet, "das ist für meinen Hund". Die Frau kriegte sich überhaupt nicht mehr ein, als sie das hörte. Sie wurde derart laut, lachte wie besessen und sagte wiederholt, dass ich nicht ganz dicht sei. Dabei frisst jeder Hund und jede Katze auch Vegetabilien. Die können wir natürlich für Geld in der zoologischen Handlung erwerben: Katzengras. Dabei wäre es ein Leichtes, ein wenig vom Getreide selbst anzukeimen, der Katze Freigang zu gewähren, wo sie selbst gern neben der Jagd auf Mäuse, Frösche, Insekten und Vögel gern auch an Kräutern zupft oder ihr, wie auch dem Hund, frisches Grünfutter mit ins Futter zu geben. Der Schäferhund der erwähnten Frau war lange schwerkrank, bevor sie ihn einschläfern ließ. Er bekam nur Trockenfutter, und der Tierarzt verdiente ebenso gut an ihm wie die Tierfutterindustrie.

Ich halte übrigens gar nichts davon, von Natur aus Fleisch fressende Tiere rein vegan zu ernähren nur weil man festgestellt hat, dass dies möglich ist. Natürlich ist das möglich, denn die Hunde in den Dörfern rein vegan lebender Hindus bekommen seit Jahrtausenden niemals Nahrung tierischen Ursprungs, wie mir ein indischer Freund mal sagte. Ein paar besonders eifrige vegane Naturköstler haben nun vegane Kunstnahrung für Hunde und Katzen im Angebot, die aber zur prozessierten Nahrung gehört, gedarrt, hitzedenaturiert und durch Haltbarmachung der Vitalstoffe beraubt ist (Seiten 80, 89, 256, 390, 450). Dafür werden dann nachträglich Mineralien und Vitamine wie bei herkömmlichen Trockenfutter zugefügt. Auch hier herrscht Ersatzdenken, und es werden beispielsweise naturgetreu Knochen nachgebildet. Statt Kunstfarben nimmt man natürliche Farben von Nahrungsmitteln. Das mag vorderhand gesund sein, aber genau betrachtet haben wir Präparate vor uns und damit Nahrungs- aber keine Lebensmittel im Sinne von Werner Kollath. Es werden beispielsweise verwendet: Getreide, pflanzliche Eiweißextrakte (meistens aus der Sojabohne, d.h. Tofu und Sojatex), pflanzliche Nebenerzeugnisse, was immer darunter zu verstehen ist, Öle und Fette, Hefen, Mineralstoffe, Vitamin E, Linolsäure, L-Carnitine, Kalzium und Phosphor. Da wird genau nachzubilden versucht, was in natürlicher Fleischnahrung vorhanden ist. Ganz so wie bei der Herstellung von Babynahrung oder Sondennahrung für Kranke. Selbst Sondennahrung für Bewusstlose könnte man aus nicht raffinierten Zutaten und ganz ohne Fabrikzucker herstellen. Es ist überhaupt nicht notwendig, Kunstprodukte zu verabreichen. Aber es bereitet natürlich Mehrarbeit in der jeweiligen Küche: zu Hause, im Krankenhaus, in der Tierklinik usw..

Manche behaupten, die vegane Tier-Nahrung werde nicht mit Hitze behandelt sondern nur getrocknet. Unter Hitzeeinwirkung? Ich traue dem Zauber nicht! Und wenn pflanzliche Eiweißextrakte zugefügt werden, geht das gar nicht anders als durch vorherige Hitzeeinwirkung. Eine solche Nahrung ist nicht vom Schöpfer gewollt, da sie sich nicht in langer Evolution hat entwickeln können. Unser Herrgott aber hat als erstes die Voraussetzung für Mutation und Evolution erschaffen und dann die Freiheit der sich herausbildenden, ebenfalls sich entwickelnden unterschiedlichen Spezies in ökologischen Nischen. So stelle ich mir die Schöpfung vor, und das ist der Kreationismus, dem ich folgen kann: Mutation und Evolution in Freiheit in einen freien Raum hinein. Nicht aber eine abergläubische Bibelbetrachtung.

Man sollte darüber nachdenken, wenn man denn schon so konsequent vegan lebt und sich der Natur nahe ernähren und leben möchte, ob das Halten von Haustieren nicht doch einen klaren Gewaltakt darstellt! Wir berauben sie ihrer natürlichen Lebensräume und Entwicklungsmöglichkeiten. Und wenn wir dann noch vegane Kunstnahrung verpassen, berauben wir Fleisch fressende Tiere ihrer artgerechten Ernährung. Wir sollten uns auf solche Haustiere beschränken, die durch die Notwendigkeit der Anpassung an den Menschen genügend Freiraum behalten. Und wenn wir schon Hunde und Katzen zu unseren Gesellen machen, dann sollten wir ihnen wenigstens artgerechte Nahrung geben, statt ihnen unsere eigene Weltschau überzustülpen.

Gehen wir am **Tierfutterregal** lieber vorbei, denn eine am Schreibtisch ausgeklügelte Astronautenkost wollen wir unseren Lieblingen nicht anbieten, auch wenn sie geradezu süchtig danach werden, was jeder Tierliebhaber zu Hause ausprobieren kann. Weder Kunstnahrung aus dem Supermarkt noch aus dem Bioladen oder Biokostversand sind gut genug für unsere vierbeinigen Freunde. Für unsere vierbeinigen Freunde gilt dasselbe wie für uns Menschen: Auch sie benötigen rohe, native, nicht durch Hitze zerstörte Eiweiße, um dauerhaft gesund zu bleiben. Und zwar jeder nach seiner Art.

11 - Die Fleisch- und Wurstabteilung

Hier husche ich nur rasch vorbei, denn ich kaufe für meine Haustiere lieber beim Tierfutterhändler auf dem Markt ein. Gegenüber von ihm gibt es einen Händler, der frische Hähnchen und Eier verkauft, und bei den Türken bekomme ich auch so manches wie Innereien, Füßchen und dergleichen für meine Fleisch fressenden Haustiere, was ich bei den Deutschen nicht finde. Hunde und Katzen sind von Haus aus eigentlich keine Aasfresser. Wir machen sie aber notgedrungen dazu, denn ob Fleisch oder Fisch, was wir auch kaufen, ist genau betrachtet Aas. In der freien Wildbahn ist allerdings bereits das Aas, was die Frischfleischfutterer nach ihrer Mahlzeit den Hyänen und Geiern übrig lassen. Der Begriff "Aasfresser" führt zu Missverständnissen, denn er bezieht sich nur darauf, dass ein Beutetier nicht selbst geschlagen wurde.

Der Mensch aber hat sich nicht nur beim Fleischessen, sondern auch sonst allgemein zum *Aas-Müllfresser* entwickelt, denn er vertilgt uralte, ewig lange haltbare, konservierte Nahrungsmittel. Er hat sich in einer Form zum Aasfresser gemacht, wie es ihn in der ganzen weiten Natur nicht gibt, denn der Aasfresser in der Natur frisst keine **Mumien** (diverse Wurstsorten, Schinken, Dosenwurst, Pökelfleisch usw...) sondern die Reste eines kurz zuvor von einem anderen fleischfressenden Tier erlegten Beutetiers. Wir reden von *Fleischreifung*, und lassen es *aushängen*. In Wirklichkeit aber essen wir mehrere Tage altes Aas und ein paar Leichengifte gleich mit. Der Mensch aber isst ja tatsächlich Tage und Wochen altes Fleisch tagtäglich und verzehrt genussvoll obendrein die genannten **Fleischmumien** bzw. **Aas** in Form von Wurstwaren, Schinken, Räucherfisch, diverse Fleisch- und Fleischpasteten.

Fleisch wird überwiegend gegart gegessen, also hitzedenaturiert. Wenn man sich mit der biologischen Wertigkeit nativen versus hitzedenaturierten Eiweißen intensiv auseinandergesetzt hat, wird man überhaupt nicht mehr sagen noch fragen: "Aber das Fleisch ist doch so gesund, und woher sonst bekomme ich mein Eiweiß!?" ▶ Auf den Seiten 76, 385-387 spreche ich noch die krebsfördernden Glykotoxine an, die durch das Grillen von Fleisch entstehen.

11a - Hitzedenaturierung - Bei der Hitzedenaturierung, auf die wir natürlich noch mehrfach vertiefend eingehen müssen, werden die Eiweiße durch **physikalische Einwirkung** verändert, was einer Verbrennungsnekrose (Absterben durch Verbrennung) gleich kommt. Bei der Denaturierung durch den Magensaft jedoch, welcher das Eiweiß in seine Bestandteile, die Aminosäuren, zerlegt, haben wir es mit einer **chemischen Denaturierung** zu tun. Der Unterschied zwischen der physikalischen und der chemischen Denaturierung liegt ganz einfach darin, dass unter der chemischen Denaturierung durch den Magensaft die Lebendigkeit dadurch erhalten bleibt, dass das *Eiweißgitter* (die chemische Struktur ist räumlich angelegt und wird auch als Faltblatt dargestellt) unverändert bleibt, bei der physikalischen, also der unter Hitze erfolgenden Denaturierung der Eiweiße, dieses Gitter irreversibel (unumkehrbar) verändert wird.

Es geschieht dasselbe, wie wenn Sie sich die Hand verbrennen. Dabei werden die Eiweiße verändert. Mit diesen veränderten Eiweißen, die so in der Natur nicht vorkommen, soll nun der Metabolismus (Stoffwechsel) klarkommen und daraus lebendige körpereigene Eiweiße produzieren. Nur die Phantasie, jedoch nicht der Stoffwechsel, können das zuwege bringen.

Es erübrigt sich eigentlich eine ethische Diskussion über die Beweggründe für den Vegetarismus und eine ökologische Betrachtung, wenn ich auf die Tatsache blicke, dass Pottenger vor rund 100 Jahren und Kollath vor rund 80 Jahren bereits durch Fütterungsversuche an Katzen, Ratten, Mäusen und Hühnern nachgewiesen haben, dass diese Versuchstiere schwer erkrankten und zunehmend mit jeder weiteren Generationen genau dieselben Zivilisationkrankheiten entwickelten wie die Menschen, die das im unbewusst angelegten Großversuch ja auch erleben, nur eben ständig verdrängen, weil ihnen die Wirtschaft die korrekten Belehrungen verbietet.

Wenn von Werner Kollaths bahnbrechenden Forschungen die Rede ist, wird immer von den Ballaststoffen gesprochen. Damit sind zum Beispiel die sich durchaus nicht als Ballast auswirkenden Randschichten von Getreide- und Reiskorn gemeint, weshalb Max Otto Bruker den Ballaststoff-Begriff ablehnte und dazu aufrief, lieber von Vitalsubstanzen zu sprechen.

Die so genannten Ballaststoffe, die sich in der Randschicht von Getreide und Reiskorn befinden, enthalten aber die lebensnotwendigen Vitalstoffe: Vitamine, Mineralien und Spurenelementen. Insbesondere aber den Vitamin B-Komplex, den man früher Auxone nannte.

Es wird sich auch gern auf Kollath bezogen, wenn wir beweisen wollen, dass vegetarische Ernährung ausreichend Eiweißbausteine (Aminosäuren) enthält. Dass wir Eiweiße gleichermaßen aus pflanzlicher wie tierischer Nahrung beziehen können, will ich nicht nochmals erwähnen, und dass sie besser unerhitzt gegessen werden sollten, wissen wir auch schon. Aber leider werden Kollaths Erkenntnisse bezüglich der Eiweiße noch heute eher totgeschwiegen, weshalb überwiegend Laien sich aufgefordert fühlen, immer wieder daran zu erinnern, was Kollath wirklich geleistet hat. Er ist noch zu wenig rehabilitiert worden.

Wenn jemand behauptet, dass Fleisch wegen des Eiweißes so wichtig für die menschliche Ernährung sei, übersieht er, dass wir es stets *gegart* (außer im rohen Tartar = Schabefleisch) zu uns nehmen, und dass wir Eiweiß auch mit Vegetabilien zu uns nehmen können. Seit langem ist wissenschaftlich erwiesen, dass ein sich vollwertig ernährender Vegetarier völlig ohne tierisches Eiweiß nicht nur gesund ist sondern sogar sportliche Höchstleistungen vollbringen kann. Es gibt mehrere Olympiasieger, die Vegetarier und sogar Veganer sind.

Kollath führte sehr genau aus, wie er durch Zufall entdeckte, dass die Verabreichung von nativem, nicht durch Hitze denaturiertem Eiweiß sich anders auswirkte als die Verabreichung von hitzedenaturiertem Eiweiß. Dennoch hören wir in den Kreisen der Ernährungsforscher praktisch nichts darüber. Die Ärzte werden ohnehin nicht geschult in diesem Wissen. So kommt es, dass sie immer noch diverse verschiedene Diäten bei vermeintlich verschiedenen Krankheiten verschreiben und es den Beruf des Diätkochs und Diätassistenten gibt, der jedoch keine Ahnung davon hat, dass auch er eine Lebens- und vor allem *Lehrverfehlung* begeht.

Der Wertgradmesser eines Lebensmittel ist und bleibt die Unverfälschtheit durch Lebendigkeit, gleichgültig ob wir Hitzedenaturierung, Verdauungsleukozytose oder Glykotoxine für das Durcheinander und mögliche Krankheiten verantwortlich machen wollen, die im Zusammenhang mit Kochkost stehen. Ein Apfel ist lebendig und als noch lebend zu bezeichnen. Jedes frische, noch nicht durch Hitze getötete Obst und Gemüse ist ebenso lebendig wie das Beutetier, das unmittelbar nach dessen Tod gefressen wird. Diese klare, durchaus nicht fanatische Ausdrucksweise wähle ich wegen ihrer Eindeutigkeit. Zur Ganzheit gehört die Beachtung aller möglichen und unmöglichen Möglichkeiten. Das bezieht sich gleichermaßen auf die Vermeidung von Hitzedenaturierung, Unterlassung von Reizung des Immunsystems sowie Unterbindung der Herausbildung von Glykotoxinen. Auch das Ausschalten von Raffinieren und Schälen unserer Lebensmittel ist eine gesunde, nicht aber fanatische Verhaltensweise.

Wir werden keine Bananenschalen verzehren wollen, aber wir sollten Karotten und Gurken ebenso wenig schälen wie einen Apfel und so viel wie möglich roh essen. Es ist möglich, all das roh zu essen, was roh ungiftig ist. Und es ist möglich, all das nicht zu essen, was nur gekocht ungiftig ist beziehungsweise erst durch Kochen kaubar wird.

Werner Kollath: "Lasst unsere Nahrung so natürlich wie möglich!"
Max-Otto Bruker: "Essen und trinken Sie nichts, wofür Reklame gemacht wird!"

12 - Die Fischabteilung

Fisch gibt es besser auf dem Wochenmarkt oder im Fischladen zu kaufen, denn im Supermarkt ist das Angebot meistens auf Tiefkühl- und geräucherte Ware beschränkt. Ein paar in Aspik eingelegte Fische und als **Urnenware** in Dosen und Gläsern gibt es auch noch zu haben. Ich komme weiter unten auf die Omega-3-Fettsäuren noch zu sprechen, denn man will uns ja einreden, dass wir Fisch essen sollten, weil die darin enthalten sind.

Warum sollte Fisch gesünder sein als Fleisch? Das Gerede von der leichteren Verdaulichkeit halte ich schlichtweg für Unsinn. Über den Unterschied zwischen **Verträglichkeit** und **Verdaulichkeit** kommen wir ohnehin noch zu sprechen. Die Unterschiede von rohem und durch Hitze zerstörten Eiweiß haben wir ebenso angesprochen wie die Glykotoxine durch Braten und Grillen. Wir essen Fisch ebenso wie Fleisch überwiegend nicht roh. Und als Matjeshering, der intensiv in Salz zwecks Konservierung eingelegt wird, halte ich ihn ohnehin nicht für notwendig. Es wäre aber nötig, die Meere nicht mehr zu überfischen. Um dem entgegen zu wirken, werden immer mehr Fische in Meerfarmen gezüchtet. Wie Rinder auf der Weide werden Fische im offenen Meer eingezäunt. Sie werden künstlich gefüttert und können sich nicht mehr natürlich ernähren. Wir erhalten dadurch ebenso wie beim Fleisch keine natürliche "Ware" mehr. Ehrlich gesagt möchte ich gar nicht so genau wissen, wie das Futter von Hühnern, Schweinen, Mastgänsen, Fischen usw. aussieht, weil ich nichts davon esse.

Während meiner Panamájahre war ich häufiger in der Provinz Chiriquí. Dort gibt es auch eine Forellenzucht und das Bambito-Hotel, die, soweit mir bekannt ist, beide General Noriega gehörten. Wir konnten dort frei herumspazieren, aber ich habe mir absichtlich nicht alles durchgelesen, was an Inhaltsstoffen im bereitstehenden **künstlichen Forellenfutter** enthalten war..

12a - Industrielles Fisch- und Tierfutter - Im Futter unserer Speisefische befinden sich um die 30 % stickstoffreie Extrastoffe (Nfe), die, auf eine Kürzel gebracht, nichts anderes als Zucker sind. Sowie das Stickstoffatom (N) entfernt wird, reduzieren wir auf Saccharide. Und wenn wir von Rohfaser lesen, sollen wir nicht glauben, dass es sich um rohe Fasern handelt, vielmehr sind damit die Ballaststoffe gemeint. Als Laie kann man eben rasch Fehlschlüsse ziehen. Wenn also von Rohstoff-Komponenten in **Tierfutter** gesprochen wird, dann verhält es sich ebenso wie bei der Rohfaser, die nicht roh sein muss sondern lediglich einen Grundstoff (hier: Ballaststoff) bezeichnet. Es wird auch von Rohprotein gesprochen. Damit sind sowohl unbearbeitetes Fleisch als bereits hitzedenaturiertes Sojaeiweiß gleichermaßen gemeint.

Nfe wird meistens aus pflanzlichem Material als Energielieferant gewonnen. Saccharide liefern Energie. Die Hersteller zerlegen die Kohlenhydratketten in möglichst kleine Zuckerverbindungen, weil, - je kleiner der Zucker, desto besser - die Erfahrung zeigt, dass die Fische besser wachsen, d.h. größer werden. Mehr Gewicht, mehr Ertrag. So einfach ist das. Auch wir Menschen werden immer größer durch den hohen Konsum an isolierten Kohlenhydraten. Warum sollten nicht auch die Fische größer und fetter durch solche Kost werden? Durch die stickstoffreien Extrastoffe (Nfe) wird dieser Teil der Nahrung als *besser vorverdaut* bezeichnet. Dann können wir ja gleich alle Di- und Monosaccharide als *besser vorverdaut* ansehen und am besten nur noch Pulver und Tabletten essen. Welch fatale Folgen vermeintlich "*vorverdaute Monosaccharide*" in der Diabetikerkost haben, ist ausreichend bekannt. Trotzdem werden weiterhin *leicht verdauliche* Monosaccharide empfohlen. Grotesker geht es eigentlich gar nicht mehr, aber es ist nun einmal so, dass Wahnsinn tatsächlich akribische Methode hat.

Die Nfe umfassen tatsächlich Stärke, Inulin, Glykogen, Pektin, Fructosane, Cellulosen und Hemicellulosen, Saccharose (= Disaccharid = üblicher Haushaltszucker)) und die Monosaccharide Fruktose oder Glukose sowie Teile des chemisch unverwandten Lignins.[35] Es geht dann noch weiter, denn man teilt die Kohlenhydrate auf in vermeintlich *gut bzw. schlecht verdauliche Kohlenhydrate.* Kohlenhydrate (Saccharide) müssen ihren Weg durch den Organismus nehmen, und zwar im natürlichen Verbund eines kohlenhydrathaltigen Lebensmittels. Das kann für den Carnivoren Fleisch sein, für die vegetarisch lebenden Arten sind es eben Vegetabilien.

Auf der in der Fußnote erwähnten Internetseite gibt es recht umfassende Informationen über Tiernahrung. Und wenn sie das mit Hinblick auf ihre Entscheidung unternehmen, ob sie in Zukunft noch Fleisch, Fisch, Eier und Milchprodukte essen wollen, dann werden sie

---

35 http://www.degupedia.de/info/tierernaehrung_grundlagen.html#weender
Siehe auch http://www.uni-kassel.de/agrar/tiereg/?c=67 ▶ **Hierzu bitte Seite 90 beachten**

umso kritischer fragen, was die Tiere denn so zu fressen bekommen, da sie, als EndverbraucherIn am Ende der Nahrungskette stehen und letztlich inklusive der oft untergemischten Antibiotika alles mitessen, was diese Tiere zu fressen bekommen haben. Ich würde schon aus diesem Blickwinkel heraus **Punkt 4: Mischfutter oder natürliche Nahrung?** besonders aufmerksam lesen. Dort erfahren wir als erstes, dass industrielle Futtermittel andere Fütterungsmethoden im Laufe der letzten Jahrzehnte verdrängt haben und dass die Haustiere vor hundert Jahren hauptsächlich von Küchenabfällen und Gras gelebt haben. Unsere heutigen Küchenabfälle, das sei deutlich hervorgehoben, sind aber nicht mehr gesund genug! Unsere Haustiere würden daran wahrscheinlich noch früher und schwerer erkranken als durch die industriell hergestellten Futtermittel. Es ist aber auch Bequemlichkeit, warum wir Fertigfutter kaufen.

Trockenfutter = Extrudatfutter wirkt sich besonders fatal aus, da es überwiegend aus billigen Rohstoffen hergestellt wird. Die Tiere müssen viel trinken, es kommt zu Trinkfehlverhalten, der Magen wird überdehnt, die Tiere werden dick und bekommen Diabetes, Herzkrankheiten, allgemeine Arteriosklerose, werden blind, und erkranken an Zähnen und Knochen. An Pellets und Extrudatfutter werden gern Zusatzstoffe gegeben, die ein Tier regelrecht an eine bestimmte Marke fesseln, indem sie Suchtverhalten auslösen. Die Tiere erkranken meistens zwischen dem 5. und 7. Lebensjahr. Ab da verdient der Tierarzt sich eine goldene Nase und empfiehlt dann Spezial-Trockenfutter, das er meist direkt in seiner Praxis verkauft. Vor roher, natürlicher, artgerechter Nahrung wird eher gewarnt. Oft auch mit dem Hinweis auf Trichinen, Bakterien und andere Kleinstlebewesen, die allerdings auch durch Tiefgefrieren getötet werden können.

Bei der Gelegenheit sei auch auf die so genannten freilaufenden Hühner verwiesen. Haben sie schon mal so eine Farm gesehen, wo die Hühner zwar biologisch wertvolles Futter erhalten, aber so wenig Platz vorhanden ist, dass sie unter Dauerstress leiden? Wollen wir ihre Eier wirklich essen? Eingepferchte Fische, eingeengte Hühner, genudelte Gänse mit kranker Fettleber? Und Mastrinder und Schweine, die größtenteils in Mastfarmen in viel zu engen Boxern dahinvegetieren und deren Kinder geraubt und ihrerseits gemästet werden!! Und **wozu** das? Um unsere grenzenlose Gier, nicht aber um unseren natürlichen Hunger zu stillen.

Schauen wir uns doch mal so eine liebliche, ländliche Landschaft genauer an, dann wird uns klar, dass all die so genannten Nutztiere darin ein sehr kurzes Leben haben, in dem sie nicht einmal ihrer Art gemäß leben dürfen sondern missbraucht und ausgenutzt werden. Die meisten Tiere werden, auf unsere Lebensdauer hochgerechnet, als Kinder und Jugendliche ermordet und von Menschen aufgegessen, obwohl Menschen kein Fleisch benötigen. Rinder brauchen viel mehr Raum, als wir ihnen zugestehen! Sie wollen, wie die Büffel und Wisente. in großen Herden durch die Landschaft ziehen. Sie möchten ihre Jungen bei sich haben. Auch sie haben ja Muttergefühle! Mir ist der Appetit auf all das und noch mehr längst vergangen!

13 - Das Süßigkeitsregal

Auf zur Höhle des Löwen selbst, zum Süßigkeitsregal! Hier habe ich nichts mehr hinzuzufügen. Die Rauchwaren direkt an der Kasse und die Bonbons für die Kinder erwähne ich auch nicht besonders, außer vielleicht die Vitaminbonbons, die für mich die Ausgeburt menschlicher Verirrung darstellen. Ansonsten habe ich keine Lust mehr auf Frust. Aber wir sind ja noch nicht an der Kasse sondern haben noch ein paar Abteilungen vor uns.

14 - Die Backwarenabteilung

Ein wunderbarer Duft von frisch gebackenem Brot zieht uns an und wir kommen zur Backwarenabteilung. Daneben gleich das Regal mit den Dauerbackwaren. Nebenbei erwähnt: Mich widert der Geruch von frischen Backwaren darum so an, weil er von Zuckeraroma durchsetzt ist. Dieser Industriezucker riecht völlig anders als Honig. Es ist beachtlich, wie stark sich mein Geruchsempfinden über die Jahre verändert hat. Was mir früher den Appetit anregte, lässt mich heute angewidert weggehen. Der Geruch von frischem Fleisch und Fisch ohnehin, aber auch der Geruch von "verbranntem Fleisch und Fisch" und eben auch von Zuckerbackwaren. Frisches Brot empfinde ich dagegen nach wie vor als appetitanregend.

Wir haben schon beim Diätregal erfahren, das Brot hauptsächlich Kohlenhydrate enthält. Daher sättigt es uns so intensiv, und wir nennen Backwaren *Grundnahrungsmittel.* "Unser täglich Brot gib uns heute" beten wir. Was für uns das Brot ist, das ist für den Asiaten der Reis. Sowohl Reis als auch Brot werden jedoch durch fabrikatorische Eingriffe drastisch verändert. Die Randschichten des Getreidekorns und der Keim werden entfernt, damit sie besser gelagert werden können und nicht ranzig werden. Dies dient allein der Minimierung von Verlusten der Geschäftsleute, jedoch nicht der Ernährung. Dafür maximiert es aber die Krankheiten.

Auf den Brotregalen von Supermärkten gibt es fast niemals als vollwertig zu bezeichnendes Brot, und auch in Reformhäusern und Bioläden ist kaum wirklich vollwertiges Brot zu finden. Ich habe mich da sehr genau erkundigt, als ich selbst im Reformhaus gearbeitet habe. Ich backe seit 25 Jahren grundsätzlich selbst. Allerdings bin ich inzwischen davon überzeugt, dass der Mensch völlig ohne Getreide wunderbar gesund leben kann. Ich habe jedenfalls in freier Wildbahn kein Tier gefunden, dass Polysaccharide in derart hoher Konzentration zu sich nimmt wie der Mensch. Vor allem in Naturkostkreisen wird m. E. damit erheblich übertrieben. Man kann tatsächlich auch ohne diese Mengen von Getreide gesund bleiben.

Der Mensch baut seit 7.000-10.000 Jahren Getreide an. Das Getreide gehört nicht in die phylogenetische Entwicklung des Homo sapiens sondern wurde durch andere Gründe in seine Ernährungsgewohnheiten einbezogen. Die Affen, denen wir am nächsten verwandt sind, nehmen nirgendwo in freier Wildbahn Brot oder Frischkornmüsli zu sich. Sie bauen auch keinen Mais, Reis oder Kartoffeln an. Sie leben einfach von Früchten und Blättern, kauen auch mal an einer Baumrinde. Einige öffnen Nüsse, andere reißen selten mal einen anderen Affen. Mag sein, dass es Primaten gibt, die auch mal Maden und Käfer genießen. Die meisten trinken nichts oder wenig. Vor allem keinen Kaffee, Tee, Alkohol, Cola-Getränke usw.... Ein Blick zu den Ernährungsgewohnheiten unserer nächsten Verwandten wäre die Erkenntnis einer Botschaft vom Himmel, eine Prophezeiung des Allerhöchsten an uns Menschen, die wir uns von seinem Willen vollkommen entfremdet haben in lauter Lust und Sucht nach freier Unabhängigkeit.

Getreide ist praktisch zu lagern und gibt die Gewissheit, gut durch den Winter und andere Mangelzeiten zu kommen. Ackerbau, Viehzucht und kluge Vorratshaltung anderer Art haben dazu beigetragen, dass der Mensch zu blühenden Kulturen aufsteigen konnte. Erst wenn er ohne Not lebt, kann er sich kulturell entfalten und seine typisch menschlichen Fähigkeiten entwickeln. Ich will darum das Getreide gar nicht madig machen sondern stimme in Kollaths **Getreide und Mensch, eine Lebensgemeinschaft** uneingeschränkt mit ein.

Schauen wir uns in der Backabteilung weiter um. Dauerbackwaren leiden an Vitaminverlusten, an Verlusten von hochungesättigten Fettsäuren, welche zusammen mit dem Keim entfernt wurden. Zudem die hohe Durchhitzung von Kleinbackwaren wie Brötchen, Ofenblechkuchen und Plätzchen. Einen hohen glykämischen Index hat alles, was unter hoher Hitzeeinwirkung hergestellt wird: Pommes, Kartoffelchips, Süßigkeiten, Gebäck, Eiscreme und Fast-Food. All diese Dinge fördern auch die Entzündungsbereitschaft und insofern auch rheumatische Reaktionen, die meistens nur mit einem überschießenden Immunsystem und als Autoimmunerkrankung erklärt werden.

Es ist völlig gleichgültig, ob Sie sich Vollkornspaghetti, Vollkornkekse ohne Fabrikzucker kaufen oder *normale*, da die Schädigungen ohne Unterschied dieselben sind. Daher ist es auch Unsinn, diese Dinge für noch mehr Geld im Biohandel einzukaufen. Die genannten stark durchbackenen Backwaren sind inklusive Nudeln aller Arten allesamt ernährungsphysiologisch nutzlos und fördern letztendlich die Entstehung von Krebskrankheiten. Es ist also egal, ob es sich um Vollkornnudeln, Bionudeln oder herkömmliche Pasta handelt. Sie zählen zu den konservierten bzw. präparierten Nahrungsmitteln auf der Kollath-Tabelle und sollten, wenn überhaupt, nur sehr selten gegessen werden. Das wird mancher Mutter schwer fallen, weil Kinder nun einmal Nudeln und Pizza sehr lieben. Und nicht nur Kinder essen das gern.

15 - **Das Müsliregal**

"Aber hier ist doch pure Gesundheit", ruft mir da gerade ein Verkäufer zu, dem es leider an Fachwissen fehlt, obwohl er glaubt, eine gute Berufsschule besucht zu haben und vielleicht sogar mit einer Eins bestanden hat. Selbst im Reformhaus fehlt korrektes Fachwissen trotz oder gerade wegen der intensiven fachlichen Schulungen, denn: **Obwohl es Wahnsinn ist, hat es doch Methode.** Und die liegt im Wirtschaftsfaktor, oder besser: im **Profitfaktor** begründet!

Was für das handelsübliche Brot gilt, gilt auch für Getreideflocken. 1. Keim wird entfernt, damit die Flocken nicht ranzig werden und lange lagerfähig bleiben, 2. Die Flocken werden mit Hitze behandelt (gedarrt). Sie sind daher ebenso minderwertig wie handelsübliches Brot. Mit anderen Worten: Diese Fertigmüslis sind einfach nur ungesund. ▶ Seiten 73, 89, 256, 390, 450

Unter den diversen frischen Brotsorten in einem renommierten Reformhaus, indem ich vorübergehend tätig war, habe ich gerade mal drei als halbwegs vollwertig zu bezeichnende Brotsorten gefunden. Da der **Verlust an Vitamin B1 bereits 15 Minuten nach dem Vermahlen** einsetzt, ist bislang alles vermeintlich vollwertige Brot in den Gesundheitsläden nicht vollwertig, denn die einzige Garantie, die sie uns geben können, lautet: *"Wir verbacken das gemahlene Mehl garantiert innerhalb von 12 Stunden."*

Eine Stunde nach dem Vermahlen haben wir jedoch nur noch 50% Vit. B1 im Mehl. In den süßen Backwaren wird zudem laufend brauner Zucker und dergleichen verwendet. Mit Honig gesüßte Backwaren sind die Ausnahme in Reformhaus und Bioladen. Und die wirklich Gesundheitsbewussten fragen schon lange nicht mehr danach, weil sie wissen, dass sie das zu Hause leicht selbst machen können. Hierher gehörte eine längere Abhandlung über die tatsächlich katastrophalen Auswirkungen dieses Verlustes an Vitamin B 1 in unserer täglichen Nahrung, die sie bitte auch bei Max Otto Bruker, J.G Schnitzer und anderen einschlägigen Autoren in deren verschiedenen Büchern nachlesen wollen, um ein abgerundetes Bild zu erhalten. Wir kommen außerdem in einem eigenen Kapitel auf den Seiten 405ff auf das Vitamin B 1 noch zu sprechen.

Schnitzer und Bruker schreiben allgemeinverständlich. Korrektes Wissen bekommt man natürlich umfangreicher vermittelt, wenn man Ernährungswissenschaften studiert. Exaktes Wissen ist heute nicht mehr in einem Geheimarchiv verschwunden. Der Arzt Max Bircher schrieb das sehr lesenswerte Buch *Geheimarchiv der Ernährungslehre*, welches ich in diesem Zusammenhang sehr empfehlen möchte.

15b - Wo gibt es im Supermarkt Frischkornmüsli zu kaufen? - *Antwort: Gänzlich unmöglich!* - Aber wir kennen doch alle eine Alternative: Selbst machen! Und zwar aus Getreidekörnern und Obst. Das Grundrezept wollen sie bitte nicht zu sehr verändern!

Nüsse sollten immer enthalten sein. Sie sind unter anderem als Eiweißträger wichtig, enthalten aber auch die lebensnotwendigen unterschiedlichen Fettsäuren. Also bitte Nüsse stets mit einbeziehen. Das Frischkorngericht sollte nicht als irgendein gewöhnliches Rezept missverstanden werden, dass man nach Gutdünken abwandeln kann sondern als eine von Naturheilärzten mit kluger Besonnenheit zusammengesetzte Kombination aus lebensnotwendigen Nahrungsbestandteilen, die ausreichend Eiweiß, Fette und Kohlenhydrate aber auch die notwendigen Vitalsubstanzen (Vitamine, Mineralien und Spurenelemente) in sich vereint.

Trockenfrüchte und Joghurt gehören nicht ins Müsli. Honig sollte vermieden werden. Diese beiden Dinge können selbstverständlich als seltene Ausnahme zugefügt werden denn keine Regel ohne Ausnahme. Man gewöhnt sich aber rasch an den gesüßten Geschmack. Süßen sie daher vorzugsweise mit süßen Früchten wie Bananen und Birnen. Süßsaure Früchte wie Orangen, Ananas und Mangos, vielleicht auch mal Limetten-. statt Zitronensaft, geriebene Zitronenschale und ähnliches mehr geben ihrem Frischkorngericht eine exotische Note und vollmundige Abrundung. Und auch eine Karotte macht sich gut.

Ein Apfel sollte immer im Frischkorngericht enthalten sein, ebenso eine Zitrusfrucht und/oder etwas Zitronensaft. Der geriebene Apfel lockert den festen Getreidebrei auf, und die darin enthaltene Folsäure sorgt für die Resorption des in Getreide und Nüssen enthaltenen Eisens. Es ist auch zwei- und dreiwertiges Eisen enthalten und deshalb keine Notwendigkeit vorhanden, sich darüber den Kopf zu zerbrechen.

Das Vitamin C der Zitrusfrucht ist beispielsweise für die Einlagerung des Kalziums in ihre Knochen zuständig. Sie können gern auch eine Karotte mit hineinreiben oder Avocado zufügen. Mit Schlagsahne lockern sie ihr Frischkorngericht auf und fügen gleichzeitig ausgewogenes Milchfett hinzu. Aber auch die sollte nicht täglich hinein getan werden. Und echte Veganer werden darauf ohnehin verzichten, ohne wirklich Verzicht leisten zu müssen.

Wer an Allergien oder atopischen Krankheiten leidet, sollte Sahne - und in anderen Speisen auch Butter - strikt meiden. Man verwechselt atopische Krankheiten gern mit Allergien. "Atopie" heißt zu deutsch "ungewöhnlich" und bezeichnet eine ungewöhnliche Reaktion auf Umwelteinflüsse. Liegt bereits eine erbliche Disposition vor, sprechen wir nicht mehr von Allergien sondern von Atopik. Die Betroffenen haben derartige Reaktionen nicht immer schon bei der Geburt ausgeprägt sondern können irgendwann im Laufe des Lebens erkranken, weil es eine Frage der erblichen Veranlagung ist. Es ist allerdings auch eine Frage vernünftiger Ernährung, eine derartige erbliche Disposition nicht zur Entfaltung zu bringen. So genannte erblich bedingte Erkrankungen können sehr wohl in den Griff bekommen werden. Leider sagen Schulmediziner etwas anderes und verhindern dadurch echte Profilaxe und Heilung.

Man kann getrost Informationen von der Art, dass Kinder von Eltern, die beide betroffen sind, zu 50% erkranken und Kinder mit nur einem betroffenen Elternteil nur zu 30% erkranken werden, beiseite schieben, da unter 100% veganer, vollwertiger, roher Ernährungsweise eine **Regeneration** eintritt. Die pathogenetische Veranlagung bildet sich wieder zurück. Wenn dem nicht so wäre, wäre Pottenger nicht zu der wissenschaftlich überprüfbaren Erkenntnis gelangt, dass seine schwerst degenerativ veränderten Katzen nach 4 Generationen wieder gesunde Junge zur Welt bringen konnten. Es liegt aber auch auf der Hand, dass bereits geschädigte Tiere und Menschen sich innerhalb des eigenen Lebens nicht mehr vollständig regenerieren können.

Auch Menschenkinder werden aufgrund erblicher Disposition nicht mehr an Allergien und Atopien erkranken, wenn sie nicht mehr mit tierischem, insbesondere Milcheiweiß, gestresst werden und wenn man ihnen außerdem nicht ersatzweise das Sojabohnen-Auszugsprodukt Tofu gibt sondern statt all des Tüdelkrams wirklich vollwertige Nahrung reicht. Vergessen wir einfach Bezeichnungen wie Typ 1 Allergie, IgE-Bestimmung und reichen wir lieber gesundes Essen, ganz ohne derartige Bezeichnungen der etablierten aber verirrten Medizin.

Zu den atopischen Erkrankungen zählen Psoriasis, Neurodermitis, bestimmte Formen des Asthma bronchiale und bestimmte Formen der Bindehautentzündung, aber auch die Neigung zu Heuschnupfen, Milchschorf, Nesselsucht und allergischen Darmentzündungen. Und sollten sie sich selbst hier finden, dann gibt es nur Eines, um das wieder loszuwerden: Aufhören, aufhören, aufhören mit den alten Gewohnheiten und tierisch-eiweißfrei leben.

Asthma bronchiale kann durchaus auch **umweltbedingt** sein, **wozu** auch psychische Störungen gehören, die einem Menschen in bestimmten Situationen im übertragenen Sinn die Luft nehmen. An dieser Stelle sei darauf aufmerksam gemacht, dass ein Stimmritzenkrampf leider auch von Ärzten oftmals als Asthma fehl gedeutet und fälschlich Kortison gegeben wird. Ich selbst litt jahrzehntelang an psychogenen Stimmritzenkrämpfen, die in der Kindheit nach einem Mordanschlag durch 64 Schüler ausgelöst wurden und unter meiner prekären, mich einschnürenden Ehesituation immer mehr eskalierten und sich durch erhebliche Existenzängste auch noch jahrelang nach der Scheidung immer mal wieder zeigten. Erst im Alter von sechzig Jahren kam ich auf die Zusammenhänge und habe das in meinen Selbtherapiebüchern niedergeschrieben. Angina heißt Enge. Nicht nur Anginen sondern auch Asthma und Stimmritzenkrämpfe verengen den Schlund! Allerdings spielt hier auch der allergisch ausgelöste Krampf in den Lungenbläschen eine Rolle (Antigen-Antikörper-Reaktion).

Anmerkungen:
1. Bitte glauben sie solchen Behauptungen nicht, die ihnen weismachen wollen, dass eine Getreideart besonders gesund sei noch dass eine Getreideart ungesünder sei als eine andere. Jede Getreideart ist in sich etwas anders zusammengesetzt. Wichtig für den Wert eines Getreides ist dessen Keimfähigkeit. Auch Sprießkornhafer kann, wie schon der Name verrät, keimen. Bei Vollreis und gewöhnlichem Hafer liegt die Besonderheit vor, dass sie nicht mehr keimen können, wenn sie aus der Spelze herausgelöst werden, weil sie mit ihr, anders als bei den anderen Zerealien, verwachsen sind. Sprießkornhafer ist aber eine besondere Züchtung, bei dem die Keimfähigkeit vorhanden ist.
2. Befolgen sie bitte einfach nur die beiden nachstehenden Grundrezepte. Abwandlungen sollten wirklich nur innerhalb der Vollwertregeln, also der Ganzheit der Nahrung erfolgen. Jedes Teilnahrungsmittel ist verpönt!

15c - Frischkornmüsli-Rezept (nach Kollath, Bruker und Schnitzer)

- <u>Zutaten (wahlweise):</u> Mehrkorngetreide, Weizen mit Roggen, Weizen, Hafer, Dinkel. Auch 5-Korngetreide und zusätzlich das Knöterichgewächs Buchweizen und Hirse sind möglich.
- Immer irgendwelche Nüsse (Haselnüsse, Walnüsse, Mandeln) oder Saaten (Sonnenblumenkerne, Kürbiskerne, Sesam).

- Weitere Zutaten: Apfel, Zitronensaft, Obst der Jahreszeit und Wasser zum Anrühren.
- Weder Joghurt noch Trockenfrüchte.

Nie auf Vorrat mahlen! Das Getreide wird frisch gemahlen – fein oder grob, je nach Geschmack – und sofort mit kaltem Wasser zu einem Brei verarbeitet. Bitte niemals Wasser wieder abgießen; es würde Vitalstoffe mit ausspülen. Man kann den Getreidebrei (ohne Obst!) 12 Stunden lang, z.B. über Nacht, im Kühlschrank aufbewahren, man kann ihn aber auch sofort nach der Zubereitung verzehren. Die 12-Stundenpause dient nicht nur dem Einweichen sondern auch dem Abbau von Phasin, das natürlicherweise im Getreide vorkommt.

Erst vor dem Essen werden untergemischt: Geriebene Nüsse, geriebener Apfel und Zitronensaft. Wer sich frische Sahne oder saure Sahne unterrühren möchte, kann das tun. Voll-Veganer werden darauf verzichten, ohne verzichten zu müssen. Dies ist also das Grundrezept.

Man kann sich auch eine Karotte untermischen (unter der Erde gewachsen!) und wahlweise weiteres Obst zufügen. Sehr gut machen sich Mango und/oder Ananas, Orangen, Mandarinen, Beeren oder Bananen. Auch Avocado oder Durian eignen sich vortrefflich. Der Phantasie sind keine Grenzen gesetzt. Honig sollte man nur gelegentlich zusetzen. Trockenfrüchte haben im Frischkorngericht nichts zu suchen; Ausnahmen bestätigen die Regel.

Außer Sahne, die wie die Butter weit überwiegend aus Milchfett besteht, sollte man auf weitere Milchprodukte im Frischkornmüsli verzichten, da sie reichlich Milcheiweiß enthalten. Sahne = 30-45 % Fett, Butter = 80-90% Fett. Also bitte weder Joghurt, Creme fraîche (enthält bis zu 15% Industriezucker!), Milch oder Sauermilch zufügen und auch nicht darin anrichten! **Wer an Allergien, Schuppen, Lungenkrankheiten wie Asthma bronchiale, an Neurodermitis oder Psoriasis leidet, sollte auf gar keinen Fall Sahne nehmen!**

- Wer besonders empfindlich auf tierisches Eiweiß reagiert, sollte auch die Sahne weglassen!
- Das Frischkorngericht kann zu irgendeiner Tageszeit genossen werden!
- Das Müsli immer im Kühlschrank aufbewahren und nicht länger als 1-2 Tage.
- Keines der genannten Getreide ist mehr oder weniger wert. Wir sollten meiner Ansicht nach abwechslungsreich essen. Ich bin damit seit fünfundzwanzig Jahren sehr gut gefahren. Nur ausschließlich Roggen würde ich im Frischkorngericht nicht verwenden. Er hat einen muffigen Geschmack. Mit Roggen zubereitetes Müsli sollte man nicht länger als einen Tag lang aufbewahren.
- **Auch Zöliakiekranke[36] können sich gemäß der Erfahrung von Max-Otto Bruker nach und nach an glutenhaltiges Getreide gewöhnen.** Sie sollten jedoch einen erfahrenen Bruker-Arzt aufsuchen oder sich gleich an die Gesellschaft für Gesundheitsberatung in Lahnstein wenden. **Eine Arzt- und Heilpraktikerliste ist über den Vegetarierbund Deutschland zu erhalten.** Ich gebe hier also mitnichten eine

---

36 Zur Vorsicht bitte vorübergehend auf nicht glutenhaltige Zerealien ausweichen und einen Bruker-Arzt hinzuziehen. Bitte dazu den unterschiedlichen Gehalt an Vitamin B 1 auf Seite 216 oder 405 vergleichen. Dieses Vitamin erhalten wir aber auch durch Nüsse - insbesondere Sonnenblumenkerne - und andere glutenfreie Saaten.
Anmerkung: Max Otto Bruker hätte es wahrscheinlich nicht gut geheißen, auf glutenfreie Zerealien auszuweichen. Allerdings war auch ihm bekannt, dass Zöliakiker nicht sofort mit Gluten konfrontiert werden sollten.

Empfehlung, Getreide zu essen, kann aber sagen, dass ich immer wieder aus dem Bruker-Umfeld, gehört habe, dass Zöliakiker sehr wohl wieder geheilt wurden.

15e - **Frischkornmüsli mit angekeimtem Getreide nach Evers**
Ungemischtes Getreide, vorzugsweise Roggen oder Weißen zum Keimen bringen und beim ersten Sichten des jungen Keims mit Obst wie beim Frischkornmüsli anrichten. Sie können natürlich auch andere Getreidearten wählen.
Zuerst einmal müssen wir das Getreide zum Keimen bringen - Die Keimdauer einzelner Getreidesorten ist unterschiedlich. Darum probieren wir erst einmal einzeln aus. Später können wir auch Mischungen zum Keinem bringen. Man imitiert die Natur und beginnt am Abend mit dem Einweichen, als würde es über Nacht regnen. Am Tag ist dann sozusagen trockenes Wetter. Und so fort..... Vorschlag: 100-200 g Getreide.
Bei Zimmertemperatur keimen lassen. Wenn man die ersten Keimlinge sieht, ohne Wasser im Kühlschrank aufbewahren. 1 x täglich gründlich spülen. Besser aber rasch verputzen!

1 - Am 1. Abend die gewünschte Menge einer Getreidesorte in Wasser einweichen und in einem Glas über Nacht stehen lassen. Muss nicht im Kühlschrank stehen.
2 - Am 1. Morgen Wasser abgießen, das Getreide gut in einem Sieb durchspülen, wieder in das Glas tun und über Tag so lassen.
3 - Am 2., 3., 4. usw. Morgen in Wasser einweichen und über Nacht stehen lassen.
4 - Am 2., 3., 4. usw. Morgen wieder abgießen, gut durchspülen usw.. Dies solange, wie sie von dem Getreide essen.
Das Getreide ist vor dem sichtbaren Keimen bereits nach dem 2. Tag weich und kann für Rohgetreide-Gerichte verarbeitet werden.
▶ Vorstehende Ausführungen gelten auch für alle anderen Keimsaaten.

Variation
1 - Gemischter Ostsalat mit genügend Apfel drinnen. Dazu z.B. Bananen, Birnen, Orangen, Mangos, Zitronensaft, nur ab und an etwas Akazienhonig, grob zerkleinerte Haselnüsse oder Mandeln, Darüber gebe man die Getreidekeimlinge.
Merke: Das Vitamin B 1 wird durch den Keimvorgang mit jedem Tag mehr abgebaut. Daher Evers-Müsli nicht als Jeden-Tag-Müsli essen!
2 – Mit Obst der Jahreszeit variieren.

- Bitte glauben sie nicht, dass besonders viel von besonders Gutem, dass also beispielsweise besonders reichlich Frischkornmüsli besonders gesund sei! Essen sie nach gesundem Appetit und nicht durch "Maximierung von außerordentlich Gesundem"!
- Max Otto Bruker betonte, dass 3 Esslöffel rohes Getreide täglich völlig ausreichend sind. Johann G. Schnitzer schrieb erinnerlich von 12 Nüssen, die wir unserem Frischkornmüsli zufügen sollten. 3 Esslöffel Getreide, 12 Nüsse täglich, Apfel, Zitronensaft und vielleicht noch etwas frisches anderes Obst wie eine halbe Orange, eine halbe Banane: Das ist wirklich nicht übertrieben und ist eine gesunde Grundlage. Eine gesunde Mahlzeit, die wir zu irgendeiner Tageszeit genießen können. Eines sollten wir

immer im Auge behalten: 50 % unserer täglichen Kost sollte roh und unerhitzt sein. Wenn wir täglich ein Frischkorngericht und eine große gemischte Rohkost zu uns nehmen, liegen wir wahrscheinlich schon bei 70% Rohkost. Das ist optimal!

- Es ist gleichgültig, zu welcher Tageszeit wir das Frischkornmüsli zu uns nehmen. Sie müssen es nicht zum Frühstück essen! Es gibt Menschen - zu denen gehöre auch ich - die morgens gar nichts essen. Lassen Sie sich nicht einreden, dass sie kürzer leben, wenn sie morgens nüchtern bleiben mögen. Niemals sollte man gegen sein persönliches Bedürfnis essen. Max Otto Bruker aß sein Frischkorngericht meistens erst zu Mittag. Und dann hatte er natürlich weder Hunger noch Appetit auf eine größere Rohkost noch gekochte Mahlzeit.

- Wenn Sie auf ihre normalerweise zu Mittag einzunehmende Rohkostmahlzeit zur Frühstückszeit Appetit haben, dann tun sie sich bitte keinen Zwang an sondern essen sie sie! Es hat durchaus gleichermaßen mit allgemeiner Zirkadianperiodik ebenso wie mit der persönlichen inneren Uhr etwas zu tun, ob sie morgens überhaupt etwas essen mögen, ob ihnen ein Apfel reicht, ob sie da ihr Frischkornmüsli genießen mögen oder lieber den herzhaften Salat. Fühlen sie in sich hinein und folgen sie ihrem ganz persönlichen Bedürfnis. So bildet sich auch ihr ganz persönlicher Stil ganz zwanglos aus.

16 - **Die Haushaltswaren- und Kosmetikabteilung**

Nun fehlen eigentlich nur noch die Haushaltsabteilung mit ihren diversen chemischen Produkten für die Reinlichkeit des Hauses und die Kosmetikabteilung, die beide ebenfalls überquellen von lauter unlauterer Fantasie, um uns das Geld aus der Tasche zu ziehen, uns ewige Jugend vorzugaukeln, wenn wir dies oder jenes mit Vitamin E und dem Coenzym Q 10 oder Hyaluronsäure angereicherte Produkt verwenden. Und was Zahnpasta anbelangt, so ist die nicht nur überflüssig sondern oft auch schädlich. Ich begnüge mich vergnüglich nur mit Zahnbürste und Zahnseide. Durch das Essen faserreicher Stoffe reinigt sich das Gebiss gewissermaßen automatisch. Tiere haben keine Zahnbürste und dann gesunde Zähne, wenn sie nicht dem Menschen ausgeliefert leben und Astronautenkost und Leckerlis fressen müssen.

17 - **Das Zeitungsregal**

Und am Schluss stehen wir vor dem Zeitungsregal mit einer Fülle an Informationen und Privatmeinungen von Journalisten. Welche Illustrierte wollen wir auswählen? Welche ist es wert, gelesen zu werden? Die Kochrezepte, die alle Produkte dieses Supermarktes in Anwendung bringen, heute dies und morgen jenes, damit wir uns durchkaufen durch den Laden? Wollen wir den Kriminalroman, die Liebesnovelle als Dreigroschen-Seifenoper in uns hineinziehen? Oder tut es uns die Tageszeitung an, die die ganze Gewalt, die wir gestern Abend in der Tagesschau gesehen haben, noch mal gründlich vor Augen führt und vorkaut, damit wir nur noch schlucken müssen? Sind wir wirklich gewillt, arme Schlucker zu bleiben?

Ich lade sie nach der Kasse noch ein, mit mir hinaus und hinter den Supermarkt zur Mülltonne zu gehen. Natürlich ist da derselbe unnatürliche Mist drinnen. Neulich fand ich mehrere teure Pralinen und Schokolade, die besonders teure Verpackungen hatten. Ein Marmeladenglas hatte sich darüber ergossen. Man hätte lediglich die äußere Verpackung wegwerfen müssen. Drinnen befand sich eine weitere schützende Verpackung und darin erst die Pralinen und Schokolade. Das Personal hätte sich eigentlich daran bedienen können. Es wird aber einfach weggeworfen, statt sich Mühe zu machen. Die Menschen haben offensichtlich zu viel Geld!

Fein säuberlich in Zellophan sauber verpackt finde ich heute neben handelsüblichem Grünzeug Biosalat, Biogemüse und Bioobst. Manches wird direkt und ohne solch schützende Verpackung hineingekippt, was mich aber nicht davon abhält, es einzupacken, zu Hause zu waschen und zu genießen. Ekel? Nein, überhaupt nicht! Es ist doch einleuchtend, dass auf dem langen Weg bis ins Supermarktregal nicht laufend hygienische Bedingungen herrschen. Es fällt etwas auf den Boden und wird wieder zurückgelegt. Das machen wir doch zu Hause nicht anders. Selbst, wenn mal etwas versehentlich bei mir im Müll gelandet ist, hole ich es heraus, wasche es ab und verwende es weiter.

Auf dem Wochenmarkt sehe ich immer mal wieder Obst und Gemüse, dass auf den Boden gefallen ist. Uns wurde eingeimpft, ja nichts vom Boden zu essen. Aber wir können es doch aufheben und abwaschen. Der Boden auf dem Wochenmarkt ist nicht schmutziger als anderer Boden. Warum wird einfach weggeworfen? Und wenn ich nach dem Wochenmarkt in die zurückgelassenen blauen Säcke schau, finde ich auch da noch wertvolle Lebensmittel.

Bevor der Markt geschlossen wird, ist sehr viel besonders günstig zu bekommen, und ich frage dann immer nach entfernten Kohlrabiblättern, Karottenkraut und äußeren Kohlblättern, bevor all das im Müll landet. Was es alles kostenlos zu haben gibt beziehungsweise kurz vor Schließung der Wochenmärkte und am Samstagabend vor Schließung der Supermärkte, ist enorm! Am Samstagabend finden wir im Supermarkt reichlich fast ausgelaufene Ware, die am Montag nicht mehr verkauft werden könnte. Solche Ware landet nach Ladenschluss und spätestens am Montag dann im Müll, wo ich es mir kostenlos heraushole. Die monatliche Ersparnis liegt dabei zwischen 100 und 300 €, je nachdem, wie oft ich müllern gehe bzw. Billigangebote einkaufe.

Was es alles so zu containern / zu müllern gibt, zeigt das Foto auf *Seite* 19. Wir erkennen ein paar wenige Fleckchen auf dem Blumenkohl und dem Kürbis, die ich auf dem Foto bewusst ungeschminkt gelassen habe. Ein wenig angefrorener Chicorée war auch darunter. Ich war ohnehin erstaunt, wie wenig der Frost den Sachen geschadet hat. Selbst die meisten Tomaten waren nach dem Auftauen noch fest. Ich sehe also keinen Grund, mich nicht aus der Biotonne zu bedienen. Und wer wenig Geld hat, sollte zunächst einmal hier die Lösung seiner Probleme angehen, denn was die Supermärkte wegwerfen, ist eine weitere Sünde unserer Wegwerf- und Ex- und Hopp-Gesellschaft!

Die freundliche Kassiererin spricht mich manchmal auf meine Grünfuttereinkäufe hin an. Im Vergleich zu dem überwiegenden Kulturmüll in den Einkaufswägen der übrigen Kundschaft falle ich mit meiner Auswahl deutlich auf. Nachdem ich mein Obst und Gemüse bezahlt und eingepackt habe, möchte ich sie nun wegen des Tierfutters nicht weiter auf die Folter spannen.

Ein Hund springt zu dir aufs Bett,
weil er gern in deiner Nähe ist,
eine Katze nur, weil sie dein Bett liebt.

Artgerechtes Tierfutter[37]

Ja, was gibt denn die Veganerin Claudia Sofia Sörensen ihrem Hund und ihrer Katze zu fressen? Ich habe während meines Lebens insgesamt acht Hunde an meiner *Seite* gehabt. Zwei davon starben tragisch durch einen Verkehrsunfall. Ein weiterer starb schon nach einem Jahr, weil er bereits schwerkrank war, als ich ihn in Spanien von der Eisenkette befreit hatte. Er hatte schon ab seinem 8. Lebensmonat wegen der Pfützchen das Haus verlassen müssen, wurde an eine Kette ohne Verschlussmechanismus gelegt - man konnte sie überhaupt nicht öffnen - und lag Sommer wie Winter in einem regelrechten Flohpool. Jedem Wetter ausgesetzt. Nur ein Brett schützte ihn minimal vor Sonne und Regen. Flöhe und Mücken brachten ihm eine schreckliche, in Spanien und Südamerika bei Haustieren verbreitete Infektionskrankheit.

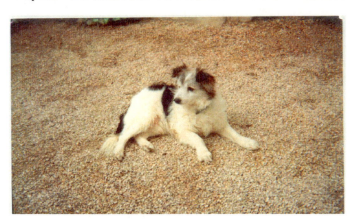

Er litt an Leishmaniose, hing 8 Jahre lang an der Kette, und als ich wegzog, stieg ich über die Mauer zum Nachbarn und holte mir das arme Hündchen. Ich nannte ihn **Cariño**; das heißt "Liebenswürdigkeit". Denn das war es, was er so lange vermisst hatte. Und so lebte er sein letzten Jahr in Freiheit bei mir.

Vollwertige, artgerechte Tiernahrung muss so beschaffen sein, dass unsere Haustiere das bekommen, was die Natur für sie vorgesehen hat. Da gibt es nichts zu beschönigen und auch keine Entschuldigung für Vegetarier, die aus Hund und Katze Pflanzenfresser machen wollen. Es macht dabei natürlich auch keinen Unterschied, ob wir selbst töten oder Fisch und Fleisch bereits getötet kaufen. Soviel zu Weltanschauung und Tierhaltung.

Wer Fleisch fressende Tiere hält, sollte sie artgerecht halten. Soviel zur Ethik in der Tierhaltung. Zur artgerechten Haltung gehört nicht nur Freiheit sondern auch artgerechtes Futter. Ein vom Schöpfer als Fleischfresser erdachtes Tier ist kein Mörder. Wohl aber ist es der Mensch, der Tiere für den eigenen Verzehr tötet, denn der Mensch ist vom Herrgott als Veganer erdacht

---

37   Bitte schauen sie sich im Unterkapitel "Fischabteilung" die Ausführungen zur Tiernahrung nochmals an und beachten sie bitte auch die Fußnote. Sie können sich ein sehr gutes Gesamtbild verschaffen und selbst entscheiden, wie sie in Zukunft ihre Weggefährten, die Haustiere, ernähren möchten.   ▶ Seiten 73f und 76f.

worden. Wer Fleisch fressende Tiere hält, so glaube ich, begeht keinen Mord, wenn er ihm das gibt, was für das Tier artgerecht ist. Wir haben uns aber durchaus die Frage zu stellen, ob wir Tiere halten wollen und dadurch aufrecht erhalten, dass Tiere nicht wirklich ihrer Bestimmung gemäß leben können. Ich selbst hatte mehrere Hunde nacheinander und habe jetzt die zweite Katze. Und auch die Verwirklichung der Ethik benötigt ihre Entwicklungszeit......

Hund wie Katze müssen Ganzkörpernahrung erhalten. Keine Astronautenkost und auch nicht lediglich Muskelfleisch, preiswertes Tierfleisch vom Wochenmarkt oder tiefgefrorenes Fleisch aus der zoologischen Handlung. Hygienevorschriften verhindern aber, dass unsere Lieben von allen Teilen eines Beutetieres erhalten. Da Fleischfresser das **Ganze vom Beutetier** fressen müssen, um sich vollwertig ernähren zu können, wir aber immer nur *Auszugsprodukte* in Form von Muskelfleisch, Innereien u. a. verabreichen, werden sie darum mangelhaft ernährt, weil sie nicht selbst auf die Jagd gehen können. Den Tierarzt freut es, denn er verdient daran.

In einer der beliebten Zoosendungen sah ich, wie ein Tierpfleger seinen Wölfen **Ganzkörpernahrung** gab. Von dort habe ich diesen Begriff übernommen. Er gab seinen Wölfen ganze Ratten zu fressen und somit echte native, artgerechte Vollwertkost. Wir bekommen keine ganzen Hühner noch ganze Rinder für Hund und Katze. Beide fressen aber sehr gern Fisch. Wenn wir den ganzen Fisch geben, geben wir **Ganzkörpernahrung**!

Es ist zu teuer, ganze Wachteln zu kaufen und zu verfüttern und zu unappetitlich, ein ganzes Huhn samt Federn oder ein ganzes Kaninchen samt Fell zu geben. Außerdem können wir es so nicht kaufen, außer wir würden in der zoologischen Handlung so ein armes Kaninchen kaufen und selbst töten. Natürlich kann man in der Zoohandlung auch lebendiges Ganzkörperfutter erwerben: Mäuse für Schlangen beispielsweise. Auch Küken und Ratten sind geeignet. Im Zoo wird es ebenso gemacht! Führen wir uns das bitte vor Augen!

Wir erhalten in der zoologischen Handlung manchmal auch tiefgefrorenes Hundefutter. Meine Katze Minou hat es nicht gefressen. Ich habe das Hunde- und Katzenfutter mit reichlich rohem Gemüse und Wildkräutern vermischt und dann in Portionen eingefroren. Das Tiefgefrieren der rohen Nahrung zerstört Würmer und anderes Getier aber auch beispielsweise das Vitamin B6, wenn ich mich recht erinnere. Ich glaube bis zu 75%.

Ich habe ab und an ein ganzes Suppenhuhn gekauft. Darin enthalten sind Leber, Herz, Magen und manchmal die Eierstöcke. Dem Magen fehlen leider angedaute Nahrungsreste, und auch der Darm samt Inhalt wird aus hygienischen Gründen leider entfernt. Die Knochen von Suppenhühnern sind besonders kräftig und zu dick für einen gewöhnlichen Haushalts-Fleischwolf. Ich habe sie daher vorher mit Hammer und Axt kräftig zerkleinert, bevor ich sie zusammen mit Gemüse oder Wildkräutern durch den Fleischwolf getrieben habe.

Wir müssen uns vor Augen halten, dass weder Miezi noch Pfiffi jemals ein Rind reißen könnten. Sie begnügen sich mit einer kleinen ganzheitlichen Futtertiereinheit: Maus, Vogel, Eidechse, Huhn und dergleichen. Wenn ich beim Tierfutterwagen auf dem Wochenmarkt einkaufe, bekomme ich dort nur unterschiedliches Rindfleisch aber keine **Ganzkörpernahrung**. Ich kann Hunde- und Katzenvollwertkost nur vage nachmachen, indem ich von verschiedenen Teilen kaufe. Auch Herz, Leber und Nieren, die mengenmäßig in Relation vorhanden sein sollten, füge ich dazu. Sowohl Hund als Katze können dasselbe fressen! Es ist unsinnig, zwischen Hunde- und Katzen-Beutetieren zu unterscheiden.

Man kann sowohl Hühnerknochen als Fischgräten roh geben, da sie weich bleiben und nicht splittern. Und ich gebe bzw. gab meinen Tieren nur rohe Kost. Mit einer Einschränkung allerdings, weil ich jetzt eine Katze habe, die schon ein Jahr alt war, als sie zu mir kam. Sie hat von der rohen Kost nichts angerührt, die meine vorherigen Haustiere immer gern gefressen haben. Sie ist schon früh auf Trockenfutter *geeicht worden*, könnte man sagen. Es war schon schwierig genug, sie an eine bessere Sorte zu gewöhnen, da sie auf den Geschmack eines Billigprodukts versessen war. 2x standen je fünf Tage lang für sie nur Frischfutter und Wasser bereit. Sie zog es vor zu fasten wurde immer scheuer, und ich befürchtete, dass sie mir davon laufen würde.

Johann G. Schnitzer empfahl mir, es mit Hafer zu versuchen, weil der immer gern von Fleisch fressenden Tieren gefressen wird. Meine Miezi Liesa aber nahm den Hafer nicht an. Sie rührte auch kein kommerzielles Weichfutter an sondern blieb geradezu verbissen bei ihren Pallets. Und so bin ich schließlich das Risiko eingegangen, dass sie eben irgendwann erkrankt und früh sterben wird. Meine nächste Katze, vielleicht auch wieder ein Hund, wird selbstverständlich von Anfang an wieder artgerecht ernährt werden.

Ein paar Worte zum Fisch. Man muss in Deutschland wegen verrückter Gesetze Fisch zum Räuchern verlangen, damit die Innereien nicht entfernt werden. Auf diese Weise habe ich immer problemlos nicht ausgenommene Fische und somit **Ganzkörpernahrung** bekommen. Man sollte aber nicht nur preiswerte Heringe kaufen, weil die mit Blei kontaminiert sind. Besonders wohl Ostseefisch. Wenn Sie einen Angler kennen: Diese angeln meistens mehr als sie essen! Sprechen Sie ruhig Angler an und kommen sie zum Wohl ihres Haustiers ins Geschäft.

Der ganze Fisch wird durch den Fleischwolf getrieben. Mit Gräten. Gräten pieksen nicht, wenn sie roh bleiben. Dasselbe gilt für Geflügelknochen. Sofern die Knochen roh bleiben, kann man sie sorglos geben. Hund wie Katze können Fisch fressen. In Spanien fielen mir mehrfach urgesunde Hunde von Fischern auf, die praktisch ausschließlich von rohem Fisch lebten.

Hundenahrung ist prinzipiell nicht anders als Katzennahrung, nur mit dem Unterschied, dass ein Hund mehr pflanzliche Nahrung fressen kann, da er eher Gemischtfresser ist. Die Katze ist hingegen Fleischfresser. Aber auch sie nimmt in freier Wildbahn pflanzliche Nahrung zu sich: z.B. Blätter und Grasspitzen. Der Hund hingegen frisst auch gern Wurzeln, Früchte und Saaten wie auch Nüsse. Daher kann man ihm durchaus reichlich frisch gemahlenes Getreide unters Futter mischen. Bitte keine Haferflocken, da sie nicht vollwertig sind, denn es fehlt ihnen der Keim, und außerdem werden sie mit Hitze denaturiert (gedarrt), um sie schön haltbar zu machen. Alles, was haltbar gemacht wird, ist nicht mehr vollwertig! ▶ *Seite*n 73, 80, 256, 390, 450

Meine Katze Minou mochte kein Getreide im Futter haben, sehr wohl aber Gemüse aller Arten und Wildkräuter. Ich habe beiden Tieren immer auch frische Brennnesseln gegeben. Man kann sie mit Gummihandschuhen oder einer Plastiktüte in der Hand problemlos einsammeln und zu Hause mit in den Fleischwolf geben. Sie sind sehr reich an wunderbaren Nährstoffen.

Dem Hundefutter kann man **gekochte** Kartoffeln hinzufügen. Rohe Kartoffeln sind giftig! Rohe Bohnen können sogar tödlich sein, wie wir wissen! Natürlich ist auch gekochter Vollreis möglich. Geben sie Hund und Katze keine raffinierten Produkte, um Geld zu sparen! Was sie heute sparen, müssen sie morgen für den Tierarzt ausgeben. Sie können im Supermarkt günstigen Vollreis einkaufen und sollten ihrem Hund regelmäßig frisch gemahlene Getreidekörner mit unter das Futter mischen. Also nicht das durch den Fleischwolf getriebene Fleisch und

Gemüse zusammen mit gemahlenem Getreide einfrieren sondern jeweils frisch drunterheben. Am besten verfahren sie, wenn sie nur das Fleisch einfrieren und Getreide wie Gemüse direkt vor der Mahlzeit fein gemahlen oder gemixt drunter rühren. Kaltgepresstes Öl ohnehin nicht mit einfrieren, sondern jeweils einen Tee- oder Esslöffel direkt in den Futternapf mit einrühren.

Wer diese Mühen nicht auf sich nimmt, muss sich nicht wundern, wenn seine Haustiere krank werden. Und sollten sie bereits erkrankt sein, dann finden sie in diesen Anleitungen eine echte Heilkost für Hund und Katze. Lasst auch ihre Nahrung so natürlich wie möglich.

Einen Hund kann man zwar auch völlig vegetarisch ernähren. Das würde ich ihm aber ebenso wenig antun, wie einem von Natur aus vegetarischen Gorilla Fleisch vorzusetzen oder ihn gar zu nötigen, das zu fressen. Der Hund ist Gemischtfresser, und ich halte es nicht für erlaubt, ihm Fleisch und Knochen vorzuenthalten. Meine Bella fraß sehr gern Kokosnüsse und verteidigte sie wie einen Knochen. Aber sie liebte mindestens genauso sehr einen echten Knochen; am liebsten Markknochen. Unser Charly, ein schokoladenbrauner Pudel, fraß sehr gern die runtergefallenen Kirschen im Garten und auch sonst gern Obst.

Cariño dagegen war an die Kost gewöhnt, die man ihm gönnte. Sie bestand überwiegend aus trockenem Weißbrot und ekligen Fleischresten aus der Küche. Wasser bekam er zwar hingeknallt, aber da die Herrschaft fast jedes Wochenende wegfuhr, fiel die alte Schüssel meistens um, und er hatte ein ganzes Wochenende lang kein Wasser stehen. Bis ich das erkannte und ihm heimlich Futter und Wasser reichte und ihn zuletzt von der Kette stahl und mit an meinen neuen Wohnort nahm. Als ich ihn holte, wurde ich von Flöhen überfallen und hatte über 500 Bisse an Armen und Beinen. Ich sah schrecklich aus!

Ich wiederhole: Wenn ich als Vegetarier ein Fleisch fressendes Tier halte, darf ich mich nicht zieren sondern muss ihm das geben, was die Natur für ihn vorgesehen hat. Zum **vegetarischen Hundefutter**[38] aus dem Handel habe ich mich schon auf den *Seite*n 77f geäußert. Ich hatte einen indischen Freund, der mir erzählte, dass in seiner Heimat alle Hunde vegetarisch ernährt wurden. Er selbst war Vegetarier. Bis er nach England zum Studium kam..... Vegetarisches Hundefutter, das sei nochmals gesagt, wird in Aussehen und Geschmack an tierische Produkte angeglichen und verleitet zum Ersatzdenken und zur Ersatzhandlung. Es kann einem Fleisch fressenden Tier niemals das ersetzen, was es eigentlich benötigt.

Aus ethischen Gründen halte ich es für unvertretbar, einem solchen Tier die eigene Ideologie aufzwingen zu wollen. Es gibt keinen Ersatz für Freiheit, keine Alternative für Freiheit, keinen Ersatz und keine Alternative zur artgerechten Ernährung. Und letztlich auch nicht für die Jagd, die diese Tiere so sehr lieben, weil sie ihnen als Grundbedürfnis angeboren ist.

Artgerechtes Hamsterfutter:

Es besteht ausschließlich aus biologisch gewachsene, giftfreie Vegetabilien. Keinen Käse geben! Der Hamster benötigt in erster Linie rohe Kräuter aus der Natur mitsamt Wurzeln und Erde daran, z.B. Löwenzahn, Breit- und Spitzwegerich. Dazu von ihrem ungemahlenen Mehrkorngetreide aus dem Haushalt. Auch Äpfel, Birnen, Bananen und dergleichen. Er benötigt lebenslang kein Wasser zusätzlich. Bieten sie ihm aber ruhig Wasser an. Wenn er genügend Rohes, darunter auch Obst erhält, bekommt er damit ausreichend Flüssigkeit zugeführt.

---

38 http://www.degupedia.de/info/tierernaehrung_grundlagen.html#weender
Siehe auch http://www.uni-kassel.de/agrar/tiereg/?c=67 ▶ **Beachte Seite 77**

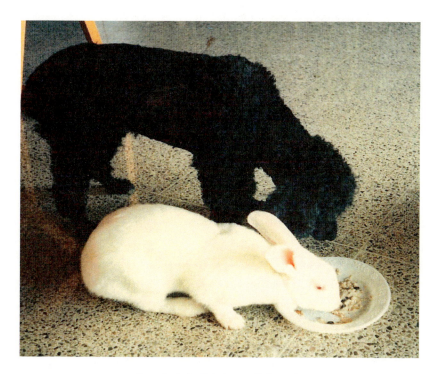

Paradiesisch: Frieden und Eintracht

Kaninchen Hoppel und Pudeldame Bella beim gemeinsamen Morgenmüsli in Panamá. Wir hatten ein großes, von einer hohen Mauer umgebenes Grundstück, auf dem beide Tiere völlig frei miteinander herumlaufen konnten. Bella fraß neben Müsli auch sehr gern Kokosnüsse, die sie wie einen Knochen verteidigte. Auch anderes Obst und Gemüse fraß sie gern. Und so gab ich es schließlich auf, den Hasen separat vegetarisch zu füttern. Sie fraßen friedlich gemeinsam aus einem Napf. Oben am Tisch die Familie und in aller Geselligkeit und Freundschaft unsere beiden Haustiere daneben auf dem Boden.

<u>Grundrezept für rohes, artgerechtes Hunde- und Katzenfutter</u>
Der Hund mag zusätzlich Kartoffeln oder Zerealien, die Katze nicht.

Zutaten und Zubereitung:
- **Für den Hund** anteilig etwa 1/3 rohes Fleisch der Wahl (ausgenommen Schwein und Kaninchen), auch Fisch und Innereien; etwa 1/3 rohes Gemüse* und Wildkräuter*; 1/3 Zerealien (Getreide)* oder gekochte Kartoffeln oder Vollreis oder dergleichen. Man kann auch mal altes Brot mit drunter geben oder Essensreste vom Tisch. Am besten aber kein Salz geben. Zusätzlich abwechselnd etwas Butter oder Distel- oder Sonnenblumen- oder Olivenöl*. Hühnerknochen, insbesondere die Gelenke, mit der Rückseite

der Axt kleinschlagen. Danach erst in einen leistungsstarken Fleischwolf geben. Am besten jeweils einen Teil Gemüse/Wildkräuter* mit einem Teil Fleisch gleichzeitig einfüllen; das ist schonender für die Maschine. Natürlich kann man einem Hund auch gemahlene Nüsse oder andere Saaten mit ins Futter geben.

- Am Schluss das Getreide* unterheben, alles miteinander zu einem Brei vermischen, ggf. e t w a s Wasser hinzufügen, damit alles leichter miteinander zu vermischen geht, in Portionsgefäße geben und tiefgefrieren. **Beim Tiefgefrieren werden alle eventuell enthaltenen Parasiten wie Trichinen und der sehr gefährliche Fischbandwurm Diphylobotrium latum getötet.** Der Fischbandwurm wird bis zu 25 m lang! Er durchwandert Organe und Blutgefäße bei Mensch und Tier und bildet eine bis zu kindskopfgroße Finne bevorzugt in Gehirn oder Lunge. Finne = "Gelege", d.h. darin befinden sich die Eier des Fischbandwurms.

* Besser ist es, nur das durch den Fleischwolf getriebene Fleisch einzufrieren und Gemüse/Wildkräuter und das gemahlene Getreide erst unmittelbar vorm Fressen zuzubereiten und dann zusammen mit Öl unter das gemixte Fleisch zu rühren. Das bereitet natürlich wesentlich mehr Arbeit, dient aber der sturmfesten Gesundheit ihrer Haustiere.

- Selbstverständlich sollte ihr Hund ab und zu einen richtigen Markknochen erhalten, denn nichts ist ihm heiliger als ein richtig guter Knochen. Neben ihnen natürlich!

- **Für die Katze** anteilig ca. 2/3 rohes Fleisch der Wahl (ausgenommen Schwein und Kaninchen), Fisch und Innereien; höchstens 1/3 rohes Gemüse* und Wildkräuter*. Zusätzlich evtl. etwas kaltgepresstes Öl* wie vor. Viele Katzen mögen gern von Sahne und Butter schlecken. Man sollte ihnen aber niemals Milch geben.

* Besser ist es, nur das durch den Fleischwolf getriebene Fleisch einzufrieren und Gemüse/Wildkräuter und das gemahlene Getreide erst unmittelbar vorm Fressen zuzubereiten und dann zusammen mit Öl unter das gemixte Fleisch zu rühren. Das bereitet natürlich wesentlich mehr Arbeit, dient aber der sturmfesten Gesundheit ihrer Haustiere.

Das Milcheiweiß ist problematisch, nicht das Milchfett!

Sahne, Schmand und Butter = weit überwiegend Milchfett
Milch, Joghurt
insbesondere aber Quark und Käse = weit überwiegend Milcheiweiß

Näheres zu dem Thema im Kapitel über Weston A. Price, Seiten 215-222

Zubereitung des Katzenfutters:

- wie beim Hundefutter, nur eben ohne Getreide, Reis oder Kartoffeln. Knochen verträgt die Katze ebenfalls. Sie enthalten Kalzium und andere Mineralien. Nüsse würde ich ihr aber nicht geben. Man sollte mit Knochen weder beim Hund noch bei der Katze übertreiben. Knochen machen sowohl beim Hund als auch der Katze harten Stuhlgang, und die Katzen kauen in der Natur keine Knochen sondern schaben lediglich mit ihrer rauhen Zunge das Fleisch ab. Ihr Gebiss ist anders geformt als das des Hundes!

> Was wir wissen, ist gering,
> was wir nicht wissen ist unendlich.
> Ernst Markus

Geschichte des Vegetarismus

Vegetarismus von der Antike bis zur Neuzeit
- Einflüsse aus aller Herren Länder -

Obwohl der Mensch ohne Fleischnahrung nicht nur bestens auskommt, sondern sogar erheblich gesünder lebt, haben wir es leider nicht zuletzt unserem Christentum zu verdanken, dass allerlei gründliche medizinische ebenso wie ethische Errungenschaften der Antike uns wieder ausgebläut wurden, die auch vielen Urchristen und "christlichen Häretikern" Jahrhunderte lang geläufig gewesen sind, denen aber nicht zuletzt bereits durch den Apostel Paulus über den Mund gefahren wurde. Zur Reinheit des Geistes, so erkannten viele antike Philosophen, Anachoreten und Kirchenväter ebenso wie andere Weise des Mittelmeerraums, Vorderasiens, Asiens und auch bei den Germanen, ist vegetarische Nahrung aus vielerlei Gründen von Vorteil.

Antike Vegetarier waren unter anderen die Orphiker, Pythagoras und die Pythagoräer, Zarathustra und wahrscheinlich auch alle dieser Lehre anhängenden Zoroastrier (Zarathustrier)[39]**, Empedokles, Platon, Xenokrates, Theophrastos, Apollonius von Tyana, Plotin, Porphyrios, Plutarch, Horaz, Ovid, Seneca und viele mehr.**

Die Stoiker und Epikuräer waren eher seltener Vegetarier, da sie eine sehr diesseits bezogene Lebenseinstellung hatten und Vegetarismus bereits damals mit strenger Askese verwechselt wurde. **Aristoteles** wird meistens zu den Vegetariern gerechnet, hingegen seine Schüler, die Peripatetiker nicht immer. **Aristoteles war Schüler von Platon, der sicher Vegetarier war.** Also wird er selbst auch Vegetarier gewesen sein. Ferner herrschte bei Platon reger freundschaftlicher Austausch mit den Pythagoräern, die Vegetarier waren und auch auf Bohnen verzichteten, da sie, soweit mir bekannt ist, Rohköstler waren, Bohnen roh aber hochgiftig sind.

Fleischnahrung wurde von den antiken Athleten als nachteilig empfunden, und das gründete sich sowohl auf ihre Weltanschauung als auf Erfahrung. Die **Orphiker** (7. und 6. Jahrhundert v.Chr.), die sich aus den Erzählungen um die legendäre Gestalt des Sängers, **König Orpheus von Thrakien,** entwickelt hatten, waren die ersten dokumentierten Vegetarier der Antike. Der König, Künstler, Ästhet und Asket Orpheus stellte den ausgelassenen Dionysischen Sauf- und Fressgelagen und üppig-ausschweifenden Festen (in der römischen Mythologie dann Bacchus) das Schöne und die liebevolle Disziplinierung von Geist und Körper gegenüber. Seine feingeistige Disziplin zielte auf eine verinnerlichte Kultur und ausgewogene Zucht von Geist und Körper. Der Mensch sollte Harmonie anstreben und mit der Natur im Einklang leben.

Die ersten Philosophen überhaupt, so möchte ich sagen, sind diese **Orphiker** gewesen, aus denen auch **Pythagoras** von Samos hervor ging. Der Insel Samos gegenüber lag an der Ägäischen Küste Milet, das heutige türkische Izmir. Das liegt in der heutigen West-Türkei.

---

39 In diesem Zusammenhang interessant **die sieben (heiligen) Speisen** = sieben Getreidesorten. Und mit Sicherheit waren die nicht raffiniert sondern vollwertig. Das heißt es war noch alles dran, was dazu gehörte: das volle Korn mit seinen Randschichten, dem Mehlkern und dem Keim mit den hochungesättigten Fettsäuren.

Die Orphiker vertraten die allgemein verbreitete Lehre von der Seelenwanderung und enthielten sich nicht nur aus gesundheitlichen sondern auch aus weltanschaulichen Gründen des Verzehrs von Tieren, weil sie ja sonst durch Tiergenuss möglicherweise die Seele eines Menschen gegessen hätten. Die Priesterärzte lehrten Vegetarismus als Bestandteil einer gesunden Lebensweise, die Gesundheit für Geist und Körper und damit ganzheitliche Ausgewogenheit als Tugendideal anstrebte. Alles in Maßen bedeutete für sie nicht, dass man "in Maßen" Tiere töten dürfte, sondern dass die eigene Grenze dort erreicht war, wo der Übergriff auf das Leben eines anderen Lebewesens stattfand.

Im Goldenen Zeitalter, das der Ackerbauer und Viehhalter, Philosoph und Mythograf **Hesiod** rund 700 Jahre vor unserer Zeitrechnung in seinen Lehrgedichten beschreibt, war der Vegetarismus weit verbreitet, und die Mythologie sprach davon, dass die Erde die Nahrung des Menschen - in einer Art Urzeugung - hervorgebracht habe. Von Jagd steht da noch nichts geschrieben! Ebenso stellte sich die Mythologie auch die Entstehung des Menschengeschlechts vor: aus dem Chaos heraus. Der Mensch entstand in der griechischen Mythologie nicht von oben erschaffen und vor allem nicht als Kopfmensch, der in seiner Analysierwut alles auseinander nimmt und in seiner Synthetisierwut Frankenstein-Monster kreiert. Er wuchs vielmehr - wie die Pflanzen auch - von unten nach oben. Der heutige Mensch aber wirkt als Antipode dieser Tatsache vollkommen entgegen und stellt buchstäblich alles auf den Kopf.

Dass die **Pythagoräer** ab dem 5. Jahrhundert v. Chr. nicht nur Fleisch sondern auch Bohnen mieden, dafür gibt es eine plausible Erklärung, die wir durch medizinische Erkenntnisse gewonnen haben. Menschen des Mittelmeerraums leiden eher an Favismus (Bohnen-Unverträglichkeit), der eine Hämolyse (Zersetzung der roten Blutkörperchen) auslöst, als wir Deutschen. Wenn wir eine genetische Linie in den Mittelmeerraum, nach Südostasien, den mittleren Osten oder nach Schwarzafrika hinein haben, könnte es sein, dass auch wir das G6PD-Gen vererbt bekommen haben. ▶ **Bohnen** 49, 89, 93f, 140, 234, 323, 376, 419, 429f, 432, 459, 486

Drei bis fünf rohe Bohnen (insbesondere die dunkelroten Nieren-Bohnen) führen unter Verklumpung der roten Blutkörperchen und deren Auflösung zu Halluzinationen und Brechdurchfall rasch zum Tod. Das reichlich in Bohnen vorhandene giftige Phasin* wird erst durchs Kochen zerstört und verschwindet im Rohzustand durch Keimung. Mir ist auch unter lateinamerikanischen Vegetariern oftmals eine strickte Ablehnung von Bohnen begegnet, obwohl dort Bohnen mit Reis das Nationalgericht armer Leute ist. *...die Menge macht, ob ein Ding toxisch sei!

Die römischen Gladiatoren, so weiß man aufgrund von exakten Analysen durch die Wiener Universität, aßen kein Fleisch. Sie waren Vegetarier! Ihre Fettpolster, die sie sich als Schutz gegen Hiebe anfraßen, erreichten sie durch Training und reichlichen Genuss von Bohnen, Getreide und Olivenöl. Man kann also auch unter vegetarischer Ernährung tüchtig zunehmen. Das ist dann allerdings auch nicht gesund. Die Gladiatoren waren ja auch keine Athleten nach griechischem Vorbild sondern sollten vor allem durch ihr muskulöses Aussehen beeindrucken. Und die viele von ihnen kamen ohnehin in den Arenen um.

Homer schildert in der Odyssee die Begegnung mit den Lotophagen (Blütenesser). Damit ist aber nicht der Genuss von Blumen gemeint sondern von einer dattelähnlichen Frucht. Diese Menschen waren Vegetarier. Nach meinem Wissen aßen die Phönizier – Küste vor Israel, heutiges Palästina - Datteln als Grundnahrungsmittel wie wir Brot, Reis und Kartoffeln. Sie hatten aber auch Brot und Brei aus Hartweizen und Hirse. Datteln sind, wenn sie frisch sind, nicht so süß. Getrocknet werden sie sehr süß, und der hohe Zuckergehalt macht sie haltbar. Aber sie sind, wie alle Trockenfrüchte, als Süßigkeit nur ausnahmsweise zu genießen.

Nicht nur die antike Seelenwanderungslehre machte auf Ethik und Askese bedachte Anhänger bestimmter philosophischer und/oder religiöser Bestrebungen zu Vegetariern, sondern auch deren Erkenntnisse, dass sie auf diese Weise erheblich gesünder waren und bessere athletische Leistungen vollbringen konnten. Da Leibeserziehung zur Bildung gehörte, hatten darin auch gesunde vegetarische Ernährung und das Vermeiden von Alkohol einen hohen Stellenwert, denn Leibeserziehung war nicht mit dem isolierten Ziel verbunden, Athleten für Wettkämpfe sondern rundum gute, wertvolle Menschen heranzubilden. Es ging um ganzheitliche Disziplin und Rundumbildung auch mit dem Ziel, eine gut funktionierende staatliche Gemeinschaft heranzubilden. Und frühe antike Ärzte propagierten zur Heilung von Krankheiten wie auch als Gesundheitsprofilaxe unabhängig von der Ausbildung der Jugend ebenfalls den Vegetarismus. Sie wurden im Gegensatz zur heutigen Gepflogenheit nur dann bezahlt, wenn ihre Patienten gesund blieben.

Vergessen wir nicht, dass es sowohl in Griechenland wie in Israel und andernorts die Priesterärzte gab. Sie sollten die der Krankheit zugrunde liegende Sünde erkennen. Die klugen Griechen erkannten, dass die Hauptsünde die Versündigung gegen die Lebensgesetze war, was Krankheiten nach sich zog. Kranke begingen nicht eine Verfehlung gegen menschliche, in Theologie gebackene Dogmen sondern gegen die natürlichen Ordnungen des Lebens.

Obwohl wir heute die Zusammenhänge wissenschaftlich nachgewiesen haben, unterweisen unsere Ärzte ihre Patienten immer noch nicht in gesunder Lebensführung, und in den Krankenhäusern gibt es eine Ernährung, die den Namen nicht verdient. Dafür wird mit Pillen zugedröhnt und operiert, was das Zeug hält. Kein Mensch redet oder denkt dort in antiken Kategorien noch weiß man in diesen Tempeln der Verblendung etwas vom Fasten als einer "Chirurgie ohne Messer".

Der bekannte antike Arzt **Hippokrates** (460-377 v.Chr.) kam aus dem Geschlecht der Asklepiaden, der Priesterärzte also. Von ihm stammt der bekannte Ausspruch: **"Eure Nahrung soll euer Heilmittel sein - Euer Heilmittel soll eure Nahrung sein."** Da steht nichts von Spezialdiät für Magenkranke, Nierenkranke, bei Gicht, Diabetes und was es sonst noch alles so gibt. Sondern die ganz normale Nahrung soll so beschaffen sein, dass der Ratsuchende davon nicht krank wird. Und wenn er krank geworden ist, dann soll er sich gefälligst so ernähren, dass seine Gesundheit sich durch vernünftige Ernährung wieder von selbst einstellt. Die Asklepiaden halfen dann noch etwas mit Brech- und Abführmitteln sowie durch Aderlass und Schröpfen nach, denn für sie steckte die Krankheit in den Körpersäften und im Darm. Das Schröpfen nahm die Schmerzen, und der Aderlass verflüssigte das Blut, wenn gleichzeitig tüchtig nachgetrunken wurde. Inzwischen wurde nachgewiesen, dass durch Aderlass das Blut verdünnt wird, der Hämatokrit fällt und darum ein hoher Blutdruck umgehend sinkt.

Und obwohl die antiken Vegetarier nichts von "korrektem Nahrungsmittelmix" wussten, wurden sie durch ihre Ernährungsweise nicht krank sondern erhielten Körper und Geist fit und gesund. Ein ästhetischer Mensch ist es ganzheitlich oder er ist es nicht, denn Ethik und Ästhetik kennen keinen Kompromiss und keine ernährungsbedingten Zivilisationskrankheiten.

Von Dialta = asketische Lebensweise leitet sich unser heutiges Wort *Diät* ab, das aber nur noch auf spezielle Krankenkost bezogen ist, die allerdings dazu dient, Krankheiten aufrecht zu erhalten statt sie wieder zum Verschwinden zu bringen. Ursprünglich gehörte zur Dialta eine insgesamt gesunde Lebensweise inklusive gesunder Ernährung, Leibesübungen, gesunde Kleidung und gesundes Schlaflager, Brech- und Abführmittel sowie Schröpfen und Aderlass.

Nach **Hippokrates** gehörten zur gesunden Lebensweise das korrekte Maß in allen Dingen: Licht und Luft, Arbeit und Ruhe, Schlaf und Wachen, Speise und Trank, Fleisch nur als Ausnahme, Ausscheidungen und Absonderungen, Anregung des Gemütes sowie psychisches Gleichgewicht.

Man kann auch mit gutem Gewissen sagen, dass für Platon Psychotherapie eine auf philosophische Erkenntnisse gegründete Lebensweise ist. Psychotherapie, die es in der Form erst seit Sigmund Freud gibt, strebt die Individuation des Einzelnen nicht nur durch tiefenanalytisches Aufarbeiten an sondern vor allem durch eine allgemeine gründliche Arbeit am Charakter. Zur Ganzheitlichen Heilung gehört auch die Seele, und zu ihr gehören die verschiedenen Künste und Kunsthandwerke.

Heilsein ist immer ganzheitliche Schönheit, ist also die Präsenz des Vollbildes der göttlichen Absicht: Strahlende Schönheit. Um diesem Vollbild der göttlichen Verwirklichung zur Blüte zu helfen, müssen wir Gärtner werden: Gärtner der Seele, Gärtner des Körpers, Gärtner der menschlichen Gemeinschaft, Gärtner aus Liebe, Gärtner unseres Heims und Obst- und Gemüsebauern. Wir müssen hegen und pflegen, um den natürlichen Ordnungen Bahn zu schaffen. Sie allein sind es, die unser Leben glücken lassen.

Unsere inneren und äußeren Gärten und Parkanlagen wollen gepflegt werden, damit sich die Schöpfungsidee in aller Schönheit entfalten kann. In diesem Zusammenhang verweise ich auf das hervorragend recherchierte Werk von Johannes Thome: *Psychotherapeutische Aspekte in der Philosophie Platons - Altertumswissenschaftliche Texte und Studien* - Georg Olms Verlag.

Pythagoras:

"Alles, was der Mensch den Tieren antut, kommt auf den Menschen wieder zurück. Wer mit dem Messer die Kehle eines Rindes durchtrennt und beim Brüllen der Angst taub bleibt, wer kaltblütig das schreiende Böcklein abzuschlachten vermag und den Vogel verspeist, dem er selber das Futter gereicht hat - wie weit ist ein solcher noch vom Verbrechen entfernt?"

"Reichtum spendet die Erde verschwenderisch, friedsame Nahrung. Und sie gewährt euch Gerichte, die frei sind vom Mord und vom Blute."

Plutarch:

"Könnt ihr wirklich die Frage stellen, aus welchem Grunde sich Pythagoras des Fleischessens enthielt? Ich für meinen Teil frage mich, unter welchen Umständen und in welchem Geisteszustand es ein Mensch das erste Mal über sich brachte, mit seinem Mund Blut zu berühren, seine Lippen zum Fleisch eines Kadavers zu führen und seinen Tisch mit toten, verwesenden Körpern zu zieren, und es sich dann erlaubt hat, die Teile, die kurz zuvor noch gebrüllt und geschrien, sich bewegt und gelebt haben, Nahrung zu nennen. Es handelt sich gewiss nicht um Löwen und Wölfe, die wir zum Selbstschutz essen – im Gegenteil, diesen Tieren schenken wir gar keine Beachtung; vielmehr schlachten wir harmlose, zahme Geschöpfe ohne Stacheln und Zähne, die uns ohnehin nichts anhaben könnten. Um des Fleisches willen rauben wir ihnen die Sonne, das Licht und die Lebensdauer, die ihnen von Geburt an zusteht.

Wenn ihr nun behaupten wollt, dass die Natur solche Nahrung für euch vorgesehen hätte, dann tötet selbst, was ihr zu essen gedenkt – jedoch mit euren naturgegebenen Mitteln, nicht mit Hilfe eines Schlachtmessers, einer Keule oder eines Beils!"

> Geduldig müssen wir hinnehmen,
> was wir nicht schnell hinwegnehmen können.
> Augustinus von Hippo

Historischer biblischer und christlicher Vegetarismus[40]

Kann Religion Ethik ausklammern? Ja, sie kann! Siehe heidnische Gebräuche, in denen nicht nur Kinder und junge Mädchen sondern auch Tiere geopfert wurden. Hat das Christentum ethische Inhalte? Zählt Ökologie zur Ethik? Worin bestehen Unterschiede beziehungsweise Verwandtschaften zwischen philosophischer und religiöser Ethik? Und: Sind Christen in der Lage, den Vegetarismus als nicht religiöse Lehre zu akzeptieren, sehr wohl aber Ehrfurcht vor dem Leben, die auch Bestandteil christlicher Ethik ist, auszuklammern? Das heißt: Sind Christen imstande, über den fundamentalistischen, exegetischen wie theologischen Tellerrand zu gucken, indem sie alles miteinander verknüpfen, was ihnen zur eschatologischen Hoffnung gereichen kann und dort hinein auch ethische und ästhetische Verhaltensweisen zu nehmen?

Meine Antwort lautet angesichts der oft hitzigen Debatten zwischen christlichen Vegetariern und christlichen Fleischessern: Im Mittelpunkt christlicher Glaubensdiskussionen stehen auch heute Ethik, Wahrhaftigkeit, Treue und den Werten an sich als geballte Gewalt Dogmen, Gehorsam, Zucht, Fundamentalismus und Pietismus einander gegenüber wie verfeindete Truppen auf dem Schlachtfeld. Die römisch-katholische Kirche suchte die Menschen an sich zu binden statt an Gott und nimmt für sich in Anspruch, eine unfehlbare Wahrheitsinstanz zu sein.

Wenn wir in die Kirchengeschichte hineintauchen, erkennen wir das Zustandekommen heutiger christlicher Auffassungen auch im Trachten nach absolut bibeltreuer Nachfolge. Immer auf der Suche nach Ursprung und Quelle von Lehren statt Leben entstand das Neue Testament als kanonische Schriftensammlung. Dabei sortierte man alles aus, was jenseits des Lebens der Apostel an Lehren aufgekommen war und alles, was gnostische, synkretistische Lehren beinhaltete oder auch nur vermuten ließ. Obwohl nachweislich Jesus, Johannes der Täufer und vier Apostel Vegetarier waren, wurden auch solche Schriften nicht in den Kanon aufgenommen, die uns darüber hätten Kunde geben können. Dennoch blieben sie erhalten und sind heute Nachweisquellen. Über die nicht extra genannten Apostel wissen wir diesbezüglich nichts.

Eine scheuklappenartige Fundamentaltheologie und Dogmatik wurde ab dem dritten/vierten Jahrhundert nach Christus immer mehr Kern kirchlicher Lehren, aus denen nach und nach vege-

---

40 Ich verweise auf die hervorragende Internetseite der Zeitschrift *Vegetarisch leben* mit ihrem Online-Buch, dem ich hier unter anderen Quellen viel Wissenswertes entnommen habe. Sie können es auch als Buch kaufen: Armin Risi und Roland Zürrer: *Vegetarisch leben – Vorteile einer fleischlosen Ernährung* – Govinda Verlag. **Die Autoren verzichten auf jegliches Honorar, um den Preis des Buches besonders gering zu halten und dadurch die Verbreitung des Vegetarismus zu fördern.**

Durch meine eigenen jahrelangen intensiven theologischen Studien, darunter anderthalb Jahre Fernstudien mit der katholischen Domschule Würzburg und ein Gemeindefernstudium der Siebentags-Adventisten wie überhaupt meinem regelmäßigen Bibellesen seit meiner Jugend bin ich sowohl einigermaßen bibelfest als auch informiert über Kirchengeschichte, die ja nicht erst mit Christus beginnt sondern bereits mit dem Alten Testament. Und so macht es mir große Freude, gerade den nicht vegetarischen Christen Informationen an die Hand zu geben.

Bleibt Bibeltexten gegenüber kritisch, weil vor allem zu Zeiten Konstantins die sich institutionalisierende Kirche nach eigenen Kriterien Schriften ins Neue Testament aufgenommen, einiges bewusst vernichtet und /oder gefälscht hat. Die Kirchengeschichtsschreiber haben Geschichtsfälschung begangen. Auf diese Weise kamen auch die apostolische Sukzession und der Investiturstreit zustande, auf die hier nicht weiter eingegangen werden soll. Letztlich auch die unterstellte Unfehlbarkeit des Papstes, dessen Lehrmeinung ex cathedra zu gelten hat.

tarische Praktiken der Urchristen verdrängt und ihre Anhänger blutig verfolgt wurden. Dann noch die Tatsache, dass nicht nur unbeabsichtigte Übersetzungsfehler zu beklagen sind sondern auch absichtlich produziert wurden. Als Beispiel mag die Heuschrecke gelten, von der sich Johannes der Täufer angeblich ernährt hat.

Johannes der Täufer trägt diesen Namen nicht nur, weil sein Vater ihn so genannt hat sondern auch, weil der Name Bezug zum Johannisbrotbaum[41] **(Ceratonia siliqua, auch locustae genannt) nimmt, aus dessen Schoten man auch heute noch ein Kakao ähnliches Mehl gewinnt: den Karob. Wir finden den Baum in allen Mittelmehrländern.**

Der Baum selbst heißt in unserer Sprache Karubenbaum. Statt die Schoten an Schweine zu verfüttern, wie wir es heute machen, aßen die Menschen die Karobe selbst. Und heute wird Karob für teures Geld in Naturkostläden verkauft. Er schmeckt ähnlich wie Kakao, enthält aber im Gegensatz dazu kein aufpeitschendes Theobromin, was vor allem für die Kinder besser ist. Außerdem benötigt man keinen schädlichen Fabrikzucker, da die Karobschote von Natur aus süß ist. Und auch das ist ein Vorzug gegenüber dem Kakao. Probieren sie doch einfach mal auf ihrer Reise in ein Mittelmeerland von diesem wild wachsenden Baum. Als ich mit einem Pferd daran vorbeireiten wollte, war es nicht dazu zu bewegen, weiter zu gehen, bevor es eine tüchtige Portion gefressen hatte. Es liegt überall herum und verkommt auf diese Weise ungenutzt.

Johannes der Täufer aß in der Wüste sicher keine (Wander-) Heuschrecken (Locusta migratoria), wie die Einheitsübersetzung schreibt, sondern er ernährte sich neben Wildhonig vom wild wachsenden Johannisbrotbaum. Es wird mal mit I mal mit L sowohl der eine wie der andere Begriff geschrieben, was auch nicht gerade zur Aufklärung beiträgt. Im hebräischen Originaltext heißt der Johannisbrotbaum *haruvim*, die Heuschrecke aber *hagavim*. Weil die Heuschrecken sich ebenfalls davon nährten, bekamen sie einen ähnlichen Namen. Frei übersetzt heißen die Heuschrecken: "Die, die die Johannisbaumfrucht fressen," oder "..auf dem Johannisbrotbaum sitzen". Trotz eines wahrscheinlichen Übersetzungsfehlers würde ich nicht das Kind mit dem Bade ausschütten und hier in aggressiver Weise von **Bibelfälschung** sprechen, wie das einige nicht christliche Vegetarier tun, die manchmal krampfhaft nach Beweisen in der Bibel suchen, wobei sie in den selben Dogmatismus verfallen wie die Gegenseite, weil man glaubt, das Recht dann auf seiner Seite zu haben, wenn der liebe Gott selbst die Bibel geschrieben hätte. Das hat er aber nicht! Und das glauben auch die Christen.

Aus eigener Erfahrung weiß ich, dass diese Schoten vom "Karobe-Baum", wie man ihn auch nennt, sehr lecker sind und nur 3 Stück täglich recht gut sättigen. Ich habe darunter anstrengende Bergwanderungen in Spanien durchgeführt, ohne schlapp zu machen. Auch **Rabbi Hanina** ernährte sich dem taludischen Traktat Berakot nach von Johannisbrot.

Bibelforscher meinen, **Johannes der Täufer** müsse sich von mehr ernährt haben, als in der Bibel geschrieben steht. Bei allem Bemühen um Genauigkeit sollte man sich vergegenwärtigen, dass man sich lange Zeit hindurch von sehr wenig ernähren kann. Dabei berücksichtige ich nicht, ob diese Ernährung dann ausreichend ist. Gerade die "Heiligen" haben sich aus asketischen Gründen durch falsch praktizierte Selbstbeherrschung oftmals zu Tode gehungert. Ihnen war, wenn sie fanatisch waren, das Himmelreich wichtiger als ihre Gesundheit. Ich selbst komme auf meinen spanischen Bergtouren recht gut mit 2-3 Johannisbrot-Schoten und etwas Wasser einen ganzen Tag lang aus. Sie sättigen enorm nachhaltig! Also wussten die klugen Wüstenbewohner sicher erst recht, dass man sich davon ernähren kann.

---

41 Matthäus-Evangelium 3. Kapitel, 4. Vers http://www.dsl-24000.de/index.php/lexikon/?news=Karube

Auf der Suche nach untrügerischen Beweisen wird behauptet, die religiöse Gruppe der Essener seien reine Vegetarier gewesen. Sie hatten aber in Qumran[42], das am Toten Meer liegt, in ihrer Wohnsiedlung Färbetröge für Tierhaut. Das heißt, sie färbten Leder! Ich sah diese Qumran-Bottiche in einer gut recherchierten Fernsehsendung. Nun könnte man es ad absurdum weiter treiben und behaupten, dass sie sich ihre Nutztiere nur wegen der Milch hielten und so ganz nebenbei auch ihr Leder nach deren natürlichem Tod nutzten. Dann hätten sie allerdings recht wenig Leder erhalten. Vielleicht ist die Lösung darin zu finden, dass innerhalb der Essener die Nazoräergruppe strenger lebte und die Essener sehr wohl Tiere nutzten? Ich bin kein Altertumsforscher und kann das als Laie nicht wirklich recherchieren. Mir fehlen ganz einfach Kenntnisse alter Sprachen, um entsprechendes Schrifttum zu studieren.

Man vermutet, dass die Essener eine Mischung von Ansichten der Nazoräer und der Zoroastriker hatten, in die auch der jüdische Glaube einfloss. Den Nazoräern waren Askese, strikter Vegetarismus und eine extreme sexuelle Enthaltsamkeit eigen. Die Essener kamen, so sie verheiratet waren, mit ihren Frauen höchstens 3 x im Jahr sexuell zusammen, weshalb sie als religiöse Gruppe auch nicht überleben konnten: Sie starben schlichtweg aus.

Johannes der Täufer war ebenso wie sein um sechs Monate jüngerer Cousin Jesus Essener/Nazoräer. Beide waren einander nicht nur verwandtschaftlich sondern auch geistig eng verbunden. Und wenn denn die Bibel durch die Tatsache, dass sie Jesus einen Nazoräer nennt, den christlichen Kirchen schon nicht als *Beweismittel* für seine konsequenterweise vegetarische Ernährung ausreicht, dann werden von dilettierenden vegetarischen Laien apokryphe, nicht in die Bibel aufgenommene alte Schriften herangezogen. Besser sind tatsächlich historische Beweise, die nicht in der Bibel stehen. Und diese gibt es in verschiedenen, heute auch von der katholischen Kirche anerkannten alten Schriften. Allen voran vielleicht die Hieronymus-Schriften, auf die wir noch zu sprechen kommen.

Die apokryphen, nicht in den Kanon aufgenommenen Schriften sind meistens erst lange nach Jesu Tod und Auferstehung - erst in der 1. bis 3. Generation danach - entstanden und nach sorgfältigen Untersuchungen darum nicht in den Kanon und ins Neue Testament aufgenommen worden, weil sie von den vier Hauptevangelien, die übrigens erst 40-90 Jahre nach den Ereignissen aufgeschrieben wurden, nicht erwähnt worden sind.

Irgendwo musste man schließlich mal eine Zäsur machen! Man sollte sie nicht böswillig als Zensur missverstehen. Auch ich muss bei der Wahl dessen, was ich in ein Buch hineinschreibe, immer wieder neu Auswahl treffen. Natürlich ist das eine Entscheidung, jedoch keine Zensur in dem Sinne. Denn ein Nein hierhin gesagt und ein Ja dorthin muss keine Bewertung noch negative respektive positive Auswahl sein. Wenn sie sich entscheiden, dieses Jahr nach Mallorca statt nach Ibiza zu fahren, ist das kein umfassendes Nein gegen ganz Ibiza!

Es ist daher auch nicht statthaft, alles, was nach römisch-katholischer Kirche riecht, zu verdammen. Auch nicht bezüglich der Entscheidungen, was in den Kanon aufgenommen wurde, was nicht. Immerhin waren die Kriterien insofern streng, als man suchte, nur dasjenige aufzunehmen, was mit den vier ausgewählten Evangelien bezüglich ihres Lehrinhalts übereinstimmte, wobei drei der Evangelien – Matthäus, Markus, Lukas – synoptische Evangelien genannt werden, da sie weitgehend übereinstimmen. Die nicht in den Kanon aufgenommenen, apokryphen so genannten Evangelien sind keine durchgängige Schilderung Jesu Leben sondern Nacherzählungen von Nacherzähltem nach dem Motto: "Gisela sagt, dass ihr Onkel sagt, dass seine

---

42 Stegemann, Harmut - Die Essener, Qumran, Johannes der Täufer und Jesus - Herder-Spektrum.

Oma gesagt hat, dass ihr Opa gesehen habe, dass dessen Vater gelesen hat, dass die Welt am 1. April 3001 untergehen wird."

Die apokryphen Schriften wurden erst nach dem Tod der zwölf Apostel verfasst: Das Thomas-Evangelium zwischen 150-180 n. Chr.. Das Petrus-Evangelium befasst sich überwiegend mit Jesu Passion und Auferstehung, ebenso das Nikodemus-Evangelium. Das so genannte *geheime Markusevangelium* wird eigentlich als *mystisches Markusevangelium* bezeichnet. Es ist uns nur aus einer Handschrift aus dem 18. Jahrhundert enthalten und wird in einem Brief von Clemens von Alexandria (ca. 150-215 n. Chr.) an einen weiter nicht bekannten Theodorus zugeschrieben. Es wäre sicher verfehlt, solches Schrifttum nachträglich ins Neue Testament aufnehmen zu wollen, denn Historie darf nicht auf ein Klatsch-Niveau absinken.

Das heißt: Diese so genannten Evangelien sind nicht von den Evangelisten selbst (= Apostel und Jünger Jesu zu dessen Lebzeiten) verfasst worden! Sie, wie auch andere apokryphe Schriften, müssen aber immer wieder herhalten für Verschwörungstheorien gegen die römisch-katholische Kirche und oftmals sehr eigenwillige Auslegungen von Randgruppen oder eines neuzeitlichen Schriftstellers, der aus Sensationslust aus Maria Magdalena Jesu Geliebte oder gar Ehefrau kreiert hat. Dafür hat dieser Autor das berühmte Abendmahl-Gemälde von Leonardo da Vinci (1452-1519) als *Beweis* verunstaltet. Leonardo war kein Altertumsforscher und hat überhaupt nicht zu Jesu Zeiten gelebt. Er kann keine unbezweifelbare Aussage machen. Man sollte in ein Kunstwerk keine zweifelhaften Dinge hineininterpretieren, und anachronistische Formulierungen sind auch fehl am Platz.

Ferner gibt es noch das so genannte **Ebionitenevangelium**[43] (auch Hebräerevangelium genannt). Es stammt von den armen Urchristen Jerusalems, die sich von den Nazoräern abgrenzten und um 66 n. Chr. ins Ostjordanland auswanderten. Die Sprache des Ebioniten- oder auch Hebräerevangeliums weist deutliche Übereinstimmungen mit der Sprache des Matthäusevangeliums auf und wird heute nicht mehr als häretisch bezeichnet. Auch in seinen Aussagen stimmt es mit den synoptischen Evangelien überein. Möglicherweise gehört es zu den Passagen, die man damals beim großen Aufräumen bewusst nicht in den Kanon aufgenommen hat, und vielleicht entdeckt die Forschung ja noch mehr solcher Aussagen, die eigentlich in die Bibel hinein gehörten. Im Ebionitenevangelium finden wir auch den Satz: "Ich bin gekommen, die Opfer abzuschaffen. Denn wenn ihr nicht aufhört zu opfern, wird auch der Zorn über euch nicht aufhören." Diese Aussage dürfte eine authentische Christusaussage sein, da er sich selbst anstelle der Tieropferungen einsetzte und durch seinen Tod die Menschheit erlöste.

---

43 • Eduard Meyer - *Ursprung und Anfänge des Christentums* - Bibliobazar - Seiten 251-263
    Bei Amazon bestellen oder Buchtitel ins Internet eingeben und online lesen.
• Wolf-Dietrich Köhler: Die Rezeption Matthäusevangeliums in der Zeit von Irenäus – aus "Wissenschaftliche Untersuchungen zum Neuen Testament, 2. Reihe 24, Seite 272 – 1987 J.C.B. Mohr (Paul Siebeck) Tübingen
• Katharina Ceming; Jürgen Werlitz: *Die verbotenen Evangelien: Apokryphe Schriften*. Wiesbaden: Marix 2004 ISBN 3-937715-51-7, S. 109-113.
• Philipp Vielhauer: *Geschichte der urchristlichen Literatur: Einleitung in das Neue Testament, die Apokryphen und die apostolischen Väter*. Berlin, New York: de Gruyter 1978 ISBN 3-11-007763-9, S. 653 ff. http://books.google.-com/books?
• vid=ISBN3110077639&id=bNsyg74G45sC&pg=PA653&lpg=PA653&dq=Vielhauer+Epiphanias&hl=de&sig=Ig-MuqfjGPJ5V_2dv7j7xLj8xmDg Google-Booksearch]

Die beiden folgenden Absätze über das Ebionitenevangelium sind mit freundlicher Erlaubnis übernommen aus der kritischen Internetseite "Der Theologe, Nr. 7": [44]

Interessant für uns ist im Ebioniterevangelium folgende Schriftstelle: "Begehre ich etwa, an diesem Passah Fleisch mit euch zu essen?" (zit. bei Epiphanius, Panarion omnium haeresium 30, 22, 4). Der kirchliche "Sektenbeauftragte" Epiphanius (ca. 315-403) bestreitet jedoch diese Aussage von Jesus. Denn, so der Kirchenmann: "Passah ist [immer] Fleischbraten und der Rest" (30, 22, 3). Zu der Version der Ebionäer passt jedoch, dass Jesus Tieropfer grundsätzlich ablehnt. Darin stimmt er mit allen jüdischen Propheten vor ihm überein (...) Mehrfach zitiert der Mann aus Nazareth hierbei das durch den Propheten Hosea gegebene Gotteswort "Ich habe Wohlgefallen an der Barmherzigkeit und nicht am Opfer" (Matthäus 9, 13; 12, 7). Und im Ebionäerevangelium steht es auch deutlicher, was zum Auftrag von Jesus, dem Christus gehörte: "Ich bin gekommen, die Opfer abzuschaffen"(...) Interessanterweise erklärt auch Papst Benedikt XVI., dass Jesus das Passahmal "ohne Lamm" gefeiert habe, jedoch nicht aus tierfreundlichen, sondern aus kultischen Gründen.

Jesus von Nazareth** hatte die Bevölkerung einige Jahre zuvor darüber aufgeklärt, dass die Opfervorschriften nicht von Gott stammen, sondern von den Priestern, die sie anschließend Gott unterschoben haben. Und Jesus sagte: "Ich bin gekommen, die Opfer abzuschaffen, und wenn ihr nicht ablasst zu opfern, wird der Zorn nicht von euch ablassen", wobei mit dem Wort "Zorn" die negative Wirkung gemeint ist, welche auf die negative Ursache der Opfer folgt. Dieses Wort von Jesus ist im urchristlichen **Ebionäerevangelium** (Anfang des 2. Jahrhunderts) dokumentiert, das die Kirche ca. 300 Jahre später vernichten ließ. Nur wenige Sätze sind erhalten geblieben, die der katholische Kirchenlehrer Epiphanius (ca. 315-403) in seinem Buch "Arzneimittelkästchen gegen alle Irrlehrer" (ein zynischer Titel) überliefert (Panarion omnium haeresium 30, 16, 4-5). **Epiphanius berichtet auch, dass die von ihm (nach einem Mann namens Ebion) so genannten Ebionäer oder Ebioniten auf die Frage, warum sie Fleischspeisen und Opferkult strikt ablehnten, erklärten, Jesus habe es so gesagt** (Panarion 30, 18, 9)**, ein sehr wesentliches antikes Zeugnis für das Denken von Jesus von Nazareth.

Konstantin I formulierte um 313 herum das Toleranzedikt von Mailand, wodurch das Christentum sich gestärkt sah. Die theologische Zersplitterung in Arianer und Trinitarier brachte den so genannten Arianischen Streit zustande, und auch dadurch kam weiterhin viel Unruhe ins Reich. Konstantin I sah unabhängig von diesem Gezänk auch durch politische Auseinandersetzungen die Einheit des riesigen Römischen Reichs bedroht und seine Macht schwinden. Er wollte Ruhe ins Römische Imperium bringen und versprach sich durch Anerkennung der Christen unter gleichzeitiger Tolerierung der alten Götter politische Stabilität in seinem Weltreich. Eigentlich handelte er bereits dem Alten Fritz gemäß nach dem Satz, dass jeder seiner eigenen Façon gemäß selig werden sollte. Konstantin I lud ihm genehme christliche Geistliche im Jahr 325 zum Ersten Konzil nach Nicäa (heute: Iznik/Türkei) in die Nähe von Konstantinopel (heute: Istanbul) ein, um eine Schlichtung des Arianischen Streits zu erreichen. Er strebte eine einheitliche theologische Glaubensaussage an.

Er selbst war zu der Zeit noch kein Christ sondern ließ sich erst kurz vor seinem Tod taufen. Nach Konstantins I Tod im Jahr 337 gab es erneute Zerwürfnisse, und erst durch das Erste Konzil von Konstantinopel im Jahr 381 (man nennt es auch das 2. ökumenische Konzil), das Kaiser Theodosius einberief, kam es zu einer abschließenden Einheit. Das Christentum wurde zur Staatsreligion erhoben. Irgendwann kehrte sich die Spitze um, und nach längerer friedlicher Koexistenz verfolgten die Christen nunmehr Anhänger der römischen Mythologie. Immer mehr

---

44 Weitere Ausführungen siehe http://www.theologe.de/theologe7.htm

aber auch gnostische Richtungen, vegetarische Christen und später dann auch Muslime und Juden. Machtansprüche in Politik und Religion waren bei alledem treibende Kraft, wobei sich Kaiser und Päpste ihrerseits Schlachtabtausch bezüglich des Machtanspruchs lieferten.

Die offizielle christliche Lehre wurde nicht verschont von Verschmelzungen unterschiedlicher Religionen und Mythen. Dies besonders bezüglich Sabbatgebot[45], Fleischspeisen und Alkohol. Pythagoräische und durch Platon geprägte, feingeistige Römer hielten sich weiterhin fern vom Fleischessen. Aber das galt nicht für alle Römer, und so wurde auch die Art und Weise, wie sich jemand ernährte, zum Kennzeichen einer neuen Lebenshaltung, die den Tierverzehr mit einbezog. Statt Tiere den Göttern zu opfern, opferte man sie sich praktisch selbst, indem man sie aufaß. Die letzte, inzwischen als heidnisch empfundene Philosophenschule, die Platon immerhin bereits 387 v. Chr. im Hain des Heros Akademos als bedeutendste Akademie des Altertums gegründet hatte, wurde vom oströmischen Kaiser Justinian I im Jahr 529 geschlossen. Damit nahm auch die vegetarische Problematik ihren künftigen historischen Lauf.

Wir wollen hier nun nicht die gesamte Kirchen- und politische Geschichte jener Zeit behandeln. Soviel aber sei gesagt: Zuerst war es den Christen nicht schlecht ergangen. Es hatte meistens keine systematischen Verfolgungen gegeben sondern völlig ruhige Zeiten, und die Christen hatten sich ausbreiten können. Was aber zu Problemen und in der Folge zu Christenverfolgungen führte, war der Schwur, den man auf den Kaiser leisten sollte. Und da manch ein Kaiser nach ägyptischem Vorbild sich selbst für den Sonnengott hielt, hatten Christen damit natürlich Probleme. Sie wollten dem Kaiser durchaus treu dienen, aber in einem solchen Schwur sahen sie Verrat gegen Gott. Diese Ablehnung der Christen wurde zum Grund, sie zu denunzieren, zu verleumden und zeitweise schwer zu verfolgen und zu töten.

Die Verschmelzung einer Religion mit einer anderen wie auch mit mystischen Vorstellungen nennt man Synkretismus. Und genau der wurde von der sich immer mehr mit Macht bekleidenden katholischen Kirche immer dann als Häresie verfolgt, wenn er in die eigenen synkretistischen Lehren nicht hineinzupassen schien. Christlicher Synkretismus blieb immer verbreitet!

Sich gegenseitig unterstützende Seilschaften gab es zu allen Zeiten. Und so spielte es bei der Erstellung des Kanons, der Zusammenstellung von Schriften für das Neue Testament, den ausgewählten Geistlichen und den Verbindungen zum Kaiser durchaus eine Rolle, wer darin mitwirkte. Heidnische Feiertage wurden teilweise beibehalten und christliche "Events" an diesen Tagen gefeiert. Der Sabbat wurde auf den Tag der Sonne verlegt und verschiedene Vorstellungen aus der Götterwelt und über die letzten Dinge wanderten unmerklich in die christliche Vorstellungswelt ein und wurden teilweise zu Dogmen erhoben. Was den Alten Griechen ihre Heroen waren, wurde analog durch die Erhebung besonderer Christen in den Heiligenstand wieder wettgemacht. Von den Griechen haben wir die Bezeichnung Psyche übernommen und auch die Lehre, dass die Seele nach dem Tode weiterlebt. Verschiedene christliche und esoterische Gemeinschaften haben differenzierte Vorstellungen über ihren Verbleib nach

---

45 Der biblische Sabbat, den Christus und die Urchristen selbstverständlich gehalten haben, wurde abgeschafft. Stattdessen erklärte der Kaiser den gewohnten römischen Tag der Sonne, der dem Sonnengott zu Ehren gefeiert worden war, zum Ruhetag. Der Tag der Sonne war noch ein Relikt aus der Zeit, wo man dem Sonnengott gehuldigt hatte, als dem nach ägyptischer Tradition auch der Römische Kaiser sah. Mit der allgemeinen Erhebung des Sonntags zum Feiertag aller Menschen schlug man zwei Fliegen mit einer Klappe. Der Klerus fand dafür eine eher pseudochristliche Legitimation, denn Christus war am Sonntag auferstanden. Und man konnte sich ab jetzt obendrein von den weiterhin Sabbat haltenden Juden absetzen.

Im 19. Jahrhundert besannen sich einige Christen wieder auf das alttestamentarische, jüdische Sabbatgebot, das 3. Gebot der Gebotstafeln Mose: Siebenten-Tags-Baptisten und Siebenten-Tags-Adventisten. Sie feiern wieder diesen Tag wie auch die Juden, Jesus, dessen Jünger und die Urchristen es getan haben.

dem Tod entwickelt. Bei manchen lebt sie in der Unterwelt, missioniert dort sogar, erscheint Lebenden oder sie fährt sofort zu Gott in den Himmel auf. All diese Vorstellungen findet man jedoch so weder im Alten noch im Neuen Testament. Es sind Judentum und Ur-Christentum zuwider laufende Lehren, die sich da manifestiert haben. Kürzlich hörte ich allerdings Papst Benedikt XVI unmissverständlich in einem Nebensatz sagen, dass der Mensch nach dem Tod tot ist und erst bei der allgemeinen Auferstehung wieder aufersteht!

Man stellte das Neue Testament aus allerlei vorhandenen alten Schriften zusammen. Auch das Alte Testament war im Laufe seiner Geschichte neu zusammengestellt worden, wobei sich Überschneidungen der Berichterstattung und durchaus auch Widersprüche ergaben. Obwohl: Man war sowohl im Alten wie im Neuen Testament peinlichst darauf bedacht, nichts zu verfälsche, und selbst mündliche Überlieferungen blieben durch die Jahrhunderte exakt.

Aber es sind nicht allein diese Schriften, wo wir etwas über Jesu Leben und dasjenige der Urchristen erfahren. Diese und weitere Schriften, Zitate und Chroniken, die entweder noch vorhanden sind oder die woanders als Zitat vom Zitat erwähnt werden, entstanden teilweise zu Jesu Lebzeiten, teilweise erst in den ersten Jahrhunderten nach Christi Wirken. Unser Wissen wird ferner ergänzt durch später gefundene Schriften wie die Qumran-Rollen vom Toten Meer oder die Nag-Hammadi-Bibliothek in Ägypten. Die historischen Dokumente erhellen uns auch das, was ins Neue Testament aufgenommen wurde und erleuchten sicher ferner einige Unklarheiten über die Lebens- und Ernährungsweise der ersten Christen.

Das Neue Testament entstand sozusagen als Chronik und Biografie, die Weggenossen von Jesus - nicht alle waren seine unmittelbaren Jünger gewesen – erst in fortgeschrittenem Alter aufgeschrieben haben. Man nahm dann auch einige Briefe und andere Schriften mit ins Neue Testament auf, um es dem Alten Testament gegenüber zu stellen und damit *Das Wort Gottes* zu ergänzen und sich so von den Juden deutlich abzugrenzen.

Wer sich für genauere Studien interessiert, sollte nicht einfach nur die Evangelien lesen sondern sich eine Synopse[46] anschaffen, um exakte Vergleiche anstellen zu können, mit den apokryphen, also nicht in die Bibel aufgenommene Schriften aber vorsichtig umgehen, da sie von gnostischen und synkretistischen, d. h. von durch andere Religionen oder Privatansichten überlagerte Vorstellungen durchzogen sein können und dadurch die ursprüngliche Lehre Christi verfälschen. Und selbst dann ist der Untersuchende eher Archäologe denn Glaubender, wenn er denn bereit ist, jegliche Voreingenommenheiten beiseite zu lassen. Auch auf die Gefahr hin, dass er seinen schönen aber vorgefassten Glauben verlieren sollte.

Man versteht als Übersetzer manche Begriffe nicht richtig, wenn sie nicht ins eigene Weltbild passen. Und da ergeben sich dann zusätzliche Fehlerquellen aufgrund von falschen Interpretationen, die allerdings dazu führen, dass in Zukunft weiterhin etwas falsch verstanden wird. Darum ist es eigentlich unerlässlich, alte Sprachen zu studieren, wenn man die Urtexte richtig verstehen und die Fehlinterpretationen Anderer nicht übernehmen möchte.[47] Und: Die Lehren über Leben und Himmelreich auf Erden sind kein Handbuch für Ingenieure und Klempner sondern für unvoreingenommene, freie Geister.

Ernst zu nehmen sind aber die Schriften einiger Chronisten und/oder Bischöfe der ersten Generationen nach Christus, die sehr wohl zitieren, dass einige Jünger Vegetarier waren. Und dass Jesus Nazoräer war, erfahren wir aus der Bibel selbst.

---

46 Hier zwei Beispiele. Sehr ausführlich: **1.** *Stuttgarter Evangelien-Synopse nach dem Text der Einheitsübersetzung* - Verlag katholisches Bibelwerk Stuttgart - **2.** *Patmos Synopse* - Patmos-Verlag

47 Wenn man eine an die Urtexte der Bibel sehr nah heranreichende Übersetzung zu Studierzwecken haben möchte, ohne Aramäisch, Althebräisch, Altgriechisch und Latein gründlich lernen zu wollen, sollte man sich die **Elberfelder Studienbibel** zusammen mit der großen **Konkordanz** kaufen. Das ist ständiges Nachschlagewerk vieler Theologen.

So lässt der Verfasser der Apostelgeschichte – Lukas -
Paulus über dessen Bekehrung in Kapitel 22 sagen:

7-Ich stürzte zu Boden und hörte eine Stimme zu mir sagen: Saul, Saul, warum verfolgst du mich? 8-Ich antwortete: Wer bist du, Herr? Er sagte zu mir: Ich bin Jesus, der Nazoräer, den du verfolgst.

Weitere Schriftstelle in Matthäus-Evangelium 2, Vers 23:

...und ließ sich in einer Stadt namens Nazareth nieder. Denn es sollte sich erfüllen, was durch die Propheten gesagt worden ist: Er wird Nazoräer genannt werden.

Es wird nicht unterschieden zwischen den Wörtern oder Begriffen Nazarener, Nazoräer bzw. Naziräer. Und es gibt noch weitere Schreibweisen dafür. Mit Nazoräer, Naziräer aber auch Nazaräner ist nicht nur gemeint, dass jemand aus der Stadt Nazareth kam sondern es bezeichnet die Zugehörigkeit zu einer religiösen Gruppe. Das beweist auch folgende Schriftstelle:

In Apostelgeschichte 24, Vers 5 heißt es:

Wir finden nämlich, dieser Mann ist eine Pest, ein Unruhestifter bei allen Juden in der Welt und ein Rädelsführer der Nazoräersekte.

Paulus von Tarsus, der aus dem heutigen Ost-Anatolien (Türkei) stammte, aß gern Fleisch[48], während Petrus, mit dem er auf Missionsreisen unterwegs war, Vegetarier war. Auch die anderen Jünger Jesu waren Vegetarier. Von **Matthäus** und **Jakobus** wissen wir es sicher. **Matthäus**, Apostel und Evangelist wird im Buch Paedogugus (II,1) des **Clemens von Alexandrien** (150-215) als strikter Vegetarier beschrieben. **Jakobus**, Bruder oder Vetter Jesu, wird in der Kirchengeschichte (II,23, 5-6) des **Hegesippos** (100-180) stets als Vegetarier und als heilig von Anfang an beschrieben. **Epiphanius** schreibt in seiner Schrift **Gegen die Häresien** (78,14), dass **Jakobus** nie Fleisch aß und ein Leintuch als Kleidung trug. **Bischof Eusebius** (264-339) schildert in seiner Kirchengeschichte (2,3), dass Johannes, der Lieblingsjünger Jesu, Asket und Vegetarier war, indem er seinerseits **Hegesipp** zitiert.

Nachweislich waren Vegetarier der ersten Stunde und "ersten Liga": Jesus, Andreas, Jakobus, Johannes, Lukas, Markus, Matthäus, Petrus, Philippus, Thomas und Johannes der Täufer. Es ist folglich anzunehmen, dass auch die übrigen Jünger Vegetarier waren.
▶ Besonderer Hinweis [49]

> **Tertullian** (160-222) differenzierte die Christen in zwei unterschiedliche Gruppen, wobei er die vegetarischen als die wahren Christen bezeichnete, die Fleischesser aber als *stinkende Leiber ohne Seele*. Vielleicht ist von daher auch irgendwann das Gerücht aufgekommen, die Christen würden sogar ihre eigenen Kinder essen.

---

48   Römerbrief 14:21; 1. Korintherbrief 10: 14-33;   Ferner: http://www.theologe.de/theologe7.htm
49   Eine sehr gut recherchierte und umfassende Darstellung im <u>Online-Buch</u> der Zeitschrift *Vegetarisch leben* im online-Buch *Vegetarismus in den Weltreligionen*: http://www.vegetarisch-leben.ch/kapitel5.html#c44

Petrus geriet wegen der Fleischspeisen in arge innere Bedrängnis. Er wollte seine Gastgeber nicht kränken. Anderseits aber ekelte er sich vor Fleisch und fragte sich, ob es mit seinen Reinheitsvorstellungen und dem, was er gelernt hatte vereinbar sei, davon zu essen. Und so hatte er wohl bei einem kleinen Nickerchen einen Traum, eine Vision, in der sich sein innerer Kampf offenbarte. Petrus wird von Clemens von Alexandrien in seinen Homilien XII,6 als jemand beschrieben, der von Brot und Oliven lebte und dem nur wenig Gemüse beifügte. Ferner wird er als Vegetarier belegt bei Clemens von Alexandria, Paedagogus II, 1. Und in den Pseudoclementinen wird gesagt, dass das widernatürliche Essen von Fleisch so vergiftend sei wie die heidnische Anbetung von Teufeln mit ihren Opfertieren und ihren unreinen Festen. Durch Teilnahme daran werde der Mensch zum Tischgenossen von Teufeln. Ebenso mögen es in der Griechischen Antike die Orphiker und Pythagoräer empfunden haben, wenn das Volk seine ausgelassenen dionysischen Feste gefeiert hat.

Sehen wir uns den Petrus-Traum im Neuen Testament, in der Apostelgeschichte, Kapitel 10, Verse 9-28 gemeinsam an. Hier wird Petrus zum Fleischessen aufgefordert, muss dem aber, wie wir im Verlauf der weiteren Erzählung in der Bibel sehen, nicht nachkommen. Es handelt sich also um eine Vision, nicht aber um eine Offenbarung.

Die Vision des Petrus in Joppe

9 Am folgenden Tag, als jene unterwegs waren und sich der Stadt näherten, stieg Petrus auf das Dach, um zu beten; es war um die sechste Stunde.
10 Da wurde er hungrig und wollte essen. Während man etwas zubereitete, kam eine Verzückung über ihn.
11 Er sah den Himmel offen und eine Schale auf die Erde herabkommen, die aussah wie ein großes Leinentuch, das an den vier Ecken gehalten wurde.
12 Darin lagen alle möglichen Vierfüßler, Kriechtiere der Erde und Vögel des Himmels.
13 Und eine Stimme rief ihm zu: Steh auf, Petrus, schlachte und iss!
14 Petrus aber antwortete: Niemals, Herr! Noch nie habe ich etwas Unheiliges und Unreines gegessen.
15 Da richtete sich die Stimme ein zweites Mal an ihn: Was Gott für rein erklärt, nenne du nicht unrein!
16 Das geschah dreimal, dann wurde die Schale plötzlich in den Himmel hinaufgezogen.
17 Petrus war noch ratlos und überlegte, was die Vision, die er gehabt hatte, wohl bedeutete; inzwischen hatten sich die von Kornelius gesandten Männer zum Haus des Simon durchgefragt und standen am Tor.
18 Sie riefen und fragten, ob Simon mit dem Beinamen Petrus hier zu Gast sei.
19 Während Petrus noch über die Vision nachdachte, sagte der Geist zu ihm: Da sind zwei Männer und suchen dich.
20 Steh auf, geh hinunter und zieh ohne Bedenken mit ihnen; denn ich habe sie geschickt.
21 Petrus stieg zu den Männern hinab und sagte: Ich bin der, den ihr sucht. Aus welchem Grund seid ihr hier?

22 Sie antworteten: Der Hauptmann Kornelius, ein gerechter und gottesfürchtiger Mann, der beim ganzen Volk der Juden in gutem Ruf steht, hat von einem heiligen Engel die Weisung erhalten, dich in sein Haus holen zu lassen und zu hören, was du ihm zu sagen hast.
23 a Da ließ er sie eintreten und bewirtete sie. Tags darauf machte sich Petrus mit ihnen auf den Weg und einige Brüder aus Joppe begleiteten ihn.
24 Am folgenden Tag kamen sie nach Cäsarea. Kornelius erwartete sie schon und hatte seine Verwandten und seine nächsten Freunde zusammengerufen.
25 Als nun Petrus ankam, ging ihm Kornelius entgegen und warf sich ehrfürchtig vor ihm nieder.
26 Petrus aber richtete ihn auf und sagte: Steh auf! Auch ich bin nur ein Mensch.
27 Während er sich mit ihm unterhielt, ging er hinein und fand dort viele Menschen versammelt.
28 Da sagte er zu ihnen: Ihr wisst, dass es einem Juden nicht erlaubt ist, mit einem Nichtjuden zu verkehren oder sein Haus zu betreten; mir aber hat Gott gezeigt, dass man keinen Menschen unheilig oder unrein nennen darf.

Was sind Visionen? Was sind Offenbarungen? Was sind Träume? Die Unterschiede sind geringfügig. Allen gleich scheint aber das Allegorische zu sein, das sich in unmissverständlicher Symbolsprache ausdrückt. Diese archaisch zu nennende, bildhafte Sprache ist mit kleinen Abwandlungen zeitlos, international und in jedem Alter gleich. Verstehen können sie aber nur diejenigen, die mit ihr vertraut sind. Besonders viel zu sagen haben uns unsere Großträume. Wenn jemand uns seinen Traum erzählt, so handelt es sich mit großer Wahrscheinlichkeit um einen Großtraum. Die Psychoanalyse und die archaische Sprache kennen die Traumsymbole sehr genau. Und die Träumer in biblischen Zeiten waren Menschen wie jeder gewöhnliche Sterbliche. Ob also jemand, wie es in der Bibelsprache bei einer Vision heißt, ein *Gesicht* hatte oder nachts geträumt hat: Alle sind gleichermaßen allegorische Aussagen aus der Tiefe der Seele, die recht verstanden werden wollen. Augustinus sagte sinngemäß mehrfach: "Wenn du Gott finden willst, such ihn nicht da draußen. Er ist innen in dir" - "geh' nicht nach draußen, in dich selbst kehre zurück". - "Du warst in meinem Innern und ich draußen".

Ich war in einem meiner Träume in einem Gefängnis gelandet wegen irgendeines banalen Verkehrsvergehens und erhielt *Sozialunterricht*, indem ich das 1x1 lernen sollte. Ich musste es vor- und rückwärts aufsagen. Ich sollte irgendwo beginnen und rückwärts aufsagen. Daraus wollte man erkennen, ob die Zahl, die ich wähle, zum 1x3 gehöre. Ich begann mit 24 und zählte rückwärts: 24, 21, 18, 15... Dabei wurden mir von allen Seiten irgendwelche nicht dazu gehörenden Zahlen um die Ohren gerufen, um mich aus dem Konzept zu bringen. Schließlich sagte mir die Anstaltsleiterin: "Du musst unbeirrt bei deinem 1x3 bleiben, egal, was dir um die Ohren fliegt. Erst wenn du trotz aller Wirren um dich herum dein 1x3 ungestört aufsagen kannst, darfst du das Gefängnis wieder verlassen." Die Drei steht allgemein als "Heilige Ganzheit"!

Vielleicht war der Traum des Petrus auch eine solche Prüfung, da er ja auf seinen Missionsreisen ständig Menschen mit ihm fremden Gewohnheiten erlebte. Er hatte, wie schon ausgeführt, Angst um seine reine Seele und die Befürchtung, sich selbst zu verlieren, wenn er seine Askese aufgeben würde. Der Traum war keineswegs eine Aufforderung, selbst Fleisch zu essen, also die eigene Askese aufzugeben. Der Traum lehrte ihn aber, sich nicht von anderen Gepflogenheiten *auffressen zu lassen* sondern konsequent nur die Lehre vom Himmelreich zu verkünden, nicht aber die Lehre einer in der Diaspora ungewohnten Lebensweise.

Aus der gleichen Motivation heraus sagte Paulus ja auch, die Beschneidung, wie sie unter Judenchristen noch üblich war, sei unwichtig für das Himmelreich. Er wollte einfach keine Diskussionen an den Grenzbereichen von Meinungen und Bewertungen einführen. Und so war es Paulus, den man als den ersten Kirchenlehrer bezeichnen kann, unwichtig, ob jemand Fleisch aß oder Vegetarier war, ob er beschnitten oder unbeschnitten war. Ethik klammerte er dabei aus.

Ein Widerspruch zwischen philosophischer Ethik und christlicher Ethik entstand dabei allerdings, denn es wurde eine Kirche geboren, die ihre religiöse Ethik, ihre ethischen Wurzeln also, verleugnete und statt dessen einzig die Erlösung durch den Glauben an Christus verkündete. Ethik ist aber Ethik an sich, und zwar völlig frei von religiösen Vorstellungen. Ethik ist ein Wert an sich. Und – ethische - Werte, so sollte man meinen, sind gerade durch sie selbst: die Ethik, klar umrissen. Ohne Ethik keine wahre Religion!

Alles Richtige, Zutreffende, Saubere, Ehrliche, Treue, Wahre, Wahrhaftige, Reine und Göttliche ist an der ethischen Messlatte, die nur einen einzigen Wert hat, nämlich "ethisch ja", zu messen. Wenn eine Religion mit "ethisch ja" rundherum und in jedem ihrer praktisch vollzogenen Teile nicht übereinstimmt, dann ist sie nicht richtig, zutreffend, sauber, ehrlich, treu, wahr, wahrhaftig, rein noch göttlich. Erlösung durch meinen Glauben an Gottes Gnade, die mich jedoch nicht unbedingt in Gottes Planung einschließt, wie gesagt wird, macht mich zum willkürlich geworfenen Spielball Gottes. Willkür aber unterstelle ich meinem Gott nicht, sondern ich sehe in ihm, den wir mit Liebe gleich setzen, den Inbegriff absoluter Ethik!

Daher müssen sich diejenigen, die behaupten, das Christentum zu vertreten, auch fragen lassen, ob die Tötung von Tieren erlaubt ist. Jedes Tier ist leidensfähig, empfindet Freude und Schmerzen, ist bestrebt, seinen inneren Bauplan in der ihm zugedachten ökologischen Nische zu verwirklichen, sein Leben zu erhalten und seiner Bestimmung zu leben. Inwieweit darf sich der Mensch also erlauben, in die Natur vorzupreschen und sie für seine, auch noch so religiösen Zwecke, umzuformen? Wo sind die Grenzen des Menschen? Heißt "Macht euch die Welt untertan", dass wir sie ausschlachten dürfen oder heißt es, dass wir mit der Natur arbeitende, pflegende, kultivierende Gärtner sein sollten? Mit dem Leben leben und wirken oder gegen das Leben gerichtet!? «Was erwarten wir von einer Religion, wenn wir das Leid mit den Tieren ausschließen?», fragte sich mit Recht Richard Wagner im 19. Jahrhundert.

Wenn wir die Geschichte betrachten, so erkennen wir, grob betrachtet, zwei Arten von Menschen. Die einen leben mehr oder weniger drauf los und wollen sich selbst verwirklichen. Dazu gehört bei ihnen auch, möglichst Vieles auszukosten, überall zu probieren und sich nicht allzu sehr selbst zu beschneiden. Sie sind zwar gesellig aber nicht wirklich sozial, denn sie ziehen sich gern ins Private zurück, sobald sie wirklich gefordert werden. Sie bemerken es kaum, wenn sie sich gegen andere versündigen und fühlen sich meistens im Recht. Sie wollen weder sich selbst noch ihre lieben Gewohnheiten verändern und wollen auch im Essen alles haben, was es so auf dem Markt gibt. Diese Menschen sind ihren Mitmenschen gegenüber meistens in entscheidenden Momenten auch untreu und unzuverlässig. Sie stellen keine Fragen.

Die anderen fragen bei allem, was sie tun, ob sie jemandem zu nahe treten, ob sich ihr Wirken vereinbaren lässt mit den Bestrebungen ihrer Mitmenschen und der Natur und wo sie helfen können. Sie suchen ihre Umwelt mit ihren inneren Sinnen und Augen geradezu danach ab, ob eine Kreatur in Not ist. Sie sind sehr sozial und daher auch zuverlässig und treu. Auf ihr Wort ist stets Verlass. Unter diesen Menschen finden wir meistens mehr Vegetarier und solche, die sich darin üben, sich selbst zurückzunehmen. Wir begegnen hier einem Menschentyp, der an sich arbeitet und dem es bewusst wird, wenn er sich gegen andere Menschen, sich selbst oder die Natur verfehlt hat. Immer ist ein solcher Mensch darum bemüht, seine Verfehlungen zu erkennen und soweit es geht wieder auszugleichen. Er bleibt ewig Fragender.

Und wenn wir in die Geschichte der Juden blicken, wie sie uns das Alte Testament schildert, dann begegnen wir auch dort Menschen, die nichts anderes waren, als eben Menschen, unter denen es arg menschelte. Aber auch solchen, die in der beschriebenen Weise entweder gleichgültig lebten oder alles reflektierten. Auch sich selbst und ihr Tun.

Da waren die Asketen, wie wir sie auch sonst überall in der Welt treffen können. Und diese Asketen legen manchmal auch zu sehr Hand an sich. Das heißt: sie erfüllen sich ihre vitalen Bedürfnisse nur ungern, weil sich dann sogleich ein schlechtes Gewissen einschleicht. Das Gewissen schlägt auch in weniger asketischen Menschen. Aber ihnen ist ein schlechtes Gewissen durchaus noch Ruhekissen, weil sie Gewissensbisse nicht mögen. Also wird das Gewissen verdrängt. Sich allerdings der Askese zu opfern, um der Stimme des Gewissens aus dem Wege zu gehen, ist neurotisch, ist zu verkrampft.

Wir finden unter den antiken Vegetariern, zu denen auch die Christen der ersten Jahrhunderte zählen - Antike reicht von 1.200 v. Chr. bis 600 n. Chr. - viele übertriebene Asketen. Obwohl es, wie zu jeder Zeit, sicher auch ausgewogene Urchristen gab, die beispielsweise aus normalem Mitgefühl Menschen und Tiere gleichermaßen wertschätzten. Und es finden sich auch in der Antike genügend Menschen, vor allem aber wieder unter den Priestern, die erkannt haben, dass es schlichtweg gesund ist, vegetarisch zu leben und dass der Tiergenuss völlig unnötig ist. Also haben sie mindestens in Krankheit das Fleischessen unterlassen. Den Vegetariern aber gab man groteskerweise gerade dann Fleisch, wenn sie mal krank waren, wie wir in der Benedikt-Regel (ca. 529 n.Chr.) lesen können. Die Benediktiner waren ursprünglich alle Vegetarier.

Religion sollte uns allgemein nicht dazu veranlassen, uns auf die Antike zu berufen. Heute haben wir aber vernünftige Kriterien, die in der Antike nur teilweise beachtet wurden. Aus Glaubensgründen aber oder weil dies oder jenes in der Bibel oder im Koran an Speisevorschriften steht, muss niemand die Fleisch- bzw. vegetarische Frage diskutieren. Vielmehr ist es so, dass sich die Frage erübrigt, was wir laut dieser Heiligen Bücher essen dürfen, in welchen Töpfen wir das irgendwelcher Reinheitsvorschriften wegen zubereiten dürfen, wenn wir rein vegetarisch leben. Fleischspeisen, so lehrt jedenfalls das Alte Testament wiederholt, ziehen immer irgendwelche Rituale zur Reinigung nach sich.

Die Vorschriften, welches Fleisch man essen darf, welches nicht, ob man Blut essen darf, das Fett oder nicht, aus welchen Töpfen usw. usf., sind sehr umfangreich. Und wenn wir an die Konzessionen denken, die sich Buddhismus und Hinduismus für die Kleingeister ausgedacht haben, dann finden wir auch dort vergleichbare Speisevorschriften. So darf das Rind weder getötet, gequält noch gegessen werden, aber es wird bestimmten Kasten Fleisch gestattet, anderen nicht. Diese Abstufungen sind Zeichen unterschiedlicher Behandlung. Immer an Schwächen oder Stärken der Menschen angepasst, nicht aber am Tier mit seinem Recht auf Leben und freier Entfaltung seines inneren Bauplans. Stellen wir uns bitte vor, dass unser Gesetz einigen Menschen das Töten ihrer Mitmenschen erlaubt, anderen nicht. Analog sind aber die Bibelvorschriften und analog sind auch entsprechende Gepflogenheiten in anderen Religionen. Tatsächlich handelt es sich um Ungleichbehandlung im Umgang mit völlig Unbeteiligten: den Tieren, die dabei in eine Zwickmühle geraten, die nur eine eigentlich unreligiöse dafür aber freie und saubere Ethik verhindern kann. Nicht an abgestufte Vorschriften und Gesetze sondern das Recht der Tiere und damit Würde und Ethik muss im Mittelpunkt stehen. Das wirft jede Vorschrift und jedes Gesetz nachhaltig über den Haufen!

Bei der Betrachtung der Person des Paulus sollten wir uns vergegenwärtigen, dass er nicht aus dem Kreis der Nazoräer stammte noch aus dem eng umgrenzten Kreis der Jüngerschaft und der ersten Bekehrten Jesu. Vielmehr war er Diasporajude mit bereits "synkretistischer Lebensweise" und stammte aus Tarsus im heutigen Anatolien, war kein so strenger Asket wie die Nazoräer, aß Fleisch, und was auf dem Fleischmarkt angeboten wurde. Er erlaubte es ausdrücklich allen übrigen, indem er dadurch das Gebot, das Jesus ihm in einer Vision gegeben hatte, für alle Menschen und auch seinen Gefährten Petrus außer Kraft setzte. Er sagte auch, dass die Frauen in der Gemeinde schweigen sollen und setzte damit Jesu reichliche Anstrengungen zur Gleichberechtigung der Frauen auf Jahrtausende hinaus völlig außer Kraft. **Wir sollten wirklich ernsthaft darüber nachdenken, ob wir nicht doch mehr die Jünger eines Paulus geworden sind und einer Paulinischen Theologie und Lehre folgen als dass wir in der Nachfolge Jesu stehende Christen wären.**

1. Paulusbrief an die Gemeinde in Korinth, Kapitel 14:

33 Denn Gott ist nicht ein Gott der Unordnung, sondern ein Gott des Friedens. Wie es in allen Gemeinden der Heiligen üblich ist,
34 sollen die Frauen in der Versammlung schweigen; es ist ihnen nicht gestattet zu reden. Sie sollen sich unterordnen, wie auch das Gesetz es fordert.
35 Wenn sie etwas wissen wollen, dann sollen sie zu Hause ihre Männer fragen; denn es gehört sich nicht für eine Frau, vor der Gemeinde zu reden.

Paulus wendet sich im ersten **Timotheusbrief, Kapitel 4 Vers 3** grundsätzlich gegen Askese als falsche Haltungen, obwohl er selbst zölibatär lebt und sogar empfiehlt, beim Eintritt in die Christengemeinde nicht zu heiraten, wenn man nicht schon verheiratet ist, es sei gut, eine Frau nicht zu berühren. Für ihn, dem die griechische Antike von Kindesbeinen an vertraut ist, hat Askese die Bedeutung von Übung und Disziplin, wie er sie bei sportlichen Wettkämpfen[50] ebenso gelernt hatte wie in der allgemeinen Bildung. Darum vergleicht er das Leben auch mit einer Kampfbahn, in der wir laufen müssen, um den Siegespreis zu erhalten. Also Erlösung nicht durch Gnade sondern eigene Leistung. Glauben ist aber kein Trainingscamp für geistige, intellektuelle und körperliche Disziplin nach griechischem Vorbild sondern ein Ort der Liebe. Und da hinein sollten Christen auch die Tiere nehmen, statt sie zu töten und aufzufressen.

Im übrigen bezeichnet er die Ehe als gute und heilende Institution.[51] Die unter der Fußnote aufgeführten Autoren sprechen gar von einer **Paulusschule**. Und, ehrlich gesagt, so empfinde ich es auch manchmal: Dass nämlich ins Christentum nicht erst Synkretismus durch das Einströmen griechisch-antiker Philosophie stattgefunden hat, sondern dass gerade Paulus die

---

50 1. Korintherbrief 9, 24-27
51 Gerhard Maier, Rainer Riesner, Heinz-Werner Neudorfer, und Eckhard J. Schnabel: *Der erste Brief des Paulus an die Korinther* – SCM R.-Brockhaus

sich institutionalisierende Urkirche enorm und nachhaltig mit seinem eigenen Stempel versehen hat. Der Sinn sexueller Enthaltsamkeit von den Frauen selbst in der Ehe führte geradezu in den Status *Heilige Männer*. Die Aufwertung des Mannes wurde unter gleichzeitiger Abwertung der Frau betrieben. Eine Spaltung, die weitere Glaubensspaltungen in der Kirchengeschichte, unter anderem auch in der vegetarischen Frage, zwangsläufig nach sich ziehen musste.

Ein Psychotherapeut sagte meiner vegetarisch lebenden Mutter in geradezu suggestiver Weise, dass sie doch das Fleischliche nicht ablehnen wolle. Als ein stets auf Konformität bedachter, gehorsamer Mensch ging sie daraufhin ein Würstchen essen, empfand nichts dabei und wandte sich auf zwei Jahrzehnte wieder vom Vegetarismus ab. Bis sie erkannte, das Vegetarismus keine Verordnung gegen Fleischlichkeit, d.h. gegen sexuelle Lust ist sondern lediglich der Respekt vor dem Leben der Tiere und nebenbei auch der eigenen Gesundheit dient. Wenn Christen den Zölibat eingeführt haben, dann darum, weil sie gleichermaßen eine verdrehte Auffassung von Fleischlichem und Vegetarismus haben. Würden sie wieder den fleischlichen Sinnen nachgeben, kämen sie sicher problemlos zum Vegetarismus. Sich der Fleischeslust zu enthalten und gleichzeitig Fleisch zu essen, ist in meinen Augen geradezu neurotisch. Sich den körperlichen Sinnen hinzugeben und an der Schöpfung mitzuwirken, sich aber keine Tiere einzuverleiben, ist nach meinem Dafürhalten jedoch gottgewollte Teilhabe ohne Übergriffe.

Und das katholische, angeblich zölibatär lebende Geistliche Übergriffe tätigen, ist so alt wie der Zölibat selbst. Ehelos zu bleiben, sich aber sexuell zu betätigen, sehe ich ohnehin als den Inbegriff von Selbstironie und zügellose Unterwerfung unter seine eigenen Begierden.

1. Timotheus, Kapitel 4: 1
1 Der Geist sagt ausdrücklich: In späteren Zeiten werden manche vom Glauben abfallen; sie werden sich betrügerischen Geistern und den Lehren von Dämonen zuwenden,
2 getäuscht von heuchlerischen Lügnern, deren Gewissen gebrandmarkt ist.
3 Sie verbieten die Heirat und fordern den Verzicht auf bestimmte Speisen, die Gott doch dazu geschaffen hat, dass die, die zum Glauben und zur Erkenntnis der Wahrheit gelangt sind, sie mit Danksagung zu sich nehmen.
4 Denn alles, was Gott geschaffen hat, ist gut und nichts ist verwerflich, wenn es mit Dank genossen wird;
5 es wird geheiligt durch Gottes Wort und durch das Gebet.

In seinen Warnungen vor Irrlehren sagt Paulus im 1. Brief an die Kolosser, Kapitel 2, Verse 20- 23 weiter:

20 Wenn ihr mit Christus gestorben seid und euch von den Elementen der Welt losgesagt habt, warum lasst ihr euch dann, als würdet ihr noch in der Welt leben, vorschreiben:
21 Berühre das nicht, iss nicht davon, fass das nicht an!
22 Das alles wird verbraucht und dadurch vernichtet. Menschliche Satzungen und Lehren sind es.
23 Man sagt zwar, in ihnen liege Weisheit, es sei ein besonderer Kult, ein Zeichen von Demut, seinen Körper zu kasteien. Doch es bringt keine Ehre ein, sondern befriedigt nur die irdische Eitelkeit.

Wir müssen tatsächlich, um die Frage der Askese und damit auch die vegetarische Frage, die für Jesus und seine ersten zwölf Apostel offensichtlich keine Frage darstellten, besser verstehen zu können, uns auch mit Paulus näher befassen, der ja erst nach Christi Himmelfahrt zum Kreis der Christen, die er vorher als Saulus verfolgt hatte, dazu kam. Die Gewohnheiten der Nazoräer kann man bei den Juden als bekannt voraussetzen. Christus kam es in erster Linie darauf an, Liebe zu predigen. Und genau darin hat Paulus auch sein Wort weitergeführt, wie wir aus seinem wunderbaren 13. Brief an die Korinther nachlesen können. In der Botschaft des Christentums geht es tatsächlich nicht ums Essen. Sehr wohl aber um die Liebe. In diese universale Liebe sollten wir gerade als Christen die Tiere mit einbeziehen, zumal wir wirklich weder Fleisch noch Eier, Milch noch Käse und auch keinen Fisch benötigen. Lassen wir uns vom 13. Korintherbrief des Paulus von Tarsus beeinflussen, wenn wir wieder einmal unter uns Vegetariern hitzige Debatten darüber führen, welche Form des Vegetarismus die einzig wahre sei!

Der erste Brief an die Korinther, Kapitel 13
Die höheren Gnadengaben - das Hohelied der Liebe

1 Wenn ich in den Sprachen der Menschen und Engel redete, / hätte aber die Liebe nicht, / wäre ich dröhnendes Erz oder eine lärmende Pauke.
2 Und wenn ich prophetisch reden könnte / und alle Geheimnisse wüsste / und alle Erkenntnis hätte; / wenn ich alle Glaubenskraft besäße / und Berge damit versetzen könnte, / hätte aber die Liebe nicht, / wäre ich nichts.
3 Und wenn ich meine ganze Habe verschenkte / und wenn ich meinen Leib dem Feuer übergäbe, / hätte aber die Liebe nicht, / nützte es mir nichts.
4 Die Liebe ist langmütig, / die Liebe ist gütig. / Sie ereifert sich nicht, / sie prahlt nicht, / sie bläht sich nicht auf.
5 Sie handelt nicht ungehörig, / sucht nicht ihren Vorteil, / lässt sich nicht zum Zorn reizen, / trägt das Böse nicht nach.
6 Sie freut sich nicht über das Unrecht, / sondern freut sich an der Wahrheit.
7 Sie erträgt alles, / glaubt alles, / hofft alles, / hält allem stand.
8 Die Liebe hört niemals auf. / Prophetisches Reden hat ein Ende, / Zungenrede verstummt, / Erkenntnis vergeht.
9 Denn Stückwerk ist unser Erkennen, / Stückwerk unser prophetisches Reden;
10 wenn aber das Vollendete kommt, / vergeht alles Stückwerk.
11 Als ich ein Kind war, / redete ich wie ein Kind, / dachte wie ein Kind / und urteilte wie ein Kind. Als ich ein Mann wurde, / legte ich ab, was Kind an mir war.
12 Jetzt schauen wir in einen Spiegel / und sehen nur rätselhafte Umrisse, / dann aber schauen wir von Angesicht zu Angesicht. Jetzt erkenne ich unvollkommen, / dann aber werde ich durch und durch erkennen, / so wie ich auch durch und durch erkannt worden bin.
13 Für jetzt bleiben Glaube, Hoffnung, Liebe, diese drei; / doch am größten unter ihnen ist die Liebe.

Schauen wir einmal ehrfürchtig auf die Asketen des Alten und Neuen Testaments. Immer wieder fragten sie sich, ob man nicht besser zölibatär leben sollte. Unter den Zölibatären, die sich auch gern in Höhlen zurückzogen und die Vorstufen zu den Eremiten, den christlichen

Einsiedlern, darstellten, finden wir immer auch den Vegetarismus. Aber durchaus nicht nur bei ihnen! Ich erwähne das ausdrücklich, weil immer da, wo wir im Alten und Neuen Testament wie auch in der Urkirche solch heiligmäßig lebenden Menschen begegnen, wir sicher sein können, dass sie auch Vegetarier waren.

Und eine solche Lebensweise führten auch diejenigen, die sich nicht dauerhaft in Höhlen zum Beten verkrochen sondern die wieder ins Leben zurückkehrten aber predigten oder prophezeiten. Johannes der Täufer und Jesus, die beide den Nazoräern angehörten und somit einer elitären Gruppe der Essener, waren mit Sicherheit Vegetarier und lebten zölibatär. Es ist also ein Witz, wenn da heute ein Film und ein Buch kursieren, die behaupten, Jesus habe ein Verhältnis mit Maria Magdalena gehabt. Das spricht ebenso von wenig Kenntnissen der Geschichte und Lebensweise der Asketen jener Zeit wie ihm eine Ehefrau anzudichten. Das wieder macht die Kirche Jesu Christi der Heiligen der Letzten Tage, die allgemein als "Mormonen" bekannt sind. Die Hochzeit zu Kanaan wird dort als Jesu Hochzeit deklariert!

Dass Jesus und seine Anhänger Vegetarier waren, lässt sich aus der Bibel schwerlich beweisen, sehr wohl aber aus mehreren Schriften, die davon Zeugnis geben, wie damals die eben beschriebenen Menschen gelebt haben. Zu diesen Zeugnissen gehören die Clementinischen Briefe von **Clemens von Alexandrien** (150-215 n. Chr.). Oftmals meint man, die frühen Kirchenväter hätten alle in der Stadt Rom residiert. Dem ist aber nicht so. Alexandrien befindet sich in Nordafrika! Und so war Clemens also nah an der Quelle und in einem Gebiet, wohin sich die Juden nach Tempelzerstörung (70 n. Chr.) und endgültiger Ausweisung (Bar-Kochba-Aufstand 132 n. Chr.) verzogen hatten.

Wenn also in den **Clementinischen Homilien XII, 6** geschrieben wird, dass Petrus gesagt habe, nur von Oliven und Brot und selten zusätzlich von Gemüse gelebt zu haben, dann ist das zwar keine Aussage aus der Bibel, aber eine Aussage eines frühen Kirchenvaters, eines Bischofs von Alexandrien, die nicht in Frage gestellt werden sollte.

Das Neue Testament besteht, wie wir wissen, aus einer Ansammlung von Schriften und Briefen, die in den urchristlichen Gemeinden herumgereicht wurden, um sich nach den Lehren Jesu richten zu können. Jesu Hauptlehre war aber, nicht mehr an den jüdischen Gesetzen zu kleben, wenngleich er sie nicht brechen sondern lediglich mit mehr Lebendigkeit anfüllen wollte. Er wollte dem Gesetz das Starre, Unnachgiebige nehmen und stellte den Menschen ins Zentrum. Einen Menschen, der aus dem geistigen Wort und der Liebe leben sollte. Nicht von Speise und Trank: "Der Mensch lebt nicht vom Brot allein sondern von einem jeglichen Wort!"

Auch die Aussage des **Hegesippos** (100-180 n. Chr.) über Jakobus, dass er weder Wein noch Fleisch zu sich nahm, wird von Historikern so verstanden, wie sie gesagt wurde. Von fundamentalistischen, also dogmatischen Christen aber werden diese Belege nicht *geglaubt*, weil sie nicht in der Bibel stehen! Das nenne ich: Scheuklappen! Gerade die historisch-kritische Methode der Exegese (Bibelauslegung) erleuchtet auch dem gläubigen Christen dort Hintergründe, wo sich in die Bibel Verfälschungen eingeschlichen haben. Darum ist diese Methode ja auch Lehrfach in jedem Theologiestudium, gleich welcher christlichen Richtung.

Und die Aussage des Paulus im **Toledoth Jeshu**,[52] dass Jesus ihm *befohlen* habe, keinen Wein zu trinken, kein Fleisch zu essen sondern nur Früchte, Wasser und Brot zu sich zu nehmen, deckt sich mit derjenigen, die in den **Clementinischen Homilien XII, 6** über Petri Ernährungsweise zu finden ist.

---

52 Jüdische Sagensammlung aus dem 8. Jahrhundert

Wir haben mehrere solcher zuverlässiger Querverbindungen verschiedener Autoren, wo wir ähnliche Aussagen vorfinden, die auf Enthaltung von Alkohol und Fleisch hinweisen. Die Paulinische Lehre, das kann ich gar nicht oft genug wiederholen, sollte nicht rundum mit der urchristlichen Lehre noch Jesu Wegführung gleichgesetzt werden!

Die Aussagen bis hierher sollten eigentlich genügen, um zu erkennen, dass Jesus tatsächlich kein Fleisch aß, obwohl die direkte Aussage bislang nirgendwo in der Bibel aufgetaucht ist. Es werden weiterhin Interpretationen kursieren, die dem jeweiligen eigenen Geschmack angepasst bleiben werden. Vielleicht hat Jesus Christus das ja genau so gewollt: Fragen offen lassen, die man aus dem Kontext ebenso wie aus der Ethik heraus beantworten kann. Ohne Schriftstelle, ohne Dogma! Hervorzuheben sind aber die griechischen Begriffe, wie sie uns auf den Internetseiten des Vegetarierbundes Deutschland[53] aufgeführt werden. Da werden genannt opsarion, broma, brosis, phago, brosimos, trophe, proshagon und dass sie oft mit Fleisch oder Fisch übersetzt werden, obwohl sie Zubrot, Zuspeise oder auch Nahrungsmittel bedeuten. Doch bis heute, so schreibt der Vegetarierbund, berücksichtigen die gängigen Auslegungen dies nicht.

Paulus, der nicht als Vegetarier aufwuchs, hatte verständlicherweise Probleme, seine Kost umzustellen, und er rang deshalb auch mit sich. Durch die Mission kam er in erster Linie mit Heidenchristen zusammen, die ohnehin keine Vegetarier waren. Aber auch unter ihnen traf er auf solche, die beispielsweise im italienischen Raum durch vegetarische Pythagoräer oder peripathetische (Aristoteles) bzw. platonische Schule geprägt waren. Und die waren Vegetarier und verlangten entsprechende Lebensweise, wenn sie zum Christentum wechselten. So kam denn sowohl die Frage der Beschneidung, wie die Juden sie gewohnt waren als die vegetarische Frage buchstäblich auf den Tisch. Paulus wand sich da heraus, was ihm dann auch sein schlechtes Gewissen nahm, wo er doch so gern ab und zu Fleisch essen wollte. Er stellte einen **Freifahrtschein zum Fleischgenuss** aus. Gegen die Lebensweise Jesu und der Ur-Apostel.

In seinem 1. Brief an die Korinther, Kapitel 10 schreibt er in den Versen 12-32 über Götzendienst und Opfermahl:

12 Wer also zu stehen meint, der gebe Acht, dass er nicht fällt.
13 Noch ist keine Versuchung über euch gekommen, die den Menschen überfordert. Gott ist treu; er wird nicht zulassen, dass ihr über eure Kraft hinaus versucht werdet. Er wird euch in der Versuchung einen Ausweg schaffen, sodass ihr sie bestehen könnt.
14 Darum, liebe Brüder, meidet den Götzendienst!
15 Ich rede doch zu verständigen Menschen; urteilt selbst über das, was ich sage.
16 Ist der Kelch des Segens, über den wir den Segen sprechen, nicht Teilhabe am Blut Christi? Ist das Brot, das wir brechen, nicht Teilhabe am Leib Christi?
17 Ein Brot ist es. Darum sind wir viele ein Leib; denn wir alle haben teil an dem einen Brot.
18 Schaut auf das irdische Israel: Haben die, welche von den Opfern essen, nicht teil am Altar?
19 Was meine ich damit? Ist denn Götzenopferfleisch wirklich etwas? Oder ist ein Götze wirklich etwas?
20 Nein, aber was man dort opfert, opfert man nicht Gott, sondern den Dämonen. Ich will jedoch nicht, dass ihr euch mit Dämonen einlasst.

---

53 http://www.vebu.de/tiere-a-ethik/religion/christentum

21 Ihr könnt nicht den Kelch des Herrn trinken und den Kelch der Dämonen. Ihr könnt nicht Gäste sein am Tisch des Herrn und am Tisch der Dämonen.
22 Oder wollen wir die Eifersucht des Herrn wecken? Sind wir stärker als er?
23 «Alles ist erlaubt» - aber nicht alles nützt. «Alles ist erlaubt» - aber nicht alles baut auf.
24 Denkt dabei nicht an euch selbst, sondern an die anderen.
25 Alles, was auf dem Fleischmarkt verkauft wird, das esst, ohne aus Gewissenhaftigkeit nachzuforschen.
26 Denn dem Herrn gehört die Erde und was sie erfüllt.
27 Wenn ein Ungläubiger euch einlädt und ihr hingehen möchtet, dann esst, was euch vorgesetzt wird, ohne aus Gewissensgründen nachzuforschen.
28 Wenn euch aber jemand darauf hinweist: Das ist Opferfleisch!, dann esst nicht davon, mit Rücksicht auf den, der euch aufmerksam macht, und auf das Gewissen;
29 ich meine das Gewissen des anderen, nicht das eigene; denn (an sich gilt): Warum soll meine Freiheit vom Gewissensurteil eines anderen abhängig sein?
30 Wenn ich in Dankbarkeit mitesse, soll ich dann getadelt werden, dass ich etwas esse, wofür ich Dank sage?
31 Ob ihr also esst oder trinkt oder etwas anderes tut: Tut alles zur Verherrlichung Gottes!
32 Gebt weder Juden noch Griechen, noch der Kirche Gottes Anlass zu einem Vorwurf!
33 Auch ich suche allen in allem entgegen zu kommen; ich suche nicht meinen Nutzen, sondern den Nutzen aller, damit sie gerettet werden.

Im schon auf Seite 104 in der Fußnote 49 erwähnten online-Buch von Armin Risi und Roland Zürrer: *Vegetarisch leben – Vorteile einer fleischlosen Ernährung* – Govinda Verlag finden wir einen Hinweis auf den nicht vegetarisch lebenden Paulus. Die Apostel sollten bei der Missionierung nicht auf unterschiedliche religiöse wie kulturelle Hintergründe eingehen, während die vegetarischen Jesusnachfolger jegliche Gewalt vermeiden wollten. Das Töten von Tieren aus verschiedenen Gründen (Nahrung, Tierfell, Leder) gehört selbstverständlich dazu. Solange vordergründig an diese Frage herangegangen wird aber aus dem Gebot "Du sollst nicht töten" Ethik, Tierrechte und allgemein übergriffiges Verhalten ausgeklammert werden, fehlt weiterhin jegliches Mitgefühl mit den Kreaturen, und es wird weiterhin verdrängt, ja abgespalten, das Mitgeschöpfe unnötigerweise durch uns leiden. Vielleicht begreifen wir aber durch die zunehmende, aus eigennützigem Handeln entstandene Umweltproblematik, dass die Fleischproduktion in erheblichem Maß daran beteiligt ist, uns den Ast abzusägen, auf dem wir sitzen.

Wir müssen, wenn wir selbst satt werden wollen, aufhören, den Tieren die für uns selbst wertvolle Nahrung als Futtermittel zu geben, mit der die Weltbevölkerung leicht satt zu bekommen wäre. Wir müssen aus purem Egoismus und Eigennutz damit aufhören, unsere Umwelt zu zerstören, Treibhausgase zu erzeugen, Regenwälder abzuholzen und durch die Gülle den sauren Regen zu vermehren. Erst wenn wir aus die Selbstbelügung ausmerzen und damit aufhören, Tiere zu quälen, kommen diese Kreaturen endlich zur Ruhe und wir zur Nächstenliebe. Falsch verstandene Ethik und religiöse Dogmen werden es niemals zustande bringen, Tieren ihre Würde und ihr Recht auf unangetastete Gesundheit und unangetastetes Leben zu garantieren.

Wenn wir die Geschichte des Vegetarismus von der Antike bis zur Neuzeit beschreiben wollen, tangiert dies Unterfangen nicht nur das Christentum sondern beinhaltet es insofern, als die sich allmählich gründende katholische Kirche sich einerseits selbst zum Widersacher Christi

Lebensweisung machte, andererseits aber gerade der asketische christliche Flügel den vorher schon praktizierten Vegetarismus weiterhin pflegte. Wir finden ihn auch unter den Gnostikern, die oftmals christliches mit asiatischem Geistesgut vermischten. Das bezieht sich vor allem auf Mani und den Manichäismus, dem selbst der Nordafrikaner Augustinus von Hippo anderthalb Jahrzehnte lang anhing. ▶ Seiten 106, 115, 119, 121, 166, 168, 172

Auch die Einsiedler, die in Nordafrika in der Wüste und in Berghöhlen lebten, waren sicher Vegetarier. 70 n. Chr. wurde der Tempel von Jerusalem zerstört, und viele Juden und Judenchristen[54] flohen in die Diaspora nach Mesopotamien und ins Römische Reich, also dorthin, wo heute die Türkei liegt, nach Griechenland, ins ehemalige Jugoslawien, nach Spanien und in die gesamte Nordafrikanische Küstenregion. Einige blieben aber und wurden als Siedler weiterhin geduldet, bis Bar Kochba, ein Möchtegern-Messias, einen Aufstand (132-135 n. Chr.) anzettelte und Juden wie Judenchristen endgültig aus ihrer angestammten Heimat vertrieben wurden.

Der Vegetarismus ist eng mit der Geschichte der Versprengung der Urchristen verbunden, dem Juden und Judenchristen gleichermaßen ausgesetzt waren. Arianer[55] und gnostische Christen wie die Manichäer waren zunehmend Verfolgungen durch die trinitarische, römisch-katholische Kirche ausgesetzt, die immer wieder Konzilien einberief, um ihre Identität zu finden. Verbunden mit Identitätsfindung scheint aber das Abklopfen nach möglichen Feinden gewesen zu sein, um dadurch die eigene Position und Macht zu festigen. Und so kam es nicht nur zu einem mehr als anderthalb Jahrtausende währenden Gerangel zwischen der Macht von Päpsten und der Macht weltlicher Herrscher sondern auch zur Unterdrückung und Ermordung gnostischer Strömungen. Aber nicht nur dazu. Es wurden auch sämtliche Bestrebungen, das Urchristentum wieder zu finden und zu leben, unterdrückt. Und damit auch der urchristliche Vegetarismus. Dass dieser Zeichen des Urchristentums unter Judenchristen ebenso wie unter Heidenchristen[56] war, können wir durchaus aus dem Neuen Testament herauslesen.

Auf der Internetseite der Schweizerischen Vegetarischen Vereinigung über Christentum, Bibel und Vegetarismus erfahren wir Folgendes:[57] Das Paschamahl wurde von Jesus und seinen Jüngern im Hause eines Vegetariers abgehalten. Dies geht bei genauem Hinsehen aus Markus 14:12-15 hervor (Lutherübersetzung):

12 Am ersten Tag des Festes der Ungesäuerten Brote, an dem man das Paschalamm schlachtete, sagten die Jünger zu Jesus: Wo sollen wir das Paschamahl für dich vorbereiten?
13 Da schickte er zwei seiner Jünger voraus und sagte zu ihnen: Geht in die Stadt; dort wird euch ein Mann begegnen, der einen Wasserkrug trägt. Folgt ihm,
14 bis er in ein Haus hineingeht; dann sagt zu dem Herrn des Hauses: Der Meister lässt dich fragen: Wo ist der Raum, in dem ich mit meinen Jüngern das Paschalamm essen kann?

---

54 Judenchristen = zu Christus konvertierte Juden. Jesus war Jude. Judenchristen anerkannten das Alte Testament und glaubten nicht an Götter. Sie hielten sich an jüdische Gesetze und kannten zunächst keine christlichen Feiertage.
55 Arius (260-336 in Kontantinopel) glaubte nicht an den Dreieinigen Gott (Trinität) sondern, dass Jesus ein besonderer Mensch war, dass aber Christus und Gott nicht dasselbe Wesen seien. Christus sei ein vor den Zeiten aus dem Nichts entstandenes Wesen.
56 Heidenchristen = Christen, die vorher keine Juden waren, also aus den so genannten heidnischen Völkern wie Griechenland, Rom usw. stammten. Heidenchristen brachten einen anderen geistigen Hintergrund mit als Judenchristen, die mit dem Alten Testament und dem Judentum vertraut waren.
57 http://www.vegetarismus.ch/info/19.htm

15 Und der Hausherr wird euch einen großen Raum im Obergeschoss zeigen, der schon für das Festmahl hergerichtet und mit Polstern ausgestattet ist. Dort bereitet alles für uns vor!

Aus Vers 12 geht nur hervor, dass es das Fest ist, an dem "man", nämlich die Juden, das Fest der Ungesäuerten Brote feierte. In Vers 14 übersetzte Luther das griechische Wort *to pas-cha* mit *Osterlamm,* wahrscheinlich weil es zu Luthers Zeit allgemein üblich war, dass ein Osterlamm gegessen wurde, denn Christen waren ja längst keine Vegetarier mehr. Diese Übersetzung wurde von fast allen nachfolgenden Ausgaben übernommen. *Pessach* leitet sich ab von *vorüberschreiten* und bezieht sich auf den Auszug aus Ägypten. Die ursprüngliche und damals alleinige Bedeutung des Wortes *to pas-cha* war aber *Ostermahl*, das herkömmlich aus Zwiebeln (oder Tomaten), Brot und (ungegorenem) Wein bestand: Traubensaft! Nach Mose 2 (Exodus, Kapitel 12)[58] allerdings schlachteten die Juden ein Lamm, aber Jesu Jünger waren Essener, die niemals Fleisch zu sich genommen hätten. Also wurde das letzte Abendmahl entgegen vielen Behauptungen rein vegetarisch, ohne getötetes Lamm und auch ohne Alkohol, abgehalten.

Da dies mittlerweile auch der katholischen Kirche aufgefallen ist, wurde die Heilige Schrift angepasst und in den neuen Bibelübersetzungen das Wort "Lamm" einfach durch das Wort "Mensch" ersetzt. Bei Luther aber liegt eindeutig eine Bibelverfälschung vor. Papst Benedict XVI hat am Donnerstag vor Ostern (5. April 2007) zum ersten Mal in der Geschichte der katholischen Kirche eingestanden, dass Jesus beim Ostermahl vermutlich doch kein Lamm verspeist hat. Langsam scheint sich die Wahrheit durchzusetzen.

Das **Markusevangelium, Kapitel 14, Vers 13** spricht von einem Mann, der einen Wasserkrug trägt. Niemals hätte ein Jude so etwas "Erniedrigendes" getan. Das Wassertragen war Frauen vorbehalten. Bei den Nazoräern herrschte aber Gleichberechtigung, die Paulus, der die Frauen in der Gemeinde schweigen hieß und daheim ihre Männer fragen, mit Füßen trat. *Ein deutliches Zeichen des Unterschieds zwischen Jesu Lehre und Paulinischer Schule.* Auch an anderer Stelle erfahren wir Jesu selbstverständlichen, gleichberechtigten Respekt vor der Frau. Als er nämlich die Samariterin bittet, ihm Wasser aus dem Brunnen zu schöpfen. Ein Jude hätte es als Herablassung empfunden, eine Samariterin anzusprechen oder sich von ihr gar Wasser geben zu lassen. Ein Zeichen mehr, woher Jesus stammte und wie großmütig sein Herz war! Solange Christus noch Herr im Hause war, mussten die Frauen auch nicht, wie später bei Paulus, in der Gemeinde schweigen und zu Hause ihre Männer fragen. **(1. Korinther 14:33-35)**

Wenn wir seine weltliche Abstammung und Prägung nicht so sehr herausstellen wollen, weil wir den unabhängigen Gottessohn, ja, Gott selbst in ihm sehen, so bleibt doch die Tatsache, dass er Männer und Frauen gleichberechtigt behandelte. Jener Mann am Brunnen aber, den Christus beschreibt, war kein Gottessohn sondern ein gewöhnlicher Mensch, der als Essener bzw. Nazoräer umso mehr den Lehren Jesu folgte. Ergo: In einem solchen Haus und vor allem zusammen mit Jesus und seinen vegetarischen Jüngern wäre niemals ein Lamm geschlachtet, gegrillt noch verzehrt worden! Soweit aber dachte Luther bei seiner Übersetzung nicht.

Ich gehe davon aus, dass es sich nicht um ein Festmahl gehandelt hat sondern eher um einen bescheidenen Abschied mit dem Brot- und Weinsymbol, woraus immer dieser Wein bestanden haben mag, ob vergoren oder unvergoren. Ein paar Oliven auf dem Tisch, Datteln und Feigen vielleicht. Wenn es hoch kommt vielleicht ein Stück Ziegenkäse, das Brot, etwas zu trinken und vielleicht ein bisschen Obst. So, wie es an anderen Stellen beschrieben wird, wie die damalige vegetarische, schlichte Küche von Nazoräern und Jesujüngern ausgesehen hat.

---

58 **Jüdische Essgewohnheiten an Pessach in Exodus 12** ▶ http://www.payer.de/judentum/jud509.htm

Wir dürfen uns gern bewusst machen, dass die weit überwiegende Zahl der frühen Kirchenväter Vegetarier waren. So ist uns auch überliefert, das die Kirchenväter **Basilius der Große und Hieronymus von Bethlehem** Vegetarier waren. Hieronymus wurde von Papst Damasius I mit der Bibelübersetzung beauftragt und schnippelte fleißig an Veränderungen mit.[59]

Der Kirchenvater Hieronymus (347-419) hat in Lib I, Adversus Jovinian notiert, dass der Genuss von Tierfleisch bis zur Sintflut verboten war, dass man aber seither den stinkenden Saft des Fleisches und die Nerven zwischen die Zähne bekäme. Er vergleicht das mit der Szenerie im Alten Testament, wo das Volk sich gegen Mose und Aaron auflehnte, dass nicht bloß vom Manna des Himmels, verdorrten Wüstenkräutern, der Johannisbaumfrucht und dergleichen mehr leben wollte sondern sich zu den verlorenen Fleischtöpfen Ägyptens zurücksehnte. Daraufhin ließ Gott Tauben vom Himmel fallen. Sie aßen sich satt und hatten dem biblischen Bericht im Alten Testament nach offensichtlich anschließend keinerlei Wohlgefühl im Bauch. Hieronymus schreibt in Lib I, Adversus Jovinian, dass mit Christus das Ende der Tage und zugleich der Anfang der Tage wiedergekommen sei und es uns heute und fortan nicht mehr gestattet ist, Fleisch zu essen. Das heißt: Er selbst ist nicht nur Vegetarier gewesen sondern auch der Verfasser der Vulgata[60], der lateinischen Bibel, die neben der Septuaginta, der hebräischen, dem jüdischen Tanach[61] entsprechenden Bibel, die Quelle unserer heutigen Bibel ist.

Auf der Internetseite der Schweizerischen Vegetarischen Vereinigung weiter Folgendes:

Heiliger Hieronymus von Bethlehem (347-419)
Kirchenvater

"Der Gebrauch des Weines hat mit dem Fleischessen angefangen nach der Sintflut. Der Genuss des Tierfleisches war bis zur Sintflut unbekannt – aber seit der Sintflut hat man uns die Fasern und die übelriechenden Säfte des Tierfleisches in den Mund gestopft, wie man in der Wüste dem murrenden, sinnlichen Volke Wachteln zuwarf. Jesus Christus, welcher erschien, als die Zeit erfüllt war, hat das Ende wieder mit dem Anfang [Genesis 1:29] verknüpft, sodass es uns jetzt nicht mehr erlaubt ist, Tierfleisch zu essen ..."

Basilius der Große (329–379)
Kirchenvater und Erzbischof von Cäsarea

"Der Leib, der mit Fleischspeisen beschwert wird, wird von Krankheiten heimgesucht, eine mäßige Lebensweise macht ihn gesünder und stärker und schneidet dem Übel die Wurzel ab. Die Dünste der Fleischspeisen verdunkeln das Licht des Geistes. Man kann schwerlich die Tugend lieben, wenn man sich an Fleischgerichten und Festmahlen erfreut. Unser Tisch muss zum Denkmal der Tafel wahrer Christen dienen."

Weitere Äußerungen von Kirchen Vätern auf folgender Internetseite:
http://www.heimat-fuer-tiere.de/deutsch/artikel/ethik/kirchenvaeter.shtml

---

59 Genaueres siehe der Einfachheit halber im Internet: "Der Theologe"   http://www.theologe.de/theologe14.htm
60 etwa zwischen 382-393 entstanden – mehr Informationen:
   http://de.wikipedia.org/wiki/Bibel
   http://de.wikipedia.org/wiki/Codex_Sinaiticus
   http://de.wikipedia.org/wiki/Codex_Vaticanus
61 (250 v. -100 n. Chr. entstanden)

Basilius der Große
Clementinische Homil. III, 45

Fleisch ist eine widernatürliche Nahrung, die einer vergangenen Welt angehört.

Basilius der Große
Pilinius in einem Brief an Trajan, Ep. Lib. X. 96

Die Christen enthielten sich jeder Fleischnahrung.

Johannes Chrysostomus (354-407 n.Chr)
Quelle: Homil. 69 (über eine Gruppe vorbildlicher Christen)

"Keine Ströme von Blut fließen bei Ihnen; kein Fleisch wird geschlachtet und zerhackt ... - Bei ihnen riecht man nicht den schrecklichen Dunst des Fleischmahles ..., hört man kein Getöse und wüsten Lärm. Sie genießen nur Brot, das sie durch ihre Arbeit gewinnen, und Wasser, das ihnen eine reine Quelle darbietet. Wünschen sie ein üppiges Mahl, so besteht ihre Schwelgerei aus Früchten, und dabei empfinden sie höheren Genuss als an königlichen Tafeln."

Clemens von Alexandrien (150-215) ▶ Rohkosthinweis!
Paidagogos II

"Denn gibt es nicht innerhalb einer mäßigen Einfachheit eine Mannigfaltigkeit von gesunden Speisen: Gemüse, Wurzeln, Oliven, Kräuter, Milch, Käse, Obst und allerhand trockener Nahrungsmittel? - <u>Unter Nahrungsmitteln sind diejenigen vorzuziehen, welche ohne Anwendung des Feuers unmittelbar genossen werden können, denn sie sind uns stets bereit und sind die einfachsten.</u> - Demgemäß lebte der Apostel Matthäus von Samenkörnern, hartschaligen Früchten und Gemüse ohne Fleisch. Und Johannes, der die Mäßigkeit im äußersten Grade übte, aß Blattknospen und wilden Honig. - Die blutigen Opfer aber, glaube ich, wurden nur von den Menschen erfunden, welche einen Vorwand suchten, um Fleisch zu essen, was sie auch ohne solche Abgötterei hätten haben können."

Quintus Septimus Tertullianus (ca. 160-221 n.Chr.)
Apol. Cap. 9; zitiert nach Robert Springer, S. 292

Tertullianus trat mehrmals zur Verteidigung der Christen auf, als diese beschuldigt wurden, Menschenopfer zu vollbringen. *"Wie soll ich es bezeichnen, dass ihr glaubt, wir seien nach Menschenblut begierig, da ihr doch wisst, dass wir das Tierblut verabscheuen."*

Gregor von Nazianz (280-374)
Kirchenvater aus Kappadozien - Robert Springer, Enkarpa, 1884

„Die Saat des guten Hausvaters aber ist der gute Weizen, daraus er das Brot bäckt ... Die Schwelgerei in Fleischgerichten ist ein schändliches Unrecht und ich wünsche, dass ihr vor allen Dingen bestrebt sein möget, eurer Seele eine Nahrung zu reichen, welche ewige Dauer hat."

Hieronymus
Adversus Jovinanum I,30

"Es ist besser, du essest kein Fleisch und trinkest keinen Wein. Denn der Gebrauch des Weines hat mit dem Fleischessen angefangen, nach der Sintflut."
„Unschuldige Speisen sind Speisen, die ohne Blutvergießen gewonnen wurden."
„Der Genuss des Fleisches, das Weintrinken und die Überfüllung des Bauches sind Pflanzstätten der Begierlichkeit."

Aurelius Augustinus von Hippo (354-430)
De vera Religione II,161,168

Auch dieser Kirchenvater und größter lateinischer Kirchenlehrer des Altertums, lebte nur von Pflanzenkost. Dem Fleischessen schrieb er die Verderben bringenden Leidenschaften der Menschen zu. In einem seiner Werke zitiert er Paulus **(Röm. 14, 21)**, wo dieser empfiehlt, kein Fleisch zu essen und keinen Wein zu trinken.

Aus den Episteln, Basilius des Großen ▶ Rohkosthinweis!
Zit. nach Carl Anders Skriver,
Die vergessenen Anfänge der Schöpfung
und des Christentums, S. 123

*"Im irdischen Paradiese
gab es keinen Wein,
man opferte keine Tiere,
man aß kein Fleisch."*
*"So lange man maßvoll lebt,
wird das Glück des Hauses sich mehren;
die Tiere werden sich in Sicherheit befinden;
man wird kein Blut vergießen,
keine Tiere töten.
Das Messer der Köche wird
unnütz sein; die Tafel wird nur
gedeckt mit Früchten, welche die
Natur spendet, und man wird
damit zufrieden sein."*

Es wird davon ausgegangen, dass erst zur Zeit des **Ersten Vatikanischen Konzils von Nicäa** (325 n. Chr.) Fleisch- und Alkoholgenuss auch in christliche Häuser einzog, und zwar durch die Gebräuche römischer Kaiser und ihrer Lakeien, zu denen mehr und mehr auch die geistlichen Herren inklusive des Bischofs von Rom wurden. Und Korrektoren veränderten dann auch die Bibel, schneiderten sie ein wenig zurecht, um sie den Vorstellungen des römischen Kaisers anzupassen, der in den folgenden Jahrhunderten durch Fränkische beziehungsweise Germanische Imperatoren von Gottes Gnaden abgelöst wurde. Weltliche und kirchliche Macht versuchten sich gegenseitig auszutricksen. Und am längeren Hebel saß mal die eine, mal die andere Macht. Wichtig war jedenfalls, dass man immer wieder seine Seilschaften bildete, Verwandtschaft in Klerikerstellen brachte und so Einfluss auf Gott, Kaiser und Papst nahm.

Einen eindeutig vegetarischen Nachweis im Alten Testament der Bibel finden wir bei Daniel und seinen Freunden. Es handelt sich um jenen Daniel, der unter Nebukadnezar, nach dem die Verdi-Oper Nabucco entstand, in der jüdischen Diaspora, im jüdischen Exil (598-539 v. Chr.) in Mesopotamien im Zweistromland am Euphrat und Tigris in Babylon lebte. Die Bibel berichtet über diese Zeit in traurigen Tönen: "An den Strömen Babylons saßen wir und weinten, wenn wir an Zion dachten...." (**Psalm 137**) Es ging den Juden aber gar nicht so schlecht dort. Sie waren angesehene Mitbürger und konnten sich frei bewegen.

So furchtbar weit weg von Thrakien, Milet und Ephesos lag Mesopotamien mit seinem Zentrum Babylon zwischen Euphrat und Tigris gar nicht. Handels- und Kriegsstraßen verliefen auf dem so genannten fruchtbaren Halbmondweg zwischen Persien und Ägypten und begünstigten Verschmelzungen von Religionen und Mythen bis hin nach Indien und China. Und wenn man einfach geradeaus weiter Richtung Sonnenuntergang nach Westen ging statt nach Südwest Richtung Israel, Phönizien (Palästina) und Ägypten zu ziehen, dann landete man zuerst im heutigen Anatolien (Osttürkei) und von dort gelangte man anschließend in die Westtürkei zur Ägäis und, je nachdem, wohin man weiter zog, nach Milet, Ephesos, Byzantion (später Konstantinopel und noch später Istanbul genannt), Thrakien im Nordosten Griechenlands (heute der europäische Teil der Türkei) oder per Schiff nach Peloponnes mit Korinth, ans Festland nach Athen, auf eine der griechischen Inseln oder auch nach Sizilien und Unteritalien. Das sind Wege, die der im blühenden Alter von dreiunddreißig Jahren von einem schweren Fieber dahin geraffte makedonische König Alexander der Große (356-323 v. Chr.) gegangen ist, wenn auch in umgekehrter Richtung.

Schauen wir uns jetzt einmal gemeinsam den alttestamentarischen Daniel (in der Löwengrube) an, der ganz sicher Vegetarier war und nicht nur Vertreter der kosheren jüdischen Ernährungsweise, die im Tanach[62] als jüdische Speisegesetze verankert sind. Im hebräischen Ketuvim: Daniel 1, 12 und 16 heißt es nicht pflanzliche Nahrung, wie in der Bibel, sondern *Hülsenfrüchte*, was aber aufs selbe hinausgeht.

Aus dem Buch Daniel 1: 1-21 ▶[63]

1. Im dritten Jahr der Herrschaft des Königs Jojakim von Juda zog Nebukadnezar, der König von Babel, gegen Jerusalem und belagerte es. 2. Und der Herr gab König Jojakim von Juda sowie einen Teil der Geräte aus dem Haus Gottes in Nebukadnezzars Gewalt. Er verschleppte sie in das Land Schinar, in den Tempel seines Gottes; die Geräte aber brachte er in das Schatzhaus seines Gottes.
3. Dann befahl der König seinem Oberkämmerer Aschpenas, einige junge Israeliten an den Hof zu bringen, Söhne von königlicher Abkunft oder wenigstens aus vornehmer Familie; sie sollten frei von jedem Fehler sein, schön an Gestalt, in aller Weisheit unterrichtet und reich an Kenntnissen; 4. sie sollten einsichtig und verständig sein und geeignet, im Palast des Königs Dienst zu tun; Aschpenas sollte sie auch in Schrift und Sprache der Chaldäer unterrichten. 5. Als tägliche Kost wies ihnen der König Speisen

---
62 Das Wort Tanach setzt sich zusammen aus den Abkürzungen der 3 Wörter: Tora, Nevim und Ketuvim. Die Tora ist Bestandteil des Tanach (hebräische Bibel). In den Ketuvim befindet sich auch das Buch Daniel der christlichen Bibel. Die Tora besteht aus 5 Büchern, die den 5 Büchern Mose entspricht (griechisch: Pentateuch).
63 ▶ Ebenso wie alle anderen Bibelstellen in diesem Werk entnommen aus der Einheitsübersetzung der Heiligen Schrift © 1980 Katholische Bibelanstalt, Stuttgart.
Im Internet unter http://alt.bibelwerk.de/bibel/?kbw_ID=42125347&
http://www.bibelwerk.dan

und Wein von der königlichen Tafel zu. Sie sollten drei Jahre lang ausgebildet werden und dann in den Dienst des Königs treten.
6. Unter diesen jungen Männern waren aus dem Stamm Juda Daniel, Hananja, Mischael und Asarja. 7. Der Oberkämmerer gab ihnen andere Namen: Daniel nannte er Beltschazzar, Hananja Schadrach, Mischael Meschach und Assarja Abed-Nego.
8. Daniel war entschlossen, sich nicht mit den Speisen und dem Wein der königlichen Tafel unrein zu machen, und er bat den Oberkämmerer darum, sich nicht unrein machen zu müssen. 9. Gott ließ ihn beim Oberkämmerer Wohlwollen und Nachsicht finden. 10. Der Oberkämmerer sagte aber zu Daniel: Ich fürchte mich vor meinem Herr, dem König, der euch die Speisen und Getränke zugewiesen hat; er könnte finden, dass ihr schlechter aussieht als die anderen jungen Leute eures Alters; dann wäre durch eure Schuld mein Kopf beim König verwirkt.

11. Da sagte Daniel zu dem Mann, den der Oberkämmerer als Aufseher für ihn selbst sowie für Hananja, Mischael und Asarja eingesetzt hatte: 12. "Versuch es doch einmal zehn Tage lang mit deinen Knechten! Lass uns nur pflanzliche Nahrung zu essen und Wasser zu trinken geben! 13. Dann vergleiche unser Aussehen mit dem der jungen Leute, die von den Speisen des Königs essen. Je nachdem, was du dann siehst, verfahr weiter mit deinen Knechten!" 14. Der Aufseher nahm ihren Vorschlag an und machte mit ihnen eine zehntägige Probe. 15. Am Ende der zehn Tage sahen sie besser und wohlgenährter aus als all die jungen Leute, die von den Speisen des Königs aßen. 16. Da ließ der Aufseher ihre Speisen und auch den Wein, den sie trinken sollten, beiseite und gab ihnen Pflanzenkost. 17. Und Gott verlieh diesen vier jungen Leuten Wissen und Verständnis in jeder Art Schriftturm und Weisheit; Daniel verstand sich auf Visionen und Träume aller Art.

18. Als ihre Zeit zu Ende war und man sie vor den König bringen musste, wie er es bestimmt hatte, stellte sie der Oberkämmerer dem Nebukadnezar vor. 19. Der König unterhielt sich mit ihnen und fand Daniel, Hananja, Mischael und Asarja allen anderen überlegen. Sie traten also in den Dienst des Königs. 20. Sooft der König in Fragen, die Weisheit und Einsicht erfordern, ihren Rat einholte, fand er sie allen Zeichendeutern und Wahrsagern in seinem ganzen Reich zehn Mal überlegen. 21. Daniel blieb im königlichen Dienst bis ins erste Jahr des Königs Kyrus.

Viele Philosophen und Dichter der Antike waren Vegetarier. Ebenso viele Gnostiker des 3. und 4. Jahrhunderts, Manichäer (3. Jahrhundert) und Katharer, die einer christlichen Glaubensbewegung im 12. und 13. Jahrhundert angehörten und, weil sie eine Laienbewegung waren, als Häretiker und Ketzer galten. Sie gehorchten weder Kirche noch Papst, sondern ihrem Herzen. Die **Katharer** (ca. 12.-14. Jh.) **wurden im Albigenserkreuzzug** (1209-1229) **und durch gnadenlose Inquisition vernichtet.** Und der Synkretismus, unter dem aus verschiedenen Religionen die wichtigsten Elemente im **Manichäismus** durch den Perser **Mani** (216-276) zu einer neuen Glaubensrichtung vereint wurden, galt der frühen christlichen Kirche als besonderes Ärgernis. Selbst der spätere Kirchenvater **Augustinus von Hippo** (354-430) war zehn Jahre lang eifriger Zuhörer, begegnete den Manichäern aber schließlich mit recht polemischen Schriften und gilt seither als einer der Kirchenväter des Abendlandes.

Der **Manichäismus** breitete sich durch Missionierung zwischen China (dort bis ins 14. Jahrhundert!) und Spanien weiträumig aus und hatte sehr viele Anhänger. Im übrigen Europa wurde er aber im Laufe des fünften Jahrhunderts endgültig niedergeschlagen. Im **Kölner Mani-Kodex** wurde uns die Lehre des Manichäismus rundum erhalten. Die Kirche stellte ja sehr genau zusammen, warum sie ihn verfolgte und auslöschte. Das entsprach durchaus Stasi-Methoden, und es ist an der Zeit, sich in allen Punkten zu seiner Schuld zu bekennen, wo Schuld auf sich geladen wurde, damit Gott selbst sagen kann: "Ego te absolvo."

Beim **Manichäismus** wie auch in anderen, weniger spektakulären frühchristlichen Bestrebungen, handelte es sich um religiöse oder auch "esoterische" Bewegungen, die ein reines Leben als Inhalt hatten. Da das Ziel eines solchen Lebens als rein und wahr galt, musste es auch das praktische Leben sein. Und dazu gehörte eben der Vegetarismus. Nur die Kirche hatte damit ihre Probleme. Und darum verbot sie auch alles Gute gleich mit, was diese Strömungen im Gepäck hatten, nur um ihr eigenes Machtmonopol zu festigen aber sicher nicht, um dem milden Christus zu dienen, der Toleranz gepredigt hat, nicht aber Gewalt. Er lehrte vielmehr, nicht am Buchstaben religiöser Gesetze festzukleben. "Das Gesetz (der Sabbat) ist für den Menschen da, nicht aber der Mensch für das Gesetz", war seine Devise. **(Markus 2:27)**

Die römisch-katholische Kirche trug bedauerlicherweise wesentlich dazu bei, den Vegetarismus als ethische und gesundheitlich bestens fundierte Bestrebung einerseits schwer zu unterdrücken und andererseits auch zu eliminieren, indem sie eine lautere vegetarische Lebensweise verketzerte, als heidnisch verurteilte und sogar mit einem **Bannfluch durch Papst Johannes III** (561-574 n.Chr.) auf der 1. Synode von Braga im Jahr 572 belegte, der bis heute nicht aufgehoben wurde. Im Jahr 1051 wurden Katharer als Ketzer zum Tode verurteilt, weil sie sich weigerten, Hühner zu töten. Man erkannte an ihrer Weigerung, dass sie zu den Katharern gehörten. **Allein in Beziérs sollen 20.000 vegetarische Katharer an einem einzigen Tag getötet worden sein. Als Radikalpazifisten verteidigten sie sich nicht einmal.**[1]

> "Wenn jemand Fleischspeisen, die Gott den Menschen zum Genuss gegeben hat, für unrein hält und.....auf sie verzichtet.....der sei mit dem Bannfluch belegt."
>
> Papst Johannes III (561-574)

▶ Siehe auch:
http://www.vegetarisch-geniessen.com/0403/artikel/vegetarier/index.html

---

1 Einige Bücher vom Verlag *das Brennglas*
- Die Verfolgung von Vegetariern durch die Kirche
- Die verheimlichte Tierliebe Jesu
- Die tierfeindliche Bibel des Hieronymus
- Die Priester - Die Anstifter zu Tier- und Menschenmord

Die Kirche sieht bis heute leider keine Veranlassung, diesen Fluch aufzuheben, weil sie von offizieller Seite her wohl nicht mit dem Vegetarismus an sich in Zusammenhang gebracht wird. Es gibt allerdings immer noch reichlich dogmatische kirchliche Vertreter, die sich auf Bibelstellen berufen, wenn man vom Vegetarismus im Zusammenhang unserer weit verbreiteten Zivilisationskrankheiten spricht. Nach dem Motto: "Das hat noch nie geschadet, und also muss ich mich nicht ändern. Außerdem steht in der Bibel ausdrücklich, dass der Mensch Fleisch essen soll." Dabei übersehen derart einseitige Christen aber, dass es ebenso viele Bibelstellen gibt, die auf vegetarische Ernährung verweisen. Die Bibel ist eben kein wissenschaftliches Buch mit haltbaren, gesunden noch nachhaltigen, Tier und Umwelt schonenden Ernährungsempfehlungen. Sie bringt uns allerdings ethisches Empfinden und Mitleid mit allen Kreaturen nahe.

Ich hoffe, dass der nachfolgende uralte Bannfluch der römisch-katholischen Kirche endlich mal bewusst wird und dass der jetzige Papst, Benedikt XVI, ihn zurücknimmt. Ich habe deshalb an den derzeitigen Nuntius in Berlin, seine Exzellenz, den Erzbischof Dr. Jean-Claude Périsset geschrieben. Seiner Antwort entnahm ich, dass er sich dieses Bannfluchs nicht bewusst ist und keinen Zusammenhang zum Vegetarismus an sich sieht. Ich betone ihm gegenüber, dass sich aber christliche Vegetarier durchaus davon im Sinne einer Diffamierung angesprochen fühlen. Ich hoffe, dass sich die römisch-katholische Kirche in nicht allzu ferner Zeit auch mit diesem Problem befassen wird, damit sie der vegetarischen Idee nicht mehr im Wege steht. Und auch die mörderischen Hubertusmessen sollten nicht mehr gehalten werden! Es ist einer Kirche Christi weder würdig, Waffen zu segnen noch den Tod heraufzubeschwören.

Der Pfalzgraf **Hubertus von Lüttich** (655-727), so erzählt die Legende, ging auf die Jagd. Eines Tages legte er gerade auf einen Hirsch an, als er ein Kruzifix zwischen dessen Geweih sah und eine Stimme ihn aufforderte, Umkehr zu üben und ihn und seinesgleichen nicht weiter zu verfolgen. Von da an wurde er Mönch und später Bischof von Lüttich. Wie man ihn da zum Schutzpatron von Jägern, Metzgern, Kürschner und Büchsenmachern küren konnte, ist mir unverständlich. Ein Mensch, der das Morden unterlässt, kann doch nicht zum Patron von mordenden Berufen werden. Die Menschen rufen ihren erkürten Schutzpatron jedoch um Gelingen bei der Jagd, beim Schlachten, Pelztiere töten und häuten sowie ihrer Mordwaffen. Der Pfarrer segnet in der Hubertusmesse das erlegte Wild samt den Tiermördern. Jedes Jahr demonstrieren Tierschützer vergeblich vor den Kirchen gegen diesen abergläubischen Brauch, der grotesker, widersprüchlicher und unchristlicher gar nicht sein kann und mich an die Kuschelei mit dem Riesen-Stoffküken bei Kentucky-Fried-Chicken auf einem Kindergeburtstag in Panamá erinnert, wie oben auf Seite 33 geschildert.

Dennoch möchte ich nicht undifferenziert alle Schuld auf *die Kirche als Institution* häufeln, denn in ihr hat sich lediglich unter vielen guten auch ein Haufen an Menschen aller Arten angesammelt, die Machtmissbrauch betrieben haben, statt die wesentlichen Lehren Christi rein zu erhalten. Vielmehr wirkten und wirken in ihr Kinder ihrer Zeit, die in ihrer Entwicklung dem allgemeinen Zeitgeist entsprachen und entsprechen. Und dazu gehörte und gehört auch die Unterdrückung anderer Meinungen, obwohl Jesus Toleranz und die Liebe zum Nächsten wie zu sich selbst gepredigt hat. Ebenso wenig, wie man verallgemeinern dürfte, dass alle Priester Kinderschänder seien, darf man einfach behaupten, alle Katholiken seien potentielle Tiermörder. Es gibt aber zu denken, welche Sorte Mensch mit welcher speziellen Neurose sich unter den Deckmantel einer solchen Kirche begibt und in ihrem Namen ihr Unwesen treibt.

Propheten sind immer und überall ihrer Zeit weit voraus und gelten wenig im eigenen Lande, es sei denn, es handelt sich um selbst ernannte Propheten, die lediglich ihre Irrtümer zu Heiligtümern erheben möchten. Am schlimmsten aber sind die Schüler, die die Lehren ihres Meisters verfälschen. Und davon gibt es sehr viele! Auch in den Reihen der Kirche. Darum halte ich daran fest, dass die Kirche immer noch wesentlich dazu beiträgt, die ethische und überdies gesunde vegetarische Lebensweise nachhaltig und tiefgreifend zu diskreditieren und/oder lächerlich zu machen, was durch zweitausend Jahre hindurch in allgemeine Ablehnung dieser Lebensform mündete und noch immer in vielen Köpfen festsitzt. Selbst wenn die Leute sich nicht mehr als christlich bezeichnen, sitzt die Ablehnung tief drinnen fest wie jede andere Tradition auch. *Wir haben mit einer tradierten Ablehnung alles Vegetarischen zu kämpfen!*

Während Schweigeexerzitien in einem Benediktinerkloster saß mir vor gar nicht so langer Zeit am Mittagstisch eine Katholikin gegenüber, die sich laut darüber empörte, dass ich mir vegetarische Kost machen ließ. Da der Koch es besonders gut mit mir meinte, bereitete er mir übergroße Portionen, und ich ließ jeden Tag mehr als die Hälfte zurückgehen. "Sie merken wohl gar nicht, dass sie damit nicht hierher passen!" platzte es irgendwann aus der Frau heraus. Der Meinung war allerdings sonst niemand am Tisch, und auch die Mönche haben eine tolerante Haltung. Einige von ihnen leben aus gesundheitlichen Gründen bereits teilweise oder ganz vegetarisch. Man lernt eben auch hier hinzu und verschließt sich nicht gegen neue Erfahrungen. Es gibt durchaus einige Theologen sowohl in der katholischen als lutherischen Kirche, die heute vegetarisch leben. Sie bilden aber nach wie vor eine Ausnahme und reden nicht darüber.

Sowohl Altes Testament als auch Koran wiesen darauf hin, dass **Schweinefleisch** unsauber ist und verboten es. Dennoch erlaubten sich die Kleriker des Christentums, sich über auf Erfahrung beruhende biblische Reinheitsgebote hinweg zu setzen, nur um sich seinerzeit deutlich von den Juden abzugrenzen und bei den Alten Römern und deren Imperatoren und Senatoren im Sinne des Wortes *einzuschleimen*. Heute wissen wir, dass Schweinefleisch nicht nur Schleimstoffe enthält, die rheumatische Beschwerden verursachen, sondern dass Grippeviren bevorzugt darin überwintern. Jedes Jahr haben wir mit Grippeepidemien zu kämpfen, die nicht zuletzt auf die Unvernunft zurückzuführen sind, das reichlich Schweinefleisch[64] gegessen wird.

Aus der Bibel kann man nicht nur Vegetarismus ebenso wie Fleischgenuss nachweisen sondern auch **Weltseele (Pantheismus) und Seelenwanderung**, dass der Mensch wie ein Grashalm vergeht und nichts von ihm übrig bleibt. Und auch die individuelle Auferstehung wird zuweilen angenommen und nicht erst seit dem Christentum propagiert. Mal mit, mal ohne Körper. Gerade durch diese sehr unterschiedlichen Lesarten des Alten Testaments haben sich ja bereits im alten Israel die beiden verschiedenen Richtungen heraus kristallisiert, mit denen sich Jesus zu seiner Zeit auseinander zu setzen hatte: 1. die Sadduzäer, die glaubten, dass mit dem Tod alles vorbei sei und 2. die Pharisäer, die an die persönliche Auferstehung glaubten.

Eine Religion, die der Logik nicht standhält, ist Aberglauben. Und eine Logik, die die archaische Sprache ausklammert, die wir in Mythologie, Religion und Poesie sprechen, ist starr und tot. Logik, und Mystik schließen einander ja nicht aus sondern ergänzen sich dort, wo die Vernunft an ihre Grenzen stößt und transzendentes Denken sich der Metaphysik bedient. Wie wir wissen, ist die lebendige Sprache Symbol, bedient sich der Symbole, lebt vom Symbol und formuliert ausschließlich durch Zeichen und Symbole aller Arten, angefangen bei Innervation, Hormonen und Fachausdrücken bis hin zum Gebrauch von Logos und Sprechwerkzeugen. Dass alles durch einen dahinter steckenden Kern oder Geist inspiriert sein könnte, steht nicht im Widerspruch dazu. Eine höhere Wirklichkeit erfahren wir eben über die Sinne, die uns schon

---

64 http://www.beepworld.de/members51/islamru2/sfleisch.htm
    Oder als Kleinschrift: Reckeweg, Hans-Heinrich - *Schweinefleisch und Gesundheit* - Aurelia-Verlag

durch die Kindheit begleitet haben, nicht aber über erwachsene Vernunft, die sich erst später hinzu gesellt und trotzdem die Bildersprache mit ihren Gleichnissen weiterhin benutzt.

Man würde als aufgeklärter Mensch die mesopotamische, ägyptische oder antike Mythologie nicht zum Dogma erheben, nur weil sie uns schick und exotisch anmutet. Um wie viel mehr müssten wir aufgeklärten Menschen unser Christentum dringend von abergläubischen, vor allem aber tyrannisch-versklavenden Ideen befreien, um es wieder rein und wirklich *evangelisch* werden zu lassen. Evangelisch im Sinne dessen, was katholisch (katholikos) bedeutet, nämlich "allgemein gültig". Jedoch nicht als aus den Evangelien abgeleitetes, allgemein gültiges Dogma sondern als Allgemeingültigkeit der von jeglicher Lehre enorm befreienden Lehre Jesu, der uns vorlebte, dass wir die Dogmengläubigkeit unterlassen sollten.

Der von Dogmen freie, unvergötterte Jesus hätte sich mit den griechischen Philosophen sicher gut verstanden. Gespräche zwischen Platon und Paulus hätten vielleicht ein undogmatischeres Christentum nach sich gezogen und auch die Fleischdiskussionen des Paulus relativiert, wenn Paulus Jesus persönlich kennen gelernt hätte. Schade, dass die wirklich Großen dieser Welt einander nicht begegnen können sondern immer nur als Punkt in einer Epoche aufleuchten, die mehr oder weniger auf dem Holzweg ist. Jesu Jünger folgten dem Stern von Bethlehem nicht so exakt wie die Weisen aus dem Morgenland sondern verzerrten die Lehren des Meisters und deckten sie mit ihren eigenen zu, dogmatische Lehrsätze postulierend.

Die Thomas-Christen im fernen Indien waren bis ins 17. Jahrhundert hinein strikte Vegetarier und konnten sich unbehelligt von Einströmungen der Papstkirche entwickeln. Anderthalb Jahrtausende hindurch waren sie konsequente Vegetarier, und erst durch die westlichen Missionare wurden sie zum Fleischessen bekehrt. Bis dahin haben sie, wie die Inder höherer Kasten, vegetarisch gelebt. Als die Missionare zu ihnen kamen, waren die völlig überrascht, in Indien Christen vorzufinden. Und sie haben nichts Besseres zu tun gehabt, als ihnen rasch einzureden, dass sie Fleisch essen sollten. Welcher Teufel hat die Thomas-Christen geritten, dass sie ihre vegetarische Lebensweise aufgaben und zu Tiermord und Leichenschmaus konvertierten? Waren es der spätere Thomismus des Thomas von Aquin und der frühe Paulinismus des Paulus von Tarsus, die eine solche Lehre konsekrierten und nun in alle Welt hinaus trugen, als hätte Jesus, der vegetarische, die Gleichberechtigung liebende Nazoräer, Tiermord und Unterdrückung der Frauen für gut befunden? Unter Verrohung und Abtöten des ehemaligen Empfindens für unsere tierischen Mitgeschöpfe übernahmen die Thomas-Christen die unchristlichen Essgewohnheiten von so genannten Christen, die sich nicht mehr in wahrer christlicher Liebe zu allen Geschöpfen bewegten. Das sollte zum Nachdenken über christliche ethische Werte bewegen, die de facto keine ganzheitliche Ethik sein kann.

Wer will weiterhin in christlicher Verblendung unchristlich handeln und wer möchte lieber auf sein echtes Mitgefühl als Maßstab des göttlichen Willens hören und seinem inneren Gutmenschen folgen, ihm, der vom wahren Heiligen Geist durchdrungen ist? Meinetwegen auch von Sokrates' Daimonion. Sicher hat Sokrates denselben allgemeinen Guten Geist gespürt, dem Gute Menschen sich verpflichtet fühlen. Leider stecken aber viele an und für sich gut meinende und auch gut wollende Christen mit ihren Köpfen zwischen den Buchdeckeln der Bibel derart fest, dass sie auf die Stimme Gottes nicht mehr hören können. Sie hören nur das Rauschen von Buchstaben, obwohl die Tatsachen eine andere Sprache sprechen, denn der Herrgott hat dem Menschen wahrhaftig den Teller so gedeckt, dass er nicht auf die Jagd gehen muss sondern genüsslich vor sich hin grasen kann. Die Bergpredigt Jesu führt uns mit den inneren

Widersprüchen zusammen, die sich deutlich an der Kluft zwischen Wollen und Handeln zeigen. Christus sagt daher über die falschen Propheten, dass wir sie an ihren Früchten erkennen. Er fragt, ob man von Dornen Trauben erntet. Wir sollten uns ehrlich fragen, ob wir selbst eher den Dornen gleichen oder ob wir ein guter Baum sind, an dem wirklich die Früchte wachsen, die zu uns passen.

Und weil es uns so schwer fällt, das zu sein, was wir gern sein möchten, nämlich gut und edel, rät uns Christus, uns an ihn zu halten. Er nennt sich im Johannes-Evangelium, Kapitel 15 den Weinstock und uns die Reben.

Johannes-Evangelium Kapitel 15, Verse 4-10:

4- Bleibt in mir, dann bleibe ich in euch. Wie die Rebe aus sich keine Frucht bringen kann, sondern nur, wenn sie am Weinstock bleibt, so könnt auch ihr keine Frucht bringen, wenn ihr nicht in mir bleibt.
5- Ich bin der Weinstock, ihr seid die Reben. Wer in mir bleibt und in wem ich bleibe, der bringt reiche Frucht; denn getrennt von mir könnt ihr nichts vollbringen.
6- Wer nicht in mir bleibt, wird wie die Rebe weggeworfen und er verdorrt. Man sammelt die Reben, wirft sie ins Feuer und sie verbrennen.
7 – Wenn ihr in mir bleibt und wenn meine Worte in euch bleiben, dann bittet um alles, was ihr wollt: Ihr werdet es erhalten.
8 – Mein Vater wird dadurch verherrlicht, dass ihr reiche Frucht bring und meine Jünger werdet.
9 – Wie mich der Vater geliebt hat, so habe auch ich euch geliebt. Bleibt in meiner Liebe!
10 – Wenn ihr meine Gebote haltet, werdet ihr in meiner Liebe bleiben, so wie ich die Gebote meines Vaters gehalten habe und in seiner Liebe bleibe.

Wenn **Fühlen, Denken, Wollen und Handeln** in ethischer Weise übereinstimmen, dann ergeben sich als Produkt Liebe zu Gott, Nächstenliebe (= Objekt), Selbstliebe (= Subjekt) und auch ein geliebter Sohn, eine geliebte Tochter, eine geliebte Welt, woran Gott-Vater sein Wohlgefallen hat. Wenn Subjekt und Objekt gleich sind, wenn Vater und Sohn ein und derselbe sind wie auch der dahinter steckende Geist, dann erst ist das Werk Gottes schlüssig und vollendet.

Wenn Menschen also ihr **Fühlen, Denken, Wollen und Handeln** nicht am einzigen und allein gültigen ethischen Maßstab ausrichten, können sie nichts Gutes bewerkstelligen. Die Frucht wird faul, die Saat geht nicht auf und wenn, dann ist es keine gute Saat. Ob wir es nun selbst sind, die wir zwiegespalten zwar wissen, wie gesunde Nahrung beschaffen ist und wie die eigene Ernährung beschaffen sein sollte. Oder ob wir andere Menschen schlecht behandeln oder uns selbst. Ob wir unseren Kindern und der Oma doch wieder Schokolade schenken, weil sie sich darüber freuen und uns dann für liebe Geber halten: Es sind die Früchte, an denen wir erkennen, ob etwas faul an unserem Handeln ist, weil es nicht im Einklang mit der Schöpfung steht. Aus der eigenen Schizophrenie heraus können wir nicht wirklich gut und gerecht handeln. Wir müssen uns zuerst einmal gründlich selbst ändern, wenn wir etwas ändern wollen.

Das Bild der Weinrebe, die am Weinstock bleiben soll zusammen mit dem Bild der Frucht, an der wir erkennen, ob wir einer wahren Lehre, einem wahren Propheten folgen oder nicht, sehe ich gemeinsam. In einer Gesamtzusammenschau gehe ich noch weiter und sehe die Einheit im Bleiben in der Liebe und dadurch auch meine eigene Unversehrtheit durch Geliebtwerden unter der Bedingung, dass ich am Weinstock, d.h. mich in seinen Ordnungen bergend, von ihm ummantelt werde und so bei Gott bleiben kann.

Das Evangelium nach Matthäus, Kapitel 7, Verse 12-19

Vom Richten
12 Alles, was ihr also von anderen erwartet, das tut auch ihnen! Darin besteht das Gesetz und die Propheten.

Von den zwei Wegen
13 Geht durch das enge Tor! Denn das Tor ist weit, das ins Verderben führt, und der Weg dahin ist breit und viele gehen auf ihm.
14 Aber das Tor, das zum Leben führt, ist eng und der Weg dahin ist schmal und nur wenige finden ihn.
15 Hütet euch vor den falschen Propheten; sie kommen zu euch wie (harmlose) Schafe, in Wirklichkeit aber sind sie reißende Wölfe.
16 An ihren Früchten werdet ihr sie erkennen. Erntet man etwa von Dornen Trauben oder von Disteln Feigen?
17 Jeder gute Baum bringt gute Früchte hervor, ein schlechter Baum aber schlechte.
18 Ein guter Baum kann keine schlechten Früchte hervorbringen und ein schlechter Baum keine guten.
19 Jeder Baum, der keine guten Früchte hervorbringt, wird umgehauen und ins Feuer geworfen.
20 An ihren Früchten also werdet ihr sie erkennen.
21 Nicht jeder, der zu mir sagt: Herr! Herr!, wird in das Himmelreich kommen, sondern nur, wer den Willen meines Vaters im Himmel erfüllt.
22 Viele werden an jenem Tag zu mir sagen: Herr, Herr, sind wir nicht in deinem Namen als Propheten aufgetreten und haben wir nicht mit deinem Namen Dämonen ausgetrieben und mit deinem Namen viele Wunder vollbracht?
23 Dann werde ich ihnen antworten: Ich kenne euch nicht. Weg von mir, ihr Übertreter des Gesetzes!
24 Wer diese meine Worte hört und danach handelt, ist wie ein kluger Mann, der sein Haus auf Fels baute.
25 Als nun ein Wolkenbruch kam und die Wassermassen heranfluteten, als die Stürme tobten und an dem Haus rüttelten, da stürzte es nicht ein; denn es war auf Fels gebaut.
26 Wer aber meine Worte hört und nicht danach handelt, ist wie ein unvernünftiger Mann, der sein Haus auf Sand baute.
27 Als nun ein Wolkenbruch kam und die Wassermassen heranfluteten, als die Stürme tobten und an dem Haus rüttelten, da stürzte es ein und wurde völlig zerstört.
Die Wirkung der Bergpredigt
28 Als Jesus diese Rede beendet hatte, war die Menge sehr betroffen von seiner Lehre;
29 denn er lehrte sie wie einer, der (göttliche) Vollmacht hat, und nicht wie ihre Schriftgelehrten.

> Euer Ja sei ein Ja, euer Nein ein Nein;
> alles andere stammt vom Bösen.
> Matthäus-Evangelium 5:18

Widersprüche in der Bibel durch Übersetzungsmanipulationen und falsch interpretierte Analogien?

Die Zielsetzung dieses Buchs ist keine theologische Auseinandersetzung und kann Probleme, die Christen mit dem Vegetarismus bzw. Vegetarier mit dem Christentum und ihren Kirchen haben, nur streifen. Das Buch will auch keine bahnbrechenden Erkenntnisse aus Ausgrabungen und alten Büchern bringen. Die Autorin ist letztlich Laie; aber selbst Experten können sich kein fehlerfreies Gesamtbild machen. Christen interessieren sich verständlicherweise für Hinweise oder gar direkte Gebote aus der Heiligen Schrift. Auch Muslime und Juden möchten aus ihren Schriften erfahren, wie sie sich zum Vegetarismus stellen sollten. Das drängt sich schon angesichts der Umweltproblematik immer mehr auf. Auch ihnen antworte ich: Lasst die Heiligen Schriften beiseite. Sie seien uns zu heilig, als dass wir sie dazu missbrauchen sollten, aus ihnen Naturwissenschaften oder detaillierte Handreichungen für unser Leben herauslesen zu wollen. Überlegen wir uns lieber, welche Handlungsweisen mit einer allumfassenden Ethik vereinbar sind. Hier möchte ich noch ein paar wenige Beispiele für Fleisch-/ Fischkonsum bringen, wie ihn Neues und Altes Testament schildern und die im Widerspruch zu anderen Aussagen stehen.

Die Speisung der Fünftausend
Markus-Evangelium 6: 38-44

38 Er sagte zu ihnen: Wie viele Brote habt ihr? Geht und seht nach! Sie sahen nach und berichteten: Fünf Brote und außerdem zwei Fische.
39 Dann befahl er ihnen, den Leuten zu sagen, sie sollten sich in Gruppen ins grüne Gras setzen.
40 Und sie setzten sich in Gruppen zu hundert und zu fünfzig.
41 Darauf nahm er die fünf Brote und die zwei Fische, blickte zum Himmel auf, sprach den Lobpreis, brach die Brote und gab sie den Jüngern, damit sie sie an die Leute austeilten. Auch die zwei Fische ließ er unter allen verteilen.
42 Und alle aßen und wurden satt.
43 Als die Jünger die Reste der Brote und auch der Fische einsammelten, wurden zwölf Körbe voll.
44 Es waren fünftausend Männer, die von den Broten gegessen hatten.

Matthäus-Evangelium 4: 19 und 20

Da sagte er zu ihnen: Kommt her, folgt mir nach! Ich werde euch zu Menschenfischern machen. Sofort ließen sie ihre Netze liegen und folgten ihm.

Zur Vertiefung von Bibelstellen über Fleisch- und Fischessen siehe: Große Konkordanz zur Elberfelder Bibel und vergleiche mit den Texten der Elberfelder Bibel. Von übrig gebliebenen Fischen ist in Vers 43 nichts zu lesen. Ob die wohl hinzugedichtet worden sind?

Die Elberfelder Bibel wurde möglichst frei gehalten von Wortinterpretationen. Man bemühte sich vielmehr um wort- und begriffsnahe Übersetzung, wodurch die Sprache manchmal eigenartig und unschön wirkt. Sie gibt Menschen, die keine alten Sprachen beherrschen, die Möglichkeit, eine weitgehend emotionsfreie, meinungsfreie exakte Übersetzung zu lesen. Dennoch müssen wir uns darüber klar bleiben, dass auch diese Übersetzung keine Originaltexte vor sich hatte und Einflüsse durch Kanonisierung, Manipulationen und dergleichen nicht mehr rückgängig gemacht werden können. Ferner:

Die Sprache des Orients war und ist immer noch sehr blumig, sehr blumig und allegorisch. Sie ist nicht vergleichbar mit heutigen weltlichen Gesetztexten, und von daher ist die Bibel an sich in vielen ihrer Lehraussagen eher archaisch, bildhaft und symbolisch. Man kann die sich überlappenden exakten Schilderungen und Allegorien nach heutigem Denkmuster nicht immer auseinander halten. Die Heilige Schrift ist aber exakt in ihrer Eigenart, durch Allegorien den Punkt zu treffen, sodass sie intuitiv verstanden werden kann. Und diese Art der Exaktheit ihrer archaischen Sprache durchdringt alles Denken jeder Epoche.

Die archaische Sprache ist unabhängig von Zeiten und Moden aber leider immer noch Meinungen und Glaubenskriegen unterworfen, weil sie mit einem Denken zu verstehen gesucht wird, das ihr gar nicht eigen ist. Und so bekriegen sich denn heute Fundamentalisten und Leute, die glauben exakt zu denken, obwohl auch sie subjektiv bzw. tendiziös gefärbten Erkenntnissen unterworfen sind. Es liegt in der Tücke der begrenzten menschlichen Sprache und Erkenntnismöglichkeiten, dass wir nicht in der Lage sind, die Bibel zu verstehen als das, was sie sein möchte: Das Wort Gottes: Ein überall und zu jeder Zeit zu verstehendes Symbolwort. So klar kann kein weltlicher Gesetzestext sein wie es die Bibel tatsächlich ist.

Halten wir fest

Weder die Bibel noch Jesus oder seine Jünger, auch nicht Mohammed, gaben die Anleitung, das wunderbare Getreidekorn zu zerstören und nur den Mehlkern zu essen, Reis zu schälen, jeden Tag Fleisch oder Fisch auf den Tisch zu stellen, Joghurt mit künstlichen Farben zu versehen, künstliches Aroma, Zucker und Marmelade hinein zu schütten, Tee und Kaffee zu importieren und mit Zucker zu trinken, Tortenpartys mit Kuchen aus raffiniertem Mehl und Zucker zu veranstalten, mit unsere Kindern zu McDonalds, Burger King, Kentucky Fried Chicken und dergleichen zu gehen, sie mit Süßigkeiten zu überschütten noch Öl zu raffinieren und die natürlichen Moleküle zu zerstören oder künstliche Margarine herzustellen.

Wenn wir die fabrikatorisch zerstörte Nahrung, den Massenmord in Gewässern, Masttierhaltungen und Schlachthöfen, das Angeln und Jagen samt Hubertusmessen aber auch Bereicherungen und Umweltverschmutzungen bis hinauf in Finanzwesen und Ölförderung sowie priesterliche Vergewohltätigungen ihrer Schützlinge allesamt gleichermaßen und unterschiedslos unter dem Gesichtspunkt des Wolfs im Schafspelz betrachten, erkennen wir den Feind der Schöpfung, den ewig verneinenden Gegenspieler Gottes: Satan höchst persönlich!

Die Bibel ist kein Rezeptbuch sondern bietet durch ihre Darstellungen unterschiedlicher Art lediglich eine rezeptlose Analogie für Lebendige Gottesliebe. Sie trifft vor allen Dingen keine ernährungsphysiologischen Aussagen. Sie trifft auch keine sophistischen Aussagen! Die Bibel ist weder Rezeptbuch noch macht sie ernährungsphysiologische Aussagen. Paralogismus aber betreiben diejenigen, die sie als Rechtfertigung für unethisches Handeln hernehmen.

> Lebe das, was du vom Evangelium verstanden hast. Und wenn es noch so wenig ist. Aber lebe es.
>
> Frère Roger

Gängige unchristliche Ernährungspraxis unter Christen

Thomas von Aquin (1225–1274) sah das Töten von Tieren als durch die Vorsehung erlaubt an, weil diese keine Seele besäßen. Eine solch barbarische Ansicht hat nicht nur den Tieren sehr geschadet, sondern es schadet insbesondere der katholischen Kirche durch die Zeiten der Aufklärung und Säkularisation hindurch bis heute. Thomas war auch der Auffassung, dass Frauen keine Seele besäßen. Die Tatsache, dass die reizenden Frauen in Männern sexuelle Lust zu wecken vermögen, sahen die Heiligen durch die damals vorherrschende Sichtweise eher als von den Frauen ausgehend, nicht aber als vom eigenen Verlangen dirigiert.

Was war nun der Grund, dass man Tiere disqualifizierte und sie sich ebenso wie den Erdboden untertan machte? Mann machte sich auch Frauen untertan, denn sie waren vergleichbar mit dem Boden, aus dem die eigene Saat aufging. Die Frau lediglich als Plasmalieferantin fürs Baby, dass sie unter dem Herzen trägt, nicht aber mit einer Seele ausgestattet. Ich frage mich nur, wie sie denn in der Lage war, seelenvolle Knaben zu gebären, wenn sie doch selbst nur seelenloser Mutterboden war?

Der Vegetarierbund Deutschland schreibt auf seinen Internetseiten bezüglich des Vegetarismus mehr oder weniger dasselbe wie ich: Christen tun sich leider allgemein schwer mit dem Vegetarismus, da es keine eindeutige Schriftstelle in der Bibel gibt, nach der sie den Vegetarismus **absolut** in ihr Weltbild integrieren könnten. Sie glauben aber nun einmal an die wörtlichen Aussagen der Bibel, und manche suchen ihr Leben geradezu fanatisch und **absolut** danach auszurichten. Alles, was sie nicht in der Bibel finden, erscheint ihnen suspekt, weil nicht **absolut**. In der Bibel steht aber weder explizit etwas über Vollwertkost noch explizit über Vegetarismus. Auch kann man mit ihr kein Medizinstudium betreiben. **Vegetarismus und vollwertige Ernährung muss man aber nicht glauben! Man darf das aber verstehen und leben!**

Wird ein Christ Vegetarier wird, dann gibt es nicht wenige Christen, die sich um dessen Seelenheil ernsthaft sorgen. Ich habe das bei einer katholischen Freundin in Panamá erlebt, und auch mir ist das wiederholt zugestoßen. So auch bei den Mormonen[65] und in der katholischen Kirche. Sogar in der Kirche, in die ich jüngst konvertiert bin: Die Adventistische Freikirche. Denn in Deutschland gibt es da einen Schnitt quer durch die Glaubenseinstellung ebenso wie ein Nord-Südgefälle. In den USA gibt es sicher weit mehr vegetarische Siebenten-Tags-Adventisten (STA) als bei uns. Und seltsamerweise ist die Absplitterung, die reformierten STA, dem Vegetarismus gegenüber vollkommen aufgeschlossen, obwohl sie wirklich sehr fundamentalistisch sind und der Vegetarismus nicht unmissverständlich aus der Bibel abzulesen ist. Eigentlich ist das ein Widerspruch in sich: Fundamentalismus bei gleichzeitigem Vegetarismus.

Ich finde es bedauerlich, dass vegetarische Christen entweder fundamentalistisch-pietistisch-puritanistisch ausgerichtet sind oder dafür gehalten werden, egal ob es stimmt oder nicht, oder

---

65 Die Mormonen haben in ihrem *Wort der Weisheit* sogar eine Lehre, nach der man, außer bei Krankheit, kein Fleisch essen sollte. Es richtet sich allerdings niemand danach. Fast alle essen Fleisch und sind außerdem korpulent.

dass sie keine Vegetarier sind, um nicht in eine solche Schublade gesteckt zu werden. Irgendwie abstrus, denn es geht hier nicht um einen selbst sondern um Mitleid mit den Tieren, um Ethik und moralische Verantwortung auch den Tieren gegenüber. Und darüber hinaus ist es für die eigene Gesundheit von Vorteil, sich des Tiergenusses zu enthalten.

Der Teufel steckt aber bekanntlich im Detail und also auch in Einzelheiten, und so kam es wohl, dass einige Adventisten meinen, Ellen G. White habe keine Lehrmeinung ausdrücken wollen, und man solle ihre Gesundheitslehren einfach relativieren. Im Prinzip ist das richtig, nur geht es hier längst nicht mehr um eine private Lehrmeinung sondern um eine sehr kluge Vorausschau, die den Mitgliedern der Siebenten-Tags Adventisten zu gute kommen sollte.

Das eigentliche Problem sehe ich in der Art, wie die Freikirche geleitet wird. Die einzelnen Divisionen[66] entscheiden die Schwerpunkte, auf denen sie tätig werden bzw. die sie eher ausklammern wollen. So wurde es zur Privatentscheidung, ob ein Mensch sich körperlich gesund hält. Und es wird mehr oder weniger darüber polemisiert. Manche schweigen den Riss einfach tot, andere ziehen von einer in die andere Division um, wechseln also ihren Wohnort. Es ist übrigens, mit Verlaub, auch Privatentscheidung, wie ein Christ sich sonst im Leben verhält, ob er lügt und stiehlt, Ehebruch begeht, Drogen nimmt und säuft oder lediglich sich in kleinen Dosen mäßig aber regelmäßig die Gesundheit mit normal erscheinenden Nahrungsmitteln zerstört und die Gesundheitssysteme, sich selbst und seine Familie damit belastet.

Eine Erkenntnis allerdings teilen eigentlich alle Christen miteinander, dass nämlich der Körper der Tempel Gottes ist. Und als solchen sollten wir ihn rein halten. Jeder Christ kommt auch von selbst darauf, dass Drogen nicht christlich sein können sondern im Sinne des Wortes Teufelszeug sind. Auch wissen sie, dass der Teufel und das Böse im Schafsfell daher kommen. Und dieses Bild übertragen Christen durchaus auf verschiedene lebensfeindliche Aspekte, die nicht nur den einzelnen Menschen sondern auch die Gemeinschaft betreffen.

Natürlich sollten wir nicht jeden Menschen, der uns als Wolf im Schafspelz begegnet, insgesamt verdammen. Aber einzelne Sichtweisen und Handlungen können wir als Christen durchaus als Wolf im Schafspelz entlarven, da sich Satan subtil seinen Weg zu bahnen sucht: Durch Missbrauch guter Menschen mit an sich guten Absichten. Wenn also der Vorsteher der Hansa-Vereinigung mir ein klärendes Gespräch über Widersprüche innerhalb der STA abgelehnt hat, dann sehe ich darin so ein Stück Wolf im Schafspelz. Vor allem darum, weil er durch seine Position eine Schlüsselfigur darstellt. Auch im Zucker steckt dieser Wolf im Schafspelz. Er erscheint uns so harmlos wie die Süße selbst, die sich dieser Vorsteher in den Kaffee zu tun pflegt, ohne sich eines Irrtums bewusst werden zu wollen. Er **will** es in trotziger Weise nicht!

Von den falschen Propheten
Matthäusevangelium 7, 15-23

15 Hütet euch vor den falschen Propheten; sie kommen zu euch wie (harmlose) Schafe, in Wirklichkeit aber sind sie reißende Wölfe.

---

66 Ganz eindeutig werden hier auch Gesundheitsfragen in den ganzheitlichen Glauben der Freikirche der Siebenten-Tags Adventisten einbezogen. Die Norddeutsche Division und auch andere Divisionen klammern das aber einfach aus. Es fehlt letztlich eine überall auf der Welt gültige gemeinsame Glaubensaussage zu diesem Punkt. Und es ist kein Wunder, dass es zu einem deutlichen Riss kam: **Divisionen:** ▶ http://www.adventgemeinde-heidenheim.de/orga.htm **Im Grunde fehlt der rechte, vereinende Geist: Der Heilige Geist.** Er wohnt nur dort, wo die Liebe zu Gott, Menschen, Tieren, der gesamten Schöpfung und zum eigenen Körper gepflegt wird, ohne Übergriffe auf Objekte, das heißt auf alles, was wir behandeln und zu dem wir in Beziehung stehen. Wo aber die Egozentrik stärker ist als der notwendige Kyriozentrismus, da wohnt der Geist Gottes nicht, da wird er seine Gnade auch nicht entfalten.

16 An ihren Früchten werdet ihr sie erkennen. Erntet man etwa von Dornen Trauben oder von Disteln Feigen?
17 Jeder gute Baum bringt gute Früchte hervor, ein schlechter Baum aber schlechte.
18 Ein guter Baum kann keine schlechten Früchte hervorbringen und ein schlechter Baum keine guten.
19 Jeder Baum, der keine guten Früchte hervorbringt, wird umgehauen und ins Feuer geworfen.
20 An ihren Früchten also werdet ihr sie erkennen.
21 Nicht jeder, der zu mir sagt: Herr! Herr!, wird in das Himmelreich kommen, sondern nur, wer den Willen meines Vaters im Himmel erfüllt.
22 Viele werden an jenem Tag zu mir sagen: Herr, Herr, sind wir nicht in deinem Namen als Propheten aufgetreten und haben wir nicht mit deinem Namen Dämonen ausgetrieben und mit deinem Namen viele Wunder vollbracht?
23 Dann werde ich ihnen antworten: Ich kenne euch nicht. Weg von mir, ihr Übertreter des Gesetzes!

Kurzum: Ich wurde immer wieder damit konfrontiert, dass die STA hier in Hamburg und anderswo weder Vollwertkost noch Vegetarisches essen. Selbst Alkohol ist kein Tabu. Und dies, obwohl eine der Mitbegründerinnen der Gemeinschaft, Ellen G. White, mehrere Bücher über gesundes, vegetarisches, vollwertiges Essen herausgebracht hat. Und der von Adventisten gegründete **Deutsche Verein für Gesundheitspflege** empfiehlt, sich vegetarisch, möglichst sogar vegan zu ernähren, keinen Alkohol zu trinken und nicht zu rauchen. Eine Empfehlung ist natürlich weder Verbot noch Gebot. Es unterliegt der Freiheit, auch der Wahlfreiheit, was die Gemeinde daraus macht. Für mich war es allerdings sehr ernüchternd, dass ausgerechnet die Gemeinschaft, die ich am Beginn meines Vegetarismus als "vollwertige, vegetarische christliche Gemeinde" kennen gelernt hatte, mir hier in Hamburg Eiswasser übergekippt hat.

Ich bin allerdings glücklich darüber gewesen, dass sie dem Veggi-Stammtisch[67] Hamburg kurzfristig die Türen ihres Tagungszentrums nebst Küche öffneten, als wir keinen geeigneten Raum für unsere Zusammenkunft fanden. Nur fand sich dort kein einziger Adventist ein, obwohl meine Glaubensgeschwister doch eigentlich schon durch die Glaubensüberzeugungen der Adventisten die Gesundheitslehre befolgen sollten. Aber sie scheinen sie nicht zu kennen! Sie verstopfen ihre Ohren, und man sagte mir noch vor meiner Entscheidung, mich taufen zu lassen, es sei vergebliche Liebesmüh', und das letzte Seminarangebot vor zehn Jahren sei lediglich von zwei Gemeindemitgliedern aufgenommen worden.

Der Vorsteher der Hansa-Vereinigung[68], antwortete mir auf zwei Briefe nicht, die ich ihm einige Monate vor meinem Taufentschluss geschickt hatte. Ich hatte ihn um Kontaktaufnahme gebeten, weil ich mit ihm über das mir so sehr am Herzen liegende Vegetarismusproblem reden wollte, erhielt aber keine Antwort. War es nun kurz vor oder nach meiner Taufe, was ich dann mit ihm erlebte? Jedenfalls sprach ich ihn an und fragte, warum er mir nicht geantwortet hat. Er sagte, dass er auf *"derartige Fragen"* grundsätzlich nicht antwortet, weil er nicht wissen könne, wer sie stellt. Aber genau diese Frage war für mich immens wichtig, denn der Widerspruch

---

67 http://www.veggi-stammtisch-hh.de/
68 Zur Hansa-Vereinigung gehören die Gemeinden der Freikirche der Siebententags-Adventisten in Hamburg, Mecklenburg-Vorpommern und Schleswig-Holstein

innerhalb dessen, was gelehrt und praktiziert wird, hat mich jahrelang daran gehindert, mich der Freikirche der Siebenten-Tags-Adventisten anzuschließen, obwohl ich die Glaubensüberzeugungen weitgehend teile.

Meine Einschätzung ist seither, dass er ungeeignet für seine Funktion als Vorsteher ist. Das richtet sich nicht gegen seine Person aber begründet, dass ein Mensch, der sich derart verhält, in dieser speziellen Funktion nicht geeignet ist, wenngleich er lediglich die allgemeine Sicht aber nicht alle 28 Glaubenaussagen repräsentiert. Ich habe, wie geschildert, wegen des Widerspruchs innerhalb der Gemeinschaft jahrelang gezögert, mich ihr anzuschließen. Vielmehr versuchte ich es zwischenzeitlich nochmals recht intensiv abwechselnd mit den Mormonen, die ich seit meiner Jugend sehr gut kenne und der katholischen Kirche. Ich nahm sogar rund anderthalb Jahre lang intensiv am Fernstudium Theologie der Würzburger Domakademie teil.

Gerade aber die Borniertheit gegenüber gesunden Lehren und Vegetarismus unter Christen hat mich bei allen mir bekannten christlichen Gemeinschaften immer wieder abgeschreckt: Dass ich diese Borniertheit auch bei den STA finde, empfinde ich als hart, ja: entsetzlich, denn ein Wohlgefühl kommt bei mir dort nicht auf, wo der eigene Körper geschädigt und der Körper der Tiere getötet wird. Wir unterscheiden uns in ethischen Auffassungen.

Beim Kirchkaffee nach dem Gottesdienst geht es auch nicht viel gesünder zu. Es gibt die übliche Palette an Ungesundem. Mal bereitet es der eine, mal der andere für alle Geschwister zu. Raffiniertes Zucker-Kekszeug, Industriezucker, Kaffee, Teesorten. Der schon genannte Vorsteher der Hansa-Vereinigung bemühte sich, nach dem Zuckertopf zu greifen. Ich stand näher und reichte ihn ihm. Er nahm sich 3 Stückchen für eine Tasse von etwa 150 ml Inhalt. Am liebsten hätte ich ihm gesagt: "Bruder, weißt du denn nicht, wie sehr du dir schadest? Das ist die reine chemische Droge $C_6H_{12}O_6$." Doch ich schwieg, denn ich hatte ja kurz zuvor erkannt, welch Geistes Kind er ist. Warum sollte ich ihn belehren, wenn er die Lehren seiner Kirche einfach verwirft und auch noch der Ansicht ist, dass diese Lehren nichts mit dem Glauben zu tun haben!? Jesus sagte, dass wir keine Perlen vor die Säue werfen sollen, und danach habe ich mich gerichtet. Und Ich-Bewahrung durch Trotzhaltung kann und will ich nicht leiden.

Wer sich so nebenbei soviel Zucker in den Kaffee tut und sich auch der Schädlichkeit von Kaffee nicht bewusst ist, der nimmt – man kann das leicht hochrechnen – meistens zwischen 70 bis 100 g reinen raffinierten Industriezucker täglich zu sich. Das sind in der Woche 700 g bis 1 Kilo! Zusätzlich zum Zucker kommt noch die isolierte Stärke aus dem raffinierten Mehl, die genauso schädlich ist. Das bedeutet, dass nicht nur 700-1.000 g reines Disaccharid pro Woche konsumiert werden sondern auch noch, ich weiß nicht wie viel isoliertes Polysaccharid, also Saccharide in isolierter Form ohne den notwendigen natürlichen Beipack an Vitalstoffen. Und, erinnern wir uns bitte schön daran: *Das Ganze ist mehr als die Summe seiner Teile.*

Direkt nach meiner Taufe am 11. Juli 2009 in einem See bei Ahrensburg fand ein Potluck statt. Die Frauen hatten üblichen Kuchen aus raffiniertem Weizenmehl und Industriezucker gebacken. Ferner standen da ein Kartoffelsalat und viele, viele künstliche Getränke, Milch und Kaffee. Und natürlich dieser herrlich weiße und schon von daher so rein wirkende Zucker zum Süßen des Kaffees. Auch Milch ist von Natur aus weiß. Wahrscheinlich auch mit ein Grund, dass sie so gern getrunken wird. Denn wäre sie rot wie Blut, gäbe es nur noch wenige, die sie trinken würden. Bestenfalls diejenigen Völker, die ihren Kamelen Blut aus der Hauptschlagader abzapfen und es trinken. Auch das gibt es unter Gottes Sonne. Doch bleiben wir bei der Kuchenparty nach meiner Taufe bei den STA.

Da standen zwei Männer mit Kuchentellern in der Hand und unterhielten sich über ihren Diabetes. Der eine war über siebzig, der andere Anfang dreißig und Vater von zwei kleinen Kindern. Mit anderen Worten: Er wird noch lange gebraucht! Die beiden Männer waren sich darin einig, dass man vor dem Schlemmen einfach mehr Insulin spritzen müsse! **Trotz** der Lehren des **Deutschen Vereins für Gesundheitspflege**, der sich um das Wohl der Kirchenmitglieder bemüht, haben die meisten Leute hier in Deutschland und auch anderswo, wie ich inzwischen sicher weiß, keinerlei Kenntnis darüber, dass sie sich ihren Diabetes selbst verursacht haben noch dass dieser heilbar ist. Aber natürlich nicht unter den Bedingungen, die diese beiden Männer pflegen. Was wäre nun gewesen, wenn ich sie angesprochen hätte? Ich kann es genau sagen: Höfliche Ablehnung. Man lächelt dann freundlich und schiebt weiterhin sein Ding. Darum sage ich ja nichts mehr. Es bringt nichts. Perlen wirft man nicht vor die Säue!

Vor ein paar Jahren habe ich eine ähnliche Szene in der Kirche Jesu Christi der Heiligen der Letzten Tage (Mormonen) in der Gemeinde Hamburg-Langenhorn erlebt. Die Leute dort sind wesentlich kranker als die STA in Hamburg-Grindel und vor allem erheblich korpulenter. Dort erkrankte ein vierjähriges Mädchen an Diabetes Typ I, ein äußerst korpulenter Herr erkrankte plötzlich schwer an Diabetes Typ II. Jemand erlitt einen Herzinfarkt, eine andere Person einen Morbus Hodgkin, Bluthochdruck war allgemein verbreitet, eine Mutter hatte ein erheblich an Neurodermitis krankes Kind, eine Mutter von 5 Kindern litt schwer an Rheuma usw... Ich habe selten so viele Kranke auf einem Haufen gesehen! Obwohl ich mir wohl zwei Jahre hindurch auf die Zunge gebissen hatte, habe ich da mein Schweigen durchbrochen. Mit dem Erfolg, dass ich den Verein ein paar Monate später wegen deren Halsstarrigkeit verlassen habe. Jemand steckte mir noch, ich sollte doch endlich schweigen, da man sich über mich amüsiert.

Und am Abend meiner Taufe bei den Adventisten wurde ich zu einem weiteren Potluck eingeladen. Da kamen im Innocentiapark, wo viele Geschwister in Christo im selben Haus wohnen, eine repräsentative Gruppe zusammen. Absolut gar nichts dort war vollwertig, und vegetarisch ging es auch nicht zu. Gekaufter, schleimiger Mayonaisen-Kartoffelsalat, Grillfleisch, Würste, Bier, Wein und Bionade, dieses Gesöff der Getränkeindustrie, dass es in Bioläden zu kaufen gibt. Irgendjemand rauchte eine Zigarette.

Inzwischen schockt mich nichts mehr bei den STA. Auch nicht die Kuchenschlachten bei den Alten, die sich immer am dritten Mittwoch eines Monats treffen. Meine altersdemente Mutter, die ich seit sechs Jahren pflege, habe ich lediglich zwei Male mit zu den Alten genommen. Wegen der Gemeinschaft mit anderen Menschen muss ich dort wirklich nicht mit ihr hingehen, denn Dreckkonsum gibt es überall sonst auch.

Meine Mutter bekommt bei solchen Anlässen von mir immer wieder gesagt, dass ich sofort aufstehe und wir nicht wieder herkommen werden, sollte sie nach den Torten greifen. Man kann sich wohl gut vorstellen, was das bedeutet, denn dieser Dreck steht ja ebenso wie der Zuckertopf praktisch vor ihrer Nase. Demenzkranke aber haben ohnehin das Problem, dass sie distanzlos sind und wie kleine Kinder nach allem Süßen greifen. Die anderen alten Leute greifen ebenfalls danach während meine Mutter nur ihre mitgebrachten rohen Buchweizenkekse und Mandarinen essen soll. Und wenn ich meiner Mutter Erklärungen gab, dann kamen diese dämlichen Fragen, ob sie Diabetes habe und man habe ja auch Diabetikerkuchen bereit... Also habe ich mich entschlossen, mit ihr da nicht mehr hinzugehen. Es ist mir einfach zu stressig.

Ich bezeichne das alles nicht nur als Dummheit, Ignoranz und Verblendung sondern als Skandal! Wölfe im Schafspelz sind diejenigen, die es zulassen und ausdrücklich für gut heißen, die ohnehin durch Kuchen und dergleichen geschädigten alten Menschen bei solchen Anlässen weiter zu schädigen. Und dabei glauben sie noch, besonders gut zu ihnen zu sein. ...

Der adventistische Ernährungsforscher und Gründer des CHIP-Programms in Loma Linda / Kalifornien, Hans Diehl, bezeichnete die STA wiederholt als Krankenhaus! Nun ja, die Kranken bedürfen des Arztes. Nur, wenn sie kluge Lehren zurückweisen und diejenigen, die sie erteilen, für verblendet halten, dann stellt sich mir eigentlich die Frage, warum ich das Affentheater dort überhaupt mitmache, denn der Zehnte, den ich dieser Gemeinschaft zahle, könnte woanders mehr Gutes bewirken! Ich könnte damit zum Beispiel bei Plan weitere 5 Kinder-Patenschaften in der Dritten Welt übernehmen....

Ich habe daher die Adventisten ein paar Wochen weiter nicht mehr unterstützt, weil ich mit meinem Geld nicht mehr die Gehälter von Pastoren mitfinanzieren möchte, die sich wie Wölfe im Schafspelz aufführen und der Gemeinschaft in einem umrissenen Gebiet - der Gesundheit - erheblich schaden. Denn ihr Wirken ist entscheidend mitverantwortlich für die Durchführung von Gesundheitsaufklärung. Diese aber wird nicht nur sträflich vernachlässigt sondern eigentlich unterbunden. Durch Ignoranz. Durch den Satan selbst.

Ich kann durchaus mal Fünfe gerade sein lassen. Ich paffe bei einem bestimmten Anlass genüsslich 1-3 Zigaretten. Das kommt höchstens drei Male im Jahr vor. Zucker rühre ich allerdings niemals an, weil ich unmittelbare Auswirkungen auf meine Gesundheit habe. Dasselbe bezieht sich auf tierisches Eiweiß. Wenn ich mich top fühle und mir danach ist, nehme ich auch das Angebot, ein Glas Wein mitzutrinken, gern an. Ich reagiere allerdings, weil ich ja sonst abstinent lebe, auf ein Glas Wein so wie andere auf 5 Gläser. Daher ist mein Konsum bei einer Einladung sehr begrenzt. Und mehr als 2 Gläser im Jahr nehme ich garantiert nicht zu mir.

Christen, die in der Bibel nach Beweisen suchen, gehen in die Irre und erkennen nicht einmal, dass sie nach zerstörter Nahrung greifen. Es geht ja nicht nur um Vegetarismus, um Tierschutz und Ehrfurcht vor dem Leben sondern darum, nur das zu essen, was der Mensch benötigt. Dazu gehören unverfälschte, ganzheitliche, vollwertige vegetabile Nahrung und gesundes Trinkwasser. Fleisch ist absolut unnötig und Milchprodukte sind es auch. Ganz ohne ethische Betrachtungen und Glaubenskontroversen steht die Tatsache, dass wir kein einziges Tier töten müssen und auch keine Eier noch Milchprodukte benötigen. Dass wir also die Tiere nicht einpferchen, nicht aus ihrem individuellen Element reißen noch töten müssen. Kurzum: Kein Tier muss wegen unserer Ernährung leiden! Und ich bin der Meinung, dass wir bei gemeinsamen Essen entsprechende Nahrung auf den Tisch stellen sollten.

Nachtrag einige Wochen nach der Niederschrift und am Abschluss des Buchs: Inzwischen habe ich aus meiner Homepage die Konfessionsbezeichnung vollends gestrichen. Nach reichlich Erfahrungen mit verschiedenen Glaubensbekenntnissen und fundierten, sehr seriösen exegetischen, geschichtlichen, fundamental-theologischen und theologischen Studien bin ich konfessionslose Christin und auch in meiner Religion unabhängig geworden. "Gott sei Dank!" Vielleicht war es auch der unbewusste Grund, dieses Werk hier überhaupt verfasst zu haben, dass ich mich mit den Widersprüchen zwischen Ethik, Christentum, Tierschutz und Vegetarismus auseinandersetzen wollte oder musste, um einen individuellen Schlussstrich zu ziehen.

> Denken ist Liebkosen der göttlichen Weisheit.
> Bettina von Arnim

Siebenten-Tags Adventisten leben weder alle vollwertig noch vegetarisch
- Wachet auf, ruft uns die Stimme! -

Während unseres Theologieseminars zwei Wochen vor Verfassen dieses Kapitels kamen wir auf die Glaubensüberzeugungen der Siebenten-Tags Adventisten[69] zu sprechen und dass diese Aussagen durchaus verändert werden können, sobald im Einklang mit dem Evangelium stehende neue Erkenntnisse auftauchen. Die STA wollen, anders als die meisten Kirchen, keine starren Dogmen, und darum haben sie keine Glaubensartikel sondern variable Glaubensaussagen. XY meldete sich recht emotional zu Wort und sprach die 22. Glaubensaussage an. Das gehöre nicht wirklich zum Adventismus, denn Gesundheitsfragen haben nichts mit dem Evangelium zu tun. Ich habe extra noch einmal nachgefragt, ob ich alles richtig verstanden habe.

An unserem lieben XY sehe ich immer wieder kreisrunde rote Flecken am Hals und Unterkiefer auftauchen. Typisches Merkmal einer Psoriasis. Könnte auch eine Neurodermitis sein. Genaueres wäre abzuchecken. Es ist aber völlig egal, welchen Namen wir einem Symptom geben. Jede Hautkrankheit, bis hin zu den so genannt erblich bedingten, ist durch absolut gesunde Ernährung (auf der unteren, rohköstlichen Basis, daher absolut) heilbar. Gesundheit pendelt sich von selbst ein, wenn die Bedingungen geschaffen worden sind. Das steht so nicht in der Bibel; man kann es allerdings ableiten und vor allem selbst ausprobieren.

Die Einstellung von XY zur 22. Glaubensaussage gepaart mit den Hauterscheinungen, seiner leichten Korpulenz und seiner Aussagen bezüglich seiner Einstellung zu Alkohol und seines von ihm selbst erwähnten Alkoholkonsums[70] haben in mir den Entschluss heranreifen lassen, es öffentlich zu machen, wie sich die Adventisten in einigen Divisionen ernähren und sich gegen die allgemeine Glaubensaussage stellen. Bewusst sogar! Insgesamt, so heißt es, leben die Hälfte nach den Erkenntnissen von Ellen G. White, die in der Gründungszeit der Adventisten Visionen hatte, Offenbarungen empfing, mehrere Gesundheitsbücher schrieb und sogar ein bekanntes Sanatorium, in dem Kellogg tätig war, gründete. Neue Erkenntnisse der Ernährungswissenschaften haben inzwischen die Lehren der Lebensreformer bestätigt. Ellen G. White war eine besondere Persönlichkeit; darum widme ich ihr ein eigenes Kapitel.

Christen decken gern mit dem Deckmantel der Liebe all das zu, was eigentlich aufgedeckt werden müsste. Nicht, um Menschen zu diskreditieren aber um Ethik widersprechende Ungereimtheiten aus der Welt zu schaffen, die sich mit dem Christentum nicht vereinbaren lassen. Da sitzen die Leute dann lieber höflich lächelnd nebeneinander und sprechen Konflikte nicht aus. So bleiben sie im Raum stehen, bis sich ehrliche Christen daraus verabschieden und eine solch stumme Gemeinschaft unter Schmerzen verlassen, denn sie wollen eigentlich weder ihre Wahrhaftigkeit noch die Gemeinschaft verlieren. Die Wahrhaftigkeit ist ihnen aber letztlich mehr

---

69 Die Bezeichnungen Siebenten-Tags Adventisten, STA wie Adventisten werden hier synomym gebraucht. Es handelt sich beide Male um die Freikirche der Siebenten-Tags Adventisten. Wir unterteilen die christlichen Kirchen in römisch-katholische Kirche, orthodoxe Kirchen, reformierte Kirchen, Freikirchen und christliche Sekten.
70 Natürlich nicht als "Säufer", aber doch mehr als ab und an ein Gläschen, wie er mir selbst sagte.

wert, als ihre Seele um der Gemeinschaft willen zu verkaufen. Es kann aber innerhalb der Gemeinschaft ein deutlicher Riss entstehen, und Spaltung und Sektenbildung ist dann nicht mehr weit! Davor möchte ich warnen!

Vor allem bei uns im norddeutschen Bereich lehnen die Adventisten die Gesundheitslehren nicht nur ab sondern wollen auch gar nichts davon hören. Sie glauben sogar, sich durch ihre Trotzhaltung von jeglichem Dogmatismus fernzuhalten, weil sie Vegetarier mit Dogmatikern verwechseln. Und sie beziehen das auf Vollwertkost, die nur sehr wenige von ihnen essen. Ohnehin ist der Vollwert-Begriff erheblich verwässert. Ein echter, vollwertig lebender Vegetarier wird höchstens dann toleriert, wenn er richtig krank ist. Immer wieder sagte mir XY, dass er auf dieser Grundlage meine Ernährungsweise nachvollziehen kann. Als Heilkost akzeptieren sie es, jedoch wissen die meisten nicht einmal, dass Diabetes auf durch vernünftige Kost heilbar ist. Daher gibt es den Diabetes unter ihnen in derselben Weise wie in der übrigen Bevölkerung.

Da bestimmte Tiere laut Bibel der Nahrung dienen, haben allgemein die meisten Christen kein Erbarmen mit ihnen. Und so sind es ausgerechnet Christen, die dem Vegetarismus ebenso wie dem Gutmenschen und einer integralen, vollwertigen, ungeteilten Ethik auf breiter Front im Wege stehen. Die meisten Adventisten hier in Hamburg bewegen sich auf dieser Ebene.

Man setzt gleich: ideologisches Rohköstlertum, puritanistisch-pietistisch-korrekte Helden, sich selbst überfordernde Veganer und überzogenen Fanatismus. Natürlich verbietet man sich aus Christlichkeit, sowetwas zu denken oder zu sagen. Man verdreht die wahren Gründe sich gesund und vegetarisch ernährender Glaubensgeschwister, will sie gar nicht erfahren und hat seine vorgefasste Meinung: Ein einkastelndes Klischee. Ein bisschen gesund, ja, das kann ja dem Ego nicht weiter schaden. Aber mehr auch nicht. Das Ego ist das Zentrum, um das die Emotionen kreisen, nicht aber wissenschaftliche Erkenntnisse, die uns heute immerhin zur Verfügung stehen. Auch ökologische Fragen werden in diesem Zusammenhang gar nicht erst erörtert, weil man einfach genießen möchte, so, als vermittle gesunde Ernährung weder Genuss noch sei sie genießbar. Immer wieder beschwichtigen sie sich gegenseitig und predigen von der Kanzel herunter, wie moderat sie doch seien.

Und so kommt es, dass zum Beispiel nach einer Taufe, am Altennachmittag und zu anderen Gelegenheiten regelrechte Tortenschlachten geschlagen werden. "Die armen Alten!" kann ich dazu nur sagen. Unverstand und Verblendung haben keine Grenzen, und der Wolf im Schafspelz geht wie ein brüllender Löwe umher.[71] Er trabt auf einem hohen Pferd mitten durch den Haupteingang und wird darum nicht erkannt, weil die Adventisten hinter ihm auf dem Sattel hoch zu Ross sitzen. Denselben Satz habe ich vor ein paar Jahren auch den Mormonen gesagt.

Dass unser XY auf meinen ersten Brief hin so getan hat, als hätte er ihn nie empfangen, war wohl der Auslöser, dass ich es nunmehr publik mache, welches Ernährungsverhalten die Adventisten haben und dass sie keine Gesundheitsseminare (mehr) durchführen: Wollen! Aber auch sein Engagement gegen die entsprechende adventistische Glaubensaussage, die weiter unten folgt. Und auch darum, weil unser Vorsteher der Hansa-Vereinigung einfach schwieg, obwohl ich ihm mitgeteilt hatte, dass ich Probleme habe, mich taufen zu lassen, da die Adventisten ihren eigenen Glaubensaussagen nicht entsprechen und sich offensichtlich ein eklatanter Bruch

---

71 Folgende Schriftstelle, 1. Petrusbrief, Kapitel 5, Vers 8, beten die Benediktiner jeden Abend: "Seid nüchtern und wachsam! Euer Widersacher, der Teufel, geht wie ein brüllender Löwe umher und sucht, wen er verschlingen kann. Leistet ihm Widerstand in der Kraft des Glaubens!" ▶ siehe auch Seite 518 unten
(Wisst, dass eure Brüder in der ganzen Welt die gleichen Leiden ertragen müssen!)

durch die Gemeinschaft zieht. Die einen beschuldigen die anderen, nicht wirklich echte Siebenten-Tags Adventisten zu sein. Es gibt einige, die glauben, nur echte Vegetarier gelangen auf die Neue Erde während die Gegenseite glaubt, dass es fundamentalistisch-pietistisch-puritanistisch sei, wenn man sich gesund und vegetarisch ernährt. Und ich habe schon mehrfach gehört, dass Glaubensgeschwister nach Süddeutschland gezogen sind, weil sie es hier nicht mehr ausgehalten haben. Da ich wegen meiner alten Mutter örtlich gebunden bin, kann ich das nicht, gehe aber solange nicht mehr in die STA-Kirche, wie ich hier in Hamburg wohne.

Es soll hier auf gar keinen Fall irgendjemand aufs Korn genommen werden. Darum nehme ich mich selbst aufs Korn: Ich rauche im Jahr zusammen mit einer Verwandten insgesamt max. zehn Zigaretten. Und, so ich mich wohl fühle, trinke ich maximal zwei Gläser Wein im Jahr. Ich bin absolut nicht fanatisch noch heilig, sehe aber in diesen kleinen Verstößen gegen meine Gesundheitsideale durchaus keine Sünde Vielmehr genieße ich sie als Ausnahmeluxus.

Ich möchte durch diese Veröffentlichung eine erneute Diskussion anregen, die unter falschen Prämissen eingeschläfert worden ist. Die Wiederaufnahme von Gesundheitsseminaren ist dringend erforderlich: *Gesundheitsapostolat* und sachliche Aufklärung durch kompetente Menschen! Ich stelle nun endlich die gesamte Glaubensüberzeugung Nr. 22 vor und gehe anschließend die einzelnen Sätze durch.

Glaubensaussage 22:

Wir sind berufen, ein gottesfürchtiges Volk zu sein, das in Übereinstimmung mit den Grundsätzen des Wortes Gottes denkt, fühlt und handelt. Damit der Heilige Geist in uns einen Christus ähnlichen Charakter ausprägen kann, beschäftigen wir uns bewusst mit dem, was in uns Reinheit, Gesundheit und Freude fördert. Freizeitgestaltung und Unterhaltung sollen dem hohen Anspruch von Geschmack und Schönheit entsprechen, wie sie christlichem Glauben angemessen sind. Während wir durchaus kulturelle Unterschiede berücksichtigen, sind wir darauf bedacht, uns schlicht, anständig und geschmackvoll zu kleiden; denn wahre Schönheit besteht nicht in Äußerlichkeiten, sondern in dem unvergänglichen Schmuck der Freundlichkeit und Herzensgüte. Das schließt auch ein, dass wir für unseren Leib, der ein Tempel des Heiligen Geistes ist, in vernünftiger Weise Sorge tragen.

Neben ausreichender körperlicher Bewegung und Ruhe wollen wir uns so gesund wie möglich ernähren und uns der Speisen enthalten, die in der Heiligen Schrift als unrein bezeichnet werden. Weil wir uns nicht schaden wollen, enthalten wir uns auch alkoholischer Getränke, des Tabaks, jeglicher Drogen und lehnen den Missbrauch von Medikamenten ab. Stattdessen befassen wir uns mit dem, was unsere Gedanken und unseren Körper unter den Einfluss Christi stellt. Er wünscht uns Freude, Gesundheit und Wohlergehen.

Wir sind berufen, ein gottesfürchtiges Volk zu sein, das in Übereinstimmung mit dem Wort Gottes denkt, fühlt und handelt. Damit der Heilige Geist in uns ein Christus ähnliches Wesen wirken kann, beschäftigen wir uns bewusst mit dem, was in uns Reinheit, Gesundheit und Freude fördert.

D.h.: Die Causa finalis ist im Gesamtausdruck enthalten. Zweck und Mittel sind auf das Ziel hin ausgerichtet. Reinheit, Gesundheit und Freude wirken auf ein Gott gefälliges Ziel hin. Und danach streben wir auch. Wir sind dazu berufen, in Übereinstimmung mit dem Wort Gottes zu denken, zu fühlen und zu handeln. Unser Streben sei, denken, fühlen, wollen und handeln nicht auseinander klaffen zu lassen sondern integrativ zu vernetzen. Sie sollen übereinstimmen. Es ist überhaupt das Schwierigste und Lohnendste jeder Arbeit am Charakter: Diese Ausgewogenheit von Denken - Fühlen - Wollen - Handeln wirklich zu erreichen.

Freizeitgestaltung und Geselligkeit sollen dem hohen Anspruch von Lebensstil und Schönheit entsprechen, wie sie christlichem Glauben entsprechen, wie sie christlichem Glauben angemessen sind.

D.h.: Fangen wir ruhig hinten an: Wie sie christlichem Glauben angemessen sind. Die Angemessenheit ist hier eine wichtige Aussage. Was ist angemessen und woran wird es gemessen? Es ist am christlichen Glauben orientiert, und die Angemessenheit orientiert sich an dem Maß der Entsprechung. Hoher Anspruch an Lebensstil und Schönheit. Mit Fremdwort: Ästhetik = Schönheit. Und der Lebensstil, The Way of Life, die Art und Weise des Lebensstils.

Ich kann die Geselligkeiten der Adventisten darum nicht unbeschwert genießen, weil ich immer wieder mit Fragen konfrontiert werde. "Warum isst du keinen Kuchen? Bist du Diabetiker? Hier, nimm, das ist Diabetikertorte. Und deine Mutter, ist die Diabetikerin?....." - "Fleisch gehört zur normalen Ernährung. Die Bibel sagt nicht, dass wir es nicht essen sollen. Nur Schweinefleisch nicht und kein Blut." - Und so geht es weiter und weiter. Es ist ätzend, sich dauernd diese Sachen anhören zu müssen. Ich will einfach nur essen und nicht belabert werden. Das stört meinen Appetit und die Gemeinschaft. Aber sie hören nicht damit auf, mich in dieser oder anderer Weise zu löchern. Und dann bekomme ich eine Rüge, weil ich seit einer Woche in ein paar Emails mich zu Worte gemeldet habe. Der Fanatismus, den man mir unterstellt: Ich sehe ihn bei den Adventisten, nicht bei mir, die ich eine schlichte, gesunde Ernährung vorziehe. Warum will man mich immer wieder dazu bringen, etwas anderes zu essen?

Und wie sieht das Essen im Theologieseminar aus? Ich habe 1. nach Vegetarischem und 2. nach Gesundem gesucht. Ein vegetarischer Brotaufstrich stand da. Die Zutatenliste zeigte mir 3 verschiedene Industriezuckerarten. Und als mir ein Bruder sagte: "Fruchtzucker ist doch aus Früchten und daher gesund" habe ich mir erlaubt, ihm das Bruker-Buch "Zucker, Zucker" zu geben. Die Leute wissen nicht, was sie reden, und sie rennen blind in ihr Unglück, denn unsere Nahrung ist unser Schicksal, und unsere verdrängende, blind machende Dummheit ist der Satan selbst. Die adventistische Gemeinschaft ist schuldig am Unwissen ihrer Mitglieder!

Während wir durchaus kulturelle Unterschiede berücksichtigen, sind wir darauf bedacht, uns einfach, schlicht und geschmackvoll zu kleiden; denn wahre Schönheit besteht nicht in Äußerlichkeiten, sondern in dem unvergänglichen Schmuck der Freundlichkeit und Herzensgüte.

D.h.: Habit (= Bekleidung, in der wir sozusagen wohnen) und Habitus (= unsere Ge-Wohnheit) sollten Freundlichkeit und Herzensgüte sein. Sie sind der wahre Schmuck wahrer Ästhetik. Das Innere zählt. In dieser Glaubensaussage klingt Jesu Gleichnis von den Lilien auf dem Felde, die sich schöner schmücken als König Salomo in all seiner Pracht es vermocht hätte. Und gehen wir zum ersten Teil dieses Gleichnisses, dann begegnen wir Jesu Hinweis darauf, dass die Vögel unterm Himmel weder säten noch ernten, und unser Himmlischer Vater sie dennoch ernährt. Er sagt uns, dass wir uns nicht sorgen sollen, was wir heute und morgen zu essen und anzuziehen haben werden. Er sagt uns eigentlich das, was Kollath uns sagte: "Lasst unsere Nahrung so natürlich wie möglich" und was Bruker uns mitteilte: "Essen und trinken sie nichts, wofür Werbung gemacht wird."

Das schließt auch ein, dass wir für unseren Leib, der ein Tempel des Heiligen Geistes ist, in vernünftiger Weise Sorge tragen.

D.h.: Zäunen wir wieder von hinten her auf, weil wir dort meistens das Ziel finden, woraufhin die Satzaussage (Objekt) gerichtet ist. Das Objekt unserer Begierde ist die vernünftige Weise, Sorge zu tragen. Wir tragen die Sorge hier regelrecht in Händen. Unser um uns Sorgen ist eine von uns behutsam getragene Sorge. Und dies in vernünftiger Weise. Also auch nicht übertrieben noch untertrieben. - Was ist das rechte Maß? Das ergäbe nun einen längeren philosophischen Exkurs. Setzt Euch gern hin und schreibt darüber einen langen Aufsatz. Tragt ihn in Eurem Herzen und schreibt an diesem Aufsatz immer mal wieder. Ein ganzes Buch wird darüber entstehen können, ein Buch, dass Ihr immer mehr strukturieren könnt, bis die Aussage einen vorläufigen Endpunkt erreicht. Vorläufig! Denn die Diskussion über das rechte Maß der Dinge kann unendlich weiter geführt werden.

Halten wir fest: Unseren Leib verstehen wir als Gefäß und Gebäude, als Wohnstätte des Heiligen Geistes. Dies ist ein Geist in pantheistischer Weise, da er ubiquitär ist, also überall vorkommt. Es ist derselbe Geist, der in jedem von uns wohnt. Er möchte eine offene Türe, durchsichtige Fenster, Wärme, einen heimischen Herd. Er möchte wohl behalten werden durch unsere vernünftige Sorge. Wir tragen ihn in diesem Sorgetragen. Im Umsorgen unserer selbst und unserer Gemeinschaft, für die wir mitverantwortlich sind..

Neben ausreichender körperlicher Bewegung und Ruhe wollen wir uns so gesund wie möglich ernähren und uns der Speisen enthalten, die in der Heiligen Schrift als unrein bezeichnet werden.

D.h.: Wieder am Satzende anfangend, geht es hier um die in der Heiligen Schrift als unrein aufgeführten Speisen. Bis zur Sintflut ernährten sich die Menschen vegetarisch. Nach der Sintflut stiegen sie aus der Arche, und da war alles unterm Wasser zerstört. Oder doch nicht? Flog nicht die Taube mit einem grünen Zweig in die Arche? Haben die Menschen das Grün übersehen, das die Taube nährte? Wollten sie zu viel haben? - Um eures Herzens Härtigkeit wegen erlaubte Moses die Scheidung; und Gott ließ Tauben vom Himmel fallen, weil die Menschen nach den verlorenen Fleischtöpfen von Ägypten jammerten. Und er ließ zugleich Krankheit auf sie nieder und in sie hineintragen. Mit dem Fleisch! - Dann kamen die Opferungen immer mehr auf. Gott erließ Empfehlungen und Vorschriften, was sie davon essen sollten, was nicht.

Über Gemüsebeschränkungen habe ich in der Bibel nichts gefunden. Das ist auch eigentlich nicht nötig, da wir uns nur durch Fleisch krank essen können, durch Pflanzen aber nicht, solange wir keine giftigen Pflanzen essen. Und die sind, soweit ich weiß, weder im Regelwerk des Levitikus noch sonstwo in der Bibel enthalten. Die griechischen Pythagoräer aßen, soweit ich weiß, alles roh, alles vegan, keine Bohnen. Weil Bohnen roh genossen Favismus auslösen, die roten Blutkörperchen auflösen und zum Tod führen. In der Bibel steht davon nichts. Wer hat vergessen, das zu notieren, obwohl es sicher auch in Israel Bohnen gab!? Ich will einfach darauf hinweisen, dass solche Sachen weder in die Bibel gehören noch darin zu finden sind und biblische Vorschriften außerdem lückenhaft sind.

Schweinefleisch wird allerdings verboten. Es steht aber nichts darüber, dass ebenfalls Kaninchenfleisch Schleimstoffe enthält, das sich im Gewebe des Menschen in gleicher Weise festsetzt. Darüber schrieb der Arzt Hans-Heinrich Reckeweg (1905-1985) ein viel gelesenes Traktat.[72] Er spricht außerdem vom pathogenetischen Faktor der Sutoxine, den Schweinegiften im Schweinefleisch.

Mit anderen Worten: Es steht nur dasjenige in der Bibel an Wort Gottes, was die Menschen notiert haben und was bis in unsere Tage erhalten wurde. Das Neue Testament aber, das wissen wir sicher, wurde in manchem falsch übersetzt.

Das Ebioniterevangelium[73 + 74] aus der Jerusalemer Urgemeinde wurde herausgetrennt bzw. nicht mit aufgenommen. Es wurde aber wieder gefunden und durch den Vegetarier und Kirchenvater Hieronymus übersetzt. Heute zweifeln wir nicht mehr daran, dass es von Matthäus verfasst wurde und eigentlich ins Matthäusevangelium gehört. Und was steht drinnen? Dass Jesus sagte: "Begehre ich etwa an Passah mit euch Fleisch[75] zu essen?" (Zit. bei Epiphanius, Panarion omnium haeresium 30, 22, 4). Und wie steht es um Aussagen, dass Jesus Fische vermehrt habe und angeblich Lammfleisch aß, obwohl er Nazoräer war?

Was ist also zu essen angemessen? Was ist unrein? Nur das, was uns die Bibel nennt oder auch unsere heutige prozessierte, verkatschte Nahrung aus dem Supermarkt? Steht in Levitikus etwas über die Droge Industriezucker, über schmierigen Supermarkt-Kartoffelsalat und Würstchen aus Fleischabfällen, über BSE und die Tatsache, dass irgendwann mal Tiermehl an vegetarisch lebende Kühe verfüttert würde? Steht da etwas darüber, dass man keine Meerkatzen essen sollte, weil man davon AIDS bekommt? Wollen wir uns mit dem bisschen an Ernährungsvorschriften der Bibel begnügen? Wollen und können wir biblische Gleichnisse verkraften und ableiten, was wir aus den uns bekannten Vorschriften und Empfehlungen der Bibel entnehmen sollten?

Wollen wir nicht endlich einen Unterschied zwischen Altem und Neuem Testament sehen und setzen? Nicht einfach von der Bibel sprechen, sondern vom NT bzw. AT, ist mein Vorschlag. Bei allem Respekt vor dem AT! Aber wir sollten, wo wir es doch wissen, uns immer vor Augen halten, dass nicht nur die Zeit an den Texten genagt hat sondern vor allem die Manipulationen von Kirchenführern und Kaisern sowie der ganze Klüngel der antiken und späteren egomanpolitisch-religiös übertünchten Seilschaften unser schönes Gotteswort verunstaltet und verfälscht haben.

"So gesund wie möglich" steht in der 22. Glaubensaussage! - Was ist uns möglich, nur das, **wozu** *wir imstande sind oder auch das, was uns an Gesundem einzukaufen / anzupflanzen, zuzubereiten und zu essen möglich wäre, wenn wir nicht so borniert wären!? Wie gesund und notwendig sind Fleisch, Fisch, Milch, Milchprodukte? Ist Wurst ein Nahrungsmittel? Ist Zuckercouleur gesund, sind es die reichlichen, im Chemielabor zusammengemixten Zutaten, die Haltbarkeit, Konsistenz und Aussehen des Wirtschaftsprodukts Nahrungsmittel dienen, nicht aber der Gesunderhaltung der Käufer? Was daran ist ernährungsphysiologisch betrachtet wirklich nutritiv, was schadet uns aber an alledem? Wollen wir nicht doch lieber*

---

72 **Schweinefleisch und Gesundheit:** http://www.beepworld.de/members51/islamru2/sfleisch.htm
73 Carl August Credner: *Beiträge zur Einleitung in die biblischen Schriften – Die Evangelien der Petriner oder Judenchristen* – Historisches Buch
74 http://www.kreuts.net/wordpress/?p=95
75 Noch ein Internetaufsatz zur Thematik: http://www.vegetarisch-geniessen.com/0503/artikel/bibel/index.html

neben unserem Herzen auch unser Gehirn einschalten und die Göttliche Weisheit durch eigenes Denken liebkosen?

Körperliche Ruhe und Bewegung. Kommen sie beide in angemessener Weise zu ihrem Recht? Was ist das Maß aller Dinge auch hier? Wir enthalten uns auch der alkoholischen Getränke, des Tabaks, der Drogen und lehnen den Missbrauch von Medikamenten und Narkotika ab, weil sie unserem Körper schaden.

D.h.:"...weil sie unserem Körper schaden." Und der ist: der Tempel des Heiligen Geistes. Wie kann er darin gemütlich und angemessen leben, wenn wir dem Tempel schaden? - Und wieder die Frage nach dem Maß der Dinge und der Angemessenheit durch klare, unmissverständliche Aussagen: Missbrauch. Medikamente und Narkotika anstelle gesunder Ernährung und aufgrund mangelnder Bewegung, mangelnder Ruhe, mangelnder Ausgewogenheit, mangelnder Maßvolligkeit, durch Alkohol, Tabak und Drogen.

Was ist das Maß, das ich mir erlauben möchte? Ist der Heilige Geist in mir damit einverstanden, wenn ich hie und da Schmutz in meinen Körper hineinschütte? Kann, darf, sollte, will und möchte ich mir erlauben, dass Er sich bei mir nicht wohl fühlt? Darf ich selbst mir weiterhin meine kleine Entgleisung erlauben, 10 Zigaretten im Jahr zu rauchen und 1-2 Gläser Wein zu trinken oder sollte ich mir den minimalen luxuriösen Unsinn nicht doch verkneifen?

Was ist angemessen: 1 Stückchen Schokolade, obwohl es eine Psoriasis oder Neurodermitis auf Trab hält? Ein Stückchen Käse, obwohl dann die Finger anschwellen? Eine Zigarette, obwohl ich, so ich Raucher bin, dadurch wieder in die Tabaksucht verfalle? Ein Stückchen Zucker, obwohl ich dadurch dazu verleitet werde, ohne mir dessen gewahr zu werden, bis zu 100 g täglich davon zu mir zu nehmen? Noch ein Stückchen Zucker mehr und dazu Kuchen und Kekse, obwohl er eine Droge ist mit der chemischen Formel $C_6H_{12}O_6$?

Ein bisschen Melasse drüber gesprüht macht ihn braun. Gar nicht auf die Verpackung geguckt, lässt die vielen versteckten Industriezucker unterschiedlichster Namen unerkannt ihr Vernichtungswerk tun. Ist das angemessen? Zielen all diese Gewohnheiten der unüberlegten Selbstbedienung darauf hin, dem Körper nicht zu schaden oder ihm sehr wohl zu schaden, IHM, dem Tempel des Heiligen Geistes, der mich gern führen möchte, dessen Stimme aber unter dem ganzen Industriemüll, den ich esse, nicht nach oben dringen kann?

Statt dessen befassen wir uns mit dem, was unsere Gedanken und unseren Körper unter die Zucht Christi stellt.

D.h.:...die Zucht Christi. O, mein Gott! Wer mag schon Zucht? Das klingt nach gezüchtigt werden! Flucht vor der Zucht signalisiert mir das! Disziplin erfordert Zucht in bestimmter Weise: Selbstbeschränkung, um auf ein Ziel hin gerichtet zu bleiben. Wenn ich immer links und rechts ausweiche, befinde ich mich in der Gefahr, meine Neue Erde[76] zu verfehlen. Nicht rechtzeitig anzukommen, da die Sackgassen, in denen ich immer wieder lande, nicht nur die Strecke verlängern sondern auch meine Zeit verkürzen, rechtzeitig ankommen zu können. Zeit ist kein absolutes Maß, aber vielleicht doch das Maß aller Dinge.

Und diese Neue Erde, von der uns die Prophetie sagt: Sollten wir unsere gute alte, von uns so schamlos ausgenutzte Erde nicht durch Selbstzurücknahme sich wieder erneuern lassen? Eine Neue Erde schon zu unseren Lebzeiten wachsen lassen!? Was hoffen wir immer darauf,

---

76 Über die Neue Erde erfahren wir in Jesaja, Kapitel 65, Vers 17 und Offenbarung des Johannes, Kapitel 21

dass Gott alles für uns tut, während wir ihm ständig ins Handwerk pfuschen, und uns gar keine Neue Erde werden kann? Was glauben wir an eine Neue Erde, wenn unser Verhalten gar nicht dazu gereichen kann, dass Gott sich unserer erbarmt und irgendwann in ferner Zukunft auf eine Neue Erde setzt, wenn wir doch gar nicht Vertrauen erweckend mit der jetzigen Erde umgehen? Gottes Gnade für unser gnadenloses Ausbeutertum der Schöpfung?

Statt uns mit Tabak, Drogen (auch Zucker ist eine Droge!), Alkohol, Medikamenten, Narkotika und ungesunder Ernährung vollzudröhnen, statt Unausgewogenheit von Bewegung und Ruhe wollen wir uns selbst an die Hand nehmen und uns liebevoll und angemessen in die Zucht nehmen. Angemessen durch die Selbstberuhigung und Gewissheit, dass Mäßigkeit nicht bedeutet, in Maßen Destruktion zu betreiben sondern in Maßen unseren Leib und unsere Seele zu füllen mit dem, was wir in gesunder Weise verstoffwechseln können: Nach den Ordnungen der Naturgesetze. Das ist maßvoll, unabhängig davon, ob die Schreiberin dieser Zeilen selbst immer in diesem Sinne maßvoll handelt.

Gott will unser Bestes: Freude und Wohlergehen.

D.h.: ER will wirklich unser Bestes: Freude und Wohlergehen, weil wir seine Geschöpfe sind. Und er liebt in selbstverliebter Weise sein Werk. Seine Liebe zu uns ist die edelste Eigenliebe überhaupt, indem er uns in seine alles umfassende Liebe einbezieht, mit in sich hineinnimmt. Er inkorporiert uns regelrecht in seine Liebe, eine Liebe, die uns wahrlich zum Fressen gern hat. Er will uns verzehren, indem er uns alle Freiheit lässt, selbst zu wählen.

Freuen wir uns, wenn es uns nicht gut geht? Freuen wir uns, wenn wir eine ungute Zukunft haben, eine ungesunde? Kann es uns überhaupt wohl ergehen, wenn wir trotz Lachens und Schlemmens die Himmlische Freude überdröhnen?

Seht das Paradies zu euren Füßen. All das Bunte der vegetarischen Nahrung. Wissenschaftler haben erkannt, dass unsere Nahrung Farben enthält und diese durchaus ernährungsphysiologisch wichtig sind. Welche Farbe hat das Fleisch? Warum garnieren wir das Spanferkel mit Petersilie im Maul und Tomaten rings um, im Wechsel mit Grün, alles auf einem weißen Teller angerichtet? Ganz einfach: Der Mensch liebt die Ernährungsfarben Italiens und Helgolands: Grün weiß, rot: Greun is dat Land, witt is de Sand un root is de Kant.

Lassen wir Farbe in unsere Kleider und Nahrung einziehen.
Farbe in unser fröhliches, reines Herz!
Denn Gottes Schöpfung hat sich ein buntes Kleid angezogen.
Wie die Lilien auf dem Feld in all ihrer Pracht.

Und noch ein paar Worte zum Schluss, durch die ich abschließend ausdrücken möchte, dass ich verfehlte Bemühungen bei den Adventisten sehe, die, wenn es so weiter geht, nicht zum ganzheitlichen Ziel führen können.

Zur Sabbatschule werden minutenlang jeden Sabbat dieselben Erklärungen gegeben, in welchem Raum welche Gruppe zusammentrifft und wie man hingelangt. Ich habe kürzlich mal gefragt, ob das der Geduld des Zuhörens dienen soll und erhielt die Antwort, dass ja mal Besucher da sein könnten, die sonst suchen müssten. Zur Sabbatschule allerdings kommt nur eine leicht überschaubare Gruppe. Die Schar bleibt also übersichtlich, und man sieht auf Anhieb, wer fremd ist. Man könnte die wenigen Fremden, die sich mal her verirren direkt informieren, ohne immer wieder dieselbe Litanei herunterrasseln zu müssen. Dennoch findet diese nervende Prozedur immer wieder statt.

Den Menschen aber den rechten Weg zur körperlich-geistigen Gesamtgesundheit zu zeigen, dazu wird keinerlei Mühe unternommen, obwohl die Adventisten ein *Gesundheitsapostolat* kennen, es aber in manchen Divisionen nicht mehr predigen und selbst keine Ahnung von deren Inhalt haben. Es ist ihnen nicht wichtig, Hinweise zu erteilen, ob, wo und wann solche Seminare stattfinden. Das von Mitgliedern der Harburger Gemeinde in Barmbek geplante Seminar fand im Herbst 2009 auch nicht statt. In einer Zweimillionen-Stadt zuzüglich der reichlichen Bewohner in der Umgebung haben sich keine Interessenten dafür gefunden. Gleichzeitig aber findet in der Volkshochschule und andernorts Aufklärung statt, und selbst die von mir so kritisierten Mormonen sind inzwischen hellhörig geworden und informieren ihre Mitglieder besser.

Ich durfte mein Zettelchen mit meinem kostenlosen Seminarangebot ans Schwarze Brett der Grindelgemeinde heften, wo private Angelegenheiten publik gemacht werden können. Offiziell werden keine Seminare angeboten noch durchgeführt. Mangels Interesse, wie es heißt. Das trifft aber nur für solche Divisionen und ihre Gemeinden zu, wo gezielt und mit voller Absicht keinerlei Gesundheitsaufklärung betrieben und auch in Predigten nicht auf das Thema eingegangen wird, wo es aber statt dessen Kirchkaffee mit Negerküssen und Zuckerkuchen sowie Potlucks mit ungesunden Getränken und Kuchenpartys für betagte Menschen gibt, die ohnehin schon reichlich leidend sind, weil sie sich lebenslang so ungesund ernährt haben, wie die übrige Bevölkerung, die nicht das "Glück" hat, in einer Gemeinschaft zu sein, die an und für sich ein *Gesundheitsapostolat* pflegen sollte, wenn sie es denn nicht so vehement unterdrücken würde.

Es hat sich eine einzige ältere Dame für mein kostenloses Seminar interessiert. Und die ernährt sich ohnehin gesund und ist mit ihren 83 Jahren rüstig und gut beweglich. Die Kranken aber bedürfen des Arztes, nicht die Gesunden, wie Jesus sagte. Aber die Kranken der Adventistengemeinde am Grindelberg essen zumindest am Altennachmittag lieber tüchtig Kuchen und kaufen mit privaten Spenden und staatlicher Förderung lieber einen 60.000 € teuren Fahrstuhl, damit die Gebrechlichen in den ersten Stock gelangen können. Es soll ja Menschen geben, die sich bis ins hohe Alter hinein fit und beweglich halten. Wir aber haben heute die Epoche der Rollator-Alten.

Von gesunder Ernährung haben sie alle schon mal gehört, und das Wörtchen Vollwertkost ist in aller Munde. Aber eben nur das leere Wort. Und das Wort Gottes wird hier wie überall gepredigt und ist in aller Munde. Wirklich das ganze Gotteswort oder nur dasjenige, das gehört werden will? Was ist ein Gotteswort wert, wenn es in den falschen Hals gerät!?

Summa summarum bin ich nicht enttäuscht, der Freikirche der Siebenten-Tags-Adventisten beigetreten zu sein, weil ich vorher von den Ungereimtheiten wusste. Ich habe Widersprüche zur Ethik allerdings gleichermaßen in allen mir bekannten christlichen Gemeinschaften gefunden. Sobald ich nicht mehr durch meine betagte Mutter an Hamburg gebunden sein werde, werde ich dorthin gehen, wo ich christliche Gemeinschaft mit echten Adventisten pflegen kann. Und wenn ich sie nicht finde, bleibe ich mit meinem Glauben lieber allein.

Nachtrag während des vorletzten Korrekturlesens dieses Buchs (12. Juni 2010): Schon auf *Seite* 135 habe ich mitgeteilt, dass ich mich inzwischen befreit und einen Schlussstrich unter meine sinnlose Sucherei nach einer idealen christlichen Gemeinschaft gezogen habe. Ich passe in kein vorgeformtes Klischee, und mache mich auch nicht passend.

> Niemand ist blinder als einer, der nicht sehen will.
> Chilenisches Sprichwort

Stellungnahme des adventistischen Deutschen Vereins für Gesundheit[77] zum Thema BSE
November 2000
BSE-Skandal: Müssen jetzt alle zu Vegetariern werden?

Am 1. August dieses Jahres erklärte die Europäische Kommission Deutschland zum BSE Risikogebiet. (BSE - Bovine Spongiforme Enzephalopatie: schwammartige Erkrankung des Rindergehirns). Die Seuche wurde 1985 im Vereinigten Königreich beschrieben. Seitdem erkrankten über 175.000 Rinder an dieser neurologischen Krankheit. Bislang wurden in Deutschland 49 BSE-Erkrankungen entdeckt.

Auch wenn der Infektionsweg noch nicht eindeutig geklärt ist, halten inzwischen fast alle Experten eine Übertragung auf den Menschen für möglich. Die menschliche Krankheitsform ähnelt stark dem Krankheitsbild der Creutzfeld-Jacob-Krankheit (CJD). Sie wird von Neurologen neue Variante der Creutzfeld-Jacob-Krankheit (nvCJD) genannt. Die Krankheit dauert im Durchschnitt 6 bis 14 Monate und betrifft Personen jeden Alters. NvCDJ wird charakterisiert durch Verhaltensauffälligkeiten, Depressionen, Angstzustände, Bewegungsstörungen und führt schließlich zum Tod. Die Zahl der Betroffenen ist kaum abschätzbar, weil die Inkubationszeit bei Menschen unbekannt ist, wird auf 5 bis 50 Jahre geschätzt. Pessimistische epidemiologische Einschätzungen sprechen von 5.000.000 nvCJD Opfern weltweit in den nächsten 20 bis 30 Jahren.

Zahlreiche Studien belegen, dass Vegetarier seltener an Zivilisationskrankheiten leiden und mit einer höheren Lebenserwartung rechnen können. So empfiehlt die Freikirche der Siebenten-Tags- Adventisten schon seit ihrer Gründung ihren Mitgliedern eine lakto-ovo-vegetarische Lebensweise. Vor mehr als einhundert Jahren schrieb eine der Gründer der Freikirche, Ellen G. White: Die Tiere werden in zunehmendem Maße von Krankheiten befallen. Eines Tages werden viele Menschen aufhören, Fleisch zu essen (Counsels on Diet and Foods, Nr. 662).

Die Unsicherheit der Schnelltests und immer neue Skandale der Massentierhaltung und der Ernährungsindustrie verunsichern und erschrecken viele Bürgerinnen und Bürger. Für alle, die umweltverträglicher leben und die Schadstoffbelastung ihrer Nahrung deutlich senken wollen, bietet die vegetarische Lebensweise eine moderne und gesunde Alternative.

1. Bei einem an BSE-erkrankten Rind enthalten nicht alle Organe und Gewebe die gleiche Konzentration von Erregern. Die höchste Konzentration befindet sich im Gehirn, Rückenmark, Augen, im lymphatischen Gewebe des Bauchraumes (Milz, Darmepithel) und Maules (Mandeln), Herz und Lunge. Nach dem neuen Fleisch-Hygiene-Recht dürfen sie nicht mehr in die Lebensmittelkette kommen.
2. Nach dem heutigen Stand der Kenntnisse ließ sich in Blutserum, Milch, Skelettmuskel, Knochengewebe, Fäkalien, Urin und Speichel der Erreger nicht nachweisen. Dies

---

[77] http://www.dvg-online.de/PDF/BSE.pdf

bedeutet nicht, dass ein Vorkommen von BSE-Erregern in diesen Substanzen völlig ausgeschlossen ist. Es kann sein, dass die Mengen sehr gering sind.
3. An allen Rindern und Kälbern, die zur Zeit in Deutschland geschlachtet werden, müssen BSE-Schnelltests durchgeführt werden. Bei Tieren in der Inkubationszeit, das ist unter 30 Monaten, bedeutet ein negatives Ergebnis nicht volle Sicherheit, das Tier sei BSE-frei. Es bedeutet nur, die Konzentration des Erregers ist zu niedrig, um ihn festzustellen. Eine absolute Sicherheit gibt es bei BSE nicht.
4. Eine BSE-ähnliche schwammartige Erkrankung des Gehirns von Schafen und Ziegen wird Scrapie (Traberkrankheit) genannt. Deswegen werden zur Zeit stichprobenartig an Ziegen und Schafen ähnliche Untersuchungen durchgeführt.

Der Deutsche Verein für Gesundheitspflege e.V. empfiehlt:
- Genießen Sie die Vielfalt an Zerealien (Getreide), Obst, Gemüse, Hülsenfrüchten usw. Um gesund zu leben,
brauchen wir weder Fleisch noch Wurst.
- In Milch und Milchprodukten wurde der BSE-Erreger noch nie gefunden. Trotzdem ist es empfehlenswert,
auf milchfreie Alternativen umzustellen.

Deutscher Verein für Gesundheitspflege e. V.
Dr. med. Peter Pribis, Dr.P.H.

**Rudolf Steiner, Gründer der Anthroposophie,
sagte im Vortrag vom 13.1.1923 in Dornach:**

"Es gibt Tiere, die kein Fleisch fressen, z.B. unsere Kühe.
Wenn wir das Experiment machen könnten,
eine Ochsenherde mit Fleisch zu füttern,
so würden die Ochsen verrückt."

Das "Experiment" mit der Tiermehlfütterung wurde inzwischen tatsächlich gemacht.
Resultat: Rinderwahnsinn.

Anmerkung der Autorin:
Und nicht nur dieses Experiment, denn was in unserer so genannten Zivilisation geschieht, ist ein groß angelegter, globales Experiment mit dem Resultat: Versuchsirrtum.[78]

---
78 Der Begriff Versuchsirrtum wird in einem eigenen Kapitel auf Seite 392 erläutert.

> Wer die Weisheit mit Löffeln gegessen hat,
> braucht für den Spott nicht zu sorgen.
>
> Lao C

Ein vegetarischer, adventistischer Pastor schreibt:

Mit den Augen vollwertig lebender, vegetarischer Adventisten zu sehen lernen, erleichtert christlichen Vegetarismus. Ohne sich in die Diskussion einmischen zu wollen aber um doch seinen Standpunkt darzustellen, schickte mir der adventistische, sich vegetarisch und vollwertig ernährende Pastor Helmut Mayer, Autor vieler Bücher, Dichter und Komponist von Kirchenliedern, eine Email. Ich habe ihn und seine wunderbare Gattin an der Costa Blanca während meiner Spanienjahre kennen und schätzen gelernt. Er schrieb den Beitrag für ein von ihm nicht weiter präzisiertes Andachtsbuch. Er meint auch, dass das Gute für sich spricht und wer das Gute erkennt und will, von selbst das Schädliche entdeckt und aus Überzeugung meidet. Vor seinem Beitrag zitiert er aus der Bibel, 1. Mose, Verse 28–31.

Gott segnete die Menschen und sprach…Ihr dürft die Früchte aller Pflanzen und Bäume essen; den Vögeln und Landtieren gebe ich Gras und Blätter zur Nahrung. Dann betrachtete Gott alles, was er geschaffen hatte, und es war sehr gut.[79]

Für viele Menschen sind Fleisch und Wurst wichtige Bestandteile der täglichen Ernährung. Doch des Menschen liebste Nahrung und Hauptgericht in den meisten Gasthöfen wurde zu einer Gefahrenquelle. Millionen Bürger sind verunsichert und haben Angst um Leben und Gesundheit. Da die Übertragungswege für den "Rinderwahnsinn" noch nicht genau bekannt sind, ist nicht auszuschließen, dass auch Tiere von Bio-Bauern infiziert sind.

Viele fragen: Warum lässt Gott solche Epidemien zu? Wenn er ein Gott der Liebe und Barmherzigkeit ist, warum müssen dann seine Geschöpfe an solchen Krankheiten leiden? Wer so fragt, hat niemals die Bibel gelesen. Er weiß nichts von Gottes guten Ratschlägen für ein gesundes Leben. Gott, der Schöpfer, liebt alle von ihm geschaffenen Wesen und hat in seiner Weisheit für Mensch und Tier Gesundheitsgesetze gegeben. In Sprüche 4,21.22 steht geschrieben: „Verachte meine Worte nicht, sondern präg sie dir fest ein! Sie geben die ein erfülltes Leben und erhalten dich gesund." Werden diese Weisungen missachtet, kommt es zu den uns bekannten Krankheiten. Was für eine wahnsinnige Idee – Kühe, natürliche Grasfresser – mit den Überresten aus Schlachthöfen und dem Fleisch kranker und verendeter Tiere zu füttern. Gott gab schon vor 4000 Jahren das Gebot, dass kein Aas berührt noch gegessen werden darf. Die Menschen wussten, dass Aas etwas Unreines ist, das man nicht konsumieren soll. Die moderne Forschung hat nachgewiesen, dass Herzkrankheiten und Krebsepidemien sich besonders dort verbreiten, wo viel tierisches Fett und Eiweiß gegessen wird. Gott gab in seiner Liebe auch dazu ganz praktische Ratschläge. "Ihr selbst dürft kein Fett und kein Blut verzehren! Dies ist eine ewige Ordnung, die für euch und all eure nachkommen gilt. Wo ihr auch wohnt, sollt ihr euch daran halten" (3.Mose 3,17 – Hfa).

---

[79] Zitat aus 1.Mose 1,28-31 – Hoffnung für alle (eine im Brunnen-Verlag erschienene moderne Bibelübersetzung)

Müssen wir noch Fleisch essen? Es wäre für unsere Gesundheit viel besser, reichlich frisches Obst und viel Gemüse zu essen, und Getreide, Nüsse und Hülsenfrüchte als Fleischersatz zu bevorzugen. Die Bibel schließt mit dem Bericht über die Neuschöpfung, die Gott bringen wird, wenn diese wider ihn rebellierende Welt gerichtet sein wird. Auch für diese neue Welt gilt der Speiseplan, den Gott schon am Anfang gab: Früchte, Gemüse und frisches, lebendiges Wasser. Der Apostel Johannes sah in einer Vision das wiederhergestellte Paradies und schrieb darüber: „Nun zeigte mir der Engel den Fluss, in dem das Wasser des Lebens fließt. Er entspringt am Thron Gottes und des Lammes, und sein Wasser ist so klar wie Kristall. An beiden Ufern des Flusses, der neben der großen Straße der Stadt fließt, wachsen Bäume des Lebens. Sie tragen zwölf Mal im Jahr Früchte, jeden Monat aufs Neue. Mit den Blättern dieser Bäume werden die Völker geheilt." Es lohnt sich, Gottes Ratschläge für ein gesundes Leben zu betrachten und täglich nach ihnen zu leben. Gott sagt zu uns: „Hört auf mich, den Herrn, euren Gott, und lebt so, wie es mir gefällt! Haltet euch an meine Gebote und Weisungen! Wenn ihr das tut, werdet ihr keine der Krankheiten bekommen, mit denen ich die Ägypter bestraft habe. Denn ich bin der Herr, der euch heilt!" (2.Mose 15,26)

Nachtrag am 29. Juni 2010:

Auf folgender Internetseite wurden in mühevoller Kleinarbeit diverse Schriften zusammengetragen, die Tierliebe und Vegetarismus der Urchristen nachweisen:

http://www.vegetarisch-geniessen.com/0503/artikel/bibel/index.html

Und aus dem Alten Testament wird zitiert:

1. Mose 29 - Dann sprach Gott: Hiermit übergebe ich euch alle Pflanzen auf der ganzen Erde, die Samen tragen, und alle Bäume mit samenhaltigen Früchten. Euch sollen sie zur Nahrung dienen.

Hosea 8:13 - Schlachtopfer lieben sie, sie opfern Fleisch und essen davon; der Herr aber hat kein Gefallen an ihnen. Jetzt denkt er an ihre Schuld und straft sie für ihre Sünden: Sie müssen zurück nach Ägypten.

Jesaja 66:1-4 - So spricht der Herr: Der Himmel ist mein Thron und die Erde der Schemel für meine Füße. Was wäre das für ein Haus, das ihr mir bauen könntet? Was wäre das für ein Ort, an dem ich ausruhen könnte? / Denn all das hat meine Hand gemacht; es gehört mir ja schon - Spruch des Herrn. Ich blicke auf den Armen und Zerknirschten und auf den, der zittert vor meinem Wort. / Man opfert Rinder - und erschlägt Menschen; man opfert Schafe - und erwürgt Hunde; man bringt Speiseopfer dar - und auch Schweineblut; man spendet Weihrauch - und preist einen Götzen. Wie diese Menschen ihre eigenen Wege wählen und an ihren Götterbildern Gefallen haben, / so wähle ich für sie die Strafe aus und bringe über sie Schrecken. Denn sie gaben keine Antwort, als ich sie rief, als ich zu ihnen redete, hörten sie nicht; sondern sie haben getan, was mir missfällt, und haben sich für das entschieden, was ich nicht will.

> Es ist besser, hohe Grundsätze zu haben, die man
> befolgt, als noch höhere, die man außer Acht lässt.
> Albert Schweitzer

Brief eines besorgten, vegetarischen Glaubensbruders und meine Antwort

Liebe Sofia,
.....Es freut mich, zu lesen, dass Du die Polemik aus Deinem Buch entfernen willst. Dein Buch sollte nicht eine Abrechnung mit den Adventisten oder einigen ihrer Vertreter sein. Lass das alles raus. Wer das Gute und Heilsame verbreitet, muss sich nicht mit "Dreck" befassen. Das Gute spricht für sich und wer das Gute erkennt und will, wird von selber das Schädliche entdecken und aus Überzeugung meiden.
Deine Mitteilungen über Deine Erfahrungen am Grindel vermitteln mir die Vorstellung als ginge es dort immer um das Essen (Potluck etc.) und nicht um das Studium des Wortes Gottes und um die Verkündigung des Evangeliums und um das Wachstum im Glauben und der Liebe. Ich kann mir nicht vorstellen, dass es nicht möglich sein sollte mit Deiner Mutter den Gottesdienst zu besuchen ohne an den Mahlzeiten teilzunehmen.
Wenn Du meinst, dass Dein Buch noch von einem adventistischen Arzt vor Drucklegung gelesen werden sollte, so könnte ich Dir zwei Ärzte empfehlen, die beispielhaft für eine sehr gesunde adventistische Lebensweise und Ernährung einstehen. Der eine war Missionar und Chefarzt an einer adventistischen Klinik und der andere leitet die Gesundheitsabteilung an einer Klinik. Solltest Du Interesse haben, so sende ich Dir gerne die Namen und Adressen für eine Kontaktaufnahme..... Liebe Grüße von .....

Lieber ...,
da wäre ich natürlich sehr froh, wenn Du mir die Adressen schicken würdest, falls die beiden Brüder einverstanden wären. Bitte frage sie vorher. Sie müssten nicht das ganze Buch lesen sondern könnten sich das heraussuchen, was sie interessiert. Ich wäre dankbar, wenn sie mir diese Kapitel nennen würden.....
Auch bei uns sind zwei Ärzte. Die äußern sich allerdings ablehnend über die Gesundheitslehren. Eine Schwester sprach mehr als einmal während der Sabbatschule in deren Anwesenheit darüber, dass sie Schweinefleisch gegessen habe, es doch so ungesund nicht sein könne, weil es allgemein gegessen wird und es auf keinen Fall eine Sünde sein könne, wenn man es dann isst, wenn anderes Fleisch nicht zu haben sei. Allerdings sei sie unsicher, ob sie sich nicht doch versündigt habe. Sofort beschwichtigten diese beiden Ärzte sie und beriefen sich sogleich auf ihre Erkenntnis, dass man die Gesundheitslehren nicht so genau nehmen müsse......
Derartiges Gedankenkreisen beruht auf Gewissensbissen, die einerseits durch Bibeltreue, andererseits durch berechtigte Auflehnung zustande kommen. Nach meinem Dafürhalten ist Gedankenkreisen oft mit mehr oder minder schwerer Traumatisierung verbunden, und ich frage mich ernsthaft, ob christliche Erziehung traumatisieren kann, wobei ich unweigerlich an Erwin Ringels Buch **Religionsverlust durch religiöse Erziehung**[80] *denken muss. Die Menschen werden im Kampf um Selbstbewusstsein und Treue zum Glauben unsicher und geraten in trotzige Protesthaltungen. Wer in ein religiöses Elternhaus hinein geboren wurde, trägt diese*

---
[80] Erschienen bei Herder

Kämpfe wahrscheinlich anders aus als ein Mensch wie ich, der niemals strikten Glaubensanweisungen zu folgen hatte. Wenn religiöser Glaube gleichermaßen mit Eltern und Gott verknüpft wird, wird das Über-Ich unweigerlich zu einem Gott-Vater, der zugleich den Vater wie einen Gott anzuhimmeln lernt. Nicht umsonst prägte der Volksmund den Ausdruck "anhimmeln".

Das Bibelstudium sollte nicht dazu verleiten, sklavisch irgendwelchen uralten Ansichten zu folgen und sich ihnen unter Gewissensbissen zu widersetzen, um das eigene Ich zu retten. Das Bibelstudium sollte das Vertrauen in den Weltenmeister nicht mit dem Fürwahrhalten des elterlichen Autoritätswortes verwechseln. Hier findet eigentlich ein Kampf von Es, Selbst und Ich gegen das versklavende Über-Ich statt. Eine solche Persönlichkeit ist nicht ausgewogen, sondern ihre Struktur ist arg belastet durch einen solchen inneren Kampf.

Gott will keine Sklaven und keine zwanghaften Menschen, die um derartige Sachen herum Sünden frei erfinden, sondern er will freie Menschen, deren Gewissen, auf ein starkes Ich-Selbst gegründet, das Gute erkennen und von da heraus Schädlichkeiten entdecken, Ethik in die eigenen Überlegungen einbeziehen und von dieser gesunden Grundlage ausgehend, eigene Überzeugungen bilden kann. Von selbst wird der Mensch auf diese Weise zwanglos alle 10 Gebote im klaren, unmissverständlichen, göttlichen Licht sehen und das Sophistizieren darüber ein für alle Male unterlassen. Er benötigt keine weiteren Differenzierungen dieser 10 Grundgebote noch Diskussionen darüber, wie man sie verstehen solle, sondern wird zum Künstler, der sie mit immer neuer, gleicher Inbrunst singt. Die 10 Gebote sind Teil der Schöpfung und dienen dem Menschen zur Orientierung, nicht zum Diskutieren!

Weil ich eine gelöste, lockere Grundhaltung unter den STA am Grindel vermisse, habe ich mich herausgezogen. Ich selbst fühle mich unter diesen Menschen immer als Außenseiterin, als komischer Vogel, verirrt und verwirrt im Kopf. Ich werde auch ganz sicher dort nicht mehr hingehen. Sobald meine Mutter nicht mehr sein wird - und ich glaube, dass sie noch viele Jahre lang körperlich gesund leben kann und tue auch alles dafür, dass es so bleibt und sie ihr Leben unbeschwert genießen kann - werde ich mir eine gute STA-Gemeinde suchen.

In meinem Buch weise ich darauf hin, dass es Geschwister gibt, die wegen der Gesundheitsquerelen nach Süddeutschland gezogen sind. Eine hat mir direkt geschrieben, dass sie es im Norden nicht mehr ausgehalten hat. Und genau so ist es: Man muss es bewusst ertragen, aushalten, durchstehen! Genau so sagte es mir auch eine Schwester am Grindel, dass sie und andere VegetarierInnen durchhalten und ich das auch müsse. Ich würde mit meiner Ansicht und meinen Meinungen den STA Schaden zufügen. Genau das will ich nicht: Ich will wachrütteln. Ich möchte aber nicht zusätzlich zu der hohen Belastung, meine altersdemente Mutter zu pflegen, Belastungen in der Kirche ertragen müssen. Das habe ich schlichtweg nicht nötig.

Ich werde den Namen des Vorstehers der Hansa-Vereinigung aus meinem Buch löschen. Aber das tut nichts zu Sache, weil ich weiterhin schreibe, dass die Führung mit diesem Verhalten einverstanden ist und dass sich die STA einen solchen Bruder als Vorsteher gewählt haben. Auch ungute politische Führungen werden von Menschen gewählt, die deren Politik unterstützen. Wenn man sich mit Soziologie befasst, wird einem immer klar, was der Volksmund so formuliert: "Nur die allergrößten Kälber wählen ihre Metzger selber." Unten wird gewählt, wer führen soll. Man folgt dann der selbst ausgesuchten Führung. Man folgt einer seinem eigenen Entnahmeverhalten gemäßen Führung, die die eigenen Interessen vertreten soll.

Ja, Du hast schon recht, dass ich Potlucks und Kirchkaffee meiden und nur zum Gottesdienst gehen könnte. Dadurch allerdings würde ich mich entscheidender Details berauben, die zu

Bestandteil einer Gemeinschaft sind, zu der ja auch das Abendmahl bereits als **Tischgemeinschaft** *(!) einlädt. Kirchen sind allgemein als geschält, raffiniert und prozessiert zu bezeichnen. Sie sind schlichtweg nicht mehr vollwertig. Nur zum Gottesdienst zu gehen, wie es sehr viele Geschwister hier machen, ist mir nicht vollwertig genug. Es verletzt das Prinzip der Ganzheit, dessen Summe mehr als seine Teile sind.*

Während meiner Studien las ich irgendwo mal, dass eine Adventgemeinde, in der wenig Geschwister zur Sabbatschule erscheinen und wo sich die Bänke erst zum Gottesdienst füllen, Probleme habe, dass solche Gemeinden etwas Grundlegendes falsch machen. Die Grindelgemeinde sollte sich daher wirklich fragen, warum eine offensichtliche Zerrüttung es unmöglich macht, dass alle Geschwister auch zur Sabbatschule erscheinen. Ohne gemeinsames Bibelgespräch fehlt die Dynamik, fehlt das lebendige Element der christlichen, kirchlichen Gemeinschaft. Bibelkreis, Gottesdienst, Abendmahl, Fußwaschung, gemeinsames Essen nur dessen, was alle mögen und nicht die Konfrontation mit Tierleichen und Schädlichem können eine lebendige Gemeinschaft wirklich fördern. Die Diskussionen um Fleischfrage und Vollwert der Nahrung würden automatisch aufhören, wenn auf Gemeindeveranstaltungen weder Tierleichen noch offensichtlich Ungesundes auf den Tisch geknallt würden! Tatsächlich aber wird da aggressiv hingeknallt, was lediglich Zündstoff zu Zwist, Uneinigkeit, Riss und Bruch liefert.

Die Freikirche der Adventisten ist auf dem besten Weg, eine dauerhafte neue Spaltung zu provozieren. Wenn sich vollwertig lebende Vegetarier eines Tages daraus zurückziehen und ihre eigenen Gemeinden auch hier in Norddeutschland, Russland, in den Fünf Neuen Ländern, Bulgarien, Rumänien usw., also überall dort, wo es diese Probleme gibt, gründen werden, wird die Spaltung endgültig sein. Beide Seiten werden sich dann gegenseitig vorwerfen, eine Sekte zu sein. Davor, lieber Bruder, möchte ich dringend warnen. Und darum sind die Ausführungen in meinem Buch so unglaublich wichtig! Sie sollen aufrütteln und einen derartigen Bruch verhindern helfen!

Ich habe bereits seit meinem Erlebnis nach der Taufe darüber nachgedacht, ob und wie lange ich diese Konfrontationen noch ertragen will, bevor ich mich nach der Schafschlacht-Predigt und den Konfrontationen mit dem Bruder XY Wochen und Monate später dazu entschlossen habe, nicht mehr zu gehen bzw. zu kommen. Ich will keine sterile Kirche noch abstrakte Theologie! Wo ich nicht in Frieden meinen Glauben leben kann sondern als Sonderling empfunden werde, dem man seine Macken in christlicher Demut lässt, fühle ich mich nicht wohl.

Natürlich geht es nicht primär ums Essen sondern um das Wort Gottes. Das aber wird in einem entscheidenden Punkt unterschiedlich ausgelegt und praktiziert, nämlich darin, ob sich das Entnahmeverhalten auf Fleisch und "Dreck" erstrecken sollte oder nicht. Die STA-Divisionen zeigen hierin deutlich unterschiedliche Interpretationen bis hin zur treuen Nachfolge einerseits und faulen Kompromissen mit Schädlichkeit und Ungesundheit andererseits.

Ich betone nochmals: Es gibt nur eine einzige Ethik oder keine. Ethik ist entweder die Messlatte oder es handelt sich um einen Spagat zwischen Ethik und Nicht-Ethik. Es gibt kein bisschen Wahrheit und ein bisschen Lüge. Die geringste Lüge ist Frucht der Unwahrheit und damit des Satans: Wolf im Schafspelz. Ethik ist nicht teilbar! Entweder ist sie Teil der Kirche oder die Kirche nimmt nicht teil an der ganzheitlichen Ethik und damit an der ungeteilten Liebe Gottes. Christliche Ethik ist nichts anderes als Ethik an sich!

Jeder Vegetarier gilt den GrindelanerInnen als das Zentrum von Vegetarismus, Puritanismus, in gewisser Weise auch von Fundamentalismus, eingeschränkter Sichtweise, gewissem

Fanatismus und Pietismus. Vielleicht fallen Dir ja noch weitere ..ismen dazu ein. Immer mal wieder habe ich all das zu hören bekommen, was ich hier niedergeschrieben habe.

Unabhängig von direkter Ansprache, die ja bei Kuchenkontakt besonders stattfand, fühle ich mich nicht wohl, wenn Torten herumstehen und ich meine Mutter aktiv davon abhalten muss. Durch ihre hohe Vergesslichkeit gerät sie als Demente immer mehr in Zeitabschnitte ihres Lebens, die vor ihrer Entscheidung, Vegetarierin zu werden und sich vollwertig zu ernähren, liegen. Das ist typisch für Demenz. Zuletzt erkennen die Menschen die eigenen Kinder nicht mehr. Demente rücken vor die Zeit des 15. Lebensjahres. Darum verlangt meine Mutter neuerdings auch nach Fleisch, wenn sie in einem Restaurant sieht, wie andere es essen. "Wieso soll das ungesund sein? Ich habe doch schon immer Würstchen gegessen, Fleisch, Fisch...." Solche Äußerungen brachten mich in der Altentagesstätte meiner Mutter in Misskredit, und man war der Ansicht, ich würde ihr meine verqueren Ansichten aufnötigen. Dabei ist meine Mutter tatsächlich überzeugte Vegetarierin seit fast 25 Jahren und hat auch davor schon mal eine längere vegetarische Zeit gehabt, die ihr ein Psychotherapeut ausgeredet hat. Er sagte ihr, dass sie doch das Fleischliche nicht ablehnen wolle und zielte auf ihre Ehelosigkeit!

So verquer geht es auch heute noch in den Köpfen der meisten Psychologen zu. Die schreiben beispielsweise, wenn sie über Essstörungen schreiben, auch über zwangsneurotischen Vegetarismus und extreme Angst vor Krankheiten. Jedes Ausklammern irgendwelcher Speisen wird mit Analogien und Symptomverschiebungen begründet, wobei die Tiefenpsychologie regelrecht missbraucht wird!

Auf etwa dieser Ebene scheint mir auch die Beurteilung der Grindelaner zu liegen. Schau, lieber ...., ich mag einfach nicht beobachtet werden. Weder heimlich noch unheimlich. Danke jedenfalls für Deine wohltuende Treue! Herzliche Grüße, Sofia

P.S. Ich will die Grindelaner nicht schlecht machen und sehe im Nennen von Fakten keineswegs Polemik. Die Grindelgemeinde steht lediglich als Beispiel für diverse andere Gemeinden. Weder urteile noch verurteile ich, sondern ich will lediglich meinen Glauben ohne Konfrontationen leben. Im Mittelpunkt meines Lebens stehe ich selbst! Jesus ging auch nicht in den Schmutz, er nahm aber jeden auf, der aus dem Schmutz kam. Wir müssen aus eigener Entscheidung den ersten Schritt tun und seine bereite Hand bereitwillig ergreifen. Ich bin nicht verantwortlich für die Entscheidungen irgendwelcher Menschen noch der adventistischen Divisionen. Nochmals: Ich möchte einfach nur unangetastet meinem Glauben gemäß leben dürfen.

*Ich hatte mal einen Traum, der mir im Zusammenhang der reichlichen Attacken meines ärztlichen Schwiegervaters gegen mich kam und an den ich mich jetzt im Zusammenhang mit den Querelen in der Gemeinde erinnere. Mehrere Mütter und ich saßen am Sandkasten, in dem unsere Kinder spielten. Plötzlich waren alle Kinder verschwunden und ich warnte davor, dass sie in die Wolfsschlucht (Bild aus dem Freischütz; ich habe die Partie der Agathe oft gesungen) gefallen sein könnten. Die Mutter hießen mich schweigen, das Wort gar nicht in den Mund zu nehmen, und ich fragte sie, ob sie ihre Kinder denn niemals davor gewarnt hätten? "Niemals", antworteten sie mir, "denn **wozu** den Kindern Angst machen und ihnen die Lebensfreude rauben? Es wird schon nichts passiert sein." Ich wandte mich entsetzt ab und suchte meinen Sohn. Ich fand ihn bei mir zu Hause spielend im Kleiderschrank.*

Wenn wir unsere Kinder nicht vor dem bösen Wolf, vor dem Wolf im Schafspelz, vor Autos, dem Mitschnacker und dem Satan warnen, ihnen nicht sagen, in welchen Verkleidungen das Böse kommt und uns schadet, handeln wir verantwortungslos.

> Gesegnet ist der Mensch, der sich auf Gott
> verlässt, dessen Hoffnung auf Gott gründet.
> Jesaja

Erkennen statt Machen

Sobald dem erwachenden Kleinkind etwas Neues begegnet, fragt es "Was ist das?" Es fragt niemals: "Was kann man damit machen und was kann ich daraus machen?" Es fragt "warum" nicht aber "**wozu**". Es fragt was es ist, nicht aber danach, was man daraus machen kann, **wozu** es dem Menschen dienlich ist und welchen Zweck die Mutter darin sieht. So zu fragen, lernt es erst durch Eltern, Kindergarten, Schule und ziel-zweckgerichtetes Leben: Durch die so genannte Causa finalis! Denn der denkende Mensch benötigt Gewissheit über Sinn und Zweck, um auf ein Ziel hinarbeiten zu können. Und genau hier liegt der Hase im Pfeffer!

Die Eltern aber erklären ihm: "Das ist eine Kuh. Die gibt Milch, und daraus kann man Quark machen " - "Warum?" - "Damit du gesund bleibst." - "Warum?" fragt das Kind weiter. "Damit du groß und stark wirst." "Warum?" - "Damit du viel aus der Welt machen kannst." "Warum?" "Damit es dir auch sonst gut geht." - "Warum?" - "Weil, wenn du reich bist, dann bist du glücklich." - "Warum?" - "Damit es dir besser geht als anderen Leuten, die keine Milch getrunken haben." - "Warum? " - "Weißt du, Schätzelein, ich habe jetzt keine Zeit mehr, dir das alles zu erklären." - "Warum? "- "Ich muss die Schweine noch füttern." - "Warum?" - "Damit wir sie verkaufen können und Geld genug haben." - "Warum?" - "Weil ohne Geld nichts geht." - "Warum?" - "Weil wir sonst abhängig vom Staat werden." - "Warum?" - "Ich muss jetzt wirklich zu den Schweinen in den Stall und das Beste aus meinem Leben machen. " - "**Wozu?**"......

Das Buch Jesaja, Kapitel 65

1 Ich wäre zu erreichen gewesen für die, / die nicht nach mir fragten, ich wäre zu finden gewesen für die, / die nicht nach mir suchten. Ich sagte zu einem Volk, / das meinen Namen nicht anrief: / Hier bin ich, hier bin ich.
2 Den ganzen Tag streckte ich meine Hände aus / nach einem abtrünnigen Volk, das einen Weg ging, der nicht gut war, / nach seinen eigenen Plänen,
3 nach einem Volk, / das in seinem Trotz mich ständig ärgert. Sie bringen Schlachtopfer dar in Gärten / und Rauchopfer auf Ziegeln;
4 sie sitzen in Grabkammern / und verbringen die Nächte in Höhlen; sie essen das Fleisch von Schweinen / und haben Brühe von verdorbenem Fleisch in ihren Töpfen;
5 sie sagen: Bleib, wo du bist, komm mir nicht nahe, / sonst bist du geweiht. Diese Menschen sind wie Rauch in meiner Nase, / wie ein immer brennendes Feuer.
6 Seht her, alles ist aufgeschrieben bei mir / und ich werde nicht schweigen, / sondern zahle ihnen heim, wie sie es verdienen;
7 ich zahle ihnen den Lohn aus für ihre Schuld / und die Schuld ihrer Väter, spricht der Herr. Weil sie auf den Bergen Weihrauch verbrannten / und mich auf den Hügeln verhöhnten, messe ich ihnen ihren Lohn zu / und zahle ihnen heim, wie sie es verdienen.
8 So spricht der Herr: / Sobald sich Saft in der Traube findet, / sagt man: Verdirb sie nicht, denn es ist Segen darin. Ebenso will ich um meiner Knechte willen handeln, / um nicht alle vernichten zu müssen.

9 Ich lasse aus Jakob Nachkommen hervorgehen / und aus Juda einen Erben für meine Berge. Meine Auserwählten sollen das Land besitzen / und meine Knechte sollen dort wohnen.
10 Für mein Volk, das nach mir fragt, / wird dann (die Ebene) Scharon zur Schafweide / und das Achortal zum Lagerplatz der Rinder.
11 Euch aber, die ihr den Herrn verlassen, / meinen heiligen Berg vergessen, dem Glücksgott den Tisch gedeckt / und dem Gott des Schicksals den Weinkrug gefüllt habt,
12 überantworte ich dem Schwert: / Ihr müsst euch alle ducken und werdet geschlachtet. Denn ihr gabt keine Antwort, als ich euch rief, / als ich zu euch redete, hörtet ihr nicht, sondern ihr habt getan, was mir missfällt, / und habt euch für das entschieden, / was ich nicht will.
13 Darum - so spricht Gott, der Herr: / Meine Knechte sollen essen, / doch ihr leidet Hunger. Meine Knechte sollen trinken, / doch ihr leidet Durst. Meine Knechte sollen sich freuen, / doch ihr müsst euch schämen.
14 Meine Knechte sollen aus Herzenslust jubeln, / doch ihr werdet schreien vor Herzeleid und heulen vor Verzweiflung.
15 Ihr müsst euren Namen dazu hergeben, / dass meine Auserwählten ihn beim Eid / als Fluchwort gebrauchen und sagen: Genauso töte dich Gott, der Herr. / Meinen Knechten aber wird man einen anderen Namen geben.
16 Wer sich segnet im Land, / wird sich Segen wünschen von Gott, dem Getreuen, und wer schwört im Land, / wird schwören bei Gott, dem Getreuen. Ja, vergessen sind die früheren Nöte, / sie sind meinen Augen entschwunden.
17 Denn schon erschaffe ich einen neuen Himmel / und eine neue Erde. Man wird nicht mehr an das Frühere denken, / es kommt niemand mehr in den Sinn.
18 Nein, ihr sollt euch ohne Ende freuen und jubeln / über das, was ich erschaffe. Denn ich mache aus Jerusalem Jubel / und aus seinen Einwohnern Freude.
19 Ich will über Jerusalem jubeln / und mich freuen über mein Volk. Nie mehr hört man dort lautes Weinen / und lautes Klagen.
20 Dort gibt es keinen Säugling mehr, / der nur wenige Tage lebt, und keinen Greis, / der nicht das volle Alter erreicht; wer als Hundertjähriger stirbt, / gilt noch als jung, / und wer nicht hundert Jahre alt wird, / gilt als verflucht.
21 Sie werden Häuser bauen / und selbst darin wohnen, / sie werden Reben pflanzen / und selbst ihre Früchte genießen.
22 Sie bauen nicht, / damit ein anderer in ihrem Haus wohnt, und sie pflanzen nicht, / damit ein anderer die Früchte genießt. In meinem Volk werden die Menschen so alt / wie die Bäume. Was meine Auserwählten mit eigenen Händen erarbeitet haben, / werden sie selber verbrauchen.
23 Sie arbeiten nicht mehr vergebens, / sie bringen nicht Kinder zur Welt für einen jähen Tod. Denn sie sind die Nachkommen der vom Herrn Gesegneten / und ihre Sprösslinge zusammen mit ihnen.
24 Schon ehe sie rufen, gebe ich Antwort, / während sie noch reden, erhöre ich sie.
25 Wolf und Lamm weiden zusammen, / der Löwe frisst Stroh wie das Rind / [doch die Schlange nährt sich von Staub]. Man tut nichts Böses mehr / und begeht kein Verbrechen / auf meinem ganzen heiligen Berg, spricht der Herr.

> Menschenliebe und Tierliebe haben soviel miteinander zu tun wie persönlicher Frieden und politischer Frieden.
> Franz Alt

Glauberger Schuldbekenntnis[81]

Wir bekennen vor Gott, dem Schöpfer der Tiere, und vor unseren Mitmenschen:

Wir haben als Christinnen und Christen versagt,
weil wir in unserem Glauben die Tiere vergessen haben.

Wir waren als Theologinnen und Theologen nicht bereit,
lebensfeindlichen Tendenzen in Naturwissenschaft und Philosophie
die Theologie der Schöpfung entgegenzuhalten.

Wir haben den diakonischen Auftrag Jesu verraten
und unseren geringsten Brüdern, den Tieren, nicht gedient.

Wir hatten als Pfarrerinnen und Pfarrer Angst,
Tieren in unseren Kirchen und Gemeinden Raum zu geben.

Wir waren als Kirche taub
für das Seufzen der misshandelten und ausgebeuteten Kreatur.

Glauberg im Frühjahr 1988

Wir begründen das GLAUBERGER SCHULDBEKENNTNIS theologisch
Wir lesen die Aussagen der Bibel zu Schöpfung und Mitgeschöpflichkeit mit neuen Augen und neuem Interesse. Wir wissen, wie sehr wir 'mitten drin' sind in der Natur, verbunden mit allem was lebt - und in gleicher Weise bedroht. Die Neuentdeckung der Schöpfungstheologie hat *unsern Blick* auch auf die Tiere gelenkt, unsere geringsten Brüder und Schwestern. Wir merken, dass wir ihnen als theologisch denkende und arbeitende Christen eine Umkehr schulden.

Wir begründen unser Schuldbekenntnis seelsorgerlich.
Seit Jahren erwarten viele Menschen, die im Tierschutz aktiv sind, von uns Pfarrern, dass wir uns für die Rechte der Tiere einsetzen. Enttäuscht haben sich viele von ihnen von der Kirche abgewandt, weil in Theologie, Diakonie und Gemeinde weder in Wort noch in Tat ein deutliches Zeugnis für die Tiere abgegeben wurde. Das Vertrauen dieser Menschen wiederzugewinnen, die Zeit, Geld, Kraft und zum Teil ihre Gesundheit für die Versöhnung mit den Tieren einsetzen, ist eine seelsorgerliche Herausforderung für uns.

81　**Aktion Kirche und Tiere (AKUT) e. V.**
   Geschäftsstelle: Rahnstr. 23, 22179 Hamburg – Tel/ Fax: 040-642 63 61
   E-mail: vivian.wichmann@freenet.de - Web: www.aktion-kirche-und-tiere.de
   Bankverbindung/ Spendenkonto: Postbank Frankfurt BLZ 500 100 60 Kto 459 197 606

Wir begründen unser Schuldbekenntnis ökumenisch. Besonders am Beispiel der 'Tiersegnungen' ist uns aufgefallen, wie schwer sich die evangelische Kirche mit den Tieren tut. Die katholische Kirche hat da weniger Scheu, und wir möchten gerne von ihr an diesem Punkt lernen. Wenn 'oikumenos' den gesamten 'bewohnten Erdkreis' bezeichnet, dann ist darüber hinaus auch der Zusammenhang alles Lebendigen gemeint. Katholiken und Protestanten haben hier eine gemeinsame Verantwortung, und deswegen schicken wir dieses Schreiben auch an katholische Amtskollegen mit der Bitte, die Sorge für die Tiere zu einem ökumenischen Anliegen zu machen.

Das GLAUBERGER SCHULDBEKENNTNIS ist politisch begründet.
In unseren Augen verfügt die Kirche nicht über reale gesellschaftliche Macht, die sie gegen naturfeindliche Wirtschaftsverbände oder tierquälerische Produktionszweige einsetzen könnte. Wir erfahren aber immer wieder, dass Kirche eine moralische Autorität hat, deren Zeugnis in Wort und Tat in die Gesellschaft hinein wirkt. Wenn wir als Theologen und Pfarrer uns nun zu einem politisch brisanten Thema in Form eines Schuldbekenntnisses äußern, dann hat das Signalwirkung: wir setzen ein Zeichen dafür, dass es bei jeder Veränderung zuallererst nicht aufs Machen ankommt, sondern auf das Eingeständnis der Schuld. Das gilt im Umgang mit den Tieren genauso wir für jede andere politische Veränderung. 'Ohne Schuldbekenntnis ist Versöhnung nicht möglich' - das ist für uns ein politischer Glaubenssatz.

Das Glauberger Schuldbekenntnis ist von fast 400 Theologen im In- und Ausland unterzeichnet worden. Diese Erklärung wurde von den Großkirchen bisher nicht übernommen. Und es finden auch weiterhin Hubertusmessen statt. Doch ist ein Anfang gemacht, und jede Reise beginnt mit einem ersten Schritt.

Der 1. Deutsche ökumenische Kirchentag "Mensch und Tier" fand nach dem Vorbild der Kirchentage im August 2010 in Dortmund statt. Er wollte das Engagement für die Tiere wecken und eine neue Theologie anstoßen, die das Tier als Mitgeschöpf des Menschen achtet und würdigt. Das zentrale Thema war die Massentierhaltung.

Der Kirchentag "Mensch und Tier" wollte Menschen verschiedener Glaubensrichtungen und Religionsgemeinschaften erreichen und mit ihnen ein gemeinsames Plädoyer für ein stärkeres Mitgefühl für das Tier und ein verantwortungsvolles Handeln formulieren.

Während des 1. deutschen ökumenischen Kirchentages wurden gab es rund 40 Veranstaltungen wie Gottesdienste, Bibelarbeit, Ausstellungen und Konzerte. Unter anderen traten der Tierrechtler und Philosoph Helmut Kaplan, der Journalist Franz Alt, der katholische Theologe Rainer Hagencord und die Theologen Klaus-Peter Jörns und Eugen Drewermann als Redner auf. Es gab keinerlei Zuschüsse von Staat oder Kirche.

Rainer Hagencord geht neue Wege. Er gründete das Institut für Theologische Zoologie mit dem Ziel, die Würdigung des Tieres durch wissenschaftlich fundierte Theologie zu erreichen. Seine *Bücher Diesseits von Eden – Verhaltensbiologische und theologische Argumente für eine neue Sicht der Tiere – sowie Gott und Tiere – ein Perspektivenwechsel* möchte ich hier ausdrücklich empfehlen. An dieser Stelle möchte ich christlichen Tierschützern und christlichen Vegetariern auch empfehlen, sich bei der **Aktion Kirche und Tiere (AKUT) e.V.** über deren Aktivitäten zu informieren. Geschäftsstelle V. K. Wichmann, Rahnstraße 23, 22179 Hamburg. Siehe auch unter www.aktion-kirche-und-tiere.de

> Der Vegetarismus ist mir seit Jahrzehnten ein inneres Anliegen, und ich halte ihn für die naturgemäße Lebensweise des Menschen. Es ist mir unbegreiflich, dass nicht jeder Tierfreund zugleich Vegetarier ist.
>
> Elly Ney, Pianistin (1882-1988)

Nicht-vegetarische Tierschützer - Ethik - Eugen Drewermanns Haltung

Obwohl Vegetarismus und Tierschutz sich eigentlich geradezu bedingen sollten, gehen sie nicht Hand in Hand. Warum bedingt die Liebe zum Tier nicht automatisch Vegetarismus? Anders gefragt: "Warum wird Ethik mit zweierlei Maß gemessen?" Mögliche Antwort: "Weil Menschen sich alles so zurechtschustern, dass sie immer dann, wenn sie unbedingt etwas haben wollen, dafür *Zwecklogik* heranziehen und diesen als *Zweckpragmatismus* mit dem Habenwollen verbinden. Auch wenn es dazu führt, dass wir uns samt Gehabe und Haben selbst ins Knie schießen. Zurück bleibt unsere Schuld denjenigen gegenüber, die wir übervorteilt haben."

Unsere Grenzen sind immer dort, wo wir anderen Lebewesen zu nahe treten. Wir dürfen alles machen, was anderen nicht schadet, und wir dürfen alles haben, was sonst niemandem gehört. Wir sollten jedoch nicht vergessen, dass auch wir einen begrenzten Lebensraum, eine uns zugewiesene ökologische Nische haben und dass wir mit unserem grenzenlosen Habenwollen und unserer Anmaßung, nicht nur Beherrscher der ganzen Welt sein zu wollen, grenzenlose Dummheit begehen. Eine Dummheit nämlich, die wie ein Bumerang auf uns selbst zurückfliegt. "Nehmt, was ihr wollt", sprachen die Götter "und bezahlt dafür"! Der Preis aber, den wir zu zahlen haben, ist unser Lebensraum und am Ende auch unser eigenes Leben. Wer einem Tier das Leben nimmt, handelt nicht anders als wenn er einem Menschen das Leben nehmen würde. Er handelt schlichtweg der Ethik zuwider. Ethik ist aber die Grundlage der Liebe, einer Liebe, die nicht durch den Magen sondern durch das Herz geht.

Eugen Drewermann[82], der bekannte Psychotherapeut und frühere katholische Theologe, ist der Ansicht, dass der biblische Satz, sich die Erde untertan zu machen, nicht automatisch bedeutet, die Natur schrankenlos ausbeuten zu dürfen. *"Der Machtwille über die Kreatur ist maßlos"*, so sagt er. Und wir würden dieses Gebot wohl als einziges wirklich gehalten haben. Wir eignen uns ein Recht an, mit den Tieren alles zu machen, was uns vermeintlich nützt. *"Eine Ethik, die den Begriff der Verantwortung nur in Richtung auf den Menschen definiert"*, so sagt er, *"ist skrupellos."* Goethe hat gesagt: "Der Müller meint, der Wind blase nur für seine Mühlen." Und das sagt ebenfalls aus, dass der Mensch glaubt, alles drehe sich nur um ihn.

Drewermann wurde nach und nach Vegetarier. Erste Skrupel kamen ihm in den 50ger Jahren. Wen immer er aber unter den Theologen fragte, er erhielt nur die Belehrung, dass es Gottes Wille sei, Tiere zu nutzen. Auch als Nahrung. Als Irrsinn bezeichnet Drewermann es, dass die katholische Kirche diese Lehre noch 1992 in den Weltkatechismus aufnahm. *"Es gibt keine Skrupel"*, so sagt er, *"es ist der Wille Gottes, und man muss für die ganz großzügige Gnade danken, dass man gerade eines der Tiere hat töten dürfen, weil sie doch so schmackhaft sind! Mitleid"*, so sagt er in dem Interview mit Schrot & Korn *"ist da offensichtlich fehl am Platze."*

---

82 Aus Schrot & Korn, www.schrotundkorn.de/2005/200507b1.html

Eugen Drewermann akzeptiert durchaus, Eier, Milch und Produkte daraus zu gewinnen, weil das an sich nicht zur Qual der Tiere beiträgt. Allerdings knüpft er daran eine artgerechte Tierhaltung. Er findet es allerdings skandalös, dass wir ein Tierschutzgesetz haben, das wenigstens im Umgang mit Wirbeltieren artgerechte Tierhaltung befiehlt, dass es aber keine [juristischen] Folgen hat, Hühner zu Hunderttausenden in Käfigen zu halten, nur damit sie als Schlachtvieh und als Eier legende Maschinen in Frage kommen. Und er schickt noch hinterher: *"Es ist unerhört!"* Unerhört tatsächlich, denn wer hört schon hin!?

"Würden unsere Mediziner die allgemeinen Vermutungen bestätigen, dass Fleischnahrung Darmkrebs verursacht, wäre diese Argumentationslage augenblicklich durchschlagend," sagt Drewermann. Er möchte aber nicht, dass Menschen aus Angst um ihre Gesundheit etwas Richtiges tun sondern wirklich aus Motiven, die **ethisch** begründet sind. Zur ethischen Motivation gehört für ihn selbstverständlich das Mitleid mit den Tieren. Fleisch um der Gesundheit willen zu meiden, ist ihm nicht genug.

So sieht Drewermann aus der Sicht des Vegetariers den Tierschutz. Der Vegetarismus aus dem Blickwinkel Fleisch essender Tierschützer ist auch von Drewermann bereits erwähnt worden. Er entspricht den Ansichten des katholischen Katechismus in soweit, als die Tiere uns zur Ausschlachtung zur Verfügung stehen. Tierschützer allerdings haben die Meinung, dass Tiere durchaus auch eine Seele haben, was immer sie darunter verstehen. Wenn wir darunter Schmerz- und Leidensfähigkeit verstehen, verstehe ich Fleisch essende Tierschützer nun wieder ganz und gar nicht. Das Töten von Tieren zwecks Nahrungsgewinnung als **Schlachten** zu bezeichnen, finde ich ohnehin sonderbar. Warum vermeiden wir in diesem Zusammenhang Bezeichnungen wie **Tod und töten** und reden obendrein vom **humanen Schlachten**?

Die Spaltung der Ethik in menschliche und tierische Belange könnte nach sich ziehen, dass wir sie ganz allgemein mit unterschiedlichen Maßstäben messen. Ethik ist aber ein Wert an sich und keine messbare Größe. Sie gilt für den Umgang mit Steinen ebenso wie für den Umgang mit Urwaldbäumen, Tieren, Pflanzen und Mitmenschen sowie mit der ganzen Umwelt gleichermaßen. Ethik gilt auch für den Umgang mit Verbrechern und Feinden unserer Ordnungen.

Ob alle Fleisch essenden Tierschützer darauf achten, dass diese Tiere nicht künstlich besamt wurden, dass sie vor ihrer Schlachtung nicht kreuz und quer durch Deutschland zu einem Schlachthof gekarrt wurden, wo das Schlachten gerade am billigsten ist, ob sie ihre Eier von freilaufenden aber unter enormem Stress leidenden, frei scharrenden Hühnern kaufen, ohne sich darüber Gedanken zu machen, ob diese Hühner zum Scharren überhaupt noch Platz finden, ob sie selbst bei einer Schlachtung zugesehen oder selbst geschlachtet haben, woher die Fische stammen, ob sie selbst Angler sind? Derartige Fragen können keine **Ethik des Mordens und Tötens noch humanes Schlachten** erschaffen. Sie ergeben keine Rechtfertigung für Mord.

Ich frage mich, wie es zu einer derart inkonsequenten Haltung kommt, zwar im Tierschutzverein mitzuhelfen, zu sammeln und zu spenden, aber nicht auf den Fleischverzehr zu verzichten. Wie viel Einreden und Selbstbeschwichtigung sind vonnöten, um sein Gewissen derart zu betäuben!? Humanes Schlachten gibt es nicht. Natürlich kann ein Tier, das lange mit uns gelebt hat und nun sterbenskrank wird, sanft eingeschläfert werden, damit es nicht mehr leiden muss. Ein Tier, das aber unter heutigen Bedingungen zum Schlachthof gekarrt wird, erlebt Stress und Todesangst pur. Manche überzüchteten Schweine erreichen ohnehin den Metzger nicht mehr. Sie werden während des Transports tot getrampelt, erleiden einen Herzinfarkt und dergleichen. Und wenn durch schwere LKW-Unfälle immer mal wieder unzählige

Tiere auf der Autobahn krepieren, kräht kein Hahn danach. Die Versicherung bezahlt den finanziellen Schaden, und Tiere haben ohnehin keine Seele.....

Meine Mutter war mal zum Dolmetschen im Hamburger Schlachthof. Es muss das absolute Grauen für sie gewesen sein. Noch schrecklicher als die Toten, die sie nach Bombenangriffen gesehen hat. Schrecklicher darum, weil die Leichen nach den Bombenangriffen nicht gegessen wurden, die Tiere aber, die man unsinnigerweise getötet hat, noch als Gaumenfreuden verspeist werden. Und wer hat zu Hause noch eine Daunendecke? Neulich sah ich im Fernsehen, dass dem Federvieh die Daunenfedern bei lebendigem Leib gerupft wurden, weil man dann mehrfach *ernten* kann, da sie wieder nachwachsen. Welche Rohheit, sich so eine Decke zu kaufen!!!

Die Schweizerische Vereinigung für Vegetarismus, schreibt auf ihrer Internetseite über Humanes Schlachten[83]. Ich empfehle, diese Seiten zu lesen. Man kann auf der Internetseite durch Anklicken zu verwandten Themen gelangen: 1. Ethik allgemein, 2. Tierrechtsbewegung, 3. Tiertötung, 4. Es sind ja nur Tiere 5. Psychologie 6. Ethik und Gesundheit, 7. Fleisch = Gewalt? - Ferner andere Themen.

Ich empfinde es geradezu als schizophren, einerseits für den Tierschutz einzutreten und andererseits Tieren das Leben zu nehmen und sie zu essen. Leider ist das auch bei den meisten Tierpflegern und Tierärzten nicht anders. Als Vegetarier gilt man da gar als sentimental.

> An dieser Stelle möchte ich daher nochmals christlichen Tierschützern und christlichen Vegetariern empfehlen, sich bei der **Aktion Kirche und Tiere (AKUT) e.V.** über deren Aktivitäten zu informieren.
>
> Geschäftsstelle V. K. Wichmann, Rahnstraße 23, 22179 Hamburg.
> Siehe auch unter www.aktion-kirche-und-tiere.de

Wirklich ethischer, respektvoller und einfühlsamer Umgang mit allen Kreaturen macht den Menschen erst zum Menschen und erhebt ihn möglicherweise auch über das Tier, dass nicht in dem Maße wie der Mensch imstande ist, Ehrfurcht vor dem Leben in Wort und Tat zu praktizieren. Ich höre förmlich, wie sich Hundefreunde gegen meine Aussage spreizen. Der Hund folgt seinem Instinkt der unbedingten Treue. Eine Treue, die für das Rudel notwendig ist, die aber durch Hackordnung und Alphatiere durchaus nicht jedem Mitglied freie Entfaltung gestattet. Wir Menschen sollten da mehr Fähigkeit besitzen, auch den Schwachen in vielerlei Hinsicht Entfaltung und Lebensfreude zu gönnen und zu gewährleisten. Die Schwachen vor dem Menschen sind aber die Tiere! Und wenn wir in all unserem Streben nach Ehrfurcht vor dem Leben, nach Gleichberechtigung und freier Entfaltung der Persönlichkeit unsere Umwelt ebenso wie die Tiere weiter knechten, gehen all unsere Bemühungen ins Leere, denn *Wer Tiere quält, ist unbeseelt und Gottes guter Geist ihm fehlt. Mag noch so vornehm drein er schaun, man sollte niemals ihm vertraun.*

---

83 Tierschutz und Vegetarismus: http://www.vegetarismus.ch/info/7.htm
   Humanes Schlachten: http://www.vegetarismus.ch/info/25.htm

> Wahre menschliche Kultur gibt es erst, wenn
> nicht nur die Menschenfresserei, sondern jeder
> Fleischgenuss als Kannibalismus gilt.
>
> Wilhelm Busch

Helmut Kaplan und die vegetarische Ethik[84]

Der promovierte Psychologe und Philosoph Helmut Kaplan (geboren 1952 in Salzburg) gründet Tierrecht und Vegetarismus auf eine ungeteilte, gleichermaßen für alle Geschöpfe geltende Ethik. Es gibt nur eine Ethik und nur eine Moral. Ein Wert an sich ist immer unteilbar. Ein Ding ist unteilbar nur es selbst. Gutsein kann nicht Schlechtsein oder ein Mittelding sein. Als Christin erlaube ich mir den Vergleich: Es gibt nur einen Gott. Gott ist unteilbar immer derselbe und nicht übertragbar.

Kaplan schrieb seine Diplomarbeit in Philosophie über den australischen Philosophen und Ethiker Peter Singer (geboren 1946 in Melbourne), der seinerseits engagierter Tierschützer ist und eine vergleichbare Position zum Tierschutz einnimmt wie er selbst. Das sittliche Verständnis kann nicht auf ein Tier anders angewandt werden als auf den Menschen oder es ist an sich nicht sittlich zu nennen. Ich möchte präzisieren: Man kann Ethik nicht mit zweierlei Maß messen, da sie selbst Messgröße ist.

Aristoteles erwähnte den Begriff Ethik als erster. Sie selbst **ist** keine Tugend. Aber Tugend setzt ebenso wie Moral ethisches Verhalten voraus. Das Verhalten, das aus einer ethischen Gesinnung erwächst, ist die Moral. Moral entspricht den Handlungen, Ethik der Geisteshaltung. Denken, Fühlen, Wollen und Handeln müssen übereinstimmen, um einer ethisch-moralischen Haltung gerecht zu werden. Eine ethische Einstellung muss ethisch-moralisches, integeres Verhalten nach sich ziehen. Ansonsten entsteht eine Art Schizophrenie, eine Persönlichkeitsspaltung, in der die Linke nicht weiß, was die Rechte tut. Die angewandte Ethik gilt von sich her betrachtet ungeteilt gleichermaßen für das Individuum wie für die Sozietät.

Ethik als akademischer Begriff zerflettert sich unter dem herrschenden Anthropozentrismus in Sozialethik, Utilitarismus, Egoismus, Konsens, Gutmenschsein, Werteethik, Umweltethik, Medizinethik, Bioethik und dergleichen mehr *ethischer Disziplinen als Untergruppen* und passt sich den jeweils nützlichen Gegebenheiten an, indem eine dergestalt nicht wirkliche Ethik Werteverschiebungen zulässt und das Kriterium nicht mehr die unteilbare Ethik an sich ist sondern Definitionen von mehr oder weniger an die eigenen Bedürfnisse angepasste Normen entstehen. Auf die Religionen angewandt vergleichbar mit Sekten, die auf Einzelheiten Werte legen und zur Norm machen, statt den einen Gott der Liebe als Vorbild in das eigene Leben zu integrieren. Und bezüglich der Auseinandersetzungen, die ich mit Kirchen hatte, haben wir es mit einer Haltung zu tun, die an die Rechte von Tieren andere Maßstäbe setzt als für Menschenrechte. Eine solche Haltung sollte man nicht mit Ethik gleichsetzen!

Eine derart praktikable Pseudoethik ist auch im katholischen Kathechismus zu finden, der den Tieren immer noch die Seele abspricht und einen unerträglichen fundamentalistischen Aberglauben verbreitet. Und die Hubertusmessen sind der reinste Widerspruch in sich.

Drewermann spricht davon, dass dieser fundamentalistische Aberglaube die Bilder für das Selbstverständnis des Menschen mit Aussagen über die Wirklichkeit der Natur verwechselt und

---

84 http://www.tierrechte-kaplan.org/kompendium/index.html

dadurch eine verantwortbare Umweltethik begründet werden soll. Umweltethik ist auch so eine Haltung, die sich auf die Mitgeschöpfe bezieht. Also auch auf den Mitmenschen neben mir und auf die Tiere. Aber Vegetarismus rückt schon darum nicht in den Mittelpunkt ethischer Betrachtungen, weil viele Menschen das Elend der Tiere nicht sehen wollen sondern es regelrecht abspalten. Derlei Haltungen nennt auch Kaplan unethisch.

Er stellt auf seiner Internetseite die Frage, wer ein guter Mensch sei und wer kein guter Mensch sein kann und dass dies wohl auf den immer noch Fleisch essenden Menschen zutrifft. Das Tier ist weder gut noch schlecht. Aber der Mensch hat die Freiheit der Wahl. Und somit ist er nicht gut zu nennen, wenn er Tiere tötet und isst, obwohl er sie nicht zur Nahrung benötigt.

"Es ist den Menschen aber völlig egal," so schreibt Kaplan, "wenn Tiere leiden, damit ihnen das Essen schmeckt." Und darum ist die Verantwortung derjenigen Tierrechtler umso größer, denen das nicht egal ist. Kaplan hat den Mut, vom **Gutmenschen** als erstrebenswertem Ziel zu sprechen. Dieser gilt heute als altmodisch und er glaubt, dass die Motivation der Schlechtmenschen, gegen Gutmenschen zu polemisieren, von sich selbst abzulenken, daher rührt, dass ihnen das Schicksal anderer völlig egal ist. Kaplan fragt sich, warum so viele Feuerwehrmänner, Krankenschwestern und Katastrophenhelfer keine Vegetarier sind und beantwortet es damit, dass sie entweder nicht richtig nachdenken oder, wie ich es hier formulieren möchte, nicht bis zur letzten Konsequenz gut sein wollen. Er beendet seine Betrachtungen wie folgt:

Wenn aber das Bewusstsein über den Zusammenhang zwischen Fleischessen und Tierleid und die echte Motivation, Gutes zu tun, zusammenfallen, werden Menschen aufhören, Tiere zu essen. Ethik ist unteilbar: Wer sich wirklich um Menschen kümmert, dem sind auch die Tiere ein Anliegen, und wer sich wirklich um Tiere kümmert, dem sind auch die Menschen ein Anliegen.

Die Mehrheit der Menschen werden wir moralisch, das heißt durch Mitleid und Ethik nie erreichen. Sie kennen in Wirklichkeit keine Solidarität - weder mit Mitmenschen noch mit anderen Leidensfähigen. Aber wir können und müssen die moralische Minderheit erreichen. Und auf die kommt es an. Diese moralische Minderheit ist es, die die Welt verändern und verbessern kann. Das ist - siehe Menschenrechte - mühsam, aber möglich.

Helmut Kaplan glaubt daran, dass das Gute letztendlich siegen wird. Manchmal sagt er auch das Gegenteil. Mein Statement dazu: Es ist ja letztlich eine offene Frage, wie es weitergeht! Auch Christen glauben, dass das Gute siegt. Aber sie verbinden diesen Endsieg des Guten mit dem Jüngsten Gericht, bei dem einige Leute gar nicht gut abschneiden werden und beziehen ihre Haltung Tieren gegenüber nicht mit in ihr blindes Gottvertrauen ein, der nach ihrer Meinung auch Mörder bei sich aufnimmt. Hoffentlich wird ihre Erwartung nicht enttäuscht. Tatsache ist, dass das Gute dem Bösen parallel immer mit in die Höhe wächst, so dass mit der guten Saat das Unkraut aufgeht. Manchmal wird die gute Saat erdrückt, ein andermal geht sie auf und das Unkraut hat das Nachsehen. Wie wird es mit Ethik und Moral sein? Gläubige Christen sollten an dieser Stelle noch einmal das 7. Kapitel, Verse 15-23 des Matthäusevangeliums lesen oder hier auf der Seite 131 nachschlagen.

Ethik / ethisches Verhalten ist von seiner Natur her unteilbar. Schauen sie sich Kaplans Internetseite an und lesen sie seine umfassenden Ausführungen. Kaufen sie seine Bücher! - Wir müssen davon weg, den Menschen an erste Stelle zu stellen. Unter solcher Einstellung haben wir Biber fast ausgemerzt, Wölfe vertrieben, Bäre, Luchse, Adler und noch viele mehr. Auf der anderen Seite knallen wir Rotwild ab, weil es sonst überhand nimmt und versuchen, fast ausgestorbene Tiere durch mühsame Aufzucht und Auswilderung zu erhalten. Und wenn reinrassige weiße Tiger gezüchtet werden sollen und sich nach der Geburt drei kleiner Tigerbabys herausstellt, dass ihr Vater doch nicht reinrassig war, werden sie einfach ermordet. Wen kümmert's!?

▶ Bewährungsstrafen für die Täter: http://www2.mdr.de/sachsen-anhalt/7419686.html

Viele Tiere sind still und leise davon gegangen und unwiederbringlich ausgestorben. Wir bemerken nicht einmal, dass der Spatz, der von allen Dächern zwitscherte, den Dachisolierungen zum Opfer fällt, weil er dort keine Bleibe mehr hat und sonst auch keine rechten Brutplätze mehr bei uns findet. Mit jedem Tier, das wir aus unserer Welt vertreiben, vertreiben wir uns selbst ein Stückchen mehr. Bis auch für uns kein Platz mehr übrig sein wird.

**Der Mensch erobert die ganze Welt;
die Tiere räumen scheu das Feld.**

Text unter einer Karikatur von Adolf Oberländer (1845-1923)
(Das Original hing bei uns im Esszimmer.)

Bücher von Helmut F. Kaplan:

Ich esse meine Freunde nicht oder Warum unser Umgang mit Tieren falsch ist - Verlag: trafo Wissenschaftsverlag (Oktober 2009) - ISBN-10: 3896269410 ISBN-13: 978-3896269416, 131 Seiten

"Ich bin Leben, das leben will, inmitten von Leben, das leben will", erkannte Albert Schweitzer in der Folge eines Offenbarungserlebnisses am Ogowefluss in Gabun. Wenn wir uns in keiner Konfliktsituation befinden (was die Regel ist), ist dies ein hinreichender Leitsatz für moralisches Handeln. Einfache Regeln brauchen meistens aus, um uns zu sagen, was wir tun sollen. George Bernard Shaws berühmtes Diktum "Tiere sind meine Freunde ... und meine Freunde esse ich nicht" ist eine andere einfache und einleuchtende Aussage bzw. Regel. Darum geht es in diesem Buch: um praktikable Grundsätze für moralisches Handeln. "Ethik ist praktisch, oder sie ist nicht wirklich ethisch", sagt der in Princeton lehrende Philosoph Peter Singer.

Leben, Lieben, Leiden: Gedanken - Verlag: Books on Demand (März 200) - ISBN-10: 3837016218 ISBN-13: 978-3837016215, 9,90 Euro, 96 Seiten

Speziell mit Tierrechten hat dieses Buch nichts zu tun. Vielmehr besteht es aus aphoristischen Gedanken zu "allen" Themen: Leben, Lebensregeln, Menschen, Gesellschaft, Kultur, Politik, Liebe, Alkohol, Sterben, Glück, Leiden, Verantwortung, Moral. Beim Thema Moral kommen natürlich auch die Tiere bzw. unser Umgang mit ihnen vor. Insofern stellt die Sammlung eine Realität bzw. Normalität dar, wie sie sein sollte: Tierrechte nicht als exotisches Spezialthema, sondern als ein Gesichtspunkt der Gesamtwirklichkeit. Folgenden weitergehenden Bezug zu Tierrechten gibt es aber sehr wohl: Diese Schrift enthält nicht nur Kaplans Weltsicht, sondern auch seine "Menschensicht", sprich: seine Einschätzung der Menschen. Die ist zwar nicht eben optimistisch, aber vermutlich realistisch. Und ein realistisches Menschenbild kann beim Kampf für Tierrechte nur nützen.

Freude, schöner Götterfunken. Glück zwischen Schmerz und Tod - Verlag: Books on Demand GmbH (Juni 2007) - ISBN-10: 383349705X ISBN-13: 978-3833497056, 9,90 Euro, 132 Seiten

In diesem Buch geht es unter anderem darum, innerhalb des vom Leiden bestimmten Lebens auch leidensarme bzw. leidensfreie Räume zu schaffen. Damit ist ein wichtiger Bezug zur Tierrechtsbewegung gegeben: Für sie ist es von existentieller Bedeutung, dass die Personen, die sie tragen, ihr Potential ausschöpfen und ihre Energie optimal einsetzen - um den Tieren wirksam zu helfen und ihre Rechte maximal zu fördern. Dies kann nur, wer sein Leben so gestaltet, dass es zwischen all dem Leiden immer auch Oasen des Friedens und des Glücks gibt.

Der Verrat des Menschen an den Tieren
- ISBN-10: 3909067069, ISBN-13: 978-3909067060, 19 Euro, 212 Seiten

Tierversuche, Tiertransporte, Massentierhaltung, Rinderwahn, Vogelgrippe – diese und andere Tierthemen bestimmen zwar häufig die Schlagzeilen, aber die Hauptopfer, die Tiere, spielen dabei meist keine oder nur eine kleine Rolle. Auf diesen ethischen Skandal will Tierrechtsphilosoph Helmut F. Kaplan mit seinem jüngsten Buch aufmerksam machen. - Wir üben gegenüber Tieren eine welthistorisch beispiellose Schreckens- und Terrorherrschaft aus. - Diese steht in krassem Widerspruch zu jeglicher Ethik und zu allen unseren moralischen Prinzipien. - Diesen Skandal gilt es zu erkennen und zu beseitigen.

Die ethische Weltformel - ISBN 3-909067-04-2, 2003, 9,90 Euro, 108 Seiten

Gibt es eine ethische Weltformel? - Dieser Frage geht Helmut F. Kaplan in seinem jetzt erschienenen Buch "Die Ethische Weltformel - Eine Moral für Menschen und Tiere" nach. Ist vielleicht die "Goldene Regel" der lange gesuchte Stein der Weisen, die Essenz aller Ethik? Auch wenn aus philosophisch-methodologischer Perspektive vielleicht Skepsis angebracht ist, so ist sicherlich der uns allen bekannte Satz "Was du nicht willst, dass man dir tu, das füg' auch keinem andern zu" eine praxistaugliche und unkomplizierte Regel, die gerade durch ihre Einfachheit und Verständlichkeit besticht und in den meisten real vorkommenden Situationen angewendet, zu einer durch und durch moralischen Entscheidung führt. Dieser einfach zu verstehende moralische Imperativ ist für alle Menschen, die moralisch leben wollen, ein ideales und in der Wirksamkeit kaum zu überbietendes Abwägungsinstrument. Denn würden wir alle diesen moralischen Imperativ konsequent befolgen, so wäre mit einem Schlag der größte Teil aller Übel dieser Welt beseitigt, da die "Goldene Regel" uns nicht nur sagt, wie wir unsere Mitmenschen behandeln sollen, sondern auch, wie das Mitlebewesen Tier von uns zu behandeln ist. Als persönliches Credo gebraucht, würde sie damit auf einzigartige Weise all jene Kräfte in uns wecken, die uns zu wahrhaft ethischen Menschen machen.

Tierrechte - Die Philosophie einer Befreiungsbewegung - Echo-Verlag - ISBN 3-926914-35-1, 2000, Fr. 19.60, 160 Seiten

Die Tierrechtsbewegung gewinnt immer mehr an Bedeutung. In diesem Buch werden erstmals alle wichtigen Argumente der Tierrechtsbewegung fachlich fundiert und allgemeinverständlich dargestellt.
Im zweiten Teil geht der Autor auf die Theorien von Peter Singer und Tom Regan ein.

Leichenschmaus - Ethische Gründe für eine vegetarische Ernährung - Echo-Verlag - ISBN 3-499-19513-5, 1993, Euro 7,90, 204 Seiten

Eine Kritik zu diesem Buch bei Amazon: *Ganz ohne Zynismus kann und darf man das Thema "Vegetarismus" nicht betrachten - wie Dr.phil.H.F.Kaplan in "Leichenschmaus" recht deutlich macht. Ohne zu belehren stellt der Autor trotz teilweise recht schwarzem und makaberem Humor wissenschaftlich und logisch fundiert die Hauptgründe für ein vegetarisches Dasein zusammen. Dabei geht er in verständlicher Sprache unter anderem auf Argumente der "überzeugten Fleischesser" ein. Ein philosophisches Buch mit hohem Unterhaltungswert! Wer meint, unabhängig zu denken und über den eigenen Schatten springen zu können, findet hier ein Werk von Interesse. Beide Daumen hoch!*

Tiere haben Rechte - Argumente und Zitate von A-Z - Harald Fischer Verlag - ISBN 3-89131-118-4, 1998, Fr. 20.-, 109 Seiten

Niemand kann heute noch behaupten: "Tiere sind nicht wichtig, die kommen in der Philosophie überhaupt nicht vor", schreibt Helmut F. Kaplan. Doch ohne ständige Überzeugungsarbeit wird sich die Erkenntnis, dass Tiere Rechte haben, in der Praxis nicht durchsetzen.

Als Teil dieser Überzeugungsarbeit versteht sich dieses Buch. In ihm zeigt der Autor, dass die gängigen Argumente, die das Recht des Menschen auf den uneingeschränkten Gebrauch von Tieren verteidigen wollen, nicht haltbar sind. - Im ersten Teil des Buches widerlegt der Autor Standardargumente der Tierrechtsgegner aus allen Bereichen des menschlichen Umgangs mit Tieren. - Im zweiten Teil kommen bedeutende Persönlichkeiten aus zwei Jahrtausenden zum Thema "Tierrechte" zu Wort. Den Abschluss bildet eine Betrachtung Helmut F. Kaplans über "Die Zukunft der Tierrechtsbewegung".

Der Band enthält nach Stichworten geordnete Standardargumente der Tierrechtsgegner sowie Zitate bedeutender Persönlichkeiten aus verschiedenen Kulturen, Religionen und Zeiten.

Wozu Ethik? - Über Sinn und Unsinn moralischen Denkens und Handelns - Asku-Presse - ISBN 3-93099412-7, 2001, DM 23.47 / Euro 12.–

»Was machen Ethiker, während Wirtschaft, Wissenschaft und Kirche die letzten Vorbereitungen für den nuklearen, ökologischen und Übervölkerungs-Selbstmord treffen? – Sie produzieren Theorien! Theorien, die kein Mensch zur Kenntnis nimmt, geschweige denn versteht. **Wozu** also Ethik? Und wenn wir uns die drängenden Probleme der Gegenwart bewusst machen: Weiß da nicht ohnehin jeder, der bei Verstand und guten Willens ist, was zu tun wäre? **Wozu** also noch Ethik?

Andererseits: Es gibt zweifellos auch fruchtbare ethische Konzepte. Zum Beispiel die Idee von universellen, nicht relativierbaren Menschenrechten. Oder die moralischen Grundlagen der Tierrechtsbewegung, die in den letzten beiden Jahrzehnten mehr bewirkt haben als alle »Tierfreunde« und »Tierschützer« der vorangegangenen zwei Jahrtausende.

Hieraus resultiert das Paradox und Problem, das Anlass für dieses Buch war: Einerseits ist offenkundig, dass die heutige Ethik in weiten Bereichen sinnlos und überflüssig ist. Andererseits gibt es ethische Ansätze, die sinnvoll und notwendig sind. Wie kann das eine vom anderen unterschieden werden? Wo verläuft die Grenze zwischen überflüssigem Theoretisieren und notwendigem Nachdenken?« (Aus der Einleitung des Autors)

Vergriffene Bücher:

- Ist die Psychoanalyse wertfrei? Bern: Huber, 1982.
- Philosophie des Vegetarismus. Frankfurt: Lang, 1988.
- Warum Vegetarier? Frankfurt: Lang, 1989.
- *Sind wir Kannibalen? - Fleischessen im Lichte des Gleichheitsprinzips. Frankfurt: Lang, 1991.*

> Der Geist der Nachsicht müsste uns alle zu
> Brüdern machen; der Geist der Intoleranz
> aber macht die Menschen zu Bestien.
>
> Voltaire

Prominente Vegetarier und Vegetarische Gruppen durch die Zeiten

In weiter oben zitierten historischen Schriften werden folgende Jünger Jesu als vegetarisch genannt: **Andreas, Jakobus, Johannes, Lukas, Markus, Matthäus, Petrus, Philippus und Thomas.**

Daniel und seine Freunde werden im Alten Testament als Vegetarier charakterisiert.

Sehr wahrscheinlich war der zölibatär lebende Prophet Elija (9. Jh v. Chr.), Urvater des monastischen Lebens, auch vegetarischer Asket, da das bei Zölibatären immer dazu gehörte. Aus ihnen gingen die Anachoreten und Eremiten hervor, die allesamt Vegetarier waren.

Wüstenväter (siehe auch: http://zoelibat.blogspot.com/2008_04_01_archive.html
Die Kirchenväter begaben sich als Eremiten in die Wüste und lebten dort in Felsenhöhlen. Man kann sicher davon ausgehen, dass alle frommen christlichen Asketen neben geschlechtlicher Enthaltsamkeit auch Vegetarier waren. Sie waren oftmals auch noch beeinflusst von früheren, nicht christlichen asketischen Lehren, wenngleich nicht alle Gnostiker waren.

Ammon (288-356)
Antonius der Große (auch: Antonius Abbas, Antonius Eremita) (251-356)
Arsenius der Große (354-450)
Hilarion von Gaza (291-371)
Kyriakos (449-557)
Makarios der Ägypter (ca. 300-390)
Makarios von Alexandrien (getauft vierzigjährig um 353) (Rohköstler!)
Onophrios der Große (ca. 330-400)
Paulus von Theben (228-341)

Vegetarische Kirchenväter; antike Kirchenschriftsteller und christliche Philosophen

Spätere Bischöfe waren wie die Wüstenväter in den ersten Jahrhunderten Vegetarier. Da sie aber in Städten lebten, nahmen sie nach und nach städtische Gepflogenheiten an. Der römische Kaiser nahm mit Zunahme der Christen Einfluss auf die Auswahl des Klerus. Mehr und mehr bekamen daher Nichtvegetarier diese "Pöstchen" zugeschanzt. Gerade sie dürften dafür gesorgt haben, den Vegetarimus aus der christlichen Geisteshaltung und weitgehend auch aus der Bibel und der Erinnerung auszurotten.

Der fruchtbare weltanschauliche Pluralismus der griechischen Antike bis hin zum Neuplatonismus wurde dem Christentum schließlich geopfert. Die sich gegenseitig befruchtenden griechisch-antiken philosophischen Ideen und die Erfahrungen mit der christlichen Religion und daraus gezogene Erkenntnisse, wie wir sie im Neuplatonismus erlebten und die unsere Kirchenväter enorm beeinflussten, führten immer mehr in die Enge von Dogma, Kanon und eine Verquickung von Kaiser, Papsttum und Klerus. Im Grunde hat sich diese Geisteshaltung unter extrem Bibeltreuen und Kreationisten bis heute erhalten, was zu der starren Haltung, Tiere dürften ausgeschlachtet werden, beiträgt.

Die nachfolgende Liste ist nicht vollständig:
Clemens von Rom, Papst von 88-97
Origines (184-254), Kirchenschriftsteller in Alexandria, Philosoph
Clemens von Alexandrien (150-215), griechischer Kirchenschriftsteller
Tertullian (160–222), der älteste lateinische Kirchenstifter, teilte um 200 die Christen sogar in zwei Gruppen auf: einerseits die «wahren» Christen, die vegetarisch leben, und anderseits die Fleischesser, die er als die «Leiber ohne Seelen» bezeichnete. Siehe auch Seite 118.
Eusebius von Caesarea (264-349), **griechischer Kirchenschriftsteller**
Basilius der Große (330–379), Kirchenlehrer und Bischof, dem heiligen
Hieronymus (347–419)
Johannes Chrysostomus (344-407)
Greog von Nazianz, Kirchenvater aus Kappadozien
Aurelius Augustinus (354-430)
Benedikt (480-547)
Bonifatius Apostel der Deutschen (ca. 672/675-754/755)

Jüdische Vegetarier:
der Kabbalist Isaac Luria
Isaac Arama
Joseph Almo
Rav Kook (Verfasser von "Vegetarismus und Friede")
Shlomo Ghoren (der frühere Oberrabbiner Israels)
Martin Buber (Philosoph)
Isaac Bashevis Singer (Literaturnobelpreisträger 1978)
Shmuel Yoseph Agnong (ebenfalls Nobelpreisträger)
Shear Yashuv Cohen (Oberrabbiner von Haifa)
Rabbi David Rosen - und immerhin ca 4% der jüdischen Bevölkerung.

Nazoräer/Naziräer - Die **Mandäer** nannten sich auch Nazoräer, waren Monotheisten, gehören jedoch nicht zu den späteren Christen, da sie - die Mandäer - eher konfessionsübergreifend waren, sich aber ebenfalls Nazoräer nannten. Die Nazoräer kamen ursprünglich wohl aus einer heidnisch-gnostischen Sekte südlich von Bagdad und traten durch Taufe und Abendmahl Anfang des 2. Jh. mit den Christen in Beziehung (Brockhaus, kleines Konversationslexikon, online). Diese waren eine besonders asketische Gruppe, die zu den **Essenern** zählten. Die Essener ihrerseits lebten seit etwa 150 v. Chr. in Israel. Die Bezeichnung Nazoräer/Naziräer sollte nicht verwechselt werden mit der fast gleich klingenden Stadt Nazareth, in der Jesus lebte. Auch heute noch gibt es im Irak einige tausend Mandäer.

Zu den jüdischen Nazoräern gehörten auch Jesus, dessen Vetter Johannes der Täufer und vielleicht auch einige der Jünger Jesu (Clemensbriefe, Neues Testament und Qumran-Rollen). Möglicherweise auch Jesu Brüder Jakobus, Joses, Judas und Simon (Markusevangelium 6:3 und Matthäusevangelium 13:55).
Anmerkung: Es ist nicht ganz einfach, als Laie diese Dinge korrekt zu recherchieren, ohne Kenntnis antiker Sprachen. Eines ist aber aus der Bibel heraus sicher abzulesen: Jesus war Nazoräer. Und aus anderen antiken Schriften weiß man sicher: Diese waren Vegetarier und lebten zölibatär.

Antike Vegetarier vor Chr.
Was/wo ist Antike? - Beschreibungen durch Homer, Hesiod, Herodot, Ovid
Orpheus und Christus
Orphiker 800 v.Chr.
Lothophagen
Pythagoras und die Pythagoräer (ab 570 v. Chr.)

Sokrates?
Platon (ca. 427/428-347/348 v. Chr.)
Platoniker sehr viele
Aristoteles (384-322 v. Chr.) **und die Peripatetiker?**
Empedokles frühes 5. Jh. – 434
Euripides (480-406 v. Chr.), Orphiker
Diogenes (412-323 v.Chr.)
Xenokrates 396/395-314/313 v. Chr.
Theophrastos von Eresos 371-287 v. Chr.
Horaz (65 v.Chr. - 8 v.Chr.)

> Recht ausführliche Erläuterungen zu den auf den Seiten 166 und 167 aufgeführten antiken Chronisten, Dichtern und Philosophen finden sie in meinem Buch "Schillers Bürgschaft"

Antike Vegetarier nach Chr.
Plutarch (45-125)
Apollonius von Tyana (40-120), **pythagoräischer Philosoph**
Plotin 205-270
Porphyrios (234-frühes 4. Jh.)
Kyniker überwiegend Vegetarier (Diogenes von Sinope (ca. 400/390-328/323 v. Chr.))
Nicht bei den Epikureern, Stoikern, Peripatetikern
Plutarch (45-125)
Horaz (65-27 v. Chr.)

Antike christliche, vegetarische Häretiker

Das frühe syrische Christentum war enkratitisch geprägt: Enthaltsamkeit, Askese, Vegetarismus! Griech.-latein. Theologen verwendeten den Terminus **Enkratiten** als häresiologischen, eher abfälligen Terminus. Selbstverständlich fand man immer wieder Mischformen, d.h. nicht jeder befolgte jedes. Das Höchste erschien jedoch durch strenge Askese erreichbar, zu der auch die vegetarische Ernährung gehörte. Sie war natürlich nicht so ausgewogen und gesund wie heute, da sie unter den frühen Christen oftmals zur Selbstzucht gewählt wurde. Allerdings spielte da auch Mitgefühl mit der Kreatur hinein.

Unter heutigen Christen wird immer noch als Argument gegen Vegetarismus angeführt, dass man sich eine derartige Strenge nicht auferlegen müsse, weil die Bibel das nicht verlangt. Dass es nichts mit Strenge gegen sich selbst zu tun hat, wenn wir heute Vegetarier werden sondern mit eigener Gesundheit und auch Mitgefühl mit allem, was sich bewegt, also mit Ehrfurcht vor fremdem wie eigenem Leben, ist für Christen oftmals nicht einleuchtend, weil sie immer noch an Buchstaben festkleben, die dereinst die katholische Kirche so zurechtgeschnitten hat, dass sie Kaiser Konstantin recht waren, der das Christentum absegnete und zur Staatsreligion erhob.

Ebioniten/Ebionäer = Judenchristen, die sich von den Nazoräern absonderten und um 66 n. Chr. ins Ostjordanland auswanderten. Von ihnen erfahren wir vor allem aus den Clemensbriefen. Sie gelangten darum nicht in den Kanon und folglich nicht in die Bibel, weil der Bischof und Kirchenvater Clemens von Rom erst um 50 n. Chr. geboren wurde und somit kein unmittelbarer Zeitzeuge Christi mehr war. Der Clemensbrief allerdings gilt als zuverlässiges historisches Dokument. Ebenso der nicht von ihm verfasste 2. Clemensbrief.

Ebioniten = judenchristliche Urchristen, etwa 150 n. Chr. entstanden. Opferdienst wird bekämpft. Sie streichen im Ebionäerevangelium die falsche Übersetzung, Johannes der Täufer habe Heuschrecken gegessen. Daraus leitet sich evtl. ihr Vegetarismus ab. Um 66/67 ins Ost-Jordanland ausgewandert.

Elkesaiten = Urchristen, die etwa um 100 n. Chr. ins Ost-Jordanland gelangten. Sie tauften wiederholt und beschnitten die Knaben. Gnostisch-synkretistische Abspaltung.

Saturninus (180-100 v. Chr.) war Vorläufer der Enkratiten
Enkratiten = (griech: die Enthaltsamen); synkretistische, vegetarische, abstinente Urchristen Zu ihnen gehörte der syrische Theologe **Tatian** (2. Jh). **Justinus der Märtyrer**, der eine Art "Sektenbeauftragter" war, beschuldigte Vegetarier sogar, Menschenfleisch zu essen. Er sorgte für die Vertreibung Tatians.

Montanisten = 2. Jh Kleinasien; Gründer Montanus Aussage über die Montanisten: "Sie sind Fleisch und hassen das Fleisch" (alles Fleischliche auch).

Markion, Markioniten/Markioniken 100-150 n. Chr., gnostisch, synkretistisch, gewaltlos, vegetarisch und alkoholfrei.

Mani (216-276 oder 277) → Manichäer; asketisch und zölibatär lebende Vegetarier. Anmerkung: Augustinus von Hippo sympathisierte rund anderthalb Jahrzehnte mit den Manichäern, bevor er Christ wurde.

Mittelalterliche christliche, vegetarische Häretiker
Bogomilen
Katharer

Nachfolgende Personen werden irrtümlicherweise immer mal wieder als Vegetarier benannt:

   Hildegard von Bingen war keine Vegetarierin; außerdem weichen ihre Vorstellungen von gesunder Ernährung von heutigen Erkenntnissen teilweise erheblich ab. Sie empfahl mäßigen Fleischgenuss; oder auch: Fleisch tabu, Fisch empfehlenswert. Sie machte folgenden eigenwilligen Vorschlag, der mit Gesundheit nichts zu tun hat: *"Solange ein Mensch nüchtern ist, soll er zunächst ein Gericht zu sich nehmen, das aus Früchten und Mehl zubereitet ist, weil dies eine trockene Speise ist und dem Menschen gesunde Stärke verleiht. Auch soll er zuerst eine warme Speise verzehren damit sein Magen warm wird."* Weiter schreibt Hildegard: *"Alles Obst und alle Saft und Feuchtigkeit enthaltenden Dinge, wie zum Beispiel (frische) Kräuter, soll er bei seiner ersten Mahlzeit vermeiden, weil diese ihm Fäulnis und Schleim sowie Unruhe in den Säften bringen würden."*

   Wer von der Verdauungsleukozytose weiß, der *wärmt* seinen Magen nicht vor dem Essen mit Kochkost! Die Wärme kommt ja gerade durch Kochkost zustande: Sie erhöht die innere Körpertemperatur, was ein warmes Gefühl verleiht, bekannt als der "Warme-Suppen-Effekt".

   Hildegard empfiehlt in poetischer Weise, zum Essen zu trinken, nicht wissend, dass dies im Magen das HCL (= Salzsäure) verdünnt, dadurch die Eiweißzerlegung erschwert, weil der pH in Richtung basisch steigt und der Magen daher umso mehr Säure produzieren muss, um den pH im Magen wieder zu senken. Jeder Satz, den sie über das Trinken schreibt, ist barer Unsinn!

   Vom rohen Gemüse nimmt sie an, dass es das Blut verschlechtert! Und als giftig bezeichnet diese in Ernährungsfragen dilettierende Heilige unterschiedslos: Schweinefleisch, Pflaumen, Pfirsiche, Lauch, Chicorée und Erdbeeren. Hildegard von Bingen erscheint mir persönlich als eine bäuerliche Klosterfrau, die sich ihren Reim selbst zusammengedichtet hat. Auch das Märchen von der Fäulnis erscheint mir schauerlich. Da gibt es auch heute noch Vorstellungen, Gemüse und vor allem Getreide würde im Bauch gären.* Das sind schon sehr primitive Vorstellungen von Stoffwechselvorgängen! Man sollte daher die schlichten Hausweisheiten dieser Frau wirklich nicht überbewerten. Sie sind überfrachtet mit eigenwilligen und sehr dilettantischen Vorstellungen.

   * Siehe Kapitel: "Getreide: Roh essen oder durch Hitze *aufschließen*?" *Seite*n 453ff

   Der **Dalai Lama** ist kein Vegetarier! Er betonte das in einem TV-Interview in Hamburg und sagte, dass er es sehr wohl einige Zeit hindurch versucht habe, er habe sich aber nicht wohl dabei gefühlt und es deshalb wieder aufgegeben.

Auch **Franz von Assisi** war kein Vegetarier. In einer Legende wird erzählt, dass er Schweinen, um sie nicht schlachten lassen zu müssen, die Füße abschneiden ließ, damit hungrige Bettelmönche was zu essen hätten. Durch diese Legende sollte untermauert werden, wie mitfühlend er war, dass er den Tieren ihr Leben ließ. Daran erkennen wir wohl deutlich, wie wenig einfühlsam die Menschen damals waren, dass sie sich diese gruselige Geschichte als Zeichen der Tierliebe des Heiligen Franz von Assisi erzählten!

Adolf Hitler war ebenfalls kein Vegetarier, obwohl das immer mal wieder behauptet wird.

Werner Kollath, Arzt, Hygieniker, Ernährungswissenschaftler und Autor war Teilvegetarier.

Prominente Vegetarier - tabellarisch
Aus verschiedenen Internetseiten zusammengestellt.
Daher keine Garantie für hundertprozentige Richtigkeit.

- **Vegetarierbund Deutschland: Prominente VegetarierInnen**
  http://www.vebu.de/menschen/prominente-vegetarierinnen?showall=1

- **Schweizerische Vegetarische Vereinigung: Promente VegeatarierInnen**
  http://www.vegetarismus.ch/vliste.htm

Manuel Lezaeta Acharan – Tadeo-Schüler, verbreitete Tadeos und Kneipps Kenntnisse in Chile und Latein-Amerika
Bryan Adams
Casey Affleck
Shmuel Yoseph Agnong (Jude, Nobelpreisträger)
Rick Allen (Def Leppard)
Joseph Almo (Jude)
Ammon, Wüstenvater
Jon Anderson (Yes)
Antonius der Große (auch: **Antonius Abbas, Antonius Eremita**), Wüstenvater
Adam Ant
Damon Albarn (Blur/Gorillaz)
Andre 3000 (Outkast)
Andrew ‹Mushroom›
Heiliger Antonius (251-56)
Apollonius von Tyana (40-120), pythagoräischer Philosoph, prophetische (hellseherische) Gabe; sicher Vegetarier
Apollonius von Tyana (1-100), neupythagoräischer Philosoph
Isaac Arama (Jude)
Dario Argento
Aristoteles und die Peripatetiker ?
Billie Joe Armstrong (Green Day)
Arsenius der Große, Wüstenvater

Ashoka (272 v.Chr. - 235 v.Chr.)
Nadja Auermann
Richard Bach
Amitabh Bachchan
Rudolf Bahro
Christian Bale
Alec Baldwin
Eduard Baltzer Lebensreformer
Ellen Barkin
Gary Barlow (Take That)
Drew Barrymore
Heiliger Basilius (330-379)
Kim Basinger
Franco Battiato
Jeff Beck
Boris Becker
Heiliger Benedikt (Ordensgründer) (480-547)
Friedrich Eduard Bilz (1842-1922) - Lebensreformer
Maximilian Oskar Bircher-Benner (1867 - 1939) Schweizerischer Lebensreformer
Herbert Blomstedt, Dirigent
Wilhelm Bölsche (1861-1939) - Lebensreformer
Michael Bolton
Heiliger Bonifatius (672-754), Apostel der Deutschen
Bono (U2)

Nathaniel Borenstein (Erfinder der MIME-Sprache für E-Mails)
David Bowie
Charlotte Brontë
Alfred Brauchle (1898-1964) — Arzt, Ernährungstherapeut
Max Otto Bruker (1909-2001), Arzt, Ernährungsforscher und -therapeut, Autor
Martin Buber (1878-1965), jüdischer Philosoph
Otto Buchinger (1878-1966) - Lebensreformer
Siddharta Gaudama Buddha ca. 600 v. Chr.
Wilhelm Busch (1832 - 1908)
Karl Buschhüter (1872-1956) - Lebensreformer
Thomas Busse
Geezer Butler (Black Sabbath)
Carl Buttenstedt (1845-1910) – Lebensreformer

Elias Canetti
Leonardo di Caprio
Paul Mc Cartney
Adriano Celentano
Deepak Chopra
Roger Cicero
Clemens von Alexandrien (150-215)
Clodius von Neapel ?
Leonard Cohen
Shear Yashuv Cohen (Jude und Oberrabbiner von Haifa)
Phil Collen (Def Leppard)
Julian Cope
Costa Cordalis
Elvis Costello
Cindy Crawford
Warren Cuccurullo
Heiliger Cyprianus (200-258)

Thomas D (Die Fantastischen Vier)
Adolf Damaschke (1865-1935) - Lebensreformer
Jean-Claude van Damme (Schauspieler)
Daniel und seine Freunde, Altes Testament 1: 12ff und 10:3
Dave Davies (Kinks)
Karlheinz Deschner Philosoph und Kirchenkritiker
Michael Diamond (Beastie Boys)
Emily Dickinson
Karl Wilhelm Diefenbach (1851-1913) - **Lebensreformer**
Dimitri (Clown und Pantomime)

Diogenes (412-323 v.Chr.)
Fjodor M. Dostojewski (1821-1881)
Eugen Drewermann (Theologe, Psychotherapeut)
Henry Dunant
Bob Dylan

Thomas Alva Edison (1847-1931)
Albert Einstein (1879 - 1955) gegen Ende seines Lebens
Michael Eisner (langjähriger CEO der Walt Disney Company)
Elkesaiten = Urchristen, die etwa um 100 n. Chr. ins Ost-Jordanland gelangten. Sie tauften wiederholt und beschnitten die Knaben. Gnostisch-synkretistische Abspaltung.
Elija, der Urvater des monastischen Lebens 9. Jh v. Chr. Zölibat. Wahrscheinlich auch vegetarischer Asket, da das bei Zölibatären dazu gehörte.
Ralph Waldo Emerson (1803-1882) amerikanische Philosoph und Dichter
Empedokles frühes 5. Jh – 434
Enkratiten = eher synkretistische, gnostische Richtung (griech. = Enthaltsamkeit);asketische Richtung der älteren Kirche; kein Fleisch, kein Alkohol; auch im Abendmahl!
Kevin Eubanks
Eusebius von Caesarea (264-249)

Fidus (Hugo Höppener) (1868-1948) – Lebensreformer
Anna Fischer-Dückelmann (1856-1917) - Lebensreformerin
Patrick Flanagan (Ausnahmewissenschaftler und Erfinder)
J. D. Fortune
Benjamin Franklin
John Frusciante (Red Hot Chili Peppers)

Peter Gabriel
Mahatma Gandhi (1869-1948)
Greta Garbo
Uri Geller (Psychokinetiker)
Boy George
Shlomo Ghoren (Jude der frühere Oberrabbiner Israels)
Robin Gibb (Bee Gees)
Dizzy Gillespie
Philip Glass
Roger Glover (Deep Purple)

Goethe?
Vincent van Gogh
Martin Gore
Gustav Gräser (1879-1958) - Lebensreformer
Eddie Grant

Nina Hagen
Siegmund Hahn (1664-1742); zusammen mit seinem Sohn genannt: "Die Wasserhähne"
Johann Siegmund Hahn (1696-1773), Sohn von Siegmund Hahn) beide genannt: "Die Wasserhähne"
Kirk Hammett (Metallica)
George Harrisson
Richie Havens
Elke Heidenreich
Johann Gottfried von Herder
Heiliger Hieronymos (347-419)
Hilarion von Gaza, Wüstenvater
Dustin Hoffmann
Anthony Hopkins
Horaz (65 v.Chr. - 8 v.Chr.)
Vladimir Horowitz, Pianist
Whitney Houston
Alexander von Humboldt (1769-1859) "Dieselbe Strecke Landes, welche als Wiese, d.h. als Viehfutter, zehn Menschen durch das Fleisch der darauf gemästeten Tiere aus zweiter Hand ernährt, vermag, mit Hirse, Erbsen, Linsen und Gerste bebaut, hundert Menschen zu erhalten und zu ernähren".

Billy Idol

Janet Jackson
Joe Jackson
Michael Jackson
Jakobus, Bruder oder Vetter Jesu, wird in der Kirchengeschichte (II,23, 5-6) des Hegesippos (100-180) stets als Vegetarier beschrieben. Epiphanius schreibt in seiner Schrift "Gegen die Häresien" (78,14), dass Jakobus nie Fleisch aß und ein Leintuch als Kleidung trug.
Jesus Christus, der Nazoräer war. Das ist eine besonders asketische Gruppe, die zu den Essener zählten. Hierzu gehörten auch sein Vetter Johannes der Täufer und die 12 Apostel (Neues Testament, Clemensbriefe und Qumran-Rollen)
Steve Jobs (Gründer/CEO von Apple Computer und Pixar Animation)

Johannes der Täufer und die Nazoräer, zu denen auch die Essener gehörten. Hierzu gehörten auch Jesus und die 12 Apostel, Bischof Eusebius (264-339) schildert in seiner Kirchengeschichte (2,3), dass Johannes Asket und Vegetarier war. Eine manipulierte Übersetzung (oder ein Versehen?) machte aus den Johannisbrotbaum-Schoten Heuschrecken, die er angeblich aß. Aus eigener Erfahrung weiß ich, dass diese Schoten vom "Karobe-Baum", wie man ihn auch nennt, sehr lecker sind und nur 3 Stück täglich recht gut sättigen. Ich habe darunter anstrengende Bergwanderungen in Spanien durchgeführt, ohne schlapp zu machen. Auch Rabbi Hanina ernährte sich dem taludischen Traktat Berakot nach von Johannisbrot.
Heiliger Johannes Chrysostomos (344-407)
Sir James Sir Elton John
Howard Jones
Flavius Josephus (wohl 37-100 n. Chr.), lebte zölibatär, also auch vegetarisch
Jovanotti
Mathias Jung Philosph, Schriftsteller
Adolf Just (1859-1936) – Lebensreformer

Franz Kafka
Helmut F Kaplan Philosoph
Martin & Gary Kemp (Spandau Ballet)
Nik Kershaw
Jim Kerr (Simple Minds)
Anthony Kiedis (Red Hot Chili Peppers)
Sebastian Anton Kneipp (1821-1897 – Pfarrer und Lebensreformer
Franz Konz - Urkost
Rav Kook (Jude Verfasser von "Vegetarismus und Friede")
Werner Kollath, Arzt, Hygieniker, Ernährungswissenschaftler und Autor war Teilvegetarier
Lous Kuhne (1835-1901) - Lebensreformer
Kraftwerk (ganze Band)
Lenny Kravitz
Jiddu Krishnamurti
Manfred Kyber, Schriftsteller
Kyniker waren überwiegend Vegetarier
Kyriakos, Wüstenvater

Heinrich Lahmann (1860-1905) – Arzt und Lebensreformer
Mutt Lange
Marc Lavoine

Claus Leitzmann Ernährungswissenschaftler
John Lennon (Beatles)
Phil Lesh (Grateful Dead)
Carl Lewis
Astid Lindgren
Little Richard
Tzipi Livni (seit 2006 Außenministerin Israels)
Kenny Loggins
Alfonso Losa
Isaac Luria (kabbalistischer Jude)

Mickey Madden (Maroon 5)
Madonna Makarios der Ägypter, Wüstenvater
Makarios von Alexandiren, Wüstenvater
Mani und die Manichäer (inkl Augustinus von Hippo, der anderthalb Jahrzehnte mit ihnen sympathisierte)
Markion, Markioniten/Markioniken 100-150 n. Chr., gnostisch, synkretistisch, gewaltlos, vegetarisch und alkoholfrei
Damian Marley
Stephen Marley
Ziggy Marley
Johnny Marr
Chris Martin (Coldplay)
Brian May (Queen)
Ian MacKaye
Paul McCartney
Shane MacGowan (Pogues)
Don McLean
Matthäus, Apostel und Evangelist wird im Buch Paedogugus (II,1) des Clemens von Alexandrien (150-215) als strikter Vegetarier beschrieben
Meatloaf
Sananda Maitreya (ehem. Terence Trent D'Arby)
Yehudi Menuhin (1916-1999)
Crispian Mills (Kula Shaker)
Moby
Mohammed / Abu I-Kasim (570 - 632) - Religionsgründer " Unser Bauch soll nicht zum Friedhof der Tiere werden (Korn: Sure 6/38)". Zitat aus den Hadith (Lebensbeschreibungen), wo Mohammed seinem Sohn sagt: "O Ali, enthalte dich für vierzig aufeinander folgende Tage des Fleischessens. Denn wenn du vierzig Tage hintereinander Fleisch isst, wird dein Herz so hart wie Stein werden, und du wirst kein Mitgefühl mehr haben. Deshalb lass davon ab, Fleisch zu essen." Mohammed aß, wie viele Wüstensöhne, Datteln und Feigen wie wir Brot essen. Ferner Milch und Milchprodukte, Nüsse und frische Früchte. Auch von den Phöniziern wissen wir, dass sie Datteln wie Brot aßen. Mohammed wies immer auf notwendiges Mitgefühl für die Tiere hin.
Montanus → Montanismus = nach Epiphanius 157, nach Eusebius 172 n. Chr. entstanden; beschnittene, zölibatäre Asketen, und Vegetarier
Gianni Morandi
Christian Morgenstern
Morrissey
Steve Morse (Deep Purple)
Edwin Moses
Larry Mullen Jr. (U2)

Xavier Naidoo
Nelly
Nazoräer/Naziräer
Nena
Elly Ney, Pianistin
Paul Newman
Sir Isaac Newton (1643 - 1727)
Wolfgang Niedecken (BAP)
Friedrich Nietzsche (1844-1900)
Desirée Nosbusch
Chris Novoselic (Nirvana)

Sinead O'Connor
Özdemir, Cem, Grünen-Politiker
Onophrios der Große, Wüstenvater
Origines (185-254)
Orpheus und die Orphiker 800 v.Chr.
Jason Orange (Take That)
Mark Owen (Take That)

Jean Paul
Paulus war kein Vegetarier und aß offensichtlich gern Fleisch. Siehe Römerbrief 14:21 und 1. Korintherbrief 10: 14-33. Er lernte den vegetarischen Jesus nie persönlich kennen. Toledoth Jeshu: Paulus zitiert Jesus: "Er befahl mir, dass ich kein Fleisch esse und keinen Wein trinke sondern nur Brot, Wasser und Früchte, damit ich rein befunden werde, wenn er mit mir redet."
Weitere Pauluszitate im Neuen Testament: Römerbrief 14: 2-3, 6; Kol 2:16 : "Alles, was auf dem Fleischmarkt kauft, dass esst, ohne um des Gewissens willen nachzufragen."

▶ http://www.vebu.de/tiere-a-ethik/religion/christentum
Petrus wird von Clemens von Alexandrien in seinen Homilien XII,6 als jemand beschrieben, der von Brot und Oliven lebte und dem nur wenig Gemüse beifügte. → Apostelgeschichte 10: 9-16.
Philos, der Therapeut (Vit contempl 7)
Platon?
Platoniker sehr viele
Plotin 205-270
Porphyrios (233-304), Schüler von Plotin
Plutarch 45-125
Pratibha Patil (seit Juli 2007 amtierende Staatspräsidentin Indiens)
Anthony Perkins
Steve Perry
River Phoenic
River Phoenix
Brad Pitt
Plutarch (45-125)
Iggy Pop
Vincenz Prieznitz (1799-1851) Lebensreformer
Prince
Pythagoras (582-496 v. Chr.)**und die Pythagoräer**

Achim Reichel
Nick Rhodes (Duran Duran)
Cliff Richards
Jonathan Richman
Arnold Rikli (1823-1906) - Lebensreformer
Rainer Maria Rilke
Luise Rinser, Schriftstellerin
Rise Against (ganze Band)
Julia Roberts
Romain Rolland
Henry Rollins
Eugen Roth, Schriftsteller
Rabbi David Rosen (Jude)
Eugen Roth
Jean Jaques Rousseau (1712-1778)
Rick Rubin
Barbara Rütting, Schauspielerin, Autorin, Politikerin, Gesundheitsberaterin GGB
Xavier Rudd
RZA

George Sand (bürgerlicher Name: Aurore-Lucile Dupin de Francuieil) (1804 - 1876) Schriftstellerin

Michel Sardou
Kool Savas
Paul Schirrmeister (1868-1945) – Lebensreformer
Karl Schmidt-Hellerau (1873-1948) - Lebensreformer
Fred Schneider (B-52's)
Johann G. Schnitzer, Zahnarzt, Ernährungsforscher und -therapeut, Autor
Tom Scholz (Boston)
Arthur Schopenhauer (1788-1860)
Moritz Schreber (1808-1861) – Lebensreformer
Johannes Schroth (1798-1856) Lebensreformer
Magnus Schwantje (1877-1959) 1902: Das Wort "Ehrfurcht vor dem Leben" stammt von ihm, nicht von Albert Schweitzer
Albert Schweitzer im hohen Alter
Seal
Seneca
Seneca der Jüngere / Lucius Annaeus (4 v.Chr. - 65)
Ravi Shankar, indischer Musiker (Sitha)
George Bernhard Shaw
Percy Bysshe Shelley engl. Dichter 1792-1822
Horace Silver
Russell Simmons
Peter Singer Philosoph
Isaac Bashevis Singer (1904-1991) (Jude; Literaturnobelpreisträger 1978)
Kaiserin Sisi
Robert Smith (Cure)
The Smiths (ganze Band)
(Claudia) Sofia Sörensen, Sopranistin, Sachbuch-Autorin und Selbsttherapeutin
Sokrates?
Jimmy Somerville
Rick Springfield
Bruce Springsteen
Ringo Starr (Beatles)
Rudolf Steiner
Sting
Michael Stipe (R.E.M.)
Barbara Streisand
Emanuel Swedenborg

Padre Tadeo aus Wiesent, Kapuzinerpater, Kneipp-Schüler aus Bayern trägt dessen Lehren nach Chile und wird Lehrer von Acharan.
Rabindranath Tagore, indischer Philosoph und Dichter

Serj Tankian (System of a Down)
Tertullian (150-230), Kirchenvater
Nicola Tesla
Paulus von Theben (228-341) Wüstenvater
Theophrastos von Eresos 371-287 v. Chr.
Georg Thomalla
Richard Thompson
Jean Henry Thoreau
Tolstoi Russland
Gustav Truve deutscher Lebensreformer
Tina Turner
Mark Twain

Johannes Ude (1874-1965) - Lebensreformer

Steve Vai
Andrew G. Vajna
Eddie Vedder (Pearl Jam)
Kyle Vincent
Leonardo da Vinci Maler, Anatom, Musiker, Maler, Bildhauer, Architekt und Naturphilosoph (1452-1519)
Francoise de Voltaire (1694-1778)
Vowles (Massive Attack)

Richard Wagner erst im Alter
Charlie Watts (Rolling Stones)
H. G. Wells
Lothar Wendt - Entdecker der Eiweißspeicherkrankheiten; meines Wissens nach kein Vegetarier aber Verfechter tierisch-eiweißarmer Ernährung
Andrew White (Kaiser Chiefs)
Alan Wilder (Depeche Mode)
Bruno Wille (1860-1928) - Lebensreformer
Robin Williams
Womack & Womack
Stevie Wonder
Beatrice Wood Schriftstellerin und Dada-Künstlerin (sie wurde 105 Jahre alt!);

Xenokrates 396/395-314/313 v. Chr.

Thom Yorke (Radiohead)

Dweezil Zappa
Jean Ziegler (langjähriger Schweizer Nationalrat, heute Sonderberichterstatter der UNO-Menschenrechtskommission für das Recht auf Nahrung)
Zarathustra 2. od. 1. Jahrtausend v. Chr.
Zoroastrier (Zarathustrier) 1800 – 600 v. Chr. inkl. Christentum, Judentum, Mani

Prominente vegetarische Leistungssportler unserer Epoche - tabellarisch

Aus verschiedenen Internetseiten zusammengestellt.
Daher keine Garantie für hundertprozentige Richtigkeit.

Abele, Ridgely - Gewinner der Karate Weltmeisterschaft der US Karate Vereinigung
Aaron, Hank - US Baseball Star
B. J. Armstrong - US Basketball Star

Badmann, Natascha – Schweizer Du- und Triathletin, Schweizerische Sportlerin der Jahre 1998 undf 2002
Becker, Boris – Tennis
Steve Bellamy – Sport-TV-Sender (früher Musiker)
Bonally, Surya - 5fache Europameistern Eiskunstlauf 1981-1995
Les Brown – Läufer

Burrell, Leroy – Leichtathlet und Olympiasieger
Burwash, Peter - Tennis
Al Beckles - Body Builder

Cahling, Andreas - Body Builder
Campbell, Chris - Wrestler-Weltmeister 1980
Conway, Joanna - Eisläuferin
Sylvia Cranston – Triathletin

Eastall, Sally - Marathonläuferin, vegan
Eder, Jofre - 1962 Boxweltmeister - Bantamgewicht
Di Edwards - Läufer, Olympia Semifinalist
Everson, Cory - Bodybuilderin, 6x Ms. Olympia

Evert, Chris - Weltklasse Tennisspielerin der 80ger-Jahre
Fitzgibbon, Katie - Marathonläuferin
Francis, Clare - Segeln
Louis Freitas - Bodybuilder

Gähwiler, Beat - mehrfacher Schweizermeister im Zehnkampf
Gould, Carol - Marathonläufer
Gray, Estelle - Radfahrerin
Green, Sammy – Läufer

Heidrich, Ruth - 3-mal Ironman beendet, Marathonläuferin, Präs. der Vegetarischen Gesellschaft v. Honolulu, vegan
Hellriegel, Thomas - Ironman-Sieger 1997
Herrman, Stefan - Deutscher Tennismeister 1982
Hibberd, Sally - Britische Mountain Bike Meisterin
Hinnen, Roy - vierfacher CH-Meister
Hounsell, Sharon - Bodybuilding - Miss Wales
Hussing, Peter - 1979 Europameister Amateure, Superschwergewicht

Innauer, Toni - 1980 olympische Goldmedaille im Skispringen

Johnson, David - BAA Coach
Järlaker, Bertil - Weltrekordler Marathon
Johnson, Seba – **Skirennläuferin; Veganerin seit Geburt**
Johnson, Kathy - Turnerin, Olympia
Jones, Alan - Britischer Skispringerer

Jean King, Billie - Tennis
Killer Kowalski – Wrestler

LaLaine, Jack - Fitness Guru, vegan
LaLonde, Donnie - Früherer Box Weltmeister
Laumann, Silken - Rudern, Olympia
Leden, Judy - Britische Europa- & Weltmeisterin im Hängegleiten
Lewis, Carl – Sprint und Weitsprung; 1999: Leichtathlet des Jahrhunderts 9 x Goldmedaille

Levey, Marv - Buffalo Bills Coach
Mannecke, Ingra - 1977-1982 Deutsche Meisterin im Diskuswerfen
Maitland, Jack - Triathlet
Marek, Cheryl - Radfahrer
McDermott, Kirsty - Läuferin
McFarquar, Lindford - Body Builderin
Millar, Robert - Radfahrer
Montsho, Monika - Gewichtheben
Moses, Edwin - Läufer
Müller, Jutta - Mehrfache Weltcup-Siegerin im Windsurfen

Rath, Emmerich (1883-1962) - gewann mehr als 500 Wettbewerbe: Schwergewichtboxen, Langstreckenlauf- und rennen, Bodybuilding-Modell
Rose, Murray – Olympiasieger/Schwimmen

Navratilova, Martina - Tennis
Ning, Li - 6 fache Gewinnerin der Turnweltcups

Oerter, Al – **US-amerik. Leichtathlet 4 x Goldmedaille**

Paavo Nurmi - Speerwerfer
Pearl, Bill - Bodybuilder, Mr. Universum

Rath, Emerich - Schwergewichtweltmeister Ringen
Rodman, Dennis - Basketball, Chicago Bulls

Scott, Dave - Fünffacher Sieger des Ironman Triathlon, vegan
Speelman, Jonathon - Schach
Stephens, Lucy - Triathletin, vegan
Sutter, Alain – Fußballer

Templeton, Ed – professioneller Skateboarder

Wade, Kirsty - Läuferin
Walton, Bill - Basketball
Widmeyer Frogund - Meisterin, Rhytmischer Sport

Yates, Sean - Radsport, gelbes Trikot und anderes

▶ Hinweis auf den amerikanische Arzt **Douglas N. Graham**, der seine High Energy Diet propagiert. Ich habe ihn auf demselben Kongress der European Vegetarian Union in Widnau (Schweiz) kennen gelernt, wo ich auch Franz Konz und Hans Diehl im Jahr 1999 begegnet bin. Graham war offizieller Food-Berater von Olymioniken-Teams in Norwegen (1994) und Aruba
▶ **http://foodsport.com/blog.html**

> Wenn du dich zu begnügen wüsstest,
> dann müsstest du den Tyrannen nicht schmeicheln.
> Diogenes von Sinope

Die Lebensreform im 19. Jahrhundert[85]

Die lebensreformerische Bewegung lässt sich nach Wolfgang R. Krabbe mit folgenden Schlagworten kennzeichnen: Antialkoholismus, Bodenreform, Gymnastik und Sport, Impfgegnertum, Kleidungsreform, Körperpflege, Nacktkultur, Naturheilkunde, Siedlung, Vegetarismus, Vivisektionsgegnerschaft, Wohnungsreform". Zu ihr gesellten sich noch religiöse Gruppen, die aus ihren eigenen Motiven heraus teilweise mit den genannten Zielen übereinstimmten und auch der damals in Europa aufkommende Buddhismus, aber auch esoterische Gruppierungen.

Die wachsende Industrialisierung unterwanderte den Menschen und seine Bestimmung trotz Säkularisation und der Überwindung feudalistischer Strukturen erneut. Obwohl die Menschheit sich während zwei Jahrtausenden voller Glaubenskriegen und aristokratischen Unterdrückungen sowie durch reichlich Kriege den Kopf hatte einschlagen lassen, sich endlich befreit zu haben schien, machte nun die Industrialisierung vor allem den einfachen Bürger und die schlichte Bürgerin zu abhängigen Untertanen. Während des neunzehnten Jahrhunderts aber entwickelte sich wie ein Stehauf-Männchen - Gott sei Dank - eine neue Gegenrichtung, die sich in innerer Befreiung zeigte und einer neuen Wissenschaft zur Geburt verhalf: der Psychotherapie mit ihrer Möglichkeit von Bewusstseinserweiterung und Individuation. Der Bürger erlaubte sich zunehmend mehr Selbstbewusstsein. Nicht von Ungefähr entwickelten sich wissenschaftlich begründbare Naturheilkunde, Ernährungstherapie und Psychotherapie parallel und zeitgleich. Die <u>Lebensreform</u> war auch die Geburtsstunde der Ganzheitstherapie.

<u>Lebensreform</u> ist ein eng umfassender Begriff für eine Bewegung im Neunzehnten Jahrhundert und steht ebenso für *zurück zur Natur* als auch für *hin zu dir selbst*. Auch für sanft anarchische Lebensformen, für Selbständigkeit und Selbstbewusstsein. War es in Renaissance und Klassik noch die Sehnsucht nach der Antike und nach dem erträumten Arkadien als dem Ort aller Seligkeit, die des Menschen Sehnsucht beseelt hatte, so war es nun die Lebensreform, die ihm neue Hoffnungen und neues Leben gaben.

Gleichzeitig mit der Lebensreform lösten sich die Freikirchen[86] aus der lutherischen, der protestantischen Landeskirche heraus, um sich nicht diktieren zu lassen, was Menschen glauben

---

85 Wolfgang R. Krabbe – *Gesellschaftsveränderung durch Lebensreform* – Vandenhoek + Ruprecht (1974)
Freidokument / 421 Seiten: Volker Schupp - *Die Erneuerungsbewegung in Freiburg während der frühen Lebensreform* - Albert Ludwigs Universität Freiburg:
http://www.freidok.uni-freiburg.de/volltexte/6412/pdf/Schupp_Die_Erneuerungsbewegung.pdf

86 Freikirchen sind, im Gegensatz zur Staats- oder Landeskirche – vom Staat unabhängig. Sie erhalten also auch nichts aus der Kirchensteuer sondern werden meistens durch den freiwilligen Zehnten und anderen freiwilligen Gaben der Gläubigen finanziert. Freikirchen grenzen sich auch von Sekten ab. Zu den Freikirchen zählen beispielsweise die Adventisten, Baptisten und Methodisten, die Brüdergemeinde, Pfingstgemeinden, der Bund freier evangelischer Gemeinden, die Heilsarmee und viele mehr.

sollten. Vielmehr versuchten sie zu den Ursprüngen des Christentums zurückzukehren und aus diesem neuen und zugleich alten, weil ursprünglichen Verständnis heraus christlich zu leben. Und interessanterweise gab es reichlich freikirchliche Christen, die sich gleichzeitig für die vermeintlich weltliche Lebensreform öffneten und die neuen Erkenntnisse als Entdeckung der göttlichen Ordnung mit einbezogen. So schrieb die Siebenten-Tags-Adventistin Ellen G. White ihren einundsiebzig Seiten umfassenden *Aufruf zur Gesundheitsevangelisation*, des Weiteren die Gesundheitsbücher *Counsels on Health, Counsels on Diet and Food* und *Ministries of Health and Healing*.

Fakt ist aber leider, dass deutsche Siebenten-Tags-Adventisten bei uns in Norddeutschland und auch in den Fünf Neuen Ländern diese Lehren geradezu abwehren, während sie in vielen Süddeutschen Gemeinden, in den USA und in Lateinamerika auf offene Ohren treffen. Auch in Südafrika und anderswo ist man den Gesundheitslehren gegenüber sehr aufgeschlossen, in den ehemals kommunistischen Ländern jedoch absolut nicht. So sagte mir ein junger adventistischer Rumäne, dessen Zähne extrem zerstört waren, dass vegetarische Ernährung und Vollwertkost für Männer, die sowohl körperlich als geistig mehr als Frauen zu leisten haben, schädlich sei. Er hatte offensichtlich nichts von den Gesundheitslehren der Lebensreformerin und Mitgründnerin seiner Kirche, Ellen G. White, gehört noch gelesen. Ich könnte auch spitz formulieren: Banausen gibt es eben überall, und das ist nicht an Religion gebunden!

Die Lebensreform des Neunzehnten Jahrhunderts hielt sich oftmals bewusst völlig frei von religiösen Einflüssen, weshalb wir heute noch viele Vegetarier finden, die mit der Kirche *absolut nichts am Hut* haben. Manche leiten sogar den arischen bzw. völkisch-rassistischen Gedanken davon ab, was aber höchstens als Fehlinterpretation oder Fehlentwicklung gelten sollte. Insbesondere die so genannte *Germanische Medizin* treibt da leider einige Auswüchse, die ich natürlich nicht gut heiße.

Leider wurden und werden seriöse Ernährungswissenschaftler und Ärzte mit Nazis und Germanischer Medizin immer mal wieder in einen Topf geworfen, um sie nachhaltig zu diskreditieren. Wenn jemand so unvorsichtig ist, zu sagen, dass es besser wäre, wenn sich nur gesunde Menschen fortpflanzen, damit die Menschheit gesund bleibt, dann wird er allzu rasch als Nazi bezeichnet. Weder Verschwörungstheorien noch antisemitische Haltungen haben etwas mit der Lebensreform zu tun, die zwar im deutschen Sprachraum ihren Ausgangspunkt hatte, aber deshalb doch nichts mit Hitler und dessen Schergen zu tun hat. Leider werden aber seriöse naturheilkundliche Ärzte von der Gegenseite gern mit der Unterstellung überhäuft, Antisemiten zu sein oder mit der Hamerschen Germanischen Medizin zu paktieren.

Die naturheilkundliche Therapie der so genannten Germanischen Medizin wurde durch den ehemaligen Arzt Ryke Geerd Hamer zur mit Deutschtum gespickten Weltanschauung. 1986 wurde Ryke Geerd Hamer die Approbation entzogen. Die Schulmedizin absolut zu verteufeln, wie Hamer es immer wieder tat und der sogar die Entfernung eines Wilms-Tumors[87] bei einem Kind beinahe verhinderte, halte sicher nicht nur ich für Scharlatanerie. Wir sind keine Götter, und die Naturheilkunde hat ihre Grenzen. Die Schulmedizin allerdings auch.

Kehren wir zur klassischen Lebensreform des Neunzehnten Jahrhunderts zurück. Zu ihr gehören vollwertige vegetarische Ernährung in der einen oder anderen Form, ökologische Land-

---

87 Bösartiger Nierentumor im Kindesalter. Die Kinder sind nach der Entfernung zu 90% dauerhaft geheilt.

wirtschaft, Freikörperkultur, Naturheilkunde, Kleidung aus Naturstoffen, baubiologische Häuser, die Edenbewegung in Berlin und die Bodenreform der Gruppe auf dem Monte Veritá bei Ascona, das Gedankengut **Silvio Gesells** (1862-1930) über Bodenreform, Freiwirtschaft und Sozialreformen.

Natürlich will niemand verschweigen, dass **Friedrich Ludwig Jahn** (1778-1852), der als Turnvater Jahn bekannt wurde, sich zweifelsfrei um die Jugend sehr verdient gemacht hat aber einige antisemitische Gedanken in sein Werk einfließen ließ und sich aufregte, wenn jemand die *"Ausländerei liebt, lobt, treibt und beschönigt"*. Er sagte: *"Wehe über die Juden, so da festhalten am Judentum und wollen über unser Volkstum und Deutschtum schmähen."* Er ließ Judenkinder auch nicht zum Turnen kommen, aber ob er deshalb mit der Massenvernichtung einverstanden gewesen wäre, sei doch dahingestellt. Nach Verbot des Turnunterrichts, nach Kerker und Schmähungen wurde er rund 20 Jahre später rehabilitiert, und durch einen Erlass Friedrich Wilhelm IV wurde das Turnen zum Schulfach erhoben. Jahn aber unterließ weitere patriotische Aussagen. Sein geflügeltes Wort war vielmehr *"frisch, fromm, fröhlich, frei."* Vielleicht mögen sie sich im Internet *Ein Plädoyer für Friedrich Ludwig Jahn* von Harald Braun ansehen, ein Beitrag, der im Hamburger Abendblatt veröffentlicht wurde.[88]

Rund hundert Jahre vor den Lebensreformern begegnen uns bereits die als *Wasserhähne* in die Geschichte eingegangenen frühen naturheilkundlichen Ärzte Siegmund Hahn (1664-1742) und dessen Sohn Johann Siegmund Hahn (1696-1773)

Bekannte Lebensreformer des deutschsprachigen Raums

Es wäre sicher sehr interessant, die Biografie der unten aufgeführten Lebensreformer zu schildern. Mir sind sie auch nicht alle bekannt gewesen, und ich habe mir deshalb die Mühe gemacht, die Biografien erst einmal zu studieren. Ich finde es sehr erfreulich, welch intensiven Drang manche Menschen verspüren, in unserer Welt etwas anzuschieben und Menschen dazu zu bewegen, sich aus der Lethargie zu verabschieden.

Friedrich Eduard Bilz (1842-1922)
Maximilian Bircher-Benner (1867-1939)
Wilhelm Bölsche (1861-1939)
Otto Buchinger (1878-1966)
Karl Buschhüter (1872-1956)
Carl Buttenstedt (1845-1910)
Adolf Damaschke (1865-1935)
Karl Wilhelm Diefenbach (1851-1913)
Fidus (Hugo Höppener) (1868-1948)
Anna Fischer-Dückelmann (1856-1917)
Gustav Gräser (1879-1958)
Gustav Jäger (1832-1917)

Adolf Just (1859-1936)
Sebastian Anton Kneipp (1821-1897)
Louis Kuhne (1835-1901)
Heinrich Lahmann (1860-1905)
Vincenz Prießnitz (1799-1851)
Arnold Rikli (1823-1906)
Paul Schirrmeister (1868-1945)
Karl Schmidt-Hellerau (1873-1948)
Moritz Schreber (1808-1861)
Johannes Schroth (1798-1856)
Johannes Ude (1874-1965)
Bruno Wille (1860-1928)

---

88 http://www.gymmedia.com/jahn/prof_braun.htm

Zur Lebensreform gehört auch die alternative Reformbewegung in Monte Veritá[89] bei Ascona, wo die Frauenärztin **Anna Fischer-Dückelmann** (1856-1917) wirkte. Sie verfasste das noch heute zu erwerbende *Nachschlagebuch für die Frau*.

Hermann Hesse unterzog sich auf dem Monte Veritá einer Alkohol-Entziehungskur, freundete sich mit Vegetariern an, und einige seiner Erzählungen spielen dort auf dem magischen Berg. Offensichtlich war er fasziniert von den Menschen und ihrer Lebensweise. Es kamen dort Anhänger der Freikörperkultur zusammen, Pazifisten, Vegetarier, Feministinnen wie Anna Fischer-Dückelmann, Theosophen, KünstlerInnen, Schriftsteller und allgemeine Aussteiger.

Ich möchte hier aber nicht alle aufführen, weil es sonst den Rahmen unseres Buchs sprengen würde, empfehle aber gern, sich selbst weiter zu bilden und sei es nur durch das Internet, das uns ja rasch Fragen beantworten kann. Bei Wikipedia allerdings habe reichlich Fehler gefunden. Ich würde daher unbedingt auch andere Quellen heranziehen.

Einen Zäsur zwischen den Lebensreformern des 19. und 20. Jahrhunderts zu machen, ist mir nicht immer leicht gefallen, weil viele von ihnen in beiden Jahrhunderten gelebt haben. Ich habe mir die Auswahl nicht leicht gemacht. Sie erfahren in diesem Werk beispielsweise nichts über den eigentlich hervorzuhebenden Helmut Anemueller (1920-2000), obwohl er ebenso wie Bircher-Benner (1867-1939), Werner Kollath (1892-1970) und auch Max Otto Bruker zu den Pionieren zählt. Helmut Anemueller war Arzt, Ernährungswissenschaftler und Mitbegründer der Reformhaus-Fachakademie in Oberursel und hat sich wirklich sehr verdient gemacht. Pioniere waren und sind auch heute noch alle diejenigen, die gegen den Strom der Schulmedizin schwimmen. Und diese bremsende aber Muskeln aufbauende Gegenstrommaschine wird wohl auch niemals abgestellt werden. Darum ist auch heute noch jeder Verfechter einer wirklich ganzheitlichen Behandlung und jeder, der lehrt statt therapiert ein echter Pionier. Echte Ganzheitsbehandlung muss aber aus der Mitte her verstanden und betrieben werden, nicht aber, indem alle Einzelteile der Naturheilkunde in einen Topf geworfen werden. Der Begriff Ganzheitstherapie wird meistens falsch verstanden und daher auch missbräuchlich angewendet.

<u>**Und noch eine Bitte zum Schluss:**</u>
Wenn sie nun die einzelnen Geschichten einiger ausgewählter Lebensreformer lesen, begehen sie bitte nicht den Irrtum, die Erkenntnisse dieser großen Pioniere als allein selig machendes Evangelium oder unumstößliches Dogma zu übernehmen. Prüfet alles, das Gute behaltet (1. Tessalonicher 5: 19-21).

Wir wollen uns nicht einmal darauf festlegen, was gut sei, was böse. Es zählt nur, was gesund ist, was bekömmlich und was uns gesund erhält. Unsere Motivation sei: Wir wollen unseren Lebensjahren mehr Qualität gönnen, und wir wollen der in uns wirkenden Schöpfung ihre stabilisierende Selbsterhaltungskraft erhalten. Was darüber oder darunter ist, ist von Übel.

Erkenntnisse gewinnen wir nur über Stufen, die wir zu gehen haben. Auch die Wissenschaft schreitet voran. Und die Erkenntnisse, die wir in der Naturheilkunde gewinnen, gehen ebenfalls über Stufen und durch aufeinander aufbauende Erkenntnisse. Das Bewährte bleibt. Der Rest überholt sich im Laufe der Zeit von selbst.

---

89   Monte Veritá = Wahrheitsberg. Mehr im eigenen Kapitel auf den Seiten 197-199

> Reformhäuser heißen so,
> weil sie reformiert werden müssten.
> Max Otto Bruker

Die "Wasserhähne": Vater und Sohn Hahn

Die Begründer der von Pfarrer Kneipp (1821-1897) propagierten therapeutischen Anwendung von Wasser waren die beiden "Wasserhähne", nach denen vermutlich auch der Wasserhahn in unseren Häusern benannt wurde. Ursprünglich gab es kein Wasser in den Häusern, es sei denn in Zisternen, die sich, beispielsweise in Pompeji, im Innenhof, dem Atrium, befanden. Unsere hier vorzustellenden "Wasserhähne" waren quicklebendige Lebensreformer und wirkten schon rund hundert Jahre vor der klassischen Lebensreform des Neunzehnten Jahrhunderts.

Inwieweit auch Vincenz Prießnitz (1799-1851) mit seinen Wickeln vom Wissen der Wasserhähne profitierte oder allgemein bekannte Naturheilmethoden verwendete und vielleicht weiter führte, können wir nicht im Einzelnen nachvollziehen.

Siegmund Hahn (1664-1742), und dessen Sohn Johann Siegmund Hahn (1696-1773) gelten gemeinsam als Begründer der Wassertherapie. Sie erhielten den Beinamen *Wasserhähne*. Beide schickten ihre Patienten hinaus auf den Hof, hin zum Brunnen, wo man das Wasser für Mensch und Tier schöpfte. Dort mussten sich die Leute mit kaltem Wasser übergießen und von dem natürlichen Nass trinken. Und dies zu jeder Jahreszeit! Ihr Leitgedanke war: "Die Wasserbehandlung öffnet der Natur den von ihr selbst für richtig erkannten Weg zur Heilung. Der Arzt kann diese Heilung nur einleiten." Damit setzten sie Hippokrates Satz *Medicus curat – Natura sanat* (der Arzt kuriert – die Natur heilt) in die Tat um.

Die beiden wendeten nicht nur Hydrotherapie an sondern verordneten auch Fasten und Rohkost. Und sicher war ihnen auch bekannt, dass über die Haut Vieles ausgeschieden wurde und Haut- und andere Krankheiten entstehen, wenn die schädigenden Stoffe im Körper verbleiben.

Siegmund Hahn veröffentlichte 1732 ein Buch mit dem Titel *Der Perswälder Gesundbrunnen*. Dessen Sohn, Johann Siegmund Hahn, verfasste auf der Grundlage einer Revision des Buchs seines Vaters 1937 ein eigenes Buch, das erklärte, dass kaltes Wasser nützlich sei. Kaltes Baden Rund hundert Jahre später bekam es Sebastian Kneipp in die Hände, der daraus seine eigene Wassertherapie weiter entwickelte.

Auch Vincenz Prießnitz arbeitete, nachdem er sich selbst kuriert hatte, mit Wassertherapie. Er ließ seine Patienten mit eisigem Wasser begießen, musste sie dazu allerdings festschnallen lassen, damit sie ihm nicht erschrocken aufsprangen oder davonliefen.

Die beiden "Wasserhähne" waren Stadtphysicus in der schlesischen Stadt Schweidnitz und neben ihrer ärztlichen Tätigkeit auch mit der Überwachung von Badern und Apotheken betraut. Bader unterhielten Badestuben und führten neben der Reinlichkeit auch einfache chirurgische Eingriffe durch wie Amputationen und Zähne ziehen. Meistens waren sie zugleich Friseure.

> Irren kann ich mich auch selbst.
> Dafür benötige ich keinen Arzt.
> Claudia Sofia Sörensen

Hufeland, Osawa und die Makrobiotik[90]

Der Arzt Christoph Wilhelm Hufeland wurde am 12. August 1762 in Langensalza geboren und starb am 25. August 1836 in Berlin. Er war der eigentliche Begründer der Makrobiotik (makro = groß; bios = Leben), die fälschlicherweise oftmals dem Japaner Georges Osawa (1893-1966) zugeschrieben wird. Hufeland folgte den Spuren von Vater und Großvater und wurde Arzt. Zu seinen Patienten gehörte auch Friedrich Schiller, der jahrelang mit einer Tuberkulose dahin siechte und bereits im Alter von 45 Jahren daran starb.

Hufeland forderte einen ausgewogenen Weg zwischen gesunder, natürlicher Ernährung und den ausgelassenen lukullischen Freuden, denen sich vor allem der obere Gesellschaftschicht - dazu gehörte inzwischen auch Schiller - hingab. Unter *Makrobiose* verstand er ein langes, "groß werdendes" Leben. Natürlich erkannte er, dass die Nahrung so gesund wie bei den einfachen Landleuten sein sollte, denn diese waren ja wesentlich gesünder als seine Patienten. Sie kannten keine Gicht und derlei Modekrankheiten der Reichen mit ihren vielen Zipperlein.

Hufeland übernahm naturheilkundliche Praktiken wie Akkupunktur, Wasserheilkunde und Hahnemanns Homöopathie. Er wurde an die Jenaer Universität als Professor berufen, wirkte als königlicher Leibarzt von Wilhelm II, wurde Direkter an der Berliner Charité, Mitglied der Berliner Universität und hatte noch weitere herausragende Positionen inne. Seine erfolgreiche Laufbahn lässt eigentlich den Schluss zu, dass er nicht sehr konsequent in Ernährungstherapie und Naturheilkunde gewesen sein kann, da derartigen Vertretern eigentlich solche Ehren nicht zuteil wurden. Bei Schiller schlug seine Therapie jedenfalls nicht an.

Sein gutes Herz schlug auch für die Armen, weil ihm klar war, dass zwischen Armut und Krankheit eine Beziehung bestand. Denn der Arme, der sich nicht von seinem Land ernähren konnte, konnte sich mittels Geld und mangels Masse nicht gesund ernähren.

In unsere Zeit getragen wurde die Makrobiotik aber erst richtig durch den Japaner **Georges Osawa** (1893-1966). Er stammte aus einer nicht begüterten japanischen Samurai-Familie und konnte nicht studieren. Osawa erkrankte schwer an Tuberkulose, hatte aber das Glück, den Militärarzt Sagen Ishizuka kennen zu lernen und dessen Shoku-yo-Bewegung *Heilung durch Essen*. Und, wie jeder es macht, der sich der gesunden Ernährung zuwendet, entwickelte er seine eigenen Ideen aufgrund persönlicher Erfahrungen und Beobachtungen an anderen Menschen. Als neue Bewegung kam dann die Makrobiotik des Christoph Wilhelm Hufeland über Amerika nach Japan, und von dort schwappte sie einmal um den Globus herum.

Die Zen Makrobiotik ordnet dem Yin saure Attribute zu: Kalium und Zucker beispielsweise. Aber auch saure Früchte. Wir haben hier wieder einmal eine unausgegorene, nicht wissenschaftlich begründbare Säure-Basen-Theorie vor uns. Kalium ist in Wirklichkeit allerdings basisch, Zucker dagegen erzeugt Unverträglichkeiten mit anderen Speisen, und empfindliche Menschen bekommen Blähungen und stoßen sauer auf. Die Magensäure aber hat gar nichts mit dem Säure-Basen-Gleichgewicht noch mit sauren Attributen irgendwelcher Nahrung zu tun.

---

90 **Umfassende Informationen zur Makrobiotik:** http://www.inform24.de/makrobiotik.html
http://www.fruitlife.de/inside.php?in=health/diets/regime3-de.htm
Yin-Yang-Tabelle: http://www.tara-coaching.de/ernaehrung-makrobiotik.htm

Yang wird für basisch erklärt und ihm ausgerechnet der Gegenspieler Natrium zugeordnet, obwohl Natrium in Form des Haushaltssalzes (Natriumchlorid = NaCl) im Säure-Basen-System links in der pH-Tabelle steht und somit sauer ist.[91]

Ferner wird auf der nach der Zen-Makrobiotik basischen Yangseite Getreide eingeordnet, dass ebenfalls eigentlich saure Reaktionen nach sich zieht. Ich bitte diese Erläuterung relativ zu sehen, denn weder macht Getreide per se sauer noch macht Kalium per se basisch. Und saure Früchte zählen zu den Basen, nicht zu den Säuren. Ganz so oberflächlich darf man da überhaupt nicht rangehen. Und Gedanken muss man sich auch nicht darüber machen, ob man mehr Basen oder Säuren zu sich nehmen sollte, solange man ausgewogen vegetarisch isst. Das würde in Hypochondrie führen und den Appetit vermiesen! Der Herrgott hat ja auch dafür gesorgt, dass die Tiere nicht erst Biochemie studieren müssen. "Und er ernährt sie doch." Im Kapitel **Säuren und Basen** kommen wir auf den Seiten 420ff darauf noch sehr ausführlich zurück.

Ich will aber die Osawa-Lehren hier unabhängig von meiner Beurteilung erst einmal zu Ende schildern. Das Verhältnis 5:1, wie es im Reis durch das Verhältnis von Kalium und Natrium vorherrscht, dient in dieser Lehre als Richtungsweiser für die Auswahl von entweder mehr *basischen* oder eher *sauer* sich auswirkenden Lebensmitteln.[92]

Nach meinem Dafürhalten führt die Makrobiotik schlimmer noch als die **Haysche Trennkost** und ähnlich wie die **Rotationsdiät von Randolph und Mackerness** in Ernährungshychondrie. Man wird darunter abhängig von oft selbst ernannten Therapeuten, und durchschaut schließlich den Wald nicht mehr vor Bäumen. Man verliert schlichtweg den Durchblick und verzettelt sich in krankhafter Beobachtung jeder körperlichen Äußerung statt gesunde Achtsamkeit walten zu lassen. Ich habe mich natürlich auch mit Makrobiotik, Hayscher Trennkost und der Rotationsdiät ausgiebig auseinander gesetzt. Sonst würde ich sicher kein Statement dazu abgeben. Lesen sie dazu auch von Max Otto Bruker: *Wer Diät isst, wird krank*. Erschienen im emu-Verlag.

Ein Kapitel über Rotationsdiät und Haysche Trennkost habe ich darum nicht eingefügt, weil ich ihnen keinen Platz innerhalb geradlinigen naturheilkundlichen Maßnahmen noch natürlicher Ernährung einräumen möchte. Allen gemeinsam ist zusammen mit der Makrobiotik, dass sie vollwertige Nahrung propagieren allerdings diätetische Einschränkungen erwarten und Betonungen auf Einzelheiten legen, die unter absolut vollwertiger, und vor allem roher, naturbelassener Nahrung nicht erforderlich sind. Der Herrgott hat die Wiese auch nicht in Planquadraten konzipiert, auf denen wir zu bestimmten Uhrzeiten bestimmte Kräuter und diese in bestimmten Kombinationen zu essen hätten. Die volle Natur macht keine derartigen Vorgaben.

---

91   Siehe pH-Tabelle in der Fußnote 15 von Seite 37 und das Kapitel **Säuren und Basen** auf den Seiten 420ff
Man kann auch in die Internet-Suchmaschine eingeben: Saure und Basische Lebensmittel. Es erscheinen dann verschiedene Tabellen. Ich möchte aber nochmals vor jeglicher Übertreibung warnen. Der Körper gleicht in der Pufferung Säuren und Basen aus. Das bezieht sich vor allem auf das Blut. Die Blutwerte sagen aber nichts darüber aus, wie es in den Geweben aussieht, beispielsweise in Herzmuskel, Bindegewebe, Muskeln und Gelenken.
Um ein Gleichgewicht von Säuren und Basen herzustellen, muss sich der Körper entsprechender Mineralien bedienen. Um Säuren aus der Verstoffwechslung von tierischen Eiweiß aus Fleisch, Fisch, Käse, Eiern und aus Kohlenhydraten (Getreide, Mehl, Zucker aber auch Kaffee) zu puffern, sind Kalzium, Kalium, Natrium und Magnesium nötig. Die bezieht der Organismus reichlich aus pflanzlicher Nahrung. Kommen zu wenig der Säure neutralisierenden Mineralien mit der Nahrung herein, holt er sie sich aus dem Körper selbst: Kalzium, Kalium......
92   **Eine unmaßgebliche Richtlinie von mir:** Gemüse ist primär als basisch, Fleisch, Nüsse, Saaten sind eher als sauer einzustufen. Saure Früchte hingegen sind basisch! Süße Früchte sind teils als basisch zu bezeichnen, teils sind sie in der Mitte, d.h. neutral, nämlich durch ihren natürlichen Zuckergehalt. Ich empfehle nochmals, solche Überlegungen überhaupt zu unterlassen, da sie zu keinem sinnvollen Ziel führen. Der Herrgott sorgt für den Ausgleich durch das System der Pufferung, worauf wir weiter unten auf den Seiten 420ff noch zu sprechen kommen werden.

Ich beschränke mich hier aber auf ein paar wenige Hinweise zur Rotationsdiät. Hinweise auf informative Bücher zur **Klinischen Ökologie (Randolph)**, **Orthomolekularen Psychiatrie (Mackarnass)** und der Begründung zur Rotationsdiät, auf die ich hier nicht weiter eingehen möchte, befinden sich im **alphabetischen Nachschlageverzeichnis** unter dem Stichwort *Rotationsdiät*. Ich habe einschlägige persönliche Erfahrungen, die die Ausführungen der Autoren durchaus bestätigen, habe aber darüber hinausgehend die Erfahrung gemacht, dass 1. bei korrekter Vollwertkost, vor allem unter der unverfälschten, vollkommen naturbelassenen Rohkost und 2. durch homöopathische Konstitutionstherapie sowie Psychotherapie ohne eine derartig hypochondrische Ernährungsweise und Selbstbeobachtung Gesundheit und vor allem die damit verbundene Lebensfreude sich von selbst einpendeln. Wer aber ständig nur beobachtet und nachzuweisen sucht, was wie auf ihn wirkt, kann leicht in Hypochondrie und der damit verbundenen Gebundenheit an seine Sorgen und Ängste abgleiten. Das steigert sich dann noch in Sorgen vor den Sorgen und Angst vor der Angst. Die innere Unbekümmertheit geht verloren, und in Gesellschaft kann nichts mehr gegessen werden. Selbst Menschen mit extremer "maskierter Allergie" - ein Begriff aus dieser therapeutischen Richtung - können diese überwinden, wenn sie sich konsequent an vollwertige Rohkost handeln. Je kränker jemand ist, desto mehr sollte er auf die unterste Schiene, d.h. auf die ursprüngliche Rohkost zurückgreifen. Dann kann er auch seine extremen Allergien gegen in der Luft herumschwirrende Allergene und seine Kontaktallergien allmählich überwinden. So informativ die Bücher sein mögen - und sie sind es ganz bestimmt - so wenig eignet sich nach meinem Dafürhalten diese Kostform.

Die Makrobiotik-Lebensphilosophie von Georges Osawa reduziert die körperliche Gesundheit auf seine empfohlene Ernährungsweise, die allerdings in dieser Form nicht umfassend genug und daher nicht vollwertig ist, weil sie sich hauptsächlich auf Getreide und Reis reduziert und zudem allerlei Missverständnisse der praktischen Durchführung durch ihre Komplexität vorprogrammiert sind. Makrobiotik kann, was allgemein anerkannt wird und keine Polemik darstellt, den Menschen nicht dauerhaft gesund erhalten. Offensichtlich ergaben sich unter dieser Ernährung aber einige Mängel, die sich beispielsweise an Säuglingen ungut auswirkten. Sie erlitten aufgrund des Mangels an Vitamin D Rachitis und Wachstumsstörungen.

Bis man eine solche Lehre überhaupt verstanden hat, benötigt man ein detailliertes Studium, das aber eigentlich völlig unnötig ist und hypochondrische Ängste erspart, wenn man sich schlichtweg im Sinne Kollaths vollwertig ernährt. Die Osawa-Makrobiotik ist vor allem als philosophisch zu verstehen: Eine letztlich private Ess- und Lebensphilosophie von Georges Osawa, die sich auf den japanischen Zen-Buddhismus stützt, ohne Zen zu sein.

In seinen beiden Hauptwerken *Zen Makrobiotik* und *Das Wunder der Diätetik* schrieb Osawa seine Gedanken nieder. Im Rahmen des New-Age (= Neues Zeitalter) brach eine esoterisch geprägte Hippy-Bewegung an, die die Zen-Makrobiotik begeistert aufnahm. Sie war allerdings schon durch Hufeland in Deutschland bekannt geworden. Wir können Hufelands Werk *Die Kunst, das menschliche Leben zu verlängern*[93] kostenlos im Internet lesen.

Mit der Osawa-Zen-Makrobiotik verbindet man allgemein Folgendes: Blumenkinder, I'm so happy, everything is so positive, alternative Lebensgemeinschaften in Kommunen, Ufo-Glaube und Apokalypse, ein bisschen sehr viel Theosophie und Wassermannzeitalter, Indien und nochmals Indien, Guruglaube, Zen-Buddhismus und überhaupt Buddhismus und Hinduismus, Pazifismus, die Suche nach innerem Frieden ohne aufgesetztes Christentum, John Lennons *Imagine there's no heaven...* und in alledem natürlich auch gesunde Ernährung und Vegetarismus. Das

---

93 **Das Buch kann man online lesen:** http://www.heilpflanzen-welt.de/buecher/Hufeland-Makrobiotik/

mögen ein paar Skizzen dazu sein, wie sehr sich die jungen Menschen nach einer von Zwängen freien, heilen und friedvollen Welt sehnten. Da hinein konnte sich die Zen-Makrobiotik aussähen und aufgehen.

Die große **GU Nährwert- und Kalorien-Tabelle** reicht bei einer Umstellung auf normale vollwertig-vegetarische Kost während der ersten Wochen und bis maximal zwei Jahre lang zum Nachschlagen. Man kommt ohne Tabellen und Rezepte von selbst darauf, was gut und richtig ist. Wer immerzu über Säuren, Basen, unter auf und über der Erde Gewachsenem, Eiweiße, Kohlenhydrate, Polysaccharide, Disaccharide, Monosaccharide, Fette, Öle, Vitamine, Mineralien, Spurenelemente, Phytostoffe, Säure-Basen, Pufferung, Homöostase, Retikulozyten, Zitratzyklus usw. usf. etc. pp. u.a. nachdenkt, kommt nicht zum natürlichen Genuss. Ich will es mal drastisch ausdrücken: Wenn sie sich im Liebesspiel der gesamten Anatomie, Physiologie und Biochemie bewusst bleiben wollen, werden sie keine Freude daran haben. Und essen ist ebenfalls eine körperliche Lust, die Freude und Befriedigung mit sich bringt.

Und so stören auch Behauptungen, dass rohes Getreide schädlich sei, weil es gärt, fault, Fuselalkohol im Darm produziere usw.. Man kann wirklich alles ad adsurdum treiben. Hinweise darauf, dass rohes Getreide Babys umbringt, weil es zu sauer, weil es zu grob sei, weil es angeblich Zöliakie auslöst, sind so nicht haltbar. Max Otto Bruker hat es jahrzehntelang bewiesen, wie prächtig Babys gedeihen, wenn ihre Mütter zwar keine eigene Milch haben aber eine Säuglingsmilch unter Hinzufügen von rohem Getreide gegeben wird. Man sollte das Kind nicht mit dem Bade ausschütten, und Brot als *Todeskost* bezeichnen, nur weil wir erkannt haben, dass ein Extrem wie die Makrobiotik auf Dauer nicht gesund ist.

Max Otto Bruker sagte mal, dass jeder, der zur Weisheit der gesunden Ernährung kommt, in eigener Weise religiös wird. Jeder auf seine Weise, weil jeder und jede auf ihre/seine Weise Gott findet. Und so erging es auch Georges Osawa, der eine eigene Lebensphilosophie entwickelte, die mehr oder weniger auf den ihm gewohnten japanischen Grundlagen aufbaute. Für den Rest der Welt taugt das nicht unbedingt. Und besonders alt wurde er auch nicht: 72,5!

Eine wunderbare Lehre von Osawa allerdings behagt mir sehr: *Trinken nur soviel wie Durst vorhanden ist*. Das entspricht der Maxime *Essen nur soviel, wie Hunger vorhanden ist*.

Der Regulator fürs Atmen ist der Kohlendioxidgehalt im Blut, der Regulator für Hunger ist der Blutzucker und der Regulator für Durst ist der bei Flüssigkeitsmangel ansteigende osmotische Druck im Blut. Das antidiuretische Hormon (ADH)[94] sorgt dafür, dass wir trinken, die Flüssigkeit in den Nieren wird erst einmal zurückgehalten, dadurch wird das Blut wieder flüssiger und der Blutdruck steigt auf gesundes Niveau, und auch der Elektrolythaushalt bleibt durch die Pufferung ausgewogen. Nach dem Ausgleich wird die ADH-Ausschüttung wieder geringer. All das und vieles mehr wird vom Herrgott in Regelkreisen bestens geregelt, ohne dass uns das Wie und Warum bewusst sein müsste! Unser Bauchgefühl reicht vollkommen aus! Den Rest regeln die Ordnungsgesetze der Natur oder, wenn sie so wollen: der Herrgott persönlich.

Die Makrobiotik stufe ich persönlich in die etwas abwegigen esoterischen Methoden, die manche Heilpraktiker anwenden und weshalb ich niemals einen Heilpraktiker aufsuchen würde. Während meines eigenen Heilpraktikerstudiums wurden mir diese Menschen immer suspekter. Ich habe wohl eine zu realistische Weltschau.

---

94 Bei der Besprechung von Säuren und Basen kommen wir auf den Seiten 421, 426 nochmals darauf zurück.

> Solange es Schlachthäuser gibt,
> wird es auch Schlachtfelder geben.
> Leo Tolstoi

Pioniere des Vegetarismus im 19. und 20. Jahrhundert

Die Pioniere der Naturheilkunde sind mehr oder weniger alle auch Pioniere gesunder Lebensweise. Einige schränken den Fleischkonsum ein, andere propagieren gleichzeitig, dass er unter bestimmten Bedingungen aber nötig sei. Und wieder andere sind in der einen oder anderen Weise Vegetarier geworden.

Einschränkungen des Fleischkonsums predigten auch mehrere Gründer von Freikirchen und Sekten, die natürlich die Gegner auf den Plan riefen. Auch in biblischen Zeiten hatten die Menschen unterschiedliche Auffassungen zu dem Thema. Und jenseits der Sintflut wie auch heute gibt es Menschen innerhalb wie außerhalb von Kirchen, die eine rein vegetarische Lebensweise empfehlen. Der Glaube, dass Tiere keine Seele hätten und sich der Mensch die gesamte Erde untertan machen dürfe, ist jedenfalls nicht nur im Christentum verankert sondern zeigt sich in einer Gesetzgebung, die Tiere zur Sache abwertet und ihnen nicht dieselben Rechte auf freie Persönlichkeitsentfaltung wie den Menschen zubilligt.

Wie ich gründlich ausgeführt habe, blockieren die Kirchen in ihren Reihen die Umsetzung moderner ernährungsphysiologischer Erkenntnisse. Und selbst da, wo Freikirchen und Sekten die Gesundheit auf ihre Fahnen geschrieben haben, herrscht rege Diskussion über Bibelstellen, die Fleischkonsum empfehlen. Fundamentalismus und Progression, Askese und Freiheit werden auf allen Seiten anders ausgelegt, und die Verwirrung ist groß. Man entzieht sich dem aber dadurch, dass man der Einfachheit halber bei den alten Gewohnheiten bleibt. Der Aberglaube, dass wir immer weiter nach unseren Gewohnheiten leben sollten, weil uns diese Sicherheit suggerieren, ist aber allgemein verbreitet und nicht an christliche Kirchen gebunden.

Wir wollen in den folgenden Kapiteln mehrere deutsche Pioniere der Lebensreform kennen lernen. Einige sind uns schon bekannt. Ich möchte ihnen gern auch einige, zu Unrecht in Vergessenheit geratene vorstellen. Und so unternehmen wir gemeinsam auch eine Expedition zu britischen, amerikanischen und lateinamerikanischen Pionieren.

Padre Tadeo ist in Deutschland völlig unbekannt. Niemand hat das Wirken dieses großartigen Kneipp-Schülers überhaupt mitbekommen, der aus Wiesent in der Nähe von Regensburg stammte. Und darum füge ich ein paar Fotos bei. Ich kam mit der Geschichte dieses Paters nur darum in Berührung, weil ich in Zentralamerika mit den Lehren seines dankbaren chilenischen Schülers, Manuel Lezaeta Acharan, vertraut wurde, als ich so schrecklich krank war. Tadeo ist ein Schüler Kneipps, und Acharan wurde Schüler von Padre Tadeo. Doch mehr dazu in einem eigenen Kapitel.

Ebenso ist Alfred Brauchle kaum noch jemandem bekannt, und ich halte es für wichtig, auch ihm ein Denkmal zu setzen. In allem aber ist mein Anliegen, durch die Darstellung unterschiedlicher Erfahrungen und Wege ein Gesamtbild der Lebensreform zu unterbreiten, die längst nicht aufgehört hat, denn so lange es noch verbohrte Wissenschaftsgläubige gibt, die sich den ewig wahren Naturordnungen in geradezu häretischer, ja, trotziger Weise widersetzen, so lange sind wir aufgerufen, wie auch die Kirche von unten, also aus dem Volk heraus, aufbauend zu wirken.

> Im Schweiße deines Angesichts sollst du dein Brot essen, bis du zurückkehrst zum Ackerboden; von ihm bist du ja genommen. Denn Staub bist du, zum Staub musst du zurück.
>
> Genesis 3:19

Adolf Just[95]

Zu Beginn seines Schaffens von der medizinischen Gemeinde angefeindet, ja als Scharlatan geächtet, gilt Adolf Just heute als Pionier der modernen Naturheilkunde. Sein Buch *"Kehrt zur Natur zurück!"* gilt als Standardwerk. Wegweisend war die von ihm 1896 gegründete Naturheilanstalt Jungborn. Wer war dieser Mann, der bereits vor über 100 Jahren eine Lebensweise im Einklang mit der Natur propagierte, die noch heute aktuell ist?

Adolf Just wurde am 8. August 1859 als ältestes von zwölf Kindern in Lüthorst geboren, einem Dorf bei Einbeck in der damaligen Provinz Hannover. Die Eltern bewirtschafteten einen Bauernhof und eine kleine Gastwirtschaft. Schon als Kind musste Just mit anpacken, da sich die Familie vollständig von dem ernährte, was sie erwirtschaftete. Auch ihre Kleidung stellten die Justs aus Flachs und Wolle selbst her - eine Erfahrung, die Adolf Just in seinem späteren Leben als Naturheilkundler prägte.

Der Ortspfarrer Georg Klein, Onkel und Erzieher von Wilhelm Busch, erkannte das geistige Potenzial des Kindes und wirkte auf den Vater ein, damit Adolf Just das Real-Gymnasium in Goslar besuchen konnte. Da eine Nervenschwäche ein Studium unmöglich machte, ergriff Just einen praktischen Beruf und begann eine Buchhändlerlehre in Leipzig, die er in einer renommierten Buchhandlung in Braunschweig abschloss. Seine Begabung machte ihn zum Leiter und später zum Mitinhaber des Geschäfts, das er zu hohem Ansehen über die Region hinaus führte.

Im Laufe der Jahre wurden die Anfälle seines Nervenleidens zunehmend unerträglich und führten ihn "bis an die Tür des Irrenhauses", wie Just selbst sagte. Keine Behandlung führte zum Erfolg und so entschloss sich Just, sich selbst mit der Medizin zu beschäftigen und nach alternativen Methoden zu suchen. Sein Beruf bot ihm ausreichend Gelegenheit und umfangreiche Literatur. Jede ihm aussichtsreich erscheinende Therapie probierte er aus: Er wusch sich mit "Gesundheitsseife", trug Wollkleider und tat nur das, was er für gesund hielt. Sein Leidensweg brachte ihn unter anderem auch in Kontakt zu den Heilmethoden von Sebastian Kneipp und Louis Kuhne, nach denen er strikt lebte.

Der Umzug aufs Land, verbunden mit körperlicher Arbeit in der freien Natur und einfacher Kost verbesserten seinen Zustand merklich. Bestärkt durch diese Erfahrungen suchte Just zunehmend nach Möglichkeiten, so natürlich wie möglich zu leben. Seiner Ansicht nach hatten die Menschen im Laufe der Jahrhunderte, bedingt durch Aufklärung und technischen Fortschritt, den Bezug zur Natur verloren. Diesen Einklang galt es wiederherzustellen, denn: "Alle Menschen, die etwas leisten wollen, nehmen die Natur zur Hilfe. Gott ist so nahe, und die Handvoll Erde, das Wasser, die Luft und die Sonne sind auch so nah."

Belächelt von seinen Mitmenschen ließ er sich inmitten eines Waldes eine "Lichtlufthütte" errichten, die bis zu einem Meter Höhe aus Ziegelmauerwerk und darüber aus gitternetzartig

---

95 Mit Abdruckerlaubnis übernommen aus dem Stadtportrait von Blankenburg im Harz
http://www.blankenburg.de/index.php?menuid=35&reporeid=76

angeordneten Holzlatten bestand. Ein Dach schütze vor Niederschlägen. Tag wie Nacht frischer Luft ausgesetzt, schlief er auf dem Boden und ernährte sich vor allem von Nüssen sowie von rohem Obst und Gemüse, Früchten und Beeren aus dem Wald. Justs erfolgreiche Eigentherapie sprach sich herum, die Schar begeisterter Gleichgesinnter wuchs. Sie drängten ihn, eine eigene Naturheilanstalt für das von ihm entwickelte Verfahren zu eröffnen.

Der Jungborn

Am 21. Juni 1896 war es soweit: Auf dem anfangs knapp zehn Hektar großen Areal im Eckertal bei Stapelburg errichtete Just zwei nach Geschlechtern getrennte Lichtluftparks mit offenen und geschlossenen Lichtlufthäuschen. Eine Gärtnerei stellte die Versorgung mit Obst und Gemüse sicher, auf dem 2,5 Hektar großen Jungbornacker wurden Getreide und Kartoffeln angebaut. Der Jungbornackerhof beherbergte Pferde und andere Nutztiere und verfügte über einen Fuhrpark mit Wagen und Kutschen. So war für alles gesorgt, damit sich die Kurgäste voll und ganz einem Leben im Einklang mit der Natur widmen konnten: Wasser, Erde, Licht und Luft als Quell für Gesundheit und Wohlbefinden. Unter der Leitung seines Bruders Rudolf Just (1877 - 1948) entwickelte sich der Jungborn schnell zur größten Naturheilstätte in Deutschland mit bis zu 350 Patienten täglich.

Franz Kafka, der im Juli 1912 Gast im Jungborn war und dort seine Schaffenskrise überwand, schrieb in seinem Reisetagebuch: "Nackte liegen still vor meiner Tür. Alle bis auf mich ohne Schwimmhose. (...) Wie ein wildes Tier jagt plötzlich ein nackter Greis über die Wiese und nimmt ein Regenbad. (...) Heute früh: Waschen, Müllern, gemeinsames Turnen, Singen einiger Choräle. Ballspiel im großen Kreis (...)." über Adolf Just schrieb Kafka: "Dieser alte, blauäugige Adolf, der alles mit Lehm heilt und mich vor dem Arzt warnt, der mir Obst verboten hat."

Prof. Dr. Karl Kötschau schrieb über den Jungborn: "Es war etwas fundamental Neues, das Adolf Just entdeckt hatte. Wohl gab es längst Wasser- und Luftkuranstalten. Das Neue aber, das Just hinzugefügt hatte, war die Erkenntnis, dass; auch die Erde von großer Bedeutung für die Gesundheit des Menschen war. Ihm lag daran, die Verbindung des Menschen mit der Erde wiederherzustellen."

Anfang der 40er Jahre des 20. Jahrhunderts geriet der Jungborn in die Wirren des Zweiten Weltkriegs. So wurde die Anlage als Lazarett für die Wehrmacht und von Dezember 1943 bis März 1945 im Rahmen der Kinderlandverschickung genutzt. Damals wurden die städtischen Schulkinder aus Angst vor Bombenangriffen auf die umliegenden Dörfer verteilt. Nach dem Krieg war das Jungborn-Gelände Teil der sowjetisch besetzten Zone und beherbergte zunächst eine Tuberkulose-Heilstätte der Provinz Sachsen. 1960 bis 1962 noch als Altersheim genutzt, fiel der Jungborn 1964 im Zuge der Maßnahmen zur Sicherung der innerdeutschen Grenze der Abrissbirne zum Opfer.

"Kehrt zur Natur zurück!"

1896, im Jahr der Jungborn-Gründung, veröffentlichte Adolf Just sein viel beachtetes Werk "Kehrt zur Natur zurück!" mit dem Untertitel "Die naturgemäße Lebensweise als einziges Mittel zur Heilung aller Krankheiten und Leiden des Leibes, des Geistes und der Seele". Das Werk, das in mehrere Sprachen übersetzt wurde, beschreibt in einer medizinisch-philosophischen Betrachtung die naturgemäßen Methoden zur Erlangung bzw. Bewahrung der Gesundheit.

So schreibt Just u. a. über die natürliche Lebensweise: "Auf welche Weise bei der Wiederbefolgung der Naturgesetze die Heilung in unserem Körper vor sich geht, darüber lassen sich nur Hypothesen aufstellen, Genaues wissen wir darüber nicht und brauchen auch nicht zu wissen. (...) Tatsache ist, dass in der vollständig ungestörten reinen Natur alles schön und gut, d. h. gesund ist, und dass auch beim Menschen in demselben Maße, wie er zur Natur und ihren Mitteln zurückkehrt und je nach Belastung und noch vorhandener Lebenskraft schneller oder langsamer alle Störungen und Abweichungen von seinem ursprünglichen idealen Zustand in Körper, Geist und Seele gehoben und wieder ausgeglichen werden. Wenn wir deshalb die Vorschriften der Natur in jeder Hinsicht sorgfältigst wieder zu erkennen suchen und diese, soweit körperliche und geistige Kräfte und sonstige Umstände es uns irgendwie gestatten, mit Ernst und Eifer zu befolgen streben, genügen wir einer Pflicht, wodurch sich das möglichst Beste für unser Wohl von selbst ergibt. (...) Bei allen Krankheiten, bei akuten wie chronischen und auch bei Wunden ist körperliche und geistige Ruhe eine große Hauptsache, denn der Körper hat dabei alle seine Kräfte zum Heilen nötig."

(Ein Nachdruck von "Kehrt zur Natur zurück" kann bei der Heilerde-Gesellschaft Luvos Just GmbH & Co. KG, Otto-Hahn-Straße 23, 61381 Friedrichsdorf, zum Preis von 19,90 Euro inkl. Versandkosten bestellt werden.)

Wiederentdeckung der Heilerde

Seine medizinischen Erfolge und sein Forscherdrang führten Just zur Anwendung von Lehm als universelles Heilmittel. Angeregt durch den Universitäts-Professor Geheimrat Dr. Julius Stumpf, der Bolus alba bei der Behandlung von Durchfällen, Ruhr und Cholera einsetzte, suchte Just nach einer geeigneten Erde, die sich sowohl innerlich wie auch äußerlich einsetzen ließ. Es ist der Verdienst von Adolf Just, ein Verfahren zu etablieren, bei dem Löß durch thermisch-mechanische Aufbereitung einen solch feinen Verteilungsgrad erreicht, dass die Resorptionseigenschaften gegenüber dem unbehandelten Material deutlich verbessert sind.

In der Nähe seiner Wirkungsstätte Blankenburg fand Just ein Lößvorkommen, das seinen Anforderungen entsprach; Löß ist ein Sedimentgestein mit Ursprung aus der Eiszeit. Intuitiv nannte er diesen Löß "Heilerde", ein Begriff, der bis heute im Sprachgebrauch verwendet wird. 1898 führte er die äußerliche Anwendung der Heilerde ein, 1918 gelang ihm der Durchbruch, die Heilerde auch innerlich anwenden zu können. Im selben Jahr gründete er die "Heilerde-Gesellschaft Luvos Just", die noch heute Heilerde-Produkte herstellt und vertreibt.

Justs Heilerde entwickelte sich rasch in Deutschland und im benachbarten Ausland zum Inbegriff für ein natürliches Therapeutikum bei Magen-Darm-Problemen und zur Behandlung von Haut- und Muskelerkrankungen. Namhafte Ärzte im In- und Ausland griffen Justs Heilerdeanwendungen auf. Heute ist Luvos Heilerde das einzige in Deutschland zugelassene Naturarzneimittel mit dem Wirkstoff Heilerde gegen Sodbrennen, durch Säure bedingte Magenbeschwerden und Durchfall.

Das Verdienst von Adolf Just

Adolf Justs Bruder Rudolf schrieb anlässlich seines 75. Geburtstags in den "Jungborn-Blättern": " Was für ein Verdienst hat Adolf Just nun um die Menschen? Darüber lässt sich ganz kurz sagen: Er hat Gesunde und Kranke eindringlichst aufgefordert, sich wieder unmittelbar unter die Gesetze der Natur zu stellen. Um sie von der Wichtigkeit und von dem höheren Wert natürlichen Lebens und natürlicher Ernährung zu überzeugen, hat er selbst unter größten Opfern in eiserner Selbstzucht ein strenges Leben in und mit der Natur geführt. Er hat eine Stätte geschaffen, wo Gesunde sich erholen und Kranke genesen können, eine Stätte, die ein Beweis für die Durchführbarkeit und Richtigkeit seiner Ideen ist und zur Schule für naturgemäßes Leben wurde. Adolf Just hat die Kranken zur Selbstbesinnung aufgefordert, indem er ihnen klarmachte, dass sie gesund werden könnten, wenn sie die Heilkräfte der Natur auf sich wirken ließen und ihnen ihr volles Vertrauen schenkten, wenn sie nicht passiv die Hände in den Schoß legten und warteten, sondern aktiv an der Genesung mitarbeiteten (...)."

Heute gilt Adolf Just als Pionier der Naturheilkunde, sein Buch "Kehrt zur Natur zurück!" als Standardwerk. Eine Entwicklung, die sich am Anfang seines Schaffens nicht abzeichnete. Im Gegenteil. 1907 wurde Just sogar der Prozess gemacht wegen der "Verwendung der Erde auf frischen und alten Wunden." überzeugt von seinem Weg entgegnete Just in seinem Schlussplädoyer: "In 20 Jahren werden vielleicht an dieser Stelle Leute verurteilt, die Wunden behandeln und keinen Lehm genommen haben."

Große Anerkennung fand sein Werk in Nordamerika, wo ihm 1926 von der Hochschule für Naturheilkunde in New York das Diplom des "Doctor of Naturopathy" verliehen wurde.

Am 20. Januar 1936 starb Adolf Just im Alter von 77 Jahren, sein Gedankengut lebt in der Heilerde-Gesellschaft und im Engagement des wiederbelebten Jungborn in Stapelburg fort.

> Wenn du merkst, du hast gegessen,
> hast du schon zu viel gegessen.
> Pfarrer Kneipp

Pfarrer Sebastian Anton Kneipp

Kneipp wusste nur zu gut, dass seine Schäfchen so ihre Probleme mit allzu gesunder Kost hatten, machte ihnen keine starren Vorschriften, empfahl aber eine ausgewogene Kost. Und da es unsere fabrikatorisch veränderte Zivilisationskost in der Form wie heute noch nicht gab, spielte die Ernährung auch noch nicht eine solch entscheidende Rolle. Wir werden allerdings noch beim Kapuzinerpater Tadeo aus Wiesent und dessen chilenischem Schüler Manuel Lezaeta Acharan sehen, wie diese gerade durch Kneipps Ernährungslehren gesund wurden und diese dann noch vertieften. Es kam also ganz darauf an, auf welchen Boden die Kneippschen Lehren fielen. *"Wer Ohren hat, der höre!"*, sagte Jesus Christus. Und *"wer nicht hören will, muss fühlen"*, sagt der Volksmund. Jesus öffnete die Ohren und heilte Taubstumme. Tatsächlich geschehen? Im übertragenen Sinn zu verstehen? **(Matthäus 11:15 und Markus 4: 23)**

Sebastian Kneipp, geboren am 17. Mai 1821 in Stephansried und am 17. Juni 1897 in Wörishofen gestorben, war katholischer Pfarrer. Allerdings kam er erst auf einem Umweg dazu, denn zuvor erlernte er, wie sein Vater, das Weberhandwerk, denn seine Eltern erlaubten ihm seinen Traumberuf nicht. Darum sparte er ab seinem 18. Lebensjahr heimlich für sein Theologiestudium.. Er entschloss sich kurz vor dem Tod seiner Mutter mit 21 Jahren, das Abitur nachzuholen, um studieren zu können.

Aber das Schicksal spielte ihm einen bösen Streich, denn 1842 brannte das Elternhaus nieder und damit auch sein heimlich gespartes Geld. Daraufhin verließ er sein Elternhaus und ging, wie damals bei jungen Männern üblich, erst einmal auf Wanderschaft. Dabei lernte er auch den Kaplan Matthias Merkle aus Grönenbach kennen. Und dieser gute Mensch erkannte Kneipps Berufung und ermöglichte ihm den kostenfreien Besuch des Gymnasiums in Dillingen, dass er ab 1843 besuchte.

1848 begann er sein Theologiestudium in Dillingen und München. Aber Sebastian Kneipp erkrankte an Lungentuberkulose, die damals noch unheilbar war. Viele Menschen erkrankten daran. So auch schon Friedrich Schiller, der jahrzehntelang dahin siechte und schließlich 1805 elendig starb. Kneipp gab nicht auf, aber seine wohl mehr als einhundert Besuche bei Ärzten blieben erfolglos, denn weder war Penicillin schon erfunden worden noch wussten diese studierten Leute etwas über den Einfluss gesunder Ernährung. Heute ist allgemein bekannt, dass diese sehr großen Einfluss darauf hat, überhaupt nicht erst zu erkranken.

In der Münchner Hofbibliothek stieß Kneipp auf das Buch *Unterricht von der wunderbaren Heilkraft des frischen Wassers* von Johann Siegmund Hahn und behandelte sich selbst. Es gab zwar keine Verbesserung, aber der Zustand schritt auch nicht mehr voran. Von da an badete er täglich bei Dillingen, Sommer wie Winter, in der Donau und führte selbst nachts noch kalte Waschungen durch.

1852 wurde Sebastian Kneipp in Augsburg zum Priester geweiht und trat in Biberach seine erste Stelle an. Als Kneipp aufgrund des Ausbruchs der Cholera mit heißen Essigwasserwickeln Leute zu behandeln begann und Häuser ausräucherte, wurde er der *Cholerakaplan* genannt und wegen Kurpfuscherei angezeigt. Das blieb aber ohne Folgen für ihn, weil selbst die Richter seine Heilerfolge anerkannten. Er selbst sah sich lebenslang als Priester und medizinischer Laie.

1855 wurde Sebastian Kneipp Beichtvater der Dominikanerinnen in Wörishofen. Und 1881 Pfarrer daselbst. Schon ein Jahr später erwarb er Grundstücke und baute 1888 (Geburtsjahr meiner Urgroßmutter) das erste Badehaus. 1886 erschien von Sebastian Kneipp das bis heute viel gelesene Buch *Meine Wasserkur*. Und 1889 wurde das zweite Buch *So sollt ihr leben* von Sebastian Kneipp veröffentlicht.[96] 1889 wurde auch das erste Priesterkurhaus als erste Stiftung Kneipps erbaut, und 1890 der erste Kneipp-Verein gegründet. In diesem Jahr reiste der inzwischen berühmte Pfarrer Kneipp zu mehreren Vortragsreisen bis nach Budapest und Paris.

Kneipps Sorge um seine Schäfchen konzentrierte sich als praktisch verstandene Seelsorge immer mehr auf die Gesundheit, denn nur in einem gesunden Körper wohnt auch ein gesunder Geist. 1893 ließ er aus dieser Überzeugung heraus die Kurklinik *Kneippianum* für Frauen und Männer sowie das Kinderasyl, heute Kneippsche Kinderheilstätte, bauen. Und trotz aller Aktivitäten, die ihn auf Trapp halten, fand er noch Zeit zum Bücherschreiben und veröffentlichte - ebenfalls 1893 - seine Bücher *Mein Testament für Gesunde und Kranke* und den *Ratgeber für Gesunde und Kranke*.

Im folgenden Jahr – 1894 – entstand der internationale Kneippbund, in dem sich zunächst 24 Ärzte zusammenschlossen. Der persönliche Höhepunkt im Leben Sebastian Kneipps wurde aber die Fahrt nach Rom zur Priesterweihe des Bruders von Dr. Baumgartner, einem Kneipparzt. Papst Leo XIII. war an den Kaltanwendungen interessiert und gab Kneipp den ehrenwerten Titel Monsignore. Er ernannte ihn zum päpstlichen Geheimkämmerer. Im selben Jahr hielt Kneipp vor über 3.000 Zuhörern zwei Vorträge in Berlin.

Kneipps Therapie stieß in seiner eigenen Tumorerkrankung jedoch an die Grenzen der Naturheilverfahren. Er ließ sich nicht operieren sondern ließ der Natur auch im Sterben seinen Lauf. Pfarrer Sebastian Anton Kneipp starb am 17. Juni 1897 im Alter von 76 Jahren in Bad Wörishofen, wo er unter großer Anteilnahme beigesetzt wurde.

Er wird bis heute als einer der größten Pioniere der modernen Ganzheitsmedizin angesehen, und seine Lehre wurde inzwischen wissenschaftlich bestätigt.

---

96 Sebastian Kneipp.
Der Ehrenwirth-Verlag veröffentlichte die beiden folgenden, wichtigsten Bücher Kneipps in einem Band *Meine Wasserkur – So sollt ihr leben*

Sie können hier kostenlos das ganze Buch lesen:
http://www.kneipp.0nyx.com/
http://www.med-serv.de/medizin-buch-wasserkur-0-2-1.html

> Was du ererbt von deinen Vätern hast, erwirb es, um es
> zu besitzen. Was man nicht nützt, ist eine schwere Last,
> nur was der Augenblick erschafft, das kann er nützen.
>
> Johann Wolfgang von Goethe

Heinrich Lahmann[97]

Heinrich Lahmann wurde am 30. März 1860 in Bremen geboren und starb am 1. Juni 1905 auf seinem Friedrichthaler Gut bei Radeberg. Er ist einer der Mitbegründer der wissenschaftlichen Naturheilkunde.

Zunächst studierte er ab 1880 in Greifswald Philosophie, setzte sein Studium ein Jahr später in Leipzig fort und wechselte 1883 nach Heidelberg, wo er Medizin studierte. 1885 promovierte er und ließ sich noch im selben Jahr in Stuttgart als Arzt nieder. Als überzeugter Lebensreformer legte er Wert auf natürliche Kleidung und Schuhe und auf gesunde Ernährung und entwickelte bereits in Stuttgart Reformunterwäsche aus Baumwolle.

Lahmann verlangte nicht von jedem vegetarische Kost, legte aber auf eine überwiegend basische Ernährung Wert. Fleisch sollte auf den Sonntag beschränkt bleiben und im übrigen sollte vegetarisch gegessen werden. Er bezeichnete Tiere als seine Geschwister und sah im Fleischverzehr eines der Grundübel. Er entwarf gesunde Schuhe und empfahl, Kissen statt mit Federn mit Pflanzen zu füllen.

1887 wurde er Chefart in Chemnitz und zog im selben Jahr an den Weißen Hirsch, einem noblen Dresdener Vorort oberhalb der Elbe. Am 1. Januar eröffnete er in der Bautzner Landstraße 7 *Dr. Lahmanns physiatrisches Sanatorium*. Im selben Jahr heiratete er Pauline Haase, mit der er im Laufe der Jahre sechs Kinder hatte.

Bedeutende Persönlichkeiten gingen bei ihm ein und aus, und selbst Maximilian Bircher-Benner informierte sich bei ihm, bevor er sein eigenes Sanatorium in Zürich gründete.

Leider starb Lahmann bereits mit nur 45 Jahren an einer Herzmuskelentzündung, die er durch eine Grippe erlitten hatte. Heute wäre das ein Fall für eine Herztransplantation gewesen. Er wurde auf dem Waldfriedhof am Weißen Hirsch im Familiengrab beigesetzt.

Der Begründer des Autogenen Trainings, Johannes Heinrich Schulz, leitete das Sanatorium von 1920-1924.

Heinrich Lahmanns Sanatorium erlangte Weltruhm und bestand bis 1945. Es wurde 1946 Lazarettstation der sowjetischen Armee. Auch während des Ersten Weltkrieges diente es als Lazarett. Leider verfiel es nach der Wende (Wiedervereinigung der beiden deutschen Hälften), da es Erbstreitigkeiten gab, wie ich aus sicherer Quelle erfuhr.

Leider konnte sich auch ein geplanter Ausbau zu einer Seniorenresidenz nicht durchsetzen. Es ist sehr traurig, dass dies bedeutende Denkmal der Lebensreform und das Werk eines so großen Mannes in den Wirren von so etwas Profanem wie Erbschaftsquerelen einfach verfällt und sich bald nur noch wenige an Heinrich Lahmann erinnern werden.

---

[97] http://www.dresden-weisser-hirsch.de/Service/Download/Flyer_Lahmann_Sanatorium.pdf

> Nichts auf der Welt ist so weich und nachgiebig wie das Wasser.
> Und doch bezwingt es das Harte und das Starke.
>
> Laotse

Louis Kuhne

Louis Kuhne wurde am 14. März 1835 in Lössen bei Delitzsch geboren und starb in Leipzig am 4. April 1901. Er war Zeitgenosse von Pfarrer Sebastian Kneipp, war Naturheilkundler und vertrat die Hydrotherapie = verschiedene Wasseranwendungen wie auch Kneipp.

Kuhne war Vegetarier, sehr selbstbewusst und lehnte sowohl Zucker als Salz strikt ab. Er erkannte, dass Salz zusammen mit dem dadurch im Körper zurückgehaltenen Wasser ausscheidungspflichtige Stoffe zurückhält und sprach von *Toxemie*, auf die für ihn letztlich alle Krankheiten zurückzuführen waren. Dadurch, so postulierte er, käme es zur Selbstvergiftung, was auch zu Veränderungen an Organen führe, bis es schließlich zur nachhaltigen Erkrankung der Organe käme. Im Grunde sehe ich hierin eine Vorstufe zu Reckewegs Homotoxikologie![98]

Aus diesem Blickwinkel war es für ihn selbstverständlich, nicht nur durch Schwitzen, kalte Wasseranwendungen, Umschläge und dergleichen zu behandeln, sondern entsprechende Ernährungsvorschriften einzuhalten. Denn was nützen die naturheilkundlichen Ausleitungsmethoden aller Arten, wenn die innere Selbstvergiftung durch ungesunde Ernährung, Salz und Zucker aufrecht erhalten wird?

In seinem Werk *Die neue Heilswissenschaft* legte er seine Erkenntnisse dar, um sie unter die Leute zu bringen. Da er auch die übliche Verstopfung (Obstipation) und Verdauungsprobleme als Ursachen für Krankheiten ansah, behandelte er auch dies mit natürlichen Mitteln.

Hier ein Auszug aus Kuhnes Buch *Die neue Heilwissenschaft*, wo er das Sitzreibebad für Frauen und Männer erklärt. Eine Fußbank wird in die Wanne gestellt, wobei die Wanne bis zur Höhe des Popos mit kaltem Wasser gefüllt wird. *„Die Badende setzt sich alsdann..., taucht ein grobes leinenes Tuch.... in das darunter befindliche Wasser und beginnt nun, mit jenem Tuche möglichst viel Wasser heraufholend, den Geschlechtsteil sanft zu waschen. Kein anderer Körperteil kommt mit dem Wasser in Berührung. Es sei besonders betont, dass diese Waschung nur die äußeren, nicht etwa die inneren Schamteile treffen, und dass kein scharfes Hin- und Herscheuern, sondern nur ein sanftes Waschen mit möglichst vielem Wasser stattfinden soll. .... Die Temperatur des Wassers für das Reibesitzbad sei so kalt, wie die Natur es bietet (8—12° R. = 10—14° C) .....*

Die Dauer jenes Bades ist 10—60 Minuten, je nach dem Alter und dem Kräftezustand der Patienten.... Bei den Männern.... wird der äußere Rand d. h. die Spitze der Vorhaut unterm Wasser gewaschen. Der Badende hält am besten mit Mittel- und Zeigefinger.... die vorgezogene Vorhaut vor der Spitze der Eichel zusammen, so dass letztere von der Vorhaut völlig bedeckt ist und wäscht nun leise unterm kalten Wasser fortwährend mit einem Jute- oder Leinentuche in

---

[98] Im Grunde haben alle Naturheiler durch alle Zeiten hindurch dasselbe erkannt und sich unter gewissen Lieblingsthematisierungen der Problematik zugewandt, dass der Mensch selbst für seine Krankheiten verantwortlich ist und durch Richtigstellung der gesamten Lebensweise von selbst wieder gesund wird. Ob nun die Griechen sich den Körpersäften zuwandten, ob man mit Einläufen und Abführmitteln oder durch Schröpfen und Aderlass nachhalf, mit Homöopathie auszuleiten und umzustimmen suchte, von Homotoxinen wie Reckeweg sprach oder von schädlichen Einflüssen durch Zucker, Kochsalz und raffinierter Nahrung: Immer erkannte man, dass es die Geisteshaltung des Menschen ist, die entweder die Gesundheit aufrecht erhält oder zu krank machenden Verhaltensweisen führt.

Taschentuchgröße, welches er in der rechten Hand unter Wasser hält, die äußerste Spitze oder die äußerste Kante der vorgezogenen Vorhaut."

Die gewählten Körperstellen, so schrieb er, sind für das Sitzreibebad deshalb besonders geeignet, weil hier die meisten Nerven zusammenlaufen, so dass auf diese Weise das gesamte Nervensystem des Organismus positiv beeinflusst werden kann.[99]

Schon zu seiner Zeit erkannte er den negativen Einfluss der Industrialisierung und sprach vom *industrialisierten Menschen*. Louis Kuhne begnügte sich auch nicht mit den genannten Erkenntnissen und Verfahren sondern erkannte aus der **Physiognomik**,[100] aus dem Gesichtsausdruck und der Haltung seiner Patienten also, deren Krankheiten wie auch Therapiewege zur Wiederherstellung ihrer Gesundheit.

Luis Kuhne schloss aus der Tatsache, dass Kranke oft Fieber haben, dass Krankheiten Fieber erzeugen und jedes Fieber eine krank machende Ursache hat, dass Fieber eine Gegenmaßnahme als Abwehr des Körpers gegen Ablagerungen von Fremdstoffen im Körper darstellt. Die Ablagerungen, so erkannte er, beginnen an den Ausleitstellen des Körpers. Von dort wandern Sie in Richtung Kopf. Erkennen lassen sich diese Ablagerungen von außen und mit Hilfe der Gesichtsausdruckskunde. Solche Erkenntnisse wurden in der Zukunft durchaus weitergeführt. So zum Beispiel durch die Rolle, die der Masseur vor der eigentlichen Massage mit den Fingern entlang des Rückens aufwirft, um Verspannungen genauer lokalisieren zu können.

Unter Gesichtsausdruckskunde = Physiognomik verstand Kuhne nicht nur die Betrachtung des Gesichtes, sondern bezog den ganzen Körper mit ein. Dabei unterschied er vier Belastungen, anhand derer er erkannte, wo sich Giftstoffe ablagerten und welche Organe erkrankt waren. Im Turm-Verlag ist dazu ein Werk Kuhnes erschienen: *Die Gesichtsausdruckskunde*.

Wie bei so Vielem, dass uns wie eine Neuentdeckung erscheint, gibt es auch in der Physiognomik Vorläufer. So im Schrifttum im aristotelischen Organon, bei Cicero, Plinius, Seneca und anderen antiken Größen. Besonders gute Beobachter waren natürlich die Maler! Denken wir an Dürers Gesichter, an die Körperhaltungen, mit denen Menschen nicht nur ihren Charakter verraten. Besinnen wir uns auch auf die Kretschmerschen Grundtypen, durch die wir vier verschiedene Konstitutionstypen kennengelernt haben.

Denken wir in dem Zusammenhang aber auch an die *Grundformen der Angst* von Fritz Riemann[101], wo er in eigener Weise vier Grundtypen analysiert und so zu umfassendem Verständnis der Verhaltensweisen von Menschen gelangt.

---

99 Wir wissen zudem, dass hier eine besonders starke Durchblutung stattfindet und durch ein großes Adergeflecht gewährleistet wird. Darum kommt es hier durch ungute Kost leicht zu Hämorrhoiden, also Krampfadern um den Schließmuskel des Afters herum aber auch zu Durchblutungsproblemen der äußeren Geschlechtsteile, was sich wiederum nach innen hinein auswirkt. Wir können davon ausgehen, dass es durch Mangelernährung im Sinne Kollaths zur Mesotrophie auch in diesem Bereich und zu den unterschiedlichsten Krankheitsbildern bei Männern wie Frauen gleichermaßen kommen kann.
Ein kühles Sitzbad beruhigt nicht nur die Nerven sondern führt nach dem Bad zu einer besonders guten Durchblutung im Anal- und Genitalbereich. Nach Saunagängen bringe ich mit dem Wasserschlauch intensiv eiskaltes Wasser auf diesen Körperbereich und forme mir, so erreichbar, aus Schnee zwei Zäpfchen, die ich vorn wie hinten einführe. Sie schmelzen rasch, und anschließend ist eine gute Durchblutung im Anal- und Genitalbereich sicher. Diese regelmäßig durchgeführte Prozedur beugt Hämorrhoiden, Inkontinenz und Scheidenatrophie vor und ist ebenso eine gute Therapie bei bereits vorhandenen Problemen.
100 Für rasche vertiefende Informationen: http://de.wikipedia.org/wiki/Physiognomik
101 Fritz Riemann – *Grundformen der Angst* – Reinhardt-Verlag

> Geh mir ein wenig aus der Sonne.
> Diogenes von Sinope

Arnold Rickli[102]

Es ist schon manchmal merkwürdig, was von einem Menschen übrig bleibt. Als hätte er nur eine Facette gehabt. Und so bleibt mit dem Namen Arnold Rickli der *Sonnendoktor* verbunden, und dass er die Menschen bei jedem Wetter fast nackt in die Natur hinaus schickte. Er ist der Erfinder der *Atmosphärischen Kur* und wurde durch seine Licht- und Luftbäder bekannt. Rickli war Vegetarier und Anhänger der Lebensreform. Vielleicht mögen sie sich im Internet das in der Fußnote genannte, sehr informative Video dazu einmal anzusehen.

Arnold Rikli wurde am 13. Februar 1823 in Wangen an der Aare im Kanton Bern in der Schweiz geboren und starb am 30. April 1906 in Österreich in Sankt Thomas/Kärnten. Sein Vater war Politiker und Besitzer einer Färberei, in der er später mitarbeitete. Er gründete um 1845 mit seinen Brüdern Karl und Rudolf eine eigene Garnfärberei in Seebach Seeboden am Millstätter See (Kärnten).

Parallel zu seinem Broterwerb als Färber beschäftigte er sich mit Naturheilkunde, erfand einen Bettdampf-Apparat und wurde allgemein der *Wasserarzt* genannt. Wie so oft, ist es die Genesung von eigener Krankheit, die sich dankbar derjenigen Mittel besinnt, die dazu verholfen haben, wieder gesund zu werden. Was für einen selbst gut ist, das muss, so denkt man gern, für jeden Menschen das Allerbeste sein. Und so zog er 1854 nach seiner erfolgreichen Genesung samt Familie nach Veldes im heutigen Slowenien. Er ist dort bis heute sehr bekannt geblieben und jedes Jahr wird hier der Rickli-Sporttag feiert, an dem die Menschen von weither angereist kommen, um gemeinsam barfuß im Morgentau die Berge hinauf zu steigen.

Rickli gründete in Veldes eine Art Sanatorium und behandelte dort überwiegend Sommergäste, während er sich im Winter in Laibach, Triest und in Gries bei Bozen mit ernster Erkrankten befasste. Dass gerichtliche Streitereien nicht ausblieben, liegt auf der Hand. Damit haben sich praktisch alle Naturheiler herumplagen müssen, ganz gleich, ob sie approbierte Ärzte waren oder nicht. Die Ablehnung beruhte auf Gegenseitigkeit, und Rickli nahm da auch kein Blatt vor den Mund. Wer heilt, hat Recht, dieser heute allgemein beliebte Satz der Alternativmedizin, galt sicher auch für Rickli. Umgekehrt allerdings nicht für die Ärzte, die sich ja selbst dann im Recht fühlen, wenn sie wieder mal einen Patienten unter die Erde therapiert haben. Als Zufalls- oder Spontanheilungen bezeichnen sie es, wenn ein Mensch von jahrelangem Siechtum befreit wird, weil er das System der Ungesundheit samt der dieses unterstützenden Ärzteschaft eigenverantwortlich verlässt.

Die Jörg Wolff Stiftung verleiht seit 1989 jährlich den Arnold-Rikli-Preis an Menschen, die sich mit photobiologischer Forschung erfolgreich befasst haben. Zu Riklis Zeiten begnügte man sich einfach mit der Bezeichnung *Sonnendoktor*, und es ist erfreulich, dass die Wissenschaft sich heute in ihrer Weise mit dem Thema beschäftigt, obwohl es wirklich ohne tieferes Hinterfragen auch funktioniert. Wir wollen als denkende Menschen aber immer gern wissenschaftliche Nachweise haben und belegen alles gern mit antik-ausländisch klingenden Fremdwörtern.

---

102 Video über Rikli auf Schwitzerdütsch im Internet.
http://videoportal.sf.tv/video?id=62b6897a-6827-4547-8347-3b57dc739a59

Rickli behandelte seine Patienten natürlich ganzheitlich und bezog auch vegetarisches Essen in seine Licht-Luft-Wassertherapie ein. Die Kurgäste schliefen nachts bei offenen Türen und Fenstern, und die Umgebung nannte sich Riklikum, Luftpark und Arnoldshöhe. Nun muss man sich das durchaus nicht als gepflegte Parkanlage vorstellen, sondern die Menschen kraxelten barfuß über Stock und Stein echte Naturhänge hinauf und hinunter. Vielleicht hat der eine oder andere dabei ja pieksige Steine, Kletten, Strauchwerk und Dornen beiseite geworfen. Auf alten Fotos sieht man die Menschen nahezu nackt und lediglich mit winzigen Höschen bekleidet, was für die damalige Zeit schon höchst kurios war. Und sicher unternahmen die ganz Konsequenten still und verschämt auch völlige Nacktwanderungen.

In den schlichten Kurhäusern gab es Bassins, Duschen und Dampfbäder, und auf den Dächern konnte man sich sonnenbaden, so Sonne da war. Das Hauptprinzip war damals wie heute der Wechsel zwischen heiß und kalt, was man den *atmosphärischen Wechselreiz* nannte. Und so erhoffte man sich das Wiedereinpendeln von seelischem und körperlichem Gleichgewicht. Wenn wir heute in die Sauna gehen, machen wir im Grunde nichts anderes.

Das klimatisch günstig gelegene Veldes mauserte sich zu einem bekannten Kurort und heißt heute Bled. Und Riklis Geist durchwirkt noch heute den Badeort mit seinen Anlagen und Berghütten. Bled ist damals wie heute Treffpunkt bekannter Persönlichkeiten.

Es bestand eine intensive Verbindung zwischen Veldes und Monte Verità.

Monte Veritá

Zu den Anhängern und Freunden Arnold Ricklis gehörten auch der Maler und Sozialreformer Karl Wilhelm Diefenbach (1851-1913), der in Wien eine Landkommune nach den Prinzipien von Rikli gründete. Er beeinflusste die bedeutendsten Lebensreformer, die ihrerseits eigene Ideen weiterentwickelten. Henri Oedenkoven[103], Industriellensohn aus Belgien, kam nach Velden und lernte dort die Pianistin Ida Hofmann aus Montenegro kennen. Ebenfalls die Brüder Karl und Gusto Gräser (aus Siebenbürgen) genossen gern frische Luft, Freikörperkultur und gesundes vegetarisches Essen im Riklikum in Velden, und im Herbst 1900 machten sie sich allesamt gemeinsam nach Ascona auf und besiedelten dort in der Folgezeit einen Weinberg.

Eine Besonderheit war die Art freigenossenschaftliche Bodenreform, in Anlehnung an Silvio Gesell[104] (1862-1930), die es eigentlich schon in alttestamentarischer Zeit gegeben hatte. Niemand musste in biblischen Zeiten Land für sich selbst kaufen. Er musste es lediglich in Besitz nehmen und eine begrenzte Zeit lang, die der eigenen Lebensdauer entsprach, bewirtschaften, bebauen und nutzen. Niemand hatte eigenen Bodenbesitz und konnte ihn auch nicht vererben. In Ascona musste das Land natürlich bezahlt werden. So kam es dann auch, dass, als die Kommune auseinander brach, die Geldgeber das Land verkauften und nach Argentinien auswanderten, wo noch mehr Freiheit auf sie wartete als im engen Europa.

Der *Monte Veritá – Berg der Wahrheit* - liegt über Ascona am Lago Maggiore im schönen Tessin in der Schweiz. Für Alternative, Bohemiaden, Pazifisten, Vegetarier, Künstler, Schriftsteller, Naturheilkundler, Feministinnen, Antroposophen und Freunde der Psychoanalyse war es der Ort der Sehnsucht, wo man seine Ideen frei entfalten und leben wollte. Und der Trend hinaus aufs Land und zurück zur Natur beflügelte sie alle gemeinsam.

Zu ihrem *Berg der Wahrheit – Monte Veritá* gehörte ab dem Ausbruch des Ersten Weltkriegs auch eine Naturheilanstalt. Die Ehefrau von Arnold Fischer, Anna Fischer-Dückelmann (1856-1917), hatte, obwohl sie bereits ihre drei Kinder aufzog, mit 32 Jahren ein Medizinstudium begonnen, das sie sechs Jahre später erfolgreich abschloss. Sie hatte vor ihrer Auswanderung immerhin 17 Jahre lang eine gut gehende Frauenarztpraxis in Dresden gehabt. Aber mit Ausbruch des Ersten Weltkrieges zog es sie zusammen mit Mann und Kindern zum Monte Veritá, wo sie ihre Naturheilanstalt auf *freigenossenschaftlichem Grund und Boden* errichtete. Und so erfüllte sich die Vorstellung Henri Oedenkovens, durch eine Naturheilanstalt, von der Art wie er sie bei Arnold Ricklis Riklikum in Veldes gesehen hatte, eine wirtschaftliche Grundlage zu schaffen.

Es schien ein Paradies zu sein. Unbeschwert lief man nackt herum, wenn es einem beliebte. Luft- und lichtdurchflutete Hütten nach dem Muster Ricklis wurden errichtet. Man lebte alternativ, baute sein Gemüse selbst an und aß nur vegetarisch. Leider zerbrach der Traum bereits

---

103 Andreas Schwab: Monte Veritá – Orell Fuessli-Verlag
   http://www.emmet.de/hb_veri.htm   http://www.emmet.de/hb_veri.htm
104 Silvio Gesell, Begründer der Freiwirtschaft, Vegetarier, Geld- und Bodenreformer. Der ihm unterstellte Antisemitismus war übrigens eine ebenso üble Hetzkampagne wie auch andere Vertreter der Lebensreform sie erleiden mussten. Näheres: http://www.silvio-gesell.de/html/antisemitismus.html#3

nach nur zwanzig Jahren. Das Areal wurde verkauft, und von Bohéme und Freiheit ist nichts geblieben. Allerlei Unmut über unterschiedliche Motive – einige glaubten, sexuelle Freizügigkeit sei das ersehnte Ziel – wie auch allzu abgehobene Vorstellungen einzelner Welt-Aussteiger brachten durchaus nicht immer Ruhe. So endete Lotte Hattemacher in religiösem Wahn; einige glaubten sogar an eine kriminelle Handlung. Die Brüder Gustav und Karl Gräser wurden bereits 1920 wieder hinausgeworfen. Im Jahr 1917 resignierte Oedenkoven. Im Sanatorium durfte wieder Fleisch gegessen werden, Reformkleidung war nicht mehr obligatorisch. Und im Jahr 1920 gab er endgültig auf, verkaufte alles und verließ zusammen mit seiner Frau den Monte Veritá. Sie wanderten über Spanien nach Brasilien aus.

Der Monte Veritá[105] ging durch verschiedene Hände. Im Jahr 1926 übernahm ein Baron von der Heydt das Schicksal des Berges, und die alten Vorstellungen wurden noch mehr aufgegeben. Er wurde zum Zentrum der europäischen geistigen Elite. Nach dem Tod des Barons fiel der Monte Veritá dem Kanton Zürich zu, der weiterhin für kulturelle Aktivitäten sorgte. Teilweise trug der Kanton dann auch zur Gründung der Fondazione Monte Veritá im Jahr 1989 bei. Seitdem finden regelmäßig Workshops und Symposien zu unterschiedlichen natur- und geisteswissenschaftlichen Themen statt.

Zeittafel des Monte Veritá[106]

1869 - 1874	Der russische Anarchist Michail Bakunin lässt sich in Locarno nieder. Er lebt von 173 bis 1874 in der "Baronata" in Minusio. Seine Utopie ist die herrschaftslose Gesellschaft, die größte aller Utopien.
1885 - 1928	Die deutschstämmige, russische Baronin Antonietta von Saint-Léger ist Herrin der Brissago-Inseln. Der botanische Garten ist ihr irdisches Paradies.
1889	Alfredo Pioda, Locarneser Nationalrat und Theosoph, plant mit Franz Hartmann und Gräfin Constance Wachtmeister die Errichtung eines theosophischen Klosters "Fraternitas" auf der damaligen Monescia, dem heutigen Monte Veritá.
1900 - 1920	Die Vertreter des dritten Weges zwischen Kapitalismus und Kommunismus, die Lebensreformer, gründen die zuerst urkommunistische, dann individualistische vegetabilische Cooperative, aus der schließlich die Sonnen-Kuranstalt und das Sanatorium Monte Veritá werden. Die Gründer sind Ida Hofmann, Pianistin und Feministin, und Henri Oedenkoven, Industriellensohn, sowie die Brüder Karl und Arthur (Gusto) Gräser.
1904	Der Anarchist und Arzt Raphael Friedeberg lässt sich in Ascona nieder. Durch ihn kommen viele Anarchisten nach Ascona: Fürst Peter Kropotkin, der Zürcher Armenarzt Fritz Brupbacher, aber auch die früheren sozialdemokratischen Parteikollegen Karl Kautsky, August Bebel und Otto Braun.
1905	Der deutsche Anarchist Erich Mühsam wünscht sich Ascona als "Republik der Heimatlosen, der Vertriebenen, des Lumpenproletariats".

---

105 Entlehnt aus "GENIUS LOCI" – Der Geist des Ortes http://www.emmet.de/hb_veri.htm
106 http://www.csf.ethz.ch/about/history/highlights_DE
Falls sie mit der oben genannten Seite nicht klar kommen, geben sie bitte die nachfolgende Seite ein und geben in "Suchen" **Monte Veritá** ein.   http://www.csf.ethz.ch/about/fmv_DE

1906-1911	Der Grazer Psychiater Otto Gross plant in Ascona eine Hochschule zur Befreiung der Menschheit, die Rückkehr ins kommunistische Paradies.
1909	Die Bohémienne und Schriftstellerin Franziska Gräfin zu Reventlow vertauscht Schwabing mit Ascona und Locarno.
1913-1918	Rudolf von Laban gründet auf dem Monte Verità seine "Schule für Kunst", die der individualistischen Cooperative angegliedert ist, und in der Schüler in alle Äußerungsformen des menschlichen Genius eingeführt werden sollen. Um Laban scharen sich als Schülerinnen Mary Wigman, Katja Wullf, Suzanne Perrottet. Isadora Duncan besucht den Monte Verità
1914-1918	Ascona wird neben Zürich und Bern bevorzugter Emigrantenort. Besonders die Künstler pendeln zwischen der Stadt (Zürich) und Ascona.
1917	Nationaler Kongress für cooperative Gesellschaftsform, neuzeitliche Erziehung, die Stellung der Frau in der Zukunftsgesellschaft, mystische Freimaurerei, soziale Neubildungen. - Kunst-, Ritual- und Kulttanz, einberufen durch Theodor Reuss, Ordensmeister des Orientalischen Tempelordens. - Künstlerischer Höhepunkt war das Tanzdrama "Sang der Sonne", aufgeführt durch Laban und seine Schule.
1918	Die Künstler kommen: Marianne Werefkin, Alexej von Jawlensky, die Dadaisten Hugo Ball, Hans Arp, Hans Richter. Ascona wird zum Künstlerdorf.
1919-1964	Die ehemalige Sekretärin des Schweizerischen Gewerkschaftsbundes, Anhängerin der sozialistischen Ideen Landauers, Margarethe Faas-Hardegger, plant eine Siedlung in Form einer autarken Landkommune in Minusio.
1920	Die Gründer des Monte Verità wandern über Spanien nach Brasilien aus.
1923 - 1926	Übernahme des Monte Verità als Hotelbetrieb durch ein Bohèmetrio (Werner Ackermann, Max Bethke, Hugo Wilkens; als Geldgeber fungiert William Werner).
1924	Walter Helbig, Ernst Frick, Albert Kohler, Gordon McCouch, Otto Niemeyer, Otto van Rees, Marianne von Werefkin bilden die Künstlergruppe „Der große Bär" (Museo Communale) - El Lissitzky weilt in Locarno, Ascona, Ambri zu Kur.
1924 – 1938	Fritz Jordi gründet die Landkommune "Fontana Martina" bei Ronco s/Ascona.
1926	Übernahme des Monte Verità durch Baron Eduard von der Heydt, Bankier Kaiser Wilhelms II, einer der größten Sammler zeitgenössischer und außereuropäischer Kunst.
1927	Die Bauhauskünstler (Albers, Bayer, Breuer, Gropius, Schawinsky, Schlemmer) entdecken Ascona als Gegenwelt zum Bauhaus und Ferienort. - Bau des Hotels Monte Verità durch Emil Fahrenkamp im Bauhaus-Stil und in Minusio Errichtung des Sanctuariums Artis Elisarion als Hülle für die gemalte dualistische Philosophie von Wirrwelt und Klarwelt (Klarismus) des baltischen Edelmannes Elisar von Kupffer.
1927 - 1928	Bau des Teatro San Materno für die gotisch-ägyptische Tänzerin Charlotte Bara durch Carl Weidemeyer. Anschließend folgten verschiedene andere Nutzungen. Heute befindet sich im Monte Verità das Centro Stefano Franscini, das internationale Konferenzzentrum der ETH (Eidgenössische Technische Hochschule Zürich

> Die große Masse wird Idealisten und Reformatoren nie verstehen.
> Bernhard Shaw

Alfred Brauchle[107]

Der heute kaum noch erwähnte Alfred Brauchle wurde am 22. März 1898 in Schopfheim in Südbaden geboren. Nach dem Zweiten Weltkrieg studierte er Medizin und war von 1923-1925 Assistenzarzt am Städtischen Krankenhaus und Wöchnerinnenheim in Lörrach in Baden. 1925 verbrachte er einige Monate bei dem berühmten, psychotherapeutisch interessierten Apotheker Émile Coué in Nancy und war dann von 1925-1929 Assistent an der 4. medizinischen Universitätsklinik in Berlin. 1929 spezialisierte er sich als Facharzt für innere Medizin und leitete danach bis 1934 als Chefarzt das Prießnitzkrankenhaus in Berlin-Mahlow.

Sowohl Brauchle als Coué befassten sich mit Autosuggestion. Brauchle wendete neben Naturheilkunde, diätetischen und natürlichen physikalischen Maßnahmen auch autosuggestive Verfahren allerorts, wo er wirkte, an. Heute sprechen wir von Hypnose und autogenem Training. Brauchle war also im Sinne des Wortes Ganzheitstherapeut!

Alfred Brauchle, der selbst seit seiner Kindheit schwer leidend und durch Lektüre und Anwendung von Coués Schrift genesen war, schreibt in "Hypnose und Autosuggestion": *"Als ich ihn in seinen Nancyer Sitzungen aufsuchte, erwartete ich zum mindesten einen auf seine Erfolge stolzen Kurpfuscher zu sehen. Wie erstaunte ich aber, einen so unerhört bescheidenen, demütigen Menschen zu finden!"*

In den Jahren 1934-1943 war er Chefarzt der Klinik für Naturheilkunde in Dresden und gleichzeitig von 1935-1943 Dozent an der dortigen medizinischen Akademie für ärztliche Fortbildung. 1939 habilitierte er sich in Berlin als Privatdozent für innere Medizin und erhielt 1943 den Titel eines Professors. Der von Naturheilkunde und gesunder Lebensweise überzeugte Alfred Brauchle wirkte 1943-1946 als Chefarzt des Sanatoriums Glotterbad bei Freiburg/Br. Bei einem Entnazifizierungsverfahren wurde er als Mitläufer ohne Sühnemaßnahmen eingestuft, zog sich aber zeitweilig beruflich zurück und war von 1946-1949 Landwirt und Ponnyzüchter. Von 1949-1960 leitete er als Chefarzt das Parksanatorium in Schönau/Schwarzwald als einer der bekanntesten Vertreter der Naturheilkunde in Deutschland.

Von seinen größeren Veröffentlichungen seien erwähnt: *"Grundriss der normalen Histologie und miskroskopischen Anatomie"* (1925), *"Chronisch kalte Füße als Krankheitsursache"* (1926), *"Gekocht oder roh"?* (1926), *"Naturgemäße Lebensweise"* (1926), *"Lexikon der Naturheilkunde"* (1927), *"Hypnose und Autosuggestion"* (1927), *"Psychoanalyse und Individualpsychologie"* (1928), *"Von der Macht des Unterbewusstsein"* (1929), *"Kleine Seelenheilkunde"* (1927-1931), *"Neue Lebensformen"* (1927-31), *"Handbuch der Naturheilkunde"* (1933), *"Diät mit roher und vegetarischer Kost"* (1936), *"Geschichte der Naturheilkunde in Lebensbildern"* (1937), *"Gespräche über Schulmedizin und Naturheilkunde"* (mit Grote, 1934), *"Ergebnisse der Gemeinschaftsarbeit zwischen Naturheilkunde und Schulmedizin"* (3 Bände, ebenfalls mit

---

107 Die Brauchle-Biografie fand ich auf unterschiedlichen Internetseiten und habe sie mit eigenen Wissen ergänzt, da ich ein umfassendes Werk von ihm gelesen habe.
http://www.diabetesgeschichte.de/Dr_Alfred_Brauchle.482/
http://www.munzinger.de/search/portrait/Alfred+Brauchle/0/8205.html

Grote) *"Naturheilkunde des praktischen Arztes"* (2 Bände) *"Große Liebe zu kleinen Pferden"* (1949) und *"Das große Buch der Naturheilkunde"* (1957), Verlag Bertelsmann, Dies zuletzt genannte Werk Brauchles enthält die Summe seiner praktischen Erfahrungen. Es stellt alle Zivilisationsschäden klar heraus und zeigt, wie man sie verhindern oder heilen kann, wie notwendig ein naturgemäßes Leben ist und auf welche Weise man es richtig führt.

Besonders hervorhebenswert ist der Versuch zu werten, einen der fähigsten und erfahrensten Naturärzte seiner Zeit (Brauchle) mit einem diätetischen Schulmediziner, dem Internisten Luis R. Grote (1886-1960) in einer gemeinsamen Station unterzubringen. Das Ziel war die Synthese zwischen beiden Lagern. Grote beeindruckte die tiefgreifende Wirkung des Heilfastens, dem "Messer der Naturärzte". Aus dieser Zusammenarbeit ergab sich eine erste naturheilkundliche Behandlung des **Diabetes**. Diätetische und physikalische Behandlung wurden in der Klinik begonnen und zu Hause mit Verstand und Verantwortungsgefühl fortgesetzt. Das besserte nicht nur die augenblickliche Stoffwechsellage, sondern setzte eine offensichtlich heilende, die Regeneration und Leistungsfähigkeit des Inselapparates fördernde Wirksamkeit in Gang.

Der Inselapparat ist derjenige Teil der Bauchspeicheldrüse (Pankreas), in dem die Inselzellen sind, die das Insulin bilden. Die Bildung des Insulin ergibt sich aus dem Blutzuckerspiegel. Steigt er, so kommt es zur Bildung von Insulin, das Disaccharide in Monosaccharide spaltet. Ist der Blutzuckerspiegel wieder niedriger, wird weniger gebildet. ▶ Zur Transplantation von Inselzellen siehe auch http://77.95.120.72/articles/66435-langerhans-inseln

Brauchle und Grote waren Pioniere der dietätischen Diabetesbehandlung. Es schon wirklich erstaunlich, wie intensiv die Schulmedizin das in ihrem Geheimarchiv versteckt hat, um die Menschheit leiden zu lassen und reichlich abzusahnen. Selbst heute wird Ernährung nicht konsequent genug gelehrt. Man sollte die Menschen aber korrekt belehren statt sie zu behandeln. Wer nach intensiver Unterweisung immer noch an Diabetes II leidet, sollte sowohl seine Medikamente selbst bezahlen als auch sämtliche Folgeschäden, die sich vor allem in der Arteriosklerose zeigen mit ihren unendlich vielen, auf Versorgungsstörung aus dem Blutkreislauf sich ergebenden Krankheiten, die in diesem Werk an anderer Stelle schon genannt wurden und noch weiter aufgezählt werden.

Es ist ein Grundsatz naturheilerischer Behandlung, jeden Kranken zu erziehen und nicht nur zu behandeln. Der Kranke soll vielmehr lernen. Die Beeinflussung einer augenblicklichen Störung sollte uns nicht genug sein, sondern wir sollten vielmehr im Kranken Mitverantwortung und Interesse an den durchgeführten Anwendungen wecken, die zu Hause leicht fortgesetzt werden können.

Die Dauerdurchführung einer vegetarischen Kost verbunden mit physikalischen Anwendungen zu Hause stößt bei einsichtigen Kranken auf nicht allzu große Schwierigkeiten. Bei Uneinsichtigen aber ist das Verhängnis vorprogrammiert denn "Unsere Nahrung, unser Schicksal" und "Health by Choice, not Chance" wie a) Max Otto Bruker und b) Hans Diehl sagt.

Brauchle starb am 21.11.1964 im Alter von 66 Jahren in Schönenberg/Post Schönau im Schwarzwald.

"Wenn du tust, was ich dir sage, brauchst du nicht wieder zu kommen, weil du von selbst gesund wirst. Und wenn du nicht tust, was ich dir sage, musst du erst recht nicht wiederkommen. Ich kann dir nämlich nicht helfen."

Pater Tadeo, sinngemäß zum jungen Manuel Lezaeta Acharan

Padre Tadeo[108] (1858-1926) und Manuel Lezaeta Acharan (1881-1959)

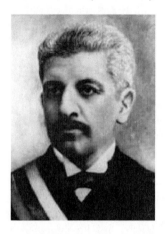

Johann Bauer war sein bürgerlicher Name. Er wurde am 26. Januar 1858 in Wiesent, östlich von Regensburg geboren und wurde zunächst Händler oder Verkäufer. Acharan bezeichnet seinen ersten Beruf in spanischer Sprache als *comerciante*. Ab seinem 20. Lebensjahr begann Johann humanistische Studien. Aber in ihm erwachte der Franziskanische Geist, sodass er sein Leben ab 1887 Gott weihte. Durch das strenge Klosterleben und seine stundenlangen Studien wurde er körperlich sehr geschwächt. Er litt an einer Lungenkrankheit, vielleicht an der damals so weit verbreiteten Tuberkulose. Pater Tadeo wurde zwar nicht von der an seinem Missionsort in Südamerika grassierenden Choleraepidemie heimgesucht, aber dafür erkrankte er an der Lunge und an rheumatischer Arthritis, die ihn fortan quälten.

Von Kneipp hielt er zunächst nicht viel, hielt ihn für einen Quacksalber. Wie so viele Zeitgenossen, beging er recht überheblich lange Zeit denselben Fehler, indem er über Dinge urteilte, von denen er eigentlich nichts verstand. Ein Dr. Benhuber hatte ein Kneipp ähnliches Sanatorium. Dieser hatte immerhin zehn Jahre lang an Pfarrer Kneipps Seite lernen können. Und so erschien der studierte Arzt dem Padre Tadeo seriöser als der Pfarrer, da der Doktor ja über "seriöse wissenschaftliche Kenntnisse" verfügte, wie Tadeo glaubte. Der Doktor praktizierte allerdings weiterhin überwiegend schulmedizinisch und ließ wohl auch die alles entscheidende gesunde Ernährung unter den Tisch fallen. Denn ohne gesunde Ernährung sind alle übrigen Anstrengungen nichts wert. Ernährung ist zwar nicht alles, aber ohne gesunde Ernährung ist alles andere kaum etwas wert. Das erfuhr Padre Tadeo jedoch erst viel später.

Die schlechte Erfahrung mit diesem Arzt aber kostete den Konvent viel Geld, da Tadeo nur noch kränker wurde. Weil er sich durch den Doktor betrogen fühlte, versuchte er es endlich mit den Kaltwasser-Anwendungen Kneipps. Von seinen Lungenbeschwerden kurierte der Pater sich nun selbst, indem er, wie Kneipp, der ihm fortan zum Vorbild wurde, hinaus in die Natur und an die frische Luft ging und sich mit Kaltwasser-Bädern und durch Barfußgehen tüchtig abhärtete und kurierte. Vor allem aber korrigierte er endlich seine Ernährungsweise! Und der gute Pater Tadeo begriff endlich, dass er es selbst in der Hand hatte, ob er gesund oder krank sein würde.

---

108   **Biografie** http://padretadeoenriobueno.neositios.com/
     (Der Geburtsort steht hier falsch geschrieben. Er heißt Wiesent!)
Fotogalerie:http://www.wikilosrios.cl/index.php/Galer%C3%ADa_de_im%C3%A1genes_de_la_historia_de_R%C3%ADo_Bueno

Gerade durch seine Erfahrungen und seinen Weg durch Krankheit, Leid und Schmerzen begriff Pater Tadeo den geistigen Zusammenhang und die Ermahnung Christi: *"Heilt die Kranken, die dort sind, und sagt den Leuten: Das Reich Gottes ist euch nahe!"* **(Lukasevangelium Kapitel 10, Vers 9)** Und ohne weitere Fehlentscheidungen verwirklichte er während seines gesamten weiteren Lebens den roten Faden, die Kinder Gottes durch die neue Heilslehre, wie ich mal sagen möchte, denn das ist ja diese Heil- und Heilungslehre, zu Gott zurück zu geleiten. Tadeo verwirklichte im Sinne des Wortes ein echtes *Gesundheitsapostolat*!

Als er ausgeheilt war, schickte ihn sein Konvent im Jahr 1895 nach Chile. Zunächst kam er nach San Juan de Costa. Sein späterer Schüler **Manuel Lezaeta Acharan** war zu der Zeit erst vier Jahre alt. Durch ihn wurde uns die Lebensgeschichte Padre Tadeos überhaupt erst erhalten. Er berichtet uns in seinem Buch *La Medicina del Padre Tadeo,* dass er dem Pater in der Drehtür eines Hotels/Sanatoriums in Constitución begegnete, in dem Tadeo seine naturheilkundliche Praxis betrieb. Dieser erkannte sofort, dass der junge Acharan schwerkrank war und bot ihm ungefragt an, in seine Sprechstunde zu kommen. Acharan, der zwei Jahre lang Medizin studiert hatte, dann aber schwer an Gonorrhoe erkrankt war, folgte dem Pater bereitwillig in dessen Sprechstunde..............

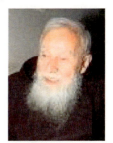

"Steh auf und wandle!" **sagte Jesus immer wieder. Denken wir dabei an die Heilungsgeschichte in Bethesda, wo Jesus einen Gelähmten, der schon seit achtunddreißig Jahren nicht gehen konnte, dazu aufforderte, nicht mehr vergeblich auf die Hilfe anderer Leute zu warten sondern im Sinne des Wortes eigene Schritte zu unternehmen.** *"Steh auf und geh!"* **Den Weg aber muss jeder von uns auf eigenen Füßen selbst gehen. (Johannesevangelium 5:1-18)**

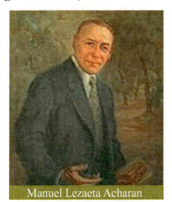

Manuel Lezaeta Acharan

Pater Tadeo erklärte ihm, was er zu tun habe und fügte hinzu: *"Entweder machst du, was ich dir sage. Dann brauchst du nicht wieder zu kommen. Oder du machst es nicht. Dann brauchst du erst recht nicht wieder zu kommen. Ich kann dir nämlich nicht helfen."* Manuel verstand diese Lektion sofort. Er kam aber trotzdem wieder zurück, um nämlich lange acht Jahre hindurch mit Padre Tadeo zusammen zu arbeiten und gründlich von ihm zu lernen. Nachdem er binnen kurzer Zeit völlig geheilt war, brach er sein Medizinstudium ab, da er begriffen hatte, dass er an der Universität niemals wirkliche Heilkunst erlernen würde. Er hatte begriffen, dass nur die Natur und Gott Leben schaffen, erhalten und heilen. Wenn wir den beiden nicht ins Handwerk pfuschen.

Padre Tadeo war 1895 nach Chile und dort nach San Juan de Costa gekommen, gründete im Jahr 1897 daselbst eine Schule und plante eine weitere Mission in Villarica. Er wurde 1898 nach Pelchuquín versetzt und lebte dort bis 1902. Und sein Ansehen wuchs in ganz Chile durch die vielen Heilungen, die er in Bewegung setzte. Heilen tat ja nicht er, und darum wurde dieser fromme Mann auch nie heilig gesprochen. Der Schöpfer selbst war der Heilsbringer! Und den muss kein Papst heilig sprechen, denn er ist es schon von sich aus.

Zu Pater Tadeo kamen die Menschen aus allen Gesellschaftsschichten und von jeder Rasse und Hautfarbe. *"Eines Tages,"* so erzählte Pater Jerónimo Graf, *"setzte sich im Zug, in dem ich reiste, ein Herr neben mich, der, nachdem er mich freundlich gegrüßt hatte, ein Gespräch mit folgenden Worten begann: - 'Sind sie Kapuziner? Sie müssen nämlich wissen, dass ich Padre Tadeo mein Leben danke. Und das, obwohl vorher drei Ärzte bereit waren, mir meinen absterbenden (gangränösen) Fuß zu amputieren. Da haben mir doch tatsächlich die Ratschläge von Padre Tadeo gegen alle Besserwisserei dieser Mediziner geholfen! Sie hatten mir noch dringend davon abhalten wollen, mich an diesen Scharlatan zu wenden. Sollte sich der Scharlatan einmischen, so sagten sie, würden sie sich nicht mehr verantwortlich fühlen für das, was folgen würde. Der Padre aber schaute sich den Fuß an und sagte, dass er mit der Hilfe Gottes erhalten werden könne.*

Als Direktor der Eisenbahnlinie sind mir meine Füße so wichtig wie mein Leben. Also begab ich mich vertrauensvoll in die Hände des Missionars. Ich badete meinen Fuß in Heublumen. Als ich meinen Fuß in das Bad steckte, verlor ich meine große Zehe. Der Padre verband mich hinterher und gab mir für die folgenden drei Wochen schriftlich seine Anweisungen mit. Jeden Tag badete ich meinen Fuß und wickelte ihn anschließend mit den Heublumen ein. Und, sehen sie, wie es mir heute geht! Gesünder als jemals zuvor!'"

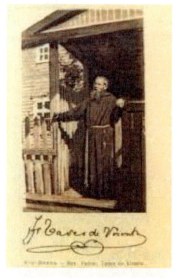

Im Jahr 1902 fuhr Padre Tadeo nach Río Bueno, einem nahezu unbekannten Dorf, wo er Bischof und Superior der Kapuzinermission wurde. Er widmete sich in aller Bescheidenheit seinen Aufgaben. Das Dorf wuchs, und es wurde an die Eisenbahnlinie angeschlossen, sodass die Menschen den heilenden Pater leichter erreichen konnten. Hotels und schöne Wohnanlagen entstanden, die ähnlich wie in Wörrishofen, kooperierten, um die Wasseranwendungen auch weiter entfernt lebenden Menschen ermöglichen zu können. Padre Tadeo gründete 1912 die Budi Sozietät. Und auch hier entstanden Hotels und Sanatorien. Er wirkte hier acht Jahre lang. Er nahm niemals Geld für seine Hilfe noch gab er übliche Rezepte aus. Dafür beschenkten die Menschen in größter Dankbarkeit den Konvent. Heilungen gab es immer mehr, weil die Menschen begriffen, wie sie diese erreichen konnten: Durch Gottvertrauen und gesundes, Gott gefälliges Leben.

Und so ging eines Tages ein Mann lachend, tanzend und singend durch die Straßen. Als man ihn fragte, wieso er so ausgelassen sei, antwortete er: *"Ich bin dem Padre Tadeo im Umfeld der Mission begegnet. Warum sollte ich also nicht fröhlich sein? Vor sechs Wochen bin ich hier auf Krücken angehumpelt gekommen, und nachdem ich vorher unzählige Ärzte und Sanatorien vergeblich konsultiert habe, kann ich nach dem, was mir der Padre geraten hat, wieder selbst gehen. Und das danke ich, gleich nach Gott, Padre Tadeo!"*

Als Padre Tadeo nach Kolumbien in die Araukanermission zu den Leprakranken versetzt werden sollte, versuchte man alle Einflussmöglichkeiten spielen zu lassen, um das zu verhindern. So wichtig war Tadeo für die Chilenen geworden! Man liebte sein Herz, seine Intelligenz und seine Tugenden, wie Acharan schreibt. Aber Padre Tadeo war entschlossen, zu den Leprakranken zu gehen. Vier Jahre lang war er hier tätig bis sein Leben nach einer Bronchopneumonie am 10. Juni 1926 um 13:45 Uhr endete. Er starb arm und bescheiden. Wie er gelebt hatte. Und die Menschen aller Klassen kondolierten. Padre Tadeo wie auch sein großer Schüler, der uns die Erinnerung an ihn durch sein wunderbares Buch wach gehalten hat, werden immer in den Herzen der Chilenen wie auch des gesamten lateinamerikanischen Kontinents wohnen! Durch diese beiden wunderbaren Menschen kamen nicht einfach nur die Lehren Kneipps dorthin, sondern es ist die Lehre Christi und der Menschlichkeit, uns der Schwachen anzunehmen. Zuerst sollten wir nach dem Reich Gottes trachten. Alles andere wird uns dann dazu gegeben. Das Reich Gottes aber erreichen wir nur mit einem gesunden Geist, der in einem gesunden Körper lebt. Zumindest dann, wenn wir selbst dafür verantwortlich sind.

Ich spreche hier natürlich nicht von kranken oder verstümmelten Menschen, die keinerlei Beitrag zu ihrem bedauernswerten Zustand geleistet haben. Aber diejenigen, die die Kraft haben, selbstverantwortlich zu entscheiden, es aber nicht tun, denen, so glaube ich, winkt kein Himmelreich. Nicht auf Erden und nicht im Himmel!

Über Padre Tadeo erfahren wir in Deutschland nichts. In seinem Geburtsort ist er unbekannt. Auf Nachfragen haben die Kapuziner mir vor Jahren mal bestätigt, dass er bei ihnen war. Besonderheiten über ihn waren ihnen völlig unbekannt. In Lateinamerika kennt jeder seinen Namen so wie bei uns jeder die Namen Kneipp oder Prießnitz gehört hat und sich etwas darunter vorstellen kann. Ich finde es seltsam, dass hier in Deutschland der Name Tadeos vergessen wurde, obgleich er in Lateinamerika – nicht nur in Chile – alle Herzen bis zum heutigen Tag höher schlagen lässt. Und das haben wir Manuel Lezaeta Acharan zu verdanken, der ihm durch sein Buch *La Medicina del Padre Tadeo* ein Denkmal gesetzt hat.

Auf italienischen und lateinamerikanischen Seiten wird er erwähnt. Besonders natürlich in Chile. In Río Bueno gibt es Stadtteile und Straßen mit seinem Namen. Eine Immobilienvermittlung hat sich mit seinem Namen geschmückt.

▶ **In der Fußnote — FN 108/202 befinden sich unter dem 2. Link allerlei alte Fotos aus den Anfangsgründen der Siedlung in Süd-Chile, die heute eine Stadt geworden ist.**

Manuel Lezaeta Acharan kam in Santiago de Chile zur Welt und wuchs mit 15 Geschwistern auf. Im Jahr 1899 trat er in die Medizinische Akademie der Chilenischen Universität ein. Hinweise im Internet sind sehr fehlerhaft, und es ist klüger, sich an seine Bücher zu halten. Er selbst schrieb, dass er Syphilis gehabt habe. Die zeigt sich jedoch anders, als er es beschreibt. Syphilis wäre ohne Antibiotika nicht heilbar gewesen. Auch bei Gonorrhoe, die er wahrscheinlich gehabt hat, ist das ohne Antibiotika schwierig aber eher möglich als bei einer Syphilis mit ihren schweren Spätfolgen. Er wird also schlichtweg einen Tripper, eine Gonorrhoe also, gehabt haben. Dadurch kam er mit seinem Studium nicht voran sondern suchte Heilung zu finden. Nach allerlei vergeblichen Therapien kam er auch nach Constitución. Allerdings ohne die Absicht, den "quacksalbernden" deutschen Pater aufzusuchen. Aber das Schicksal wollte es so, dass er ihm dann zufällig doch begegnete. Innerhalb weniger Monate war er vollkommen geheilt und verabschiedete sich infolgedessen aus voller Überzeugung von seinem Medizinstudium. Erfahrung fundiert Überzeugungen nämlich grundlegend!

Er setzte sich in den folgenden Jahren, die er an der Seite des Paters als gelehriger Eleve tätig war, intensiv mit Prießnitz, Hippokrates, dem Vegetarismus und den Kneippschen Lehren auseinander. Er lernte, sich natürlicher Heilquellen wie Nahrung, Wasser, Sonne, Luft, Erde und Kräuter zu bedienen und wich seinem Meister nicht von der Seite, bis dieser nach Kolumbien aufbrach, da sein Geist in Chile fest Fuß gefasst hatte.

Acharan entwickelte seine spezielle thermische Gesundheitslehre *(Doctrina Térmica de la Salud)*, die einen Meilenstein in der Entwicklung der Naturheilkunde setzte. Um sich ein solides geistiges Gerüst zu verschaffen, studierte er systematisch an der Universität Philosophie und Logik und führte ein Jurastudium durch, dass er 1904 erfolgreich abschloss. Er war gleichzeitig Professor für Spanische Sprache und Geschichte als auch Verbreiter seiner Gesundheitslehren, die ihn zu viel beachteten Vorträgen in verschiedene lateinamerikanische Länder führten bis hin in die Vereinigten Staaten von Nordamerika.

Acharan bediente sich auch der Iridologie, die er sehr gründlich studierte und hervorragend in seine Diagnostik einbezog. Ebenso war er Meister in Zungendiagnostik und Diagnostik durch Betrachten von Fingernägeln und Händen wie auch der Physiognomik. Die körperliche Gesamthaltung eines Menschen hatte er immer im Blick, wenn er eine Konstitution einzuschätzen hatte. Manuel Lezaeta Acharan war uneingeschränkt Meister der Naturheilkunde.

Im Jahr 1911 heiratete er Raquel Pérez-Cotapos Echeverría. Aus ihrer Ehe ging der Sohn **Rafael Lezaeta Pérez-Cotapos** hervor, von dem Manuel mit fünf Enkelkindern beglückt wurde. Sein Sohn folgte später den väterlichen Fußstapfen und veröffentlichte eigene Bücher.

Manuel Lezaeta Acharan wurde von den Gesundheitsbehörden verfolgt, weil er angeblich illegal heilte. Seine Bücher wurden vorübergehend verboten. Da er Jurist geworden war, konnte er sich selbst bestens verteidigen. Am 30. August 1937 mussten die Gerichte ihn rehabilitieren. Von da an hatte er einigermaßen Ruhe vor weiteren Anfeindungen. Das Urteil begründete – von mir frei übersetzt - wie folgt:

- Jedermann wird das uneingeschränkte, unveräußerliche Recht zuerkannt, sich ohne Fremdeinmischungen durch staatlich geprüfte Ärzte der Vorteile natürlicher Wirkstoffe zu bedienen und diese an sich wirken zu lassen.
- Natürliche Wirkstoffe sind natürliche Lebensmittel, Heilkräuter, Wasser, Luft, Sonne und Erde. Sie stehen nicht unter der Aufsicht irgendwelcher Medizinischer oder staatlicher Institutionen.

Die Lehren Manuel Lezaeta Acharans und seines Sohnes, Rafael Lezaeta Pérez-Cotapos, sind folgende:

1. Saubere Luft atmen
2. ausschließlich natürliche Nahrung zu sich nehmen
3. kein Alkohol
4. ausschließlich natürliches Wasser trinken

5. in allem Sauberkeit üben, auch geistig
6. seine Leidenschaften dominieren und sich in Keuschheit üben (eheliche Treue ist damit gemeint; heute würden wir hinzufügen: keine Sexvideos ansehen)
7. kein Müßiggang
8. nur soviel ausruhen und schlafen wie nötig
 (d.h. kein faules Herumhängen aber sehr wohl Entspannung und Ausruhen)
9. Einfache, geschmackvolle, praktikable Kleidung aus natürlichen Rohstoffen
10. Kultivierung aller Tugenden und immer um Heiterkeit bemüht bleiben

1949 gründete Acharan die *Asociación de Cultores de Vida Natural* (Vereinigung der Freunde natürlichen Lebens). Dann, zusammen mit seinem Sohn Rafael, den *Hogar de Vida Natural* (Sanatorium des natürlichen Lebens). *Hogar* ist kaum ins Deutsche übersetzbar. Es bedeutet einen Ort wie den guten, sicheren *Heimischen Herd*, eine Art *seelischer Kuschel- und Wohlfühlort*. Der *Hogar de Vida Natural* war das erste wirkliche naturheilkundliche Sanatorium Südamerikas und hatte 100 Betten. Es wurde in Las Condes gegründet und mündete im Jahr 1967 in die ausgedehnte Neugründung *Villa de Vida Natural*, einem Sanatorium mit mehreren Gebäuden und Hotels.

Inzwischen sind dort professionelle Therapeuten tätig, die natürliche Heilmethoden in aller Seriosität durchführen und durch ein Abkommen mit der Universität Barcelona ihren Einfluss bis nach Spanien hin ausdehnen konnten. Auch dadurch wurde nicht nur Acharans Name sondern auch der des Pater Tadeo in Spanien bekannt gemacht.

Das Buch *La Medicina Natural al Alcance de Todos* (Naturheilkunde: für jeden erreichbar) ist ein Klassiker im Spanischen Sprachraum und das meist gelesene naturheilkundliche Buch überhaupt geworden. In Chile gab es 13 Auflagen, ebenso viele in Argentinien, in Mexiko gar 35 Auflagen, 6 in Spanien und 5 in Portugal und Brasilien. Außerdem ist das Buch in Italien, England, Frankreich, den Vereinigten Staaten von Amerika und Deutschland verkauft worden bei insgesamt 148 Auflagen weltweit.

Das Buch *El Iris de tus ojos revela tu salud* (Die Iris deiner Augen verrät Dir Deinen Gesundheitszustand) wurde ebenso Bestseller wie Bücher seines Sohnes und solche, die im Sinne Acharans geschrieben wurden.

Es war nie nötig, diese Bücher ins Deutsche zu übertragen, das wir sehr ähnliche Lehren im deutschen Sprachraum haben, aber es sollte doch interessant genug sein, dass ein deutscher Pater dereinst diese Lehren der Lebensreform nach Lateinamerika getragen hat und sie sich von dort auch nach Brasilien und Nordamerika und sogar zurück nach Europa: nach Spanien verbreitet haben. Schade, dass Padre Taddeo bei uns niemand kennt. Ein einfacher Kapuzinermönch und Missionar, der in aller praktizierten Unscheinbarkeit den Glanz des Himmels über weiten Teilen der Erde zum Leuchten gebracht hat!

Anlässlich des Todes von Manuel Lezaeta Acharan im September 1959 schrieb ein Journalist aus Uruguay: *"Mann der Wissenschaften und Erkenntnis, angesehen und überaus begabt, dessen Werk der Liebe und des Guten für die Menschheit unvergesslich bleiben wird."*

> Auch wenn alle einer Meinung sind,
> können doch alle unrecht haben"
> Bertrand Arthur William Russel

Maxmilian Oskar Bircher-Benner [109]

Der am 22. August 1867 in Aarau geborene Max Oskar Bircher (gestorben am 24. Januar 1939 in Zürich) hat die Rohkost nicht erfunden, und er hat das auch niemals behauptet. Es steht allerdings in allen möglichen Biografien so geschrieben. In einem meiner Bücher aus dem Bircher-Benner-Verlag las ich über ihn, wie er wirklich zur Rohkost kam.

Er wurde eines Tages an das Bett einer schwerstens magenkranken Frau gerufen. Sie war ausgemergelt und schwach, und er hatte den Eindruck, sie würde nicht mehr lange leben. Nach den Regeln der erlernten Heilkunst verordnete er ihr strikte Magendiät, Schonkost, nur Gekochtes, auf gar keinen Fall Rohes. Aber die Frau wurde immer schwächer. Ich zitiere aus meiner Lese-Erinnerung: Eines Tages sprach er fast beiläufig mit einem Bauern über das Problem, und der sagte ihm: *"Wenn nichts mehr hilft, dann hilft Rohkost. Sie sollte nur Rohes essen."* Bircher-Benner hielt das für unmöglich, da er aber wusste, dass dieser einfache Naturheiler damit Erfolg hatte, ging er das Wagnis ein und verordnete seiner Patientin reine Rohkost.

Diese bestand nicht nur aus Gemüse sondern aus dem, was die Alphirten auf ihren Almen aßen: Frisch gemahlenen Hafer mit Milch, ein paar Nüssen und dazu einem Apfel oder ein anderes Stück Obst. Den ganzen heutigen Müslifirlefanz aus dem Handel, reichlich mit Zucker und getrocknetem Obst versetzt, zuweilen auch Schokoladenstückchen darin, gab es ebenso wenig wie Cornflakes.

Zitronen hatte man ganz sicher nicht. Und auch die Lehre, dass Kalzium nur zusammen mit dem Vitamin C der Zitronen in die Knochen eingebaut werden könne, kannte man noch nicht. Vielleicht wusste man zu der Zeit auch noch nichts von der Folsäure des Apfels und dass darin rostende Nägel uns auch Eisen zuführen. Bircher-Benner ging noch nicht wirklich ernährungswissenschaftlich vor sondern als rein empirischer Pionier, sich auf Erfahrungen einfacher Leute verlassend. Dafür wurde er angefeindet. Die wissenschaftlichen Pioniere der Ökotrophologie, die als Wissenschaft sich erst in den sechziger Jahren etablieren konnte, finden wir wahrscheinlich erst in Pottenger, Cleave und Campbell und in dem Arzt und Hygieniker Werner Kollath.

Rohes Gemüse gab es zu einer anderen Mahlzeit. Dazu frisches Quellwasser zum Trinken. Und auf gar keinen Fall den immer mehr sich verbreitenden Industriezucker. Durch diese Kost wurde seine Magenpatientin in kurzer Zeit wieder völlig gesund. Das war der Beginn seiner Karriere als vermeintlicher Müsli-Erfinder und Begründer der Rohkost. In Verbindung mit dem erwähnten, namenlosen Naturheiler bekam sie durch Bircher-Benner *wissenschaftlicheren* Anstrich, da er Arzt war. Er war jedoch nicht Erfinder sondern hat lediglich den Anstand besessen, auf die Erfahrungen eines einfachen Mannes zu hören und das auch zu sagen. Pionier war er insofern, als er als seriöser Mediziner den Mut aufbrachte, die Naturheilkunde zu

---

[109] • Grundzüge der Ernährungstherapie auf Grund der Energiespannung der Nahrung, Berlin 1903
  • Die Grundlagen unserer Ernährung, Berlin 1921
  • Diätetische Heilbehandlung: Erfahrungen und Perspektiven, Stuttgart 1935
  • Vom Wesen und der Organisation der Nahrungsenergie, Stuttgart 1936
  • Vom Werden des neuen Arztes: Erkenntnisse und Bekenntnisse, Dresden 1938
  • Ordnungsgesetze des Lebens als Wegweiser zur Gesundheit, Zürich 1938

würdigen und ihr den ihr gebührenden Platz zu geben. Selbstredend stieß er damit bei seinen Kollegen nicht nur auf Skepsis sondern auf Ablehnung. Und diese Ablehnung bis hin zur Lächerlichmachung haben naturheilkundlich heilende Ärzte bis zum Ende des zwanzigsten Jahrhunderts laufend erfahren müssen. Es war ein Spießrutenlauf, sich zur Naturheilkunde zu bekennen. Und er wurde noch schlimmer, wenn sich ein Arzt zur Ernährungstherapie bekannte.

Max Oskar Bircher heiratete 1893 die Apothekertochter Elisabeth Benner und nannte sich selbst hinfort Bircher-Benner. 1904 eröffnete er sein Sanatorium *Lebendige Kraft* auf dem Zürichberg in Zürich, wo er seinen Patienten neben gesunder Ernährung auch Bewegung an der frischen Luft verordnete, Hydrotherapie (= Wassertherapie) und Gymnastik. Ein Jahr zuvor hatte er sein Buch *Grundzüge der Ernährungstherapie auf Grund der Energetik* verfasst.

Bircher-Benner erkannte auch den Einfluss des Seelischen und stützt sich in seinem Buch *Die Ordnungsgesetze des Lebens als Wegweiser zur Gesundheit* auf die Erkenntnisse Freuds und Adlers. Er kommt auf Seite 91f zu dem Schluss, dass natürliche Ordnung wiederhergestellt werden muss, damit der Mensch ganzheitlich gesunden kann: *"Meine Damen und Herren! Sie sehen, das Leben im Reiche der Unordnungen, in welches sie sich unwissend verirrt hat, muss die Menschheit mit einer unermesslichen Summe von Ungesundheit, Krankheit, Leiden, Schmerz und Not bezahlen. Ist dieses alles nicht eine Hölle auf Erden? Und ist es nicht endlich Zeit, an die Rückkehr ins Reich der Ordnungen zu denken?"*

Auf Seite 105 beschreibt er dann zwei Fotobeispiele, die auf Seite 113 auftauchen. Diese Fotos sind von einem anderen Autor: Dr. Kaunitz von der Eppingerschen Klinik in Wien. Man sieht darauf die Kapillaren[110] der Lippe einer 37jährigen Frau. Die Patientin litt an Verstopfung und Kopfschmerzen und fühlte sich allgemein hinfällig. Sie klagte über erschwertes Denken.

Das erste Foto wurde am Beginn der Kur gemacht, das zweite nach drei Wochen reiner Rohkost. Auf dem ersten sieht man verdrehte und vielfach geknickte Äderchen in Schlingen, auf dem zweiten zieht man eine deutliche Streckung der Haargefäße.

Wie wir durch die Forschungen von **Lothar Wendt** wissen, verdicken sich die Basalmembranen der Haargefäße durch Eiweißablagerungen aus der Ernährung. Diese teilweise erheblichen Ablagerungen verschwinden, wenn rein vegan gegessen wird. Ich nehme an, dass dieser Prozess unter reiner Rohkost schneller ablaufen kann als wenn auch Kochkost gegessen wird. Wir werden bei der Besprechung von Lothar Wendts Forschungen noch detailliert darauf zu sprechen kommen. Jedenfalls sehen wir, dass Erkenntnisse aufeinander aufbauen.

Aus der Reihe prominenter Patienten Bircher-Benners seien genannt: Hermann Hesse, Thomas Mann, Reiner Maria Rilke, Wilhelm Furtwängler, Yehudi Menuhin, Golda Meir, Habib Bourgiba, Ionesco, Arthur Honegger und Maria Becker.

Bircher-Benners Erfolge sprachen sich herum, und seine Privatklinik war nach seinem Tod noch bis zum Ersten Weltkrieg sehr erfolgreich. Auch nach dem Krieg ging es zunächst so weiter. Selbst in den 1970ger Jahren nahmen die Patienten noch zu. Aber in den achtziger Jahren nahm der Zuspruch ab und man nimmt an, dass das Auf und Ab auch mitbestimmt war durch das Charisma und der Persönlichkeit der jeweiligen ärztlichen Direktoren.

---

110 **Kapillare von lat. capillus = Haar.** Vom Herzen kommende Blutgefäße führen aus der Lunge mit Sauerstoff angereichertes helles Blut mit und heißen Arterien. Ihre feinsten Endgefäße, die schließlich in den Zwischenzellraum münden, heißen Arteriolen. Im Zwischenzellraum findet der Stoffwechsel mit den Zellen statt und in der Zelle selbst weitere Prozesse. Die feinen, aus dem Zwischenzellraum wegführenden Blutgefäße, die nach erfolgtem Stoffwechsel vom Zwischenzellraum aus Stoffwechselabbauprodukte mitnehmen, heißen Venulen. Sie münden in Venen. Das etwas dunklere Blut der Venen wird wieder zur Leber, zum Herzen und zur Lunge zurück geleitet. Am besten schauen sie sich den Blutkreislauf im Faller-Buch **Der Körper des Menschen** an.

Nach dem Tod von Max Oskar Bircher im Jahr 1939 übernahm seine Tochter Ruth Kunz-Bircher zusammen mit ihrem Bruder Ralph Bircher die Leitung. Und auch ihr Bruder, Franklin E. Bircher, wirkte als Chefarzt mit. Dieser hat das Sanatorium, das früher noch *Lebendige Kraft* hieß, in *Bircher-Benner Klinik* umgetauft. Er war es auch, der die Ernährungslehren seines Vaters wissenschaftlich untermauerte, indem er ein Stoffwechsel-Laboratorium und ein Röntgen-Institut einrichtete. Auf Franklin Bircher folgte Dagmar Liechti von Brasch, eine Nichte von Max Bircher, als Chefärztin.

1994 wurde die Klinik geschlossen, weil man wohl den Wellness-Trend als Zeitgeist nicht recht erkannt hatte noch auszunutzen wusste, wie in einer schweizerischen Internet-Infoseite[111] vermerkt wird. Beim Medizinhistorischen Institut vermutet man, dass möglicherweise die Trendwende von der seriösen Ganzheitsmedizin zur leichtfüßigeren ganzheitlichen Wellness-Welle nicht früh genug eingeleitet worden war. "Der Bircher-Benner-Klinik ähnlich gelagerte, ehemalige traditionelle Kurhäuser im Tessin figurieren heute im Verzeichnis der Wellness-Hotels", sagte Eberhard Wolff vom Bircher-Benner-Archiv am Medizinhistorischen Institut der Uni Zürich gegenüber swissinfo.

Ich selbst habe alle Handbücher des Bircher-Benner-Verlags gelesen und finde sie ebenso empfehlenswert wie die Bruker-Bücher. Mit einer wesentlichen Einschränkung allerdings: Auf gar keinen Fall sollte man so genannten Fruchtzucker (Fruktose) anstelle des üblichen Haushaltszuckers verwenden! Es ist völlig egal, welchen Industriezucker wir verwenden, ob es ein Zweifachzucker, d.h. Disaccharid wie der gewöhnliche Haushaltszucker oder brauner Zucker, Rapadura usw. ist oder ob es sich um einen Einfachzucker, ein Monosaccharid, handelt. Industriezucker sind sie allemal. Und das Monosaccharid Fruchtzucker, den man auch Fruktose nennt, hat mit Früchten nicht die Bohne zu tun! Ebenso hat Traubenzucker, den man auch Dextrose nennt, nichts mit Trauben zu tun. All diese Zucker sind rein chemisch gewonnene Extrakte mit Namen, die Laien zu falschen Vorstellungen und in die Irre führen.

Ich kann mir durchaus vorstellen, dass diese Philosophie, Fruchtzucker im Sanatorium zu verwenden, dem Sanatorium und seinem Ruf sehr geschadet hat, denn die Arbeit von Max Otto Bruker, der intensiv jahrzehntelang Aufklärung über die Schädlichkeit jedes Industriezuckers betrieb, konnte von den heutigen Heilungssuchenden nicht übersehen werden. Und so habe auch ich mich gefragt, wieso und wer auf den Irrsinn gekommen ist, Fruktose in die Ernährungsempfehlungen der Bircher-Benner-Bücher einzuschleusen, wo doch der Urvater bereits die Schädlichkeit des Industriezuckers erkannt und ihn verbannt hatte!

Wie konnten seine Kinder und Kindeskinder dem Irrtum verfallen, Monosaccharide seien aufgrund einer Art *Vorverdauung* weniger schädlich als Disaccharide! Haben sie denn die zeitlich parallel laufenden Forschungen, Versuchsreihen und Erkenntnisse von Pottenger, Cleave und Campbell (The Saccharine Disease) und Kollath, der die Mesotrophie entdeckte, nicht mitbekommen? Wie verschlafen kann man eigentlich sein!?

Damit Ratsuchende nicht in den Fallstrick Fruchtzucker alias Fruktose stolpern, empfehle ich lieber die Schnitzer- und Brukerbücher als diejenigen des Bircher-Benner-Verlags. Auch die habe ich allesamt gelesen. Ebenfalls von Claus Leitzmann, den ich ebenfalls zu lesen sehr empfehle. Grundlagenliteratur sollte jedoch immer Werner Kollath bleiben.

---

111   http://www.swissinfo.ch/ger/Bircher_-_weit_mehr_als_nur_Mueesli.html?cid=3798414

> Man heilt niemals eine Krankheit,
> sondern man heilt einen kranken Körper.
> Are Waerland

Are Waerland[112]

Are Waerland wurde am 13. April 1876 in Ekenäs (Finnland) geboren und starb am 20. November 1955 in Alassio (Nord-Italien). Er studierte zunächst vier Jahre lang Philosophie in Helsingfors und Edinburgh, brach das aber wegen seiner schlechten Gesundheit ab. Sein Blinddarm perforierte im Alter von dreiundzwanzig Jahren, und er übernahm erst einmal die Leitung einer Volkshochschule, bevor er sich entschloss, Medizin in London zu studieren.

Noch vor seinem Studium hörte er sich aber Vorträge über Tierpflege an, und ihm wurde klar, dass Mensch wie Tier gleichermaßen aus Fleisch und Blut bestehen und dass das, was Tiere gesund erhält, auch den Menschen gesund erhalten müsste. Er erkannte, dass Fleisch fressende Tiere selbstverständlich auch pflanzliche Kost zu sich nehmen und dass Hühner und Schweine gesünder waren als Menschen. Vielleicht darum, weil die Menschen das Getreide in ihren Mühlen schälten, nur den Mehlkern aß, den Tieren aber die vom Getreide entfernte Kleie nebst Keim als Futter vorwarfen. Er erkannte noch vor seinem Medizinstudium den Wert vollwertiger Nahrung und die Notwendigkeit, rohes Gemüse zu verzehren, als Grundlage für die Gesunderhaltung des Menschen.

In London faszinierte ihn die Funktion des Dickdarms. Nicht verwunderlich, denn der so genannte Blinddarm mit seinem Anhängsel, dem Appendix, ist ja Teil davon. Und an seiner Perforation und nachfolgenden Bauchfellentzündung wäre er fast gestorben. Er erkannte, dass die Krankheit im Darm sitzt und der Denkansatz lauten müsste, den Darm zu heilen. Alles andere würde sich von selbst ergeben.

Irgendwann kam er in Berührung mit einem Buch von Alexander Haig, der ähnliche Krankheitssymptome beschrieb, wie Waerland sie hatte, sich aber durch Kostumstellung selbst geheilt hatte. Und er erfuhr von der natürlichen Ernährungsweise der Hunzas im Himalaya-Gebirge. Er entdeckte anhand dieser verschiedenen, sich aber ergänzenden Informationen die Rohkost für sich und heilte sich seine restlichen Beschwerden aus. Sein von ihm entwickelter Getreidebrei, die **Kruska**, bewirkte, dass er seine chronische Verstopfung verlor. Dieser Brei ist allerdings nicht roh. Das Rezept dazu befindet sich am Ende dieses Kapitels.

Er lebte lacto-vegetabil, von rohem Gemüse, selbst von Kartoffeln samt Schale, von Rohmilch und dem **Excelsior-Getränk**, das er aus Kartoffeln, Möhren und Kleie herstellte. Er verzichtete auf Alkohol, Kaffee, Tee, Kakao und Tabak, um den Fäulnissprozessen im Darm entgegen zu wirken, die, wie er erkannte, den normalen Stoffwechsel störten. Und er erkannte auch – sehr wichtig! - dass wir auch im Winter auf rohes Gemüse zurückgreifen können, was zu seiner Zeit und vor allem im hohen Norden (Finnland!) ja nicht selbstverständlich war. Grünkohl stand den ganzen Winter hindurch auf dem Acker. Andere Kohlsorten konnte man gut lagern, und Rapunzel wie Endiviensalat kann man selbst unter dem Schnee noch ernten.

Uns sind die bäuerlichen so genannten **Mieten** bekannt, die sie allerdings im Internet vergeblich suchen werden, weil immer nur von Immobilien die Rede ist. Man grub eine leichte Mulde in den Erdboden, tat dort hinein den Wintervorrat an Kohl, Rüben, Karotten und Kartoffeln und

---

112 **Buchempfehlung:** Are Waerland: *Der Weg zu einer neuen Menschheit* – Humata Verlag Blume

häufelte einfach mit Erde einen Hügel darüber. Die Temperatur im Innenbereich sank nie unter 15° Celsius, wie wir das auch von Höhlen her kennen.

Bei meinen Container-Touren hinter den Supermärkten entdeckte ich, dass bei – 10° C Außentemperatur das Gemüse nicht gefroren war. Warum wohl? Nun, wir wissen es von den Igeln, dass sie gern im Komposthaufen überwintern. Der Moder darin lässt die Temperaturen auf Wohnzimmergemütlichkeit ganz kostenlos ansteigen. Und so bleibt auch in der Biotonne eine gewisse Wärme vorhanden: nicht zu warm aber eben auch nicht unter Null Grad.

Eine **Miete** erhält wie eine Höhle eine recht konstante Temperatur von 15° C im Sommer wie im Winter und ist ein sehr guter Aufbewahrungsort für die genannten vegetabilen Lebensmittel. Ob Waerland sie empfahl, ist mir nicht bekannt. Auf jeden Fall aber war ihm bekannt, dass man bei guter Lagerung diese Sachen den ganzen Winter hindurch roh zur Verfügung hat.

Die allgemein von Lebensreformern häufig gewonnene Erkenntnis der Übersäuerung des Körpers hat sicher teilweise ihre Berechtigung, verkennt allerdings, dass der Säure-Basen-Haushalt einer Selbstregulation des Körpers unterworfen ist und dass die Bandbreite für Schwankungen dieses natürlichen Systems sehr geringfügig ist. Durch bloße Ernährung kann man dieses homöostatische System nicht kippen. Wir werden das weiter unten noch genauer unter die Lupe nehmen. Nur soviel: Are Waerland hielt sich an die Übersäuerungsthese.

Nach zehnjährigem Studium ohne Abschluss ging Waerland nach Uppsala (Schweden) und setzte sein Medizinstudium zunächst fort. Sein erstes Buch entstand: *Im Hexenkessel der Krankheiten*. Was ihn weithin bekannt machte, war ein Aufruf in einer Zeitung, in dem er im Jahr 1936 eintausend Freiwillige suchte, die sich bereit erklären sollten, während eines dreijährigen Versuchs genau nach seinen Lehren zu leben. Er versprach ihnen vollkommene Gesundheit und wollte das beweisen. Daraufhin kamen sogar 1.400 Freiwillige zusammen. Und der Erfolg löste eine regelrechte Gesundheitsbewegung in Schweden aus. Waerland war von da an sehr bekannt und begab sich zwischen 1937 und 1950 auf viele Vortragsreisen. Er schrieb viel beachtete Bücher, schrieb die Zeitschrift *Sonnenwickingen* (später in *Waerlands Monatsmagazin* umbenannt) und gründete in Schweden den Verband für Volksgesundheit.

Ab 1950 reiste Are Waerland lehrend auch durch Deutschland, Österreich und die Schweiz. Und im November 1950 erschien zum ersten Mal in Deutschland *Waerlands-Monatsmagazin*, das bis heute als *Waerland-Monatsheft* erscheint.

Genießen wir miteinander in rohköstlichem Sinn einige seiner weisen Worte: *"Was ich mir zu eigen machte, habe ich zuerst an mir selbst erprobt – dass ich wohl behaupten darf: ich weiß, was ich sage und ich weiß, was ich schreibe."* - *"Wir haben es nicht mit Krankheiten zu tun, sondern mit Fehlern in der Lebensführung. Beseitigt diese Fehler, und alle Krankheiten werden verschwinden."* - *"Man heilt einen kranken Körper nur dadurch, dass man seinen ursprünglichen biologischen Lebensrhythmus wieder herstellt."* - *"Man heilt nie eine Krankheit, man heilt einen Körper."*

Über seine lakto-vegetabile Kostumstellung schrieb Waerland: *"Das Ergebnis war, dass ich binnen drei Jahren in einen vollständig gesunden Sportsmann und Kraftmenschen verwandelt wurde. Alle Krankheitsmerkmale verschwanden. Und dieser Zustand war nicht nur vorübergehend, sondern endgültig."*

Das sind alles Aussagen, wie wir sie ähnlich in Max Oskar Bircher-Benners *Maxime der Ordnungsgesetze des Lebens* ebenso wieder erkennen können wie in Brukers *Lebensbedingten*

Krankheiten, zu denen er ein eigenes Buch verfasst hat. Die Ganzheit der Ordnung in Körper und Geist muss wieder gefunden werden. Sie kann nicht durch Machen wiederhergestellt werden, sondern wir können es nur unterlassen, die sich selbst fügenden natürlichen Ordnungen durch Manipulationen, durch Weglassen, Hinzufügen, Zerstückeln und irgendwie nach Deubel komm raus wieder synthetischem Zusammenfügen von alledem frei zu halten.

Are Waerland erhielt weltweite Anerkennung und 13 Ehrendoktortitel. Jeder einzelne davon mehr wert als irgend ein anderer akademischer Grad.

Die Kartoffelkur gegen Übersäuerung und Übergewicht ist sehr einseitig und sollte nur sehr kurzfristig angewendet werden. Bitte beachten sie, dass Waerland Kartoffeln auch roh empfahl, aber wohl noch nichts von dem Gift Solanin[113] wusste, dass nur durch Kochen verschwindet. Im Buch über Hautkrankheiten aus dem Bircher-Benner Verlag wird auch ausgiebig über den Verzehr roher Kartoffeln berichtet, die dem jungen Mann, der sich seine Psoriasis mit Rohkost völlig ausheilte, nicht schadete. Die heutigen Kartoffelsorten haben wesentlich weniger Solaningehalt. Die Kartoffel ist sehr basisch. Sie wird bei der Waerland-Kartoffelkur samt Schale und ohne Salz verarbeitet. Davon werden fünfmal täglich 150 bis 200g gegessen. Salzloser Salat und etwas (rohe!) Milch sind hier auch erlaubt.

Nochmals mein Rat: Nicht als Evangelium und Allheilmittel übernehmen. Man kommt auch durch ganz normale vegetabile Kost zu basischen Lebensmitteln. Und bitte: Keine laienhafte Überbewertung des Säure-Basen-Gleichgewichts!

Eine weitere Beschreibung der Kartoffelkur: Täglich sollen laut Waerland 1 Pfund Kartoffeln und 1 Pfund Sellerie weich gekocht gegessen werden. Zusätzlich wird ein speziell zubereiteter Saft aus Gemüse, Leinsamen und Kartoffel- und Selleriebrühe zu sich genommen. Der tägliche Energiegehalt liegt damit bei etwa 400 kcal.

Manche Leute empfehlen auch, das Kartoffelwasser zu trinken, um seinen Körper basischer zu machen. Es ist allerdings ein Unding und gänzlich unmöglich, seinen Körper basischer zu machen als die Natur erlaubt. Allein eine solche Formulierung ist schon Unfug, da unter Pufferung immer ein Ausgleich erfolgt und das Blut einen pH von 7,45 immer wieder einpendelt.

Wenn man allerdings einen Fastenfehler begeht, wie er mir zugestoßen ist, dann kann das Säure-Basen-Gleichgewicht tatsächlich aus den Fugen geraten. Wenn man nur mit Wasser fastet, muss dieses Wasser deutlich basisch sein; etwa einen pH von 8 haben. Ich habe seinerzeit das Vichy-Wasser mit einem pH 5 ausschließlich getrunken und geriet dadurch in eine

---

113   Aus Wikipedia: http://de.wikipedia.org/wiki/Solanin

Solanin ist vor allem in Nachtschattengewächsen (Solanaceae) wie Kartoffeln und Tomaten enthalten und wird fälschlicherweise auch als „*Tomatin*" bezeichnet. Die höchsten Werte erreichen Frühkartoffeln und der grüne Anteil der Tomate. Werden Kartoffeln lange Zeit dem Licht ausgesetzt, steigt der Solaningehalt an, besonders in den Trieben. Auch in geschälten rohen bzw. mechanisch verletzten Kartoffeln (Druckstellen, Frostschäden) steigt der Gehalt leicht, weil weiteres Solanin zur Bekämpfung von Fäulniserregern produziert wird. Weiterhin haben Lagertemperatur und Lagerdauer Einfluss auf die Erhöhung des Alkaloidgehaltes. Eine ideale Lagertemperatur für Kartoffeln sind 10 °C.

Der **Solaningehalt** von Kartoffeln war früher wesentlich höher als heute. Noch in einer Studie vom Mai 1943 wurde der Solaningehalt (Gesamtgehalt) von Kartoffeln der Sorte Voran mit 32,5 mg/100 g angegeben, wobei kleine grüne Kartoffeln bis zu 55,7 mg/100 g erreichten. Hingegen konnte der Gehalt durch sehr starke Belichtung und Ergrünen nur unwesentlich gesteigert werden. Modernere Kartoffelsorten weisen einen Solaningehalt von 3 bis 7 mg/100 g in der Schale auf, der Gehalt im Kartoffelkörper ist wesentlich geringer. Unreife Tomaten haben dagegen einen Gehalt von 9 bis 32 mg/100 g.

respiratorische Azidose, die mich fast umgebracht hat, da der pH-Wert des Blutes in den sauren Bereich abrutschte. An der begleitenden Tetanie (Kalziummangel) war das deutlich zu erkennen, aber nicht einmal der Internist stellte eine korrekte Diagnose. Unter dem Fasten ist der Urin[114] erheblich saurer als normal. Aber die Pufferung im Blut bleibt normalerweise konstant. Durch Fasten allein kann man also nicht in eine Übersäuerung geraten, was von Laien auch immer mal wieder behauptet wird. Aber durch ein derart saures Wasser, wie ich es ausschließlich zu mir nahm, gerät der Stoffwechsel durcheinander, Kalzium wird benötigt, um den Wasserhaushalt zu regulieren und das Kalzium wird zuerst einmal aus dem Blut geholt, das dadurch saurer wird. Durch rasche Atmung wird das auszugleichen gesucht, was zusätzlich zu Wasserverlust und damit Verlust an Salzen führt. Ein regelrechter Teufelskreis!

Schauen sie sich das gerne mal bei Wikipedia unter Säure-Basen-Haushalt an. Man benötigt allerdings Chemiekenntnisse dafür. Laien empfehle ich die seriöse Laienliteratur von Max Otto Bruker im emu-Verlag. Gerade das Säure-Basen-Thema ist ein Lieblingsthema Brukers gewesen, weil ihm bewusst war, zu welch irrigen Schlüssen Laien oftmals kommen können und in der Folge zu hypochondrischen Ernährungsgewohnheiten gelangen. Wenn jemand von Übersäuerung sprach, verzog er automatisch das Gesicht, weil er wohl sehr sauer wurde. Aber natürlich gab er dann geduldig seine Erklärungen auch zu diesem leidigen Thema.

Ich habe seinerzeit bei dem Fastenfehler irgendwann den pH auf der Trinkwasserflasche gelesen und mir sofort eine Basensuppe gekocht. Innerhalb einer halben Stunde waren alle respiratorischen Probleme weg, die sich zuvor während fünf Tagen lebensbedrohlich aufgebaut hatten. D. h. auch der Blut-pH hat sich in dieser kurzen Zeitspanne von nur dreißig und weniger Minuten wieder korrigiert. Daran sehen wir mal, wie rasch sich Ernährung auf die gesamte Stoffwechsellage auswirkt. Wir benötigen weder eine Kartoffelkur noch Elektrolytlösungen oder sonstige Therapien, um rasch aus einem solchen Problem heraus zu gelangen. In einem Krankenhaus hätte man mich an den Tropf gehängt und mir Elektrolyte infundiert. Es geht, wie wir sehen, auch sanfter und vor allem viel, viel preiswerter als ein Krankenhausaufenthalt!

Are Waerlands Krusta

Zutaten:

1 EL	Weizen, frisch gemahlen
1 EL	Roggen, frisch gemahlen
1 EL	Hafer, frisch gemahlen
1 EL	Gerste, frisch gemahlen
1 EL	Hirse
1 EL	Weizen - Kleie
1 EL	Rosinen
500 ml	Wasser

Zubereitung:

Zusammen mit 300-500 ml Wasser 5 Minuten kochen. Diesen Brei ca. 2 Stunden warm halten, damit er quellen kann (z.B. in der Thermoskanne). Beim Herausnehmen muss die Kruska noch dampfen. Dazu Obstkompott oder eingeweichtes Trockenobst.

Zubereitungszeit: ca. 10 Min.
Ruhezeit: ca. 2 Std.

---

[114] Normal Urin pH-Wert 5-7 (also im leicht sauren Bereich)

Wer schreibt, bleibt –
Und die Chronisten bleiben auch.

Weston A. Price – Ein Zahnarzt umrundet die Welt[115]

Die Weston A. Price Foundation beschreibt auf einer hervorragenden Internetseite weitere Fakten: ▶ http://www.westonaprice.org/Principles-of-Healthy-Diets-German-Translation.html

Weston A. Price (1870-1948) bereiste Anfang der 1930er Jahre während 10 Jahren isolierte Teile der Welt, um die Zahngesundheit unberührter Kulturen zu untersuchen. Er wollte herausbekommen, welche Faktoren für die Zahngesundheit verantwortlich sind. Dabei entdeckte er direkte Zusammenhänge zwischen Ernährungsweise, Beschaffenheit der Zähne und der allgemeinen Gesundheit. Verformte Zahnbögen mit schiefen Zähnen, so erkannte er, sind das Ergebnis einer mangelhaften Ernährungsweise, nicht aber von genetischen Defekten, wenngleich von Generation zu Generation die Verformungen deutlich zunahmen, d.h. wenn Eltern, die zwar selbst noch mit einem gesunden Gebiss geboren wurden, aber begannen, sich mit Industriekost zu ernähren, bekamen sie Karies, und ihre Kinder wurden mit verformten Zahnbögen geboren.

Price begab sich in abgelegene Dörfer der Schweiz, in gälische Gemeinden der äußeren Hebriden, zu Eingeborenen in Nord- und Südamerika, melanesischen und polynesischen Südseeinsulanern, afrikanischen Stämmen, australischen Aborigines und zu den neuseeländischen Maori. Gesunde, gerade stehende Zähne und ebenso gesunde, gut geformte Körper, Widerstandsfähigkeit gegen Krankheiten und aufrichtige Charaktere waren überall dort zu finden, wo sich die Menschen noch traditionell ernährten. Offensichtlich war die natürliche Ernährungsweise, unabhängig davon, wie sie in den verschiedenen Regionen aussah, immer dazu geeignet, die Menschen gesund zu erhalten, weil alle lebensnotwendigen Nahrungsfaktoren erhalten blieben, solange keine industriellen Veränderungen vorgenommen wurden.

Price entdeckte, dass die Kost natürlich lebender Völker 4x mehr wasserlösliche Vitamine, Kalzium und andere Mineralien beinhaltete. Ihre Nahrung enthielt sogar mindestens 10x mehr fettlösliche Vitamine (A, D, E, und K; Eselsbrücke: **ADEK**). Obwohl amerikanische Ärzte schon damals tierische Fette, die aus Butter, Eiern, Fischeiern, Schalentieren, Organen und fettem Fleisch stammten, wegen ihres Cholesteringehalts als ungesund einstuften, erlitten die Eingeborenen offensichtlich keine Schäden durch derartige Lebensmittel. Offensichtlich konnte weder das Meiden von Eiern, Butter und dergleichen noch der Ersatz mit künstlicher Margarine und raffinierten pflanzlichen Ölen etwas an der Gesundheit der Amerikaner verbessern.

Price entdeckte, dass Mineralien und Eiweiße offensichtlich durch die fettlöslichen Vitamine A und D besser aufgenommen werden konnten und dass eine Aufnahme von Mineralien ohne diese Vitamine sogar unmöglich ist. Und er fand auch das Vitamin K2, das in Fisch, Schalen-

---

115 Albert von Haller (1903-2000) war leitender Mitarbeiter großer Verlage in Berlin und Stuttgart (Hippokrates-Verlag) und setzte sich in seinen Büchern aktiv mit den Problemen seiner Zeit auseinander. Er war offensichtlich von der Lebensreform des 19. Jahrhunderts sehr angetan und beschrieb die Reisen des aus Cleveland/Ohio stammenden Zahnarztes Weston A. Price in seinem Werk *Gefährdete Menschheit – Ursache und Verhütung der Degeneration* Erschienen im Hippokrates-Verlag, Stuttgart

tieren, inneren Organen und Butter vorkommt. Er fand dies Vitamin in der Nahrung der sich traditionell ernährenden Kulturen.

Offensichtlich war den einfachen Menschen sogar bekannt, dass sie sich vor der Zeugung und während der Schwangerschaft besonders gesund ernähren müssten, um gesunden Kindern das Leben schenken zu können. Daher verlangten viele Stämme bereits vor der Empfängnis besonders nährstoffreiche tierische Produkte, die auch während Schwangerschaft und Stillzeit gegessen wurden. Diese Produkte waren immer reich an Mineralien und fettlöslichen Aktivatoren. Die Menschen konnten sich problemlos fortpflanzen, waren rundum gesund und standen auch charakterlich im Gegensatz zu den zivilisierten Völkern, die sich von raffinierten Mehlen, fettreduzierten Kunstfetten, prozessierter, industriell vorgefertigter Nahrung mit ihren künstlichen Zusatzstoffen und Industriezucker und dergleichen ernährten.

Wasserlösliche Vitamine:

B1 (Thiamin)
B2 (Riboflavin)
B3 (Niacin, Nicotinsäure, PP)
B5 (Pantothensäure)
B6 (Pyridozin)

B9 Folsäure, auch: Pteroylglutaminsäure)
B12 (Cobalamin)
C (Ascorbinsäure)
H (Biotin)

Fettlösliche Vitamine:

Vitamine A, D, E und K (merke einfach die Eselsbrücke: "ADEK")

Die Entdeckungen von Weston A. Price und seine Schlussfolgerungen wurden in seinem Klassiker *Nutrition and Physical Degeneration* veröffentlicht. Price belegte seine Entdeckungen mit Fotos, auf denen wir die vermeintlich *Primitiven* vergleichen können mit ihren Verwandten, die bereits in Städte ausgewandert waren und sich von Zivilisationskost ernährten.
► http://www.westonaprice.org/Principles-of-Healthy-Diets-German-Translation.html

Sobald Kiefer und Zahnbögen verändert sind, ändert sich auch die Gesichtsstruktur. Das Kauen ist reduziert, das Kinn flieht nach hinten, die Zähne finden keinen Platz und es kommt zu Fehlstellungen, die manchmal auch mit einer Spange nicht mehr korrigierbar sind. Es müssen gar gesunde Zähne gezogen werden, um den anderen genug Platz zu schaffen. Derartige Fehlbildungen fand auch Pottenger bei seinen Katzenversuchen und Kollath bei seinen Rattenversuchen. Überdies stellen sich krankhafte Veränderungen am Skelett ein, und die Menschen haben weniger Abwehrkräfte, weshalb bei uns auch die Allergien so stark zugenommen haben. Letzteres kann allerdings, so möchte ich dazu bemerken, auch durch übertriebene Hygiene der Zivilisationsvölker, Antibiotika, entzündungshemmende und Fieber senkende Mittel sowie durch die übertriebenen, vorsorglichen Impfmaßnahmen zustande gekommen sein.

Auf der genannten Internetseite der Weston A. Price-Foundation werden in 11 Punkten die Charakteristiken traditioneller Ernährung genannt. Zum Erstaunen von Vegetariern finden wir dort auch reichlich tierische Produkte: Fisch, Meeresfrüchte (Schalentiere), Vögel, Säugetiere,

Eier, Reptilien, Insekten, Milch- und Milchprodukte, Organe, Muskelfleisch, Fett und sogar Knochen. Ich unterstreiche hier, dass das dabei praktisch ganze Tier gegessen wird!

Ferner wird auf der Internetseite hervorgehoben, dass diese Menschen mit ihrer Nahrung alle wasser- und fettlöslichen Vitamine zu sich nehmen, einen Teil der Nahrung kochen und einen Teil der tierischen Produkte roh verzehren.

Der Enzymgehalt aus Rohmilchprodukten ist besonders hoch. Die Naturvölker beziehen die Enzyme auch aus rohem Fleisch und rohem Fisch, aus kaltgeschleudertem Honig, tropischen Früchten, kaltgepressten Ölen, Wein und nicht pasteurisiertem Bier und aus durch Gärung natürlich haltbar gemachten Gemüsesorten, die natürliche Milchsäurebakterien enthalten.

Diese Menschen pflegen Samen, Getreide und Nüsse einzuweichen, anzukeimen und sich selbst fermentieren zu lassen, um natürliche Antinährstoffe wie Enzymhemmstoffe, Tannine und Phytinsäure zu neutralisieren. All das wissen diese Menschen natürlich nicht durch Universitätsstudium aber offensichtlich durch Erfahrung und ihre gesunde Tradition.

Der totale Fettanteil traditioneller Ernährungsweisen, so können wir auf der Internetseite der Weston A. Price-Foundation lesen, variiert zwischen 30% und 80% aller Kalorien, aber nur 4% der Kalorien kommen von ungesättigten Ölen, welche in Getreide, Hülsenfrüchten, Nüssen, Fisch, tierischen Fetten und Gemüse natürlich vorkommen. Das Gleichgewicht der Fettkalorien besteht in Form von gesättigten und einfach ungesättigten Fetten, wobei die traditionelle Kost der Eingeborenen und sich einfach und natürlich ernährenden Menschen gleiche Mengen der Omega-3 und Omega-6 Fettsäuren enthält.

Anmerkungen der Autorin: Das ist ein deutlicher Hinweis auf den durch wirtschaftliche Interessen geförderten Unfug, der heute mit dem hohen Konsum hochungesättigter Fettsäuren wie der Omega-3-Fettsäure getrieben wird. Die Nahrungsmittelindustrie, so konstatiere ich, hat uns inzwischen derart weich geklopft, dass wir richtig Angst vor gesättigten Fettsäuren bekommen haben und deshalb Öle mit vielen hochungesättigten Fettsäuren wie Distelöl vorzugsweise kaufen. Die Hysterie hat auch dazu geführt, auf jeden Fall Fisch wegen der Omega-3-Fettsäuren zu verzehren und Produkte zu kaufen, die reich darin sind.

Wer den Anteil hochungesättigter Fette in seiner Nahrung durch Selektion solcher Produkte künstlich erhöht, läuft Gefahr, durch vermeintlich besonders gesunde Öle nun doch wieder krank zu werden! Das American Journal of Clinical Nutrition veröffentlichte in einer Studie, das insbesondere gesättigte Fettsäuren das Voranschreiten der Arteriosklerose bei Frauen nach den Wechseljahren verlangsamt. Verlangsamt!!![116]

Eine beschleunigte Gefäßverengung fanden die Forscher nach einem Beobachtungszeitraum von 3 Jahren bei Frauen, die besonders viel mehrfach ungesättigte (hochungesättigte) Fettsäuren und viele Kohlenhydrate gegessen hatten. Dies betraf vor allem Kohlenhydratlieferanten, die den Blutzuckerspiegel stark ansteigen lassen sowie Frauen mit geringer körperlicher Aktivität. <u>"Kohlenhydratlieferanten, die den Blutzuckerspiegel stark ansteigen lassen"</u>, sind die raffinierten Köstlichkeiten: Auszugsmehle und Industriezucker jedweder Art. Ergo: Kuchen und Süßigkeiten sind Teufelszeug!

---

116 The American Journal of Clinical Nutrition: http://www.ajcn.org/cgi/content/full/80/5/1102
   Ime – Lebensmittel-Markt-Ernährung:
   http://www.animal-health-online.de/lme/2004/11/08/butter-und-schmalz-fuer-frauen-freispruch-fuer-gesae/799/

Alle traditionell lebenden Kulturen, so lesen wir weiter auf besagter Internetseite – und im Buch von Albert von Haller können sie das ebenfalls nachlesen – machen Gebrauch von Tierknochen, normalerweise in Form von gelatinereichen Fleischbrühen. Wir erinnern uns sicher daran, dass man früher auch bei uns den Kranken gern Fleischbrühe gab, insbesondere Hühnerbrühe. Die heutigen Instantbrühen sind natürlich nicht geeignet, eine natürliche Krankenkost zu liefern. Und isolierte Gelatine ist genauso wie isolierte Stärke als Droge zu bezeichnen.

Es wird dann nochmals darauf eingegangen, dass sich die traditionell lebenden Menschen stets auf Schwangerschaft und Geburt vorbereiteten und auch besonderes Augenmerk auf die Ernährung ihrer Kinder legten, dass Kinder in angemessenem Abstand geboren wurden. Verschiedene Methoden der Empfängnisverhütung kannten diese Menschen ebenfalls.

Der Autor hebt hervor, dass folgende Fette und Öle tausende von Jahren Menschen gesund ernährten: Rinder und Schaffett, Schweineschmalz, Hühner-, Gänse- und Entenschmalz, Kokosnuss-, Palm- und Palmkernöl, kaltgepresstes Olivenöl, kaltgepresstes Sesam- und Erdnussöl, kaltgepresstes Leinöl und Meeresöle wie Dorschlebertran, dass aber folgende neuartige Fette Krebs, Herzkrankheiten, Immunschwäche, Sterilität, Lernbehinderungen, Wachstumsstörungen und Osteoporose verursachen: Alle gehärteten Fette, industriell verarbeitete Öle wie Soja-, Mais-, Distel-, Baumwollsamen- und Rapsöl sowie Fette und Öle, die während der Verarbeitung oder beim Frittieren stark erhitzt werden (insbesondere Pflanzenöle).

Die folgenden Ernährungsempfehlungen stammen nicht alle von Price sondern in Weiterführung seiner Forschungen und Erkenntnisse von der Weston A. Price-Foundation. Sie bestehen aus 20 Punkten, die ich hier nicht im einzelnen nennen werde. Abweichend von meiner Empfehlung zur veganen Rohkost werden hier tierische Nahrungsmittel aufgeführt. Es wird empfohlen, keinen Fisch aus Fischzuchtanlagen zu essen. Das ist dem Verbraucher heute aber kaum erkennbar, denn selbst Fische, von denen wir annehmen, dass sie natürlich gelebt haben, kommen aus Seefisch-Farmen, wo die Tiere im offenen Meer eingepfercht und mit Kunstnahrung versorgt werden. Überdies werden, wie ich mehrfach las, Fischfilets bereits auf den Fangschiffen mit Antibiotika behandelt, damit sie nicht schlecht werden.

Es werden unter den 20 Punkten auch Milch- und Milchprodukte sowie tierische Fette aller Arten, insbesondere die Butter wie auch Fleisch und Brühen empfohlen. Es werden weder durch die Industrie hergestellte Kunstfette noch umgeesterte oder raffinierte Fette und Öle empfohlen sondern traditionelle Fette wie Butter, Sahne, Schmand und kaltgepresste Öle. Auch gesättigte Fette wie Kokosnuss-, Palmfett und -öl sind darunter. Ebenfalls wird das hochungesättigte Leinöl genannt. Die Empfehlung, Lebertran wegen seines Vitamin-A-Gehalts zu nehmen, kann ich nicht nachvollziehen, da wir dieses Vitamin auch anderweitig bekommen. Die Empfehlung stammt noch aus einer Zeit, wo man zu wenig Gemüse aß. Das fettlösliche, unter anderem **auch** in Fetten vorkommende Vitamin A ist enthalten in Karotten, Mango, Orangen, Spinat, Brokkoli, im Kürbis, Grünkohl und in anderem Gemüse.

Unter den 20 Punkten finden wir des weiteren möglichst biologisch gewachsenes Obst und Gemüse, Vollkornprodukte, Hülsenfrüchte. Nüsse, andere Saaten und dergleichen mehr. Auch fermentiertes Gemüse wie Sauerkraut, angekeimtes Getreide und anderes. Zum Kochen und Trinken wird gefiltertes Wasser empfohlen. Ich würde das Trinkwasser immer mal wieder wechseln, um mich nicht einseitig mit Schadstoffen, die vielleicht enthalten sein könnten, zu belasten. Filtern halte ich nicht für ideal.

Es wird empfohlen, sich seine Salatdressings selbst zuzubereiten und keinerlei Fertigprodukte zu kaufen. Ich gebe in Teil II dieses Gesamtwerks, **Rezeptlose vegane Naturküche – Köstlich schlichte Rohkost – "Pi x grüner Daumen,** auf 228 Seiten auch diesbezüglich reichlich Informationen. Vorderhand: Pürieren sie Salatreste und peppen sie sie mit weiteren natürlichen Zutaten zu leckeren Salatsoßen auf.

Nicht nachempfinden kann ich die Empfehlung, auf so genannte alternative Süßungsmittel zurückzugreifen wie Ahornsirup, Dattelzucker, Rapadura und dergleichen. Sie sind allesamt zu nah am Industriezucker und werden ebenfalls durch Raffination und Erhitzung gewonnen. Es wird auch kaltgeschleuderter Honig empfohlen. Auch dieser sollte nur eingeschränkt verwendet werden. Wir sollten uns umstellen und lernen, mit süßen und süßsauren Früchten zu süßen und anzusäuern, was im übrigen gerade bei Salatsoßen eine schmackhafte Note gibt.

Und im Übrigen müssen wir dahingehend arbeiten, das Süßen enorm zurückzuschrauben und anstelle von Süßigkeiten und Trockenfrüchten uns an frischem Obst zu erfreuen. Sollte ihnen das schwer fallen, dann stellen sie sich bitte die Antike vor: Das reich mit Obst gefüllte Füllhorn und die mit Obst geschmückte Tafel. Heute ist es üblich, sich, je nach Geldbeutel und Geschmack, Obst aus Kunststoff oder Porzellan zu dekorativen Zwecken in die Wohnung zu stellen. Statt dessen sollten wir uns hübsche Obstschalen kaufen und sie mit bunt gemischtem Obst dekorieren, uns vor die Nase auf den Sofatisch, Esstisch und Schreibtisch stellen und uns daran mit Augen und Gaumen ergötzen.

Die Internetseite der Weston A. Price-Foundation warnt uns dann vor Ernährungsgefahren, die hier meistenteils schon genannt wurden. Es wird ausdrücklich vor Proteinpulvern gewarnt, d.h. vor Sportlernahrung, wie sie uns in den Fitness-Studios anzudrehen versucht wird. Vor pasteurisierter und entfetteter Milch wird ebenso wie vor Milchpulver, Kondensmilch und Milchimitaten gewarnt. Dazu gehören Produkte wie der Kaffeeweiße. Mit Milchpulver werden unsere Säuglinge und Kälber aufgezogen, und die hocherhitzte Milch wurde in der Aufzählung vergessen. Max Otto Bruker bezeichnete sie als "zwei Mal totgeschossene Milch". Dieses Gesöff wird von vielen Menschen wegen der praktischen Lagerung und schier unbegrenzten Haltbarkeit oft ausschließlich benutzt.

Es wird auch vor ranzigen Nüssen gewarnt. Jeder hat schon mal den Geschmacksunterschied von frisch geknackten Nüssen und denen, die wir in Tütchen und Dosen kaufen können festgestellt. Die meisten geknackten Nüsse haben einen widerlichen ranzigen Geschmack und sollten gar nicht erst gekauft werden. Haselnüsse und Mandeln sind davon meistens nicht betroffen, sehr wohl aber Walnüsse und andere Nusssorten. Das betrifft auch Studentenfutter.

Vor fluoridiertem Wasser wird gewarnt, vor Mikrowellen, destilliertem Alkohol, Aluminiumpfannen, kommerziellem Salz, Backpulver und dergleichen mehr. Ich möchte sie herzlich dazu anregen sich diese Internetseite gründlich vorzunehmen! Ich habe nicht die Möglichkeit, Ihnen hier alles abzudrucken, möchte Ihnen aber in groben Zügen noch die Warnungen nennen, die die Foundation vor *"politisch korrekter Ernährung"* ausspricht. Unsere Ernährungspolitik spricht tatsächlich Warnungen aus, die eher der Nahrungsmittelindustrie als den Verbrauchern zugute kommen. Diese sind:

"Gesättigte Fette vermeiden?" – Diese Fette spielen eine wichtige Rolle im Organismus. Sie verursachen keine Herzkrankheiten sondern sind die bevorzugte Energiequelle des Herzens. Der Körper selbst bildet gesättigte Fette und somit das als so schädlich bezeichnete Cholesterin aus Kohlenhydraten und Eiweiß. Arteriosklerose aber kommt nicht durch gesättigte Fette bzw. Cholesterin zustande sondern durch raffinierte Kohlenhydrate: raffiniertes Mehl und alle, wirklich alle Industriezuckerarten. ▶ 62 Sorten werden im Nachschlageverzeichnis aufgezählt!

"Schränken sie Cholesterin ein" – ist auf demselben Mist gewachsen. Cholesterin stärkt die Darmwand und ist bei Kindern für die Entwicklung von Gehirn und Nerven wichtig. Nur das durch Verarbeitung bereits oxydierte Cholesterin in Fabriknahrungsmittel ist gesundheitsschädlich.

"Benutzen sie mehrfach ungesättigte Öle" – Sie sollten nur in geringen Mengen genossen werden, da sie sonst zur Entwicklung von bösartigen Entartungen (Krebs), Herzerkrankungen, Autoimmunerkrankungen, Darmproblemen und anderem beitragen können. Unter der heute angepriesenen und konsumierten Menge ist der Organismus nicht imstande, gesund zu bleiben.

"Vermeiden sie rotes Fleisch" – Es ist gut, dass auch das hier erwähnt wird, weil es eine ganze Reihe Halbvegetarier gibt, die zutiefst davon überzeugt sind, dass nur rotes Fleisch schade. Beide, rotes wie weißes bzw. helleres Fleisch (Geflügel und Fisch) haben mehr oder weniger dieselben Mineralien, Vitamine und Enzyme, da alle Tiere nur durch Ausgewogenheit existieren können. Der Autor der Foundation Seite ist der Ansicht, dass gerade rotes Fleisch reich an Nährstoffen sei, die Herz und Nerven schützen.

"Essen sie weniger Eier" – Diese völlig irrige Empfehlung redet dem Cholesterinrummel das Wort. Der Autor schreibt, dass die Amerikaner weniger an Herzkrankheiten litten, als sie noch Eier aßen. Es sei aber darauf hingewiesen, dass Amerikaner sehr viel Mayonaise konsumieren. Ob die aus frischen Eiern oder Eipulver hergestellt wird, ist mir nicht bekannt. Manche südamerikanische Vegetarier sind der Überzeugung, dass der hohe Konsum von Mayonaise durch das im Eigelb enthaltene weibliche Gelbkörperhormon die Homosexualität von Männern fördere. Das ist natürlich nur eine Vermutung. Eier sind eine völlig normale Nahrungsquelle seit es Menschen gibt. Wahrscheinlich gilt auch hier, dass Übertreibung schadet.

In Panamá konnte ich zufällig einen Blick in den Kühlschrank der Ehefrau des Chefs vom CIAT werfen: Sie hatte ein ganzes Fach mit gut 100 Eiern bestückt und erklärte mir, dass ihre 5-köpfige Familie die innerhalb einer einzigen Woche vertilgt.

"Schränken sie Salz ein" – Die Foundation schreibt hier, dass Salz für Verdauung und Assimilation wichtig sei, verkennt aber offensichtlich, dass auch hier die Menge es ausmacht, ob ein Ding giftig sei. In Panamá bekamen wir Besuch von einer deutschen Familie. Die Frau und ihre Töchter litten an Psoriasis. Es wurden viele Eier gegessen und zwar mit einem guten gehäuften Teelöffel Salz pro Ei! Salz ist natürlicherweise in vielen natürlichen Lebensmitteln enthalten. Insbesondere in Karotten und Rettich. Kein frei lebendes Tier benötigt Kochsalz. Die Kultur des Menschen und seine Reisen quer durch die Kontinente wurden insbesondere durch Salzgewinnung und -Handel gefördert. Salz ist aber, ebenso wie Fabrikzucker, ein Produkt, dass auf eine kurze chemische Formel zu reduzieren ist: NaCl. Es ist kein Lebensmittel und sollte, wenn überhaupt, so geringfügig wie möglich verwendet werden. Niemals Salz ins Kochwasser geben sondern am besten erst direkt auf dem Teller würzen. Salzgenuss macht nach Salz süchtig!! Das erfahren wir rasch, wenn wir Tieren Salz zu schlecken geben.

"Essen sie mageres Fleisch und trinken sie fettreduzierte Milch" – Auch diese Ente beruht auf dem Cholesterinrummel. Es fehlen die fettlöslichen Vitamine, wenn wir Milch durch Fettentzug künstlich zum Teilnahrungsmittel reduzieren. Vitamin A und D können erschöpft werden, wenn künstliche Reduktionen erfolgen. Das Fleisch fressende Tier bekommt dadurch, dass es Ganzkörpernahrung zu sich nimmt, auch alle fettlöslichen Vitamine.

Anmerkung der Autorin: Immer vergegenwärtigen: Teilnahrungsmittel schaden der Gesundheit nachhaltig! Und auch Salz ist in natürlicher Nahrung genügend vorhanden.

"Reduzieren sie ihre Fettaufnahme auf 30% aller Kalorien" – Die hier von der Foundation als falsch erkannte Empfehlung gibt jedoch die Deutsche Gesellschaft für Ernährung (DGE) immer noch aus! Die Foundation hingegen geht davon aus, dass 30% zu niedrig ist und zu niedrigem Blutzucker und Müdigkeit führt. Traditionelle Ernährungsweisen, die Gesundheit erhalten und keine ernährungsbedingten Zivilisationskrankheiten erzeugen, beinhalten zwischen 30 und 80% aller Kalorien in Form von gesunden Fetten hauptsächlich tierischen Ursprungs.

"Essen sie 6-11 Portionen Kornprodukte pro Tag" – Mir ist unbekannt, dass es eine solche Empfehlung überhaupt gibt. Vielleicht in der Makrobiotik? Der Autor der Weston A. Price-Foundation betont, dass die meisten Kornprodukte aus nährstoffarmem, raffiniertem Mehl hergestellt werden, was zu Vitaminmangel führt, dass aber Vollkornprodukte Mineralmangel und Verdauungsprobleme verursachen können, es sei denn, sie wurden richtig vorbereitet. Hier kommen ein paar Missverständnisse zum Ausdruck, die Max-Otto Bruker durch seine intensive Aufklärungsarbeit aus dem Wege zu räumen suchte.

Essen sie mindestens 5 Portionen Früchte und Gemüse pro Tag" – Der Autor erwähnt hier, dass durchschnittlich 10 Pestizide darin enthalten sind und Verbraucher daher biologisch angebaute Vegetabilien bevorzugen sollten. Damit hat er sicher recht, denn die Belastung durch herkömmliches Obst und Gemüse ist bei Vegetariern enorm erhöht, wenn sie sich nicht biologisch ernähren!!

"Essen sie mehr Sojaprodukte" – Hier schreibt der Autor sehr wenig aber unmissverständlich: "Moderne Sojaprodukte blockieren Mineralabsorption, erschweren Eiweißverdauung, unterdrücken die Schilddrüsenfunktion und enthalten Karzinogene."

Anmerkung der Autorin: Immer vergegenwärtigen: Teilnahrungsmittel schaden der Gesundheit nachhaltig! Sojaprodukte sind durch Hitze denaturierte Teilnahrungsmittel.

Weston A. Price hob besonders hervor, dass von der Zivilisation isolierte Menschen, deren Ernährungsweise ausreichende Mengen aus tierischem Eiweiß und Fett enthielten, nicht nur ausgezeichnete Gesundheit genossen sondern auch eine heitere, positive Einstellung zum Leben hatten. Und er bemerkte, dass Insassen von Gefängnissen und Nervenheilanstalten Gesichtsverformungen hatten, die auf vorgeburtlichen Nahrungs- bzw. Nährstoffmangel hinwiesen.

Die Weston A. Price-Foundation ist eine 1999 gegründete Stiftung, die sich um die Verbreitung der Forschungen ihres Namensträgers bemüht und in diesem Sinne tätig ist. Sie ist der Ansicht, dass die moderne Technologie durchaus Dienerin der alten Traditionen sein und unter diesem Gesichtspunkt der menschlichen Gesundheit dienen könnte. Sie möchte sich durch die Gründung eines Labors noch besser etablieren, ist auf der Suche nach Mitgliedern und möchte weiterhin Aufklärungsarbeit leisten. Insbesondere wendet sie sich derzeit gegen Märchen bezüglich Fetten und Cholesterinrummel sowie gegen die gesundheitsschädlichen Sojaprodukte, die insbesondere von ängstlichen Vegetariern gegessen werden.

Es ist auch kein Geheimnis mehr, dass der Anbau von Soja dazu führt, dass Regenwälder zwecks Schaffung von Agrarland abgeholzt werden. Regenwaldboden aber ist anders beschaffen als in den nördlichen Regionen, sodass es zu schweren Erosionen mit nachfolgendem Verlust an Ackerboden kommt. Gesunde Ernährung geht immer einher mit gesunder Lebensweise und respektvollem Umgang mit Mitmenschen und Natur. Das zieht auch eine saubere Politik nach sich. Unsere Politiker sind daher dringend dazu aufgerufen, sich selbst gesund zu ernähren.

Die degenerierte Zivilisationskost aber führt zu dramatischen Degenerationsprozessen, die sich auch ins gesellschaftliche Leben und die Familien hinein fortpflanzen. Familien zerfallen und Gesellschaftsformen lösen sich ebenso auf. Die Formulierung "de**gen**eriert" trifft insofern den Kern, als sich die Zerstörungen tatsächlich an den Genen auswirken, die wir an unsere Nachkommen weitergeben. Unsere Zivilisation ist im Niedergang begriffen. Das ist nicht mehr aufzuhalten, wenn nicht auf dem Esstisch endlich eine drastische Kehrtwende vollzogen wird.

Von Generation zu Generation vererben wir nicht nur Krankheiten sondern auch die Zersetzung unserer gesellschaftlichen Struktur, und mit jeder Generation verschlimmert sich dieser Zustand, den ich als **Gen**ozid bezeichne. Ja, ich möchte es als **Gen**ozid bezeichnen, dem vor allem diejenigen Völker zum Opfer fallen, die durch ihre feine Zivilisation dazu auserkoren sind. Von wem? Von der Nahrungsmittelindustrie ebenso wie von der gesamten Pharmaindustrie. Und zwar im Schulterschluss mit den Politikern, denn letztere sind verantwortlich für das, was in einem Staat in Gesetzen und Verordnungen sanktioniert wird. Die Verantwortung mag letztlich jeder einzelne selbst tragen, jedoch tragen die Hauptverantwortlichen in Nahrungsmittel- und Pharnaindustrie, Politik, unter Ärzten und Krankenversicherungen die gesamte Last der Schuld, denn sie sind es, die Volksverdummung betreiben. Aber es scheint so langsam lichter am Horizont zu werden, wenngleich sehr, sehr langsam, zäh und mühselig. Es gibt aber noch viel zu tun, denn das Gros der so genannten zivilisierten Menschheit fährt immer noch fort mit seiner Zerstörungswut, die er Fortschritt nennt, und die schon erwähnte "Gegenstrommaschine" der Schul(d)medizin ist zwar hinderlich, macht den Ganzheitspraktikern aber starke Muskeln.

> Es ist leichter einer Lüge zu glauben, die
> man schon hundert Mal gehört hat, als der
> Wahrheit, die man noch nie gehört hat.
>
> Robert Lynd

Thomas Latimer Cleave[117] (1906-1983) und Guy Douglas Campbell[118]

Auch in dies Kapitel werde ich mehrere eigene Bemerkungen einstreuen, wodurch wir eine Gesamtschau über die Problematik erreichen, die unter anderem auch die beiden englischen Ärzte Cleave und Campbell erforschen. Sie befassten sich etwa 1940 bis 1965 mit den unterschiedlichen Ernährungsgewohnheiten verschiedener Völker und deren gesundheitlichen Auswirkungen. In den Nachkriegsjahren haben sie die Ergebnisse in einem Buch veröffentlicht: *Diabetes, Coronary Thrombosis, and the Saccarine Disease*. Es wurde unter der Mitwirkung von Max-Otto Bruker durch Kerstin Bruker-Geisler ins Deutsche übersetzt und unter dem Titel *Die Saccharidose und ihre Erscheinungsform* um 1970 herum herausgegeben. Leider ist das Buch vergriffen. Die Erkenntnisse dieser beiden Forscher sind aber nach wie vor hochaktuell.

Sie führten ihre Forschungen in Südafrika durch: In West-Uganda, Durban im Osten Südafrikas, und anderswo, wobei sie sowohl in Städten als auf dem Lande forschten. Und ihnen fielen gravierende Unterschiede zwischen der Land- bzw. Stadtbevölkerung auf. Sie erforschten die Ernährungsgewohnheiten verschiedener Volksstämme. Auch von eingewanderten Indern.

Im Internet können wir *The Saccharine Disease* von T. L. Cleave finden und so wir gut Englisch verstehen, dort kostenlos studieren. Es geht um die Schäden durch raffinierte Kohlenhydrate die aus Auszugsmehlen, geschältem Reis, Zucker u. a. bestehen. Weißes Mehl ist nicht schädlicher als graues; das graue ist lediglich aus Roggen gewonnen, das weiße aus Weizen. Beide sind gleichermaßen schädlich, weil ihnen die Randschichten des Getreidekorns und der Keim fehlen. Durch nachträgliches *Anreichern* mit Kleie oder Getreidekeimen ist die Ganzheit nicht wieder herstellbar. In diesem Buch werden viele der uns heute endlich allgemein bekannter werdenden ernährungsbedingten Zivilisationskrankheiten bereits aufgezählt: Tiefe Venenthrombosen, Hämorrhoiden, Krampfadern, Darmprobleme, Zahnkaries, Adipositas, verschiedene Herzkrankheiten, Diabetes mellitus, primäre Infektionen mit dem Coli-Bakterium und Magen- und Zwölffingerdarmgeschwüre.

Parallel zu den Forschungen dieser ehrenwerten Männer kamen in Deutschland der Hygieniker und Ernährungsforscher Werner Kollath, der Arzt und Ernährungsforscher Max-Otto Bruker und der Zahnarzt Johann G. Schnitzer zu denselben und weiteren Erkenntnissen. Kollath baute auf den Katzenversuchen von Francis M. Pottenger auf und forschte mit Ratten. Etwa zur gleichen Zeit kam der Amtsarzt Benjamin Sandler in den USA zu der bahnbrechenden Erkenntnis, dass die Infektion mit Kinderlähmung in direktem Zusammenhang zu raffinierten Kohlenhydraten, namentlich Fabrikzucker sowie zu gleichzeitigen körperlichen Anstrengungen und Unterkühlungen stand. Da heraus ergab sich die Erkenntnis, dass virale Infektionen durch Fabrikzucker, Unterkühlung und körperliche Anstrengungen ausgelöst werden können, jedoch

---

117 T. L. Cleave: *Krank durch Zucker und Mehl – Die Saccharidose und ihre Erscheinungsform: Diabetes, Herzinfarkt, Fettsucht, Krampfadern, Thrombose, Magen- und Zwölffingerdarmgeschwür, Karies und Paradontose u. a.* - bioverlag gesundleben

118 Von Campbell habe ich trotz intensiver Recherchen leider keine Lebensdaten erhalten können.

unter strikter Vermeidung von Zucker und statt dessen gesunder, naturbelassener Vollwerkost vermieden werden kann. Bei Infektion gesund ernährter Kinder gab es lediglich leichte Verläufe. So bestätigten die Forschungen und Erfahrungen dieser Männer in verschiedenen Ländern gleichzeitig die Richtigkeit ihrer Erkenntnisse, die jedoch bis heute um allgemeine Anerkennung zu ringen haben, wenngleich einige von ihnen nicht mehr leben und daher nicht miterleben, wie sie so nach und nach sang- und klanglos rehabilitiert werden.

Cleave und Campbell konnten auch auf Aufzeichnungen und Krankenstatistiken zurückgreifen, die die ortsansässigen Ärzte der verschiedenen Regionen bereits zu eigenen Zwecken gesammelt hatten, was die eigenen Forschungen der beiden ergänzte und zu einem Gesamtbild beitrug. Ihnen fiel deutlich auf, dass die schwere Arbeit an sich, die viele der Untersuchten in Baumwoll-, Zuckerrohr- und Maisplantagen in Nordamerika und anderswo auszuführen hatten, allein nicht ausreichten, um sie krank werden zu lassen sondern dass offensichtlich die Ernährungsweise dazu beitrug, denn diejenigen, die sich noch herkömmlich gesund ernährten, litten weniger an ernährungsbedingten Krankheiten als diejenigen, die bereits völlig zur modernen Ernährungsweise griffen. Die beiden Forscher stellten auch fest, dass die ernährungsbedingten Krankheiten bei Weißen wie Schwarzafrikanern gleichermaßen auftraten.

In späteren Erhebungen, die nicht von den beiden durchgeführt worden sind, erkannte man zudem, dass Schwarzafrikaner offensichtlich wesentlich mehr Probleme mit der Verstoffwechselung von Kasein (Milcheiweiß) haben als Angehörige der weißen Rasse, dass sogar eine 90%ige Unverträglichkeit besteht. Und so ist die schwarze Bevölkerung Nordamerikas inzwischen durchweg kranker als die weiße. Darauf weist insbesondere der südafrikanische Zoologieprofessor, Buchautor und mit Vorträgen durch die Welt reisende Walther Julius Veith hin. Wir kommen in einem eigenen Kapitel darauf zurück. Sie erhalten dort auch einen Hinweis auf ein Abend füllendes Vortragsvideo im Internet.

Eine wichtige Erkenntnis von Cleave und Campbell ist, dass es einer Art *Inkubationszeit* bedarf, bis die ernährungsbedingten Zivilisationskrankheiten sich entwickeln. Bis dahin sind die Menschen aber auch nicht vollkommen gesund, sondern sie leiden lange Zeit an Funktionsstörungen, an gehäuften Erkältungskrankheiten, Adipositas und Stuhlverstopfung, Kopfschmerzen bis hin zur Migräne, Asthma bronchiale, Neurodermitis, Psoriasis, Hämorrhoiden und Thrombosen. Letztere können zur Lungenembolie führen. Und sie haben natürlich reichlich Karies. Der Zahnzustand ist immer ein deutliches Zeichen, in welche Richtung sich der Mensch bewegt! Nach einer Karenzzeit von rund 20 Jahren treten dann die ersten deutlichen Veränderungen an Organen, Skelett usw. auf. Das verkürzt sich mit jeder zunehmenden Generation.

Wenn wir mit Hans-Heinrich Reckewegs Tabelle der Homotoxikosen vergleichen, erkennen wir diese Karenzzeit sehr deutlich, weil es zuerst Unpässlichkeiten, dann leichtere Erkrankungen gibt, die sich aber später durch Verschiebungen nach rechts des biologischen Schnitts richtig manifestieren. Seine Sichtweise behandeln wir weiter unten ausführlicher.

Das schlimmste an der ganzen Misere ist jedoch die bis heute noch immer bestehende, völlig verdrehte Ursachenlehre, d.h. dass reine Krankheitssymptome als Krankheitsursachen herhalten müssen, die man zu allem Überfluss auch noch als *Risikofaktoren* einstuft, statt die Ur-Ursache anzupacken: Die Respekt- und Lieblosigkeit im Umgang miteinander. Sie allein führt dazu, dass Menschen Verhaltensweisen lernen, die zu Anpassungen führen statt zur Übernahme von Eigenverantwortung und freien Entscheidungen auch bezüglich der Nahrungswahl.

Ferner wird durch die Verkennung der wahren Ursachen und das Ersetzen durch die Behauptung psychosomatischer Genese noch mehr Schindluder getrieben. Auf diese Weise unterbleibt jede weitere korrekte Diagnostik und vor allem die korrekte Therapie, die für die Betroffenen lediglich in der Richtigstellung der alltäglichen Ernährung bestehen muss. Dieser sollte aber eine Verhaltenstherapie parallel gehen, damit das allgemeine Entnahmeverhalten korrigiert werden kann. Und Verhaltenstherapie besteht immer auch aus umfassenden Belehrungen.

Zuerst wurde die Psychosomatik jahrzehntelang nicht anerkannt, und heute ist es leider so, dass sie laufend als Sündenbock herhalten muss. Die Dummen sterben eben nie aus. Weder handelt es sich um erbliche Schäden noch Irrtümer der Natur, wenn der Mensch an so genannter Blinddarmentzündung erkrankt. Man schneidet den Appendix dann einfach heraus. Geschwollene Rachenmandeln werden ebenfalls entfernt. Kinder werden geboren mit verkümmerten Armen und Beinen, Wirbelsäulenschäden, Rachitis, angeborenem Schwachsinn, einer Hasenscharte, der Weichknochenkrankheit (Malazie), mit Epidermolysis bullosa congenita, mit bereits angeborener Arteriosklerose und Dispositionen zu atopischen Krankheiten und dergleichen mehr. Und von Generation zu Generation nimmt das noch zu.

Die eben erwähnte Epidermolysis bullosa congenita[119], bei der sich sowohl die Außenhaut (Epidermis) als die Innenhaut an den Organen (Endodermis) ablöst, sobald man sie auch nur sanft berührt, ist mir in Panamá mit Elizabet Saenz begegnet. Sie war damals 15 Jahre alt, war kleinwüchsig, Finger und Zehen waren durch die ständig offene Haut regelrecht miteinander verbacken. Eliza litt an der dystrophischen und somit allerschwersten Form überhaupt! Sie sah schrecklich aus und war mit offenen Stellen auch auf der Kopfhaut übersät. Obwohl ich meine Kinder vorbereitet hatte, stieß meine Tochter bei dem Anblick einen Schrei aus und war wochenlang schockiert, dass es so etwas Schreckliches überhaupt unter der Sonne gibt.

Bereits nach drei Wochen roher, pürierter Vollwertkost – anderes konnte sie gar nicht schlucken – war die gesamte Haut erstmals in ihrem Leben ausgeheilt. Das hielt weitere drei Wochen an, und alle sprachen von einem Wunder. Der Nachteil war, dass dies Essen extrem fade schmeckte, weil ich keinerlei saure Früchte, keinen Zitronensaft und auch kein Salz an das Essen geben lassen konnte, da all das sehr schmerzte. So war denn die Kost sehr, sehr ungewohnt, und die Eltern mussten sie laufend liebevoll überreden. Daher belohnten sie ihre Tochter nach sechs Wochen mit einem Hühnerei, aber das ganze Desaster sofort brach wieder aus.

Obwohl die gesamte Famile den Zusammenhang sehr genau erkannte, erklärte sie die erfolgreiche neue Kostform als zu mühsam und brach trotz intensiver Versuche durch Monseñor Laureano Crestar Duran (Caritasleiter in Panamá, der auch heute noch unerschrocken für Umweltschutz und gesunde Ernährung eintritt), doch einzulenken und vernünftig zu sein, ab.

Der Pater lebte überwiegend vegetarisch und vollwertig. So sehr er auch bat, den sichtbaren Erfolg nicht weiterhin zu stören sondern zum Wohle der Tochter und in Christi Namen weiter zu machen: Es half nicht, und die so schrecklich leidende und entstellte Elizabet musste ihr schmerzerfülltes Leben unter krank machenden Bedingungen weiterführen. Obwohl diese Menschen fromme Katholiken zu sein schienen: Sie empfanden es als zu schwer, ihre alten Gewohnheiten aufzugeben. Ich habe dann nichts mehr von Elizabet gehört und habe die Leute auch nicht mehr besucht.

Es wäre schon interessant gewesen, wenn sich echte Forscher mit diesem Fall ernsthaft befasst hätten. Es gibt ja noch mehr Menschen, die in dieser und ähnlicher Weise leiden. Die

---

119 Mehr dazu siehe Seiten 310, 386, 394, 500 ▶ Fußnote FN 192/394

Forschung aber unternimmt überhaupt nichts in Richtung Ernährungsbehandlung, wenn es sich um vermeintlich genetische Verankerung handelt, dabei kann auch diese Genese rückläufig sein, wenn man ihr Zeit lässt, sich an die veränderte, wieder vollwertige Nahrung anzupassen. Dass Elizabet innerhalb von nur 3 Wochen alle Wunden verlor und die Haut wieder fest auf ihrem Untergrund haftete, zeigt eindeutig, was der Natur mit ihrer Selbstheilung tatsächlich möglich ist. Ich bezeichne es als Verbrechen, dass die Ärzte in ihrer Verblendung und Scheuklappensichtweise heute immer noch darauf nicht eingehen.

Vererbung spielt sehr wohl eine Rolle, wie auch Cleave und Campbell feststellten, aber die Reversibilität spielt eben auch eine Rolle. Und die muss in derartige Statements unbedingt einbezogen werden. Aus den Erkenntnissen der beiden Forscher Cleave und Campbell ergab sich also, dass die so genannte Vererbung als konstitutionelle Veranlagung eine Rolle spielt. Das wies auch Pottenger mit seinen Katzenversuchen und Kollath mit seinen Rattenversuchen nach. Die so genannte Konstitution ist nichts anderes als das Ergebnis der Lebens- bzw. Ernährungsweise der vorherigen Generationen, wobei bestimmte als pathologisch zu bezeichnende körperliche Veränderungen sich von Generation zu Generation aufbauen. Dazu gehört auch die Unfruchtbarkeit, von der heute viele Menschen geplagt sind.

Wie wir bei Kollath noch sehen werden: Es gibt eine Umkehrbarkeit, die ebenfalls über mehrere Generationen Zeit benötigt. Der Einzelne kann daher nur einen ersten Schritt zurück zur Gesundheit tun. Den sollten vor allem junge Menschen unternehmen, damit die eigenen Kinder eine Chance haben, noch ein Stück gesünder geboren zu werden, als ihre Eltern.

Bei der ersten Generation haben wir es mit Veränderungen an Skelett und Zähnen zu tun. Beispielsweise rachitische Symptome (O-Beine, X-Beine, Knickfüße), Verbiegungen der Wirbelsäule (Scheuermannsche Erkrankung) sowie Zahnfehlstellungen durch die Verkleinerung des Kiefers. Spätere Generationen entwickeln Veränderungen an Blutgefäßen und inneren Organen, wozu auch das Gehirn zählt (eine Form davon: Schwachsinn; aber auch die vaskuläre Altersdemenz), Allergiebereitschaft und die atopischen Veränderungen in Psoriasis, Neurodermitis, Asthma bronchiale und allgemeiner Allergiebereitschaft, was heute stark im Kommen ist. Es gibt ja kaum noch ein Kind, das nicht daran leidet. Aber es werden den so genannten Allergenen die Schuld gegeben: Hausmilben, Feinstaub, Katzenhaare, Blütenpollen usw.. Alles kann zum Allergen werden. Und wenn diese Erklärungen nicht mehr reichen, muss die Psychosomatik herhalten. Dann sind eben seelische Ursachen Schuld an der Misere!

Es wird alles mögliche und unmögliche unternommen, um uns die Allergene vom Leibe zu halten. Desensibilisierungskuren zahlt die Kasse nicht. Wir müssen selbst blechen. Gelenke werden ausgetauscht, Leichen werden nach organischen Ersatzteilen ausgeschlachtet. Wann werden endlich von verunfallten aber gesunden Vegetariern Gehirne verpflanzt, damit der ganze Schwachsinn endlich ein Ende nimmt und gesunde Gehirne kranke Köpfe ersetzen !?

Seit ungefähr 1850 veränderte sich in unseren Breiten die Ernährung für die breite Bevölkerung. Davor konnten sich nur die Reichen Fabrikzucker oder Auszugsmehl in größeren Mengen leisten. Zucker gab es nur in kleine Quäntchen in der Apotheke zu kaufen! Allerdings gab es vereinzelt auch schon früher ähnliche Zivilisationskrankheiten bei denjenigen, die das Mehl aussiebten. Süßungsmittel wie Zucker und Honig waren aber rar und teuer. Und Fleisch konnte man sich auch nicht täglich leisten, denn weder reichte das Geld noch hatte man einen Kühlschrank. In einer Rübezahl-Geschichte wird von einem Bauern berichtet, der sich seine Wassersuppe nur an Sonntagen ab und an mal mit ein paar wenigen Speckwürfeln anreichern konnte.

Aber Menschen wie Schiller (Tuberkulose) und Mozart (Nieren) als auch Beethoven (Bleivergiftung durch mit Bleizucker vergifteten Billigwein) waren bereits Opfer ihrer ungesunden Gewohnheiten. Ferner galt die grobe bäuerliche Kost als primitiv. In einem Buch von Buffalo Bill las ich, dass er sich sofort wieder vom feinen Mehl ernährte, sobald er in die Stadt kam. Das ungesiebte Mehl empfand er als grobschlächtig und ungesund. Und so raffte ihn irgendwann eine leichtere Lungenentzündung dahin.

Die Lunge war das wohl anfälligste Organ. Nicht nur Schiller und Buffalo Bill litten an Lungentuberkulose. Sie wird auch in den Opern La Bohéme und La Traviata beschrieben. Die arme Blumenstickerin Mimí liebte Eiscreme und die reiche Kurtisane Violetta das süße Leben und den Alkohol. Und Schiller, der viel zu spät durch Hufeland behandelt wurde, nahm intensiv am gesellschaftlichen Leben teil und wird als kultivierter Mensch von seiner ebenso kultivierten Gattin gute Kost mit feinem Mehl und Zucker bekommen haben. Dass er dem Alkohol zugetan war, wissen wir ebenfalls. Unter Alkoholeinfluss schrieben manche Dichter und Komponisten ihre größten Werke. Die Tuberkelbazillen werden ihre Freude gehabt haben, ein wunderbar vorbereitetes Territorium vorzufinden, um sich schön ausbreiten zu können!

Mit Beginn der Industrialisierung entstand ab ungefähr 1850 nach und nach auch eine Nahrungsmittelindustrie, die sich in Nordamerika noch ein paar Jahrzehnte früher als bei uns ausbreiten konnte, weshalb wir dort schon seit Jahrzehnten extrem korpulente Menschen sehen, behaftet mit den entsprechenden Krankheiten.

Und in China nehmen seit der Öffnung zum Westen im Beginn der achtziger Jahre des vorigen Jahrhunderts all diese Krankheiten auch zu. Insbesondere an der Zunahme von Arteriosklerose, Diabetes mellitus und Herzinfarkt können wir die katastrophale Entwicklung ablesen. Die Arzneimittelindustrie verdient sich daran eine ebenso goldene Nase wie manche Aktionäre, die damit reichlich Geld machen, denn dieser Markt wächst grenzenlos. Wer also keine Skrupel hat, möge sein Geld in diesen Firmen anlegen.[120]

Einen Trost haben wir aber: All diejenigen, die sich jetzt bereichern, werden ebenso krank und ihre Nachkommenschaft wird ebenso aussterben wie wir selbst, denn die Welt, die uns bereitet wird, kann auch diejenigen nicht gesund erhalten, die genügend Grips dafür haben, denn unsere gute Erde wird vergiftet und nachhaltig zerstört. Das Ende zumindest der Menschheit, so glaube ich, ist durchaus näher als je zuvor.

---

120 http://www.diabetesundgeld.de/

> Eine der wichtigsten Aufgaben der Forschung ist das Nachdenken über die vorliegenden Ergebnisse, auch über solche, die andere Forscher erbracht haben.
>
> Werner Kollath

Ellen Gould White und John Harvey Kellogg

Ellen Gould White, geborene Harmon, wurde am 26. November 1827 in Gorham, im Nordamerikanischen Bundesstaat Maine geboren und starb am 16. Juli 1915 in Elmshaven, Kalifornien. Sie hat die Siebenten-Tags-Adventisten mitbegründet und gilt ihnen als Prophetin. Ihre Schriften werden aber nicht als gleichrangig mit der Bibel angesehen. Sie selbst war bescheiden genug, niemals derartige Ansprüche erhoben zu haben. Einige Adventisten allerdings halten sie nicht dafür und beachten darum auch ihre Ernährungslehren nicht. Ellen hatte keine robuste Gesundheit, besuchte nach einer Auseinandersetzung auf dem Schulweg, wo sie schwer geschlagen wurde, keine Schule mehr sondern eignete sich ihr kompetentes Wissen auf vielen Gebieten dank ihres wachen Geistes und ihrer hohen Intelligenz durch Lesen selbst an.

Durch ihren engen Kontakt zur Millerbewegung, die an die baldige Wiederkunft Christi glaubte und durch intensives Bibelstudium erlangte sie Einblicke in Zusammenhänge, die anderen Christen verschlossen waren. Ich möchte nicht falsch verstanden werden, als wolle ich missionieren. Das liegt mir ohnehin fern, denn ich habe eine intensive ökumenische Grundhaltung! Ich beschränke mich auf Ellen G. Whites Erkenntnisse über den Zusammenhänge von Ernährung und Gesundheit bzw. Krankheit und bringe die vielen Beiträge über Christentum und Vegetarismus vor allem darum, weil ich unter Christen eine merkwürdig schizophrene Haltung, schädliche Verhaltensweisen wie auch eine falsch verstandene Ethik erkenne und ich dazu aufrufen möchte, sich ihrer Bewusstseinsspaltung bewusst zu werden: Schizophrenie!

Durch den schlechten Gesundheitszustand ihres Mannes – James White (1821-1881) - kam Ellen G. White in der allgemeinen Epoche der **Lebensreform** mit den neuen Ernährungslehren in Berührung. Sie bekam neben religiösen Visionen auch Visionen bezüglich gesunder Lebensführung und engagierte sich daraufhin selbst intensiv in der **Gesundheits- und Lebensreform**. Sie führte Seminare durch, schrieb Bücher zum Thema[121], und sie gründete ein namhaftes Sanatorium. Es war für sie selbstverständlich, dass Lebensführung und gesunde Ernährung Ausdruck des Christseins sein mussten und dass alles zusammen unteilbar miteinander verknüpft ist. Sie schrieb mehr als 5.000 Artikel und 26 Bücher zu Themen wie Religion, Erziehung, Gesundheit und Prophetie. Ihr lag am Herzen, in allem die befreiende Botschaft weiterzugeben.

John Harvey Kellogg (1852-1943) arbeitete mit im Sanatorium. Es kam aber irgendwann zu Glaubensauseinandersetzungen, und Kellogg übernahm 1876 das *Health Institute* von Ellen G. White. Kellogg führte die ganzheitliche Therapie im Sanatorium fort. Dazu gehörte selbstverständliche vollwertige vegetarische Ernährung aber auch Wassertherapie wie bei Kneipp und Prießnitz und Bewegung an frischer Luft. Für ihn steckte die Krankheit im Darm und darum lag hier der Ansatz seiner Therapie. Einläufe wurden verabreicht und die Ernährung richtig gestellt. Auch er setzte dem Einlaufwasser schon Joghurt zu, um die Darmflora zu sanieren.

---

121 Gesundheitsbücher von Ellen G. White: Der Weg zur Gesundheit - Gesundes Leben - Auf den Spuren des großen Arztes – Das Glück wahrer Gesundheit – Heim und Gesundheit – Christliche Mäßigkeit

Er regte die Patienten zum gründlichen Kauen an und erfand zusammen mit seinem Bruder, Will Keith Kellogg, die Cornflakes. Es kam aber zum Zerwürfnis, als dieser die Cornflakes mit Zucker süßte und ein wahres Imperium gründete. Mit drei Millionen Dollar Schulden musste John Harvey Kellogg sein Sanatorium im Jahr 1938 schließen.

Abstrus war seine Einstellung zur Sexualität. Er soll angeblich mit seiner Frau niemals geschlafen habe, und die 40 Kinder, die sie wohl aufzogen, waren nicht ihre eigenen. Er lebte von seiner Frau getrennt. Sie praktizierten eine Enthaltsamkeit, wie sie Essenern und Nazoräern eigen war. Heute würde man die beiden als Klismaphiliker eingestuft haben. Das sind Menschen, die ihren Lustgewinn aus dem Einlauf beziehen. Es ist bekannt, dass durch anale Reizung bei Männern ein Samenerguss erzeugt werden kann. Ob Kellogg so weit ging, ist natürlich nicht überliefert. Ich denke mir, dass er einfach sehr enthaltsam leben wollte und dass dazu sexuelle Enthaltsamkeit ebenso gehörte wie sich auf gesunde Ernährung zu beschränken. Heute sind wir da schon weiter in den Erkenntnissen. Man muss keine religiös-pietistische Enthaltsamkeit pflegen, wenn man sich von krank machenden Produkten der Nahrungsmittelindustrie fernhalten will. Das Wörtchen *enthalten* führt zu Missverständnissen. Denn wir enthalten uns nicht, wenn wir gesund leben, sondern wir wenden uns im Gegenteil dem vollen Leben zu und genießen dessen Fülle aus dem Vollen heraus.

Der Deutsche Verein für Gesundheitspflege e.V. (DGE) ist eine von Adventisten geführte Vereinigung, die im Sinne Ellen G. Whites lehrt und selbstverständlich neueste Erkenntnisse der Ernährungswissenschaften und modernen Medizin gleichermaßen respektiert. Auf einen Punkt gebracht empfiehlt die DGE:

- Genießen Sie die Vielfalt an Zerealien,[122] Obst, Gemüse, Hülsenfrüchte usw.. Um gesund zu leben, brauchen wir weder Fleisch noch Wurst.
- In Milch und Milchprodukten wurde der BSE-Erreger noch nie gefunden. Trotzdem ist es empfehlenswert, auf milchfreie Alternativen umzustellen.

Jede Vollwertkost-Schule hat ihre Eigenheiten. Der von Kollath eingeführte Begriff **Vollwerkost** wurde sehr verwässert, und auch die DGE benutzt den Ausdruck nicht immer in Kollaths Sinn. Meine eigene Lehre, wenn ich überhaupt eine aussprechen möchte, lautet: Die Basis der Gesundheit ist vegane Rohkost. Alles andere sind Modifikationen, die mehr oder weniger moderat Genussmittel einschieben, die wir allerdings nicht wirklich benötigen. Dazu zähle ich auch Milch und Milchprodukte wie gekochte Kost, vollwertiges, selbst gebackenes Brot und alles, was jenseits des Mittelstrichs auf der Kollath-Tabelle liegt: Erhitztes, Konserviertes und Präpariertes. Auch Kochsalz (oder Meersalz) sehe ich als abhängig machendes Genussmittel.

Wer noch gesünder als vegan-rohköstlich leben will, muss Wildkräuter einbeziehen. Das dürfte im Winter schwierig sein. Außerdem bietet unsere in Fesseln gelegte Natur auf Dauer wohl nicht genügend für uns. Obwohl: Wenn wir uns die freilebenden Tiere ansehen: Die überleben nicht sondern sie leben! Unsere Wildkräuter werden leider durch Hunde verunreinigt.

Die Unterschiede der Kost von Kollath, Bruker, Schnitzer und Konz werden wir in den jeweiligen Kapiteln besprechen. Auf den Punkt gebracht sagen jedoch alle aus, dass Rohkost, wie immer die jeweiligen Vertreter sie nennen und ob sie Lebensmittel aus dem Tierreich einbeziehen oder nicht, die gesündeste Ernährungsform ist.

---

122 Das Wort leitet sich von der römischen Göttin für Ackerbaus, Fruchtbarkeit und Ehe ab: Ceres. Im Griechischen war es die Demeter, die auch in Süditalien (= griechische Kolonie) verehrt wurde.

> Solange Menschen denken, dass Tiere nicht fühlen,
> müssen Tiere fühlen, dass Menschen nicht denken.

Ernährungswissenschaftler und Ärzte im 20. Jahrhundert

Francis M. Pottenger jr. und D. G. Simonson [123]

Francis Marion Pottenger jr. (1901-1967) war der Sohn von Francis Marion Pottenger sr., einem Arzt, der Mitbegründer des Pottenger-Tuberkulose-Sanatoriums in Monrovia/Kalifornien war. Der Junior kam im Jahr 1930 als Assistent hinzu und wurde zusammen mit seinem Mitarbeiter D. G. Simonson durch die "Pottenger-Katzen-Studie" an mehr als 900 Tieren zwischen 1932 bis 1942 weltweit bekannt. Im Jahr 1940 erwarb er ein Grundstück des Sanatoriums und gründete das 42-Betten umfassende Francis M. Pottenger jr. Hospital, wo er nicht durch Tuberkulose ausgelöste Lungenkrankheiten behandelte, sondern sich insbesondere Asthma bronchiale und der Folgekrankheit Lungenemphysem sowie Allergien zuwandte. Das Krankenhaus bestand bis 1960. Pottenger entdeckte zunächst einmal eher zufällig den katastrophalen Einfluss von Hitze auf Katzennahrung und wurde aufgrund seiner Erkenntnisse von da an immer wieder von Rohköstlern zitiert. Werner Kollath bestätigte seinerseits durch eigene Studien an Ratten unter Fütterung mit nativem Kasein, wie wir nach diesem Kapitel erfahren werden, in Deutschland die Pottengerschen-Studien, ohne dass er eine solche Absicht gehabt hätte.

Pottenger arbeitete auf dem Gebiet von Ernährung und Endokrinologie[124] und verwendete zur Behandlung von allergischen Zuständen bei Atemwegserkrankungen Rohextrakte aus der Nebennierenrinde. Er behandelte damit zunächst Lungentuberkulose, dehnte seine Therapie dann aber in seinem eigenen Hospital auf die oben genannten Krankheiten aus. Er hatte schon immer die Wichtigkeit gesunder Ernährung hervorgehoben und baute auf den Prinzipien von Weston A. Price auf. Da er durch Price vom guten Einfluss tierischer Fette wusste, unterstützte er die Genesung seiner Patienten durch Leber, Butter, Sahne und Eier und stand damit im Gegensatz zu der Annahme, dass tierische Fette ungesund seien. Dass noch vor der eigentlichen Entdeckung des Cholesterins vor der Butter gewarnt wurde, ist aus einem Lied ersichtlich, dass in einen Spruch mündete: "Esst mehr Margarine, und ihr schont die deutsche Kuh".

Cholesterin wurde bereits 1769 als "Fettwachs" beschrieben während es erst von den amerikanischen Forschern Goldstein und Braun im Jahr 1985 entdeckt wurde. Die Entdecker selbst wiesen aber darauf hin, dass man Cholesterin auf gar keinen Fall meiden solle, der Körper es

---

[123] ▶ 1. Francis Marion Pottenger – *Pottenger's Cats; A Study in Nutrition* – Cancer Book House ◀
  2. J. G. Schnitzer - *Gesunde Zähne von der Kindheit bis ins Alter durch richtige Ernährung, ein Gradmesser allgemeiner Gesundheit* – Bircher-Benner-Verlag
  3. http://www.hundewelt.de/htt/pott.htm
  4. Price-Pottenger – Nutrition Foundation: http://ppnf.org/catalog/ppnf/pottenger.htm
  5. http://en.wikipedia.org//wiki/Francis_M._Pottenger,_Jr.

[124] Die Endokrinologie befasst sich mit den endokrinen Drüsen, die aus mit der Nahrung angelieferten Bausteinen Hormone erzeugen. Die Nebenniere ist eine, ein eigenes Hormon produzierende endokrine Drüse und sitzt den Nieren auf, mit denen sie nichts zu tun hat. Pottenger forschte mit den Hormonen der Nebennierenrinde und erkannte Beziehungen zum Kalziumstoffwechsel, den Knochen und allgemein zu den ernährungsbedingten Zivilisationskrankheiten.

ohnehin selbst herstellt und es ein wichtiger Baustein der Zellmembranen ist. Die Leber bildet mehr Cholesterin, wenn weniger Cholesterin mit der Nahrung zugeführt wird. Entsprechend bildet sie weniger, wenn es mit der Nahrung daher kommt. Ein erhöhter Cholesterinspiegel kann durch falsche Ernährung zustande kommen, muss es aber nicht! Selbst wenn Menschen mit hohem Cholesterin cholesterinhaltige Lebensmittel meiden, bekommen sie ihre Werte nicht unbedingt in den Griff. Die Beschaffenheit der Gesamtnahrung ist die Ursache für erkrankende Venen und dann folgende Fettablagerungen an den Arterienwänden, nicht aber das Fett an sich.

Pottenger erhielt für seine Versuche Katzen, denen er die zu untersuchenden Organe entnahm. Seine Versuchstiere starben aber oftmals während oder gleich nach der Operation. Daraufhin fütterte er einige Tiere mit rohen Fleischabfällen einschließlich Organen und Knochen und stellte fest, dass sie innerhalb einiger Monate gesünder waren als die Katzen, die weiterhin mit gekochtem Fleisch und gekochter Milch ernährt wurden. Die roh ernährten Tiere waren allgemein robuster, und die Sterblichkeit nach der Operation war geringer. Gott sei Dank wurde seine Aufmerksamkeit gegenüber roher bzw. erhitzter Nahrung dadurch erregt, und irgendwann entschloss sich Pottenger zu einer kontrollierten wissenschaftlichen Studie.

Die 1. Gruppe Katzen erhielt eine Kost aus zwei Drittel rohem Fleisch und einem Drittel Rohmilch. Die 2. Gruppe (Kontrollgruppe) erhielt zwei Drittel gegartes Fleisch und ein Drittel Rohmilch und Lebertran.

- Die Katzen der ersten Generation entwickelten zum Ende ihres Lebens hin degenerative Erkrankungen und wurden allgemein träge.
- Die Katzen der zweiten Generation wurden bereits in der Lebensmitte krank und bekamen zusätzlich Koordinierungsprobleme, d.h. dass sich am Nervensystem offensichtlich degenerative Veränderungen entwickelt hatten.
- Von den Katzen der dritten Generation kamen einige blind zur Welt, sie waren allgemein klein und kränklich und entwickelten früh weitere degenerative Krankheiten. Ihre Lebenszeit überschritt selten ein halbes Jahr. Einige waren zeugungsunfähig (Anmerkung der Autorin: Katzen können schon mit 5 Monaten läufig werden). Die Tierchen wurden erheblich von Ungeziefer und Würmern befallen. Hauterkrankungen und Allergien befiel 90 % von ihnen. Ihre Knochen waren weich und verbiegbar (Anmerkung der Autorin: denken wir an die Glasknochenkrankheit, mit denen einige Menschenkinder geboren werden!), und die Katzen erschienen wesensverändert. Männliche Tiere wurden gefügiger während die Weibchen aggressiver wurden.
- Die wenigen Katzen der vierten Generation waren alle krank und starben, ohne sich weiter vermehren zu können. Mit der 4. Generation starben sie also aus!

Pottenger führte des Weiteren eine Milchstudie durch. Hier wurden die Tiere mit zwei Drittel Milch und einem Drittel Fleisch gefüttert. Alle Gruppen erhielten rohes Fleisch. Die 1. Gruppe erhielt rohe Milch mit Vitamin D (Anmerkung der Autorin: Vit. D wirkt sich positiv auf die Knochen aus). Die 2. Gruppe (Kontrollgruppe) erhielt zusätzlich zum rohen Fleisch pasteurisierte, vaporisierte, gezuckerte Kondensmilch und entwickelte vergleichbar der oben aufgeführten "Fleisch-Studie" degenerative Erkrankungen. (Anmerkung der Autorin: Heute wird allgemein davon abgeraten, Katzen überhaupt Milch zu geben. Der Handel hat deshalb eigens eine "Katzenmilch" entwickelt. Man sollte diese "Marktlücke" aber nicht durch den Kauf eines solchen Produkts unterstützen! Kein einziges Tier der Welt trinkt über das Säuglingsalter hinaus Milch! Der Mensch macht als einziges Lebewesen davon eine Ausnahme, was zu denken geben sollte!)

Die englische Wikipediaseite berichtet, dass zum Zeitpunkt der Pottengerschen Studie gerade die Aminosäure Taurin entdeckt wurde und dass die Tierfutterindustrie es ihren hitzedenaturierten Produkten zufügt. Pottenger kam während seiner Katzenstudie selbst darauf, dass ein ihm noch "unbekannter Proteinfaktor" Ursache für das Elend seiner Versuchstiere sein müsste. Er sah diesen Faktor im Kochvorgang. Wie wir im Kollath-Kapitel erfahren werden, verursacht Hitze über 43° C eine Denaturierung, die sich in einer veränderten Struktur des Eiweißgitters zeigt. Die Studie wird gern auch als Beweis dafür hergenommen, dass handelsübliche erhitzte, pasteurisierte und homogenisierte Milch, wie wir sie allgemein kaufen und darunter insbesondere ultrahoch erhitze Milch, keinerlei nutritiven Wert hat sondern sogar höchst ungesund ist. Von daher versteht sich es sich eigentlich auch von selbst, warum die übliche Säuglingsnahrung nicht zu empfehlen ist! Der Natur dadurch ein Schnippchen schlagen zu wollen, dass man nach der Zerstörung, gleichgültig, welcher Art die auch sei, noch ein paar Vitamine, Mineralien oder eine einzige, nicht hitzedenaturierte Aminosäure zufügt und sonstige kleine Ersätzchen und Mittelchen hinterher schiebt, kann niemals zur vollen Gesundheit gereichen sondern bestenfalls Leben und Leiden in die Länge ziehen. Auf Kosten der eigenen Gesundheit und auf Kosten der Allgemeinheit. Ich bezeichne derartige Handlungsweise nicht nur als Milchmädchenrechnung sondern als in höchstem Maße unmoralisch! Und was unmoralisch ist, ist auch unethisch!

Plädoyer für die Rohkost

Kaum jemand ernährt sich von 100 % gegarter Nahrung. Irgend etwas ist meistens noch roh. Dennoch durchläuft die Bevölkerung der "Zivilisationsländer" eine dramatische Entwicklung bezüglich ihrer Resproduktionsfähigkeit! Das Sperma der heutigen Männer ist einer Schottischen Studie zufolge seit 1989 um 29 Prozent gefallen.[125] Die Fruchtbarkeit nimmt bei Frauen ebenfalls ab. Die künstliche Befruchtung wird immer verbreiteter, sodass wir daran ablesen können, auf welchem Punkt der Degeneration die Menschheit sich tatsächlich bereits befindet. Wenn wir dann noch die Stillprobleme von Frauen betrachten, erhalten wir folgendes Gesamtbild: Die Natur ist dabei, uns zu eliminieren! Wir setzen dem Stammzellenforschung, künstliche Befruchtung, Organtransplantation und Prothesen aller Arten entgegen. Der Lebensweg sieht heute bereits wie folgt aus: 1. künstliche Zeugung 2. Ernährung mit künstlicher Säuglingsmilch 3. diverse atopische Krankheiten, Allergien und sonstige Degenerationen 4. psychische Veränderungen - 5. Karies - 6. früher Diabetes und Herzinfarkt - 7. Persönlichkeitsveränderungen - 8. Organ-Transplantationen - 9. Hüft-, Knie- und sonstige Prothesen - 10. Bypass - 11. Rollator - 12. Altersdemenz - 13. Gesundheitssystem-Kollaps - 14. durch operative Techniken Verlängerung von Leidens- und Lebenszeit - 15. Rentensystem-Kollaps - 16. Suizid oder Euthanasie?

Ich zitiere den Berliner Couplé-Sänger Otto Reuter aus dem Jahr 1929 mit seinem 7. Vers aus "Denn ein bisschen Arbeit muss der Mensch doch haben: *Was heute Ärzte alles ausprobie-hieren/ bald werd'n se ganze Menschen fabrizie-hie-ren./ Künstliche Menschen werd'n die neuste Mo-ho-de;/ doch lob ich mir die frühere Metho-ho-de./ Schaff wie bisher die Mädchen und die Kna-ha-ben,/ denn'n bisschen Arbeit muss der Mensch doch ha-ha-ben.*"

---

125 http://sciencev1.orf.at/science/news/100399

Es gibt keine schlimmere Intoleranz als die Vernunft.
Miguel de Unamuno y Yugo

Werner Kollath: Vater der Vollwertkost

Werner Kollath war die wesentliche Schlüsselfigur im Kampf gegen ernährungsbedingte Zivilisationskrankheiten! Von ihm stammt der Begriff **Vollwerkost**. Er kam am 11. Juni 1892 in Gollnow (Pommern) zur Welt und starb am 19. November 1970 in Porza (Lugano). Zu seiner Zeit gab es die Ökotrophologie, die Ernährungswissenschaft in der heutigen Form, noch nicht. Kollath war Bakteriologe, Hygieniker und Pionier der Ernährungswissenschaften. Bis zur eigentlichen Ökotrophologie war es noch ein weiter Weg.

Holen wir ein wenig weiter aus: Der Linsenschleifer Antoni van Leeuwenhoek (1632-1723) betrachtete mit seinen immer feiner werdenden Linsen Wasser, Speichel und Blut und entdeckte dabei Kleinstlebewesen. Zunächst einmal wurde er dafür verspottet, später anerkannt. Aber es sollte noch bis zu Ignaz Semmelweis' (1810-1865) hygienischen Maßnahmen im Kreissaal dauern. Er desinfizierte sich die Hände und wies auch seine Studenten dazu an, bis die Hygiene geboren wurde. Allerdings wurden auch seine Erkenntnisse lange Zeit nicht anerkannt, und Semmelweis wurde sogar in die Irrenanstalt eingewiesen. Er starb schließlich an einer Wundinfektion im Alter von 47 Jahren. Erst zwei Jahre nach seinem Tod konnte sich der schottische Chirurg Joseph Baron Lister (1827-1912) mit der bahnbrechenden Entdeckung von Semmelweis im Jahr 1867 in einer Demonstration am Operationstisch durchsetzen. Und Semmelweis wurde erst durch eine Biografieveröffentlichung im Jahr 1882 rehabilitiert.

Robert Kochs (1843-1910) Entdeckung des Milzbranderregers im Jahr 1876 und seine Entdeckung des Tuberkelerregers im Jahr 1884 führten zur Vertiefung von Hygienemaßnahmen, die man erst allmählich übernahm und noch lange Zeit hindurch in Beziehung zum Wohlbefinden des Menschen stellte, ein Wohlbefinden, dass er durch adequate Ernährung erreichen konnte. Über dem Umweg von Sauberkeit in der Küche, sauberen Händen, sauber gewaschenem Gemüse, frischem Fisch und Fleisch und abgekochter Milch wegen der Tuberkuloserreger aber ohne Blick auf die immer radikaler werdenden Eingriffe in ursprünglich natürliche Lebensmittel, blieb Ernährung mit Hygiene und Sauberkeit verbunden: ohne Blick auf die zerstörerischen industriellen Eingriffe.

Und so sind wir über diesen kleinen Exkurs wieder bei Werner Kollath angelangt, dem Hygieniker und Entdecker der *Mesotrophie*. Er studierte zunächst in Leipzig, dann in Freiburg im Breisgau und in Berlin und machte sein medizinisches Physikum in Kiel. Sein Studium wurde durch den Ersten Weltkrieg unterbrochen, und er diente in dieser Zeit als Unterarzt im Feld. 1920 konnte er sein Studium hervorragend beenden und erweiterte sein Wissen durch seine Assistenz am Hygiene-Institut in Berlin. Kollath habilitierte sich mit einer Arbeit über Vitaminsubstanz und Vitaminwirkung bei Influenzaerregern. Daraufhin wurde er als Ordinarius für Hygiene und Bakteriologie nach Rostock berufen. Er war gleichzeitig Direktor des Mecklenburgischen Medizinaluntersuchungsamtes und wurde zum Direktor des Hygiene-Instituts ernannt. Nachdem er einige Zeit lang Seuchenkommissar war, wurde er 1946 Leiter der Hygienischen Zentralstelle Rostock.

Werner Kollath verfolgte mit Akribie das Ziel, den Menschen durch wissenschaftliche Nachweise, die er in seinem Labor an Ratten durchführte, aus der Fessel der ernährungsbedingten Zivilisationskrankheiten zu befreien und ein gesundes Leben ohne chronische Krankheiten führen zu können. Je mehr er den eigentlichen Krankheitsursachen auf den Grund kam, desto mehr engagierte er sich. Und er sagte in einer Begegnung mit dem jungen Zahnarzt Johann G. Schnitzer, dass er – Schnitzer – es noch erleben werde, dass die Mesotrophie selbst vor dem menschlichen Gehirn nicht Halt machen werde. Er sah im Grunde bereits voraus, dass die Menschheit immer mehr in die vaskuläre Demenz[126] abgleiten würde.

Heute haben wir es mit den dementen Alten zu tun. Aber wenn es so weiter geht, werden die Menschen in immer jüngerem Alter daran erkranken wie auch sonst die ernährungsbedingten Zivilisationskrankheiten von Generation zu Generation in immer jüngerem Alter auftreten. Denken wir dabei an den ebenfalls als Angiopathie zu bezeichnenden, durch Arteriosklerose ausgelösten Herzinfarkt, den heute schon kleine Kinder erleiden können. Es gibt tatsächlich keine altersbedingten Krankheiten mehr, sondern von Generation zu Generation nur immer früheres Auftreten der ernährungsbedingten, degenerativen Veränderungen. Die Erklärung Cleave und Campbells, Kollaths, Brukers, Schnitzers und anderer, dass es einer Zeitspanne von 20 Jahren bedürfe, bis sich die Mesotrophie auswirkt, ist längst vom Tisch. Wir erkranken in Zukunft nicht mehr erst im Alter sondern kommen bereits mit scheinbar altersbedingten Krankheiten auf die Welt. Bis zur Auslöschung der unvernünftigen menschlichen Spezies.

Das Labor, aus dem Kollath Kasein (Milcheiweiß) bezog, wurde noch vor der späteren Zerstörung seines eigenen Labors bombardiert. Und weil ihm fortan kein natives Kasein mehr zur Verfügung stand, man ihn nur noch mit durch Hitze denaturiertes Kasein liefern konnte, entdeckte er zufällig, dass seine Versuchsratten durch dieses denaturierte Kasein, mit dem er sie nun füttern musste, erkrankten, während vorher mit nativem Kasein durchgeführte Versuchsreihen zu ganz anderen Ergebnissen geführt hatten. Er erkannte, dass seine Ratten ähnliche degenerative Veränderungen aufwiesen wie die Menschen und brachte das unter anderem auch mit der Kochkost in Verbindung. Ferner entdeckte er, dass eine Ernährung mit Auszugsprodukten (= Teilnahrungsmittel) zu ähnlichen degenerativen Erscheinungen führt, wie Menschen sie erleiden. Und so rundete sich seine Erkenntnis von den wahren Ursachen der ernährungsbedingten Zivilisationskrankheiten ab, und er sprach fortan von *Mesotrophie = Halbernährung*.

Sie können das am besten vertiefen, indem sie seine Bücher lesen. Allen voran: *Die Ordnung unserer Nahrung*. Und wenn sie sich mit der Thematik noch intensiver befassen möchten und naturwissenschaftliche Vorkenntnisse haben, sollten sie unbedingt versuchen, an folgendes Buch heran zu kommen: *Regulatoren des Lebens – vom Wesen der Redox-Systeme*. Beide Bücher sind im Haug-Verlag erschienen

Ein Rattenleben ist kürzer als ein Menschenleben, und dadurch konnte Kollath in verkürzter Zeit beobachten, dass sich von Generation zu Generation Verschlechterungen einstellten, das Erbgut also verändert wurde. Damals konnte man die Erbinformation, die DNS, noch nicht im Mikroskop darstellen, aber man wusste natürlich aus Erfahrung und auch durch Darwinsche Erkenntnisse und aus den Kreuzungen von Bohnen, die der Geistliche Gregor Mendel (1822-1844) durchgeführt hatte, von der Vererbung. Kurzum: Man kannte die Mendelschen Gesetze.

Werner Kollath bezieht sich in seinem Werk **Die Ordnung unserer Nahrung** – erschienen im Haug Verlag, mehrfach auf die "Pottenger-Katzen-Studie" und führte seine Studien mit Ratten durch. Diese Versuchsreihen genügen in alle Ewigkeit. Wir müssen sie niemals an unschul-

---

126 Vaskuläre Demenz = die Blutgefäße betreffende Demenz = durch Arteriosklerose (Arterienverkalkung) im Gehirn bedingte Durchblutungsstörung, die zum Absterben von Gehirnzellen und damit zu fortschreitendem Gedächtnisverlust führt. Die Vorsilbe "angio" hat die Bedeutung Gefäß, die Bezeichnung "vaskulär" bedeutet: zu den Gefäßen gehörend. Die vaskuläre Medizin befasst sich mit den Blutgefäßen, die Angiologie mit den Gefäßerkrankungen. Unser Wort "Vase", die ebenfalls ein Gefäß ist, ist in "vaskulär" enthalten.

digen Tieren wiederholen, führen wir doch ohnehin einen Großversuch an der gesamten Menschheit durch! Und trotz unserer Erkenntnisse sind wir noch immer nicht klüger geworden.

Werner Kollath nannten sie abfällig den Rattendoktor, da man damals glaubte, seine Erkenntnisse ließen sich nicht auf den Menschen übertragen. Er hatte während seiner Rostocker Zeit allerdings intensive Kontakte zur Industrie und wurde von daher sogar unterstützt. Seine Forschungen wurden sehr wohl auch durch genügend Forschungsgelder gefördert, und er hielt reichlich Vorträge. Es stand außer Frage, dass er für die Ernährungslehre Bahnbrechendes leistete. Da er sich bis Frühjahr 1945 für den Nationalsozialismus engagierte und sich auch an Übungen für den Volkssturm beteiligte, wurde er für seine Mitgliedschaft in 6 Parteiorganisationen zur Verantwortung gezogen. Diese Mitgliedschaften allerdings waren überwiegend nicht politisch motiviert. Aber die Politik mischte ebenso wie anschließend im DDR-Staat, in dem er durch seinen Wohnort notgedrungen landete, überall mit. Man konnte praktisch keiner einzigen Organisation angehören, ohne von der Politik vollgedröhnt zu werden. Er selbst stellte nach dem Krieg klar, dass er gerade auf Grund seiner antifaschistischen Einstellung unter Gefährdung seiner Existenz selbst nach dem Zusammenbruch noch von der Feindschaft der noch amtierenden, aus der faschistischen Ära stammenden Universitätsmitglieder, ausgesetzt war. Er wehrte sich vehement gegen "beleidigende und in der Öffentlichkeit als Unrecht empfundene Gleichsetzung seiner Person mit aktiven Faschisten."

Kollath hatte vielmehr schon jahrelang vor dem Zusammenbruch deutlich gezeigt, dass er den Nationalsozialismus[127] verabscheute. Er versuchte mehrfach darzulegen, dass er ohne Parteizugehörigkeit weder einen Lehrstuhl hätte haben noch forschen können, er habe eine projüdische Einstellung gehabt und nur durch die Parteimitgliedschaft habe er seine wissenschaftlichen Arbeiten überhaupt durchführen können. Kollath musste, wie andere Wissenschaftler auch, einen Spagat zwischen seinen eigenen Interessen und denen des Staates machen. Er stellte nach dem Krieg einen Antrag, in die KPD aufgenommen zu werden, um weiter arbeiten zu können. Schon wieder sah er sich zu einem Spagat gezwungen. Seiner "produktiven Forscherpersönlichkeit" sah man die "Eigenwilligkeiten" gern nach. Im Jahr 1947 siedelte er, nachdem Kollegen sein Verbleiben in Rostock vereitelt hatten, nach Hannover über, arbeitete als Lebensmittel-Chemiker für den Keksfabrikanten Bahlsen, führte ein halbes Jahr lang Forschungen im Pathologischen Institut Stockholm durch und setzte sich intensiv für die Verbreitung der Vollwertkost ein, indem er Bücher veröffentlichte und seine "Kollath-Flocken" propagierte, die ab 1951 in den Reformhäusern angeboten wurden.

Er führte vier Jahre lang von 1952-1956 erneut Tierversuche durch. Dieses Mal an der Universität München. Seine Mesotrophie-Lehre wurde allerdings nur in "eingeweihten Kreisen" anerkannt, denn es sollte noch bis in die letzten Jahre des 2. Jahrtausends hinein dauern, bis der Begriff Vollwertkost in aller Munde landete. Allerdings wurde er durch die Nahrungsmittelindustrie ebenso wie durch Ärzte, die immer noch nicht verstanden haben, worauf es eigentlich ankommt, verwässert, sodass die Vollwertkost nur als leeres Wort, nicht aber als vollwertige Nahrung in aller Munde gelandet ist. Kollath hatte auch Kontakte zu Bircher-Benner und zum

---

127 ▶ **Buchempfehlung:** Jörg Melzer – *Vollwerternährung – Diätetik, Naturheilkunde, Nationalsozialismus, sozialer Anspruch* – Institut für Geschichte der Medizin der robert Bosch-Stiftung – Franz Steiner Verlag
▶ In der Fußnote 179 auf Seite 223 des Melzer-Buchs wird deutlich, dass Kollath nicht "linientreu" war sondern als Querulant mit einem sehr eigenen Kopf galt. Darum wurde ihm die Reise zum III. Internationalen Mikrobiologenkongress im September 1939 abgelehnt. Gerade angesichts Kollaths Verhalten in der Fakultät sei es zweifelhaft, ob er die "unbedingt erforderliche Disziplin aufzubringen vermag, besonders dann, wenn er einmal seine persönlichen Interessen hinter denen der Gesamtheit der deutschen Abordnung zurückstellen muss".... Die "Rassenhygiene" begrüßte Kollath lediglich im Sinne gesunder Weitergabe von gesunden Genen.

Krebsarzt Werner Zabel in Berchtesgaden wie auch nach Wörishofen hin. Er war nach dem Krieg allgemein in der Reformbewegung anerkannt. Es gibt aber Wikipedianer, die ihn gern in schlechtem Licht darstellen möchten. Durch Herausfilterung bestimmter Aspekte ist es immer möglich, einen Menschen zu diskreditieren. Wikipedia informiert uns über Kollaths Rassenhygiene und diesbezügliche Vorlesungen an der Universität Rostock mit dem Ziel, durch Verdrehungen und Halbwahrheiten aus ihm einen Anhänger des Naziregimes zu machen. Wir müssten sehr viele Menschen als Nazis oder Kommunisten abstempeln, wenn wir jeden, der in seiner jeweiligen Epoche werktätig war, in eine Abschaumecke katapultieren möchten, um ihn dann zu diskreditieren. Kollaths "Rassenhygiene" hatte sicher nichts mit blauäugigen, blonden jungen Männern und Frauen zu tun noch mit den Rassenressentiments seiner Zeit.

Verleumdungen sind, unabhängig von irgendwelchen willkürlichen Verknüpfungen, urmenschlich und wurden auch zur Diskreditierung des Vorsitzenden der Kassenärztlichen Vereinigung in Österreich - Dr. Knellecken[128] – angewandt. Der hatte sich für die Aufklärung bezüglich der Auswirkungen des Zuckerverzehrs auf die Zahngesundheit der Bevölkerung eingesetzt. Unter Drohungen und einem Mordversuch gegen eine Mitarbeiterin wurde Eduard Knellecken zum Rücktritt gezwungen.

Mit und ohne Behauptung politischer Orientierung werden Menschen, die sich engagiert für die Gesundheit der Bevölkerung einsetzen, zur Aufgabe gezwungen. Zu Zeiten Kollaths war es aufgrund der herrschenden Darwinistischen Evolutions- und Mendelschen Vererbungslehre nicht nur in Deutschland üblich, sich verantwortungsbewusste Gedanken über Fortpflanzung und Fortbestand einer gesunden Menschheit zu machen. Sie zielten ja nicht auf die Vernichtung irgendwelcher vermeintlich minderwertiger Rassen! Auch der Amerikaner Weston A. Price schrieb seine Eindrücke über Ernährung und Vererbung nieder und dass indigene (= eingeborene) Volksgruppen ihre Jugend lehrten, sich gesund zu ernähren, um gesunden Nachwuchs zu bekommen.

Manche Religionen haben es als Sünde gegen Gott bezeichnet, wenn gegen Gesundheitsvorschriften verstoßen wurde. Das wurde mit Sicherheit auch wegen der Erkenntnis verkündet, dass ein Volk nur dann überleben kann, wenn es sich gesund ernährt. Wenn ein Volk sich gar als Gottesvolk herausgehoben sah, hatte es besondere Verantwortung für seinen untadeligen und gesunden Fortbestand. Ein zusammenschweißender **Nationalismus**, ein völkisches Selbstbewusstsein entstand darunter, dass nichts aber auch gar nichts mit den Schergen des **Nationalsozialismus** zu tun hat sondern vielmehr Ehrfurcht vor der Schöpfung und Gottes Geboten wach hielt. Wenn also Kollath – frei zitiert – geschrieben hat, dass die "Ausschaltung Minderwertiger bei der Fortpflanzung" möglich ist, hat er damit ganz sicher nicht Judenvernichtungen oder Eutanasie gemeint. Kein Geringerer als Martin Luther (1483-1546) hat sich allerdings die Vernichtung von Juden ausdrücklich gewünscht, aber davon spricht heute niemand mehr.

Kollath hatte neben Weston A. Price und Pottenger ausschließlich die Erkenntnis im Kopf, dass nur gesunde, sich gesund ernährende Lebewesen Garanten dafür sind, dass gesunde Lebewesen gezeugt werden und dass auch die "zivilisierten Menschen" nur dann gesunden Nachwuchs zeugen können, wenn ihre Vorfahren gesund waren und sie selbst gesund sind, um gesunden Nachwuchs zu zeugen. Insgesamt ist allein das die Grundlage dafür, dass die Mensch-

---

128   Zeit Online – Kampf um Zahn und Zucker – Deutschlands Zahnärzte starten eine Offensive gegen den **Zuckerverbrauch:** http://www.zeit.de/1978/46/Kampf-um-Zahn-und-Zucker
Zeit Online – Werbespots auf Krankenschein: http://www.zeit.de/1979/11/Werbespots-auf-Krankenschein
▶ Sie finden noch mehr bei Eingabe Die Zeit AND "Eduard Knellecken"
▶ Siehe auch Fußnote auf Seite 307 (Schnitzer) und die dazugehörige Fußnote — FN 152/307

heit überlebt. Er dachte gewiss nicht nur an arische, blonde deutsche Männer und Frauen dabei sondern auch an kräftige, gesunde Naturvölker, wie Weston A. Price sie kennengelernt hatte.

In seinem Werk **Getreide und Mensch – Eine Lebensgemeinschaft** – erschienen im Helfer-Verlag E. Schwabe, stellt Kollath auf Seite 109 der 5. Auflage Untersuchungsergebnisse von Price vor und fügt dem eine Tabelle über den Kariesbefall bei primitiven und modernisierten (sprich: zivilisierten) Personen in Prozent bei. Die Unterschiede zugunsten der Zahngesundheit der "Primitiven" waren derart signifikant, dass diese geradezu im Widerspruch zu irgendwelchen Voreingenommenheiten gegen "Primitive" oder "nicht arische Menschen" stehen. Das wohl gesündeste Gebiss hatten übrigens die Maori in Neuseeland.

Es ist unter diesem Gesichtspunkt auch sehr bedauerlich, dass eine bekannte SPD-Politikerin sich nicht zu schade dafür war, sich mit Max Otto Bruker vor Gericht darüber zu streiten, weil sie ihn als Nazi bzeichnete. Dieser widerwärtige Streit wurde auf derselben Ebene geführt wie die von anderen Leuten und zu anderer Zeit verbreiteten Halbwahrheiten und Verleumdungen gegen Werner Kollath. Mir wurde angeraten, über diese Dinge nicht zu berichten, also keine doppelten Negationen zu schreiben. Da aber immer noch derartige Stimmen kursieren, halte ich es für richtig und wichtig, klar und deutlich hervorzuheben, dass speziell solche Wissenschaftler, die sich um rückhaltlose Aufklärung im Zusammenhang von Zivilisationskost und Ernährung verdient machen, einzig und allein von Verantwortungsgefühl getrieben sind und nichts, aber auch gar nichts mit all den Unterstellungen zu tun haben, die man ihnen anzuhängen bestrebt ist. Ich selbst wurde bis zu meiner Scheidung zum bevorzugten Angriffspunkt und bestgehassten Menschen meines Schwiegervaters, wurde mehrfach durch ihn verleumdet und bei meinem Ehemann in Misskredit gebracht, um mich "außer Gefecht" zu setzen. Ich habe es am eigenen Leibe anderthalb Jahrzehnte hindurch gespürt, was es heißt, verleumdet zu werden.

In meiner gesamten Kindheit war es ebenso: Wegen meiner italienischen Abstammung unterhielten sich die Lehrer immer wieder in meiner Gegenwart darüber, dass ich kein gutes Erbgut habe. Ein Lehrer verkündete das sogar den Schülern meiner Parallelklasse, und es erfolgte durch über sechzig Schulkinder meiner eigenen und der Parallelklasse sogar ein regelrechter Mordanschlag auf mich, den meine Lehrer nicht aufzuklären gewillt waren. Vielmehr wurde ich wegen "Provokationen" bestraft und weiterhin meine gesamte Kindheit hindurch gemoppt und verfolgt. Wenn also heute von Misshandlungen und Missbrauch in katholischen und anderen Schulen die Rede ist, dann frage ich mich, warum ich niemals rehabilitiert wurde, warum alles totgeschwiegen wurde und ich bis zu meinem 60. Lebensjahr von einer posttraumatischen Belastungsstörung verfolgt, nicht an die Sonne hinauf gelangen konnte. Ich weiß - weiß Gott - wie es sich anfühlt, zu Unrecht beschuldigt und verurteilt zu werden und dadurch nicht zum Zuge kommen zu können, ein Schattendasein führen zu müssen. Starke Charaktere aber lassen sich ebenso wenig unterkriegen wie starke Wahrheiten. Wahrheit überlebt den Hass der Hassenden.

Ich bin daher stolz darauf, dass ich dazu auserkoren war, zu leiden, um umso stärker daraus hervorgehen zu können. Und eine derartige Überlebenskraft haben auch die Erkenntnisse von diffamierten Wissenschaftlern überdauern lassen. Es ist nämlich nicht kleinzukriegen, was wahr ist. Und wenn es noch so hinterhältig versucht wird. Werner Kollath, Max Otto Bruker, Johann G. Schnitzer und andere verdiente Menschen, die genügend Selbstbewusstsein hatten und haben, nicht zu duckmäusern sondern selbstverständlich weiterzumachen, haben mit Galileo Galilei nicht aufgehört zu sagen: "Und sie bewegt sich doch!"

Sicher war Kollath für die Sterilisation. Ganz allgemein war das Empfinden nicht so sensibilisiert, weil es bis dahin diese schrecklichen Massenvernichtungen in Konzentrationslagern noch nicht gegeben hatte oder man nichts davon wusste. Die bei Wikipedia zitierten Bücher, in denen sich Kollath für Sterilisation aussprach, stammen von 1936/37. Ich bin der Ansicht, das der feingeistige Arzt und Künstler Werner Kollath mit seinem Buch **Die Ordnung unserer Nahrung und Mensch und Getreide – eine Lebensgemeinschaft** identifiziert werden sollte. Hierin hat er uns seinen wahren Geist ebenso offenbart wie durch seine wunderbaren Malereien. Und übrigens bin ich der Meinung, dass Sexualtäter sterilisiert werden sollten statt dass man sie wegsperrt. Die Sterilisation und bestimmte Eingriffe am Gehirn sind sicher eine gute Möglichkeit, derart veranlagte Menschen in die Freiheit entlassen zu können statt Auge um Auge, Zahn um Zahn zu handeln oder aber Unschuldige weiteren Gefahren auszusetzen.

Kollath wurde 1945 wegen seiner Parteizugehörigkeit entlassen. Nun ja, in dieser Weise gibt es nach einem Regimewechsel immer Säuberungsaktionen, die manchmal nicht minder brutal sind. Nach der Wiedervereinigung der beiden Deutschen Länder kam es zu reichlich Selbstmorden gerade unter den ehemaligen Mitgliedern der Kommunistischen Partei. Und sie waren ganz sicher nicht alle Verbrecher. Ich lebte nach der Wiedervereinigung fünf Jahre lang in Dresden und habe in meinem dortigen Freundeskreis unmittelbar Suizide und schlimme Diffamierungen und Ausgrenzungen mitbekommen, die schier unglaublich sind. Da wurde beispielsweise eine Professorin der Dresdner Universität abgesetzt, weil sie Parteimitglied gewesen war, ein Wessi bekam den Posten, und sie wurde seine Sekretärin! Eine Demütigung, die sie klaglos hinnahm, um wenigstens wirtschaftlich zu überleben!

Die Gehässigkeiten hören auch heute noch nicht auf, denn die Linken werden gern als Nachfolgepartei diffamiert, ohne dass gesehen wird, dass die Sozialdemokratie nach neuen Ausdrucksformen sucht und diese in der SPD von linken Wählern offensichtlich nicht mehr gefunden wird. Es ist ekelhaft, wenn immer wieder Menschen infam diffamiert werden, die andere Ansichten haben. Man sollte sehr vorsichtig sein, Politisches mit emotional Motiviertem zu verwechseln. Feindbilder sind schnell erschaffen die man diffamieren will und kann. Und Kollath sollte man ganz sicher nicht zum nationalsozialistischen Prügelknaben machen sondern ihn als den großen Entdecker der Mesotrophie feiern, als den wissenschaftlichen Entdecker der Gründe von ernährungsbedingten Zivilisationskrankheiten, der Ballaststoffe und des Unterschiedes von nativem versus hitzedenaturiertem Eiweiß.

Als Vitaminforscher hat er klar nachgewiesen, dass es zum großen Teil am Mangel und Verlust des Vitamin-B-Komplexes liegt - er nannte das Auxone -, wenn die degenerativen, ernährungsbedingten Zivilisationskrankheiten die Menschheit plagen und dass diese autosomal vererbt werden. Von Generation zu Generation schlimmer. Die Menschheit ist in Gefahr, auszusterben. Nicht mehr und nicht weniger hat Kollath gerade darum erkannt, weil er in seiner Epoche in Mendelschen und Darwinschen Fußstapfen voranschritt und trotz des ihm zugewiesenen Schwarzen Peter sein Werk der Nachwelt überreichte, ohne Nationalsozialist in dem Sinne gewesen zu sein, wie man es ihm gern anhängen möchte.

Die Nachwelt ist Kollath zu größtem Dank verpflichtet! Wer dem Menschen, Arzt, Ernährungsforscher und Künstler Werner Kollath gern begegnen möchte, dem empfehle ich sowohl seine wissenschaftlichen Bücher zu lesen als die Bücher seiner lieben Ehefrau, Elisabeth Kollath. Auf einige bahnbrechende Erkenntnisse Kollaths greifen die Ernährungswissenschaften inzwischen selbstverständlich zurück, und immer mehr dringt sein Erbe auch in die medizinischen Hochschulen und ins allgemeine Bewusstsein. Eine Entschuldigung für die entwürdigenden Diffamierungen ist aber bis heute ausgeblieben, denn der Pöbel bis hinauf in höchste Kreise ist leider noch nicht ganz ausgestorben. Wir müssen lediglich geduldig darauf warten.....

Lasst unsere Nahrung so natürlich wie möglich.
Werner Kollath

Werner Kollath: Mesotrophie

Wir haben die Mesotrophie schon mehrfach angesprochen. Es lässt sich leider nicht vermeiden, trotz einer gewissen Systematik einzelne Begriffe mehrfach erläutern zu müssen, damit sie auch in anderem Zusammenhang verstanden werden können. Diese Wiederholungen tragen zur Vertiefung und zum besseren Gesamtverständnis bei.

Mesotrophie = Halbernährung. Die Vorsilbe *troph* bezieht sich auf Ernährung und *meso* heißt halb. Die Fachsprache bedient sich meistens der griechischen und lateinischen Sprache. Manchmal auch des Englischen. Auf diese Weise werden international verständliche Fachbegriffe geschaffen, die allerdings in verschiedenen Sprachen und Fachrichtungen manchmal doch wieder abweichend sein können. So wird das Cholesterin im englischsprachigen Raum Cholesterol genannt, das PTBS heißt dann PTSD und die DNS heißt auch DNA.

Mesotrophie: Wir nehmen natürlich trotz der zivilisatorisch veränderten Nahrung noch einige nährende Substanzen auf. Aber eben nicht ausreichend sondern nur halbwegs. Und so kam Kollath darauf, die ernährungsbedingten Zivilisationskrankheiten unter dem Sammelbegriff Mesotrophie zu vereinen, während Cleave und Campbell praktisch dasselbe als Saccharine Disease bezeichneten. Man müsste den ganzen Krankheiten eigentlich nur einen einzigen Namen geben: "Unwissenheitskrankheiten". Mesotrophie als auch Saccarine Disease beruhen auf Unwissenheit, auf Unaufgeklärtheit und auch auf Mesowissen! Die Menschen leiden an Halblogik = Mesologik, an Kompromissen aller Arten und verpassen das Volle Leben.

Wie schon erwähnt, war Kollath Hygieniker. Die Charakterisierungen der Wasserqualität obliegt der Hygiene. Schauen sie gern mal unter dem Begriff *Trophiesystem* ins Internet. Es ist bezeichnend, dass sich bei den Wikipedianern bislang niemand fand, der Kollaths speziellen Mesotrophiebegriff aufgenommen hätte. Kollath soll dort eigentlich totgeschwiegen werden. Und da das nicht ganz möglich war, hat man seine Biografie verunstaltet.

Seriöse Betrachtungen erläutern uns aber, dass Kollath diesen Begriff für seine experimentell bei Ratten erzeugten, auf Mangel beruhenden Krankheiten geprägt hat. Die Erklärung, dass es halben Wert ausdrückt, ist da schon genauer getroffen. Derartige Erläuterungen beziehen sich aber immer noch nicht auf den Menschen.

Mesotrophie = Halbernährung ist ein von Werner Kollath im Jahr 1941 geprägter Begriff. Man kann zwar durch Halbernährung am Leben bleibe, aber unter zunehmenden Stoffwechselstörungen führt das zur Zunahme von Zivilisationskrankheiten. Um Mesotrophie zu vermeiden, muss die Nahrung so naturbelassen und vollwertig wie möglich bleiben.

- Ob etwas sättigt oder nicht, ist kein Freiticket für ein **Lebensmittel**.
- Der besonders leckere Geschmack ist ebenfalls kein Freifahrtschein für ein Lebensmittel.
- **Teilnahrungsmittel sind niemals Lebensmittel.**
- Naturbelassene, vollwertige, ganzheitliche Vegetabilien sind **Lebensmittel**.
- Durch starke Eingriffe veränderte Ausgangsstoffe sind lediglich **Nahrungsmittel**.

Lasst unsere Nahrung so natürlich wie möglich.
Werner Kollath

Die Ordnung unserer

		Lebensmittel		
		a) natürlich	b) mechanisch verändert	c) fermentativ verändert
Pflanzenreich		1a) Samen I Nüsse Mandeln	1b) Öle	1c) Eigenfermente Hefe Bakterien
		2a) Samen II Getreide	2b) Mahlprodukte Vollkornmehl Schrote	2c) Breie ungekocht, Vollschrot Vollmehl
		3a) Früchte	3b) Salate I, naturtrübe Säfte	3c) Gärsäfte
		4a) Gemüse I	4b) Salate II	4c) Gärgemüse Sauerkraut
Tierreich		5a) Eier	5b) Blut	5c) Schabefleisch
		6a) Milch	6b) Milchprodukte	6c) Gärmilch
Getränke		7a) Quellwasser	7b) Leitungswasser	7c) Gärgetränke Wein, Bier

Nahrung nach Prof. Werner Kollath[129]

Nahrungsmittel		
d) erhitzt	e) konserviert	f) präpariert
1d) Gebäck I, Brot aus Vollkorn bis Auszugsmehl	1e) Gebäck II Konditorwaren, Kuchen	1-2f) Pflanzliche Präparate Kunstfette, Stärke, Eiweiß, Fabrikzucker, Auszugsmehl, Grieß, Makkaroni, Nudeln
2d) Breie gekocht	2e) Dauerbackwaren, Konfekt, Schokolade	
3d) Gemüse II	3e) Fruchtkonserven Marmelade	3-4f) Aromastoffe Fruchtzucker Vitamine, Wuchsstoffe, Fermente, Nährsalze
4d) Gemüse III	4e) Gemüsekonserven	
5d) erhitztes Fleisch	5d) Tierkonserven	5e) Tierpräparate
6d) gekochte Milch	6e) Milchkonserven	6f) Milchkonserven
7e) Extrakte, Teearten, Brühe	7d) Gemische, Kunstwein, Liköre	7f) Destillate, künstliche Mineralwasser, Branntwein

---

129 Tabelle mit freundlicher Abdruckerlaubnis durch Frau Ilse Gutjahr-Jung - © Copyright emu-Verlags-GmbH Lahnstein - entnommen aus: "Unsere Nahrung - unser Schicksal" von Dr. M. O. Bruker, emu-Verlag, Lahnstein; 40. Auflage - 2005, Seiten 136 und 137

Erläuterungen zur Tabelle[130]
Die Ordnung unserer Nahrung
nach Prof. Werner Kollath

1. **Ganz natürliche Lebensmittel** - Am wertvollsten sind die ganz natürlichen Lebensmittel, unter den pflanzlichen Produkten die lebendigen Getreidekörner, die Nüsse, die frischen Gemüse und rohes Obst, aus dem Tierreich die rohe Milch und rohe Eier und unter den Getränken das Quellwasser.

2. **Mechanisch veränderte Lebensmittel** - Die nächste Stufe sind die durch kalte Pressung aus den Ölfrüchten gewonnenen Öle, die Vollkornmehle und -schrote, soweit sie alsbald genossen werden, die aus dem Obst hergestellten naturtrüben frischen Säfte und die Salate aus Frischgemüse; die Milchprodukte Rahm, Magermilch, Buttermilch, Butter und Molke gehören hierher, da sie lediglich durch mechanische Eingriffe gewonnene Teilprodukte sind. Sie sind aber deutlich gegenüber der naturbelassenen Vollmilch in biologischem Wert zweitrangig, obwohl sie noch zu den lebendigen Nahrungsprodukten gehören. Der frische Obstsaft, der zwar wertvoller ist als gekochtes oder eingemachtes Obst, kann z. B. das frische Obst nicht voll ersetzen, da die auxonhaltigen Rückstände, die im Trester bleiben, nicht mitgenossen werden. Dasselbe gilt für die Öle, während die auxonfreie[131] Butter durch auxonhaltige Buttermilch ergänzt und dadurch wieder zu einem ganzheitlichen Komplex zusammengefügt werden kann: Damit soll der Wert des sogenannten kaltgeschlagenen Öls durch seinen Gehalt an hochungesättigten Fettsäuren und fettlöslichen Vitaminen etwa gegenüber den durch chemische Extraktion gewonnenen Ölen nicht gemindert werden; es kommt in diesem Zusammenhang nur darauf an, zu zeigen, daß es innerhalb der Nahrungsprodukte eine Rangordnung gibt. Auf dem Gebiet der Getränke ergibt sich aus der Tabelle, dass das Leitungswasser gegenüber dem Quellwasser ein mechanisch verändertes Produkt ist. Neuerdings ist es bekanntlich auch noch durch den Zusatz von Chlor verändert, es droht der Zusatz von Fluor.

3. **Fermentativ veränderte Lebensmittel** - Hierzu gehören durch Eigenfermente, Hefe und Bakterien umgewandelte Nahrungsmittel wie die Vollkornschrot-Breie, die Gärsäfte, die milchsauren Gärgemüse (z. B. Sauerkraut), das Schabefleisch, die Gärmilch, Quark, Käse und die alkoholischen Getränke Wein und Bier. Die Minderung der Wertigkeit der fermentativ veränderten Lebensmittel beruht auf dem Verlust an Vitaminen durch Oxydation. Diesem Nachteil stehen aber Vorteile gegenüber, indem der Geschmack durch Bildung von neuen Aromastoffen bereichert wird und andererseits Stoffe entstehen, die krankheitsverhütende Wirkung haben, wie z. B. die

---

130 Die Erläuterungen stammen, ebenfalls mit freundlicher Erlaubnis, von der Loseblatt-Tabelle des emu-Verlages, die aus einer älteren Ausgabe des selben Bruker-Werks - Unsere Nahrung, unser Schicksal - entnommen ist. Sie ist gegen eine geringfügige Schutzgebühr beim emu-Verlag in 56112 Lahnstein zu bestellen.
131 Auxone = veraltete Bezeichnung für den Vitamin B-Komplex

Milchsäure, die in der Krebsverhütung eine Rolle spielt. Außerdem sind z. B. die Hefen imstande, Vitamine (z. B. Vitamin B 1) zu produzieren; so kann durch Hefe aus minderwertigem entkeimtem Grau- oder Weißmehl ein aufgewertetes Brot entstehen.

4. **Durch Erhitzung veränderte Nahrungsmittel** - Durch die Erhitzung werden die nahrungseigenen Fermente[132] und die Aroma- und Duftstoffe vernichtet, der Vitamingehalt wird herabgesetzt, und das Verhältnis der einzelnen Vitamine untereinander wird wegen der unterschiedlichen Hitzeempfindlichkeit verschoben. Die Mineralsalze werden ausgelaugt, und auch hier wird infolge der unterschiedlichen Löslichkeit der einzelnen Salze das ursprüngliche Verhältnis der Mineralien zueinander verändert.

5. **Durch Konservierung veränderte Nahrungsmittel** - Eine noch weitere Verschlechterung erleidet die Nahrung bei der nächsten Gruppe der Nahrungsmittel, den Konserven. Spricht man von Konserven, denkt jeder zunächst an Nahrungsmittel in Büchsen. Dabei wird es kaum jemandem bewusst, dass auch Gebäcke, Torten, Kuchen und Dauerbackwaren zu den Konserven rechnen. Die Konservierung geschieht durch Erhitzung, Trocknung und durch chemische Verfahren. Bei der chemischen Konservierung kommt es zusätzlich noch zu gesundheitlichen Schäden durch den Konservierungsstoff.

6. **Durch Präparierung veränderte Nahrungsmittel** - Die biologisch minderwertigsten Nahrungsstoffe finden wir in der letzten Rubrik, bei den sogenannten Präparaten. Alle Produkte, die in diese Gruppe gehören, sind durch technische Prozesse gewonnen; z.T. sind sie aus Lebensmitteln hergestellt, indem bestimmte Nährstoffe isoliert herausgezogen werden. Die dabei entstehenden Nährstoffe haben völlig andere Wirkungen als ihre Ausgangsprodukte. Wenn man einen strengen Maßstab an das Wort Nahrungsmittel anlegt, dürften eigentlich die Nährpräparate gar nicht unter die Nahrungsmittel gerechnet und müssten von einer Nahrungsmitteltabelle gestrichen werden.
Damit gehören auch das Brot aus Auszugsmehl, also das Weißbrot und Graubrot, und Teigwaren zu den minderwertigsten Nahrungsmitteln. Dasselbe gilt für die Kunstfette, die Margarinen und die chemisch gewonnenen Öle, die Stärkepräparate und alle Fabrikzuckerarten. Sie enthalten zwar Grundnährstoffe (Fette, Kohlenhydrate) in konzentrierter Form und entsprechen damit den Vorstellungen der alten Ernährungslehre, sind aber praktisch frei von Vitalstoffen. Bei Milchpräparaten gilt es zu bedenken, dass gerade die Säuglinge, die eine besonders vollwertige Kost aus der Rubrik der natürlichen Lebensmittel nötig hätten, mit den wertärmsten Präparaten aufgezogen werden.

---

132 Enzyme - früher sagte man Fermente - sind Biokatalysatoren, die biochemische Reaktionen bewirken und im Vergleich zu künstlich erzeugten Enzymen um das Millionenfache beschleunigen können. Wir führen sie uns durch die tägliche Nahrung zu, und Mikroorganismen bilden sie ebenso wie lebende Zellen. Auch Sauerkraut und Sauerteig verdanken ihr Entstehen der Fermentation (Gärung) durch Mikroorganismen. In unzähligen, sehr unterschiedlichen Lebensfunktionen wie beispielsweise Wachstum, Verdauung, Stoffwechsel, Denken und vielem mehr spielen Enzyme die, den "Funken" liefernde, entscheidende Rolle. Auf den Seiten 402 ff gehen wir ausführlicher auf sie ein.

> Da wir aus den Ärzten Kaufleute machen,
> zwingen wir sie,
> die Handelskniffe zu erlernen.
>
> Bernhard Shaw

Werner Kollath: Der Vollwert der Nahrung – Vollwertkost

Wenn Sie bis hierher genau mitgelesen haben oder ohnehin schon auf der Vollwertwelle mitschwimmen, dann dürften Unterschiede und Minderwertigkeit all dessen, was wir im Supermarkt so angeboten bekommen und vielleicht auch essen, eigentlich klar geworden sein.

Der volle Wert eines Lebensmittels ist nur dann gegeben und kann sich in uns nur dann entfalten, wenn es unverändert in unseren Körper gelangt. Wenn wir es mit einem Messer oder einer gewöhnlichen Reibe oder elektrischen Haushaltsmaschine vorher zerkleinern und sofort essen, ist der Vollwert ebenfalls noch vorhanden. Durch kurzfristige Lagerung entstehen gewisse Verluste, die aber nicht erheblich sind. Wir können unseren Salat, unser Frischkornmüsli und dergleichen ruhig einige Stunden, vielleicht wenige Tage aufbewahren.

Bei gemahlenem Getreide ist das schon anders. Mit dem Zerkleinern tritt ein Wertverlust ein. Das gilt natürlich auch für den Apfel, der sich schneller zersetzt, wenn wir ihn angeschnitten haben. Zumindest wird die Schnittfläche braun. Wir können die Lebendigkeit einer Porreestange auch daran erkennen, dass sie nach dem Durchschneiden noch etwas wächst. Das trifft auch für abgeschnittene Zweige zu, die ihre Blätter noch weiter entfalten können.

Zurück zum Getreidekorn. Mit dem Mahlen tritt der Tod des Korns ein. Es wird durch das in ihm vorhandene Vitamin B 1 allmählich in seine Bestandteile zerlegt. Chemisch gesprochen handelt es sich um Reduktionsvorgänge unter Oxidation: Reduktions-Oxidations-Reaktion oder kurz: Redoxreaktion. Die Bibel spricht über das Ende des Lebens so: "Von Erde bist du genommen, zu Erde sollst du werden."* Und an unserem Komposthaufen sehen wir diesen natürlichen Vorgang sehr deutlich, denn alles darin wird zu Erde, zu gutem, nährstoffreichen Mutterboden, der aus den zersetzten organischen Bestandteilen kommt. Alles unterliegt einer Wandlung, die zu den Ausgangsstoffen zurückkehrt. **(Genesis 3:19)**

Bereits nach 15 Minuten nach dem Mahlen des Getreides setzt die Reduktion unter Einfluss von Sauerstoff[133] ein, wie der Chemiker sagt. Bewirkt durch das Vitamin B 1. Bereits nach nur einer Stunde hat sich das Vitamin B 1 durch diesen Prozess bereits um 50 % verringert. Die Vollwertbäcker werben damit, dass sie das Mehl innerhalb von maximal 12 Stunden zu Brot verarbeiten. Es liegt wohl auf der Hand, dass der Wertverlust bis dahin enorm zugenommen hat. Und wer sich diese Brote in Reformhäusern und Bioläden genauer betrachtet, entdeckt darin noch *Weizenmehl, Roggenmehl* und dergleichen mehr Auszugsmehl. Der Gesetzgeber ermöglicht es den Bäckern, einen subtilen Betrug zu betreiben, denn hinter diesen schräg gedruckten Wörtern verbirgt sich so Schräges wie raffiniertes Mehl, ohne Randschichten noch Keim. Nur wenn Roggenschrot, Weizenschrot und dergleichen auf dem Beipackzettel steht, handelt es sich um Mehl aus dem gesamten vollen Korn. Um das zu wissen, benötigt man Fachwissen. Für Laien ist es undurchschaubar und daher als Volksverdummung = Betrug zu bezeichnen.

---

133 Deshalb sprechen wir vom Redox-System. Die Vorsilbe "oxy" hat die Bedeutung "Sauerstoff enthaltend". Reduktion = Abbau; es wird dabei reduziert. Diese Reduktion findet statt unter Sauerstoff und unter Mitwirkung des Vitamin B1, das sich dabei reduziert, also abgebaut und weniger wird.

Eine besonders perfide Augenwischerei sind sichtbare **volle Körner.** Unaufgeklärte Verbraucher bekommen suggeriert, es handele sich um **Vollkornbrot.** Diese Körner sind aber nur eingestreut in Weizenmehl, Roggenmehl, Dinkelmehl oder was immer. Zudem befindet sich oft noch Zuckercouleur im Brot, um durch Dunkelfärbung einen rustikaleren Eindruck zu vermitteln und Gesundheit zu suggerieren. Es sei auch gesagt, dass Dinkel nicht gesünder als Roggen, Weizen oder Hafer ist und Hafer nicht weniger Wert hat als Gerste, Weizen, Roggen. Jede Art ist etwas anders zusammengesetzt. Auch daraus ergibt sich Geschmacksunterschied und der Unterschied im Backergebnis, ob das Brot schnittfest ist oder nicht. Die Lockerheit kommt in der eigenen Küche durch Triebmittel und auch die Wassermenge zustande. Bei den industriell hergestellten Broten, die nicht in Reformhäusern oder Bioläden verkauft werden, kommen dann noch teilweise ekelhafte mehr oder weniger künstliche Zutaten wie Gips hinzu, auf die die Biobranche verzichtet. **Genaueres über Zutaten in Broten können sie aus einschlägigen Büchern entnehmen:** *Iss und Stirb* **von Udo Pollmer und Eva Kapfelsberger zum Beispiel, die auch die teilweise unheimlichen Zutaten in Backmischungen beim Namen nennen.**

Selbst das so genannte vollwertige Brot der Biobranche beinhaltet meistens einen mehr oder weniger hohen Anteil an totem Mehl, die zu den minderwertigen Präparaten gehören. Und der Wertverlust durch Malen und bis zu 12 Stunden bis zum Backen erhöht den Verlust noch. Das Endprodukt, dass wir im Reformhaus oder Bioläden dann kaufen, hat einen enormen Verlust an Vitamin B 1 erlitten. ▶ Über das Vitamin B 1 erfahren sie mehr in einem eigenen Kapitel auf den Seiten 405-410.

Es wird ferner noch Gesundheitsschädigung durch die Verarbeitung aller möglichen Fabrikzuckerarten mit Mehl betrieben. In Reformhäusern und Bioläden findet man nur selten etwas, dass nicht mit diesen Präparaten gesüßt wird. Kekse zählen ohnehin zu den Dauerbackwaren, egal ob aus dem Biohandel oder herkömmlich. Und dass sie aus Vollkorngetreide sind, erhöht deren Wertigkeit nicht wesentlich. Meistens wird auch hier raffiniertes Mehl zugegeben, um ein lockeres Backresultat zu erzielen. Ernährungsphysiologisch gehören sowohl herkömmliche als auch Vollkornkekse zu den Präparaten und sind daher nicht als Nahrung geeignet.

Das trifft auch für Nudeln aller Arten zu. Egal, ob wir braune Nudeln oder helle kaufen: Sie gehören zur Gruppe der Präparate und sollten, wenn überhaupt, nur ausnahmsweise mal genossen werden. Nehmen sie das als Genuss ab und an gern zu sich, aber machen sie den Pizza- und Nudelbäcker nicht allzu reich!

Brot ist eine Wissenschaft für sich, was Wert und Unwert anbelangt. Dunkles Brot ist nicht unbedingt vollwertig. Pumpernickel hat besonders wenig Wert, da es mit Zuckerrübensirup versetzt und obendrein auch noch stundenlang gebacken wird. Sie sollten sich gar nicht erst damit befassen, was alles mit unserem Brot angestellt wird sondern sich eine robuste Getreidemühle kaufen, ihr Getreide selbst mahlen und daraus sofort nach dem Mahlen des Getreides ihr Brot nach dem von Turnvater Jahn entlehnten und aufs Brot angewandten Motto "frisch, fromm, fröhlich, frei" selbst backen. Das ist die einzige wirkliche Garantie, im Sinne Kollaths ein echtes Vollkornbrot herzustellen und genießen zu können. Nichts ist leckerer, als ein solch frisches Brot. Magenempfindlichen rate ich aber, es erst einen Tag nach dem Backen zu essen.

Noch ein Erkennungsmerkmal. Ich setze Vollwertkost stets den Teilnahrungsmitteln gegenüber. Das ist auch eine Möglichkeit der Differenzierung. Ein vollwertiges Lebensmittel kommt aus der linken Seite der Tabelle. Aber auch hier finden wir bereits Teilnahrungsmittel, wenn wir nämlich bei einem Milchprodukt die Molke abgießen und rohen Quark, rohen Käse oder die gute Sauerrahmbutter extrahieren. Eigentlich müssten wir am selben Tag auch die Molke zu uns nehmen. Und zwar im natürlich ausgewogenen Verhältnis zueinander. Das ist aber unmöglich. Wir müssten sonst vorher Mathematik, Physik und Biochemie studieren und viel Zeit haben.

Ein wenig Unordnung, minimales Ungleichgewicht schadet sicher nicht oder nur minimal. Ich höre allerdings die Konz-Anhänger schon wettern. Und letztlich haben sie auch Recht damit, denn eine Teilwahrheit ist und bleibt unwahr. Dennoch wollen wir hier keine puritanistischen Lehren aufstellen. Jeder möge selbst entscheiden, wie viel ihm/ihr die eigene Gesundheit wert ist, wie krank er/sie bereits ist und wie weit hinunter auf die Basis wir hinabtauchen wollen. Es ist und bleibt ja Faktum, dass nur das Lebensmittel der Stufe 1 und 2, bestenfalls noch der Stufe 3 (fermentativ verändert bzw. aufgeschlossen) natürlich und bestenfalls mechanisch verändert, absoluten Vollwert besitzt. Alles andere ist und bleibt mehr oder weniger Kompromiss. Das hat nichts mit Fanatismus zu tun. Es ist einfach die Wahrheit, aus der wir unsere Konsequenzen ziehen können oder es lassen. Ein altgriechisches Sprichwort sagt: "Nehmt, nehmt, was ihr wollt" – sprachen die Götter – "Und bezahlt dafür".

Ein **Teillebensmittel** sind aber bereits der geschälte Apfel und die geschälte Karotte. Konsequenterweise natürlich auch die geschälte Banane. Und Bruker empfahl immer, beim Schälen einer Orange das Weiße dran zu lassen wegen der darin enthaltenen Auxone. Das ist ein anderer Begriff für den Vitamin-B-Komplex, wie er früher gebräuchlich war.

Ein **Teilnahrungsmittel** haben wir auch beim geschälten Reis und geschälten Getreide vor uns, weil wir hier nur Teile des ursprünglichen Nahrungsmittels/Lebensmittels zu uns nehmen. Wenn sie sich dieses Bild vor Augen halten, haben sie immer ein anschauliches Beispiel vor sich. Schälen sie also weder ihre Gurken noch Tomaten, Karotten noch Äpfel und ziehen sie von den Mandeln die Haut nicht ab, um weißes Marzipan zu machen. Natürlich sollen sie ihre Nüsse weiterhin knacken und die harten Schalen wegtun. Es geht hier ja nicht um Absurditäten.

Ich möchte in Ihnen gern noch die Erkenntnis wecken, dass Vollwertkost und auch Rohkost keine Diät sind. Das Erkennungsmerkmal von Diäten ist die manchmal sehr beschränkte Auswahl und oftmals auch das **Teilnahrungsmittel**. Und darum sind alle Diäten ungesund. Ich empfehle immer gern Max Otto Brukers Buch *Wer Diät isst, wird krank*. Erschienen im emu-Verlag Lahnstein. Wir kommen aber in einem eigenen Kapitel weiter unten noch darauf zurück.

Wir erkennen Wert oder Unwert der Nahrung an folgenden Kriterien:

Vollwertkost versus Teilnahrungsmittel
Vitalstoffreiche, vollwertige Ernährung versus Mesotrophie
Lebensmittel versus Nahrungsmittel
Lebendige Nahrung versus tote Nahrung
Native versus durch Hitze denaturierte Eiweiße
Volle Gesundheit versus Mesotrophie bzw. Saccharine Disease
Gesunde Zähne versus Zahnfehlstellungen, Parodontose und Karies
Frische Früchte versus Industriezucker

> Ärzte geben Medikamente, von denen sie wenig wissen, in Menschenleiber, von denen sie noch weniger wissen, zur Behandlung von Krankheiten, von denen sie überhaupt nichts wissen.
>
> Voltaire

Werner Kollath: Chemische und physikalische Eiweißdenaturierung

Proteine gliedern sich in Bausteine, die Aminosäuren. Der Laie spricht von Eiweißen (Proteinen) und Eiweißbausteinen (Aminosäuren). Wir wissen, dass sowohl Unbelebtes wie Organisches aus kleinsten Teilen zusammengefügt ist. Wir nennen sie Elemente. Es gibt rund 117 davon. Im so genannten Periodensystem finden wir diese Elemente, die aus je einem einzelnen Atom mit unterschiedlicher elektrischer Ladung bestehen. Es wird tabellerarisch dargestellt, aber in diesem Rahmen hier können wir nicht detailliert darauf eingehen.

Wir haben alle schon von den Atomen gehört. Inzwischen kennen wir noch wesentlich kleinere Teilchen. Beschränken wir uns auf die Atome. Ein solches Atom ist beispielsweise der Wasserstoff, den wir mit H bezeichnen, ein weiteres ist Sauerstoff, das wir mit O bezeichnen. Die Atome existieren in der Natur nicht einzeln sondern im Verbund mehrerer Atome, dem Molekül. Ein solches Molekül ist zum Beispiel Wasser. Wasser besteht aus zwei Wasserstoffatomen (H_2) und einem Sauerstoffatom (O). Wie sie wissen, lautet das Wassermolekül H_2O.

Jedes Atom ist seinerseits zusammengesetzt aus kleineren Teilchen, die ihrerseits entweder positiv oder negativ elektrisch geladen sind oder auch neutrale Eigenschaft haben. Jedes Atom hat ein eigenes Gewicht und eigenes Verhalten. Ich möchte hierauf nicht weiter eingehen, denn dann müsste ich nicht nur Neutronen, Protonen, Elektronen, Ionen sondern auch Quanten und Quarks, Umlaufbahnen und noch viel mehr erklären.

Vergleichen wir ein Atom mit einem Baustein auf einer Baustelle. Der Baustein selbst ist, wie eben beim Atom ausgeführt, aus kleineren Teilchen, d.h. aus ein paar Bestandteilen zusammengesetzt. Der Baustein steht für unsere Aminosäure. Seine Bestandteile lassen wir hier außer Acht, weil das sonst ins Uferlose führen würde.

Eine Aminosäure, die wir hier mit einem Baustein verglichen haben, entspricht also bereits einer Zusammensetzung. Und zwar aus Atomen wie C = Kohlenstoff, O = Sauerstoff, H = Wasserstoff, N = Stickstoff, S = Schwefel. In Eiweißen ist immer das N = Stickstoff enthalten. Es kommt nun sowohl auf ihr Gewicht, ihre Anziehungskraft als ihre Anknüpfungspunkte für andere Atome an, in welcher Anzahl sie sich mit anderen Atomen zu einem Molekül verbinden.

Gröber betrachtet: Es kommt bei der Funktionstüchtigkeit eines Baustoff-Bindemittels darauf an, in welchem Mengenverhältnis wir unseren Mörtel mit Sand, Zement und Wasser vermischen und dadurch zueinander in Verbindung setzen. Entweder entsteht ein zu weicher Brei, der nichts bindet oder wir tun vielleicht zu viel Sand in unser Gemisch, und dann hält unser Mauerwerk nicht stabil zusammen. Wir verstehen sicher leicht, dass es bei Stoffen, die die Natur erzeugt, wesentlich umfangreicher und komplizierter zugeht. Die Bindungsfähigkeit der Atome ist sehr unterschiedlich und damit auch die Stabilität eines Molekül-Bausteins.

Proteine enthalten chemisch betrachtet immer freie NH_2 beziehungsweise COOH-Gruppen. Und zu den Eiweißen gehören sehr unterschiedliche Eiweißstoffe wie beispielsweise das Kollagen, das wir im festen Zustand als Gel, im flüssigen als Sol bezeichnen. Im Sol sind die

Kolloidteilchen im Lösungsmittel frei beweglich, im Gel sind sie durch zwischenmolekulare Kräfte miteinander verbunden. Hierin eingeschlossen sind die Lösungsmittelmoleküle. Durch Erwärmen und Abkühlen lässt sich der Eiweißstoff Leim (ein Kollagen) wechselseitig und beliebig oft in Sol und Gel überführen.

Im Gegensatz dazu aber geht beim Eiklar das Sol beim Erhitzen dauerhaft in ein Gel über. Es wird nachhaltig denaturiert und lässt sich nicht mehr in das ursprüngliche Eiklar zurückverwandeln. Wir haben es mit der klassischen Hitzedenaturierung zu tun. Und der Chemiker hat die Aufgabe, genauer zu untersuchen, wie sich das (gedachte) Eiweißgitter, auf dem die Atome/Moleküle angeordnet sind, im ursprünglichen Sol-Zustand verhält, wie es aussieht, welche Bindungskräfte sich wie auswirken. Ebenso hat er den Gel-Zustand nach der Hitzeeinwirkung von über 43° exakt zu untersuchen und herauszufinden, wie es sich hier mit welchen Bindungskräften verhält, wie das Eiweißgitter jetzt beschaffen ist und wie sich das in der Biosynthese auswirkt. Genauer gefragt: *"Ist der Organismus fähig, aus hitzedenaturiertem Eiweiß körpereigenes herzustellen und den Körper gesund und leistungsfähig zu erhalten?"*

Chemische Denaturierung: Eiweiß gerinnt unter Hinzufügung einer Säure. Träufeln sie versuchsweise Zitronensaft in das unerhitzte Eiklar. Physikalische Denaturierung: Im zweiten Versuch braten sie ein Hühnerei, schneiden das Weiße ab und fügen nun Zitronensaft hinzu. Wir nehmen statt der sehr aggressiven Salzsäure in unserem Versuch in der Küche bitte nur Zitronensaft, da sie sich sonst die Haut zerstören. Ein Tropfen Salzsäure auf einem Stein ätzt unter frei werdenden giftigen Dämpfen ein Loch in ihn hinein!

Vergleichen sie bitte, wie sich das unerhitzte Eiklar bzw. das erhitzte verhält, wenn sie Zitronensaft drauf träufeln. Dann erkennen sie auch die Probleme, die sie ihrem Organismus bereiten, wenn sie ihm hitzedenaturierte Eiweiße statt der nativen anbieten. Die veränderte Anordnung der Atome/Moleküle auf dem Eiweißgitter ist mit Sicherheit von Belang. Selbstverständlich ist aber im toten Menschen und Tier auch natives Eiweiß enthalten, denn es handelt sich bei beiden um etwas Organisches. Der Sol-Zustand ist gleichermaßen im Steak wie im Rapunzelsalat unangetastet vorhanden, solange sie roh sind, während der Gel-Zustand im gekochten Tier bzw. im gekochten Rapunzelsalat gleichermaßen auftritt.

Eiweiße haben wir nicht nur im Eiklar sondern sehr reichlich auch im Eigelb. Sonst könnte daraus kein Küken wachsen. Und Eiweiße haben wir sowohl im Menschen wie im Bakterium, im Salat wie in der Nuss. Nur in Steinen finden wir es nicht. In allem toten Material finden wir es nicht. Das heißt dort gibt es diese NH_2 zusammen mit COOH-Gruppen nicht.

Der Chemiker spricht beim rohen Eiweiß vom nativen Protein, beim durch Hitzeeinwirkung veränderten vom hitzedenaturierten Protein. Wir halten also fest: Es gibt zwei Arten der Denaturierung. Im Magen haben wir es mit einer chemischen Denaturierung unter Einwirkung der Salzsäure zu tun. Sie ist, chemisch gesprochen, reversibel. Bei der Hitzedenaturierung wirken aber physikalische Kräfte ein, nämlich eine Temperatur von über 43° C. Wenn ein Mensch derart hohes Fieber bekäme, würden sich seine körpereigenen Proteine unter Zerstörung des Eiweißgitters verklumpen. Mit gekochtem Blut kann man nicht leben.

Ich könnte nun einen längeren Exkurs über das Eiweißgitter schreiben, das sich unter Einwirkung von mehr als 43° C verändert. Wir erkennen die Veränderung mit dem bloßen Auge daran, dass das Spiegelei weiß wird und der flüssige Sol-Zustand aufhört. Als Physiker stellen wir fest, ab welcher Temperatur das zustande kommt, als Chemiker untersuchen wir die Moleküle und das Eiweißgitter wie auch die Beziehung der Moleküle zueinander. Wie sah das vorher aus, wie nach der Hitzedenaturierung? Wo liegen die Unterschiede? Gibt es sonst noch Unterschiede zwischen vorher und nachher?

Nun sollten wir uns mit der Struktur näher befassen. Die Atome, von denen wir eingangs sprachen, sind bei jedem Eiweiß in anderer Weise zusammengesetzt. Gucken Sie genau hin, denn sie finden hier auch die NH_2 – Gruppe.

1- Wir sehen hier beim Valin die vorher genannten Ausgangsstoffe, die jeweils mit einem Buchstaben symbolisiert dargestellt werden. Das erleichtert den Überblick.

2- Beim Arginin ist das schon umfangreicher.

3 und 3a- Und die Aminosäure Tryptophan gibt es gleich in zwei unterschiedlichen Ausführungen. Ja, der Baumeister des Lebens war schon recht einfallsreich.

In der Biosynthese aber, was wörtlich Lebenszusammenfügung heißt, werden komplexe organische Ausgangsstoffe neu zusammengesetzt. Dazu bedarf es nicht nur dieser Ausgangsstoffe sondern auch der Enzyme, Vitamine, Mineralien, Spurenelemente und Phytostoffe, von denen einige wieder selbst Eiweißbausteine, also Aminosäuren, sind.

4- Unten sehen wir ein Beispiel für die Biosynthese der Aminosäure Tryptophan.

Diese chemischen Formulierungen und Formeln sind notwendig, um sich in dem komplexen Gesamtgebiet zurechtzufinden und in knappen und auf Wesentliches reduzierten Symbolzeichen den Überblick zu behalten. Natürlich sieht Eiweiß unter dem Mikroskop nicht so aus wie in der Schreibweise des Chemikers. Da finden wir weder Zahlen, Ringe, Striche, Pfeile noch dergleichen.

Stellen sie sich bitte vor, sie wollten einen 50-EURO-Schein in Dollarnoten umtauschen. Ihre Bank kann das aber nur dann, wenn sie vorher den 50-EURO-Schein in lauter 1 Cent-Münzen zerkleinern. Anders ist sie nicht in der Lage, ihnen den Gegenwert in Dollarnoten auszuzahlen. Sie aber verbrennen ihren 50-Euro-Schein, kratzen die Asche zusammen, gehen zur Bank und verlangen nun den Gegenwert in Dollar. "Well, that's just impossible," denn der Banker wird den 50-EURO-Schein nicht mehr erkennen und ihnen sagen: "Ein Gegenwert in Dollar ist nicht mehr vorhanden, denn sie haben nur Asche im Portemonnaie."

Eine Verbrennung nennt man auch Nekrose: Verbrennungsnekrose. Nekrose heißt zu deutsch absterben. Einen antiken Friedhof nennen wir Nekrópolis = Totenstadt. Und irgendwie klingt auch das lateinische *niger* oder das italienische und spanische *negro* drinnen, was schwarz bedeutet. Verbranntes ist schwarz, und es ist und bleibt tot. Wenn sie ihre Hand auf eine Herdplatte legen, verbrennt sie, und die tote Haut wird im Heilungsprozess abgestoßen und durch lebendige ersetzt. War die Verbrennung tiefer, kann das zerstörte Körpergewebe nicht mehr ersetzt werden und es entsteht eine Narbe.

Die Darstellung des schon angesprochenen Eiweißgitters, dass ich bildhaft mit einem Kinder-Klettergerüst vergleiche, kann nur dreidimensional (räumlich) erfolgen, nicht auf einer Papierfläche. Die räumlich-strukturelle Anordnung der Eiweißmoleküle dürfen wir nicht verwechseln mit der auf einem Blatt Papier wie oben flächig notierbaren Grobstruktur eines Moleküls, also eines Eiweißbausteins wie im Fall des oben aufgeführten Lysin und Tryptophan. Beide sind Eiweißmoleküle = Eiweißbausteine. Größere Moleküle wie Peptidbindungen kann man sich als auf einem Faltblatt angeordnet vorstellen. Wie bei einem Akkordeon, auf das nach chemischen Gesetzen, die einzelnen Buchstaben und Linien aufgezeichnet werden. Um es zu vereinfachen: Wir Menschen sind nicht flach wie Fotos sondern mehr oder weniger rundlich, sprich: dreidimensional. Und genauso verhält es sich mit den Molekülen in den Eiweißen wie auch mit den Bausteinen und ihrer Schichtung zu einer Wand und zuletzt zum gesamten Gebäude.

Werner Kollath entdeckte den Unterschied zwischen nativem und hitzedenaturiertem Eiweiß zufällig, weil ihm nach der kriegsbedingten Zerstörung des Labors, aus dem er Kasein für seine Rattenversuche bezogen hatte, seine Ratten früher starben als vorher. Er grübelte nach und erkannte, dass das vorherige Kasein nativ gewesen, dasjenige aber, mit dem er seine Ratten jetzt fütterte, durch Hitze denaturiert war. Es war ihm aber kriegsbedingt unmöglich geworden, wieder natives Kasein zu bekommen. Also musste ein Unterschied vorhanden sein, der dazu führte, dass der Rattenkörper mit dem hitzedenaturierten Kasein offensichtlich seine Gesundheit nicht erhalten konnte. Und genau dies untersuchte er genauer und wurde somit zum Entdecker des hitzedenaturierten Proteins, was ihm aber niemand dankte.

Die offizielle wissenschaftliche Nachwelt erkannte lediglich den Ballaststoffbegriff an, den sie von ihm übernahm, denn sie hielt und hält es letztlich auch heute noch für absurd, dass nicht nur Tiere in freier Wildbahn und Zoos sondern auch wir Menschen roh essen sollten. Die **Ballaststoffe** nennen wir heute besser **Faserstoffe**. Man spricht bis heute lieber vom Vitaminverlust durch Kochen als von schädlichen hitzedenaturierten Eiweißen. Max Otto Bruker sagte mal, dass die Menschheit sicher längst ausgestorben wäre, wenn sie nicht doch immer mal wieder auch etwas Rohes essen würde. Seine Empfehlung, mindestens 50 % der täglichen Nahrung roh zu essen, basiert auf dieser Grundlage.

Unter **grobchemischer Betrachtung** gibt es keinen Unterschied zwischen nativem und hitzedenaturiertem Eiweiß. Nun sollten Wissenschaftler aber keine Banausen sein sondern feinchemisch betrachten. Statt das aber zu tun, haben sie Kollath einfach nur ausgelacht und obwohl sie rund 70 Jahre später selbst nachwiesen, dass Unterschiede bestehen, essen sie auch nach weiteren 100 Jahren noch lieber gekocht als roh und lassen die Menschheit im Regen stehen..

In einer kurzen Email vom 22. April 2004 schrieb mir Prof. Dr. Bernd Wiederanders, Dekan der medizinischen Fakultät Jena: *"Sehr geehrte Frau Sörensen, die Struktur der Eiweiße wird durch verschiedene Bindungskräfte stabilisiert, und die unterschiedlichen Verfahren der Denaturierung stören unterschiedliche Bindungskräfte. So werden durch Kochen oder Braten vor allem sog. Wasserstoffbrücken zerstört, wohingegen durch eine milde Säurebehandlung ionische Bindungen gestört werden. Dementsprechend verliert auch das Protein in unterschiedlicher Weise seine Raumstruktur.*

Hinzu kommen additive Effekte, so z.B. beim Braten von Fleisch das Entstehen von Acrolein (schädlich), bei der milden Säurebehandlung die Aktivierung von Eiweiß-spaltenden Fermenten (nützlich).

Im Grunde haben sicher diejenigen recht, die die mildere Säurebehandlung von eiweißhaltigen Nahrungsmitteln der physikalischen Denaturierung vorziehen. Sie werden kaum Literatur finden, die sich mit der Struktur denaturierter Proteine befasst, ist doch die Aufklärung der Struktur nativer Proteine schon schwierig genug - und sicher auch sinnvoller.(...) Mit freundlichen Grüßen, B. Wiederanders / Institut für Biochemie, Klinikum / Friedrich-Schiller-Universität Jena"

Die chemische Denaturierung erfolgt durch die Salzsäure des Magens, wie oben schon angesprochen. Sie denaturiert das Eiweiß, indem sie es es unter einem Auflösungsprozess (= Lyse) durch HCl = Salzsäure in seine Bestandteile zerlegt. H steht in der Chemie für Wasserstoff und Cl für Chlor. Beides zusammen ergibt durch inhärente Bindungskräfte das HCl.

Es bedarf eines bestimmten Säuregehalts, damit die Eiweiße in ihre Bausteine, die Aminosäuren, chemisch zerlegt werden können. Man misst den Säure- bzw. Basengrad mit dem so genannten pH-Wert, der in der Fußnote auf Seite 37 erläutert wurde. Der niedrigste und somit saure pH ist 1, der höchste, also basischste ist 14. Der Magensaft hat einen pH von 1-1,5 im nüchternen und von 2-4 im gefüllten Zustand. Zitronensaft hat einen pH von 2,3, und wenn sie zum Essen Wasser trinken, das von Natur aus pH 8 hat, verdünnen sie die Salzsäure. Die zu zerlegenden Eiweiße sind natürlich auch im Gemüse vorhanden, sonst könnten weder vegetarisch lebende Tiere noch menschliche Vegetarier überleben. Fleischfresser haben stärkere Magensäure als Pflanzenfresser. Auch von daher beweist sich der Mensch als Pflanzenfresser.

Übrigens löst sich der Magen nach dem Tod von selbst auf. Er verdaut sich selbst durch das HCl (= Salzsäure = Magensäure). Solange wir leben, sorgen die Belegzellen des Magens dafür, dass der Magen nicht mit dem Essen zusammen gleich mit verdaut wird. Sie produzieren nämlich eine basische, der Säure entgegenwirkende, schleimige Schutzschicht. Bei einem Magengeschwür ist diese Schutzschicht meistens an einer bestimmten Stelle beschädigt, und die Magensäure greift dort zerstörerisch an.

Die rund 100 Seiten umfassende Habilitationsschrift von Dr. rer. nat. habil Ulrich Arnold, wissenschaftlicher Mitarbeiter an der Magdeburger Universität, befasst sich eingehend mit der Hitzedenaturierung von Proteinen: **Limitierte Proteolyse zur Analyse lokaler und globaler Änderungen der Proteinstruktur am Beispiel von Ribonucleasen.** Sie finden sie im Internet.

> Der moderne Mensch zieht noch immer oder immer mehr die theoretische Funktion der ästhetischen vor, er schätzt also das quantitative Wissen höher ein als den primären Eindruck der Sinne.
>
> Erich W. Stiefvater in seiner Rede zum 65.Geburtstag Werner Kollaths

Werner Kollath: Ballaststoffe

Ballaststoffe stellen keineswegs einen Ballast dar, wie Max Otto Bruker immer zu sagen pflegte. Der Ausdruck ist unglücklich gewählt, denn es handelt sich ganz im Gegenteil um diejenigen Nahrungssubstanzen, die uns eine wunderbare Entlehrung auf dem Stillen Örtchen ermöglichen. Inzwischen wissen wir auch, dass durchaus auch die Ballaststoffe teilweise verstoffwechselt werden können und nur reine Faserstoffe übrig bleiben, die dann ausgeschieden werden müssen. Das Stuhlvolumen wird durch die Ballaststoffe erhöht. Die Ballast- oder Faserstoffe erreichen durch die Darmfüllung eine Reizung der Dickdarmwand, was die Eigenbewegungen anregt (Peristaltik) und Weitertransport und Entleerung dient. Ferner binden die Faserstoffe Flüssigkeit, sodass der Stuhlgang weich bleibt. Eine ballaststoffreiche Ernährung macht die Ausscheidungen weich und beugt Hämorrhoiden vor. Und diese Stoffe binden Gifte und bringen auch sie zur Ausscheidung. Übrigens verdünnt letztendlich auch das Trinken die Stuhlkonsistenz, obwohl natürlich auch Haut und Nieren Flüssigkeit ausscheiden.

Ballaststoffe kommen in größeren Mengen vor allem in der vegetabilen Nahrung vor. Besonders natürlich im ungeschälten Getreide und ungeschälten Reis, da sie sich in den Randschichten befinden, die beim Raffinieren aber verloren gehen.

Wir wollen uns hier nicht in einer ausführlicheren Analyse ergehen, da sie wirklich nicht so wichtig ist. **Wozu** müssen wir wissen, dass es unterschiedliche Ballaststoffe verschiedener Namen, Vorkommen und Funktionen gibt, wenn wir unsere Lebensmittel ganz lassen, keine Teilnahrungsmittel zu uns nehmen sondern alles naturbelassen futtern?

Der Ballaststoffgehalt in ganzheitlichen, vollwertigen Lebensmitteln ist unterschiedlich. Das wirkt sich jedoch keinesfalls negativ auf unsere Gesundheit aus. Von Natur aus ist in einem Lebensmittel mehr von diesem und weniger von jenem enthalten. Das bezieht sich auch auf den Gehalt an Stärke (= Kohlenhydrat), Fett, Vitamine, Mineralien, Spurenelement, Flüssigkeit oder Eiweiß. In der Ergänzung und Mischung mit anderen vollwertigen Lebensmitteln bekommen wir sicher alles, was wir insgesamt benötigen.

Es nützt aber nichts, täglich gemahlenes rohes Getreide zu verzehren, um alle Ballaststoffe zu bekommen, wenn man weder Obst noch Gemüse zu sich nimmt. Obwohl, ganz genau genommen in einem Getreidekorn ein ganzes Leben steckt, nämlich die Möglichkeit, einen Halm zu erzeugen, aus sich selbst heraus Blättchen und neue Saat zu bilden. Es steckt wirklich sehr viel Leben und Nährwert in ihm!

Nur Obst zu essen, kann uns ebenfalls nicht vollwertig ernähren und nur Gemüse einer Sorte zu essen, reicht auch nicht. Es kommt schon auf gewisse Kombinationen an, die wir allerdings auch nicht ad adsurdum führen sollten. Denn alles, woraus wir eine Wissenschaft machen, läuft Gefahr, aus dem Ruder zu laufen. Und mit einer Tabelle in der Hand herumzulaufen, nimmt ebenso den Appetit und das Vergnügen, kreativ eine Mahlzeit zu komponieren wie das allzu umständliche Rezept eines Schlemmergurus. Nur wenige grundlegende Regeln reichen aus, um den Vollwert zu verstehen und eine gesunde Ernährungsweise zu praktizieren. Denken sie an meinen Vergleich zur Liebe zwischen Mann und Frau, die wir ohne Handbuch praktizieren.

Die Ballaststoffe, die so gar kein Ballast sind, üben verschiedene wichtige Funktionen aus. Sie sorgen dafür, dass der Magen länger gefüllt bleibt. Die Verweildauer ist länger, und der Magen ist länger mit dem Herauslösen der Eiweiße beschäftigt, die weit überwiegend im Magen durch die schon besprochene Salzsäure erschlossen werden können.

Die Vorverdauung der Kohlenhydrate beginnt bereits im Mund. Durch das im Speichel enthaltene Enzym Amylase werden die Polysaccharide in Disaccharide zerlegt. Diese können dann allerdings erst ab dem Zwölffingerdarm mithilfe der Verdauungssäfte aus der Bauchspeicheldrüse in kleinere Kohlenhydrat-Bausteine zerlegt werden. Aus den Disacchariden werden hier dann die Monosaccharide, die ihren Weg zur Leber nehmen, um dort in den Zitratzyklys einzumünden, wo sie am Ende zu Glukose werden, wie andere Nährstoffe auch. Alles mündet zuletzt in diesen Zitratzyklus (Zitronensäurezyklus) ein und wird über unzählige Zwischenstufen zur Glukose, einem Monosaccharid, die zum Betriebsstoff für den Organismus wird. Die Eiweißzerlegung aber findet ausschließlich im Magen durch den Magensaft statt.

"Aha, also doch Zucker!" höre ich rufen. Ja natürlich ist Glukose ein Zucker und selbstverständlich benötigen wir Zucker. Aber doch nicht in isolierter Form sondern im Ganzpack zusammen mit den notwendigen Beistoffen (Vitalsubstanzen: Vitamine, Mineralien, Spurenelemente, Phytostoffe, Enzyme), damit der Zucker problemlos zerlegt und aufgenommen werden kann. Denn ohne ausreichend von diesem und jenem, vor allem der Vitamine aus dem B-Komplex (bei Kollath: Auxone genannt) und darunter das Vitamin B 1 sowie den Enzymen, die im Stoffwechsel zerlegend und katalysierend wirken, kann der Organismus sein Werk nicht gut vollbringen. Der Körper erkrankt durch Mangel ebenso wie durch die Unausgewogenheit an Stoffen, die die natürliche Ordnung des Gesamtgefüges aus dem Gleichgewicht geraten lässt.

Denken wir in Zukunft bei den Ballaststoffen nicht nur an Leinsamen und Kleie, die wir unserer raffinierten Kochkost zufügen, wenn wir genug davon haben, Abführmittel zu nehmen. Ballaststoffe sind auch in den Fasern der Apfelschale, im Apfel selbst, ja, sogar im Fleisch. Aber schauen wir uns die Losung rein Fleisch fressender Tiere an, so sehen wir, dass sie im Gegensatz zum Kuhfladen eine andere Konsistenz hat. Allerdings: Der Hase produziert quasi Murmeln. Trotz seiner rein vegetarischen Kost. Woran mag das liegen? Die Trinkmenge entscheidet durchaus auch darüber, wie weich der Stuhl wird. Das bedeutet aber nicht, dass wir 2-3 l trinken sollten. Der Durst allein bestimmt die Trinkmenge. Siehe Makrobiotik-Kapitel, Seite 184 und das Kapitel Max Otto Bruker: Trinkmenge, Seiten 291-293.

Ballaststoff-, also faserrreiche Ernährung ist auch für unsere Zähne und für den Kiefer gut. Das Gebiss verändert sich unter Zivilisationskost von Generation zu Generation, wie wir aus dem Kapitel über den Zahnarzt Weston A. Price schon wissen. Zahnschiefstand ist die Folge, wenn der Kiefer durch Mangelernährung unserer Vorfahren zu klein geraten ist und die Zähne keinen Platz mehr darin finden. Faserreiche Ernährung reinigt die Zähne und massiert das Zahnfleisch. Zahnärzte sind immer die ersten, die den Ernährungszustand eines Menschen erkennen können. "Zeige mir deine Zähne, und ich sage dir, wie du dich ernährst und welche allgemeinen Gesundheits-Aussichten du hast." Auch für seine Kinder kann man eine Prognose erstellen, da sich der Zustand ja von Generation zu Generation verschlechtert, wenn die schlechten Gewohnheiten beibehalten werden oder sich gar verschlimmern. Aber alles wendet sich – auch wieder von Generation zu Generation - wieder zum Guten, wenn man sich wieder vernünftig ernährt. Derartige Erkenntnisse befinden sich im Geheimarchiv der Ernährungslehre.

Wenn man sich weiterhin von ballaststoffarmer Kost ernährt, fördert das diverse Zivilisationskrankheiten. Darunter auch Krankheiten des Darms. Aussackungen kommen vor. Man nennt das Divertikulose. Zur Divertikulitis wird sie, wenn sich Entzündungen hinzu gesellen. An diesen Orten sammelt sich der Kot, bleibt dort hängen, provoziert Entzündungen. Auch Allergien können eine der Folgen sein. Der Darm sackt immer mehr aus. Es kann sogar zum Durchbruch in den Bauchraum kommen, eine kaum noch beherrschbare Bauchfellentzündung auslösen und zum Tod führen.

Bei der Überlegung, ob der Darmkrebs ursächlich mit mangelnden Ballaststoffen zusammenhängt, sollte man einbeziehen, dass Mesotrophie einhergeht mit Mangel an allen möglichen lebenswichtigen Nährstoffen und Mangel an natürlichen Ordnungen. Wir sollten uns davon verabschieden, irgendeinem Faktum allein die Schuld zuzuschieben, denn die Ursache ist immer sehr komplex. Sie liegt nie im Menschen selbst, bestenfalls in dessen Verhalten: In seinem **Ernährungs-Entnahme-Verhalten (EEV)**, wie ich immer zu sagen pflege.

Eine bestimmte Menge an Ballaststoffen sollten wir aber nicht errechnen wollen. Sonst gerieten wir in den hypochondrischen Zwang, uns nach einer Tabelle die Nahrungsmittel so zusammenzustellen, dass wir diese Menge erreichen. Weder hier noch sonstwo benötigen wir derartige Listen, Richtungsweiser noch Rezepturen. Wir wollen vielmehr lernen, rezeptlos glücklich zu sein! Um das in die Tat umsetzen zu können, müssen wir nur sehr wenige Grundregeln kennen. Die wichtigste lautet: "Lasst unsere Nahrung so natürlich wie möglich." Und das schließt Teilnahrungsmittel aus.

> Der Mensch kommt der Welt nicht näher durch Erkennen,
> sondern durch Erleben.
>
> Albert Schweitzer

Werner Kollath: Getreide und Mensch – Eine Lebensgemeinschaft

Unter Ökologie verstehen wir Beziehungen zwischen Organismen untereinander und in Bezug zur Umwelt. Lebensgemeinschaften sind auf ein umgrenztes Ökosystem begrenzt. Sie pflegen innerhalb ihrer ökologischen Nische eine Gemeinschaft. Dabei können sie miteinander leben, gegeneinander wirken oder nebeneinander her leben. Eine solche Lebensgemeinschaft in Form der Kommensalen lernen wir weiter unten noch bei der Darmflora kennen.

Kollath war der Meinung, das Getreide und Mensch eine Lebensgemeinschaft miteinander bilden. Der Mensch macht den Boden urbar, pflegt ihn, baut das Getreide an. Das Getreide kann sich vermehren und verbessern. Beide haben Vorteil davon. Und der Boden gedeiht seinerseits. Für den Menschen ergibt sich als Sinn, dass er eine sichere Nahrungsquelle hat, die sich zudem recht problemlos lagern lässt, sodass er für Notzeiten vorsorgen kann. Das Getreide ist eine natürliche Konserve. Ackerlandschaften, ökologisch betrieben, schaden der Natur nicht sondern kultivieren sie in liebevoller Weise. Sie wirken der Schöpfervision nicht entgegen. Aus einer guten Lebensgemeinschaft ergibt sich von selbst immer auch Nachhaltigkeit.

Vor rund 7.000 Jahren fingen Menschen an, Getreide wahrscheinlich in den Hochregionen von Gebirgen anzupflanzen. Sie wollten nicht mehr auf Zufälle angewiesen bleiben sondern die Verfügbarkeit ihrer Nahrung absichern. Und so domestizierten sie Tiere und nach und nach durch Zucht und Kreuzungen auch Pflanzen, bis der Mönch Gregor Mendel (1822-1844) die Mendelschen Gesetze fand und wir seither gezielt miteinander kreuzen können. Die Genforschung hat das dann ad adsurdum geführt, weil genetische Veränderungen noch mehr in die natürliche Evolution, die wesentlich mehr Zeit benötigt, eingreift und im Galopp seine Reiter abwirft, die sich dann den Hals brechen. Was in kleinen Schritten anfing und die Natur in ihrer Ganzheit noch nutzte, hat sich, vergleichbar der Raffination, immer mehr ihrer vitalen Randschichten und des Leben spendenden Keims beraubt.

Kollath nennt Gründe, warum die Getreideeigenschaften zu verbessern getrachtet werden. So sollen sie resistent gegen Krankheiten sein, Dürre und Kälte gut durchstehen können, der Halm soll standfest sein und die Backqualität möchte man auch verbessern, um einerseits die Wünsche der Verbraucher zufrieden zu stellen, andererseits Bedürfnisse zu wecken, um noch mehr verkaufen zu können. Man möchte den Ertrag vergrößern und keine Verluste einfahren. An das Wohl des Menschen wird dabei jedoch nicht gedacht. Ich habe das hier ad adsurdum weitergesponnen, denn kommerzielles Denken über die eigene Lebenssicherung und einen normalen Wohlstand hinaus hatte Kollath ganz sicher nicht.

Wir kennen sehr viele Getreidesorten (Zerealien), darunter verschiedene Weizenarten wie Einkorn, Emmer, Dinkel, Weichweizen, Hartweizen, Kamut. Ferner bauen wir Roggen, Hafer und Gerste an. Allen gemeinsam ist, dass sie Gluten enthalten. Reis gehört natürlich auch zum Getreide, enthält aber ebenso wie Mais und Hirse kein Gluten. Ferner kennen wir Pseudozerealien, die nicht zum Getreide gehören: Amarant, Quinoa und Buchweizen. Sie enthalten ebenfalls kein Gluten. Man könnte vielleicht auch Hirse noch hierzu zählen. Auch sie: glutenfrei.

Roggen und Weizen sind nach Kollath wohl die jüngsten Sorten. Hirse und Reis, beide glutenfrei, kommen wahrscheinlich aus China, und die Gerste findet man schon sehr früh in Abessinien, China, Tibet, Armenien, im West-Iran und in Ostanatolien. Bitte studieren sie selbst Kollaths Buch, um sich umfassendes Wissen anzueigen. Das Buch gehört zur Standardliteratur jedes Freaks aber auch aller derjenigen, die ganz einfach genauer Bescheid wissen möchten.

Getreide wurde in verschiedenen Kulturen als heilig empfunden. Für die Azteken war es Amaranth. Die Konquistadoren hatten derartigen Respekt davor, dass sie den Anbau bei Todesstrafe verboten, um die Azteken dadurch zu schwächen. Und in unsere Kultur wird im Brot der Leib Christi aufgenommen oder doch zumindest symbolisch als der Leib, den Christus für die Sünden der Menschheit opfert, im Abendmahl angesehen. Sprichwörter und Aberglauben ranken sich um Salz und Brot gleichermaßen, und die Spanier streuen dem Brautpaar Reis aufs Haupt, wenn sie die Kirche verlassen. Das soll ihnen Glück bescheren.

Getreide wird auf unterschiedliche Weisen bearbeitet. Dazu gehören auch Darren* und Rösten. Grünkern ist halbreif geernteter Dinkel, den man zwecks Haltbarkeit darrt. Man erntete ihn ursprünglich in regennassen Sommern, bevor die ganze Ernte auf dem Acker verfaulte, um genügend Wintervorrat zu haben. *Seiten 73, 80, 89, 390, 450

Wir können Getreide auch zum Keimen bringen und dadurch seinen Vitamingehalt bis zum Zehnfachen erweitern.[134] Allerdings wird unter dem Keimvorgang das Vitamin B 1 abgebaut.

Ursprünglich stellte man Fladenbrote, also flache Brote her. Man legte sie zum Trocknen auf heiße Steine. Dabei blieb die Mitte meistens noch roh. Ich selbst stelle rohes Fladenbrot her. Das Rezept finden sie in *Rezeptlose vegane Naturküche – Köstlich schlichte Rohkost – "Pi x grüner Daumen"*. Es ist sehr einfach auch auf Reisen herzustellen. Auf diese Weise steht ihnen immer vollwertiges Brot zur Verfügung, dass sich auch prima auf kürzeren Ausflügen mitnehmen lässt.

Sauerteigbrote, bei denen der Teig gärt, kann man am besten mit Roggen herstellen. Aber auch aus Weizen. Besser geht das Weizenbrot allerdings auf, wenn wenigstens ein Teil aus Roggen besteht. Ein hervorragendes Brotbackbuch hat Johann G Schnitzer[135] verfasst. Probieren sie es aus. Es ist so einfach und durchaus nicht zeitaufwendig, gesundes Brot selbst herzustellen. Freude macht es obendrein, und es schmeckt hervorragend! Es macht sie auch unabhängig vom Bäcker und dessen Brotzutaten, die sie nicht wirklich durchschauen können. Die Tücke ist, dass sie stets gesagt bekommen, es handele sich um *echtes Vollwertbrot*, aber die meisten Bäcker einen verwaschenen Begriff vom vollen Wert eines Brotes haben und oftmals zu industriellen Backmischungen greifen. Hauptsache ist ihnen nur, dass das Brot rustikal und gesund aussieht und gekauft wird. Und im Biohandel weiß man herzlich wenig über Brot!!

Wenn sie wissen wollen, woher der Bäcker sein Wissen bezieht, sollten sie ihn frei heraus fragen: "Haben sie alle Kollathbücher gelesen? Haben sie die Bruker-, Schnitzer- und Leitzmannbücher ebenfalls gelesen? Nach welchen Kriterien bezeichnen sie ein Brot als vollwertig? Halten sie Fertigmüslis für vollwertig? Wie denken sie über Vollwertkekse? Sind die besser als herkömmliche Kekse?" - Sie werden staunen, wie wenig Bäcker, ReformhausverkäuferInnen und BioverkäuferInnen tatsächlich wissen! Auch die VerkäuferInnen in herkömmlichen

---

134 Weichen sie geschälte Sonnenblumenkerne ein. Nach wenigen Stunden verändern sie bereits ihren Geschmack, und nach einem halben Tag sehen sie den Keim wachsen. Mindestens 1x täglich in ein Sieb geben und abwaschen und nicht länger als 2 Tage im Kühlschrank gekeimt aufbewahren.

135 Johann Georg Schnitzer – *Backen mit Vollkorn* – Schnitzer-Verlag

Brotshops werden sie entgeistert ansehen, wenn sie solche Fragen stellen! Eine Verkäuferin erklärte mir, dass man an den Körnern sehen könne, was Vollkornbrot ist und dass Schwarzbrot gesünder ist als Graubrot und Graubrot gesünder als Toastbrot sei. Solch eine Verkäuferin hat mir auch mal erklärt, dass zwischen Sauerrahmbutter und gesäuerter Butter keinerlei Unterschied bestehe. Und das waren ausgebildete Lebensmittelverkäuferinnen, die von Tuten und Blasen aber keine Ahnung hatten! Sie wurden ganz einfach nur falsch unterrichtet.

Kollath wendet sich in seinem Buch der Veränderung der Brotherstellung zu und klärt sehr genau darüber auf, wie es dazu kam. Die alte Ernährungslehre, so schreibt er, ist schuld daran, da sie gegen die Natur kämpft, nicht aber mit ihr mitdenkt. Das hat sich inzwischen wesentlich gewandelt, aber dennoch wird mehr oder weniger in diesen Kategorien gedacht. Es ist manchmal schrecklich, diese abstrakten Abhandlungen zu lesen, denen jedes Verständnis für ganzheitliche Zusammenhänge fehlt. Und sie sind auch in in der Diätetik deutlich zu erkennen, die nicht wirkliche Vollwertkost lehrt, obwohl sie dauernd diesen Begriff benutzt. Sie missbraucht ihn regelrecht!

Kollath geht auf Seite 51 seines Buchs auf den Abbaustoffwechsel (Redoxsysteme) ein, auf die oxydativen Prozesse, die nur unter der Mitwirkung von Vitamin B1 möglich sind. Wenn dies aber durch Raffination und zu lange Lagerung kaum noch vorhanden ist, kann dieser Prozess im Stoffwechsel nicht störungsfrei ablaufen. An anderer Stelle habe ich bereits auf Kollaths Buch *Regulatoren des Lebens – Vom Wesen der Redox-Systeme* hingewiesen. Reduktion bedeutet Abbau, und diese kann nur unter Oxydation, also Reaktion mit Sauerstoff, stattfinden. Zusammengezogen entstand so der Begriff Redox-System. Schauen sie unter Redoxreaktion im Internet nach. Da geht es dann schon richtig in die Biochemie hinein.

Das Getreidekorn hat eine Schutzhülle wie der Mensch auch. Eine Haut, die vielschichtig ist und die wir nicht einfach als Ballaststoff bezeichnen sollten. So klein es auch auf unserer Handfläche zu liegen kommt: In ihm liegt die geballte Lebenskraft, und ich möchte poetisch sogar behaupten: Lebenswille. Wie aus jedem Saatkorn kann daraus eine neue Pflanze wachsen, die ihrerseits zwecks Erhaltung ihrer Art neue Saat bilden wird, bevor sie selbst vergeht. Und neue Lebenskraft kann sie auch in den Organismus eines Lebewesens hinein tragen. So stirbt das Korn immer, indem es neues Leben erweckt und neues Leben entsteht durch den Tod des Getreidekorns. Wenn wir nicht manipulierend eingreifen, und ihm den Garaus machen, bevor es all seine Lebenskraft in uns entfalten kann, denn der pure Mehlkern allein ist unfähig, uns wirkliche Nahrungsquelle zu sein. Er macht höchstens satt und rasch wieder gefräßig, denn wenn die Randschichten fehlen, werden wir bald schon wieder einen flauen Magen bekommen, der immer mehr haben will, weil er zusätzlich zum Mehlkern nach den Randschichten mit dessen Vitalstoffen verlangt. Er bekommt sie aber nicht. Und so rebelliert er immer wieder, senkt den Blutzuckerspiegel, damit sich Hunger einstellt und möglichst Heißhunger entsteht. Und der Organismus hofft weiterhin vergeblich auf die Botenstoffe, Enzyme, Katalysatoren, Vitamine, Mineralien, Spurenelemente und Phytostoffe. Sie kommen nicht, weil der Mensch nicht weiß, was sein Körper möchte und weil er die Körpersprache nicht mehr versteht.

Den Mehlkern des Getreidekorns umgibt ein Mantel aus mehreren Schichten: 1. Aleuronschicht, 2. hyaline Membran, 3. Farbstoffschicht (Testa), 4. Schlauchzellen, 5. Querzellen, 6. Längszellen und 7. außen herum noch die Epidermis (= Außenhaut). Und dann ist da noch der eigentliche Keim, der die Erbinformation enthält. Er enthält auch Öl, das besonders schlaue

Geschäftsleute extrahieren und als *wertvolles Weizenkeimöl* teuer verkaufen. Dabei könnten wir so preiswert davon profitieren, wenn wir von vornherein nur das volle Korn essen würden! Wir haben weiter oben bei W.A. Price schon erfahren, dass es gar nicht so gut ist, mit den hochungesättigten Fettsäuren zu übertreiben. Wenn wir aber Weizenkeimöl benutzen, führen wir uns diese in hoher Konzentration zu. Teilnahrungsmittel aber, so wissen wir, schaden der Balance!

Auf Seite 177 von Elisabeth Kollaths Buch *Vom Wesen des Lebendigen* und auf Seite 95 von Werner Kollaths Buch *Getreide und Mensch – Eine Lebensgemeinschaft* finden sie eine anschauliche Zeichnung aus der Hand Kollaths vom Getreidekorn samt Randschichten und Keim. Ebenfalls auf Seite 161 in *Die Ordnung unserer Nahrung*. Oder geben sie den Begriff *Schematischer Aufbau des Getreidekorns* in ihre Internet-Suchmaschine ein, um sich das Wunderwerk der Natur anzusehen.

Im Keim finden wir nicht einfach nur Öl. Das ist zu grob-chemisch betrachtet, denn steigen wir tiefer, so erkennen wir darin die verschiedenen Fettsäuren, darunter auch hochungesättigte Fettsäuren. Und diese wieder haben Hormonwirkung. Sie sind Bestandteil der Zellmembranen und Lösungsmittel für bestimmte Vitamine. Wenn wir auf die Gesamtheit aber verzichten, fehlt es uns nicht nur an lebenswichtigen Hormonen bzw. Voraussetzungen, daraus welche zu bilden sondern es fehlt auch hier und dort und an allen Ecken und Kanten, um im Stoffwechsel das zu produzieren, was wir zur Zellerneuerung und gesunden Lebenserhaltung benötigen.

Der Aufbaustoffwechsel der Organe wird gestört, wenn in der Nahrung nicht alle Vitalstoffe enthalten sind, da sie zu den Nährstoffen ebenso wie Eiweiß, Kohlenhydrate und Fette gehören. Heute ist die Forschung da weiter vorgedrungen als noch zu Zeiten des weitsichtigen Werner Kollath und meines in Irrtümern gefangenen Schwiegervaters, der zur selben Zeit lebte. Gerade weil wir heute viel besser informiert sind, ist es mir unverständlich, dass es in Krankenhäusern und Rehakliniken immer noch eine Kost gibt, die weder die Reduktion noch die Oxydation, weder den Abbau- noch den Aufbaustoffwechsel reibungslos funktionieren lassen kann.

Es ist mir außerdem unverständlich, warum die Bevölkerung angesichts der katastrophalen Entwicklung des so genannten Gesundheitssystems, das eigentlich ein Krankheitssystem ist, sich nicht selbst um umfassende Informationen bemüht, denn Aufklärung durch offizielle Stellen kann niemand erwarten. Das war schon immer so und ist auch heute nicht anders. Der inzwischen durch umfassende Berufsausbildungen, Fortbildungen und Hochschulstudien ausgebildete *Plebejer* wird heute auf hohem Niveau verdummt und dumm gehalten, indem ihm Einzelheiten um den Kopf geworfen werden, die ihn so unglaublich gebildet erscheinen lassen. In Wahrheit aber kennt er das Ganze nicht mehr und hat Angst vor selbständigem Denken.

Unser Staat steht vor dem Bankrott, verschuldet sich in schwindelnder Höhe, die Bevölkerung wird immer mehr zu Kasse gebeten, Einkommen sinken, Renten werden ganz sicher ebenfalls sinken, Kinder werden immer noch abgetrieben. Dafür schimpft man auf diejenigen Volksgruppen, die bei uns noch für Nachwuchs sorgen. Und all das läuft ab, weil bornierte Politiker nach Wählerstimmen schielen und weil der Einzelne immer kurzsichtiger wird. Das erste Hinsehen sollte wenigstens auf die Grundlage des Lebens fallen: auf die Ernährung! Wer dann den richtigen Schritt in die richtige Richtung tut, dem gehen auch sonst die Augen auf.

Publikationen von Werner Kollath im Literaturverzeichnis

Das ist kein Arzt, der das Unsichtbare nicht weiß,
das keinen Namen hat, keine Materie und doch seine Wirkung.
Theophrastus Bombastus Paracelsus

Lothar Wendt: Das neue Denken[136]

Lothar Wendt kam am 23.09.1907 in Belgard (Persante, Beograd), Pommern zur Welt und starb am 5. 03. 1989 in Frankfurt am Main. 1926 legte er sein Abitur am humanistischen Gymnasium in Belgard ab und nahm ein Studium der Humanmedizin in Berlin bei Sauerbruch auf. Er studierte in Innsbruck bei Freud und in Frankfurt am Main bei Volhard; insgesamt bis 1933. Im folgenden Jahr machte er Praxisvertretungen in ganz Deutschland.

Von 1935-36 war Wendt Assistenzarzt am German Hospital im Londoner Stadtteil Dalston. In England arbeitete er wissenschaftlich über den Stoffwechsel des Herzens und konnte seine Englischkenntnisse verbessern, was der Schlüssel zu seiner späteren Hanauer Zeit werden sollte. 1936 wurde er eingezogen und absolvierte seinen Wehrdienst als Stabsarzt. 1942 erlangte er die Anerkennung als Facharzt der Inneren Medizin und erhielt noch im selben Jahr an der Humboldt Universität Berlin einen wissenschaftlichen Preis für die folgende Arbeit: *Die physikalische Lokalisation des Myokardinfarktes und die Analyse der durch ihn hervorgerufenen Verlagerungen der ST-Strecke des Elektrokardiogramms*. 1944 habilitierte er sich an der Charité Berlin.

Wendt geriet 1945 in Amerikanische Kriegsgefangenschaft in Leipzig, wurde nach Remagen verlegt, wo seine guten Englischkenntnisse auffielen. Davon erfuhr der Truppenbefehlshaber in Hanau, der nach einem neuen Chefarzt für das Stadtkrankenhaus suchte, und so wurde er bis 1947 Direktor der Medizinischen Klinik im Stadtkrankenhaus Hanau. Von hier aus machte er Vorlesungen an der Johann Wolfgang Goethe Universität, Frankfurt und veröffentlichte ein zweibändiges Werkes über die Physiologie der Muskelzelle und über das EKG des gesunden und kranken Herzens. Im Jahr 1947 zog er nach Frankfurt und trat in die Universitätsaugenklinik Frankfurt am Main ein.

Bereits 1948 erstellte er ein erstes umfassendes Manuskript zum Thema Eiweißspeicherkrankheiten, das im Folgejahr veröffentlicht wurde. Er eröffnete 1948 auch seine Praxis in Frankfurt am Main, in der er bis 1987 tätig sein sollte. Als einer der Ersten nach dem Kriege bot er in Frankfurt eine Röntgenuntersuchung an. Anfangs internistisch ausgerichtet, bildete sich später ein kardiologischer Praxis-Schwerpunkt heraus, ergänzt durch sportmedizinische Untersuchungen, überwiegend von Tennisspielern, sowie ab 1952 fliegerärztliche Untersuchungen.

Im Jahr 1949 erhielt Lothar Wendt erneut den wissenschaftlichen Preis der Deutschen Akademie der Wissenschaften zu Berlin. Diesmal für die Arbeit: *Die Ermittlung des Erregungsablaufs in ungeschädigten und geschädigten Herzen durch Analyse des Elektrokardiogramms und des Vektorkardiogramms*.

Von 1950 bis 1960 war Wendt als Chefarzt am Mühlberg Krankenhaus in Frankfurt am Main tätig. Er publizierte 1951 gemeinsam mit dem William-G.-Kerckhoff Institut der Max-Planck-Gesellschaft in Bad Nauheim, Thema: Über die Beziehungen zwischen Herzhypertrophie und

---

136 Vita für den Fließtext aufbereitet nach http://www.prof-wendt.com/profdrlotharwendt/vitalotharwendt/index.php

Digitaliswirkung. 1951 wurde die erste amtliche luftfahrtmedizinische Untersuchungsstelle nach dem Kriege eröffnet. Anfangs nur für deutsche Piloten eingerichtet, unterzogen sich später hier auch Piloten amerikanischer Fluggesellschaften den vorgeschriebenen medicals. Von 1955-1983 war Wendt außerdem Belegarzt im Bethanienkrankenhaus Im Prüfling in Frankfurt am Main.

1980 wurde Lothar Wendt zum Mitglied der New York Academy of Sciences ernannt und im folgenden Jahr zum Mitglied der Swedish Association for Biological Medicine.

Er betrieb seine Internistische Praxis in Frankfurt am Main 39 Jahre lang bis 1987 und hielt sich bis ins hohe Alter durch regelmäßiges Tennisspielen fit. Am 5. März 1989 verstarb er 81-jährig in Frankfurt am Main. Auf dem Gedenkstein im Frankfurter Hauptfriedhof steht sein Lebensmotto: "Denn wer gibt, hat mehr vom Leben."

Lothar Wendts ehrenvolles Leben hinterließ uns ein besonderes Vermächtnis. Obwohl meines Wissens nach nicht selbst Vegetarier, hat er die Eiweißspeicherkrankheiten entdeckt. Jahrzehntelang bemühte er sich aber vergeblich um Anerkennung seiner bahnbrechenden Entdeckung, obwohl er, der Wissenschaftler, sie mit Beweisen belegen konnte. So publizierte er schließlich im Schnitzerverlag, um wenigstens die breite Öffentlichkeit aufzuklären und zu warnen, wesentlich weniger Fleisch zu essen.

Es ist schon grotesk, wie wenig die etablierte Wissenschaft auf neue Erkenntnisse reagiert, und wenn, dann mit Ablehnung oder Hohn, Verschleierung und Verschleppung. Es wird, wie Bircher-Benner schon sagte, im "Geheimarchiv" abgelegt, was umwerfend sein würde, da man seine Gewohnheiten auch in der Universität nicht gern ändert. Umwälzungen sind ohnehin unerwünscht! Und so werden in arroganter, selbstherrlicher Weise bahnbrechende Erkenntnisse 50 – 100 Jahre unterdrückt. In der Zeit aber leiden und sterben unnützerweise Mensch und Tier.

Das Konzept der Eiweißspeicherkrankeiten[137]

Leider ist das im Schnitzer-Verlag erschienene Buch *Gesund werden durch Abbau von Eiweißüberschüssen – Wissenschaftlich Einführung in neueste Forschungsergebnisse der Eiweißspeicherkrankheiten* – nicht mehr erhältlich. Andere Bücher dieser Thematik von ihm kann man aber problemlos erwerben. Sie sind nur leider viel teurer. Sie können sich aber auch im Internet auf der Homepage seines Sohnes, Thomas Wendt, gut informieren, wenn sie in die Internet-Suchmaschine eingeben *Das Konzept der Eiweißspeicherkrankheiten*. Die Seite runterscrollen und am Ende der Seite *nächste* Seite anklicken, danach wieder runterscrollen und unten auf dieser Seite *Eiweißspeicherkrankheiten* anklicken. Später für weitere Informationen bitte auch die anderen dort blau herausgestellten Begriffe anklicken.

Sie können sich auf den Internetseiten rasch einen Gesamtüberblick über die Problematik verschaffen. Die Gesamterkenntnis ergibt sich aus 1. dem Blick auf die Basalmembranen der Kapillaren und 2. aus dem Blick auf das Interstitium (Zwischenzellraum).

Das Konzept der Eiweißspeicherkrankheiten in seiner heutigen Form wurde von Lothar Wendt und dessen Sohn Thomas entwickelt und vielfach publiziert. Thomas Wendt stellt auf seiner Internetseite reichlich Informationen über die Eiweißspeicherkrankheiten zur Verfügung. Er erläutert die Entstehung der Idee, die dahinter stehende teleologische Sichtweise, die zeit-

---

137 Nach der Website von Prof. Dr. Thomas Wendt, dessen freundliche Abdruckerlaubnis vorliegt.
http://www.prof-wendt.com/profdrlotharwendt/daskonzeptdereiweispeicherkrankheiten/index.php

liche Weiterentwicklung und geht der Frage nach, warum das Konzept bis heute noch keine allgemeine Anerkennung erfahren hat. Thomas Wendt zitiert aus zwei seiner Arbeiten aus den Jahren 1990 [250 KB] und 2003 [1.756 KB]:

Das Konzept der Eiweißspeicherkrankheiten wurde von Lothar Wendt in den vierziger Jahren entwickelt - eigentlich in einer Zeit, da von Eiweißüberernährung in Deutschland keine Rede sein konnte. Ausgehend von seiner pathologisch-anatomischen Ausbildung an der Charité, seinen elektrophysiologischen Arbeiten zur linksventrikulären Hypertrophie im EKG sowie der kasuistischen Beobachtung einer Mittfünfzigerin, die an einer Lungenembolie verstorben war, stieß er auf die Eindickung des Blutes als auffälligen Befund, den er zu erklären versuchte.

Dabei wählte er den teleologisch - analytischen Forschungsansatz, was ihm half, Zusammenhänge klarer zu sehen, dem Konzept bis heute jedoch die Anerkennung verwehrt.

Warum ist es bis heute nicht akzeptiert? Was bedeutet teleologisch – analytisch?

*Der Begriff Teleologie kommt aus dem griechischen (gr.: τέλος = Ziel, Sinn. λόγος = Lehre) und bedeutet die Lehre der ziel- und zweckbestimmten Ordnung. Das heißt, Naturphänomenen wird durch die teleologische Auffassung eine innere Zweckgerichtetheit unterstellt. Oder anders ausgedrückt: Es wird die philosophische Frage „**Wozu?**" untersucht.[138]*

Dieser Denkansatz geht auf Aristoteles zurück, der eine causa efficiens (Wirkursache) von einer causa finalis (Zweckursache) unterscheidet. Dieser Ansatz von Aristoteles findet sich heute z.B. im Sozialrecht, in der sozialmedizinischen Betrachtungsweise und in der gutachterlichen Zusammenhangsklärung wieder in den Begriffen Kausalitätsprinzip und Finalitätsprinzip.

Anders in den Naturwissenschaften, z.B. in der Evolutionstheorie. So wendet sich Charles Darwin gegen eine Ziel- oder Zweckbestimmung der Natur im Sinne eines steuernden oder göttlichen Universalprinzips und verweist stattdessen auf die Naturgesetzlichkeiten, denn: die Selektion tritt erst nach der Mutation auf, d.h. die Mutation erfolgte zufällig, nicht zweckgerichtet.

Daher kritisiert Kant die Annahme von zweckgerichteten Prozessen in der Natur. Für ihn ist die teleologische Sichtweise ein erlaubtes Hilfsmittel der Vernunft, um Prozesse besser verstehen zu können und ein Stimulans für wissenschaftliche Forschung.

*Am Beispiel des Typ 2 Diabetes, der Zuckerkrankheit des Erwachsenen, soll diese teleologische Sichtweise dem schulmedizinischen Denken gegenübergestellt und die Frage nach dem "**Wozu**" verdeutlicht werden:*

---

138 Der Autor Thomas Wendt hat das Wörtchen **wozu** nicht durch dickeren Druck hervorgehoben. Die Autorin erlaubt sich, es aber auch hier hervorzuheben, damit der Leserschaft die Möglichkeit gegeben wird, durch das gesamte Buch hindurch selbst zu untersuchen, dass wir es meistens im Kontext zu einem Zielzweck (causa finalis) einsetzen. Auch wenn es Zugehörigkeiten beschreibt, ist im Endeffekt eine causa finalis angesprochen.

Die geltende Lehrmeinung geht von folgender Annahme aus: Die Blutzuckerspiegel der Gesunden sind normal, die der Typ 2-Diabetiker krankhaft erhöht. Das Ziel der Therapie muß es darum sein, die erhöhten Blutzuckerspiegel der Diabetiker zur Norm zu senken.

Die teleologische Sichtweise von Wendt stellt diesen schulmedizinischen Gedankengang auf den Kopf, fragt warum die Blutzuckerspiegel des Diabetikers erhöht sind und kommt zu der Annahme, dass die Blutzuckerspiegel der Typ 2-Diabetiker nicht krankhaft, sondern kompensatorisch erhöht seien und stößt bei der Erklärung dieser Annahme auf das ursächlich Krankhafte des Typ 2-Diabetikers, eine verminderte Permeabilität der verdickten Kapillarbasalmembran, welche die Erhöhung des Blutzuckerspiegels zu überwinden trachtet, so dass die Zellen trotz verdickter Kapillarwand normale Glukosemengen bekommen.

Daraus ergibt sich für die Therapie zwangsläufig die Schlussfolgerung, dass das primäre Ziel der Therapie darum nicht die Senkung der erhöhten Blutzuckerspiegel ist, sondern der Abbau der verdickten Basalmembran durch Eiweißfasten. Ist das erreicht, müssten - wenn diese Annahme zutrifft - die erhöhten Blutspiegel der Typ 2-Diabetiker von selbst zur Norm sinken.

Oder um es mit Lothar Wendt auszudrücken: „Der Begriff Zuckerkrankheit ist eine irreführende Krankheitsbezeichnung. Richtigerweise müsste es nicht nach dem Symptom erhöhter Blutzuckerspiegel Zuckerkrankheit, sondern nach deren Ursache Eiweißspeicherkrankheit heißen. Denn das primär Krankmachende ist nicht der Zucker, sondern das (zu viel an) Eiweiß."

Wer hat Recht, die Schulmedizin oder Wendt?

Oppenheimer, Popper und andere sind der Auffassung, dass Konzepte, die teleologisch vernünftig und plausibel sind, allein aufgrund dieser Tatsache noch nicht bewiesen sind (aber nur deswegen auch nicht zu verwerfen sind), sondern ausschließlich statistisch abgesicherte, kausale Beweisketten von Ursache und Wirkung als Beweis naturwissenschaftlich legitim sind.

Eine solche Beweiskette hätte im vorliegenden Fall folgende sechs Stufen:

1. *Histologischer Nachweis verdickter Kapillarbasalmembranen beim Typ 2-Diabetiker.*
2. *Pathophysiologischer Beweis einer daraus folgenden Permeabilitätsstörung.*
3. *Identifizierung der Verdickung als Eiweiß.*
4. *Kasuistischer Nachweis über die Wirksamkeit der Eiweißabbautherapie beim Typ 2-Diabetiker auf dessen erhöhte Blutzuckerspiegel.*
5. *Histologischer Nachweis normalisierter Kapillarbasalmembranen nach Eiweißabbautherapie.*
6. *Prospektive, randomisierte Interventionsstudie mit ausreichender statistischer power.*

*Als Lothar Wendt das Konzept in den 40er Jahren entwickelte, waren Kapillarbasalmembranen für die Lichtmikroskopie noch unsichtbar, er wusste anfangs somit nichts von deren Existenz, geschweige denn von deren möglicher Verdickung. Er löste sich vielmehr von der schulmedizinischen Sichtweise, dass Normalwerte gesund und Abweichungen krankhaft seien und stellte die Frage nach dem "**Wozu**?", also zum Beispiel: Warum ist der Blutzucker des*

Erwachsenendiabetikers erhöht? oder Warum ist der Blutdruck des essentiellen Hypertonikers erhöht? Daraus ergaben sich zwangsläufig die Fragen: **Wozu** *dient der Blutzuckerspiegel,* **wozu** *dient der Blutdruck? Und die Antwort auf beide Fragen war der (teleologische) Zweck, nämlich um die Gewebezellen mit ausreichend Nährstoffen zu versorgen. Und wenn die treibenden Kräfte zu hoch waren, das heißt der Filtrationsdruck durch den erhöhten Blutdruck oder der Diffusionsdruck durch den erhöhten Blutspiegel, hätten die Gewebezellen ja überschwemmt und überzuckert werden müssen, wenn die Diffusionsstrecke normal = gesund gewesen wäre. Da sie aber offensichtlich weder überschwemmt noch überzuckert waren, musste sich in der Diffusionsstrecke zwischen Gefäßlumen und Interstitium ein Hindernis aufgebaut haben.*

Als Folge seines teleologischen Ansatzes postulierte Lothar Wendt somit bereits in den 40er Jahren als Ursache der essentiellen Hypertonie und des Altersdiabetes eine Permeabilitätsstörung, die er aus technischen Gründen zu diesem Zeitpunkt noch gar nicht nachweisen konnte.

Erst als das Elektronenmikroskop Einzug in die Medizin gefunden hatte, publizierten Wissenschaftler aus aller Welt Bilder der Ultrastrukturen des menschlichen Körpers, so auch Farquhar 1964, und lieferten damit knapp 20 Jahre später den Beweis für Wendt's visionäres Postulat.

Damit war Schritt 1 der obigen Beweiskette erfüllt. Schritt 2 bestand in der Übertragung physikalischer und pathophysiologischer Gesetze auf die Endstrombahn. Diesen Beweis führte Lothar Wendt in seiner 1972 veröffentlichten Monographie.

Mir als jungem Medizinstudenten war es 1977 vorbehalten den biochemischen Nachweis zu führen, dass die Eiweißspeicherung in den Kollagennetzen der Basalmembran und des Interstitiums sowie den Mucopolysacchariden der Grundsubstanz stattfindet. Im Kapitel 2 der 1978 erschienenen zweiten Auflage des Buches "Die essentielle Hypertonie des Überernährten" beschrieb ich die Biochemie des Eiweißaufbaus und -abbaus und zeigte, dass der Glutaminstoffwechsel die Drehscheibe der Füllung und Entleerung des Eiweißspeichers sowie der Eiweißausscheidung darstellt. Damit war 30 Jahre nach der Erstpublikation der dritte Schritt der Beweiskette vollzogen.

Schritt 4, der kasuistische Nachweis der Wirksamkeit der Eiweißabbautherapie beim Typ 2-Diabetiker auf dessen erhöhte Blutzuckerspiegel, war Lothar Wendt in dessen internistischer Praxis in Frankfurt am Main wiederholt gelungen. Einen dieser Patienten publizierte ich exemplarisch 1990 [250 KB]. Ein weiterer Schritt zur Klarheit gelang mir 2003, [1.756 KB] als ich den Begriff der Durchsaftung des Interstitiums dem Begriff der Durchblutung gegenüberstellte und deutlich machte, dass der schulmedizinische Begriff der Mikrozirkulation den Blutkreislauf durch das Kapillarnetz beschreibt, nicht aber den Stoffaustausch zwischen Kapillarinnerem und Interstitium. Auch meine erstmals 2004 in Althofen beschriebene Beobachtung, dass sich eine Eiweißspeicherung an der Schläfe, wo das Interstitium greifbar vor den Augen liegt, an der Unterscheidung Lachfältchen oder Lachwülste erkennen lässt, fand keine weitere Beachtung.

Damit wurde aber auch deutlich, warum sich die Schulmedizin so schwer tut, sich mit unserem Konzept zu beschäftigen: Weil keine medizinische Disziplin - vielleicht mit Ausnahme der Lymphologie - die Physiologie und Pathophysiologie des Stoffaustausches im Interstitium als Forschungsfeld besetzt und dafür bis heute auch keine Messverfahren entwickelt wurden. Oder mit anderen Worten: das Interstitium ist eine uninteressante black box.

Vielleicht auch aus diesem Grunde wurde Schritt 5, der histologische Nachweis normalisierter Kapillarbasalmembranen nach Eiweißabbautherapie, bis heute weder von uns noch von anderen Gruppen geführt. Dies setzt entsprechend viele nach Wendt therapierte Typ 2 Diabetiker und eine entsprechend ausgestattete Einrichtung einschließlich Elektronenmikroskop voraus.

Ebensowenig wurde Schritt 6, eine prospektive, randomisierte Interventionsstudie mit ausreichender statistischer power durchgeführt, was neben ausreichenden Forschungsmitteln die Bereitschaft voraussetzt, schulmedizinisches Lehrbuchwissen in Frage zu stellen und eine Hypothese zu überprüfen, die nunmehr 60 Jahre alt ist.

Da letzteres im Zeitalter der evidence based medicine, der ich mich als Hochschullehrer im übrigen verpflichtet fühle, Voraussetzung für eine allgemeine Akzeptanz ist, konnte sich unser Konzept, von dessen Richtigkeit ich im übrigen überzeugt bin, bis heute nicht auf breiter Front durchsetzen.

Eine Ausnahme stellt die Arthrose Selbsthilfe dar, die an vielen hundert Patienten zeigen konnte, dass eine gezielte Eiweißabbautherapie Beschwerden einer noch nicht allzu fortgeschrittenen Arthrose beseitigen kann, was ich aufgrund unseres Konzeptes mit Blick auf Durchblutung und Durchsaftung mühelos erklären konnte, zuletzt auf dem 100sten Treffen der Arthrose-Selbsthilfe in Felsberg. [2.161 KB]

Da auch diese von der Richtigkeit überzeugten Patienten jedoch nichts anderes darstellen als weitere Kasuistiken für Schritt 4 der Beweiskette und mir als Einzelperson die Durchführung von Schritt 5 und 6 verwehrt ist, lud ich anlässlich des 100sten Geburtstages meines Vaters die Ordinarien der Hochschulen und Meinungsführer der Universitäten nach Bad Nauheim ein, um ihnen das pro und contra des Konzeptes zu präsentieren und mit ihnen darüber zu diskutieren. Die Dokumentation dieser akademischen Feier findet sich auf der nächsten Seite.

Dabei berichtete Frau PD Dr. A. Bierhaus aus der Heidelberger Arbeitsgruppe über AGEs, das lange gesucht Schlackeneiweiß und die wachsende Bedeutung, die den Eiweißen zunehmend zuteil wird. Dr. U. Herpertz, Leiter der Abteilung Lymphologie in meiner Klinik, zog nach seinen Ausführungen das Fazit, dass sich aus lymphologischer Sicht kein Hinweis auf das Zustandekommen von Eiweißspeicherkrankheiten ergäbe. Und Prof. Dr. Dr. Th. Braun, der Gefäßforscher des Max Planck-Instituts, konnte anhand seiner molekularbiologischen Ausführungen ebenfalls keinen Anhalt für die Richtigkeit des Konzeptes erkennen.

Fazit: "Nichts ist mächtiger als eine Idee zur richtigen Zeit." (Victor Hugo, 1802 – 1885)

> Wenn man sieht, was die heutige Medizin fertig bringt,
> fragt man sich unwillkürlich: Wie viele Etagen hat der Tod?
> Jean Paul Sartre

Lothar Wendt: Eiweißspeicherkrankheiten

Dass wir Kohlenhydrate als Fett speichern können, ist allgemein bekannt. Dass wir aber auch Eiweiß speichern können, war die revolutionäre Entdeckung Lothar Wendts. Sie wird auch heute noch nicht von allen Wissenschaftlern gleichermaßen anerkannt, obwohl allgemein empfohlen wird, weniger Fleisch zu essen. Das aber eher wegen der Cholesterinangst als aus der Erkenntnis heraus, dass überschüssiges Eiweiß aus tierischen Nahrungsquellen sich an den Basalmembranen der feinen Kapillaren anlagert und zu wörtlich zu verstehenden Engpässen führt. Die Zellporen werden durch die verdickten Basalmembranen verengt, und größere Moleküle können nicht mehr passieren. **Wir sollten uns vergegenwärtigen, dass eine verdickte Zellmembran auch den Zwischenzellraum verengt und sich hierin durch ein Rückstau zunächst Funktionsprobleme und später verschiedene Krankheiten ergeben.**

Stellen sie sich bitte vor, dass sie über einen Korridor gehen, von dem mehrere Türen in verschiedene Zimmer führen. Nun werden plötzlich die Mauern wesentlich verdickt, wodurch nicht nur die Türen enger werden sondern auch der Korridor. Sie sind nicht allein, sondern immer mehr Leute drängen nach. Sie behindern sie dabei immer mehr und es kommt zum Stau. Es kommt zum "Infarkt". Die Leute (vergleichen sie die bitte mit den Stoffen im strömenden Blut) kommen nicht mehr durch. Alles wird "dickflüssiger", d.h. die Blutviskosität nimmt zu und die Risikofaktoren heißen dann Zucker, Aminosäuren, Albumine, Gesamt-Eiweiß, Cholesterin, Fibrinogen, Insulin und Harnsäure. Das sind sozusagen die Namen derer, die sich mit ihnen zusammengequetscht durch den Korridor und durch die Türen zu den Zellen hinein zu schleusen versuchen. Es kommt im echten Leben zu Thrombosen, Erkrankungen der kleinen Äderchen und damit zu Versorgungsstörungen verschiedener Arten. Die drücken sich dann in diversen Krankheitsbildern aus, je nach dem, wo sich die Störung gerade auswirkt. Und das werden im Laufe des Lebens immer mehr: Hüfte, Nieren, Gehirn (Demenz, Schlaganfall), Augenkrankheiten, Ohrgeräusche, absterbende Gliedmaßen usw...

Es sollte klar geworden sein, dass eiweißreiche Sportlernahrung nicht zum Muskelaufbau dient sondern dazu, sich Arteriosklerose und die Folgekrankheiten anzuessen. Die Muskulatur verdickt sich tatsächlich unter der Eiweißmast: durch krankhaftes Anschwellen der Zwischenzellräume aufgrund der Verdickung der Basalmembranen von den Zellen der feinen Kapillaren.

In seinem Buch *Gesund werden durch Abbau von Eiweißüberschüssen*, erschienen im Schnitzer-Verlag, beschreibt Lothar Wendt auf Seite 65 die 4 Eiweißspeichermoleküle des Menschen: 1. Außerhalb der Zelle als Kollagen, 2. das Mukopolysaccharid, das aus vielen Molekülen zusammengesetzt ist, 3. das Amyloid und 4. innerhalb der Zelle das intermediäre Filament. Wenn die Eiweißaufnahme die Eiweißausscheidungsmöglichkeiten, die durch Enzyme[139] des Harnstoffzyklus zustande kommt, überschreitet, dann fließen dem Zwischenzell-

---

139 Ich präzisiere: Enzyme sind Biokatalysatoren, die eine biochemische Reaktion lediglich in Gang setzen, selbst aber nicht einbezogen werden.

gewebe nicht nur des Muskelfleisches sondern auch der Organe mehr Eiweiße zu, als sie benötigen. Jedes weitere Zuviel an Eiweiß führt dann zu Stau, sogar Anschwellungen und Speicherung im sich verdickenden Kollagengeflecht im Zwischenzellraum und zum Rückstau.

Solange sich der Mensch normal ernährt, d.h. gar kein oder nur wenig tierisches Eiweiß zu sich nimmt, wird der aus dem Eiweißstoffwechsel überschüssige Stickstoff (N) als Harnstoff ausgeschieden. Wenn keinerlei Eiweiße gegessen werden, wird kein Stickstoff ausgeschieden und das gesamte Nahrungseiweiß geht an die organischen Bedarfsstätten. Wenn aber besonders viel tierisches Eiweiß konsumiert wird, die Eiweißspeicher aber bereits bis zum Gehtnichtmehr überfüllt sind, gelangen 100% Stickstoff zur Ausscheidung, da kein Stickstoff zum Eiweißaufbau mehr benötigt wird.

In "Gesund werden durch Abbau von Eiweißüberschüssen", Seite 70, Tabelle 4 fasst Wendt die Fakten zusammen, indem er von stromabwärts, und stromaufwärts spricht. Die Nährstoffe werden ja mit dem strömenden Blut zu den Zellen gebracht und die nach dem Umbau in körpereigene Substanzen anfallenden "Abfälle" müssen zur Ausscheidung sozusagen "abwärts" transportiert werden. Das ist im Falle des Eiweißstoffwechsels der Stickstoff N.

Tatsächlich sind die Zellen mangelernährt (Mesotrophie!), wenn nichts mehr so recht durch die Türen zu ihnen hereinkommen kann. Deshalb werden die Stauungsblutspiegel kompensatorisch erhöht, wie Wendt in der Tabelle schreibt, bis die Diffusionsdrücke[140] die erhöhten Strömungswiderstände der Kapillarwand, also der Wände der feinen Haargefäße, und auch des Zwischenzellraums, überwinden und dadurch die Zelle wieder ernährt werden kann.

Durch die zurückgestauten Moleküle aus der täglichen Ernährung entstehen die so genannten Risikofaktoren, die wir bereits als Ursachen kennen. Es gibt eigentlich keine Risikofaktoren sondern lediglich Vorursachen für nachfolgende Erkrankungen. Den Risikofaktoren liegt jedoch das **Ernährungs-Entnahme-Verhalten (EEV)** zu Grunde! Und dieses kommt durch Erziehung, Gewohnheiten und durch Produktwerbung zustande. Letztlich durch eine fehlgeleitete Politik, die sich von Wirtschaftsbossen an der Nase herumführen lässt wie ein armer Tanzbär!

Die Abscheidung zurückgestauter Moleküle auf die Kapillarwand zählt Wendt in seiner Tabelle auf: Aminosäuren, Eiweiße, Zucker, Insulin, Harnsäure, Fette, Cholesterin, Blut-Eiweiße, Wachstumshormon und Sauerstoff. Da die Basalmembranen extrem überfüllt sind, können sie kaum noch speichern. Und der Zustrom aus der Nahrung hört und hört nicht! Durch den durch Nachschub zunehmenden Druck wird schließlich die Reizschwelle überschritten, und die Speicherung setzt sich fort.

Die Speicherung beginnt also zunächst am Stromende: Zelle und Zwischenzellraum. Wenn dort alles voll ist, gibt es einen Rückstau in die feinen Kapillaren, die sich verkrümmen und an Elastizität verlieren Und wenn da auch alles voll ist, setzt sich der Rückstau in die Arterien fort. Es kommt dort zu den uns bekannten Abscheidungen von rückgestauten Molekülen auf die Arterien-Wand: Arteriosklerose und arterieller Infarkt sind die Folge. Und wenn dadurch der Herzmuskel nicht mehr richtig versorgt wird, kommt es zum Herzinfarkt. Dasselbe können wir im Gehirn bekommen wie auch an irgendwelchen Organen. Und durch kleinere oder größere Verschlüsse können wir blind werden oder auch Gliedmaßen verlieren.

---

140   Die Blutdruckerhöhung findet beispielsweise auch durch das den Nieren aufsitzende Polkissen statt. Wenn der Strömungswiderstand der arteriosklerotisch erkrankten Nierengefäße (Glomeruli) zunimmt, muss der Blutdruck erhöht werden, um die Harnfiltration zu gewährleisten, da es sonst zur Selbstvergiftung kommt: Zur Urämie. Und irgendwann kann es dann zum Niereninfarkt kommen. Die Dialyseklientel nimmt auch durch Eiweißmast wacker zu!

Da wir auch bereits in den Basalmembranen der Kapillaren Ablagerungen haben, kann es auch dort zum Infarkt kommen. Das ist beispielsweise bei der Netzhautablösung der Fall. Im Endstromgebiet der Blutbahn sind immer diese feinen Kapillaren. Und eben dort kommt es zur Unterversorgung mit Nahrungsstoffen. Ein klassisches Beispiel ist dann die Hüftgelenksarthrose. Nach den Kapillaren erfolgt die Versorgung durch Diffusion in den Knorpeln. Knorpel werden also nicht durch Äderchen durchzogen. Aber auch dort kommt es durch die kollagenen Fasern der Eiweiße zu einer Art Infarkt. Arthrose ist die Folge.

Den Herzinfarkt unterscheiden wir in den koronaren Infarkt, bei dem die Arteriosklerose eine Rolle spielt. D.h. die Herzkranzgefäße (Koronarien) sind selbst schlecht ernährt und erkranken, woraufhin sich Cholesterin usw. ablagert und es zur Minderdurchblutung bis zum völligen Infarkt kommt. Die zweite Möglichkeit für einen Herzinfarkt basiert auf der Grundlage der kapillaren Gewebsdegeneration, deren Grundlage wiederum die Basalmembran-Insuffizienz ist.

Durch pflanzliche Eiweiße, so lehrt die Erfahrung, kommt es nicht zu derartigen Ablagerungen. Wir nehmen durch pflanzliche Kost weniger Eiweiße zu uns und diese sind außerdem, laienhaft ausgedrückt "nicht so komplex wie tierische". Wie es aber aussieht, wenn wir den Sojafimmel mitmachen, ist mir als Laie nicht bekannt. Auf jeden Fall nehmen wir durch das Teilnahrungsmittel Tofu bzw. Sojatex ein hitzedenaturiertes Eiweißkonzentrat zu uns.

Lassen sie sich besser gar nicht erst ein auf Sojajoghurt!! Er schmeckt dem herkömmlichen sehr ähnlich, wie ja auch sonst in der Biobranche laufend versucht wird, alles aus dem Tierreich Bekannte zu imitieren. Lassen sie sich nicht auf Imitate ein, nicht auf Ersatz noch sonstige ungesunde Alternativen, die sie davon abhalten wollen, einen wirklich neuen Weg zu gehen.

Abbau von Eiweißüberschüssen durch Eiweißfasten, dem ein korrektes Fasten voraus gehen sollte - Erst durch Fasten über 8 Tage hinaus werden die Eiweißablagerungen angegriffen und abgebaut. Auch Fisch- und Milcheiweiß (Käse, Quark....) sind tierisches Eiweiß. Nach Ansicht der Autorin sollte nach einem 2- bis 3-wöchigen Fasten - siehe Fasten-Kapitel und dort empfohlene Bücher - je nachdem, wie hoch die Menge an tierischem Eiweiß war, am besten ein ganzes Jahr lang ausschließlich vegan gegessen werden. Auch danach sollte wesentliche Einschränkung tierischen Eiweißes erfolgen, niemals täglich tierisches Eiweiß essen und höchstens 2 x die Woche. Genauer: Wenn an einem Tag Käse und/ oder Ei gegessen wird, sollte an dem Tag nicht auch noch Fleisch/Fisch auf den Tisch kommen.

Ein schlichter Wochenplan für eine an tierischem Eiweiß arme Kost befindet sich auf Seite 432. Ausführlicher und auch "lukullischer" natürlich in Teil II des Gesamtwerks:

Rezeptlose vegane Naturküche

Köstlich schlichte Rokost
"Pi x grüner Daumen"

228 Seiten Paperback-Ausgabe
4 Abbildungen
Ausführliches Nachschlageverzeichnis

> Nichts in der Welt ist stärker als eine Idee,
> für die die Zeit gekommen ist.
> Victor Hugo

Max-Otto Brukers vitalstoffreiche Vollwertkost

Nichts kann mehr Irrtümer verbreiten als die Aussagen eines Menschen zu zitieren, weil nichts so wiedergegeben werden kann, wie es gesagt wurde. Es sei denn, man schreibt von einer Tonaufnahme ab. Darum bitte ich um Nachsicht, sollte mir diese allgemein menschliche Schwäche unterlaufen. Fehlaussagen, so glaube ich, treffe ich aber bezüglich Max Otto Bruker kaum, denn ich habe mich zu intensiv mit seinen Lehren befasst und alle seine Bücher mindestens so oft gelesen wie die Bibel. Manche seiner Formulierungen habe ich so selbstverständlich übernommen, dass mir nicht immer bewusst wird, dass ich sie bei ihm gefunden habe.

Max Otto Bruker (geboren am 16. November 1909 in Reutlingen, gestorben am 6. Januar 2001 in Lahnstein) gehörte ohne Zweifel zu den ganz großen Geistern seiner Zeit, und ich bin zutiefst dankbar, dass ich ihm begegnen konnte. **Er war Arzt mit Leib und Seele bis ein Jahr vor seinem Tod im Alter von 91 Jahren.** Das Leiden der Menschen ging ihm so nahe wie selten einem Menschen. Und er setzte sich unermüdlich und unerschrocken für das Wohl seiner Patienten ein, indem er sie geduldig wieder und wieder fachlich aufzuklären und anzuregen suchte, ihr Leben selbst in die Hand zu nehmen. Bruker, der große ärztliche Lehrmeister!

Furchtlos setzte er sich mit der Nahrungsmittelindustrie und der Deutschen Gesellschaft für Ernährung (DGE) auseinander. **Und die Verbraucherzentralen erstritten vor dem Oberlandesgericht Hamburg, ganz zur Freude Brukers die Zulässigkeit des Begriffs Schadstoff für Zucker.** Max Otto Bruker packte die heißen Eisen seiner Zeit an, die auch heute, 9 Jahre nach seinem Tod, noch nicht wesentlich abgekühlt sind.

Er gründete zusammen mit Ilse Gutjahr den emu-Verlag, der die drei Anfangsbuchstaben seiner Hauptanliegen enthält: **E**rnährungsberatung, **M**edizin und **U**mweltwelt. Medizin steht allerdings nicht für Pharmazie sondern für seine ärztliche Berufung, für den wahren Arztberuf, den er von ganzem Herzen engagiert wohl an die 65 Jahre lang ausübte.

Max Otto Bruker erkannte, dass es vor allem die ernährungsbedingten Zivilisationskrankheiten sind, an denen die Menschheit leidet, dass sie aber ebenso unter lebensbedingten Krankheiten leidet wie auch unter umweltbedingten. Mit letzteren ist beispielsweise die Kontaminierung mit Pestiziden gemeint aber auch die atomare Bedrohung allein schon dadurch, dass Reaktorunfälle möglich sind wie auch Diebstahl, Terrorismus und Erpressung mit nuklearem Material. Er engagierte sich zusammen mit Atomkraftgegnern, trat in den 1960ger Jahren dem Weltbund zum Schutz des Lebens bei und wurde von 1971 bis 1974 dessen Vizepräsident.

Max Otto Bruker bemühte sich immer um unmissverständliche Sprache, wenn es darum ging, exakte und auch für Laien verständliche Aufklärung zu betreiben. Seine Bücher sind gerade darum von unschätzbarem Wert, weil er Laien in korrekter aber leicht verständlicher Sprache Zusammenhänge erklärt und Fachausdrücke, die nicht immer vermeidbar sind, sofort genau erläutert. Er ersetzte irreführende Formulierungen wie Verschleiß und Ballaststoffe aber auch Rohkost und Müsli mit genaueren Begriffen und trug so wesentlich dazu bei, dass seine Patienten, Hörer und Leser exakte Vorstellung von Zusammenhängen und ein ebenfalls exaktes Verständnis bekamen. Er sprach von Lebensbedingten Krankheiten, denn seelisch bedingte Krankheiten gibt es nicht. Das ist zwar ein allgemein gebräuchlicher aber ungenauer Begriff, da die Seele keine Krankheiten auslösen kann. Aber das Leben kann sehr wohl Erkrankungen der Seele auslösen und sich auch in körperlichen Leiden äußern. So unterschied er sehr genau zwischen lebensbedingten Magenproblemen und ernährungsbedingten. Es gibt aber auch Erkrankungen, die die Psychosomatik für seelisch bedingt hält, die aber in Wirklichkeit ernährungsbedingt oder sogar umweltbedingt sind.

Max Otto Bruker war von 1947 – 1977 Leiter der Anstalt Eben-Ezer in Lemgo, wo er erste Erfahrungen mit Vollkornbrot und Frischkost bei seinen Patienten sammeln konnte. Nach seinen eigenen Aussagen kam er selbst auch erst um seinen vierzigsten Geburtstag herum dazu, sich vollwertig zu ernähren. Er bedauerte, nicht früher darauf gekommen zu sein.[141] Seit 1958 warnte er öffentlich vor dem Verzehr von Fabrikzucker, weswegen er von der Zuckerindustrie angefeindet wurde und, soweit ich weiß, auch Prozesse führen musste. Aber die Zuckerindustrie wehrte sich ohnehin gegen jedes gegen sie gerichtete Wort. Bruker schrieb unter Zusammenarbeit mit Rudolf Ziegelbecker[142] das Buch *Vorsicht Fluor*, in dem er Maffia ähnliche Methoden der Zuckerindustrie beschreibt.

Nach Lemgo war Bruker in der psychosomatischen Klinik Salzuflen tätig und ab 1977 leitete er im Krankenhaus Lahnhöhe die Abteilung der Inneren Medizin, wo er seine Patienten noch gezielter mit Frischkost behandeln konnte. Von dort aus breitete sich sein Ruhm über Deutschland aus, der durch Verleumdungskampagnen nicht zu stoppen war. 1978 gründete er zusammen mit Ilse Gutjahr die gemeinnützige Gesellschaft für Gesundheitsberatung e.V. (GGB) in Lahnstein, 1989 wurde die gemeinnützige Dr.-Max-Otto-Bruker-Stiftung[143] gegründet, damit zum Zweck objektiver Aufklärung der an Gesundheitsfragen interessierten Bevölkerung eine von Wirtschaftsinteressen unabhängige Institution geschaffen würde, und im Jahr 1994 konnte das Max-Otto-Bruker Haus, in das er meines Wissens aus seinem Privatvermögen 2 Millionen DM hat fließen lassen, eingeweiht werden. In diesem imposanten Gebäude, das direkt unterhalb des Lahnstein-Krankenhauses liegt, wohnte Max Otto Bruker im ersten Stock in einer bescheidenen Wohnung bis zu seinem Lebensende. Im Parterre befinden sich Lehrküche, Seminarräume, großer Vortragsaal, Buchladen und der emu-Verlag.

Im Max Otto Bruker-Haus in Lahnstein oberhalb von Koblenz am Rhein ist auch die Gesellschaft für Gesundheitsberatung GGB e.V. untergebracht. Sie bietet Ausbildung zum/zur ärztlich geprüften GesundheitsberaterIn (GGB), Wochenendseminare zur Selbstfindung und Lebensbewältigung, Praxisseminare zur Zubereitung der vistalstoffreichen Vollwertkost, Eltern-Kind-Seminare /Elternschule, Ärztefortbildung, und Dr. Mathias Jung, Psychotherapeut und Buchautor, bietet Psychotherapie und Lebensberatung an. Er hält jeden Dienstag einen Vortrag über Lebensprobleme und philosophische Fragen, und jeden Mittwoch erteilt Dr. Jürgen Biermanns – ganz in der Tradition von Max Otto Bruker – ärztlichen Rat aus ganzheitlicher Sicht.

Bruker ist nicht der Erfinder der Vollwertkost aber einer ihrer fleißigsten Verkünder. Er schilderte mit klaren Worten, dass Scheinursachen die Zusammenhänge verschleiern und die eigentlichen Ursachen der ernährungsbedingten Krankheiten nicht wirklich bekannt sind. "Mörder bekannt", sagt er, "jedoch kein Kläger". Die Mörder – unsere Zivilisationskost und deren Hersteller sowie unsere Politiker, Krankenkassen und die meisten Berufe, die sich mit Krankheiten beschäftigen sowie das Verhalten der Verbraucher – sind tatsächlich der breiten Masse

---

141 Ich selbst kam ebenfalls erst einen Monat und drei Tage vor meinem Vierzigsten dazu.
142 Ziegelbecker war Zahnarzt und einige Jahre lang Vorsitzender der Österreichischen Zahnarztkammer. Als er auf die Schädlichkeit von Fabrikzucker hinwies, wurde er abgesetzt. Bedrohungen und ein Mordversuch werden in dem Buch beschrieben. Es gehört mit zu den lesenswertesten Informationsquellen unserer Zeit!
143 Dr. Max Otto Bruker-Haus www.dr-bruker.de/seiten/animation.htm

immer noch unbekannt. Wenn jemand zur richtigen, gesund machenden Erkenntnis gelangt, seine Ernährung umstellt und gesund wird, wäre es sinnlos, Anklage zu erheben, weil kein Gericht der Welt sich auf die Seite des Klagenden stellen würde. Und daher gibt es keinen Kläger noch Rechtssprechung. Man kann sogar seine "lästigen alten und/oder kranken Verwandten" rasch aus dem Weg schaffen, indem man sie sich zwar satt essen lässt aber gezielt ungesund ernährt, ohne dass man deshalb Lebenslänglich bekommen würde. Siehe Kapitel *Anleitung zum perfekten Mord an Oma* auf den Seiten 395ff.

Die Nahrungsmittelindustrie darf ungehemmt weiterhin Körperverletzung begehen, weil das, was sie an Schäden anrichtet, nicht als solche gesehen werden. Bis auf die Eingeweihten, und die haben immer noch keine Lobby. Und Menschen, die sich darum bemühen, gut zu sein und den Kranken zu helfen, lernen das Falsche und werden, ohne es zu wissen, ebenfalls missbraucht und zu Stützen eines Systems gemacht, dass die Welt zusammenbrechen lässt.

Als Hauptursachen für die modernen Zivilisationskrankheiten klagt Bruker das tägliche Brot und den Industriezucker an, so wie das vor ihm bereits Kollath getan hat und parallel zu ihm Johann G. Schnitzer und andere herausragende Persönlichkeiten in Deutschland und anderswo. Besonders aber T. L. Cleave in USA, der das Buch *The Saccharine Disease* herausgab, das unter dem deutschen Titel *Krank durch Zucker und Mehl* erschienen ist.

Wie bereits bis zur Erschöpfung gesagt, verstehen wir unter dem Oberbegriff **Vitalstoffe** Vitamine, Mineralien, Spurenelemente und Phytostoffe. So müssen wir sie nicht jedes Mal alle aufzählen. Den Vollwertkostbegriff haben wir, so glaube ich, mittlerweile besser verstanden als der Rest der Welt. Unter vitallstoffreicher Vollwertkost verstehen wir allgemein gesprochen jede Form vollwertiger Kost, also auch mit geringen Mengen aus dem Tierreich.

Bruker erklärt die **Frischkost** als die mit Abstand gesündeste Kostform, worunter er unmissverständlich vegetabile rohe, unerhitzte Kost = Rohkost versteht. Ihm ist das Wort Rohkost aber zu grob, darum spricht er lieber von Frischkost, womit natürlich unerhitzte, nicht durch Hitze denaturierte Rohkost gemeint ist. Es gibt für ihn eigentlich keinen Unterschied von spezieller Heilkost in der Weise, dass Rohkost nur als Ernährungstherapie vorübergehend angewandt werden sollte. Vielmehr macht er deutlich, dass es jeder selbst in der Hand hat, wie viel ihm seine Gesundheit wert ist. Eine Kostform, die zu heilen vermag ist natürlich auch als Dauerernährung geeignet. Aber schon an diesem Punkt setzen kritisierende Spitzfindigkeiten, Wortklaubereien und Wortverdrehungen seiner Gegner an. Wer das Wesentliche vollwertiger Rohkost allerdings, aus welchem Grunde immer, nicht versteht, dem fehlt es an genauem Hinhören und Mitdenken und vor allem an der praktischen Erfahrung.

Bruker machte niemandem irgendwelche Vorschriften! Da wird er oft völlig falsch verstanden. Was man manchmal so liest oder hört, was er alles gesagt oder vorgeschrieben haben soll, entbehrt jeder Grundlage und gründet auf schlechtem Zuhören und verdrehtem Verständnis. Das bezieht sich auch auf die Fettfrage. Niemals hat er gesagt, man solle sich die Butter fingerdick aufs Brot streichen. Und was da in Wikipedia gedreht wird, gibt wieder einmal allerlei Unausgegorenes wieder, was Bruker so ganz sicher niemals verkündet hat. Wenn er sagt, dass Sauerrahmbutter vom gesundheitlichen Standpunkt her gut ist und in der Zusammensetzung in etwa dem mediterranen Olivenöl entspricht, redet er damit weder Milchindustrie noch den Olivenbauern das Wort sondern gibt seine Belehrungen ausschließlich vom ernährungsphysiologischen Standpunkt aus. Ich berichte in diesem Buch ja auch in verschiedenen Kapiteln über Nicht-Vegetarier, habe bei Weston A. Price über dessen positive Erfahrungen bezüglich Nahrung aus dem Tierreich, Fleisch und tierischen Fetten berichtet, obwohl ich selbst überzeugte Vegetarierin bin. Man wird bescheiden, wenn man sich intensiv mit der Materie befasst und verkündet keine sektiererischen Glaubensüberzeugungen, was jedoch bei Wikipedia vor allem mit dem Ziel, bestimmte Menschen zu diskreditieren, immer mal wieder vorkommt.

Bruker sagt über den Sonntagsbraten, dass in Kartoffel oder Brot einziehendes Fett eine Mahlzeit unverträglich machen kann und man solle lieber das Fleisch essen, die Sauce aber wegschütten, weil die auf dem Magen liegt. Damit redet er dem Schlachterhandwerk nicht das Wort sondern spricht lediglich von Bedingungen, unter denen tierisches Fett nicht vertragen wird. **Er sagt an anderer Stelle, dass ein Pausenbrot mit guter Butter darum Unverträglichkeiten bereiten kann, weil die gute Butter bereits Stunden vorher draufgestrichen wurde, dass in Brot einziehendes Fett aber empfindlichen Menschen nicht bekommt.** Auch das ist weder Empfehlung noch Ablehnung von Butter, Pausenbrot noch Menschen mit Empfindlichkeiten im Verdauungstrakt sondern lediglich ein Erfahrungswert nebst einem gut gemeinten Rat. Leute, die gern etwas verdrehen möchten, finden möglicherweise auch hier einen Ansatz. Es ist praktisch egal, was man sagt, denn wenn man abgeschossen werden soll, wird man es so oder so. Wortklaubereien gab es schon immer als Mittel zum Zweck.

Als Veganer, der bestenfalls im Urlaub mal ein Eichen aß, empfahl Bruker keine Fleischnahrung! Und was die gute Butter angeht, so ist die einfach natürlicher als künstliche Margarine. "Wie ein Bauer vor 100 Jahren", so sagte er immer wieder, "sollten wir uns ernähren". Das sind Richtwerte und keine fundamentalistischen Aussagen. Bruker war kein Prophet Gottes, kein Guru oder Religionsgründer sondern einfach nur ein verdammt guter Arzt, der sich mit den Erfahrungen und Forschungen all derjenigen, die ich ihnen in diesem Buch vorstelle, intensiv auseinander gesetzt hat und seinen eigenen Erkenntnissen als Arzt kompromisslos treu war und folgte. Nur unseriöse Menschen haben ihm daraus einen Strick zu drehen gesucht.

Und auch bezüglich der von ihm empfohlenen Trinkmenge, nämlich nur dann zu trinken wenn man Durst hat und nur so viel zu trinken, bis der Durst gestillt ist, wird in haarspalterischer und auch unehrenhafter Weise gedreht. Bruker hat den Dummen dieser Welt eben reichlich Angriffsfläche gegeben, weil er durch und durch wahrhaftig war. Ein Weiser, wie es ihn nur selten gibt! Und seine menschlichen Schwächen, die er wie jeder Mensch hatte, verschwinden dahinter absolut, denn was bleibt, ist ein Lorbeerkranz!

Wer von vornherein mit bremsenden Voreingenommenheiten an Brukers Bücher herangeht, um seine Aussagen zu verdrehen, der wird natürlich keinen Nutzen davon haben. Die Sache aber, die Bruker vertrat, hält das aus. Das Große, Hehre und Heile nämlich lässt sich von Banausen ganz sicher nicht unterkriegen! Und die Wahrheit hat die Eigenschaft, sich langsam aber sicher immer durchzusetzen. Was es an Blödsinn in menschlichen Erkenntnissen gibt seit es Menschen gibt, an Unsinn in Religion, Wissenschaften und Politik, an vorgefassten Meinungen, Lehren und fundamentalistischem Aberglauben, hat sich immer irgendwann überlebt und ist - Gott sei Dank - ausgestorben. Das Klare, Wahre, Ästhetische, Ethische, Moralische, Tugendhafte ist das, was bleibende Werte und Reinkultur darstellt und über allen menschlichen Unzulänglichkeiten strahlt und Bestand hat. Alles andere überlebt sich nach und nach. Wir essen keine Menschen mehr und irgendwann kommt auch der Tag, wo sich niemand mehr Tierleichen noch ungesunde Kost einverleiben wird.

Ich möchte dazu einladen, Einfühlungsvermögen in fremd erscheinende Sichtweisen zu entwickeln. Und heute ist der Vollwertbegriff in aller Ohren und Munde, sodass es immer leichter fallen wird, in Max Otto Bruker den vielleicht größten Pionier der vitalstoffreichen, vegetarischen Vollwertkost zu erkennen. Ein Jahrhundertarzt war Max Otto Bruker! Seine

Sonnenstrahlen aber reichen in unsere Zukunft hinein, denn sein Lebenswerk ist im Sinne des Wortes bahnbrechend. Auf der breiten, klaren Bahn, die er in das Dickicht von Vernebelungen, Unvernunft und Unwissen schlug, ermöglicht sein Lebenswerk, dass im Bau des Gesundheitszentrums Lahnstein seinen Höhepunkt gefunden hat, immer mehr Menschen, ihre eigene reine Ess- und Lebenskultur zu entwickeln. Und das Ästhetische thront über der Gesundheit wie über dem Leben selbst. Es ist die Erfindung Gottes, die wir finden können im Nachahmen seiner Ordnungsgesetze des Lebens. Mit Freuden und Dankbarkeit, dass wir all das Schöne, dass unbeschadetes Leben darstellt, erleben dürfen. Leben ist Erleben. Das ist wahre Naturkultur!

Brukers Worte waren fast immer auch Leitsätze:
- *Essen und trinken sie nichts, wofür Werbung gemacht wird.*
- *Der Mensch wird krank, weil er sich falsch ernährt.*
- *Der Mensch wird krank, weil er falsch lebt.*

Folgendes Lied zu einer Klavierbegleitung hat die Autorin als Homage auf den Tod von Max Otto Bruker in Polop de La Marina an der Costa Blanca /Spanien am 9. Februar 2001 verfasst und mehrfach auf verschiedenen Veranstaltungen daselbst aufgeführt.

Die höchste Arznei ist die Liebe

Lang war Dein Leben voller Inhalt Dein Streben
unendlich war Deine Liebe
zu all den Menschen voller Sorgen und Leiden
voller Fragen und oft ohne Liebe.
Voller Verstand so war'n all Deine Fragen,
die Du Deinem Schöpfer nur stelltest,
denn in Deinem Innern war die Antwort zu finden
und nur dort war die Quelle Deiner Hoffnung.
Glauben erbaut' Dich, ja Dein Geist, er erlaubt' sich
allein die Antwort des Herzens:

Die höchste Arznei ist die Liebe,
sie kommt aus dem Herzen des wahren Arztes.
Die höchste Arznei ist die Liebe,
sie kommt aus dem Herzen des schaffenden Geistes.

Dein Weg war beispielhafte Suche nach neuen
und anderen Zielen zu schauen;
nicht auf erlernte fehlgeleitete Weise
sondern nur auf Erfahrung vertrauen.
Was auch die Leute links und rechts dann urteilten,
es ging Dir sicher nicht zu nahe,

denn die höchste Arznei ist die Liebe,
sie kommt aus dem Herzen des wahren Arztes.
Die höchste Arznei ist die Liebe,
sie kommt aus dem Herzen des schaffenden Geistes."

Lang war Dein Leben voller Inhalt Dein Streben
unendlich war Deine Liebe
zu all den Menschen voller Sorgen und Leiden
voller Fragen und oft ohne Liebe.
Voller Verstand so war'n all Deine Fragen,
die Du Deinem Schöpfer nur stelltest,
denn in Deinem Innern war die Antwort zu finden
und nur dort war die Quelle Deiner Hoffnung.
Glauben erbaut' Dich, ja Dein Geist, er erlaubt' sich
allein die Antwort des Herzens:

denn die höchste Arznei ist die Liebe,
sie kommt aus dem Herzen des inneren Arztes.
Die höchste Arznei ist die Liebe,
sie kommt aus dem Herzen des ganz freien Geistes.
Die höchste Arznei ist die Liebe,
sie kommt aus dem Herzen des wirklichen Arztes.
Die höchste Arznei ist die Liebe,
sie kommt aus dem Herzen des schöpfenden Geistes.
Die höchste Arznei ist die Liebe,
sie kommt aus dem Herzen unendlicher Freude
Die höchste Arznei ist die Liebe,
sie wächst in die Herzen, erschafft uns das Neue
Die höchste Arznei ist die Liebe,
sie kommt aus dem Herzen des ewigen Geistes.....

Max Otto Bruker

Unsere Nahrung – Unser Schicksal
**In diesem Buch erfahren Sie alles über Ursachen,
Verhütung und Heilbarkeit ernährungsbedingter Zivilisationskrankheiten**

emu-Verlag

> Aus einem Irrtum wird keine Wahrheit
> auch wenn man ihn noch so weit verbreitet.
> Aus einer Wahrheit wird kein Irrtum
> selbst wenn kein Mensch sie sieht.
>
> Mahatma Gandhi

Was Max-Otto Bruker über "Diäten" sagt

Da ich immer mal wieder angesprochen wurde, warum ich immerzu *Diät* statt normaler Kost esse und auch häufiger beobachtet habe, dass die Menschen vegetarische, vor allem aber vegane und rohköstliche Ernährung mit einer Diät verwechseln, möchte ich erst einmal erklären, wie es überhaupt zu diesem Begriff kam. Ich gehe, soweit ich es beurteilen kann, mit Brukers Ansichten auch in dieser Frage konform. Manche Menschen bringen meiner Ernährungsweise ohnehin nur unter dem Gesichtspunkt Verständnis entgegen, weil ich vor meiner Ernährungsänderung jahrelang schwerkrank war und es meinen Kindern ebenso ging. Und also verwechseln sie meine gesunde Kost mit einer Krankendiät. Ehrlich gesagt. Solche Menschen tun mir wirklich leid. Aber ihnen ist wohl nicht zu helfen, weil sie ja weiterhin eine echte Krankendiät essen, denn wer sich herkömmlich ernährt, isst tatsächlich Krankenkost.

Der Begriff Diät leitet sich aus dem Griechischen Dialta ab. Zu deutsch: Lebensweise. So betrachtet essen wir alle Diät, die Ausdruck unserer jeweiligen Lebensweise ist, welche auf unserem persönlichen **Ernährungs-Entnahme-Verhalten (EEV)** beruht. Es wird allerdings etwas anderes darunter verstanden, nämlich eine jeweils besondere Kostform bei bestimmten Krankheiten oder eine Fastendiät und dergleichen.

Es gibt Diätköche/innen, die allerlei lernen müssen, um den Menschen das Falsche zu essen zu geben und sie falsch zu beraten. Der Organismus benötigt keine einer jeweiligen Krankheit gemäße Diät sondern schlichtweg nur vollwertige Nahrung, die er am besten in seinen Aufbaustoffwechsel eingliedert. Es gibt keinen Unterschied zwischen der Ernährung des Gesunden und des Kranken. Beide benötigen dasselbe. Der Kranke wird darunter gesund und der Gesunde bleibt gesund. Schonkost schont nicht sondern klammert wichtige Nährstoffe aus.

Wir benötigen keine *Krankendiät* für Magenkranke, Zöliakiker, Diabetiker, Nieren- und Herzkranke, Hautkranke und so weiter und so fort sondern ganz normales, naturbelassenes, vollwertiges, am besten rohes und veganes Essen. Der gern benutzte Begriff *Ernährungstherapie* klingt sehr akademisch und weise und ist doch nichts anderes als Urkost, Schnitzer Intensivkost, vitalstoffreiche Frischkost, kurzum: Rohkost. Und wer sich, wie bei Konz' Urkost noch Wildgemüse gönnt, wird noch schneller gesund und bleibt es, wenn er schon gesund war.

Bruker schrieb ein wunderbares Buch, das sich zu lesen lohnt, wenn man nicht auf Anhieb versteht, warum Diäten überflüssig sind. So überflüssig wie Krankheiten. Sein Buch heißt: *Wer Diät isst wird krank – Wunderdiäten genauer betrachtet – Über Sinn und Unsinn einseitiger Ernährungsformen* und ist im emu-Verlag erschienen.

> Wenn ein Arzt hinter dem Sarg eines Patienten geht,
> folgt manchmal tatsächlich die Ursache der Wirkung.
> Voltaire

Max-Otto Brukers Ursachenbegriff

Immer wieder greift Bruker die falsche Verwendung des Ursachenbegriffs auf, die die Hauptursache allen Übels ist. Wenn nämlich schon ein derart wichtiger Begriff falsch angewendet wird, wie könnte sich daraus ein richtiges Verständnis für die Herkunft von Krankheiten ergeben? In den beiden Kleinschriften Nr. 12 *Ursachen der ernährungsbedingten Zivilisationskrankheiten – Mörder bekannt – kein Kläger* wie in der Schrift 20 *Scheinursachen verschleiern Zusammenhänge – Statt symptomatischer Linderungsbehandlung ist eine ursächliche Heilbehandlung nötig* geht er deutlich auf die Verwechslung von Ursache und Wirkung ein. Da wird von den Ärzten dem Cholesterin die Schuld für den Herzinfarkt gegeben oder der Bewegungsmangel wird genannt, das Rauchen, die Fettsucht (Adipositas) oder gar der Diabetes werden als Ursache für den Herzinfarkt behauptet. All dies und Vieles mehr sind aber bereits Krankheiten, die ihrerseits eine Ursache haben. Und dass diesen Krankheiten eine einzige Grundursache gemeinsan ist, wird gern ausgeblendet. Warum, weiß der Himmel!

Auch die Seele wird als Ursache genannt. Entweder für seelische Störungen oder gar als Ursache für eine körperliche Krankheit. Der saure Magen beispielsweise. Da der Volksmund Körperliches in seine bildhafte Sprache einbezieht und sagt "ich bin sauer auf dich; das liegt mir gewaltig auf dem Magen, es verursacht mir Kopfzerbrechen, ihm brach das Herz, er muss auf eigenen Beinen stehen, sie spuckt Gift und Galle, frei von der Leber sprechen,... ", liegt es nahe, unter allzu extremer Psychosomatik durch derlei Vergleiche Menschen von einer Richtigstellung ihrer Ernährung abzuhalten mit dem Hinweis, alles sei psychisch bedingt und lediglich "psychosomatisch", d.h., nicht weiter ernst zu nehmen: Sodbrennen, Migräne, Herzinfarkt, Magendruck, Magengeschwür, Gastritis, Darmkrankheiten, Gallensteine, Erbrechen u.a...

Bruker schrieb ein wunderbares Buch: *Lebensbedingte Krankheiten – Lebenskrisen bewältigen – Krankheitsursachen vermeiden* – wo er wunderbar erläutert, dass die Seele niemals die Ursache für Krankheiten ist. Es gibt keine seelisch bedingten Krankheiten. Die Seele kann aber natürlich erkranken und beispielsweise einen nervösen Magen erzeugen. Das aber ist keine Krankheit in dem Sinne sondern eine psychosomatische Reaktion. Auch der Spannungskopfschmerz kann als psychosomatisch angesehen werden, aber man verwechselt oftmals den Stress als Auslöser mit ungesunder Ernährung, die ebenfalls Auslöser sein kann. Beides kommt meistens zusammen, weil gestresste Menschen Unordnung in ihrem Leben haben, die sie aus dem Gleichgewicht wirft, was zugleich zu ungeordneter und ungesunder Nahrung führen kann. Die Ursache ist dann nicht unbedingt der Betroffene selbst mit seiner Lebensführung, sondern es ist die Gesamtlebenssituation, die ihn zusammenbrechen und Kopfschmerzen haben lässt. Und daran sind oftmals andere Menschen beteiligt. Man sollte dann aber lernen, sich dem Einfluss krankmachender Mitmenschen zu entziehen, "nein" zu sagen und mit einem entschiedenen "Ja" eigene Lebensentscheidungen zu treffen. Dazu bedarf es oftmals einer kompromisslosen Trennung von krank machenden Menschen und Umständen: ohne sich nochmals umzudrehen.

Die Art, wie das Leben auf uns einstürmt, insbesondere die Störungen, die während der kleinkindlichen Entwicklung aus dem Umfeld auf das Kind einwirken, sind die Ursachen für seelisches Leid, dass sich ins Erwachsenenleben fortsetzt und einen ganzen Lebenslauf verformen kann, wie es bei mir der Fall war. Die Ursachen für eine posttraumatische Belastungsstörung oder andere psychische Ungleichgewichte, die sich beispielsweise in Depressionen oder ständiger Beunruhigung zeigen können, liegen aber niemals im Leidenden begründet sondern strömen als "Fehl-Behandlung" von außen ein. Sie haben ihre Grundursache in der Lieblosigkeit des Umfeldes. Lieblosigkeit ist das Hauptübel der Welt, und Lieblosigkeit kränkt die Seele.

Die Seele, so konstatiere ich, erleidet insofern auch eine "ernährungsbedingte Zivilisationskrankheit", als sie mit seelisch-geistiger Mangelkost ernährt wird, der das **Vitamin Liebe** fehlt. In der Haunerschen Kinderklinik in München, wo ich während meines Opernengagements an der bayerischen Staatsoper nebenher arbeitete, sprachen die Ärzte und Schwestern oft davon, dass einem kleinen Patienten **Vitamin L (= Vitamin Liebe)** fehle und dies die Hauptursache für sein Leid sei. Das Verhalten eines erwachsenen Menschen allerdings, das ihn dazu bewegt, sich mit krank machender Kost selbst dann noch vollzudröhnen, wenn er die Zusammenhänge kennt, ist durchaus Ursache für den Fortbestand seiner körperlichen Leiden. Wir müssen sowohl das Organische als das Seelische immer als Ganzheit sehen: In der Krankheit ebenso wie im Streben nach Heilung und sturmfester Gesundheit.

Bruker konstatierte, dass nicht alle ernährungsbedingten Krankheiten heilbar sind, dass jedoch in den meisten Fällen ein Stillstand zu erreichen ist oder Linderung der Beschwerden eintritt. Und genau dieses Ziel gilt es zu erreichen, damit unser Leben wieder lebenswert wird, selbst wenn wir gewisse Blessuren davon getragen haben.

Halten wir also zusammen mit Max Otto Bruker fest: Krankheitssymptome sind niemals die Ursache der Krankheit, obwohl dem Kranken niemals die wahren Ursachen genannt werden. Gelenke verschleißen ebenso wenig wie die Ohren. Kreislauf- bzw. Durchblutungsstörungen sind nicht die Ursache für Beschwerden, die diese Zwischenstufe nach sich ziehen. Die Ursachen von Krankheiten sind nicht nervös, nicht psychisch bedingt und auch nicht wegen des normalen Verschleißes von Bandscheiben vorhanden, sondern weil sich der Mensch nicht richtig ernährt hat. Da kommt es dann zu Bandscheibenproblemen, zu Kreislaufbeschwerden und Durchblutungsstörungen und was auch immer, was unsere so genannte moderne Medizin mit unzähligen Namen belegt, so dass umfangreiche medizinische Wörterbücher dazu kreiert werden konnten und die Ärzte sich immer weiter zu spezialisieren pflegen, bis es den Facharzt für das linke Nasenloch und die Fachärztin für das rechte Nasenloch geben wird.

Auch seelische Krankheitssymptome sind niemals Ursache. Depressionen beispielsweise schwächen den Menschen zwar, aber sie haben eine eigene Ursache. Die Ursachen sind nicht psychisch bedingt sondern letztlich umweltbedingt und zu den "ernährungsbedingten Zivilisationskrankheiten" zu rechnen, weil uns geistige Erfahrungen nähren, die unsere Verhaltensweisen nach sich ziehen. Die Auswahl der seelisch-geistigen Nahrung treffen wir im erwachsenen Alter selbst. Auch in der Psychologie gibt es differenzierte Krankheitsbezeichnungen, die an den wahren Ursachen vorbei gehen und dem Menschen nicht helfen, sich selbst genügend zu lieben, um sich nur noch mit gesunden Werten zu füttern und sich ein gesundes soziales Umfeld zu suchen und zu finden. Entweder der ganze Mensch wird gesund oder er wird es nicht wirklich!

Absurder als unsere Schulmedizin und große Teile der Psychotherapie arbeiten, geht es nicht mehr. Doch: Die Politik geht noch absurdere Wege. Eigentlich gibt es daher auch nur einen einzigen zivilisatorischen Staat auf dieser Welt, und der heißt leider Absurdistan!

Eines Tages erhielt er aus der Schweiz eine Anfrage,
ob der Käseverzehr für die Gesundheit abträglich sei.
Darauf sagte Max Otto Bruker:
"Wenn Sie nur die Löcher essen, nicht."

Der Murks mit der Milch[144]

Nach Dr. Max Otto Bruker und Dr. phil. Mathias Jung: Der Murks mit der Milch. Gesundheitsgefährdung durch Milch, Genmanipulation und Turbokuh, vom Lebensmittel zum Industrieprodukt. 2001.

Die Folgen der Milch-Pasteurisierung - 1937 fand in Berlin der 11. Weltmilchkongress statt. Der Leiter des Bakteriologischen Instituts der Preußischen Versuchs- und Forschungsanstalt verkündete damals angesichts von Tuberkuloseerkrankungen bei Kühen Folgendes: "Also ergibt sich hieraus die Notwendigkeit einer Pasteurisierung der Milch, bis die Verhältnisse am Orte der Milcherzeugung den hygienischen Belangen entsprechen. Erst dann sollte eine Rohmilchversorung eintreten." Die Pasteurisierung der Milch wurde bereits seit den dreißiger Jahren nur als eine Übergangslösung betrachtet!

Milch reagiert nicht nur sehr empfindlich gegenüber Temperaturunterschieden, sondern auch auf andere physische Beeinflussungen. 38 °C ist die natürliche Umgebungstemperatur. Jede Temperaturänderung hat Auswirkungen auf "dieses hoch-komplexe biologische System", erklärt man dem Leser. Heute haben wir starke thermische und physische Beanspruchungen der Milch durch Hochleistungspumpen, Transportwege und nicht zuletzt durch Verarbeitungsvorgänge in Maschinen und den Durchfluss durch Leitungssysteme von Molkereien und Abfüllanlagen. Die Folgen sind u.a. eine veränderte Keimflora und Destabilisierung der Fett- und Eiweißanteile. Die Kühlung der Milch beschleunigt noch den Austritt von freiem Fett, dass durch obige Einflüsse begünstigt wird und letztendlich mit für das Ranzigwerden verantwortlich ist.

1971 sorgte der Herzspezialist Dr. Kurt A. Oster für Aufsehen bei der Milchwirtschaft. Er hatte Hinweise darauf, dass homogenisierte Milch eine der Ursachen für Herzkrankheiten sein könnte. Durch den Prozess der Homogenisierung werden die drei Tausendstel Millimeter großen Fettkügelchen zertrümmert[145]. Danach sind die Überbleibsel kleiner als ein Tausendstel Millimeter. **Durch dieses Verfahren wird u.a. auch das Milchenzym Xanthin-Oxydase freigesetzt, welches die Darmwand passiert, in die Blutbahn gelangt und dann die Arteriosklerose begünstigt.**

Wie ist das möglich? Durch die Homogenisierung gelangt das besagte Enzym auf die Innenseite der zerkleinerten Milchpartikel und ist somit unangreifbar für die Magensäure und die Darmverdauung. **Forscher der US-Universität in Beirut haben dabei auch dieses Enzym in weißen Blutkörperchen von menschlichen Milchtrinkern nachgewiesen. Diese neue**

---

144 Ungekürzt übernommen aus der Website **Wahrheitssuche**. Wir finden hier Beiträge zu Weltgeschehen, Gesundheit, Naturwissenschaft und Geisteswissenschaft. Das Copyright der Texte wird hier freigegeben, soweit nicht anders gekennzeichnet und soweit "Wahrheitssuche" als Quelle erscheint. http://www.wahrheitssuche.org/milch.html

145 Wenn wir einem Menschen den Schädel zertrümmern, weil er uns zu dick erscheint und aus den Kleinteilen dann einen kleineren Kopf formen, ist das in etwa vergleichbar. Die Homogenisierung der Milch diente der Verhinderung des Aufrahmens, also der Absetzung von Fett auf der Oberfläche, was als unappetitlich empfunden wurde.

Erkenntnis ist natürlich ein Ärgernis für die deutsche Milchwirtschaft, die diese Ergebnisse sofort dementierte aber bis heute den Gegenbeweis schuldig blieb. Zusätzlich fanden Forscher in Kopenhagen in Tierfütterungsversuchen heraus, dass durch die Homogenisierung die Allergenität von Milch um das zwanzigfache steigt.

Durch Pasteurisierung kommt es zu einem veränderten Salzgewicht in der Milch. Es finden Kettenreaktionen statt, die die physischen Feinheiten der Milch schädigen oder zerstören. Es ist somit eine Irreführung des Verbrauchers, wenn man diese Milch noch als "frisch" verkauft, doch dies wurde nach mehreren Klagen der Milchindustrie erlaubt.

In einer Versuchsreihe wurde Katzen jeweils rohe Milch, pasteurisierte Milch, Kondensmilch oder Trockenmilch verabreicht - jedoch nicht ohne vorher eine Anreicherung durch Vitamin D in Form von UV-Bestrahlung auszulassen. Das Resultat: Bei Rohmilch entwickelten sich die Katzen gut und starben einen natürlichen Alterstod. Bei pasteurisierter Milch zeigten die Weibchen eine verminderte Gebärfähigkeit und Knochenveränderungen auf. Die Jungen wiesen eine anormale Entwicklung auf und die Männchen lebten nicht länger als zwei Monate. Sie litten u.a. an Knochenveränderungen und Rachitis.

Bei einer weiteren Differenzierung wurde eine Gruppe eineinhalb Jahre alter Tiere ausschließlich mit Milch gefüttert. Bei Milch von Kühen, die als Zufutter Vitamin D-bestrahlte Hefe erhielten, fand man bei den Katzen starke Rachitis. Bei Milch von Kühen, die nur Grünfutter bekamen, war dies nicht der Fall. Ferner zeigte sich bei Fütterung mit rohem Fleisch und roher Milch eine normale Skelettbildung. Bei gekochtem Fleisch traten Veränderungen am Gebiss auf. Bei der zweiten Generation kam es zu Schädelmissbildungen und zu einem deformierten Gebiss. Diese Merkmale verstärkten sich in der darauf folgenden dritten Generation nochmals.

Nachdem man die Katzen wieder mit Vollnahrung fütterte, trat erst in der vierten Generation nach der Umstellung wieder eine Normalisierung ein. Nicht nur bei den Katzen, auch in den Gehegen wurde erstaunliches festgestellt: Im Käfig, wo Rohfleisch und Rohmilch verfüttert wurde, war ein Wachstum von üppigem Unkraut festzustellen. Beim Käfig mit Kochkost blieb der Boden brach. Völlig steril war es sogar bei dem Gehege, wo Kondensmilch verfüttert wurde!

Noch schädlicher als das nur "Pasteurisieren" ist das "Ultrahocherhitzen", wie es bei der H-Milch angewendet wird. Hier wird die Milch auf Temperaturen bis zu 150 °C einsetzt. Somit werden auch die phantastische Haltbarkeit von bis zu sechs Wochen - 42 Tage - erreicht. Bruker erwähnt hier die Erkenntnisse von Kollath, wonach H-Milch ein völlig denaturiertes und totes Nahrungsmittel ist. Eine der Versuche, die Kollath mit Ratten durchführte, brachte ans Licht, dass die Ernährung mit Kasein, dem Milcheiweiß keinerlei Schäden bei den Ratten hervorrief, während die Erhitzung auf 73 °C - mit Alkohol extrahiert - tiefgreifende Gesundheitsschäden ans Tageslicht brachte.

Bleiben noch alternative "Milch-Technologien" zur Wärmebehandlung zu erwähnen. Als da wären "Mikrofiltration", "Entkeimungsseparation", "Gepulste Hochenergiefeldtechnik", "Hochdruckverfahren", "Ultraschallbehandlung", "Gepulstes hochintensives Licht", "Bestrahlung" und "ESL- und Pure-Lac-Verfahren".

Lag der H-Milch-Anteil 1970 noch bei mageren 3,3 Prozent, waren es sieben Jahre später bereits 40 Prozent. 1974 erreichte man 55 Prozent, 1980 56 Prozent. Neuere Zahlen liegen an dieser Stelle leider nicht vor.

Es wird auch der Sache auf den Grund gegangen, warum es kaum öffentliche Kritik zum Beispiel an der H-Milch gibt. Die unabhängige Kontrollinstanz sollte hier eigentlich die DGE, die Deutsche Gesellschaft für Ernährung mit dem Vorsitzenden Professor Volker Pudel gewesen sein. Im Jahre 1988 gab McDonalds eine Broschüre mit dem vertrauenerweckenden Titel "McDonalds und die vernünftige Ernährung" heraus. Und man höre und staune, der liebe Prof. Pudel schrieb hierzu das Vorwort. Die DGE wird vom Autor somit auch als "Sprachrohr der Nahrungsmittelindustrie" bezeichnet. Neben H-Milch und McDonalds hat sie auch schon Werbung für Cola-Getränke gemacht.

Das Kapitel "Keine Gefahr in der Rohmilch" ist eines der besten Beweise für die Zusammenarbeit der DGE mit der Industrie. So wurden im Februar 1995 die Zuschauer einer Sendung von der DGE darüber "informiert", dass der Verzehr von Rohmilch lebensgefährlich, unter Umständen sogar tödlich verlaufen könne. Schuld sei das "Escherichia coli"-Bakterium (EHEC). Wenige Wochen später kam dann die Entwarnung durch das "Landwirtschaftliche Wochenblatt". Leider zu spät: zahlreiche Bauern, die Rohmilch ab Hof verkauften, klagten über nicht wiedergutzumachende Verluste. Dabei war das Peinliche an der Sache, dass das EHEC-Bakterium ein sog. "ubiquitäres" Bakterium ist, also jenes, welches überall anzutreffen ist, zum Beispiel auch im rohen Fleisch. Eine Untersuchung der Veterinär- und Lebensmittelüberwachung in Nordrhein-Westfalen von über eintausend Proben ergab übrigens das ernüchternde Ergebnis, dass keine einzige Probe EHEC-Spuren aufwies. Eine Stellungnahme der DGE und der Milchindustrie lässt bis heute auf sich warten.

Schadstoffe in der Milch - Unsere Milch wird zwar auf rund einhundert Gift- und Schadstoffe untersucht. Doch es darf nicht unterschlagen werden, dass weit mehr als dreihundert verschiedene Gift- und Schadstoffe, dreimal so viel, als getestet wird, enthalten sein können.

1991 erregte eine Presseinformation des "Bundes für Umwelt und Naturschutz in Deutschland" (B.U.N.D.) die Aufmerksamkeit von Dr. Bruker. Zum dritten mal wurde schadstoffarme Milch prämiert, die sich durch extrem niedrigen Gehalten von PCB und Organohlorpestiziden auszeichnete. "Dieser Wettbewerb diente dem Zweck der Entgiftung" war im weiteren Textlaut zu lesen. Eigentlich sollte dies doch selbstverständlich sein, wird sich der Leser zu recht fragen, oder? Aber es kommt noch dreister: Hier ein Originalzitat der Pressestellungnahme:

"Bauern, die schadstoffarme Milch erzeugen, haben in der Regel höhere Produktionskosten. Die hohen Grenzwerte ermöglichen es aber den Molkereien, auch solche Milch zu verarbeiten, die hoch belastet ist. Der verantwortungsbewusste Erzeuger erhält dadurch keine Anerkennung. Dessen Milch wird benötigt, um die Milch weniger verantwortungsbewusster Erzeuger vermarkten zu können. Ein Wettbewerb um die möglichst gering belastete Milch findet dadurch innerhalb der Erzeuger einer Molkerei nicht statt."

Geht man nach Dr. Bruker, ist in dem Textlaut der Pressemitteilung von "Belastungspfaden" der Milch die Rede. Was ist damit konkret gemeint? Belastungspfade sind zum Beispiel Zukauf-Futtermittel, meist Importe aus anderen Ländern, in denen bei uns bereits verbotene Pestizide noch zum Einsatz kommen und dessen Rückstände im Futter und in der Milch nachweisbar sind, zum Beispiel DDT. Aber auch Siloanstriche, Schmiermittel, Hydrauliköl, Anstriche, Plastikfolien usw. lässt sich als PCB-Träger lokalisieren. "PCB ist heute praktisch überall nachweisbar." ist die ernüchternde Erkenntnis, zu der man schnell gelangt. So kommt es in der Milch und im Knochenmark zu einer Anreicherung des fünfundzwanzigtausendfachen Wertes, der noch im Boden festgestellt werden kann. Bleibt abschließend noch zu erwähnen, dass die Wiesen, auf denen Kühe noch weiden dürfen, mittlerweile kali- und phosphatüberdüngt sind.

Aus der Hexenküche der verschiedenen Milchprodukte - Dr. Bruker stellt nun verschiedene industrielle Milchprodukte vor. Er führt aus, dass der biologische Wert der Kondensmilch gleich Null ist und dass auch beim Milchpulver durch die Dehydrierierung alle wasserlöslichen Vitamine entzogen werden. Zusätzlich erfolgt hier eine Begasung mit Akrylnitrat, die die Haltbarkeit nochmals steigern soll. Über die Giftigkeit des Akrylnitrats verliert aber niemand ein Wort. Milchpulver ist nach den Worten von Dr. Bruker besonders verantwortungslos als Babynahrung.

Aber auch Milchmischgetränke werden vom Autor kritisiert. Man findet in ihnen kaum noch natürliche Fruchtzusätze. Chemisch-synthetische Aroma-, Farb- und Füllstoffe sind der Stand der Dinge. Natürlich darf unser "alter Bekannter", der Fabrikzucker, nicht fehlen. Für den Verbraucher, meist Kinder und Jugendliche, äußerst hinterhältig ist auch das Verschieben der Konservierungsstoffe aus dem Produkt selbst in die Fruchtzugaben, womit die Deklarationspflicht umgangen wird.

Bleibt uns nun noch der Joghurt, "des Deutschen liebstes Milchprodukt". Generell gilt eine Milcherhitzung über einhundert Grad Celsius. Auch ist die Zugabe von Enzymen üblich, wie zum Beispiel Transglutaminase, das dafür sorgt, dass der Joghurt auch "schön cremig" wird. Auch hier gilt wieder, dass es keine Deklarationspflicht für Konservierungsstoffe im Fruchtanteil gibt. Nicht ungeschoren kommen auch sog. "probiotische Joghurts" in Brukers Buch davon. Ob Nestlé's LC 1, Müllers Pro Cult, Danones Actimel, oder viele andere - für sie gilt, hört man auf die Bundesanstalt für Milchforschung in Kiel, folgendes: es ist "wissenschaftlich nicht zulässig, die neuen probiotischen Erzeugnisse in Umlauf zu bringen, da noch zu wenig über die Darmflora bekannt ist." Eine Schädlichkeit ist somit nicht ausgeschlossen, sondern wird vielmehr durch die Praxiserfahrungen Dr. Brukers bestätigt. So zeigen Magen-Darm-empfindliche Personen beim Verzehr von Joghurt verstärkt Beschwerden im Verdauungstrakt auf.

Bei den Milchprodukten mischt auch die chemische Industrie mittlerweile kräftig mit. Einer der Schwerpunkte ist dabei ein "Milch-Ersatzprodukt". Dabei war es nicht ohne Grund bis 1990 in Deutschland verboten, Milch-Ersatzprodukte herzustellen.

Im Kapitel "Künstlicher Milchshake mit Darm-Auslaufsperre" findet man die Fortsetzung, die diesmal in Form eines Artikels von Veit Kostka genossen werden darf. Veit Kostka ist Tierarzt an der Universität Gießen und Mitglied der "Arbeitsgemeinschaft Kritische Tiermedizin" (AGKT). Er schreibt: "Bearbeitete Schlachtabfälle, Lederabfälle, Abfälle der Fleisch- und / oder Fischindustrie, aber auch Kartoffelschälabfälle oder künstlich gezüchtete Einzeller" werden miteinander vermengt und in Säure gerührt. Das Endprodukt besitzt einen guten Geschmack und weißes bis gelbliches Aussehen.

Eines der abstrusesten Produkte ist wohl ein cholesterin- und kalorienfreier Fettersatz "made in USA", genannt "Olestra". Dieser ist zum Beispiel in Milchshakes für "Abmagerungswillige" enthalten. Dabei muss diesem Fettersatz allerdings aufgrund eines nicht resobierten Kunstfettes ein "Anti-Anal-Leakage-Agent" (eine Schließmuskel, bzw. Darm-Auslaufsperre) zugesetzt werden, anderenfalls wird der Verbraucher von massiven Durchfällen heimgesucht.

Ist Kuhmilch überhaupt gesund? - Die Gabe von Kuhmilch verstößt eigentlich gegen naturgesetzliche Regeln. In der Natur findet man nämlich keinen artenübergreifenden Milchaustausch. Bekannt sind auch gesundheitliche Probleme beim Kind, wenn man auf Kuhmilch umstellt. Häufig folgen Krankheitserscheinungen wie Hautausschläge oder Schwellung der Lymphknoten; auch Durchfall oder Verstopfung ist bei Säuglingen anzufinden. Dr. Bruker erklärt, dass es bei Babys keine Auswirkungen auf Organe gibt, sondern, dass "Schädlichkeiten" direkt durch ausscheidende Organe wie Haut oder Darm erledigt werden. Auch trifft man häufig Hautausschläge bei Kindern an. Deren wahre Ursache, nämlich Stoffwechselstörungen in Folge der Milch, wird oft als Neurodermitis interpretiert.

Neben der Besserung von Schulleistungen nach dem Absetzen von Kuhmilch, verschwinden viele Erkrankungen der Atemwege, die meist von einer Schleimhautschwellung her rühren. Auch vergrößerte Mandeln bilden sich innerhalb eines Jahres auf Normalgröße zurück und sind somit in den meisten Fällen kein Grund zur Operation. Allerdings zeigen nicht alle Kinder diese Symptome auf. Rund 1/3 aller Kinder reagieren auf diese oder ähnliche Weise auf den Konsum von Kuhmilch und werden deshalb von der Medizin als "lymphathische Kinder" bezeichnet, die durch hohe Infektanfälligkeit, Schwellung der Lymphknoten und bzw. oder wiederkehrende Schleimhautkatarrhe auffallen.

Die Calcium-Lüge - Im vierten Kapitel räumt das Autorenduo mit einem der größten Irrglauben auf: "Ohne Milch keine gesunden Knochen - die Milchlobby und die Calcium-Lüge". Hört man auf die Milchindustrie, leiden wir bald alle an Osteoporose, der gefürchteten "Knochendünne", wenn wir nicht täglich Milch und Milchprodukte zu uns nehmen.

Es ist für die Industrie nicht nur hilfreich, sondern geradezu notwendig, durch die Deklarierung der Milch als wertvollen Eiweiß- und Calciumlieferanten die aufgestauten Milchseen abzutragen. Damit ist die vorher erwähnte Osteoporose eine willkommene Drohgebärde. So leidet die deutsche Bevölkerung unter einem "lawinenhaften Wachstum" an Calciummangel, seltsamerweise liegt aber Deutschland seit Jahren weltweit an der Spitze beim Milchverbrauch. Ein Widerspruch.

Da fragt man sich doch, warum gerade Calcium auserkoren wurde, als Mangelware dazustehen? Auch hier hilft Dr. Bruker weiter: Es soll eine gewisse Unentbehrlichkeit des "weißen Goldes" in die Köpfe der Verbraucher gehämmert werden, indem man darauf - irreführenderweise - hinweist, dass andere Nahrungsmittel nicht genügend Calcium enthielten.

Ein sehr interessante Aussage der Milchlobby findet man auch in der Zeitschrift Funk-Uhr, Ausgabe 01/93 unter der Rubrik "Leser Fragen - Experten Antworten" zum Thema Vegetarismus: "Vegetarier können ihren Calciumbedarf nicht decken. Sie müssten täglich mindestens ein Kilogramm Kresse essen." Sechs Jahrzehnte Praxiserfahrung Dr. Brukers mit mehreren zehntausend Patienten mit seiner "vitalstoffreichen Ernährung" zeigen ein anderes Ergebnis.

Außerdem muss der Körper das Calcium verwerten und abbauen können. Hierzu benötigt er Vitamin D. Es geht somit nicht um einzelne biologische Nährstoffe, sondern um die Gesamtheit der Inhaltsstoffe. Eine einfache, abwechslungsreiche Ernährung mit natürlichen Lebensmitteln reicht somit vollkommen aus und wir müssen uns keinerlei Sorgen machen, dass wir irgendwo einen Mangel an Vitalstoffen haben.

Die überschüssigen Milchseen, die in den siebziger Jahren bei den Absatzstrategen der Milchindustrie für Kopfzerbrechen sorgten, führten auch zu dem genialen Plan, der als "EG Schulmilchprogramm" 1977 publik wurde. Damit gelang es "absatzpolitischen und gesundheitspolitischen Anliegen zu entsprechen". Ein Zwischenbericht zehn Jahre später zeigt auf, dass man ein "schülergerechtes Angebot an Milch und Milcherzeugnissen" bereitstellt. Wahre Lobeshymnen ertönten auf die Eiweißversorgung durch Milch, gleiches gilt für die "herrlichen Mineralien" und die allseits bekannte "Calcium-Lüge".

Dabei stützt dich dieser Zwischenbericht auch auf den Ernährungsbericht der Deutschen Gesellschaft für Ernährung, der aufzeigte, dass eine Versorgungslücke von Vitamin B2 bei Kinder und Jugendlichen von bis zu dreißig Prozent vorhanden ist. Dr. Bruker entgegnet hier entschieden und erklärt, dass dies "blanker Unsinn" ist. So sei ein Mangel an Vitaminen bei jedem Kind und jedem Erwachsenen vorhanden, wenn nicht genügend Frischobst und -gemüse gegessen wird. Außerdem kann nie ein Lebensmittel allein verantwortlich gemacht werden für Mineralien- und Vitaminzufuhr.

Es kam sogar soweit, dass die Milchwirtschaft Elternvertreter und Lehrer regelrechten Schulungen unterzog, um so Fuß zu fassen. Sogar örtliche "Schulmilchberater" wurden eingesetzt. "Das Schulmilchprogramm ist einer der genialsten und schlagkräftisten Coups der Nahrungsmittelindustrie seit 1945", urteilt Dr. Bruker im weiteren Verlauf.

Soja als Alternative? - Sojamilch wird in der Reform- und Naturkostszene als "Alternativmilch" verwendet. Nicht zuletzt werden sie von einer starken Propaganda seitens der Sojalobby unterstützt, die das "hochwertige Sojaprotein" in den Himmel lobt, nebenbei aber die Nichtexistenz von nativem Eiweiß verschweigt. Lebenserhaltendes Eiweiß ist nämlich allein jenes, welches nicht durch Hitzeeinwirkung denaturiert, sprich in seiner physikalischen und biologischen Wirksamkeit verändert wurde. Dieses native Eiweiß findet man deswegen nur im rohen, ungekochten Zustand vor.

Sojamilch und Tofu: - beides besteht aus erhitztem, gekochtem Sojabrei, wobei man unterschiedliche Konzentrationen von denaturiertem Eiweiß feststellen kann. Was viele auch nicht wissen ist, dass, um diese Sojaprodukte erst genussfähig zu machen, man sie durch Nahrungsmittelsynthetiker erst konzentriert, strukturiert und anschließend aromatisiert. Sojamilch kann deswegen auch nicht roh getrunken werden! Vielfach wird es vorher noch mit Fabrikzucker, Emulgatoren und künstlichen Aromen "aufgepeppt". So verwundert es nicht, dass man den Satz "Sojamilch hat in der Kinderernährung nichts, aber auch gar nichts zu suchen!" in fetten Lettern vorfindet.

Dr. Bruker differenziert aber dieser Stelle entscheidend, indem er hervorhebt, dass gegen Sojabohnen als Gemüse, im Eintopf, als Sprossen, als Zugabe zu Frischkost oder als qualitativ gute Sojasoße zur Geschmacksverfeinerung nichts einzuwenden ist!

Bei der Butter soll man vorzugsweise zu "Deutscher Markenbutter" greifen. Ideal wäre Sauerrahmbutter, oder auch noch Süßrahmbutter. Vorsicht ist nach den Worten von Dr. Bruker bei Verpackungen, die nur das Wort "Butter" zieren. Butterschmalz kann dagegen selbst aus Butter hergestellt werden und braucht nicht extra gekauft werden.

Ergänzung aus dem Buch "Wasser & Salz" von Barbara Hendel und Peter Ferreira - In der so genannten "Oxford-Studie" fand man heraus, dass Kälbchen, welche die Milch ihrer Mutter in pasteurisierter Form erhielten, nach einigen Wochen starben. Das heißt, pasteurisierte Milch ist für den Körper biophysikalisch tote Nahrung und kein Lebensmittel mehr, obwohl sie chemisch die gleiche Zusammensetzung aufweist Peter Ferreira, Biophysiker und Leiter wissenschaftlicher Forschungsarbeiten, konnte in einer Studie an Schulkindern eindeutig belegen, dass ausgerechnet die Schulkinder, welche die meiste Milch tranken, die schlechtesten Zähne und den schlechtesten Knochenbau aufwiesen.

Anmerkung der Buchautorin: Das Prinzip der Ganzheit ist bei Quark und Käse nicht gewahrt, weil sie ein Eiweiß-Extrakt aus der Milch sind. Lakto-Vegetarier nehmen oftmals mehr tierisches Eiweiß zu sich als Gemischtkostesser.

Quark und Käse sind insbesondere für Leberkranke und Diabetiker eine böse Verirrung von Diätassistenten und Schulmedizinern, da sie diese Produkte empfehlen. Wo es Probleme im Eiweißstoffwechsel gibt, wie bei diesen beiden Erkrankungen, kann niemals die Lösung sein, die ohnehin kranke Leber mit Eiweißbomben, zumal als Isolate und obendrein hitzedenaturiert, zusätzlich zu belasten. Diese Unlogik wird jedoch nicht erkannt, sondern Kuhmilch- und auch Fischeiweiß wird als "besonders leicht verdaulich" geradezu empfohlen. Das ist erschreckend und sollte vor der Schulmedizin zurückschrecken lassen! Sie ist fehl informiert, fehl geleitet, geht von falschen Voraussetzungen aus und zieht falsche Schlüsse. Sie verwechselt Wirkung mit Ursachen und Symptome mit Ursachen. Sie ist blind und wird von Blinden geführt, die sich von der weitsichtigen Nahrungsmittelindustrie falsch informieren lassen. Die Blindesten in diesem System sind nicht die Endverbraucher sondern die Politiker. Wir Endverbraucher aber bilden die Basis und haben die Macht, durch unser Kaufverhalten das jetzige System zum Kippen zu bringen. Packen wir es also an, denn es gibt - weiß Gott - viel zu tun! Viel in kleinen Schritt! Und der erste Schritt kann der Anfang einer Reise von tausend Meilen sein.

Nestlé und Babynahrung[146]

In den 1970er Jahren sorgten Berichte über die Verkaufspraktiken von Nestlé und anderen Babynahrungs-Herstellern in Entwicklungsländern für Schlagzeilen. Den Firmen wurde vorgeworfen, sie seien für den Tod oder die dauerhafte gesundheitliche Schädigung Tausender Babys in der Dritten Welt verantwortlich.

Massiv warben die Babynahrungskonzerne in Afrika, Asien und Lateinamerika für ihre Produkte. Wie Krankenschwestern gekleidete "Milch-Schwestern" wurden in die Dörfer geschickt, Gratismuster wurden an Ärzte, Geburtsstationen, Schwangere und stillende Mütter verschenkt. Viele Mütter nahmen diese Geschenke dankbar an und hörten auf, ihre Kinder zu stillen.

Dann versiegten die großzügigen Gaben der Konzerne. Bei vielen Müttern waren inzwischen die Brüste mangels "Nachfrage" ausgetrocknet. Sie waren also von der künstlichen Babynahrung abhängig. Doch für die mussten sie nun teuer bezahlen. Das konnten sich viele Mütter in der Dritten Welt aber nicht leisten. Vielfach wurde das Milchpulver zu stark verdünnt, weil das Geld fehlte.

Ein Problem war auch, dass viele Mütter die Gebrauchsanweisung nicht lesen konnten oder die verwendete Sprache nicht verstanden. Schlimmer noch: Die Babynahrung muss in Wasser aufgelöst werden. Der Zugang zu sauberem Wasser ist aber in vielen Ländern Afrikas, Asiens und Lateinamerikas keineswegs selbstverständlich. Das Milchpulver musste mit schmutzigem Wasser vermischt werden, viele Babys wurden von diesem Wasser krank und starben.

In Europa und den USA zogen das Verhalten der Babynahrungskonzerne und die daraus resultierenden Probleme immer mehr Kritik auf sich. 1974 publizierte die britische Nichtregierungsorganisation *War on Want* die Studie "The Baby Killer", in der die Folgen der Flaschener-

---

146 Diese Information findet man unter verschiedenen Internetadressen. Hier ein Beispiel aus:
http://nescafair.vincisolutions.ch/index.php?option=com_content&task=view&id=21&Itemid=55

nährung in Entwicklungsländern aufgezeigt wurden. Die Arbeitsgruppe Dritte Welt Bern gab eine deutsche Übersetzung heraus unter dem Titel "Nestlé tötet Babys".

Nestlé reichte gegen die Arbeitsgruppe Klage ein wegen Ehrverletzung. Sie betrachtete vier Aspekte der Studie als ehrverletzend: Einerseits den Titel, andererseits die Feststellungen, Nestlé sei verantwortlich für den Tod Tausender Babys in Drittweltländern, Nestlés Verhalten sei unethisch und Nestlé-Verkaufspersonal sei als Krankernschwestern verkleidet.

Angesichts der weltweiten Proteste und Boykott-Kampagnen musste Nestlé drei der vier Anklagepunkte zurücknehmen. Einzig wegen des Titels wurden die Angeklagten zu einer symbolischen Busse verurteilt. Der Richter ermahnte Nestlé, ihre Marketingpraktiken in ärmeren Ländern grundsätzlich zu überdenken.

Als wahre Sieger gingen letztlich die Angeklagten aus dem "Nestlé-Prozess" hervor. Der Prozess hatte ihren Anliegen internationale Aufmerksamkeit verschafft. Schließlich akzeptierten Nestlé und die anderen Babynahrungs-Hersteller auf Druck der Öffentlichkeit den Kodex der Weltgesundheitsorganisation (WHO) über die Vermarktung von Muttermilch-Ersatzprodukten.

Und heute? - Seit der Anerkennung des WHO-Kodex durch die Konzerne hat sich einiges gebessert, die aggressivsten Werbemethoden sind verschwunden. Trotzdem wird immer wieder über Verstöße gegen den Kodex berichtet. Meist geht es dabei um irreführende Werbung, aber auch um zweifelhafte "Gaben" an Ärzte und Spitäler. 2002 sickerte gar durch, dass Nestlé in Togo und Burkina Faso (Westafrika) Gratisproben von Säuglingsnahrung verteilt hatte. Der Kodex der WHO verbietet die Verteilung von Gratismustern.

Nestlé stritt nicht ab, Gratismuster verteilt zu haben, behauptete jedoch, es liege kein Verstoss gegen den Kodex vor. Nach Auffassung von Nestlé gilt der Kodex nur für Muttermilch*ersatz*produkte, nicht aber für Muttermilch*ergänzungs*produkte (Beikost und Folgemilch). Im Text des Kodex findet sich jedoch kein Hinweis auf eine derartige Einschränkung des Geltungsbereichs. Er gilt für sämtliche Babynahrungsprodukte. Auch Beikost und Folgemilch konkurieren das (nachweislich gesündere) Stillen, und bei der Anwendung bestehen dieselben Gefahren wie bei Muttermilchersatznahrung.

Anmerkung der Buchautorin: Ich selbst ließ mir durch Milupa und Alete ein schlechtes Gewissen suggerieren. Als ich mein erstes Kind im Klinikum Rechts der Isar in München bekommen hatte, erhielt ich haufenweise kostenlose Proben und Informationsmaterial zu gesunder Kost und auch zu Psychologischem. Ich gewann den Eindruck, eine kostenlose Quelle an Informationen durch gute Menschen geschenkt zu bekommen. Mir kam das fast wie eine Sechs im Lotto vor.

Ich bekam ein schlechtes Gewissen, wenn ich mal etwas anderes als Gläschennahrung gab. Hipp vermittelte sich mir wohl aufgrund der Aufmachung seiner Reklame gesünder als Alete. Im ganzen ersten Lebensjahr gab ich allen meinen drei Kindern zu 99% nur aus diesen, dazu teuren Gläsern zu essen! Mit anderen Worten: Niemals etwas Rohes!!!

Um wie viel mehr als ich mögen sich einfache afrikanische Frauen von Nestlé breitschlagen lassen haben, die diese Firmen für kompetenter als ihre eigenen, gut funktionierenden Brüste hielten! Sie konnten Wissen von Pseudowissen nicht unterscheiden.

> Ist's auch Wahnsinn, so hat es doch Methode
> Shakespeare, Hamlet

Max-Otto Bruker und Säuglingsnahrung

Was tun, wenn Mütter nicht stillen können? Dass es einige natürliche Tricks gibt, die Milchproduktion anzukurbeln, möchte ich hier außer Acht lassen. Es würde wieder einmal den Rahmen sprengen. Die Themenauswahl und Wahl der Tiefe der Ausführungen ist nicht immer einfach, denn das Buch platzt ohnehin aus allen Nähten.

Ich empfehle Müttern und Frauen, die Mütter werden möchten das Buch *Biologischer Ratgeber für Mutter und Kind* [147] von Max Otto Bruker und Ilse Gutjahr. In diesem Buch erfahren Sie, wie sie ihr Kind von Anfang an gesund erhalten können. Und um sich noch vor der Schwangerschaft körperlich fit zu machen, sollten sie sich umfangreich informieren, nicht glauben, dass alles vollwertig ist, was ihnen als vollwertig angedreht werden soll, Bioläden und Reformhaus mit umsichtiger Vorsicht zu betreten und die angebotenen Artikel darin, wenn überhaupt, nur mit Fingerspitzen anzufassen und sich auf das zu besinnen, was wirkliche Vollwertkost im Gegensatz zu Teilnahrungsmitteln ausmacht: Fast nichts in solchen Läden!

Ich selbst habe drei Kinder bekommen. Damals war meine Ernährungsweise noch katastrophal, und meine Kinder habe ich daher auch nicht von Anfang an gesund aufziehen können. Dem standen schon die reichlichen Süßigkeiten entgegen. In einer Spieltherapie gab die Heilpädagogin meinem ersten Kind laufend unbegrenzt Süßigkeiten zur Belohnung und um erwünschtes Verhalten zu verstärken. Die normale **orale Sehnsucht** wurde dabei laufend mit Süßigkeiten abgesättigt. Mit fatalen Folgen, denn insbesondere meine Tochter (mein 2. Kind) kämpft bis heute gegen diese eingefleischte Sucht, obwohl sie sich sonst sehr gesund ernährt.

Es ist sehr wichtig, die Geschmacksnerven unserer Kleinen von Anfang an nur mit dem in Kontakt zu bringen, was auch gut für sie ist und Belohnungen oder Trostpflaster nicht mit Süßem zu verbinden. Es gibt außerdem noch Anderes als ausgerechnet Nahrung, womit wir Zuwendung schenken können. Wir sind doch keine Tiere, die man am sichersten durch **orale Dressur** steuert. Der Mensch aber kennt darüber hinaus die Liebe. Liebe und Liebesentzug müssen doch nicht über den Gaumen geregelt werden! Da das aber immer wieder auf diese Weise erfolgt, kommen die Leute zu dem Fehlschluss, es handele sich um mangelnde Liebe, wenn wir unseren Kindern die Süßigkeiten *vorenthalten*. Und sogar in der Altentagesstätte meiner Mutter wurde mir das subtil so gesagt. Die Alten brauchen das doch, weil es Zuneigung signalisiert! Die Konditionierungen[148] am Beginn des Lebens können lebenslang fatale Folgen haben, wenn wir uns nicht selbst umkonditionieren! Und das benötigt Geduld und Zeit!

---

147 **Weitere Buchempfehlung** einer bekannten Autorin und selbst Mutter von drei Kindern: Helma Danner – *Biokost für mein Kind – Die biologische Ernährung von Säugling und Kleinkind* - Verlag Econ Tb.

148 Konditionierung ist ein Begriff aus der Lern- und Verhaltenspsychologie. Denken wir an den Pawlowschen Versuch. Einem Hund wurde immer zusammen mit einem Glockenton Nahrung gereicht. Zuletzt lief ihm nur beim Ertönen des Glöckchens das Wasser im Maul zusammen. Wenn wir ein Erziehungsziel mit Süßem belohnen oder damit trösten, hat das nachhaltig die Verbindung mit süßen Geschmack zur Folge. Der Mensch bleibt oral fixiert. Liebe geht durch den Magen obwohl sich Liebe bei geistvollen Menschen durchaus auch mit anderem zu Schönem verbinden kann. Zuwendung und Liebe durch Belohnung mit einem gemeinsamen Ausflug, einem Besuch bei Oma, im Zoo, mit ein paar anerkennenden Worten und einer zärtlichen Umarmung wären eine wirklich humanitäre Erziehungsleistung ohne primitive Oralfixierung!

Bei meinen beiden ersten Kindern blieb mir jeweils nach der 6. Woche die Milch weg. Ich bekam meine Periode wieder und die Milch verschwand. Beim dritten Kind tauchte dies Phänomen vier Wochen später auf. Danach war bei allen Kunstmilch angesagt. Der Älteste bekam Milchschorf. Und bei allen dreien traten schwere Infekte mit dem Wechsel auf Kuhmilch auf. Ich wusste natürlich nichts von der Schädlichkeit der Kuhmilch und gab außerdem ein unnatürliches Produkt, für das bereits im Krankenhaus geworben worden war: Milumil. Uns Müttern wurde regelrecht eingeimpft, dass wir zu Hause niemals gesunde, perfekte Nahrung für unsere Kinder zubereiten könnten, dass ich auch ab dem Zufüttern mit fester Kost die hoch angepriesenen Gläser kaufen müsse, die 3x so teuer waren als selbst Gemachtes. Und ich gab tatsächlich nur selten und stets unter schlechtem Gewissen mal etwas Selbstzubereitetes. Ich hatte immer nur im Nacken, dass ich mein Kind ohne gekaufte Fertig-Babynahrung Kind niemals gesund ernähren könne und außerdem die Flaschen bestens sterilisiert werden müssen. Solche Wirkung kann Werbung auf Mütter ausüben, die das Beste für ihr Kind wollen. Und sie greifen nach dem Schlechtesten, was es gibt: Nach Kunstpräparaten und **Urnennahrung**.

Welche Milch hätte ich geben können, um meine kleinen Babys gesund zu ernähren? Zunächst einmal eine eigene Aufbereitung der Kuhmilch. Die Muttermilch ist anders zusammengesetzt als die Milch fürs Kälbchen. Also müssen wir mit Wasser verdünnen und Kohlenhydrate zufügen. Die aber sollten des vollen Wertes wegen aus etwas fein gemahlenem, rohen Vollgetreide bestehen. Die Kunstmilchen enthalten aber hitzedenaturiertes Milchpulver, hitzedenaturiertes Auszugsmehl und Industriezucker. Die Milch selbst sollte jedoch ebenfalls roh sein. Es ist aber nahezu unmöglich, Rohmilch zu kaufen, und einen Bauernhof um die Ecke hat auch nicht jeder zur Verfügung. Und damit fängt das Dilemma schon an, denn die Milch darf ab Gewinnung eine Frist von 96 Stunden nicht überschreiten. Der Gesetzgeber hat sich dabei natürlich etwas gedacht. Ihm ist die Frische aber nur wegen bestimmter Bakterien so wichtig. Und darum sieht er es lieber, dass die Milch mehrfach totgeschossen wird. Auch für Säuglinge.

Die Bakterienangst ist natürlich nicht völlig unbegründet. Die Tuberkulose vergangener Jahrhunderte und die weniger bekannte Listeriose wie auch die Brucellose werden mit Rohmilch in Verbindung gebracht. Es gibt unterschiedliche Erreger. So auch das Mycobacterium bovis der Rinder (Erreger der Rinder-Tuberkulose), das auf den Menschen übertragen werden kann. Die Infektion des Menschen erfolgt aber nicht durch die aus dem Euter steril kommende Milch sondern durch kontaminierte Milch. Über das Euter und vor allem die heutigen maschinellen Melkmethoden kann es zu Übertragungen kommen. Es ist durchaus auch eine Frage der Hygiene, ob und welche Krankheitskeime in der Milch landen, denn die Milch an sich ist zunächst einmal steril, da sie direkt aus dem Körper der meistens gesunden Kuh kommt.

In der Tat gibt es immer mal wieder eine Infektion mit Listerien, aber nicht nur auf Bauernhöfen. Es wird von rund 200 Neuinfektionen jährlich ausgegangen. Mit und ohne Pasteurisierung und Hocherhitzen der Milch. Listerien schädigen den Embryo einer werdenden Mutter auf das Schwerste. Listeriose wird aber auch durch Pflanzen, Wasser, feuchten Erdboden und Geschlechtsverkehr übertragen.[149] Und immer wieder sind es die Dauerausscheider, die selbst nicht erkranken. Menschen aber, die durch Mangelernährung der Gefahr von Infektionen ausgesetzt sind, können schwer erkranken, wenn Dauerausscheider die Erreger übertragen, die

---

149 nach Ernst Wiesemann et al.: *Medizinische Mikrobiologie, Immunologie, Bakteriologie, Mykologie, Virologie, Parasitologie* – Seite 149f - Thieme Verlag

eigentlich lediglich wie Kommensalen leben würden. Die Ursache der Infektionskrankheit ist also nicht unbedingt die Übertragung sondern in erster Linie der eigene Ernährungszustand!

Sich mit Listerien oder Tuberkulose zu infizieren, ist ebenso selten wie sich mit Botulismus zu infizieren. Wir können uns mit diversen Krankheitskeimen nicht nur über Nahrungsmittel sondern auch über andere Wege anstecken. Und uns kann auch mal ein Stein auf den Kopf fallen. Trotzdem werden wir weder Steine verbieten noch Maurer einsperren.

Die Neuinfektionen mit Tuberkulose liegen weltweit bei 9 Millionen Menschen und sind trotz der Hygienemaßnahmen an unserer Milch in den hochzivilisierten Ländern enorm gestiegen. 3,5 Millionen sterben jedes Jahr daran. In sich *zivilisatorisch und ökonomisch entwickelnden* Gebieten wie Südafrika und China nimmt TB trotz des Totschießens von Milch zu. In Südafrika leben 80% aller TB-Kranken, was auch auf die Immunschwächekrankheit AIDS zurückgeführt wird. Menschen mit supprimiertem Immunsystem erkranken leichter. Besonders befallen sind Patienten mit Risikofaktoren. Niedriger Sozialstatus und damit verbundene Unter- oder Fehlernährung sowie Alkoholmissbrauch zählen auch dazu. Man vergisst allerdings zu sagen, dass die gesamte Bevölkerung sich falsch ernährt und ganz normale Bürger an TBC erkranken. Vorbeugung beginnt beim Einkauf durch die Auswahl vollwertiger Lebensmittel!

Aus der Verordnung für Anforderungen an die Hygiene beim Herstellen, Behandeln und Inverkehrbringen von bestimmten Lebensmitteln tierischen Ursprungs (Tierische Lebensmittel-Hygieneverordnung - Tier-LMHV)

§ 17 Abgabe von Rohmilch oder Rohrahm an Verbraucher
    (1 Gesetz verweist aus 4 Artikeln auf § 17)

    (1)   Es ist verboten, Rohmilch oder Rohrahm an Verbraucher abzugeben.

    (2)   Abweichend von Absatz 1 darf Rohmilch in Fertigpackungen unter der Verkehrsbezeichnung „Vorzugsmilch"
        an Verbraucher, ausgenommen in Einrichtungen zur Gemeinschaftsverpflegung, abgegeben werden, wenn sie

1. in einem Milcherzeugungsbetrieb, für den die zuständige Behörde eine Genehmigung nach § 18 Abs. 1 erteilt hat, unter Einhaltung der Anforderungen der Anlage 9 Kapitel I Nr. 1 und 2 gewonnen und behandelt worden ist,
2. den Anforderungen an die Beschaffenheit nach Anlage 9 Kapitel I Nr. 3 entspricht,
3. in der Zeit von der Abfüllung bis zur Abgabe eine Temperatur von + 8 °C nicht überschritten hat und
4. auf der Fertigpackung mit dem dem Verbrauchsdatum vorangestellten Wort „Rohmilch" sowie dem nachgestellten Hinweis „Aufbewahren bei höchstens + 8 °C" gekennzeichnet ist, wobei das Verbrauchsdatum eine Frist von 96 Stunden nach der Gewinnung nicht überschreiten darf.

Die zuständige Behörde kann für die Abgabe tiefgefrorener Vorzugsmilch Ausnahmen von den Anforderungen nach Satz 1 Nr. 4 genehmigen.

(3) Abweichend von Absatz 1 darf Rohmilch in verschlossenen Kannen oder ähnlichen Behältnissen unter der Verkehrsbezeichnung „Vorzugsmilch" an Verbraucher, ausgenommen in Einrichtungen zur Gemeinschaftsverpflegung, abgegeben werden, wenn die Anforderungen nach Absatz 2 Satz 1 Nr. 1 bis 3 erfüllt sind und die Behältnisse mit einem mit ihnen fest verbundenen Etikett versehen sind, das die Angaben nach Absatz 2 Satz 1 Nr. 4 enthält.

(4) Abweichend von Absatz 1 darf Rohmilch ferner von Milcherzeugungsbetrieben unmittelbar an Verbraucher abgegeben werden, wenn

1. die Abgabe im Milcherzeugungsbetrieb erfolgt,
2. die Rohmilch im eigenen Betrieb gewonnen und behandelt worden ist,
3. die Rohmilch am Tag der Abgabe oder am Tag zuvor gewonnen worden ist,
4. an der Abgabestelle gut sichtbar und lesbar der Hinweis „Rohmilch, vor dem Verzehr abkochen" angebracht ist und
5. die Abgabe von Rohmilch zuvor der zuständigen Behörde angezeigt worden ist.

Im Falle des Satzes 1 gelten die Anforderungen nach Anlage 2 der Lebensmittelhygiene-Verordnung entsprechend. Die zuständige Behörde kann im Einzelfall für die Abgabe von Rohmilch an einen bestimmten Personenkreis Ausnahmen von den Anforderungen des Satzes 1 Nr. 3 bis 5 genehmigen.

Dass Verbrauchsdatum hat also eine Frist von 96 Stunden nach der Gewinnung unbedingt einzuhalten. Und darum legen sich die Händler keine Rohmilch ins Regal. Sie hätten nur Gewinnverlust zu beklagen. Nicht selbst stillende Mütter sollten daher ein Arrangement mit ihrem Händler treffen. Falls der sich darauf einlässt. Oder sich eine Kuh kaufen oder neben einen Bauernhof ziehen. Ziegenmilch in Rohform ist auch nicht so ohne weiteres zu bekommen. Die ist natürlich anders zusammengesetzt als Kuhmilch, da ja jede Spezies eine speziell auf ihr Junges abgestimmte Milch produziert. Und kein Tier würde sein Junges mit der Milch einer anderen Spezies aufziehen. Nur der Mensch geht diesen Weg und hängt am Kuheuter lebenslang. Oder sollte ich lieber sagen: lebenslänglich!?

Ich gebe hier keine detaillierten Anweisungen für die Zubereitung von Säuglingsmilch sondern verweise nochmals auf das Buch *Biologischer Ratgeber für Mutter und Kind*. Da steht alles Wissenswerte drinnen.

Statt der Kuhmilch kann man auch Mandelmilch herstellen. Die indigenen Indios, so habe ich in Panamá erfahren, bereiten eine Säuglingsmilch aus Kokoswasser und der weichen Kokosnuss. Die enthält aber reichlich gesättigte Fettsäuren. Man muss natürlich darauf achten, dass die Milch, die man aus Nüssen zubereitet, annähernd dieselben Nahrungsbestandteile enthält wie die Muttermilch.

Angst vor rohem Getreide in der Säuglingsnahrung muss niemand haben. Sie wird aber immer wieder geschürt von Menschen, die praxisfern behaupten, die Kinder bekämen davon

Zöliakie. Natürlich wurden Ärzte mit Kindern von Veganerinnen konfrontiert, die nicht richtig darüber unterrichtet waren, wie eine gesunde, vollwertige Säuglings- und Kleinkindnahrung auszusehen hat. Besonders Röhkostlerinnen* begehen da oftmals erhebliche Irrtümer und landen dann auch selbst irgendwann im Krankenhaus. Sie sind die schlechteste Reklame für die Rohkost! Wer sich ausgewogen rohkostlich ernährt, erleidet keinerlei Mangel sondern hat nur Vorteile. Dasselbe gilt für den Säugling.   * ▶ **Leons Tod** 323, 374, 376

Die Umstellung von Muttermilch auf vollwertige Ersatz-Säuglingsmilch dauert immer etwas, denn die Darmflora muss sich anpassen. Das gilt allgemein bei der Umstellung auf vegetarische Vollwertkost und umso mehr bei veganer Rohkost. Wirkliche Veganer beispielsweise haben keine Colibakterien im Darm. Colibakterien sind bei Menschen, die Nahrung tierischer Herkunft essen (ebenso bei Eiern oder Milchprodukten in der Nahrung) normalerweise ungefährliche Kommensalen (lat. "Tischgenossen" → siehe Seiten 287, 289, 412, 414, 446-448, 468ff) die, wenn sie einen gewissen Umfang nicht überschreiten, nicht krank machen. Sie gehören beispielsweise auch zur Darmflora. Und diese passt sich von selbst ihrem Milieu an, d.h. dem Nahrungsbrei und dem, was darin ist. Ändert sich dieses Milieu durch andere Nahrung, muss die Darmflora sich erst entsprechend umorientieren und anpassen. Die Umstellung eines Säuglings auf selbst hergestellte, vollwertige Milch benötigt maximal 14 Tage.

Und, wichtig: Nicht süßen! Weder Honig noch Industriezucker. Honig würde die Zahnanlage stören und kann bereits Karies provozieren, bevor die Zähnchen überhaupt zum Durchbruch kommen. Auch das spätere Dauergebiss wird bereits geschädigt. Zu glauben, es sei nicht so schlimm, wenn die Milchzähne kariös sind weil ja "neue Zähne" nachwachsen, ist ein folgenschwerer Irrglaube! Rohen Honig sollte man Säuglingen auch aus anderem Grund überhaupt nicht geben. Ich will zwar keine Angst vor Bakterien schüren, aber doch mitteilen, dass man sich aus Honig Botulismus holen kann. Für Säuglinge ist das lebensgefährlich.

Die gekauften Säuglingsmilchen enthalten natürlich Industriezucker. Wir wollen unser Kind von Anfang weder an zu Süßes gewöhnen noch die Zahnanlage schädigen. Das Vollgetreide enthält genügend Polysaccharide, die zu Disacchariden, dann zu Monosacchariden abgebaut werden. Wir erleichtern dem Kind die Verdauung nicht dadurch, dass wir "vorverdaute" also bereits in Di- oder Monosaccharide zerlegte Kohlenhydrate geben! Ihr Kindchen erhält den lebenswichtigen Zucker auf jeden Fall, jedoch in ganzheitlicher Form mit allem Drum und Dran an Vitalstoffen.

Wir wissen ja: Das Ganze ist mehr als die Summe seiner Teile!

> Einer neuen Wahrheit ist nichts schädlicher
> als ein alter Irrtum.
>
> Goethe

Max-Otto Bruker und die Ernährung des älteren Menschen

Machen wir es kurz: Sie ist nicht anders als die Ernährung irgend eines Menschen in irgend einem Lebensalter. Wir benötigen lediglich für den Säugling eine eigene Kostform. Weder benötigen wir für die Wachstumsphase, Zahnbildung und Schwangerschaft Sonderkost noch zu irgend einem anderen Zeitpunkt des Lebens. Nicht einmal bei Krankheit. Abgesehen von einer Übergangsfrist, bis wir Stoffwechselentgleisungen, Zöliakie oder Diabetes wieder im Griff haben. Und da gilt dann: Bloß nicht auf übliche Diäten hereinfallen. Es ist aber gerade zu notwendig, sich an den richtigen Stellen zu informieren, da man sonst wieder der Ansicht auf den Leim geht, Krankheiten seien Schicksal. Nein: Unsere Nahrung ist unser Schicksal! Und der Deutsch-Amerikaner Hans Diehl sagt: *Health by Choice, not Chance* (Gesundheit durch Wahl, nicht durch Zufall).

Nach der 6. Lungenembolie habe ich meine 86jährige Mutter auf vegane Rohkost umgestellt. Ach was, eine Umstellung war das gar nicht. Es gab keinerlei Probleme, und sie hat innerhalb von 8 Wochen die Hälfte ihrer 25kg-Übergewicht ohne Hungern verloren, ist im Kopf viel klarer geworden (fortgeschrittene senile Demenz) und benötigt keine Medikamente mehr. Verdauungsprobleme gibt es keine, und sie fühlt sich pudelwohl!

In Stichpunkten: Alte Menschen benötigen dieselbe Menge Eiweiß wie Menschen irgend eines Alters. Sie verdauen wie jeder andere Mensch. Und Verdauung und Verträglichkeit werden, wie in jedem Alter durch die Nahrung bestimmt. Verdauung und Stoffwechsel laufen genauso ab wie immer. Trägheit von Darm, Nieren oder Stoffwechsel existiert da nicht. Und trinken sollen unsere Alten auch nicht mehr als während der Jahre zuvor, denn der Durst bestimmt auch bei ihnen die Trinkmenge. Alte Menschen müssen keine Kalorien zählen, wenn sie sich urgesund ernähren und ihren Diabetes mit naturbelassener Nahrung wieder eliminieren. Weg von den Tabletten! So genannter Altersdiabetes verschwindet unter roher, veganer, völlig naturbelassener Vollwertkost am sichersten und schnellsten.

Und alte Menschen müssen auch nicht anfangen, mehrfach am Tag kleine Mahlzeiten zu sich zu nehmen. Das verleitet nur dazu, zu viel zu essen. 3x täglich ist eine Richtschnur, die wir von den Arztrezepten her kennen. Und möglicherweise stammt das noch aus einer Zeit, wo Ärzte die meistens 3 x täglich eingenommenen Hauptmahlzeiten als Heilmittel ansahen, denn die Nahrung sei so beschaffen, dass sie unser Heilmittel ist und die Heilmittel seien so beschaffen, dass sie unsere Nahrung sind.

Ein Apfel zwischendurch oder sonst ein Stückchen Obst ist auch okay. Und wenn die Alten das nicht mehr kauen können, pürieren sie es sich fein statt gekochtes Obst aus Gläsern zu essen. Meine Mutter isst seit ihrem 63. Lebensjahr sowohl ihr Rohkostgericht als auch Äpfel und Salat fein püriert. Sie können sich das Püree auch hübsch dekorieren, denn das Auge isst mit. Liebevolle und schön anzusehende Zubereitung ist auch so möglich.

Am besten lassen sie sich ihre Zähne bestens sanieren oder die Prothese optimal anpassen. Dann können sie meistens auch im Alter noch kraftvoll zubeißen.

Man kann die Erkenntnisse der Medizin auf eine knappe Formel bringen: Wasser mäßig genossen, ist unschädlich.

Mark Twain

Max-Otto Bruker und die Trinkmenge

Der Durst bestimmt die Trinkmenge – Nicht der Doktor!

Das Hungergefühl wird durch den Blutzuckerspiegel ausgelöst, das Atembedürfnis wird durch den Stickstoffgehalt im Blut geregelt und der Durst reguliert den Wasserhaushalt des Körpers. **Wozu** Wasser? Es hält Stoffe in Lösung und ist mitbeteiligt am osmotischen Druckausgleich, durch den Stoffe durch die Zellmembranen passiv mitgezogen werden können. ▶ **Siehe hierzu nochmals das Dickgedruckte auf *Seite* 184.** ◀

Unsere Nieren sind intensiv damit beschäftigt, innerhalb von 24 Stunden 1.500 l Blut zu filtern, um ausscheidungspflichtige Substanzen hinaus zu befördern. Der Blutdruck macht es möglich, dass das funktioniert. Und das Polkissen der Niere erhöht ihn sogar, wenn die feinen Gefäße in der Niere durch arteriosklerotische Veränderungen verengt und unelastisch geworden sind. Die Kost einfach radikal und ohne Kompromisse umstellen, und der Blutdruck pendelt sich wieder von selbst im Normalbereich ein, weil Arterien und Arteriolen wieder gesund werden. So einfach geht das!!!

Wenn wir nun saufen wie die Kamele – wir sind ja keine und benötigen daher Wasser nur unserem Körper gemäß – muss die Niere mehr arbeiten, denn tatsächlich gelangt die getrunkene Flüssigkeit zuerst einmal in den Kreislauf. Wenn der normale Bedarf bei 1 l pro Tag liegt, wir statt dessen aber 2 L trinken, muss die Niere de facto 3.000 l Blut durchpumpen. Niemand würde 24 Stunden lang Marathon laufen, die Niere aber soll das leisten! Niemand würde ernsthaft wollen, dass das Herz laufend doppelt so oft schlägt wie normal, die Niere aber soll das leisten und übermäßige Trinkmengen abfiltern! Wir benötigen grundsätzlich auch nicht mehr Wasser als nötig ist, um Stoffe in einem richtigen Lösungsverhältnis zu halten. D.h. im Klartext: Es ist nicht gut, zu sehr verdünnte Lösungen zu unterhalten. Die Farbe des Urins zeigt uns außerdem auch an, ob wir mehr Flüssigkeit benötigen oder nicht. Aber wer wird schon so hypochondrisch sein, erst pinkeln zu gehen, bevor er/sie überlegt, ob sie/er trinkt oder nicht!?

Die Essgewohnheiten regeln das Durstgefühl. Manche Leute trinken darum bereits während des Essens, obwohl das die Magensäure verdünnt, die aber nachlegen muss, damit die Eiweiße zerlegt werden können, weil sie einen bestimmtes, sehr niedriges pH-Milieu benötigen. Ich habe noch nie einen Löwen mit einem Glas Bier beim Fressen gesehen. Und auch keine Katze, die sofort dieselbe Menge trinkt, die sie gerade gefressen hat. Ein Schluck hier, ein Biss da. Das ist eine ungute Sitte, die sich durch das ungesunde Essen eingebürgert hat.

Empfehlung: Essen sie ein paar Scheiben Käse und warten sie ab, wann sich das Bedürfnis, etwas zu trinken, einstellt. Dasselbe nach Fleisch, Fisch (!) aber auch nach einem Stückchen trockenen Brot. Meine Devise ist aus diesen Beobachtungen heraus geworden, weitestgehend so zu essen, dass sich gar kein Durst einstellt. Auf meine Wanderungen nehme ich frisches Obst und kaum Wasser mit. Wenn sich der Durst aufgrund starken Schwitzens nach sehr anstrengender körperlicher Betätigung durch Wasser nicht bremsen lässt, greife ich einfach zu 1-2 Äpfeln oder 1-3 Orangen. Sofort hört der Durst auf, weil die Mineralien im Obst das Wasser im Körper besser binden als das reine Wasser, das wesentlich weniger Mineralien hat und eigentlich nur durchläuft und dabei in den Nieren so nebenbei noch die Schutzkolloide beschädigt. Sollte ich fasten und darum Johannisbrotschoten mitnehmen, benötige ich natürlich Wasser.

Bruker erläutert, dass die Urologen wegen der Zunahme von Nierensteinen auf die Idee kamen, ihren Patienten die "Durchspülung" der Nieren durch reichlich Trinken zu empfehlen. Allein diese Formulierung lässt Missverständnisse aufkommen, da die Niere kein Sieb ist, auch kein verstopftes Abflussrohr, dass durch reichlich Spülwasser wieder durchgängig werden könnte. Im Organismus haben wir es nicht mit derart mechanischen Dingen zu tun sondern mit Biochemie und Physiologie. Die Niere hat eine eigentümliche Art, ausscheidungspflichtige Stoffe herauszusortieren. Sie wirft an einer bestimmten Stelle der Nierenkörperchen – Glomeruli: das sind kleinste poröse Äderchen, kleinste Haargefäße – alles hinaus: sowohl Brauchbares als Unbrauchbares und holt nur das Brauchbare am Ende der Strecke wieder herein. Der Rest gelangt über Harnleiter und Blase hinaus. Die Niere ist ein echtes Powerorgan!

Was nun die Bildung von Nieren- und Blasensteinen anbelangt, so bestehen die aus verschiedenen Substanzen, die einen aus diesen, die anderen aus jenen. Ich nenne sie hier absichtlich nicht beim Namen, weil es gar nicht so wichtig ist. Der Doktor aber empfiehlt dann, bei Nierensteinen, diese oder jene Nahrung zu meiden, in der diese oder jene Substanzen vorkommen, aus denen der jeweilige Stein besteht. Auch Mischformen sind natürlich möglich.

Zum Ausfällen von Konkrementen kommt es aber nicht, wenn die Ernährung vollwertig ist, vor allem dann nicht, wenn sie roh genossen wird oder doch weit überwiegend roh. Wir kennen dieses Phänomen ja schon von Cholesterin und Kalzium her, dass zur Arteriosklerose und den reichlichen ernährungsbedingten Folgekrankheiten wie Herzinfarkt, Schlaganfall, Blindheit, Absterben von Gliedmaßen aber auch zu Ablagerungen in den Nierenkörperchen führt. Wir dürften alle keine Milch trinken, die uns wegen ihres angeblich hohen Kalziumgehalts gegen Osteoporose empfohlen wird, wenn wir in Betracht ziehen, dass bei der Volksseuche Arteriosklerose es gerade das Kalzium ist, dass die Gefäßwände verhärtet und sich zusammen mit Cholesterin ablagert. Volkstümlich nennen wir es Arterien**verkalkung**!

Wie schon gesagt: Nicht durch Reduktion von Nahrungscholesterin noch Nahrungskalzium können wir das verhindern sondern durch vollwertige Ernährung, die gern Cholesterin und Kalzium enthalten darf! Und ähnlich verhält es sich auch mit den Nierensteinen.

Jede Diät macht krank. Auch die von Ihrem Arzt empfohlene Nierendiät! Er gibt ihnen einen Handzettel mit allem Verbotenen mit. Wenn sie sich danach ernähren, geraten sie in ernährungshypochondrie, meiden gesunde Lebensmittel und damit eine ausgewogene Kost, die Nierensteine ganz von selbst verhindert. Sie bekommen garantiert keine Nierensteine von all den Lebensmitteln, die ihnen ihr Arzt verbietet sondern ausschließlich durch zivilisatorisch veränderte Nahrung. Es ist ein echter Skandal, dass selbst Nephrologen nicht richtig informiert sind!

Nierensteine kommen nur in Wohlstandsländern vor. Also weg mit dem, was wir fälschlich unter Wohlstand verstehen! Allein die Tatsache, dass Reformhäuser sich auch der Diätnahrung verschreiben und diesbezüglich ihre VerkäuferInnen ausbilden, allein die Tatsache, dass es DiätassistentInnen gibt, die immer noch Nierendiät, Diabetiker- und Zöliakikerkost lehren und zubereiten, gibt keinen Freifahrtschein zur Richtigkeit einer solchen Lehre und Praxis. Sie gehören vielmehr zur üblichen Verirrung und Volksverdummung und führen die Patienten an der Gängelleine. Bruker drückt das frei zitiert so aus: "Eine immer wiederholte Unwahrheit wird nicht automatisch zur Wahrheit, und eine verschwiegene Wahrheit ist auch eine Lüge."

Die beste Diät ist naturbelassene Nahrung und die Sicherheit, dass sie uns gesund erhält, wenn wir nur soviel trinken, wie wir benötigen, nur soviel essen, wie wir benötigen. Luft nehmen wir ja auch nicht mehr auf, als wir benötigen. Wenn wir dann noch beachten, dass wir nur trinken, was wir benötigen, um dem Organismus das Seine zu geben, nur das essen, um dem Organismus das Seine zu geben und nur die Luft zu atmen, um unserem Organismus das Seine zu geben, dann lernen wir ganz von selbst, auch nur das zu kaufen, was wir benötigen, nur das zu lesen, was wir benötigen, nur die Religion anzunehmen, die wir benötigen, nur den Partner zu heiraten, den wir benötigen und nur mit denjenigen Menschen, die wir benötigen, um unsere Bedürfnisse zu befriedigen, Umgang zu pflegen. Es ist geradezu ehrenrührig, sich anders zu verhalten, denn Ehre hat etwas mit Aufrichtigkeit und Erfüllung vitaler Bedürfnisse zu tun. Nur das, was uns gut tut, tut uns auch wirklich gut. Was aber unsere Süchte absättigt, tut nicht wirklich gut.

Im Rahmen des Kapitels "Von Elektrolyten, Diffusion, Osmose, Säuren, Basen und Pufferung" (*Seite*n 420-432) werden wir ausgiebig über das Thema "Übersäuerung" zu sprechen kommen und uns auch mit der Behauptung befassen, der Mensch würde an "Übersäuerung durch falsche Nahrungsauswahl bzw. falsche Nahrungskombinationen" leiden. Dabei werden wir uns auch noch einmal ausführlich mit der Nierenfunktion beschäftigen.

Der Regulator fürs Atmen ist der Kohlendioxidgehalt im Blut, der Regulator für Hunger ist der Blutzucker und der Regulator für Durst ist der bei Flüssigkeitsmangel ansteigende osmotische Druck im Blut. Das antidiuretische Hormon (ADH) sorgt dafür, dass wir trinken, die Flüssigkeit in den Nieren wird erst einmal zurückgehalten, dadurch wird das Blut wieder flüssiger und der Blutdruck steigt auf gesundes Niveau, und auch der Elektrolythaushalt bleibt durch die Pufferung ausgewogen. Nach dem Ausgleich wird die ADH-Ausschüttung wieder geringer. All das und vieles mehr wird vom Herrgott in Regelkreisen bestens geregelt, ohne dass uns das Wie und Warum bewusst sein müsste! Unser Bauchgefühl reicht vollkommen aus! Den Rest regeln die Ordnungsgesetze der Natur oder, wenn sie so wollen: der Herrgott persönlich.

> Wer Unrecht duldet, ohne sich dagegen zu wehren, macht sich mitschuldig.
>
> Gandhi

Max-Otto Bruker und Unverträglichkeiten

Eine ganz besondere Besonderheit Brukers ist die Entdeckung der Unverträglichkeiten. Er unterscheidet klar zwischen Verträglichkeit und Verdaulichkeit, unverträglich und unverdaulich. Es ist sehr wichtig zu verstehen, warum manche Menschen Beschwerden nach dem Genuss von Vollkornbrot oder Müsli bekommen, weil beide so wichtig für unsere Ernährung sind. Manche Menschen gehen mit Freude an die vollwertige Ernährung und wenden sich rasch wieder ab, weil sie Sodbrennen und andere Verdauungsbeschwerden bekommen. Das liegt aber nicht an den vollen Körnern sondern an der Gesamtzusammensetzung der Nahrung.

Vollkornernährung ist wesentlich leichter verdaulich als Weißbrot, Graubrot, Pfannkuchen und dergleichen mehr, obwohl in der Diätetik das Gegenteil behauptet wird. Bei Durchfall wird Zwieback verordnet, und Magenkranke sollen sich nach dieser verirrten Lehre ebenso wie alte Menschen, die keine Zähne mehr haben, lieber mit Toastbrot ernähren als mit Vollkornbrot.

Da leider auch so genanntes Vollkornbrot im Handel weit verbreitet ist, dass diesen Namen nicht verdient, bekommen auch solche Menschen Probleme mit ihrem vermeintlichen Vollkornbrot, die weiterhin ahnungslos über die wahren Zusammenhänge ihr saures Aufstoßen darauf zurückführen, dass sie Vollkornbrot essen. Noch schlimmer kann es werden, wenn wirkliches Vollkornbrot gegessen wir, aber noch Industriezucker in der Nahrung ist. Einige Menschen reagieren diesbezüglich auch auf den Störenfried Honig sehr empfindlich.

Zucker ist selbstverständlich verdaulich. Er passiert den Magen unangefochten, in dem ohnehin fast nur die Zerlegung der Eiweiße in ihre einzelnen Bausteine erfolgt. Zucker, ein Zweifachzucker (Disaccharid) wird erst danach im Zwölffingerdarm durch Verdauungsenzyme aus der Bauchspeicheldrüse (Pankreas) in Einfachzucker (Monosaccharid) aufgespalten. Aber er wirkt sich störend auf die Vollkornprodukte aus, die hier ebenfalls in Monosaccharide zerlegt werden. Ein Teil der Polysaccharide (Stärke) des Brotes wurde bereits im Mund durch das Enzym Amylase in Disaccharide zerlegt und muss noch in Monosaccharide zerlegt werden.

Schon durch das Unverträglichmachen vollwertiger Brote durch alle möglichen Zuckersorten und raffiniertes Mehl ist es nicht nachvollziehbar, warum sich die Bio-Nahrungsmittelindustrie selbst ins Knie schießt und derartige Produkte in großen Mengen auf den Markt bringt! Sie hat nichts hinzugelernt und vertreibt diejenigen potentiellen Kunden, die das nicht vertragen! Fragt man nach mit Honig gesüßten Vollkornwaren, bekommt man unqualifizierte Belehrungen. In den meisten Bioläden/Reformhäusern werden solche Produkte gar nicht angeboten.

Im gesamten Verdauungstrakt wird die aufgenommene Nahrung durch Enzyme zerlegt. Man sagt auch aufgeschlossen. Natürlich nicht mit einem Schlüssel. Von Zerlegen zu sprechen, trifft den Vorgang genauer. Die Kohlenhydrate, die wir reichlich in Brot und Müsli finden, natürlich auch im Weißbrot und Industriezucker, werden durch die Enzyme gespalten/zerlegt: Die Polysaccharide werden in Disaccharide und zuletzt in Monosaccharide zerlegt. Das Fett wird in seine Fettsäuren zerlegt wie eine Kette, deren Kettenglieder auseinander genommen werden und die Eiweiße (Proteine) wurden bereits im Magen durch die Magensäure (Salzsäure / HCl) in Eiweißbausteine (Aminosäuren) zerlegt. Und so geht die Verdauung ohne Probleme vor sich und wird nicht einmal durch die Unverträglichkeit, die Zucker bereiten kann aber nicht muss, gestört.

Das Weißbrot, dem es an Enzymen mangelt, benötigt allerdings länger, um verdaut zu werden, und darum haben Menschen, die nicht genügend faserreiche Ernährung zu sich nehmen, in dem Sinne eine schlechte Verdauung, als die Passage durch den Darm länger dauert und mit Abführmitteln nachgeholfen wird. Durch die längere Verweildauer im Dickdarm wird dem Kot mehr Wasser entzogen und er Stuhlgang wird hart. Abführmittel helfen nicht, die Nahrung aufzuschließen sondern sie beschleunigen lediglich die Passage durch den Darm, weniger Wasser wird aus dem Nahrungsbrei und dem Kot im Dickdarm entzogen und die Darmbewegungen (Peristaltik) werden zudem angeregt. Der Stuhlgang wird weicher.

Bruker schreibt in seinem kleinen Traktat **Sie vertragen Vollkornbrot nicht?**, das sie im Buchhandel oder direkt über den emu-Verlag bekommen können, dass trotz der viel besseren Verdaulichkeit des Vollkornbrotes gegenüber Broten aus Auszugsmehl, bei Kranken Beschwerden nach dem Genuss von Vollkornbrot auftreten, die aber mit ganz anderen Umständen zusammenhängen und das der beste Test bezüglich der Verträglichkeitsfrage an Magen-, Darm- und Gallenkranken gewonnen werden kann. Verdaulichkeit ist etwas anderes als Verträglichkeit. Die Unverträglichkeit des Vollkornbrotes, so schreibt er, liegt nicht im Brot selbst sondern an der Zusammensetzung der übrigen Nahrung, die es unverträglich macht.

Wie ich schon mehrfach schrieb: Das Ganze ist mehr als seine Teile. Und nicht nur das, denn in der Frage von Verträglichkeit/Unverträglichkeit spielt es eine Rolle, wer in dem Stück mitspielt. Ob also der Musiker, der mitspielen will, verträglich ist und gut auf das Orchester eingespielt ist. Wir werfen aber lauter isoliert spielende Musiker in die Ernährung und glauben, dass könne ein wunderbares Konzert ergeben. Die Zusammensetzung der Nahrung muss so beschaffen sein, das nichts und niemand stört. Der schlimmste Störenfried ist der Industriezucker. Es stören das Zusammenspiel aber auch Säfte und gegartes Obst. Ferner wirkt es sich bei Empfindlichen störend aus, wenn Fett ins Brot dringt oder fette Soßen mit den Kartoffeln, dem Reis gegessen werden. Da hilft auch ein Schnaps nicht recht, obwohl er die Gallensäuren dazu anregt, die Fettverdauung zu beschleunigen.

Bruker vergleicht sehr anschaulich mit einem Orchester, in dem alle wunderbar zusammenspielen. Nur einer, der spielt falsch. Er stört damit das ganze Konzert. In der Verdauung haben wir es auch mit einer Art Konzert zu tun. Es ist wie eine "konzertierte Aktion", die da in uns abläuft. Und einer funkt dauernd störend dazwischen: Der Fabrikzucker, der sich auf Vollwertkost störend auswirkt. Bei Menschen, die ohnehin ihren Schwachpunkt in Magen, Darm, Galle, kurzum im Verdauungssystem haben, kommt es zur Gasbildung durch Industriezucker aber auch, wie schon erwähnt, durch Säfte und gegartes Obst. Und zwar auch durch selbst hergestellten frischen, rohen Saft. Wie das?

Wir sollten verstehen, dass Saft ein Teilnahrungsmittel ist. Ein echtes Getränk ist ohnehin nur Wasser. Dass Saft ein Nahrungsmittel ist, erkennen wir schon daran, dass wir es bei einem moderierten Fasten trinken: Hauptsächlich, um durch den darin enthaltenen natürlichen Zucker besser über die Runden zu kommen und um uns Vitamine und ein paar Mineralien zuzuführen. Saft enthält den Zucker des Obstes in geballter Form. Ich gehe darauf auf der *Seite* 435 im Kapitel *Fasten: "Chirurgie ohne Messer"* nochmals ein. Soviel vorweg: Fasten ist eine Ausnahmesituation. Solange wir Saft trinken aber nicht gleichzeitig Vollkornbrot oder Müsli essen, gibt es keine Unverträglichkeiten. Und solange ein ansonsten die Gemeinschaft störender Mensch für sich allein bleibt, wird er anderen Menschen ebenfalls nicht unverträglich!

Dass auch gegartes Obst Unverträglichkeiten erzeugt, ist wahrscheinlich von daher zu erklären, dass es an Vitaminen und Enzymen verliert. Die Enzyme aber werden in der Verdauung und Verstoffwechselung mit einbezogen.

Menschen also, die ohnehin dazu neigen, Probleme mit dem Magen, der Leber, den Gallenwegen, der Gallenblase, der Bauchspeicheldrüse und des Dünn- und Dickdarms zu haben, kurzum, Menschen mit Problemen im Verdauungstrakt, sollten das hier Gesagte konsequent beherzigen, damit auch sie in den Genuss kommen können, durch Vollkornbrot und Frischkornmüsli ihre Gesundheit wieder zu erlangen.

Ich habe zwei Menschen, die unmittelbar vor der Durchtrennung ihres Magennerven standen, weil sie wegen der starken Magensaftproduktion jahrelang an Magengeschwüren gelitten haben, dadurch helfen können, dass ich den beiden lediglich ein Bruker-Buch geschenkt habe. Auf den *Seiten* 429 und 500 beschreibe ich, wie sich zwei voneinander unabhängige Menschen selbst geholfen haben und danach auch all das vertragen konnten, was sie vorher nicht ohne schlimme Probleme hatten essen können.

Max Otto Bruker - Unsere Nahrung, Unser Schicksal - emu-Verlag

Inhaltsverzeichnis (hier ohne Seitenangaben)
Vorwort des Verfassers.

Grundsätzliches.
Technischer Fortschritt und Zivilisation.
An Stelle der großen Seuchen andere Krankheiten.
Höhere Lebenserwartung täuscht bessere Gesundheit vor.
Trotz medizinischen Fortschritts Zunahme der Krankheiten.
Zeichen des Gesundheitsverfalls und steigende soziale Lasten.
Die Liste der ernährungsbedingten Zivilisationskrankheiten.
Der Gebissverfall als untrüglicher Gradmesser der Zivilisationsschäden.
Stuhlverstopfung - ein klassisches Symptom der Zivilisation.
Stoffwechselstörungen als Äußerungen des gestörten Chemismus.
Krankheiten der Bewegungsorgane sind die teuersten.
Der Herzinfarkt benötigt Jahrzehnte zur Entstehung.
Auch Krebs kann durch Vorbeugung verhütet werden.
Krankheiten des vegetativen Nervensystems als Ausdruck einer "Lebens"-störung.

Die alte Schulmedizin muss hinzulernen.
Eine peinliche Frage: Warum erkranken immer mehr Menschen trotz des Fortschritts der medizinischen Forschung?
Keine Krankheit ohne Ursachen.
Ein Krankheitsfall zur Erläuterung von Grundsätzlichem.
Verwechslung von Krankheit und Krankheitssymptom.
Jede Heilbehandlung setzt Kenntnis der Krankheitsursachen voraus.
Warum werden so wenige echte Heilbehandlungen durchgeführt?

Symptomatische Behandlung allein wenig sinnvoll.
Ein Krankheitsfall (Fortsetzung).
Die Diagnose.
Diät bei lebensbedingten Krankheiten ist sinnlos.
Jede Krankheit trifft den ganzen Menschen in seiner Geist-Seele-Leib-Einheit.
Es gibt keine "nervösen" Krankheiten.
Die Anerkennung der Ursachen ist unbequem, da sie verpflichtet.
Der Mensch kann seine Einstellung zu den Lebensumständen ändern, wenn die Lebensumstände selbst nicht zu ändern sind.
Einteilung der Zivilisationskrankheiten nach ihren Ursachen.

I. Die ernährungsbedingten Zivilisationskrankheiten.
II. Die lebens- und spannungsbedingten Krankheiten.

III. **Ernährungsbedingte Zivilisationskrankheiten**.
Die falschen Vorstellungen des Kranken.
Der Wandel der Lebensmittel in den Zeiten
Die wissenschaftliche Ernährungslehre.
Pflanzliches Eiweiß ist so vollwertig wie tierisches.
Fett ist nicht gleich Fett.
Die wichtigsten Kohlenhydrate: Stärke und Zuckerarten.
Die Mineralsalze.
Die Vitalstoffe als Grundlage der neuen Ernährungslehre.
Die Vitamine.
Mißbräuchliche Werbung mit Vitaminen.
Obst und Salat decken den Vitaminbedarf nicht.
Vitaminpräparate sind kein Ersatz für die richtige Ernährung.
Wasserlösliche und fettlösliche Vitamine.
Die zentrale Bedeutung des Vitamin-B-Komplexes für den Stoffwechsel.
Die Zerstörbarkeit der Vitamine.
Spurenelemente.
Kein Leben ohne Enzyme.
Die ungesättigten Fettsäuren.
Auch Butter enthält ausreichend ungesättigte Fettsäuren.
Die Aromastoffe.
Faserstoffe (sog. Ballaststoffe).
Ballaststoffe sind kein Ballast.
Schlecht schmeckende Speisen machen krank.
Salz ist kein Gewürz.
Die neue Ernährungslehre.
Maßstab für biologische Wertigkeit sind die Vitalstoffe.
Lebensmittel "leben", Nahrungsmittel sind "tot".

1. Ganz natürliche Lebensmittel.
2. Mechanisch veränderte Lebensmittel.
3. Fermentativ veränderte Lebensmittel.
4 Durch Erhitzung veränderte Nahrungsmittel.

Ist Vollwertnahrung teuer?

Die Pasteurisierung der Milch.

Schädigung des Säuglings durch erhitzte Milch und Milchpräparate.

Das tägliche Brot: Die wichtigste Krankheitsursache.

Brot aus Auszugsmehl ist eine Konserve.

Ohne Vollkornbrot und Vollkornprodukte keine ausreichende Versorgung mit Vitamin B1.

Kohlenhydrathaltige Lebensmittel und isolierte Kohlenhydrate sind nicht dasselbe.

Das Rechnen mit Kohlenhydraten ist unwissenschaftlich und gefährlich.

Wie kann man falsche von richtigen Ernährungsratschlägen unterscheiden?

Wirkstoffgehalt des Vollkornbrotes.

Farbe des Brotes ist kein Gütemaßstab.

Es kommt nicht auf den Feinheitsgrad der Mahlung an.

Vitamin-B-arme Auszugsmehle erzeugen tiefgreifende Stoffwechselstörungen.

Weißmehl tötet Ratten.

Die Mesotrophie.

Parallele zwischen Mesotrophie der Ratten und ernährungsbedingten Zivilisationskrankheiten des Menschen.

Die Bedeutung des Zeitfaktors.

"Alters"- und "Verschleiß"-Krankheiten kommen weder vom Alter noch vom Verschleiß.

Ernährungsbedingte Zivilisationskrankheiten sind im strengen Sinne unheilbar.

Unfreiwillige Massenexperimente der Völker.

Die Saccharidose.

Die Forschungen Bernáseks: Einfluß der **Nahrung** auf kommende Generationen.

Vollgetreide, die Grundlage vollwertiger Ernährung.

Vollkornbrot, das tägliche Brot.

Warum essen so wenige Vollkornbrot?

Weißbrotessen ist "vornehm".

Ohne Frischkornbrei keine Vollwertkost.

Die Sonderstellung der Krankheiten des Zentralnervensystems.

Was ist besser: Das Frischkorngericht als Brei oder angekeimte Körner?

Ausgewogenes Verhältnis der Vollgetreide zur Gesamtnahrung.

Vollgetreide, wichtige Eiweißspender.

Die Welternährung, ein Eiweißproblem.

Der Umweg über das Tier ist unrentabel.

Das Vorbild Dänemarks im 1. Weltkrieg.

Das vegetarische Problem.

Ernährungsphysiologische Gesichtspunkte.

Das Eiweißminimum.

Kostanderung verlangt gründliche Information.
Fehlurteile über Vegetarier.
Der Puddingvegetarier und andere Fehler von Vegetariern.
Der Irrtum vom "kräftigen" Fleisch.
Die Angst vor dem Eiweißmangel.
Ethische Gesichtspunkte.
Ökonomische Gesichtspunkte.
Das vegetarische Problem ist nicht das Zentrum der Ernährungsfragen.

Der Fabrikzucker.
Die verschiedenen Zuckerarten.
Der Fabrikzucker als "Vitamin-B-Räuber"
Brauner Zucker ist nicht besser.
Die Bevölkerung leidet an einer ständigen Unterversorgung mit Vitamin B 1.
Alle Fabrikzuckerarten stören die Verträglichkeit anderer Nahrungsmittel.
Fabrikzucker erzeugt einen verhängnisvollen Teufelskreis.
Kombination der Nahrungsmittel entscheidend für die Verträglichkeit.
Die üblichen Schondiäten verhindern Heilung.
Örtliche Reizwirkung durch Fabrikzucker.
Fabrikzucker verändert die Darmflora.
Irreführende Zuckerwerbung.
Sonderstellung des Zuckers: Sowohl Nährstoff wie Genussmittel.
Zuckergier des Kindes ist bereits ein Krankheitssymptom.
Fabrikzucker kann echte Sucht erzeugen.
Zuckergenuss als Ersatzbefriedigung.
Zucker als Erziehungsproblem.

Die Fabrikfette.
Ihre Herstellung.
"Tote" Fette.
Die Härtung der Fette.
Die Umesterung.
Die Emulgierung.
Antispritzmittel.
Reformmargarinen.
Butter auf der Anklagebank.
Cholesterin ist ein lebenswichtiger Stoff.
Cholesteringehalt der Nahrungsmittel belanglos.
Arteriosklerose ist kein Cholesterinproblem.
Freispruch der Butter.
Butter, das bekömmlichste Fett.
Arteriosklerose ist kein Fettproblem.

Arteriosklerose ist die Folge denaturierter Zivilisationskost.
Aufklärung über Ernährungsfragen durch Interessengruppen manipuliert.
Wissenschaftliche Experimente nur bedingt beweiskräftig.
Herzinfarkt und Arteriosklerose durch Fabrikzucker und Auszugsmehle.
Gleichzeitiges Auftreten von Gefäßerkrankungen und Zuckerkrankheit kein Zufall.
Arteriosklerose bei Hühnern durch kohlenhydratreiche Fütterung.
Auch Gallensteine entstehen nicht durch Fettgenuss, sondern durch raffinierte Kohlenhydrate.

Die Säfte.
Der Saft ist ein Teilnahrungsmittel.
Fleischsaft ist kein Fleischersatz.
Die beschleunigte Resorptionsgeschwindigkeit der Säfte erzeugt Störungen.
Säfte stören ähnlich wie Fabrikzucker die Verträglichkeit natürlicher Lebensmittel.
Säfte bei Geselligkeiten.
Eine Säftekur ist etwas anderes.

Die gemeinsamen Ursachen der ernährungsbedingten Zivilisationskrankheiten.
Schädliche Fremdstoff ein der Nahrung.
Die toxische Gesamtsituation.
Speicherung im Organismus.
Die Giftstoffe finden sich in der ganzen Pflanze, nicht nur auf der Oberfläche.
Schälen und Waschen nützt nichts.
Das Ausmaß der Vergiftung.
Das Für und Wider des Kunstdüngers.
Der lebendige Boden braucht lebendigen Dünger.
Mineraldünger ist an sich ungiftig.
Mineraldünger und Schädlingsbekämpfungsmittel werden durch Kochen nicht zerstört.
Die richtige Akzentsetzung.
Gefahren durch zunehmende Radioaktivität.
1. Vollkornbrot und Vollkornpodukte.
Zubereitung der Frischkost.
Hier ist das Rezept des Frischkorngerichts
Auch die Zubereitung nach Dr. Evers ist zu empfehlen.
Sonst alles erlaubt.
Fanatismus schadet nur.
Persönliches zur Zuckerfrage.
Der Arzt verbietet nicht, er gibt Ratschläge.
Der Kranke hat freie Entscheidung.
Krankheitsvorbeugung beginnt spätestens am Tag der Empfängnis.
Eigene Erfahrungen in Klinik und Praxis.
Statistische Erhebungen an Pfleglingen der Anstalt Eben-Ezer.
Die Aktion Mönchweiler.

Aufruf zur Mitarbeit.

Ausbildung zum Gesundheitsberater (GGB).

Warum die Öffentlichkeit so wenig erfährt.

Aufklärung über Ernährungsfragen wird erschwert.

Peinliche Fragen nach den Hintergründen.

Ernährung und Weltanschauung.

Abwehrwaffe gegen neue Erkenntnisse: Abstempelung als "Reformer", "Außenseiter", "Sektierer".

Missbrauch des Begriffs "wissenschaftlich"

Die Menschen hängen zäh an einstigen Lehren.

Krankenhausernährung rückständig.

Folgen der Spezialisierung.

Bessere Ausbildung der Ärzte auf dem Ernährungsgebiet wäre vordringlich.

Rezeptschreiben ist bequemer als Ernährungsberatung.

Das Zuckerproblem als Zeichen der Zeit.

Auch in der Fachpresse wird die Meinung manipuliert.

Die Macht der Interessengruppen.

Gesundheitsfragen werden nicht auf wissenschaftlicher und ärztlicher, sondern auf politischer Ebene entschieden.

Die Bevölkerung wird durch Scheinaufklärung abgelenkt.

Die Zuckerindustrie schaltet den Rechtsanwalt ein.

Ein Antwortbrief zeigt den Kampf hinter den Kulissen.

Die Presse nimmt oft Rücksicht auf finanzkräftige Werbekunden.

Die Zuckerindustrie beeinflusst den Schulunterricht.

Ablenkung durch Scheinursachen.

Denaturierte Nahrungsmittel, natürliche Lebensmittel und die Vernebelungstaktiken der Interessengruppen.

Die unscharfen Gesundheitsprogramme der politischen Parteien.

Verwechslung von Vorbeugung und Früherfassung.

Der Bürger soll zwar selbst für seine Gesundheit sorgen; der Staat aber muss die Voraussetzungen schaffen.

Groteske Volksbelehrung.

Die Ausflucht mit der Angst.

Gesundheitspolitische Maßnahmen zur Verhütung ernährungsbedingter Zivilisationskrankheiten.
Selbsthilfe schon jetzt möglich.
Wir essen uns krank oder Was der Mann unbedingt von der Ernährung wissen muss.
Gentechnik - Verstoß gegen Schöpfungsgesetze.
Literaturhinweise.
Register.

> "Essen und trinken sie nichts,
> wofür Reklame gemacht wird."
> Max Otto Bruker in "Zucker, Zucker"

Benjamin Sandler: Kinderlähmung und Fabrikzucker

Benjamin Sandlers Buch *Vollwerternährung schützt vor Viruserkrankungen – Das Drama unserer Gesundheitspolitik am Beispiel Kinderlähmung* – hieß früher *Sonderernährung schützt vor Kinderlähmung.* Der amerikanische Originaltitel lautet *Diet prevents Polio* und ist in deutscher Sprache im emu-Verlag erschienen. Sandler war in der Gesundheitsbehörde in Asheville, Nord-Carolina, einer Stadt mit 55.000 Einwohnern als Arzt beschäftigt. Im Jahr 1948 rollte eine verheerende Polio-Epidemie über die Vereinigten Staaten von Amerika, und Sandler wandte das Wissen an, dass er im Vorfeld hatte sammeln können, indem er eine beispiellose Aufklärungskampagne für die Bevölkerung seines Bundesstaates betrieb. Obwohl er damit rechnen konnte, von den Kollegen als Scharlatan bezeichnet zu werden, bewog er die Bevölkerung zu strikter vollwertiger Ernährung und auf jegliche Auszugsmehle und Zuckerprodukte zu verzichten.

Im Juli war die Kurve der Erkrankungen bereits erheblich angestiegen und wer nur konnte, verließ Nord-Carolina. Asheville, eine Stadt mit sehr großem Fremdenverkehr, wurde zur Geisterstadt. Als der Monat August heranrückte, entschloss sich Sandler zu einer Aussprache mit den Redakteuren der Asheviller Zeitungen. Sie ließen ihn ausführlich über seine Ernährungsexperimente mit Tieren berichten und ebenso über den Zusammenhang zwischen Ernährung und Kinderlähmung. Die Presseleute waren von seinen Ausführungen sehr beeindruckt und halfen mit, das richtige Wissen unter die Bevölkerung zu bringen. Auch die Journalisten benachbarter Städte schlossen sich der Kampagne an. Und statt ihre Kinder während des Sommers zu Hause einzusperren, wurden die Menschen so optimistisch, dass sie diese Vorsichtsmaßnahmen fallen ließen. Am 4. August 1948 wurden in Asheville 55 Polioerkrankungen diagnostiziert, und bis zum Jahresende gab es nur noch 22 neue Fälle, weil sich die Bevölkerung überwiegend strikt an die Ernährungsempfehlungen gehalten hatte. Eigentlich hätte die Gesamtzahl sich normalerweise auf 150 Poliofälle belaufen müssen.

Sandler hatte einen engen Zusammenhang zwischen dem Blutzuckerspiegel und Viruserkrankungen erkannt. Nach Zuckergenuss steigt der Blutzucker rasant an und fällt innerhalb einer halben Stunde unter die Normgrenze, sodass eigentlich eine schon krankhafte Erniedrigung des Blutzuckerspiegels vorhanden ist, nämlich unter 70. Wenn man aber Vollkorngetreide zu sich nimmt, ist 1. der Blutzuckeranstieg langsam und 2. erreicht er erst nach 3-5 Stunden eine Untergrenze, die aber wesentlich höher liegt als nach Zuckergenuss. Mit anderen Worten: Industriezucker ebenso wie raffiniertes Mehl und weißer Reis stressen die Ausschüttung des Hormons Insulin, mit dem gegengesteuert werden muss. Insulin ist ein den Blutzuckerspiegel senkendes Hormon. Es wird in den Langerhansschen Inseln des Pankreas (Bauchspeicheldrüse) gebildet.

Sandler erkannte Unterkühlung als weiteres Risiko, sich mit Polioviren zu infizieren. Kälte und Erkältung hängen miteinander zusammen; das wissen auch Laien. Allerdings werden Erkältungen nicht nur durch Kälte ausgelöst sondern mit den Füßen unter dem Esstisch, von dem wir Zuckerwaren und Auszugsprodukte schlecken. Die Kombination von Kälte mit zuckerhaltiger Kost stresst den Organismus dermaßen, dass Viren eine leichte Angriffsfläche finden.

Polio trat besonders nach sportlichen Veranstaltungen auch unter Spitzensportlern auf. Zwischendurch wurde sich am Kiosk gelabt, gezuckerte Getränke wurden konsumiert im Irrglauben, dass der Zucker die Leistungsfähigkeit fördern würde. Noch heute nehmen irre geleitete Sportler derartige gezuckerte Energiedrinks und Energiesnacks zu sich, oftmals noch angereichert mit hitzedenaturierten Eiweißen, die angeblich dem Muskelaufbau dienen, in Wirklichkeit aber dem Aufbau eines Herzinfarkts zuarbeiten. Sämtliche industriell gefertigte Sportlernahrung gehört zu den minderwertigsten Präparaten. Sie können bei gleichzeitiger Unterkühlung ebenso wie Zuckergetränke zu jedweder Viruserkrankung führen, angefangen beim grippalen Infekt über Meningitis, Frühsommerenzephalitis, AIDS, Polio und anderem.

Also nochmals zum Mitschreiben: **Virusinfektionen werden gefördert durch Zuckerkonsum in Verbindung mit Unterkühlung.** Frieren bzw. Unterkühlung allein bringt es noch nicht sondern die zusätzliche Verbindung mit Industriezucker und/oder Auszugsmehlen.

Hans-Heinrich Reckeweg sah zudem eine Gefährdung durch Schweinefleisch, weil darin das Grippevirus überwintert. Darum kommt es oftmals in den Wintermonaten zu Grippalen Infekten, so seine These.

Die Disposition bereiten wir selbst. Es sind nicht die Viren, die uns krank machen sondern unsere Disposition, die wir selbst schicksalhaft in der Hand haben.

Vorwort von Dr. med. M. O. Bruker zu Benjamin Sandlers Buch: Vollwerternährung schützt vor Viruserkrankungen – Das Drama unserer Gesundheitspolitik am Beispiel Kinderlähmung.

Die Schrift liegt in einem neuen Gewand vor. Diese Neuauflage erwies sich aus mehreren Gründen als notwendig. Die früheren Auflagen waren sehr rasch vergriffen; es erschien aber unerläßlich, dass die epochemachende Entdeckung Dr. Sandlers die gebührende weitere Verbreitung findet. Sowohl vom wissenschaftlichen wie vom menschlichen Standpunkt aus besteht die Verantwortung, den zivilisierten Menschen die Methode bekanntzugeben, wie die Kinderlähmung, die infolge der bleibenden Lähmungen in das Leben eines Menschen hart eingreift, verhütet werden kann.

Dr. Sandler hat bereits darauf hingewiesen, daß die Beeinflussung des Blutzuckers durch entsprechende Ernährung nicht nur die Infektion mit Kinderlähmungsviren verhüten kann, sondern auch vor Infektionen mit anderen Viren schützt. Inzwischen hat eine jahrzehntelange Erfahrung die Hinweise Dr. Sandlers bestätigt, daß eine Nahrung, die frei ist von Fabrikzucker und Auszugsmehlen, einen hervorragenden Schutz vor Viruskrankheiten überhaupt gibt. Da ein großer Teil der sogenannten Erkältungen auf Mischinfektionen mit Viren beruht, hat diese Feststellung eine große praktische Bedeutung. Ergänzt man die Ernährungsrichtlinien Dr. Sandlers, die in der Vermeidung raffinierter Kohlenhydrate liegen, mit einem gewissen Anteil von Frischkost, so ist damit der Bevölkerung eine sichere Methode an die Hand gegeben, sich vor den ständigen sogenannten Erkältungen und Grippen wirkungsvoll zu schützen.

Diese neuen Erkenntnisse kommen auch in dem erweiterten Titel zum Ausdruck, in dem andere Viruserkrankungen mit einbezogen sind.

Es erschien sinnvoll, in dieser Auflage für den deutschen Leser die Kostpläne, die ursprünglich für den amerikanischen Bürger angegeben waren, an die deutsche Küche anzugleichen.

Aus Gründen der Anpassung an die moderne Nomenklatur erschienen einige Änderungen zweckmäßig: Zur Verdeutlichung der Problematik wird im Text statt Zucker der Begriff "Fabrikzucker" verwendet und statt des früheren Begriffs Stärke der Ausdruck "Auszugsmehl". Damit kommt auch klar zum Ausdruck, dass es der technische Eingriff ist, der die Herstellung von raffinierten Kohlenhydraten ermöglicht und an der Infektanfälligkeit schuld ist. Neben den Fabrikzuckerarten wird aus dem Getreide durch die Entfernung der Randschichten und des Keims ein reines Kohlenhydrat, die Stärke, eben das Auszugsmehl, gewonnen.

Mit der Neuauflage des Buches ist wieder eine Lücke geschlossen: Die Kinderlähmung und andere Viruskrankheiten haben sich in die Reihe der ernährungsbedingten Zivilisationskrankheiten eingefügt, die durch eine vitalstoffreiche Vollwertkost verhütet werden können.

Dr. med. M. O. Bruker, Arzt für innere Medizin, Lahnstein, 1986

Vorwort zur 6. Auflage

Krankheiten haben Ursachen. Als Arzt habe ich mich ein Leben lang bemüht, immer wieder darauf hinzuweisen, dass symptomatische Linderungsbehandlung nicht ausreicht, sondern dass eine ursächliche Heilbehandlung angestrebt werden muss. Dr. med. Benjamin Sandler hat Krankheitsursachen erforscht, in diesem Fall die Entstehung von Viruserkrankungen, speziell der Kinderlähmung.

In unserer heutigen Zeit wird - auch von zahlreichen Kollegen - in zunehmendem Maße die Angst vor Bakterien und Viren geschürt, Impfmaßnahmen werden nicht nur empfohlen, sondern - besonders im Kleinkindalter - als zwingend angesehen. Allen Verantwortungsbewussten empfehle ich die Ausführungen meines Kollegen Gerhard Buchwald in dem Buch "Impfen - das Geschäft mit der Angst".

In über 60jähriger Tätigkeit in Klinik und Praxis konnte ich an zehntausenden Patienten beobachten, dass eine vitalstoffreiche vegetarische Vollwertkost der beste Schutz vor Viruserkrankungen ist.

Es ist mir Verpflichtung, dafür Sorge zu tragen, dass die wichtigen Forschungsergebnisse meines amerikanischen Kollegen Sandler nicht verlorengehen. Obwohl er sie bereits 1931 vorlegte, sind sie nicht überholt, sondern aktueller denn je. Ich freue mich daher besonders, dass die 6. Auflage seines Buches in neuer Gestaltung allen Interessierten zugänglich gemacht werden kann.

Lahnstein, Dezember 1999 Dr. M. O. Bruker

Vorwort

Es ist ein unbestreitbares Verdienst der modernen medizinischen Wissenschaft, Diphtherie, Pocken und Typhus durch vorbeugende Maßnahmen, insbesondere durch Verbesserung der hygienischen Verhältnisse, durch Aufklärung und durch andere Schutzmaßnahmen in ertragbaren Grenzen zu halten. Auch die Sterblichkeit bei Tuberkulose wurde durch den Fortschritt der allgemeinen Hygiene eingedämmt. Typhus und Cholera haben durch Verbesserung der Trinkwasserverhältnisse ihre Schrecken verloren. Der Mensch ist durch Immunisierung und durch die Kontrolle seiner Umwelt gegen diese Krankheiten geschützt, nicht aber weil etwa seine angeborene Fähigkeit, Ansteckungen zu verhindern, noch vorhanden ist oder gar zugenommen hat.

Viel wichtiger aber, als Bakterien und Viren von ihnen fernzuhalten, ist es deshalb, die Menschen wieder so weit zu bringen, dass sie ihre natürlichen Abwehrkräfte gegen Anste-

ckungen wiederherstellen und bewahren. Niemand kann es sich vorstellen, dass es im Sinne der Natur liegt, dass der Mensch infolge von Infektionen erkrankt, gelähmt wird oder gar stirbt.

Nach meinen Studien der menschlichen Ernährung bin ich zu der Überzeugung gelangt, dass uns der Schöpfer mit natürlichen Schutzkräften ausgestattet hat und immer neu ausstattet und dass wir diese Kräfte durch Ernährungsfehler im Lauf der Zeit einbüßen. Wenn auch vielleicht eines Tages ein für den Organismus ungefährlicher Schutzstoff gegen Kinderlähmung entwickelt werden mag, ist es trotzdem notwendig, dass wir uns durch richtige Ernährung widerstandsfähig machen und halten.

Diese Schrift soll zeigen, wie man seinen Körper durch gezielte Ernährungsmaßnahmen kräftigen und ihn dadurch gegen Ansteckungen gefeit machen kann. Die Methode, die ich hier als Vorbeugung gegen Kinderlähmung empfehle, beruht darauf, dass nach meiner Überzeugung die Erhaltung des normalen Blutzuckerspiegels im Organismus das Eindringen des Kinderlähmungsvirus in das Körpergewebe unmöglich macht und so die Infektion verhindert. Ich werde den Beweis dafür erbringen, dass das Absinken des Blutzuckerspiegels auf ein abnorm niedriges Niveau einer der wichtigsten Faktoren für die Infektionsempfänglichkeit ist. Da aber die Erhaltung des normalen Blutzuckerspiegels grundsätzlich von der Art unserer Nahrung abhängig ist, wird die Methode der Vorbeugung gegen die Kinderlähmung zu einer Frage der gezielten Ernährung. Damit hat der Mensch die Macht in die Hand bekommen, diese zum Krüppel machende, oft tödliche Krankheit zu verhüten, sobald er die Kontrolle über das, was er isst, übernimmt. Wissen ist Macht. Ich behaupte ohne jeden Vorbehalt, dass wir dieses Wissen besitzen.

Die Idee, dass zu wenig Blutzucker ein Empfänglichkeitsfaktor für Kinderlähmung ist, lässt uns auch verstehen, warum diese Krankheit im Sommer stärker auftritt als im Winter und warum sie den Menschen oft nach körperlicher Anstrengung, ermüdender Tätigkeit und nach langem Schwimmen im kalten Wasser befällt. Dadurch begreifen wir auch, warum Ruhe die Erkrankung zu verhindern vermag. Ich werde auch den Beweis dafür erbringen, dass die eben genannten Faktoren gleichfalls den Blutzuckerspiegel senken und uns für die Kinderlähmung empfänglich machen können.

Intensive zwölfjährige Forschungen über die Beziehungen zwischen gezielter Ernährung und der Empfänglichkeit für ansteckende Krankheiten - und zwar nicht nur für Kinderlähmung, sondern auch für einfache Ansteckungskrankheiten der Atmungsorgane, auch der Tuberkulose - brachten mich zu der Überzeugung, dass der menschliche Organismus durch richtige Ernährung sich selbst gegen Infektionen zu schützen vermag.

▶ **Hinweis auf eine Internetseite:** Zucker – Auswirkungen auf den Körper.
Lesen sie sich bitte diesen Artikel, so sie einen Computer haben, in Ruhe durch und lassen sie ihn auf sich wirken. Er gibt ihnen auch Antwort auf die Frage, warum Zucker süchtig macht.

Zentrum der Gesundheit, Gesellschaft für Ernährunggsheilkunde GmbH:
www.zentrum-der-gesundheit.de/zucker.html

> Eine neue wissenschaftliche Wahrheit pflegt sich nicht in der Weise durchzusetzen, dass ihre Gegner überzeugt werden und sich als bekehrt erklären, sondern vielmehr dadurch, dass die Gegner allmählich aussterben und dass die heranwachsende Generation von vornherein mit der Wahrheit vertraut gemacht wird.
>
> Max Planck (1858-1947)

Schnitzer Intensivkost – Schnitzer Normalkost[150]

Der Zahnarzt Dr. med. dent. Johann Georg Schnitzer wurde am 1. Juni 1930 in Freiburg im Breisgau geboren und ist bis heute unermüdlich um Aufklärung der Bevölkerung bemüht. Er ist Bestseller-Autor mehrerer Bücher, ist Verleger (Schnitzer-Verlag) und betreibt seit seinem Unruhestand mit tiefem Engagement, Verantwortungsbewusstsein und äußerster Ernsthaftigkeit Aufklärungsarbeit über das Internet auf seiner Seite **Dr. J. G. Schnitzer's Health Service – Dr. Schnitzer's Geheimnisse der Gesundheit**.

Bereits ab 1958 unterwies er zuerst seine Patienten unermüdlich in gesunder Zahnpflege und frugivorer "zivilisierter Urnahrung", wandte sich dann aber zunehmend auch an seine Kollegen und die Bevölkerung, um über die katastrophalen Ursachen von Zahn- und Gesundheitsverfall zu informieren. Immerhin gibt es weniger zu tun, wenn die Menschen keinen Zucker mehr essen! Von 1963-1969 führte er in Mönchweiler im Schwarzwald seine viel beachtete Aufklärungskampagne "Gesundheit für unsere Jugend" durch. Er konnte vom Zahnzustand seiner Patienten nicht nur deren aktuelle Ernährungsgewohnheiten und diejenigen ihrer Eltern ablesen, sondern erkannte, dass man untrüglich sicher so auch Einblick in die gesundheitliche Zukunft eines Menschen gewinnen kann. Daher nahm er von Anfang an intensiv Stellung zu den diversen ernährungsbedingten Zivilisationskrankheiten und deren Verhütung.

Zwischen den Jahren 1963-1969 trugen seine als **Mönchweiler Experiment** in die Medizingeschichte eingegangenen Unternehmungen zur breiten Aufklärung der Bevölkerung weit über die Grenzen Mönchweilers hinaus zu Zahngesundheit und allgemeiner Gesundheitsprofilaxe bei. Man kann ihm nur Uneigennützigkeit nachsagen, denn ein Zahnarzt, der die Bevölkerung über die Ursachen von Zahn- und Gesundheitsverfall aufklärt und sie lehrt, wie sie sich gesundes Frischkornmüsli zubereiten und gesundes Brot backen kann, verliert die Grundlage seiner Existenz: Kranke Zähne zu behandeln, Zahnspangen zu verschreiben und für Zahnersatz zu sorgen. Während seines Mönchweiler Experiments[151] konnte Johann Georg Schnitzer bereits nach einem einzigen Jahr nachweisen, dass bei Kleinkindern die Karies um 100% zurückge-

---

150 In dieses Kapitel fließen mündliche und schriftliche Aussagen Dr. Schnitzers ein. Er sanierte im Jahr 1991 nachhaltig das Gebiss von Claudia Sofia Sörensen und ihren drei Kindern. Die Autorin hat alle Schnitzer-Bücher gründlich gelesen und bezieht weitere Kenntnisse aus der Internetpräsentation **Dr. J.G. Schnitzer's Geheimnisse der Gesundheit**: http://www.dr-schnitzer.de.

Ferner fließen Informationen folgender Internetseite mit ein: **Geschichten, die Dr. Johann Georg Schnitzers Leben schrieb.** Autor: Heinz Scholz, Schopfheim (D), veröffentlicht durch **Hess-Textatelier**: http:///www.textatelier.com/index.php?id=3&link=435 Das meiste davon hat die Autorin allerdings auch über Herrn Dr. Schnitzer selbst bzw. aus seinen Büchern erfahren.

▶ **Buchempfehlung:** Jörg Melzer – *Vollwerternährung – Diätetik, Naturheilkunde, Nationalsozialismus, sozialer Anspruch* – Institut für Geschichte der Medizin der Robert Bosch-Stiftung – Franz Steiner Verlag

151 http://www.diealternative.de/gesundheitzaehne.htm

gangen war. Bei Kindergartenkindern lag der Erfolg bei 86,51 %, bei Schulkindern bis 10 Jahren bei 30,77 % und bei Kindern im Alter von 10-14 Jahren bei 36,49%. Schnitzer präzisiert: *Innerhalb von 5 Jahren betrug der Kariesrückgang, gemessen an der Zahl kariesgeschädigter Zahnflächen pro Kind (sowohl behandelte wie unbehandelte gezählt, jeder Zahn hat 5 Flächen), in den jeweiligen Altersgruppen, durch welche die Kinder hindurchgehen, zwischen 36,5% und 100% (100% Rückgang bedeutet: überhaupt kein Kariesbefall mehr, nur noch naturgesunde Zähne)!* Nachdem Schnitzer seine Aufklärung beendete, fiel die Bevölkerung rasch in alte Gewohnheiten zurück.

Statt uns unsere Zahngesundheit kostenlos zu erhalten, bezahlen wir im Laufe des Lebens für die Instandhaltung unseres Gebisses etwa so viel wie für einen Mittelklassewagen[152]. Bereits Kindern müssen die Zähne plombiert werden. Dass Schnitzer gegen Amalgamfüllungen[153] in Zähnen ebenso ist wie gegen Fluoridierung von Trinkwasser und Speisesalz, versteht sich von selbst. Weitere kostenintensive Maßnahmen werden durch Karies, Eiterungen und Zahnfehlstellungen nötig. Manchmal muss ein Milchzahn gezogen und eine Spange als Platzhalter getragen werden. Die Jugendlichen werden mit Zahnspangen für ihre zu engen Zahnbögen versorgt. Zuerst wird plombiert, dann werden Zähne überkront, Zahnbrücken gefertigt und die Brückenpfeiler samt anderen Zähnen schließlich doch gezogen, und Zahnersatz muss her. All das ist kosten- und auch schmerzintensiv. Wenn wir uns von vornherein gesund ernähren würden, gäbe es nur noch wenige Zahnärzte, die nach Unfällen einen Notfalleinsatz zu leisten hätten, wie im Fall meines jüngsten Sohnes, der sich bei einem Fahrradunfall das Kiefergelenk brach und bei einem Sportunfall in der Schule einen Schneidezahn abbrach.

Schnitzer weist darauf hin, dass die Entmineralisierung des Körpers für Nachfolgekrankheiten an Zähnen und dem gesamten Organismus mitverantwortlich ist. Die Entmineralisierung wieder steht im Zusammenhang mit Mesotrophie und einer an Säure[154] reichen Nahrung. Diese Säuren stammen in erster Linie aus dem Eiweißstoffwechsel, und zwar aus Fleisch, Fisch, Eiern, Milch und Milchprodukten. Um alledem vorzubeugen, lehrte Schnitzer die Menschen und das Bäckerhandwerk, entwickelte bereits früh seine spezielle Kostform, gründete seinen Verlag und eine Firma, die Schnitzer-Getreidemühlen herstellte. Diese Fabrik verkaufte er später. Der Name **Schnitzer-Getreidemühle** ist aber erhalten geblieben. Er sorgte für den weltweiten Verkauf seiner Getreidemühlen, arbeitete eine Weile mit Karl-Heinz Böhm in Äthiopien[155] zusammen und führte zwei Jahre lang auf eigene Kosten in Sri Lanka eine Leprastudie durch, auf die wir weiter unten noch zu sprechen kommen.

Unter **Intensivkost** versteht Schnitzer die besonders intensiv wirkende, reine Rohkost. Sie schließt auch rohes Getreide mit ein.. In die **Schnitzer-Intensivkost** passt natürlich kein Brot sondern nur das **Schnitzer-Frischkornmüsli** und rohes Getreide in anderer Form. Es ist ja

---

152 **Kosten für Zahnsanierung**
  ▶ Siehe auch den "Fall Knellecken": Zeit online http://www.zeit.de/1978/46/kampf-um-Zahn-und-Zucker
  ▶ Spiegel online: http://www.spiegel.de/spiegel/print/d-41210771.html
153 **Ich verweise in diesem Zusammenhang auf das kostenlos im Internet herunterladbare Amalgam Handbuch von Dr. Max Daunderer:** http://www.toxcenter.de/amalgamhandbuch/
154 **Bitte vergleichen sie das Thema "Übersäuerung" mit den Seiten 420-432**
155 Durch diese Zusammenarbeit lernte Schnitzer meines Wissens nach auch seine wunderbare Frau Azeb kennen.

nicht notwendig, Frischkornmüsli bzw. Getreide nur mit Obst zu essen. Im Rezeptbuch **Schnitzer Intensivkost – Schnitzer Normalkost** hat er für jeweils die eine wie die andere Kostform einen 14-Tages-Plan aufgestellt. Darin finden sich reichlich Vorschläge, und sie werden mit Sicherheit in Analogie in Zukunft ihre eigenen Ideen entwickeln können. Auch das gekeimte Getreide nach Evers bezieht Schnitzer in seine Kostform ein. Er entwickelte seine **Schnitzer-Intensivkost** und verband sie in Abgrenzung zu anderen Vollwertkostformen mit seinem Namen, damit unmissverständlich klar ist, was darunter zu verstehen ist. Diese Kostform wirkt sich ohne Zweifel am intensivsten auf die Gesundheit aus. Die **Schnitzer-Intensivkost** ist etwas wesentlich anderes als das, was die Bevölkerung allgemein unter "Vollwertkost" oder gar "Normalkost" bzw. "gesunde Mischkost" versteht.

Der von Werner Kollath geprägte Begriff "Vollwertkost" ist bereits recht abgegriffen und weit entfernt von dem, was er dereinst propagierte. Wir haben bis zur Erschöpfung in diesem Buch immer wieder erläutert bekommen, wie sehr die Bio-Nahrungsmittelindustrie den Vollwertbegriff Kollaths unterwandert hat, um haltbare, profitable Produkte an eine Klientel zu verkaufen, die selbst sehr uninformiert geblieben ist und sich abhängig von dem macht, was der vermeintliche Biohandel an Waren und Informationen offeriert. Pfarrer Kneipps Satz *"Gesundheit bekommt man nicht im Handel sondern durch den Lebenswandel"* bewahrheitet sich auch bezüglich der aberwitzigen Entwicklung von Bio- und Reformhandel!

Johann G. Schnitzer konnte immer wieder beobachten, dass ein unter konsequenter **Schnitzer-Intensivkost** bereits normalisierter Blutdruck wieder zu steigen begann, wenn auf die übliche "Vollwertkost" übergegangen wurde. Seine im Internet einsehbaren Studien* belegen das in eindrucksvoller Weise. Er verbindet auch darum die **Schnitzer-Normalkost** unmissverständlich mit seinem Namen, weil sie sich grundsätzlich von dem unterscheidet, was die Leute üblicherweise unter "Normalkost" bzw. "Vollwertkost" oder gar "gesunder Mischkost" verstehen. Eine unmissverständliche Unterscheidung war deshalb unbedingt erforderlich.

* http://www.dr-schnitzer.de/bluthochdruckstudie02-auswertungen.html
  http://www.dr-schnitzer.de/bluthochdruck-index.html

Unter **Schnitzer-Normalkost** verstehen wir zusätzlich zur Rohkost, die ebenso wie bei Bruker immer vor der Kochkost gegessen wird, eine gekochte Zulage. Im Unterschied zu Bruker kocht Schnitzer Gemüse grundsätzlich nicht. Die Kombination von gekochtem und rohem Gemüse hält Schnitzer wegen Unverträglichkeiten nicht für geeignet, was ich aus eigener 25jähriger Erfahrung bestätigen kann. Es gibt in der **Schnitzer-Normalkost** aber gegarte Beilagen wie Kartoffeln, Vollreis und dergleichen. Zur **Schnitzer-Normalkost** gehört auch Brot. Er hat eigens ein herausragendes Brotbackbuch herausgebracht. Bitte schauen sie sich auf den Schnitzer-Internetseiten seine Ausführungen zum Brot an.[156] Dort finden sie auch Hinweise auf sein Brotbackbuch.

---

156 Unser täglich Brot: http://www.dr-schnitzer.de/vkoing01.html

In der **Schnitzer-Normalkost** gibt es sporadisch auch Eier und Milchprodukte. Diese Kostform ist in diesem Sinne vorsichtig als ovo-lakto-vegetabil zu bezeichnen, aber, wie schon gesagt: derartige Beilagen bleiben eher die Ausnahme! Auch bei Schnitzer richtet es sich immer nach dem eigenen Gesundheitsgrad und -willen, welche Kostform gewählt wird und wie oft man sich Ausnahmen von der reinen Rohkost (= **Schnitzer-Intensivkost**) erlauben möchte.

Johann Georg Schnitzer hat erkannt, dass Menschen unter Vollwertkost - was immer sie darunter verstehen mögen - nicht so konsequent gesund werden wie durch seine **Schnitzer-Intensivkost** und sich nicht so gesund erhalten können, wie unter seiner **Schnitzer-Normalkost**, die, wie schon erwähnt, immer noch weit überwiegend roh und ohne tierische Eiweiße ist; bis auf sehr seltene Ausnahmen. Es wird sofort zur **Schnitzer-Intensivkost** zurückgekehrt, wenn sich unter der **Schnitzer-Normalkost** wieder Verschlechterungen zeigen sollten.

Wenn wir seine Bluthochdruckstudie im Internet genau studieren, erkennen wir deutlich, dass 100%ige Heilung nur dann erfolgt, wenn sich 100%ig roh im Sinne der **Schnitzer-Intensivkost** ernährt wird. Wer davon abweicht, hat zwar Besserungen, die aber variieren mit dem Grad der Abweichung. Oft ist es notwendig, dass die Patienten dauerhaft bei der **Schnitzer-Intensivkost** bleiben und nicht nach Besserung auf die **Schnitzer-Normalkost** übergehen.

Die **Schnitzer-Intensivkost** kann selbstverständlich sehr vorteilhaft nach der Heilung von Bluthochdruck, Diabetes mellitus wie jeder anderen ernährungsbedingten Zivilisationskrankheit, die durch die **Schnitzer-Intensivkost** geheilt oder wesentlich gebessert wurde, als dauerhafte Kostform beibehalten werden.

Die frugivore "zivilisierte Urnahrung" des Menschen muss so zusammengesetzt und so zubereitet werden, dass sie sämtliche (!) ernährungsbedingten Zivilisationskrankheiten und ernährungsbedingten erblichen Veränderungen erfasst und im Laufe der Folgegenerationen wieder ganz zum Verschwinden bringt, ausgehend von der derzeitigen Generation, die zwar einen bereits verformten Zahnbogen ebenso wenig rückgängig machen kann wie rachitische Veränderungen und sonstige "konstitutionelle" Grundlagen, die ebenfalls auf der Ernährungsweise der Vorfahren beruhen, aber die derzeitige Generation kann zumindest ihre Arteriosklerose und deren Folgeerkrankungen wie Bluthochdruck und Diabetes mellitus, aber auch rheumatische Erkrankungen, Allergien usw. usf. etc. pp. zur Ausheilung bringen. Und ich füge hinzu: Die Rohkost, die ich meiner dementen Mutter verordnet habe, hat mit an Sicherheit grenzender Wahrscheinlichkeit dazu geführt, dass die Demenz nicht weiter fortgeschritten ist.

Die **Schnitzer-Normalkost** ist nur bedingt Heilkost, da bei bestimmten Erkrankungen sowohl während des Heilungsprozesses als auch weiterhin vegan und am besten ausschließlich roh gegessen werden sollte. Rückfälle wären sonst möglicherweise vorprogammiert.

An den von Schnitzer durchgeführten Statistiken, auf die wir im nächsten Kapitel zu sprechen kommen werden, lässt sich unmissverständlich ablesen, dass sowohl Gesundung als Gesunderhaltung proportional davon abhängen, wie konsequent die **Schnitzer-Intensivkost** durchgeführt wird. Ein vorher hoher Blutdruck wird rasch und dauerhaft unter **Schnitzer-Intensivkost** geheilt.

Johann G. Schnitzer erzählte auch mir umfassend von seiner **Leprastudie**. Da ich die Einzelheiten nicht mehr so klar in Erinnerung habe, nehme ich die Informationen von Heinz

Scholz/Schopfheim aus der *Seite* des Hess-Textateliers mit auf: **Geschichten, die Dr. Johann Georg Schnitzers Leben schrieb – http:///www.textatelier.com/index.php?id=3&link=435 Beide Herren haben mir freundlicherweise eine Abdruckerlaubnis erteilt.**

Schnitzer führte 1985 und 1986 in Sri Lanka mit einem Lepra-Facharzt eine Lepra-Studie an 40 Leprakranken durch. 20 Leprakranke wurden als Kontrollgruppe weiterhin mit ihrer üblichen überwiegend vegetarischen, jedoch auch weitgehend gekochten Kost belassen. Die andere Gruppe von ebenfalls 20 Leprakranken bereitete sich nach Instruktion die "Schnitzer-Intensivkost" zu, die rein pflanzlich und vollständig lebendig (roh) aus den im Lande verfügbaren Nahrungspflanzen zusammengesetzt wurde. Getreidegrundlage war ungeschälter Reis für die Müslizubereitung.

Der Erfolg mit der "Schnitzer-Intensivkost" war beeindruckend. Unter dieser natürlichen, artgerechten Ernährung setzten bereits nach 4 Wochen Heilwirkungen ein. Als erstes verschwand das brennende Gefühl der Haut. Schon nach 10 Wochen waren teils handtellergroße Leprageschwüre abgeheilt, und an den zunächst rosafarbenen geheilten Stellen folgte nach wenigen Wochen die natürliche Pigmentierung nach. Dr. Schnitzer finanzierte diese Studie persönlich 2 Jahre lang; dann gingen ihm die Mittel dafür aus. Da keine Institution Interesse an dieser Studie zeigte, konnte das Projekt aus Geldmangel nicht weiter verfolgt werden. Er bekam sogar von einer "gemeinnützigen" Organisation, die nach Aussagen eines von ihm kontaktierten amerikanischen Arztes weltweit die Lepraforschung koordiniert, einen unglaublich bösartigen, ablehnenden Brief. Offenbar ging es um handfeste Pharmainteressen.

Die Leprakranken müssen z.B. – was medizinisch nicht zu begründen ist – noch viele Jahre weiter Medikamente einnehmen, auch wenn bei ihnen schon längst keine Lepra-Bakterien mehr nachweisbar sind. Es ist schier unglaublich, wenn erfolgversprechende Studien abgewürgt werden. Besonders verwunderlich ist, dass auch „gemeinnützige" Lepra-Hilfsorganisationen kein Interesse an weiterführenden Studien, sondern im Gegenteil eine teils brüsk ablehnende Haltung zeigten. Eine mögliche Erklärung: Die Pharmaindustrie unterstützt diese.

Anmerkung: Ich verweise hier nochmals auf meine Erfahrungen mit Elizabet Saenz in Panamá, die an einer "genetisch bedingten Hautkrankheit" litt: Epidermolysis bullosa congenita. Unter absoluter Rohkost, sprich: Schnitzer Intensivkost, heilte innerhalb von 3 Wochen alles aus. ▶ Siehe Seiten 225, 386, 394, 500, Fußnoten ━ FN 119/225 und FN 192/394

Herr Dr. Schnitzer möchte heute nicht mehr an die vielen Anfeindungen von Kollegen und dem Berufsverband noch an sonstige üble Nachreden erinnert werden und schrieb mir, dass es besser sei, das zu ignorieren, denn ich würde es sicher auch nicht mögen, wenn man über mich schreiben würde, ich sei "keine Psychopathin". Mir macht es jedoch nichts aus, deutlich zu sagen, dass die unterstellte "hirnorganische Krankheit", die man mir mal unterschieben wollte, nicht zutreffend war, dass ich also weder "hirnorganisch krank noch Psychopathin" bin. Herr Dr. Schnitzer meinte, eine Negation mit einer Negation zu beantworten (= doppelte Negation), sei kontraproduktiv. Sicher hat er damit irgendwo auch Recht. Es gehören allerdings Diffamierungen zur Lebensgeschichte besonders aufrichtiger Menschen, weil die üblicherweise weit verbreitete Verlogenheit, das übliche Verdrängen und Abspalten von Menschen, die in verantwortlichen Positionen sitzen und reichlich Schaden verursachen, weil sie offensichtlich wirklich hirnorganisch krank sind, ebenso ins Bewusstsein gehoben werden muss wie der Krimi, den uns Politiker und Lobbyisten liefern, die Wirtschaftsinteressen höher halten als die Gesundheit des

Einzelnen und der Volksgesundheit. Sie schießen sich damit zwar selbst ins Knie, sägen sich den Ast ab, auf dem sie sitzen, aber: "Wenn es auch Wahnsinn ist, so hat es doch Methode."

Wenn sie den Berufsgerichtsverfahrenskrimi gegen Johann G. Schnitzer lesen möchten, empfehle ich ihnen die Internetseite des Hess-Textateliers. Kein anderer als **Werner Kollath**[157] wurde damals als Sachverständiger herangezogen! Das Gericht kam zu dem Schluss, dass es selbst über genügend Sachverstand verfüge um zu erkennen, dass Schnitzers Wissen auf wissenschaftlichen Grundlagen beruhe. Sie werden in dem Bericht erfahren, dass es um rein wirtschaftliche Interessen ging. Letztlich hat Schnitzer den Prozess trotzdem gewonnen.

Ich zitiere weiter aus der Internetseite des Hess-Textatelier: *1978, eingeladen den Festvortrag zur Eröffnung einer Ärztetagung auf der Medizinischen Woche Baden-Baden zu halten, konfrontierte er (Dr. Schnitzer) die Ärzteschaft mit der schockierenden Frage: „Warum ist der Arzt nicht gesünder als die Durchschnittsbevölkerung?" – welche dann noch tagelang danach von den Besuchern des Kongresses diskutiert wurde.*

Schnitzer wurde im Laufe der mehr als 4 Jahrzehnte, in denen er die Zahnheilkunde praktisch ausübte, immer wieder angegriffen, diffamiert und bis zur beinahe totalen Existenzvernichtung verfolgt, wobei auch nicht gesetzeskonforme Mittel eingesetzt wurden. Schnitzer: „Der Stoff würde nicht nur für einen Krimi, sondern für eine ganze Krimiserie ausreichen." ---

--- *Albert Schweitzer besaß in Königsfeld im Schwarzwald ein Haus. Er bewohnte dieses nur gelegentlich, da er meist in dem von ihm gegründeten Hospital in Lambarene (Afrika) arbeitete und sein Zuhause im Elsass war. Das Geld für sein Hospital sammelte er durch seine berühmten Orgelkonzerte. Johann Georg Schnitzers Klavierlehrerin (er hatte vom 9. bis zum 18. Lebensjahr regelmäßigen Unterricht), die Organistin Hilde Martin, war mit Albert Schweitzer befreundet und sah nach seinem Haus, wenn er nicht da war. So kam es, dass der junge Johann Georg manchmal im Garten Albert Schweitzers das Gras mähte. ---Schweitzer und der junge Schnitzer unterhielten sich bei ihren Begegnungen in ihrer alemannischen Muttersprache. Auf einmal sagte Schweitzer: „Waischt was im Herrgott am beschte groten isch?" Leiber: „Nai." Schweitzer: „D' Dummheit vo der Mänsche!"*

Johann Georg Schnitzer hatte auch Berührungspunkte mit Hans-Heinrich Reckeweg und dem Krebsarzt Josef Issels. Reckeweg, der vorher in Berlin gelebt hatte, kam nach dem Zweiten Weltkrieg nach Triberg im Schwarzwald, das in der Nähe von St. Georgen liegt, wo Johann Georg Schnitzer aufgewachsen ist. So lernten sich die beiden unerschrocken ihren Erkenntnissen folgenden Männer kennen und hatten reichlich gemeinsamen Gesprächsstoff. Schnitzer wurde so auch Zeuge der Entwicklung der Homotoxinlehre Reckewegs, der Schnitzer in seinem Buch **Der Alternative Weg zur Gesundheit** einen gebührenden Platz eingeräumt hat. Ich selbst wurde dadurch auf die Antihomotoxikologie aufmerksam, habe mich während meines Heilpraktikerstudiums gründlich damit auseinandergesetzt und sie in meiner Familie, bei den Haustieren, nahen Verwandten und mir selbst wiederholt ausnahmslos erfolgreich anwenden können.

---

157 Er sagte Schnitzer gegenüber sinngemäß: "Sie werden es noch erleben, dass die Mesotrophie auch vor den Gehirnen nicht Halt macht".
▶ Hirn-Insuffizienz: http://www.dr-schnitzer.de/forum-hirn-insuffizienz-br.html

Hans-Heinrich Reckeweg, dem es nicht anders als allen naturheilkundlichen und homöopathischen Pionieren ging, sagte, als man ihn auf einem Ärztekongress nicht reden ließ: *"Das macht mir nichts aus; Jesus wurde auch in einem Stall geboren."* Ich selbst habe diesen Satz, ohne ihn in diesem Zusammenhang vorher gelesen zu haben, immer wieder gesagt. Als ich in Panamá fast über Nacht durch **Schnitzer Intensivkost** gesund geworden war, die ja die erste Heilkostform war, die ich kennen gelernt habe, habe ich denselben Satz gesagt, nachdem ich auf dem großen Markt in der Altstadt einkaufen gegangen war, wohin nur die arme Bevölkerung zu gehen pflegte. Die Reichen aber kauften lieber zu überhöhten Preisen die unzählige prozessierte Nahrung in den Supermärkten ein. Da wurde mir klar: *"Gott wurde nicht in der Universität und nicht im Supermarkt geboren, sondern in einem schlichten Stall."* Und er hat die ganze Welt erobert, wenngleich die meisten Christen lieber Kulturmüll und -schadstoffe essen als dass sie sich wie die Vögel unter dem Himmel vom Tisch des Herrn bedienen.

Anlässlich eines Vortrags von Johann G. Schnitzer in Bad Tölz, kam auch der berühmte Krebsarzt Dr. Josef Issels. Dieser berichtete den Zuhörern, dass er in seiner Klinik ganz hervorragend gute Erfahrungen mit der Schnitzer-Intensivkost bei der Behandlung von Krebspatienten gemacht habe. Er selbst wurde von seinen Berufskollegen bekämpft. Issels hatte ein großes Herz und wies selbst Sterbende nicht ab. Man unterstellte ihm aber gerade deshalb Scharlatanerie, fahrlässige Tötung und unzulässige Bereicherung. Er wurde 1960 verhaftet und musste sich einem Berufsgerichtsverfahren stellen. Issels wurde in erster Instanz verurteilt aber im Revisionsverfahren völlig rehabilitiert. Inzwischen werden in Krebstherapie und Rehabilitationsverfahren bei Krebs, Herzinfarkt und Diabetes mellitus naturheilkundliche Methoden und "Vollwertkost" angewandt und die Patienten werden besser informiert. Allerdings mit der Einschränkung, dass weder Schnitzer-Intensivkost noch Rohkost noch Brukersche vitalstoffreiche Frischkost noch Konz' Urkost gereicht wird sondern ein Kompromissmischmasch, der nicht einmal an Werner Kollaths Vollwertkost heranreicht!

Issels wie auch Reckeweg wanderten unabhängig voneinander in die USA aus, wo ihnen mehr Freiheit garantiert war. Ich verweise in diesem Zusammenhang auf eine deutsche Familie, die jüngst in den USA politisches Asyl erhielt, weil sie in Deutschland aus einem einzigen Grund jahrelang verfolgt worden war: Sie wollten ihre Kinder zu Hause selbst unterrichten, um sie vor negativen Einflüssen zu bewahren. Die Schulpflicht in unserem Land macht das unmöglich. Ich selbst kenne eine deutsche Adventistenfamilie, die deshalb an die Costa Blanca auswanderte. Sie eröffneten einen Naturkostladen gegenüber des Supermarkts Pepe La Sal an der Küste von Moraira (Costa Blanca) und vermieten Ferienwohnungen. Und sie unterrichten ihre beiden Söhne hervorragend allein in ihrer "Heimschule" zu Hause.

Ich zitiere Heinz Scholz (Hess-Textatelier): *Schnitzer sieht solche persönlichen Konsequenzen als die Spitze eines Eisbergs: „Ein Land, das über Jahrzehnte hinweg seine besten Leute auf den unterschiedlichsten Gebieten – von Erfindern und genialen Konstrukteuren über Sportgrössen, hervorragende Ärzte und Wissenschaftler, Forscher und Genies (Einstein, der in Ulm aufwuchs, als Beispiel) – mit den unterschiedlichsten und niederträchtigsten Methoden hinausekelt, wird schließlich in dumpfer Mittelmäßigkeit und Ideenlosigkeit versinken. Die Konsequenzen zeigen sich jetzt nicht nur in der allgemeinen bedrückenden Stimmungslage, sondern auch in harten Fakten wie den Ergebnissen der PISA-Studie, und in Stagnation und Niedergang der Wirtschaft."*

Inzwischen stehen die Heilerfolge durch Rohkost außer Frage. Die Pioniere aber – Ärzte, Heilpraktiker und ihre Patienten – mussten sich erst mühsam eine Bresche ins Dickicht der Dummheit schlagen. Und nur darum, weil Vollwertkost inzwischen in aller Munde ist, wenngleich sie mehr verbal dort ist und in den Köpfen völlig irrige Vorstellungen darüber bestehen, können echte Anhänger der "frugivoren Urnahrung" des Menschen heute einigermaßen ungehindert mit den Mitteln der Natur heilen. Jeder Mensch ist sich selbst Arzt! Aber nur dann, wenn er die richtigen Urmittel anwendet, die ihm nur der Herrgott zur Verfügung stellt, nicht aber Rehakliniken, sich oft zu Unrecht "Naturheilkundler" nennende Ärzte und Heilpraktiker und all das, was diese an Büchern, Apparaten und Ratschlägen im Gepäck haben.

Willst Du gesund werden, dann vergiss nicht nur den Kochtopf sondern auch den ganzen Nonscence, der eine Pseudo-Naturheilkunde und Pseudo-Ernährungstherapie unterhält. Werde wirklich du selbst und iss: **Schnitzer Intensivkost**! Schon bald wirst Du sie als die eigentliche Urnahrung des Menschen erkennen, die unabhängig von Johann G. Schnitzer **die** Kostform ist, die der Schöpfer jedem Menschen zugedacht hat.

Darum: Bediene Dich im Garten Eden. Er ist überall. Schau nur richtig hin!

▶ **Eine ausgezeichnete Biografie befindet sich auf Dr. Schnitzers Homepage: http://www.dr-schnitzer.de/autocrv4.htm**

> Wer trinkt ohne Durst,
> wer isst ohne Hunger,
> der stirbt umso junger.
> Martin Luther

Schnitzers Gesundheitsservice im Internet

Dr. J. G. Schnitzers Geheimnisse der Gesundheit
Schnitzers http://www.dr-schnitzer.de/

Bluthochdruck-Index
http://www.dr-schnitzer.de/bluthochdruck-index.html

Bluthochdruck-Studie
http://www.dr-schnitzer.de/bluthochdruckstudie02-einfuehrung.html

Auswertungen der Studie über Effektivität der Ernährungsmaßnahmen zur Normalisierung des Blutdrucks – Stand November 2007
http://www.dr-schnitzer.de/bluthochdruckstudie02-auswertungen.html

Diabetes heilen
http://www.dr-schnitzer.de/bhz001.htm

Schnitzer-Report – 4702 Personen berichten über ihre Erfolge
http://www.dr-schnitzer.de/srep002.htm

Völlig uneigennützig hat Johann Georg Schnitzer gemäß seinem Lebensmotto, als Arzt Menschen helfen zu wollen, seit seinem Ruhestand in viel Kleinarbeit und mit reichlich Verstand seinen **Schnitzers Health Service (Dr. J. G. Schnitzers Geheimnisse der Gesundheit)** im Internet aufgezogen und arbeitet ihn unermüdlich weiter aus. Es ist leider wahr, dass die leidende Menschheit immer noch nicht problemlos an korrekte Informationen heran kommt. Die Menschen wissen nicht wirklich, warum sie krank werden noch wie sie wieder gesund werden könnten. Das Tod verheißende Vierklee aus Bluthochdruck, Herzinfarkt, Apoplex und Diabetes führt uns die vier Hauptschlagwörter, die die Menschheit geißelt, vor Augen.

Fangen wir mit dem **Bluthochdruck** an. Schnitzer bietet in deutscher und englischer Sprache mehrere Bücher zu diesem Thema an und führt seit 2001 über das Internet eine Studie dazu durch. Sie können sich, weil es im Grunde sehr einfach ist, tatsächlich völlig ohne ärztliche Hilfe[158] und mit Hilfe solcher Leitfaden-Bücher allein heilen. Wer selbst mit Bluthochdruck

---

158 Den Patienten wird immer einzuhämmern gesucht, dass nur Fachleute helfen können. Die so genannten Fachleute kennen zwar sehr viele Einzelheiten, aber ihnen fehlt auch dann, wenn sie von Ganzheitsmedizin oder ganzheitlicher Psychotherapie faseln, meistens die Gesamtschau. Sie behandeln mit vielen verschiedenen Mitteln viele Einzelheiten. Das nennen sie dann "ganzheitliche Behandlung". Mir wurde einzureden versucht, dass eine Psychotherapie, namentlich EMDR, nicht allein durchführbar, eine posttraumatische Belastungsstörung niemals allein behandelbar sei. Lediglich die bekannte Professorin Luise Reddemann bestätigte mir, dass eine erfolgreiche Selbsttherapie durchaus möglich ist. Meine herzliche Empfehlung: glauben sie an sich selbst, haben sie Selbst- und Gottvertrauen, d.h. glauben sie an die natürlichen Selbstheilungskräfte und verhalten sie sich den Ordnungsgesetzen des Lebens gemäß. Die Heilung erfolgt letztendlich ohne ihr Dazutun von selbst. Sie müssen sich lediglich dazu durchringen, sich zu überwinden!

gesegnet ist, tut gut daran, sich sowohl die Internetseiten Schnitzers als auch seine Bücher *einzuverleiben,* denn von Seiten ihres Arztes werden sie nur in den seltensten Fällen etwas Gutes zu erwarten haben. Selbst solche Ärzte, die Naturheilkunde oder sogar Ernährungstherapie auf ihr Praxisschild schreiben, haben leider weit überwiegend keine Ahnung von den Zusammenhängen. Und wenn sie sie haben, fürchten sie um ihr Einkommen und geben ihnen schon darum kein korrektes Wissen weiter. Ihr Arzt lässt sie, aus welchem Grunde immer, völlig uninformiert allein im Regen stehen!

Sie sollten sich aber nach erfolgter Heilung, die, wenn sie sehr konsequent vorgehen, sich bereits nach einer einzigen Woche abzeichnet und im Schnitt nach 3-4 Wochen abgeschlossen ist, ihrem Arzt gern vorstellen. Wenn er ehrlich ist, wird er das, was er gelernt hat, in Frage stellen, wenn nicht, wird er ihre Heilung als spontane Selbstheilung werten und ihren Bluthochdruck nachträglich als rein psychosomatisch hinstellen.

Wenn sie sich mit Schnitzers **Bluthochdruck-Studie** genauer befassen, werden sie erkennen, dass diejenigen Patienten, die sich zu 100% von **Schnitzer-Intensivkost** ernährten, sehr rasch einen völlig normalen Blutdruck bekamen. Wenn aber auch nur ein wenig Gekochtes zusätzlich gegessen wird, sieht es schon weniger rosig aus. Sowohl die Geschwindigkeit der Heilung als der anschließende Blutdruckwert hängen exakt proportional mit dem Ernährungsverhalten zusammen. Wenn sie 100% gesund werden wollen, muss die Ernährung 100% roh sein und bei vielen Patienten auch dauerhaft 100% roh bleiben. Geben sie sich mit 75 % Gesundung zufrieden, muss die Ernährung mindestens 90 % roh sein. Reichen ihnen 50% Gesundung aus, muss die Ernährung mindestens 70 % roh sein. Wenn ihnen 30 % Gesundheit reichen, müssen sie nur 50% Rohkost essen. Und wenn ihnen der Begriff Rohkost nicht gefällt, dann sagen sie: **Schnitzer Intensivkost**, weil sie intensiv und nachhaltig gesund macht und erhält.

Wer glaubt, mit einer halben Sache seine Gesundheit wieder vollkommen herstellen zu können, ist auf dem Holzpfad. Und wenn dann noch Ausnahmen mit 1-2 Zigaretten täglich oder 1 Schokoriegel nach dem Mittagessen und dergleichen eingeschoben werden, kommt keine Heilung zustande, weil diese kleinen ungesunden Intermezzi das Gesamtkonzert stören. Wenn nur eine Geige falsch spielt, ist das ganze Konzert verdorben und alle Zuhörer laufen davon. Dann aber zu behaupten "Vollwertkost" könne nicht helfen, ist darum falsch, weil von falschen Voraussetzungen ausgegangen worden ist. Die falscheste Voraussetzung ist dabei die eigene Falschheit, die Lüge gegen sich selbst.

Die **Schnitzer-Studien** stellen die Erfolgsmöglichkeiten unter reiner Rohkost ("**Schnitzer-Intensivkost**) klar vor Augen! Wer da noch wegschaut und das Gegenteil behauptet, ist ein Lügner. Und dem ist auch nicht mehr zu helfen. Sich selbst zu belügen ist noch schlimmer als bei Gericht einen Meineid zu schwören. Ein Meineid kommt nicht immer heraus, aber wenn sie sich selbst in die Tasche lügen, müssen sie die Konsequenzen auf jeden Fall auch selbst tragen, denn der Innere Richter wohnt in ihnen selbst. Und er ist unerbittlich durch sich automatisch verwirklichende, eingebaute Konsequenzen.

Schnitzer Diabetes-Studie - Diabetes Typ II (so genannter Altersdiabetes, der heute aber immer früher auftritt und rund 90% aller Diabetes-Erkrankungen ausmacht) ist durch **Schnitzer-Intensivkost** heilbar. Vorweg: Diabetes Typ I wie Typ II kommen heute in jedem Lebensalter vor.

Ähnlich wie den Bluthochdruck-Patienten geht es den Diabetikern. Die allerdings benötigen während der Behandlung mit **Schnitzer-Intensivkost** sehr genaue Kontrollen ihres Blutzuckerspiegels durch ihren Arzt, denn ständige Anpassung an die eintretenden Veränderungen ist dringend notwendig, da sie sonst durch Überdosierung von Insulin in eine Hypoglykämie, d.h. Unterzuckerung geraten könnten. Lassen sie sich aber nicht durch ihren Arzt ins Bockshorn jagen, der sie möglicherweise vor *Scharlatenerie warnt*, sondern führen sie ihre Selbstbehandlung konsequent durch und nötigen sie ihren Arzt notfalls, die notwendigen Kontrollen täglich durchzuführen. Ihr Arzt wird schon durch die Kontrolluntersuchungen Zeuge ihres Heilungsprozesses. Und wenn er ehrlich ist, wird er das, was er gelernt hat, in Frage stellen, wenn nicht, wird er ihre Heilung als spontane Selbstheilung werten und ihren Diabetes nachträglich möglicherweise als rein psychosomatisch hinstellen. Empfehlen sie diesen Arzt niemandem weiter!

Diabetes Typ I wurde früher juveniler Diabetes genannt, weil er überwiegend bei Kindern und Jugendlichen vorkam. Er macht etwa 10 % der Diabetes-Erkrankungen aus. Man nimmt an, dass unter anderem eine antibiotische Behandlung bei Mumms diese Diabetesform auslösen kann. Wenn wir dabei die Vikariationen, wie Reckeweg sie beschreibt, vor Augen haben, können wir diese These gut nachvollziehen. Durch eine antihomotoxische Behandlung, die von **Schnitzer-Intensivkost** begleitet wird, besteht vor allem dann Aussicht auf Heilung, wenn unverzüglich behandelt wird. Je mehr Zeit verloren geht, desto mehr gehen restliche Inselzellen verloren!

Beim **Diabetes Typ I** sieht es etwas anders aus als beim **Diabetes Typ II**, weil hier die das Insulin produzierenden Inselzellen der Bauchspeicheldrüse bereits erschöpft sind. Wir können den Verlust von Körpergewebe nicht rückgängig machen. Wir können weder Beine noch Inselzellen nachwachsen lassen. Wir können aber weitere Folgeschäden, die durch "Normalkost" bzw. Pseudo-Vollwertkost ausgelöst werden und mit tödlicher Sicherheit voranschreiten, absolut verhindern. Vor allem Arteriosklerose mit ihren sich daraus ergebenden unzähligen ernährungsbedingten Zivilisationskrankheiten bis hin zum Herzinfarkt usw..... Kontrolluntersuchungen sind beim **Diabetes Typ I** (früher: juveniler Diabetes) unerlässlich!

Es ist sinnvoll, sich in die Hände eines in Homotoxikologie erfahrenen Arztes zu begeben. Ich mache hier keine Werbung für die Firma Heel, die spezielle Komplexhomöopathika nach Reckeweg herstellt, weise aber auf meine eigenen Erfahrungen mit diesen Mitteln nochmals hin. Ob sie nun diesen Weg gehen oder sich einem klassischen Hahnemann-Homöopathen zuwenden: Ausschlaggebend für eine nachhaltige Umstimmung ist die Rückführung in vorherige Stufen des Erkrankungswegs: durch Vikariation Richtung links des biologischen Schnitts, denn Noxen (= Schadstoffe) aller Arten (Bakterien, deren Ausscheidungen) müssen zur Ausscheidung gebracht werden! Auf andere Weise ist bei schweren Homotoxikosen, die sich in Stufe 5 oder 6 befinden, eine Umkehr im Sinne des Wortes kaum mehr möglich. Ich lege ihnen daher nahe, sich wahlweise 1. die Ärzteliste des Vegetarierbundes vorzunehmen, 2. sich von der Firma Heel unverbindlich Anschriften geben zu lassen und 3. sich von der Deutschen Homöopathischen Union (DHU) beraten zu lassen. Die Anschriften finden Sie im Kapitel **Liste naturheilkundlicher Ärzte, Heilpraktiker und Zahnärzte** auf Seite 355.

Johann G. Schnitzer hat durch Fragebögen, wo Betroffene während der Dauer einer Behandlung genau aufführen, wie ihre Kost beschaffen ist und in welcher Weise sich Laborwerte und klinische Befunde verändern, statistisch wertvolle Belege von unschätzbarem Wert gesammelt. Er führt eine Arbeit durch, die eigentlich Universitäten vorbehalten ist. Da die dort verantwortlichen Wissenschaftler aber bevorzugt weiterhin ihren alten Unsinn verzapfen und lediglich für herausragende scheuklappenwissenschaftliche Minidetails Fördergelder erhalten und Nobelpreise beziehen, bleibt es überwiegend in den Händen weniger engagierter Außenseiter, die notwendige, wirklich wissenschaftliche Arbeit zu leisten. Echte Wissenschaftler müssen immer Pioniere bleiben. Das hat sich aber in den vergangenen Jahrzehnten immer mehr in kleinstes Detailwissen verrannt, sodass die groben Fehler und Fehleinschätzungen unserer Zeit darin untergegangen sind.

Und abschließend noch ein Hinweis, den mir Johann G. Schnitzer mal gab. Er wollte mich nicht etwa darüber beraten, wie ich mit Aktien viel Geld machen könnte, sondern er wollte mir durch den Hinweis auf eine Internetseite lediglich die Augen darüber öffnen, dass sich nicht nur die Pharmaindustrie eine goldene Nase mit der Unaufgeklärtheit der Menschheit verdient sondern dass man auch mit einem entsprechend geschickt zusammengestellten "Medikamenten-Portfolio" reich werden kann, da es innerhalb von 20 Jahren bis 500% Gewinn erzielt! Ich habe mich daraufhin zu einem Seminar bei einer renommierten Fernschule eingeschrieben und insgesamt 2 Jahre lang Geldanlagen von Grund auf studiert. Natürlich ohne zu investieren, denn ich habe aus gutem Grund die Schnauze voll von Geldanlagen. Weder verlasse ich mich jemals wieder auf meine Bank, die mich mit Ihren todsicheren Empfehlungen ein kleines Vermögen gekostet hat noch auf meinen eigenen Riecher. Was ich aber auf gar keinen Fall tun würde, ist in die Pharmaindustrie zu investieren, um vom Leid unwissender Menschen zu profitieren.

Aber ich habe genau verfolgen können, dass so ein "Diabetes-Portfolio" tatsächlich die beste Geldanlage für skrupellose Menschen ist. Besonders in China und Südafrika boomt der Diabetes-Markt und damit die Pharmaindustrie. Überall da, wo wir unsere so genannte Zivilisation hinbringen, boomen Arteriosklerose, Herzinfarkt und Diabetes mellitus sowie alle anderen ernährungsbedingten Zivilisationskrankheiten, und die Pharmaindustrie jubelt. China öffnete sich 1982 dem Westen. Seither steigen dort die Diabetes-Neuerkrankungen rasant. Wenn ich mich recht erinnere, waren es innerhalb von 20 Jahren 500% Neuerkrankungen! Kein Wunder, denn diese Krankheiten waren in China bis dahin völlig unbekannt. Es gab keinen Herzinfarkt. Und um den richtig studieren zu können, schickte China seine Mediziner in die Vereinigten Staaten von Amerika! Aber statt ihre alte Mauer noch höher zu ziehen, haben die Chinesen trotz besseren Wissens, dass ihnen ihre Ärzte aus den USA mitbrachten, tüchtig weiter in ihre immer mehr boomende Wirtschaft investiert und die Bevölkerung schutzlos und ohne zu informieren auf die Reise ins No-Return-Land geschickt.

Wer also bei Sanofi-Adventis und dergleichen einsteigt, den trägt es finanziell auch heute noch in schwindelnde Höhen. Keine Anlagen sonst steigen so sicher wie diese! Wenn sie nicht gerade den Fehler begehen, in eine Schweinegrippe-Impfung zu investieren, für deren Public Relation viel Geld ausgegeben wurde. Einfach so ins Blaue hinein, weil Impfen normalerweise ja so viel Geld in die Kassen spült, denn mit der Angst ist sehr viel Geld zu verdienen. Und wer hat diese Rechnungen bezahlt? Der Staat. Und der sind wir.

Und die Milch macht's ganz besonders möglich, denn Diabetes mellitus wird durch den Konsum von Milchprodukten noch sicherer erreicht: http://www.milchlos.de/milos_0722.htm.

Wie wäre es, gleichzeitig an Diabetes zu erkranken und mit Aktien seinen Erben eine sichere Geldanlage zu hinterlassen? htt://www.diabetesundgeld.de/

> Sollst uns nicht lange klagen, was alles dir wehe tut.
> Nur frisch gesungen, und alles wird wieder gut.

Franz Konz' Urkost

Während des Treffens der Europäischen Vegetarierunion 1999 in Widnau in der schönen Schweiz begegnete ich Franz Konz, der dort einen Vortrag hielt. Ein uriger Mann von 73 Jahren war er damals, verheiratet mit einer jungen Asiatin, die mit den beiden gemeinsamen Kindern, zwei und vier Jahre alt, dabei war. Morgens gingen sie gemeinsam hinaus in die Natur und sammelten Kräuter, die sie später zusammen mit Obst und anderer Rohkost vertilgten.

Konz kam 1926 in Köln zur Welt. Er absolvierte nach seinem Abitur eine Ausbildung zum Steuerinspektor und Revisor an der Reichsfinanzschule. Am Ende des Zweiten Weltkrieges wurde er als Soldat in Berlin eingesetzt. Nach dem Krieg arbeitete er noch einige Zeit als Steuerinspektor, bevor er aus dem Staatsdienst ausschied und Schriftsteller wurde. Eine steuerberatende Tätigkeit hat Franz Konz nicht ausgeübt, weil ihm hierzu die Zulassung fehlte.

Im Jahr 1952 verfasste er seine ersten Bücher, deren Inhalt hauptsächlich aus Steuertipps bestanden. Daraufhin wurde er wegen Beleidigung und Beihilfe zur Steuerhinterziehung zu siebzehn Monaten Gefängnis verurteilt, was ihn nur noch mehr schreiben ließ.

Im Alter von etwa vierzig Jahren erkrankte er schwer an Magenkrebs, erhielt im Krankenbett durch eine Privatperson erstmals Informationen über natürliche Heilkräfte durch Naturkost, unterschrieb daraufhin gegen den Rat der Ärzte seine Entlassung und verließ auf eigene Verantwortung das Krankenhaus. Man hatte ihm immerhin den Magen entfernen wollen! Er überwand den Krebs durch seine Urkost. Wikipedia spricht hier von einer *strengen Art der Rohkost*, verkennend, dass Konsequenz mit Strenge absolut nichts gemeinsam hat. Die weitere Art, wie Wikipedia hier formuliert, ist wieder einmal bezeichnend: "[den Krebs]....*besiegt haben will."*

Auch die auf Seite 322 erwähnte Rosario Gago, eine Unternehmersgattin in Panamá, überwand ihren Magenkrebs ohne ärztliche Hilfe. Und an dieser Stelle möchte ich noch einen mir persönlich bekannten Fall aus den Panamájahren erwähnen. Ein dort stationierter junger amerikanischer Soldat litt unter schweren Schmerzen im Bein und wurde als arbeitsscheuer Dienstverweigerer schließlich in ein abgeschiedenes Urwaldhospital abgeschoben. Dort vegetierte er monatelang vor sich hin. Man zwang ihn wiederholt, aufzustehen. Eines Tages brach bei diesen Zwangsmaßnahmen sein rechter Oberschenkel. Er hatte Knochenkrebs!

Und wie er so elend allein dalag, kam von irgendwoher eine ihm unbekannte Amerikanerin an sein Bett und sprach von natürlichen Heilkräften und Rohkost. Sie machte ihm Mut und drückte ihm ein Buch in die Hand. Er konnte nicht in Erfahrung bringen, wer sie war und sah sie danach auch niemals wieder. Nachdem ihm das rechte Bein bis in die Hüftpfanne hinauf abgenommen worden war, um sein Leben zu retten, verließ er das Krankenhaus, aß nur noch Rohkost und studierte später Medizin, sich auf Naturheilkunde spezialisierend. Ein Knochensarkom ist sehr aggressiv, und nur wenige Menschen überleben eine solche Operation länger als 5 Jahre, weil der Krebs sich meistens trotz Amputation weiter ausbreitet. **Dennis Trisker** überwand seinen Krebs und auch diese kranke Gesellschaft vollkommen. Ich lernte ihn im Alter von vierzig Jahren kennen, und er erzählte mir selbst seine Geschichte. Irgendwann verließ er Panamá, und ich habe erst jetzt durch das Internet herausbekommen, dass er Reiki-Lehrer wurde und inzwischen in den USA lebt.

Er veröffentlichte in Panamá drei kleine Gesundheitsbücher. Das dritte mit dem Titel *La Dieta Espiritual*. Er verband das Geistige mit der gesunden Ernährung, weil die Lebensweise eines sich gesund ernährenden Menschen immer auch geistig wird. Das muss nicht unbedingt zum Christentum führen. Oft führt es zur Esoterik. Und wenn diese Esoterik dann nicht ausartet sondern in vernünftigen Bahnen bleibt, kann ein Mensch wie Dennis zum Reiki finden. Die asiatischen Meditationspraktiken sind allgemein sehr dazu angetan, des Menschen Ursprung und Ziel – Gott! – auf besondere Weise zu finden. Und Zen wird heute auch in christlichen Klöstern gelehrt.

Um zu unserem Franz Konz zurückzukommen, so lehnt er meines Wissens christliche Lehren und auch asiatische Esoterik ab. Entscheidend ist auch nicht, was jemand diesbezüglich zu glauben meint. Konz kommt von der absoluten Naturschiene, von der konsequenten Natürlichkeit. Es gibt nun aber Leute, die ihn darum gern verunglimpfen, gar nicht wissend, was Konz eigentlich aussagen will und was sein gesamtes Leben ausdrückt. Wir haben es hier wieder mit dem Phänomen zu tun, dass träge Geister echte Pioniergeister nicht verstehen können. Wer nicht selbst zu den Mutanten der Menschheit gehört, kann sich weder in den gesellschaftlichen Vegetationskegel hinein versetzen noch in dessen möglicherweise mutierende Gene.

Er lebte nicht von seinen Naturheilbüchern sondern von seinem extrem gut verkauften Steuerratgeber, dem **Steuerkonz**. Der ist geradezu sprichwörtlich geworden! Wenigen Lesern seines jährlich neu aufgelegten Ratgebers ist bekannt, dass dieser steuerlich gewiefte Mann sich nicht nur vom Fiskus nicht ausnehmen lässt sondern dem Staat allgemein die Grenzen zu weisen weiß. Durch seine von ihm selbst gut bewachte Tür seiner ausgeprägten Persönlichkeit kommt kein Mensch hindurch, der nicht wie er absolut sauber und integer ist! Nur wenige der Steuerkonz-Leser wissen, dass er sich der Urkost verschrieben und einen umfassenden Gesundheits- und Ernährungsratgeber verfasst hat. Da er die Verlegung seiner Steuerratgeber von der gleichzeitigen Herausgabe seines Gesundheitsratgebers abhängig machte, wechselte er zur Verlagsgruppe Langen Müller Herbig von Herbert Fleissner.

Der erste Steuerratgeber, den Konz schrieb, befasste sich mit Steuersparmöglichkeiten der katholischen Geistlichkeit. Nach dem guten Erfolg weitete er sein Feld auf weitere Zielgruppen wie Selbständige, Beamte und schließlich alle Arbeitnehmer aus. Sein Steuerratgeber "1000 ganz legale Steuertricks / Der Große Konz" wurde seit 1985 millionenfach verkauft. Seit 1990 erschien das "Arbeitsbuch zur Steuererklärung/Der Kleine Konz", eine Anleitung zum Ausfüllen der Steuerformulare. Mitautor des "Kleinen Konz" ist Steuerberater Friedrich Borrosch. Beide Bücher werden jährlich aktualisiert und der Rechtslage angepasst. Angela Merkel nannte im TV-Duell vor der Bundestagswahl 2005 die "1000 ganz legalen Steuertricks" eine Zusammenfassung aller Steuerschlupflöcher.

Und genau betrachtet ist auch sein **Gesundheits-Konz** ein tausendfacher Trick, um das Schlupfloch aus unserem maroden Gesundheitssystem zu finden. So passt beides, was Konz produziert, gut zusammen, denn es hintergeht den Staat auf völlig legale Weise. Unser Staat schert sich ohnehin einen Dreck um unser persönliches Wohl. Und die Steuergelder werden falsch ausgegeben. Allein schon bezüglich des Gesundheitssystems haben wir eine völlige Fehlwirtschaft, Fehlinvestition und Fehlinformation. Die Professoren lehren das Falsche, die Studenten lernen das Falsche, das gesamte Pflege- und Diätpersonal wird falsch ausgebildet. Die Psychologen lernen falsche Praktiken. Und nahezu jeder geht von falschen Prämissen aus. Egal ob in Wirtschaft, Juristerei, Kirche, Medizin, Psychotherapie, in Lehre und Forschung oder wo sonst noch möglich. Nirgendwo wird Wahrheit gelehrt noch Wahrheit gepredigt, weil ganz einfach das Ganze nicht gesehen wird sondern ein Wald von Einzelwahrheiten, die sich nicht zu einem Ganzen zusammenfügen lassen, denn das Ganze ist mehr als die Summe seiner Teile! Wir sollten wie Censorius ständig wiederholen: *"Ceterum censeo Carthaginem esse delendam!"* (*"Im übrigen bin ich der Meinung, dass Karthago vernichtet werden muss!"*)

Nach seiner Ernährungsumstellung und seiner Magenkrebsheilung gründete Konz den **Bund für Gesundheit**. In seinem Gesundheitsratgeber **Der große Gesundheits-Konz** propagiert er seine Urkost. Sie besteht aus konsequenter (nicht strenger!) Rohkost, die soweit irgend möglich Wildkräuter und tropische Früchte mit einbezieht. Wildkräuter sind wesentlich reicher an Vitalstoffen. Konz sieht Krankheiten als Folge von einem nicht in Einklang mit der Natur geführten Leben. Die Ärzteschaft sieht er als Geldschneider an, die ihre Patienten krank machen wollen. Und dem schließe ich mich insofern an, als Ärzte natürlich von den Patienten leben. Nur halte ich es für überzogen, bösen Willen zu unterstellen, denn Ärzte sind einfach nur falsch ausgebildet, und der ehemalige Altruismus weicht heute oft dem nackten Überlebenskampf! Ärzte können nicht mehr verschreiben, was sie für richtig und wichtig halten. Leider aber halten sie für richtig und wichtig, was sie mal gelernt haben. Das aber ist eben leider weder richtig noch wichtig. Und insofern müssten sie fast nichts verschreiben und Konz hat doch Recht. Nur greife ich bei aller Polemisierung nicht die Würde eines Menschen an, auch nicht die Würde eines Arztes noch des gesamten Arztstandes, so sehr mir Ärzte auch gegen den Strich gehen.

Konz sieht, wie Wikipedia schreibt, Krankheiten als Mittel der Natur zur Aussonderung von "menschlichem Abfall" an. Eine derart krasse Formulierung passt zu seiner Wut. Statt Abfall würde ich da lieber formulieren, dass die Natur aussondert, was keine gesunden Nachkommen mehr garantiert, was also die Erhaltung der Art und zuletzt sogar der Spezies Mensch nicht mehr lohnenswert erscheinen lässt. Das hat übrigens nichts mit Nationalsozialismus zu tun, nichts mit Vokabeln wie unwertes Leben und dergleichen. Man muss da sehr vorsichtig in seinen Formulierungen bleiben, weil man allzu rasch in die NS-Schiene verfrachtet wird. Das ist kürzlich erst der bekannten TV-Moderatorin Eva Herman und postwendend auch einem sich einklinkenden Bischof passiert.

Franz Konz äußert sich auch zu AIDS und sagt: *"Die Viren stellen sich nur bei einem durch Drogen und Genussgifte geschädigten Körper vermehrt ein, um mitzuhelfen, den Abfall zu beseitigen. Wenn es sein muss, vertilgen sie den ganzen noch lebenden Menschen, der sich schuldhaft in einen Abfallkübel verwandelte. Sie haben dazu den Auftrag von Gott erhalten."*

Über die Erkrankten sagt er: *"Der Körper des AIDS-Kranken ist durch Aftersex, Genussmittel, Drogenmissbrauch und Junk-Food kaputtgemacht worden. Die HIV-Viren machen sich jetzt in großer Anzahl über ihn her. Sie sind von der Natur dazu bestimmt, dem unwürdigen und gegen die Gesetze am schlimmsten verstoßenden Erdbewohner das Geschenk des Lebens schnellstens wegzunehmen, damit er nicht noch mehr Unheil anzurichten vermag. Was soll aber die gegen die Natur gerichtete, nie bewiesene Verlängerung dieses Abschaums der Menschheit um ein paar Monate auf Kosten von uns, der Allgemeinheit?"* (Zitiert aus: Natürlich Leben, Nr 4/2001)

Ziehen wir von diesen drastischen Formulierungen den Zorn ab, den Konz da hineinlegt, und betrachten wir seine dahinter steckenden Aussagen sachlich, so trifft es durchaus zu, dass die Natur eliminiert, was sie nicht für lebenswert hält und was sich im Überlebenskampf nicht bewährt. Das sind klare Naturerscheinungen. Dass unsere Lebensweise dazu führt, von der Natur eliminiert zu werden, erleben wir ja. Nur hat die Menschheit so ihre Tricks, um trotz Krankheit weiter zu vegetieren, mit allerlei Prothesen zu überleben, Organe zu verpflanzen und künstliche Befruchtungen durchzuführen. Ich warte immer noch auf den Tag, wo Gehirne gesunder Vegetarier verpflanzt werden......

Wenn in der freien Wildbahn ein Tier sein Junges nicht säugen kann, stehen weder Milupa noch Alete zur Verfügung, um es am Leben zu erhalten und ihm gleichzeitig durch diese Kunstmilchen die ersten Zivilisationskrankheiten gleich mit einzuflößen. Fakt ist doch, dass zu den ersten Maßnahmen der Natur, eine Spezies auszutilgen, gehören: Unfruchtbarkeit und Aussterben lassen durch Versiegen der Milchproduktion für ohnehin schon vorgeschädigten Nachwuchs. Will Wikipedia wirklich konsequent sein, dann müsste sie den Schöpfer zum Oberhitler erklären! Ich zitiere hier frei unseren **Norbert Blüm**, den früheren Minister für Soziales: *"Früher starben die Menschen frisch-fröhlich mit 40 Jahren, heute jammern sie sich bis 80 durch!"* Das ist dasselbe, was Konz sagt, nur etwas süffisanter und feiner ausgedrückt.

Urkost, UrMedizin und UrMethodik ist das Ernährungs-, Heil- und Lebenskonzept der Vereinigung **Bund für Gesundheit e.V. (BfG e.V.)**. Dabei geht die **Ur-Medizin** von der zentralen Aussage aus, dass es sich bei den meisten Krankheiten zu einem wesentlichen Teil um Folgen falscher Ernährung handelt und somit praktisch alle Krankheiten durch Urkost zu therapieren sind. Konz sieht sich in Opposition zu konventionellen Ernährungskonzepten und in vielen Teilaspekten zur wissenschaftlichen Medizin. Von anderer Rohkost unterscheidet sich die Urkost dadurch, dass über die übliche Rohkost hinaus ausdrücklich der Verzehr wild gewachsener, essbarer Wildkräuter wie Vogelmiere, Löwenzahn, Breit- und Spitzwegerich, Melde und vieles mehr empfohlen wird. Man kaufe sich einfach ein Heilkräuterbuch mit guten Fotos, lese genau was drinnen ist, um giftige Kräuter auszuklammern, und schon kann man die Urkost leicht imitieren.[159] Eine natürliche, rohköstliche Urkost-Ernährung bietet bei sachgerechter Auswahl pflanzlicher Lebensmittel die Möglichkeit, sich bedarfsgerecht zu ernähren.

Konz lehnt das Waschen von Gemüse und Kräutern ab, weil hierbei Mikroorganismen abgespült werden, die für die Versorgung mit Vitamin B 12 essentiell sind. Konz behauptet nichts Unzutreffendes. Mir gefällt zwar seine Wortwahl nicht unbedingt, weil sie schlichtweg oftmals unhöflich ist und unter die Gürtellinie geht. Aber wir sollten doch mal darüber nachdenken, wie ein Mensch, der laufend angegeifert wird, es auf Dauer erträgt und ob es nicht normal und auch gesund ist, zurückzugeifern, wenn man sich wieder und wieder mit Dummheit und Arroganz von Mitmenschen konfrontiert sieht, die keinen blassen Schimmer haben aber ihre unqualifizierten Meinungen hinausdröhnen. Da bleibe ich auch nicht immer ruhig! Konz argumentiert lediglich unmissverständlich deutlich.

Ja, Wiki, Du hast Recht! Konz empfiehlt natürlich auch, Erde mitzuessen. Nicht mit dem Löffel sondern einfach so wie jedes wilde Tier, dessen Gesundheit auch darum besser ist als die von uns Menschen, weil sie nicht alles waschen und Erde mitfressen. Wir wissen doch, dass Vitamin B 12 wahrscheinlich von Mikroorganismen hergestellt wird, die in der Erde und in Oberflächengewässern vorkommen! Es wird uns aber auch immer wieder eingedröhnt, dass dieses Vitamin nur im Fleisch sei, obwohl nachweislich auch Fleisch essende Menschen an Vitamin B 12-Mangel erkranken können, selbst wenn sie einen gesunden Magen und kein Darmgeschwür haben, also selbst dort nicht die Ursache liegen kann. Es ist nicht zuletzt auch durch **Claus Leitzmanns Rohkoststudie** klar geworden, dass bezüglich Vitamin B 12 nichts klar ist sondern dass wir schlichtweg noch nicht wissen, woher wir es eigentlich beziehen, denn auch konsequente Veganer müssen nicht zwangsläufig an B 12-Mangel leiden.

---

159 Erich Heiß: *Wildgemüse und Wildfrüchte – Eine wertvolle Ergänzung und Aufwertung unserer heutigen Nahrung – 117 Abbildungen* – Waerland Verlagsgenossenschaft EG

Wie auch immer. Konz, der weder Heilpraktiker noch Arzt ist und auch keine Ernährungswissenschaften lege artis studiert hat, hat über das Vitamin B 12 nachgedacht und wie er es aufnehmen könnte. Und so kam er auf den Gedanken, Läuse, Käfer und Würmer ab und zu ebenso mitzuessen wie gesunden Schmutz aus Wald und Wiesen, wie es schon die Steinzeitmenschen getan haben und wie es jedes frei lebende Tier macht. Konz ernährt sich schlichtweg natürlich, ohne alle Details wissenschaftlich wirklich begründen zu können. Heute reichen die Ernährungswissenschaften einiges davon nach, anderes wird relativiert. Das schmälert aber nicht die Tatsache, dass er sich seinen Magenkrebs selbst geheilt hat. Ebenso wenig die Tatsache, dass sich Dennis Trisker sein Sarkom oder Frau Rosario Gago[160] in Panamá ihr Magenkarzinom ohne ärztliche Hilfe geheilt haben. In einem Bruker-Seminar gab es einen Rhetorik lehrenden Herrn, der wenige Tage nach seinem Herzinfarkt bereits sechzigjährig das Krankenhaus auf eigene Verantwortung verließ, nachdem er ein Bruker-Buch bekommen hatte. Er stellte seine Ernährung und sein Leben um und hatte nie wieder böse Gesundheitsprobleme.

Die von Konz entwickelte Urkost ist trotz der gelegentlichen Käferchen, die der Altmeister manchmal mit verdrückt, vegan. Ein Wurm in einem Apfel oder einer Süßkirsche, eine Ameise an einem Blatt hat nach seiner Auffassung noch niemandem geschadet und ergänzt, wie er sagt, die sonst vegetarische Nahrung um Vitamin B 12 und Kleinstmengen von tierischem, nativen Eiweiß. Das steht aber nicht im Vordergrund der Urkost, und ganz sicher ist es auch eine Spezialität speziell von Franz Konz selbst, der nicht jeder folgt.

Welcher Unterschied besteht eigentlich zwischen Käfern, Krabben, Langusten und Muscheln? Wer Krabben isst, sollte sich vor den Beinchen von Käfern nicht ekeln, und wer Schweine verzehrt, sollte nicht mit Fingern auf Leute zeigen, die Hunde und Katzen verspeisen. Und wer dann auch noch Menschen schlachtet und sie sich portionsweise brät, könnte sowohl unter indigenen Menschenfressern als auch in der so genannten Zivilisation zu Hause sein. Wer setzt eigentlich die Wertmaßstäbe für das Leben von Schlachttieren bzw. Beutetieren?

Konz argumentiert gegen den Fleischkonsum, dass der Mensch anders als Raubtiere keine Klauen und Reißzähne hat. Er ist daher nicht dafür bestimmt, Tiere zu essen. Wikipedia schreibt dazu, dass der Werkzeuggebrauch bereits für die ersten Hominiden dokumentiert und der Fleischverzehr bei Schimpansen und Bonoboos eindeutig belegt ist. So ist es. Und: Gorillas essen lebenslang bestenfalls versehentlich mal eine Laus mit. Sie leben überwiegend von auf und über der Erde Gewachsenem, fressen gelegentlich ein paar wenige Grassamen mit und trinken nichts. Orang Utans leben ebenfalls ausschließlich vegetarisch.

Es geht hier auch nicht darum, sich die Essgewohnheiten der Steinzeitmenschen anzusehen, bei denen der Verstand allmählich zunahm und damit auch erste religiöse, esoterische und schlichtweg archaische Denkweisen, in die reichlich Aberglauben eingebettet war. Sie sahen starke Raubtiere und glaubten vielleicht, selbst stark zu werden, wenn sie Tiere essen. Kult gesellte sich immer mehr hinzu; man opferte Geistern, den Ahnen, später den Göttern und in Israel dem einen Gott ganze Tierherden. Dem Sündenbock wurden vom Priester die Sünden aufs Haupt übertragen, er wurde buchstäblich in die Wüste geschickt und unter viel Geschrei auf eine Klippe gejagt, wo er sich schließlich in auswegloser Lage selbst hinunterstürzte.

Ich frage jetzt: "Befinden wir uns in einer solch auswegslosen Lage, weil uns pseudowissenschaftliche Argumente immer mehr auf eine Klippe zu treiben oder wissen wir vorher auszubre-

---

160 Die Familie Gago hatte jahrzehntelang die gleichnamige Ladenkette in Panamá inne. Ich lernte Frau Gago über die Naturkostschiene kennen. Nach ihrer Gesundung nahm sie naturheilkundliche Bücher in ihren Läden auf, die überhaupt nur auf diese Weise der Bevölkerung zugänglich wurden.

chen, uns den Treibern entgegen zu werfen, ihre Linien zu durchbrechen und in Ruhe unser Gras zu fressen!? Wikipedia beendet seine Fehlinformationen über Konz, Urkost und Rohkost mit korrekten Informationen, die auch in der Tabelle der Schweizerischen Vegetarischen Vereinigung (hier auf Seite 39) nachzuschlagen sind, mit folgenden richtigen Feststellungen:

Im Gegensatz zu Fleischessern/Raubtieren (Löwe, Katzen) deren Körper Vitamin C produziert, weshalb sie kein Obst oder/und Gemüse essen müssen, ist es beim Menschen umgekehrt. Sein Körper produziert kein Vitamin C, so dass er gezwungen ist, es in ausreichender Menge über pflanzliche Nahrung aufzunehmen. Der Darm eines Raubtieres ist wegen der hohen Nährstoffdichte der zugeführten Nahrung sehr kurz. Bei Pflanzenfressern finden sich relativ lange Därme und oftmals, wie bei Wiederkäuern, besondere Strukturen, die eine optimale Ausnutzung der zugeführten Pflanzen ermöglichen sollen. Bei Lebewesen, die sowohl Pflanzen als auch tierische Nahrung zu sich nehmen (Allesfresser), hat der Darm eine relative Länge, die zwischen diesen beiden Extremen liegt.

Der Darm eines erwachsenen Menschen ist 5-6 m lang und somit nicht mittellang sondern sehr lang. Schauen sie sich einfach noch einmal die vergleichende Tabelle auf Seite 39 dieses Buchs an, um sich überlegen zu können, ob wir Menschen denn nun Gemischtfresser wie die Schweine sind und ob unser Maul so gebaut ist wie das der Schweine und welche Ähnlichkeiten wir wohl sonst noch mit diesen klassischen Gemischtfressern haben. Die suhlen wenigstens im Matsch. Nun ja, das machen wir auch: Wenn wir vor lauter Zuckerzeugs und Fleischkonsum an Gicht und Rheuma erkranken und Fangokuren machen müssen.

Ich spreche in diesem Buch keine wirklichen Empfehlungen aus sondern will nur uneingeschränkte Informationsmöglichkeit bieten, weil korrekte Informationen rar sind. Die konsequenten Rohköstler / Urköstler Brigitte Rondholz und Franz Konz werden im Internet sehr angegriffen. Auch bezüglich eines Todesfalls. Welche Fehler die Eltern des leider zu Tode gekommenen Kindes **Leon** aber wirklich begangen haben, sind mir nicht nachprüfbar. Ich kann nur Internet-Informationen dazu wiedergeben. Von der dort erwähnten Mandelmilch ist von "*Brukerkindern*" kein einziges gestorben noch fehlernährt worden, da Mandelmilch offensichtlich nicht dasselbe wie Mandelmilch ist! Vollwertkost ist ja auch nicht dasselbe wie Vollwertkost. Mit anderen Worten: Es werden schlichtweg Fehler gemacht. Die sind aber nicht denjenigen zuzuschreiben, die sich pausenlos um korrekte Aufklärung bemühen!

Mandeln, so ist meine persönliche Ansicht, enthalten viel zu viel Blausäure, als dass man sie bedenkenlos regelmäßig einem Säugling geben sollte. Ich würde ja auch keine Apfelkernmilch zubereiten. Aber man kann die Milch wechselweise aus verschiedenen Nussarten bereiten: aus Haselnüssen, Mandeln, Chufas (Erdmandeln), aus Sonnenblumen- oder Kürbiskernen und vielleicht ab und an auch mal darauf verzichten und einfach nur "Getreidemilch" aus verschiedenen Getreiden machen. Man könnte sicher auch gekeimte Saaten aus Bohnen, Kichererbsen und Erbsen mitverarbeiten. Jede Einseitigkeit rächt sich. Und eine derartige Säuglingsmilch kann bestenfalls naturidentisch sein, weil sie lediglich einen Ersatz für die nicht vorhandene Muttermilch darstellt. Auf alle Fälle muss sich der Darm mit seiner Darmflora immer erst anpassen.

Da der kleine Leon aber an Mangelernährung + Lungenentzündung starb, müssen gleich mehrere Fehler bei der Auswahl der Grundstoffe wie in der Zubereitung gemacht worden sein. Beispielsweise durch zu wenig Kalzium und erheblich zu wenig Kohlenhydrate, weil möglicherweise auf Getreide verzichtet wurde. Durch Zugabe von Getreide wäre das ausgeglichen worden. Urköstler aber sprechen sich gegen Getreide aus. Als Krankenschwester hätte die Mutter von Leon eigentlich mehr Verstand haben müssen und sich die Zusammensetzung der

Mandelmilch genauer unter die Lupe nehmen müssen. Sie hätte genügend Sachverstand und Küchenkenntnisse haben müssen, um eine vernünftige, ausgewogene, vollwertige, vegetabile Säuglingsmilch herzustellen.

Kokosmilch, die dann in letzter Verzweiflung bei Leon noch versucht wurde, ist auf jeden Fall völlig verkehrt. Indigene Indios sollen ihren Babys, wie ich in Panamá hörte, Kokoswasser + weiches Kokosfleisch püriert gegeben haben, wenn sie nicht stillen konnten. Aber sie haben es selbst durchgekaut, wieder ausgespuckt und dann dem Kind eingeflößt. Dabei ist aus ihrem Speichel die Polysaccharide spaltende Amylase mitgegeben worden. Die Kohlenhydrate aus dem Kokosfleisch wurden dadurch vorverdaut. Kokos hat, soweit ich weiß, nur gesättigte Fettsäuren und ist daher als Dauerkost weder für Erwachsene noch Säuglinge geeignet. Und sollte die Kokosmilch, die Leon verabreicht wurde, gar aus einer Dose gekommen sein, denn etwas anderes gibt es ja hier in Deutschland gar nicht, so wäre mir eine solche Wahl nicht mehr nachvollziehbar. Der ganze Fall zeigt nur wieder einmal klar auf, zu welch irrsinnigen Rückschlüssen Menschen kommen können, wenn sie nicht richtig nachdenken!

Aus lauter Angst, etwas falsch zu machen, machen Eltern die größten Fehler! Schlechte Erfahrungen mit Ärzten oder der Vegetarierszene führen oftmals dazu, gute Ratschläge wohl meinender Menschen als ultima ratio zu missverstehen. Nicht umsonst darf niemand therapieren, der nicht wenigstens vom Amtsarzt überprüft worden ist und erst dann ohne Bestallung zum Arzt als Heilpraktiker tätig werden darf. Man sollte sich im Zweifelsfall auf jeden Fall an einen Arzt wenden, der selbst Vegetarier oder Veganer ist oder an einen entsprechenden Heilpraktiker, nicht aber sich von Menschen beraten lassen, denen grundlegendes Wissen in Physiologie, Biochemie, Mikrobiologie, Anatomie, Pathologie und dergleichen fehlen.

Im *Biologischen Ratgeber für Mutter und Kind,* von Max Otto Bruker und Ilse Gutjahr verfasst (emu-Verlag), steht folgende Empfehlung: auf 120 Gramm (= ml) Flächchen 20g fein gemahlenes Vollgetreide, 40 g Wasser, 60 g Mandelmilch.

Man sollte immer frisch vor der Mahlzeit zubereiten, kann aber die Tagesmenge zubereiten und im Kühlschrank aufbewahren. Vor dem Reichen natürlich jeweils auf Handtemperatur anwärmen (= 37° C). Man misst das am besten mit dem kleinen Finger. Die Mandelmilch muss vor jeder Mahlzeit frisch umgerührt werden. Details dazu im Buch. Da diese Milch sehr sättigt, trinken Kinder meistens weniger davon als von Muttermilch. Darin liegt eine mögliche Gefahr. Ich würde zwischen den Mahlzeiten Wasser oder einen indifferenten, ungesüßten Tee anbieten, damit das Kindchen genügend Flüssigkeit erhält.

Man muss sich dessen bewusst bleiben, dass es auch diese Mandelmilch nur eine Ersatzmilch ist, die niemals das Ideal der Muttermilch ganz erreichen kann. Dass aber durch pulverisierte Kuhmilch in der schwarz-afrikanischen Bevölkerung reihenweise Säuglinge starben, soll nicht unerwähnt bleiben. Aber davon spricht unter den Anklägern niemand! ▶ Bitte ggf. die Seiten 283f und auch die Pottenger-Katzenversuche Seiten 230ff wiederholen.

Wenn ein Kind nicht zunimmt, sollte man schon daran merken, dass die Nahrung nicht in Ordnung sein kann. Da wartet man nicht lange ab. Da das Kind aber im Alter von 16 Monaten bei einem Gewicht von 4 kg starb – normal wären 11 kg gewesen -, kann man die Mutter nur als dumm aber auch als hartherzig bezeichnen. Man übernimmt doch von Laien, die Konz und Rondholz letztlich sind, nicht einfach Ernährungsempfehlungen für sein eigenes Kind, ohne die Aussagen sehr genau zu überprüfen und sich zu vergewissern, ob man überhaupt richtig verstanden hat! Ich hätte niemals monatelang und bis zum Tode meines Kindes fremden Empfehlungen Glauben geschenkt sondern irgendwann die Verantwortung selbst übernommen.

Ich empfehle immer, vorsichtig mit Empfehlungen zu sein, da wir als Rohköstler insofern auf dünnem Eis gehen, als wir auf eigenen Erfahrungen aufbauen müssen und leider auch Fehler machen. Das liegt sicher nicht an der Rohkost an sich sondern an falscher Anwendung durch Ausklammern von diesem und jenem, denn eigene Dummheit kann uns im Wege stehen.

Brigitte Rondholz und Franz Konz ernähren sich selbst offensichtlich optimal. Sonst hätte Frau Rondholz ihre Zeckenborreliose nicht so gut überstanden. Ich selbst erkrankte wohl darum sehr schwer, weil ich bei der 1. Infektion durch extrem ungesunde Nahrung sehr geschädigt war und bei der 2. Infektion mich zwar sehr gut ernährte aber unter höchstem Stress stand. Und jahrelanger Dauerstress unterdrückt bekanntermaßen das Immunsystem erheblich.

Frau Rondholz, die selbst gern aufs Korn genommen wird, nimmt auf ihren Internetseiten Volker Pudel, einen ehemaligen Präsidenten der Deutschen Gesellschaft für Ernährung (DGE), auf die Schippe. Im Online-Focus 29/1993 steht zu lesen:

Gesund ernähren mit Fast-Food - Entwarnung für alle, die nach dem Essen im „einfach guten" Schnellrestaurant das schlechte Gewissen plagt. Professor Volker Pudel, , rehabilitiert den Hamburger. In der Image-Broschüre einer bekannten Imbiss-Kette schreibt der Ernährungswissenschaftler: „Fast-food-Restaurants . . . bieten Esslust und, bei richtiger Kombination der Menüauswahl, auch ausreichend Nährstoffe." Also Salat mit Mineralwasser bestellen? Keineswegs. Pudel: „Der Fettgehalt eines Hamburgers entspricht mit nur 30 Kalorienprozent den Empfehlungen der DGE."

Am 7. Oktober 2009 ist dieser bekannte Ernährungspsychologe **Volker Pudel** im Alter von 63 Jahren nach langer, schwerer Krankheit gestorben. Hierzu können wir im Urkost-Forum Folgendes lesen: *"Er erhält viele Preise auf seinem Gebiet, ist bekannt in Land und Stadt durch seine "Brigitte-Diät" für die gleichnamige Frauenzeitschrift - 2001 "Professor Dr. Volker Pudel - Ernährungspsychologische Forschungsstelle Universität Göttingen - erhält Dr. Rainer Wild-Preis der "Stiftung für gesunde Ernährung". Eine **Auszeichnung für herausragende Leistungen auf dem Gebiet der gesunden Ernährung"** → **und stirbt mit 65 Jahren nach langer, schwerer Krankheit.** Alles andere zum Nachdenken..."*

Ich selbst wurde Zeugin durch eine TV-Sendung, wie dieser Vertreter der DGE eine Cola in die Hand nimmt uns sagt: "Mehr als einmal am Tag sollte man sie aber nicht trinken. Das aber schadet nicht." In derselben Sendung biss er in Schokolade und wollte demonstrieren: "Seht doch her! Die schadet mir nicht!"

Das Wissen des Ernährungspsychologen Volker Pudel bezüglich gesunder Ernährung ließ sehr zu wünschen übrig!! Es gibt reichlich Psychologen, die glauben, durch gesundes Essen würden fanatische, zwanghafte, neurotische Ernährungshypochonder herangezogen werden und diese hätten weder Freude am Essen noch am unbeschwerten Leben. Natürlich gibt es psychologische Gründe, zu viel, zu wenig, das Falsche zu essen usw.. Wenn aber Ernährungspsychologen Cola-Getränke und Schokolade als Essgenuss empfehlen, sich aber der daraus ergebenden ernährungs*physiologischen* Konsequenzen nicht bewusst werden, dann kommt es zu derartigen Empfehlungen, wie Pudel sie im TV und in seinen Büchern ausgesprochen hat. So erwähnt er auch noch, das Fabrikzucker für das kindliche Gebiss unschädlich sei und auch nicht verantwortlich für die ernährungsbedingten Zivilisationskrankheiten. Im Gegenteil könne man ja Zucker an Speisen geben, die Kinder nicht mögen, damit sie sie leichter annehmen und essen. Er empfiehlt sogar, Müsli durch Zucker "aufzuwerten"! Schokoriegel nennt er "Krönung einer Mittagsmahlzeit"! Brukerkost, die Empfehlungen von Bircher-Benner und anderen werden von Pudel herablassend bekritelt. Man fragt sich wirklich, was sich die DGE bei der Wahl zum Präsidenten bzw. Vizepräsidenten (1990-1998) dieses Mannes gedacht hat!

Wenn wir diese beiden Grundtypen und grundverschiedenen Einstellungen zu Ernährungsfragen nebeneinander stellen, frage ich frei heraus: Für welche würden sie sich entscheiden? Oder einen Mittelweg gehen? Es ist jedermanns freie Entscheidung und vor allem Pflicht, sich selbstverantwortlich Informationen anzueigenen und seiner Façon gemäß selig zu werden. Essgenuss gehört so oder so zur Lebensfreude. Es fragt sich nur, was wahrer Genuss ist und wo suchtartiges Verhalten uns in Abhängigkeiten von der Nahrungsmittelindustrie treibt.

Auch Franz Konz hat seine eigene Lebensphilosophie entwickelt. Zum Lebensgenuss gehören bei ihm das inbrünstige Singen von Volksliedern und der Urschrei. So richtig aus ganzer Seele in der freien Natur einen Schrei heraus zu lassen und sich dabei mehrfach kräftig auf die Brust zu klopfen, wie es Affen tun, ist in der Tat sehr befreiend. Das Klopfen stimuliert zudem die Thymusdrüse und damit das Immunsystem. Und frisch heraus zu singen, fördert die Fröhlichkeit und lässt zuweilen Trauer heraus. Lieder von Liebe und Leid, Freude und dem Staunen über die herrliche Natur, Lieder des Dankes und fröhliche, ausgelassene heitere Lieder, ja, die alle gehören einerseits zur Seelennahrung und andererseits befreien sie uns.

Hab oft im Kreise der Lieben
in duftendem Grase geruht
|: und mir ein Lied gesungen :|
und alles, alles und alles war wieder gut.

Hab einsam auch mich gehärmet
in bangem, düsteren Mut
|: und habe wieder gesungen :|
und alles, alles und alles war wieder gut.

Und manches, was ich erfahren,
verkocht ich in stiller Wut
|: und kam ich wieder zum Singen :|
und alles, alles und alles war wieder gut.

Sollst uns nicht lange klagen,
was alles noch wehe dir tut !
|: Nur frisch, nur frisch gesungen :|
und alles, alles und alles wird wieder gut.

Text: Adalbert von Chamisso 1829 (1781-1838)
Musik: Friedrich Silcher 1839 (1789-1860)

**Bund für Gesundheit
Talstraße 34-44**
52525 Heinsberg

Franz Konz: "Willst Du warten, bis Dich der Krebs aufgefressen hat?
http://www.bfgev.de/index.php?option=com_content&task=view&id=13&Itemid=26

▶ **Der besondere Tipp:** Auf Seite 355 gibt es einen Hinweis auf Ärzte, die selbst von Rohkost leben. Sie gelangen über die erwähnte Internetseite zu den *Erdbeerkindern* in El Campello. Das liegt in der Nähe von Alicante /Costa Blanca (Spanien) am Meer. Dort finden sie auch Links mit Informationen zu ihrem nächsten Rohkost-Urlaub.......

Rohkost-Group 49
Apartado 49
E-03530
El Campello / Spanien
http://www.erdbeerkinder.de/index.html

> Macht's nach, aber macht's genau nach.
> Samuel Hahnemann

Homöopathie und Samuel Hahnemann

Das Wort *Homöopathie* leitet sich ab vom griechischen *homoios* = das Gleiche und *pathos* = das Leid. Samuel Hahnemann (1755 Meißen/Sachsen bis 1843, Paris/Frankreich), der Begründer der Homöpathie nannte die etablierte Medizin *Allopathie* in Abgrenzung zu seiner Methode; das leitet sich ab von *allo* = anders/gegensätzlich. Die Schulmedizin mit ihrer Allopathie ist die herkömmliche Methode der Ärzte und wird so genannt, weil sie an einer Schule, d.h. an der Medizinischen Fakultät einer Universität gelehrt wird. *Schule* kann man auch begreifen als *allgemein anerkannte Lehre*. Die Schulmedizin, die Hahnemann *Allopathie* nannte, kämpft mit Krankheiten **entgegen** wirkenden Mitteln, während die Homöopathie hoch verdünnte Mittel anwendet, die **dieselben** Symptome auslösen würden wie die Krankheit selbst, wenn sie in höherer Dosierung gegeben würden. Gehen wir zum Allopathen, so wollen wir ein **Gegenmittel** bekommen und sagen auch: "Ich habe Kopfweh. Was kann ich **dagegen** tun?"

Stellen sie sich vor, sie wären SchullehrerIn in einer Klasse voller johlender Halbstarker. Sie können laut schreien, ihre Boxhandschuhe anziehen und so versuchen, sich dagegen durchzusetzen (= **Gegenmittel**). Sie könnten aber auch einfach unbeweglich vor der Klasse stehen und ganz leise zu flüstern beginnen. Sie können sich sicher sein, dass die Klasse erstaunt verstummen und zuhören wird. Diese Methode habe ich in jungen Jahren mehrfach im Flötenunterricht angewendet. Mit dem selben Mittel, der Sprache nämlich, nur eben geflüstert, erzielte ich mehr Aufmerksamkeit als mit lauten Befehlen, endlich mit dem Lärmen aufzuhören.

Hahnemann sah die aggressiven schulmedizinischen Methoden als kontraproduktiv an, weil sie nicht kausal angreifen, die Ursache nicht aufdecken noch eliminieren. Derartig kriegerische Methoden gehen nicht einfühlsam auf das spezifische Symptom ein. Jede Krankheit ist von allerlei Begleitsymptomen gekennzeichnet. Diese sind bei unterschiedlichen Patienten oftmals anders. Jeder *erlebt* seine Krankheit etwas anders. Allein durch solchen Denkansatz bekam die Homöopathie von vornherein in der etablierten Schulmedizin etwas Anrüchiges, denn man ging als Wissenschaftler ja davon aus, dass unter immer derselben Bedingung zu untersuchen sei und man durch ein Medikament zum immer selben Resultat zu kommen habe.

Schnupfen ist unter dieser Sichtweise immer Folge einer Infektion mit bestimmten Erregern, und bestenfalls durch Unterkühlung entstanden. Dass aber eine bestimmte konstitutionelle Disposition vorliegt, die bei der Behandlung berücksichtigt werden muss, erschien etwas sonderbar. Und dass nicht nur die Konstitution eine Rolle spielt sondern auch noch die Art, wie ein Mensch sich ausdrückt, dass er beispielsweise sagt: "Es fühlt sich an wie Druck, und mein rechtes Nasenloch ist stets befallen. Der Schnupfen ist eher scharf, und im Rachen habe ich ein Kloßgefühl. Außerdem reißt es mich gleichzeitig im rechten kleinen Finger..." ist in der Homöopathie enorm wichtig, um das so genannte Simile zu finden.

In der Homöopathie wird nach einem Medikament gesucht, dass, wenn man es in höherer Dosierung verabreichen würde, giftig wäre und zu *ähnlichen* Symptomen führen würde, wie sie der Patient ausdrückt, allerdings in schwacher Ausprägung erlebt. Beispiel: Arsenicum album wird bei allgemeiner Schwäche, Abmagerung, Hinfälligkeit, Blaufärbung der Lippen, Unruhe, kaltem Schweiß, trockenen Schleimhäuten und objektivem wie subjektivem Brennen gegeben. Die Symptome können begleitet sein von trockenem Husten unter Kurzatmigkeit, Erbrechen, Koliken und Durchfall, juckender Haut und brennendem, nässendem Ausschlag, Nervenschmerzen, Durst usw.. Wenn man sich mit Arsen vergiftet, gibt es *ähnliche* aber natürlich viel stärker ausgeprägte Symptome.

Das Erleben ist inklusive unwichtig erscheinender Begleitsymptome sehr wichtig für die korrekte homöopathische Medikamentenfindung. Es wird darum Simile genannt, weil es gleich bzw. am *ähnlichsten* ist: Simile = *ähnlich*. In der Homöopathie gibt es den Satz: **Similia similibus curentur = Ähnliches werde durch Ähnliches geheilt.** Die Homöopathie behandelt anders als die Allopathie nicht eine bestimmte Krankheit sondern den kranken Menschen in seiner körperlich-seelischen Gesamtheit. Im Kranken ist das Gleichgewicht gestört, im Gesunden finden wir eine ausgewogene Balance. Diese Ausgewogenheit gilt es, wiederherzustellen, und zwar aus der eigenen Kraft des Organismus heraus. Die Homöopathie stimuliert die Selbstheilungskraft durch sehr, sehr kleine Reize nach dem Ähnlichkeitsprinzip.

Homöopathen trachten immer danach, durch ganzheitliches Erfassen den Gesamtkomplex, gleichermaßen körperliches wie seelisches Gleichgewicht, wiederherzustellen. Dabei werden alle Symptome einbezogen, inklusive verbaler Beschreibungen, die für den jeweiligen Patienten spezifisch sind und auch sein subjektives Empfinden spiegeln. Wenn ein Schnupfen brennend-ätzend ist, werden sich im Gesamtkontext weitere Beschreibungen ergeben, die auf das zu findende Medikamentenbild, das Simile, passen müssen, denn nur Ähnliches (im Medikament) kann Ähnliches (im Gesamtbild des Kranken) heilen. Die Brennnessel verursacht juckende Hauterscheinungen mit Bläschen. Brennnessel als homöopathisches Medikament heißt Urtica urens. Wenn nun ein Patient mit ähnlichen Beschwerden zum Homöopathen kommt, die einem solchen Arzneimittelbild vergleichbar sind, wird der Arzt dieses Mittel wählen. In diesem Fall wäre es ein so genanntes Organmittel, weil es sich direkt auf nur ein Krankheitsbild bezieht.

Der klassische Homöopath übt aber Ganzheitsschau. Er sucht zuerst die Konstitution eines Patienten zu ermitteln. Und da kann es dann sein, dass er ein ganz anderes Mittel wählen wird, nämlich das dem Patienten insgesamt ähnliche Konstitutionsmittel. Dieses Mittel entspricht der Konstitution des Patienten, die sich allerdings im Laufe vieler Jahre auch verändern kann. Ein Mensch mit Neigung zu Lungenkrankheiten wird ein anderes Konstitutionsmittel benötigen als ein Mensch mit Neigung zu Problemen im Verdauungstrakt. Wenn beides vorhanden ist, wird es wieder zu einem ganz anderen Konstitutionsmittel führen.

Was die Homöopathie außerdem noch so dubios aussehen lässt, sind die sehr, sehr hohen Verdünnungen der Medikamente. Derart, dass lediglich ein einziger Tropfen auf den Bodensee bezogen drinnen enthalten ist. Bei den Verdünnungen spricht man von *Potenzierung*. Das Mittel wird *potenziert*. Und zwar ein Tropfen des Originalmittels, zum Beispiel Arsen, auf 100 ml Wasser. Das wird dann in bestimmter Weise miteinander verschüttelt bzw. verrieben. 1 Tr. auf 10 ml entspricht der Dilutionsstufe eins. Wir erhalten Arsenicum album D1. Von diesem Gemisch wird wieder nur ein Tropfen genommen und in 10 ml Wasser (oder Alkohol) getan und wieder verschüttelt. Wir haben nun Arsenicum album D2. Das ist natürlich wesentlich weniger giftig als die D1. Will man die D3 haben, so muss man von der D2 wieder einen Tropfen nehmen, mit 10 ml Wasser (Alkohol) verschütteln. Und so fort. Es gibt aber auch Dilutionen D 1000! Es gibt auch Verschüttelungen eines Tropfens mit 100 ml; da heißen die Dilutionen dann C1, C2 usw.. Bei Verschüttelungen mit 1000ml sind es die Dilutionen LM I, LM II usw... Manche Medikamente werden statt dessen mit Milchzucker verrieben, wenn sie nicht mit Flüssigkeiten aufbereitet werden können. Wir sprechen dann von Verreibungen statt von Verschüttelungen.

Wenn wir davon ausgehen, dass Homöopathie nicht durch das Mittel selbst sondern durch darin enthaltene Informationen wirkt - denken wir dabei bitte etwas weiter in die Atomphysik hinein bis hin zu den Quanten und Quarks.....- , dann ist eine 1:100 Verdünnung eben etwas anderes als die Potenzierungsschritte, die tatsächlich bei DHU, Stauffen, Heel u. a. durchgeführt werden, oberflächlich betrachtet zu sein scheinen. Es klingt in den Ohren eines Naturwissenschaftlers sicher sonderbar, bei Medikamenten von der ihnen innewohnenden (immanten!) *Information* zu sprechen. Wenn wir uns aber von der **grobchemischen Betrachtungsweise** entfernen und die feinphysikalische der Quantenphysik anwenden, könnten wir mit an Sicherheit grenzender Wahrscheinlichkeit das Geheimnis der Wirkungsweise der Homöopathie lüften.

Es liegt auf der Hand, das gestandene Ärzte von faulem Zauber und Placeboeffekten gesprochen haben, wie es auch mein in seiner Epoche verstrickter Schwiegervater tat. Da werden dann selbst offensichtliche Erfolge an Tieren nicht anerkannt. Er antwortete mir sogar: *"Dein Hund hat Angst vor den homöopathischen Kugeln gehabt; darum sind aus psychischen Gründen seine Eiterungen weggegangen!"* Einerseits glaubte er, ich sei abergläubisch und machte sich gleichzeitig über vermeintlich abergläubische Psychotherapie und Psychosomatik lustig, aber als ihm kein besseres Argument einfiel, warum unsere dauernd eiternde **Bella** durch Calcium hypophosphoricum D 12 seine Eiterungen verlor, musste ausgerechnet die von ihm nicht ernst genommene Psychosomatik bei einem Hund herhalten, und er redete von Placeboeffekt!

Fakt ist, dass diese Medikamente, wenn das Arzneimittelbild exakt mit dem Krankheitsbild übereinstimmen, sehr erfolgreich helfen. Bei meinem Hund kam sicher kein Placeboeffekt in Frage. Er litt an schwerer Pyodermie. Ein kleiner Pudel mit Eiterungen auf dem Rücken von der Größe zweier Handflächen! Das ging insgesamt 6 Jahre lang so. Ein Veterinär stellte Streptokokken (Eitererreger) als Ursache fest. Der Hund kam mit seinem Immunsystem nicht dagegen an, und Antibiotika halfen zwar, aber nach jeweils 6 Wochen ging der Zauber wieder los. Nach zwei Jahren hatte ich endlich genug Medizin studiert, um es mit Homöopathie zu versuchen. Mit geringfügigem Wissen gab ich dem Tier Calcium hypophosphoricum D 12. Schon nach lediglich anderthalb Tagen stand die Eiterung, nach einer Woche heilte alles aus. Wieder nach 6 Wochen begann die Eiterung erneut. Und wieder habe ich homöopathisch behandelt. Insgesamt ging das noch 4 Jahre so weiter, bis ich unsere Bella, knapp 12 Jahre alt, einschläfern ließ.

Dazwischen gab ich ihr ein Mittel der Firma Heel: Echinacea compositum forte, das wesentlich teurer war und gespritzt werden musste. Es half in derselben Weise immer auf jeweils 6 Wochen. Ich habe Bella zwar nicht definitiv kurieren können – vielleicht wäre das einem in Homöopathie erfahrenen Tierarzt[161] besser gelungen, aber ich habe ihr das Leben um 4 Jahre verlängert. Vier Jahre, in denen sie kaum unter der Hautkrankheit zu leiden hatte. Dieses

---

161 **Anmerkung:** Tierheilpraktiker haben eine sehr fragwürdige gesetzliche Voraussetzung, da sie nicht zu derart intensiven Studien wie Human-Heilpraktiker verpflichtet sind. Man kann als Patient/Kunde überhaupt nicht nachprüfen, über welchen Kenntnisstand er/sie verfügt! Einige Schulen bilden in 2 Jahren aus. In der Zeit können umfassende Kenntnisse nicht erlangt werden. Die Prüfungen werden lediglich schulintern durchgeführt. Es gibt inzwischen einen Tierheilpraktiker-Verband aber weder eine amtstierärztliche Überprüfung noch ein Staatsexamen.

Beispiel jedenfalls zeigt die Wirkungskraft der Homöopathie an einem Tier, bei dem jeder Placeboeffekt ausgeschlossen ist.

Laien sollten nicht mit Homöopathie herumdoktorn. Selbst gestandene Homöopathen gehen mit ihren gesundheitlichen Problemen zu einem Kollegen. Der beurteilt seinen Patienten meistens anders als sich der Patient selbst einschätzt. Er hat eben Abstand.

Homöopathie ist kein Allheilmittel! Manchmal müssen wir trotzdem Antibiotika verschreiben. Ich würde es als Kurpfuscherei bezeichnen, wenn man eine Borreliose nicht mit Tetracyclin behandeln würde. Eine solch schwere Infektionskrankheit wird, wie man sagt, unter zusätzlichem Antibiotikaschutz homöopathisch ausgeleitet. Diese Ausleitung besteht in der zusätzlichen homöopathischen, ganzheitlichen Stimulierung, unter der sowohl die Noxen[162] (= körpereigene Gifte) der Krankheit selbst als der Toxine (= Gifte) der Erreger und des Medikaments ausgeleitet werden. Ich habe meine eigene Zeckenborreliose in dieser Weise behandelt und während neun Monaten super auskuriert.

Abgrenzung von Hömöopathen zu naturheilkundlichen Ärzten und Heilpraktikern - Es gibt heute reichlich Ärzte der Schulmedizin, die zeitweise Homöopathika verschreiben, vor allem aber Komplexhomöopathika, die eine Kombination von verschiedenen Einzelmitteln sind und daher dem eigentlichen Prinzip Hahnemanns widersprechen. Die Deutsche Homöopathische Union (DHU) bildet ausschließlich approbierte Ärzte aus, niemals aber Heilpraktiker. Mögen die auch noch so gut sein.

Heilpraktiker sind folglich keine DHU-Homöopathen, werden aber von Laien damit verwechselt. Sie sagen, egal, ob sie zu einem naturheilkundlich heilenden Vollmediziner oder zu einem Heilpraktiker gehen, ohne Unterschied, dass sie zum "Homöopathen" gehen, selbst wenn der überhaupt nicht mit Homöopathie sondern Naturheilkunde arbeitet.

Naturheilärzte absolvieren normalerweise lediglich 6 Monate Praktikum bei einem Arztkollegen mit Naturheilpraxis und dürfen sich dann "Naturheilkunde" auf ihr Praxisschild schreiben. Ihr gesamtes naturheilkundliches Wissen müssen sie sich irgendwie selbst aneignen. Das schließt klassische wie Komplexhomöopathie ein. Es ist den Patienten nicht möglich, sicher in Erfahrung zu bringen, ob ein "Naturheilarzt" wirklich qualifiziert ist!

Ein Arzt, der sich bei der DHU in intensiven Seminaren zum Einzelmittelhomöopathen im Sinne der klassischen Homöopathie nach Samuel Hahnemann, Kent und anderen heranbildet, hat ein wesentlich umfassenderes Wissen auf diesem Gebiet als ein normal praktizierender Arzt, der lediglich nebenher homöopathische Mittel oder Komplexhomöopathika verschreibt!

Heilpraktiker lernen von Beginn ihres Studiums an neben den intensiv zu studierenden naturwissenschaftlichen Fächern, die jeder Arzt auch studieren muss, bereits naturheilkundliche Verfahren. Nach der Überprüfung durch den Amtsarzt bilden sich viele Heilpraktiker in umfassenden Seminaren in verschiedenen naturheilkundlichen Praktiken weiter, darunter auch klassische Homöopathie, aber eben nicht durch die DHU. Selbstverständlich ist es aber möglich, sich dieselben Kenntnisse anzueignen. Es ist ja auch naturheilkundlichen Ärzten möglich, sich nach und nach die naturheilkundlichen Kenntnisse anzueignen, über die gute Heilpraktiker aufgrund ihres Ausbildungsweges bereits bei der Heilprakterüberprüfung verfügen.

---

162 Noxa heißt auf Deutsch Schadstoff. Auf die Noxen, die Hans-Heinz Reckeweg Homotoxine nannte, kommen wir im nächsten Kapitel zu sprechen.

Gute Heilpraktiker verfügen aber wirklich meistens über erheblich komplexeres Wissen in naturheilkundlichen Verfahren als Ärzte, die lediglich ein halbes Jahr bei einem Kollegen hospitiert haben. Ich selbst habe 9 Jahre lang intensiv sämtliche Naturheilverfahren nacheinander studiert und ein Gesamtstudium von 11 Jahren durchlaufen. Und da ich zwei Jahre lang im Vorfeld noch die grundlegenden Naturwissenschaften studieren musste, waren es sogar insgesamt 13 Jahre, die ich mich auf das Gründlichste mit der Materie befasst habe.

Heilpraktikern steht es frei, ob sie in wirklich gute homöopathische Seminare gehen oder sich im Internet, durch reichlich Lehrvideos und durch Bücher fortbilden. Der Patient kann den Werdegang eines Heilpraktikers leider auch nicht wirklich nachprüfen. Will man aber einen wirklichen DHU-Homöopathen aufsuchen, dann sollte man sich durch die Deutsche Homöopathische Union einen Therapeuten im eigenen Wohnbereich nennen lassen.

- Ein klassischer Homöopath wendet im Gegensatz zu Heilpraktikern oder Naturheilärzten keine naturheilkundlichen Praktiken an, und die DHU bildet nur Ärzte aus, und zwar nach den klassischen Kriterien Samuel Hahnemanns.

- Ein naturheilkundlicher Arzt muss lediglich 6 Monate lang bei einem Kollegen hospitiert haben. Er wendet neben Schulmedizin auch naturheilkundliche Praktiken an. über seine naturheilkundlichen Kenntnisse kann sich der Patient nicht wirklich informieren. Es gibt keinerlei gesetzliche Kriterien, also keinen "Facharzt für Naturheilverfahren".

- Ein Heilpraktiker wird vom Amtsarzt überprüft, ob er keine Gefahr für die Volksgesundheit ist. Erst dann darf er ohne ärztliche Bestallung praktizieren. Viele Heilpraktiker spezialisieren sich auf bestimmte naturheilkundliche Gebiete in speziellen Seminaren, wenige beherrschen sie alle und einige spezialisieren sich in eigenen Seminaren auf die eine oder andere Homöotherapie (klassische- oder Komplexhomöopathie, Antihomotoxikologie). Manche sind Osteopathen, Chiropraktiker, Phytotherapeuten, Psychotherapeuten, Akupunkteure, spezialisieren sich in Ayurveda, chinesischer Medizin, Elektroakupunktur, Neuraltherapie, Irisdiagnostik und vielem mehr.

Inzwischen ist auch allerlei Esoterik in die "Homöopathie" nicht nach den Richtlinien der DHU arbeitenden Therapeuten eingezogen. Sie wird von klassischen Therapeuten natürlich nicht angewandt. Beispielsweise ist bei einigen das *Rebirthing* in Mode gekommen, wobei Krankheiten von "früheren Leben" behandelt werden. Ähnlich wie bei der Ernährungstherapie gibt es unterschiedliche Ansätze und unterschiedliche Methoden. Ich selbst bin immer für das Originäre und Klare und kann mich in keinem esoterisch gefärbten Campus zu Hause fühlen.

Auch die Akupunktur hat so ihre eigenartigen, oft sektiererischen Entgleisungen durchlaufen müssen, und auch hier sollte man sich klassische Akupunkteure suchen. Druckpunkt-Akupunktur ist nicht vergleichbar mit korrekter Nadelung. Und in der Homöopathie gibt es analoge Entgleisungen, wobei jeder auf seinem Nebengleis glaubt, auf dem Hauptgleis zu fahren. Das ist ja gerade das Fatale an den sektiererischen Entgleisungen und Nebengleisen!

In die Bioresonanztherapie werden heute ebenfalls Homöopathika mit einbezogen. Heilpraktiker kaufen sich dazu teuerste elektrische Apparate, und so eine Praxis sieht heute technischer aus als eine Arztpraxis! Die Ausstattung einer modernen Heilpraktiker-Praxis ist heute teurer, als Regale, Kasse und Sortiment eines großen Reformhauses! Es werden mit solchen klug und kompetent aussehenden Apparaten in der Praxis eines Heilpraktikers Homöopathika ausgesucht. Trägt er dann noch einen weißen Kittel, so ist die Kompetenz-Suggestion perfekt!

Die Therapeuten von Apparate-Homöopathie verlassen sich auf die Resultate ihrer Apparate und müssen keine Ahnung mehr von Homöopathie haben, weil der Apparat ihnen die Antworten gibt. Sie müssen weder Hahnemann noch Kent studieren sondern tippen die Symptome lediglich in einen Computer ein, der ihnen dann das Medikament nennt. Die klassischen Homöopathen aber pflegen zu sagen, dass sie erst am Ende ihrer Berufstätigkeit, wenn sie nach 30 bis 50 Jahren Praxis in den Ruhestand gehen, umfassendes homöopathisches Wissen erworben haben.

Solche Leute aber, die sich ihre Kompetenz durch teure Apparate erkaufen, sind in meinen Augen keine wirklichen Heiler mehr sondern hängen abergläubisch an den lippenlosen Lippen ihrer Apparate! Sie haben meistens nicht einmal ausreichend Pathophysiognomik studiert, um aus Gesichtszügen und Körperhaltung eines Patienten ablesen zu können, was dessen Grundkonstitution und Grundleiden ist. Das erste aber, was ein Arzt oder Heilpraktiker sich aneignen sollte, ist, einen Patienten sehr genau zu beobachten, ihn bis in seine tiefsten Seelenfalten hin zu ergründen und sich wirklich in ihn/in sie hinein zu versetzen, um aus dem Blick des Leidenden heraus das wirklich wirksame Similie zu finden und den Menschen ganzheitlich zu heilen.

Leider übernehmen nicht alle Krankenkassen die Kosten einer homöopathischen Behandlung, was angesichts der weitverbreiteten homöopathischen Scharlatanerie auch gut nachvollziehbar ist. Bei Privatversicherungen ist es allerdings problemloser. Teuer ist das Erstgespräch, das in der klassischen Homöopathie immer 3 Stunden dauert. Schon darum sollte man bei dem Therapeuten dann auch bleiben. Man kann sich in vielen Fällen später von diesem Arzt auch telefonisch beraten lassen. Das wäre in der Schulmedizin undenkbar, in der Homöopathie ist es gang und gäbe. Die Telefonberatung ist wesentlich preiswerter als der Besuch. Man wird aber ab und an seinen Arzt besuchen müssen, wenn gravierende neue Dinge auftauchen.

Ich selbst fahre bestens mit der Homöopathischen Gemeinschaftspraxis in Lübeck und verbinde den Besuch stets mit einem Gang durch das alte Lübeck oder einen Ausflug nach Travemünde an die Ostsee. Für mich ist ein Arztbesuch also kein notwendiges Übel sondern ein Tag, an dem ich meine Seele baumeln lasse. Und meine Mutter ist immer mit dabei, denn sie ist mir keine Last sondern wird ebenso in mein Leben eingebunden wie ich in ihres.

Buchempfehlungen zur Einführung in klassische Homöopathie und Naturheilkunde:

- Gerhard Köhler: *Lehrbuch der Homöopathie Band I – Grundlagen und Anwendung, Band II – Praktische Hinweise zur Arzneimittelwahl* – Hippokrates-Verlag
- *Homöopathisches Repetitorium* – Deutsche Homöopathie-Union, Karlsruhe (in Apotheken danach fragen!)
- Bernhard Aschner: *Lehrbuch der Konstitutionstherapie – Technik der Allgemeinbehandlungsmethoden* – Hippokrates-Verlag

Deutsche Homöopathische Union (DHU)

Ottostraße 24
76227 Karlsruhe
Postfach 41 02 80

Telefon: 0721 – 409301
Fax: 0721 – 4093263
Email: info@dhu.de

http://www.dhu.de/

> Neun Zehntel unseres Glückes beruhen allein auf der Gesundheit. Mit ihr wird alles eine Quelle des Genusses: Hingegen ist ohne sie kein äußeres Gut, welcher Art es auch sei, genießbar.
>
> Arthur Schopenhauer

Hans-Heinrich Reckeweg und die Homotoxikologie[163]

Aus rechtlichen Gründen muss für Textwiedergaben anderer Autoren selbstverständlich eine Abdruckerlaubnis eingeholt werden. Um keine Missverständnisse zu verbreiten, bat ich mehrere in diesem Werk zitierte Autoren um Durchsicht der sie betreffenden Kapitel bzw. um Erlaubnis, ein paar ihrer Passagen aus anderen Büchern mit Quellenhinweisen zitieren zu dürfen. Alle diese Personen haben mir, ohne zu zögern, ihre freundliche Erlaubnis erteilt und die sie betreffenden Kapitel vorab gelesen. Pharma Heel bat ich um Erlaubnis für ein paar wenige Passagen, um eine aktuelle Tabelle der Homotoxikosen sowie um eine Abbildung von Zelle und Matrix, die ich übrigens leicht hätte selbst anfertigen können. Mit der Tabelle wäre das Thema für Laien anschaulicher darstellbar und somit besser nachvollziehbar gewesen.

Als ich Pharma Heel das erste Mal schrieb, legte ich ein paar wenige Kladdeseiten des Kapitels bei mit dem Hinweis, dass ich es noch erheblich korrigieren und ausarbeiten würde. Möglicherweise entstand dadurch der Eindruck einer oberflächlichen Arbeit. Nun habe ich allerdings erfahren, dass die ablehnende Mitarbeiterin eine nicht deutsch sprechende Südafrikanerin ist, die Sachen also gar nicht selbst gelesen haben kann und dass sogar die Rechtsabteilung von Heel-International eingeschaltet worden ist.

Vereinfachte Reckeweg-Tabellen der Homotoxikosen sind in unterschiedlicher Ausführung im Internet zu finden. Da Ausdrucken sicher verboten ist, darf ich ihnen den heimlichen Ausdruck leider nicht empfehlen. Eigentlich müsste jeder Internet-Einzelfall von der Heel-Rechtsabteilung überprüft werden, um auszuschließen, dass missverständliche Lehren und veraltete Tabellen verbreitet werden. Ich wollte zunächst, weil gut drei Monate lang eine Antwort ausblieb und meine Arbeit stagnierte, anstelle der "seriösen", nunmehr auf eine einfache Tabelle zurückgreifen, auf die ich auf Seite 337 in Fußnote 116 hinweise.

Ich schrieb an Pharma-Heel, dass ich nunmehr keine Abdruckerlaubnis mehr benötige, weil ich keinerlei Texte der Firma verwende und auch die Zeichnung nicht mehr benötige. Und ich wandte mich anschließend meinem immerhin vier Wochen liegen gebliebenen Buchprojekt wieder zu und der sehr aufwendigen abschließenden Arbeit am Nachschlageverzeichnis. Das ist eine Arbeit, die immer erst nach dem Abschluss der Buchtexte erfolgen kann. Erneute Textänderungen aber ziehen umfangreiche und zeitraubende Überarbeitungen nach sich.

Etwa vier Wochen nach meiner Absage und nachdem bereits 2/3 des Nachschlageverzeichnisses - bei 12-16 Arbeitsstunden täglich - stand, erreichte mich ein Brief von Pharma Heel. Darin werde ich "ersucht", meine Ausführungen überhaupt nicht mit der Homotoxikologie noch mit der Homotoxinlehre in Verbindung zu bringen, da sie fehlerhaft seien. Ich bin allerdings der Ansicht, dass es etwas zu weit geht, von mir zu erwarten, mich über die Homotoxikologie überhaupt nicht äußern zu sollen, denn wir leben in einem freien Land mit freier Meinungsäußerung. Das gilt auch für die von mir so hoch geschätzte Homotoxinlehre Reckwegs. Wenn ich über Kamele schreibe, verletzte ich sicher auch keine Rechte der Kamele.

---

163 http://wp1111415.vwp1665.webpack.hosteurope.de/verband-heilpraktiker-jos/no-jos/heilv/natur_49.php

Einschreiben

Frau
Claudia Sofia Sörensen
Niendorfer Höhe 26
22453 Hamburg

Medical Affairs & Research
Dr. Alta Smit
Director Medical Affairs & Research
Telefon +49 7221 501-434
Fax   +49 7221 501-650

10.05.2010 AAS / ag / sba

Ihre E-Mail vom 24.03.2010 / Abdruckerlaubnis

Sehr geehrte Frau Sörensen,

wir freuen uns über Ihr Interesse an der Homotoxikologie.

Leider entspricht jedoch Ihre textliche Darstellung der Homotoxikologie nicht den Grundthesen unseres Hauses zu diesem Thema. Darüber hinaus handelt es sich bei der Homotoxikologie um ein eigenständiges medizinisches Therapiesystem, das nicht im Kontext anderer Sachgebiete dargestellt werden sollte. Somit können wir Ihnen die Abdruckerlaubnis für die Homotoxikosen-Tabelle und die von Ihnen verwendeten Textstellen – so gerne wir Sie auch unterstützen würden – nicht erteilen. Zudem weisen wir darauf hin, dass der Begriff „Homotoxikologie" in vielen Ländern der Erde, so auch in Deutschland markenrechtlichen Schutz genießt. Die Anmeldung der Marke(n) erfolgte gerade auch zu dem Zweck, eine sachgerechte Darstellung der von Dr. Hans-Heinrich Reckeweg begründeten Therapielehre sicherzustellen. Wir ersuchen Sie daher, Ihre Ausführungen nicht mit der Homotoxikologie und der Homotoxinlehre in Verbindung zu bringen.

Sofern Sie mehr über die Homotoxikologie erfahren möchten, halten wir Sie gerne über entsprechende Fortbildungen zu diesem Thema auf dem Laufenden. Für eine kurze Mitteilung diesbezüglich wären wir dankbar.

Wir wünschen Ihnen viel Erfolg bei der Umsetzung Ihres Buchprojekts und bitten Sie höflichst um Verständnis.

Mit freundlichen Grüßen
Biologische Heilmittel Heel GmbH

Dr. Alta Smit
Director Medical Affairs & Research

Als ich meine EMDR-Selbsttherapie durchführte und darüber ein Buch schrieb, erkundigte ich mich bei EMDRIA Deutschland e.V., ob ich den Begriff "EMDR" benutzen darf, da er eine geschützte Marke ist: EMDR©. EMDRIA teilte mir sinngemäß mit, dass ich den Namen selbstverständlich nennen darf und es nicht verboten ist, von EMDR-Selbsttherapie zu sprechen. <u>Ich erfahre nun durch Pharma Heel, dass die Homotoxikologie ebenfalls eine geschützte Marke ist und weise ausdrücklich darauf hin, dass ich darüber so schreibe, wie ich sie verstanden habe.</u>

Ich habe auf der Grundlage einschlägiger und umfassender medizinischer Fachkenntnisse gründlich folgende Bücher von Hans-Heinrich Reckeweg durchgearbeitet:

- Homoepathia antihomotoxica Band I und Band II (zusammen rund 900 Seiten).
- Homotoxikologie - Ganzheitsschau einer Synthese der Medizin (mit Nachschlageverzeichnissen 768 Seiten).
- Hinzu kommt die Ordinatio Antihomotoxica et Materia Medica im Format DIN A 4, 400 Seiten.
- Und dann noch die Kleinschrift "Schweinefleisch und Gesundheit". Alle diese Bücher sind im Aurelia-Verlag erschienen.

Auf den Grundlagen der Homotoxikologie und mit den Medikamenten von Pharma Heel sowie der DHU (Deutsche Homöopathische Union) habe ich lege artis meine Kinder, mehrere Haustiere und mich selbst hervorragend behandelt. Und das unterstreiche ich ausdrücklich, denn ich habe nicht einfach nur ein einzelnes Medikament zu einem einzigen Krankheitsbild verwendet sondern eine Serie von Medikamenten nebeneinander bzw. nacheinander ganz im Sinne einer komplexen antihomotoxischen Behandlung in mehreren Fällen erfolgreich eingesetzt. Wäre dem nicht so, dann würde ich mich nicht erdreisten, die Lehre Reckewegs als eine der genialsten Erkenntnisse des vorigen Jahrhunderts umfangreich hervorzuheben.

Dogmatismus ist mir fern! Es ist nicht verboten, über die Homotoxikologie zu schreiben. Ich unterstreiche aber, um nicht auch noch juristische Auseinandersetzungen mit Pharma Heel zu bekommen, dass alle meine Ausführungen zur Homotoxikologie meinem Kenntnisstand, meinem Wissensstand und Verständnis entsprechen. Ich werde allerdings meine Sätze als Indikative belassen, nicht aber als Konjunktivsätze, noch mit wenn und würde oder als dass-Sätze.

Wer sich um eventuelle Fehlinformationen im vorliegenden Kapitel sorgt, möge bitte Medizin studieren oder Heilpraktiker werden und bei Pharma-Heel Seminare besuchen. Allerdings halte ich es für übertrieben und unnötig, wenn man sich lediglich einen Überblick verschaffen möchte. Und was hier angeboten wird, ist ein immerhin umfangreicher Überblick.

Dieses Kapitel enthält viele, ihnen möglicherweise neue Begriffe. Ohne diese können wir allerdings in die Homotoxikosen nicht richtig einsteigen. Krempeln wir also die Ärmel hoch. Ich werde das Gebiet von mehreren Seiten her beleuchten und bitte sie herzlich, auch das Internet und/oder eine **Reckeweg Tabelle der Homotoxikosen** mit hinzuzuziehen.

Hans-Heinrich Reckeweg wurde am 8. Mai 1905 in Herford geboren, lebte nach dem Verkauf seiner Firma einige Jahre in den USA, kehrte wieder in die BRD zurück und starb am 13. Juni 1985 in Baden-Baden, dem Sitz der von ihm gegründeten Pharmafirma Heel. Er modifizierte die Homöopathie zu einer besonderen Komplexhomöopathie auf der Grundlage neuer Erkenntnisse. Er hatte erkannt, dass er mit der klassischen Einzelmittelhomöopathie allein nicht so treffsichere Resultate erzielte wie mit Mischungen.

Komplexhomöopathika, wie man solche Mischungen nennt, können kein spezifisches Konstitutionsmittel sein. Diese Mischungen von verschiedenen Einzelmitteln aber verstehe ich eher als Organmittel, denn sie wirken organspezifisch, d.h. gezielt auf das Organ hin, auf die jeweilige Krankheit hin. Als in fast jedem Fall hervorragend wirkendes Organmittel habe ich die Heel-Präparate bei verschiedenen Krankheitszuständen in der Familie und bei meinen Haustieren stets sehr wirksam einsetzten können. So habe ich sogar einer komatösen Katze mit schwerem Katzenschnupfen durch Komplexhomöopathika das Leben erhalten. Sie lag zwei Wochen lang im Koma. Ich habe ihr während dieser Zeit allerdings lege artis wie auf einer Intensivstation durch Elektrolytgaben und anderes die Vitalfunktionen aufrecht erhalten müssen. Nach zwei Wochen kam sie wieder zu sich und erhielt erst dann allmählich wieder flüssige Nahrung, bis sie nach insgesamt 3 Wochen von selbst wieder zu fressen begann.

Wie schon Max Otto Bruker kam auch Reckeweg mit Professor August Bier (1861-1949) in Kontakt, und möglicherweise wurde durch ihn das Interesse zur Homöopathie vertieft. Johann G. Schnitzer teilte mir mit, dass der Vater der Reckeweg-Brüder Heilpraktiker und Homöopath war. Er ließ seine Söhne Medizin studieren. Ein Bruder arbeitete vor allem mit der Frischzellentherapie nach Dr. Niehans, die auch Hans Heinrich Reckeweg nutzte. Johann G. Schnitzer hat ihm dabei, wie er mir mitteilte, manchmal assistiert. Reckeweg studierte, wie jeder klassische Homöopath, die einzelnen Arzneimittelbilder mit äußerster Akribie und entwickelte, auf der Grundlage exakter naturwissenschaftlich-medizinischer Begriffsformulierungen und von den einzelnen Arzneimittelbilder ausgehend, wissenschaftliche Erklärungen für die Zusammenhänge von Krankheiten und sprach von **Homotoxikosen**, von "Menschengift-Krankheiten". Er begriff Krankheit als Vergiftung mit im Körper selbst entstandenen Schadstoffen (= Noxen), die er **Homotoxine** nannte. Er ging von einer Selbstvergiftung aus, die durch ungenügenden Umbau im Stoffwechsel entstanden oder durch Gifte von Krankheitserregern zurückblieben und nicht richtig ausgeschieden worden waren, die also letztlich im Organismus verbleiben und sich in Zwischenzellraum oder/und der Zelle ablagern. Sie müssen homöopathisch ausgeleitet werden, denn die schulmedizinischen Methoden kennen nur Unterdrückung. Durch grob-chemische, unterdrückende Medikamente kommt es erst recht zur Homotoxikose.

Reckeweg lag mit seinen Vermutungen ganz auf der Linie anderer großartiger Ärzte seiner Zeit. Er widmete sich sehr genauen Beschreibungen der Homotoxikosen (Krankheiten auf der Grundlage der Homotoxine), und seine Bücher dienen auch klassischen Hahnemann-Homöotherapeuten zeitweilig als Nachschlagewerk. Aus seiner **Homotoxikologie** heraus entwickelte er schließlich die inzwischen sehr renomierte Pharma-Firma Heel.

Im Laufe des Lebens werden immer mehr Schadstoffe aufgenommen und bleiben auch durch wiederholte ärztliche chemische Interventionen wie "Tellerminen" im Körper; und manche können nicht richtig abgebaut und ausgeschieden werden. Durch antibiotische Behandlungen werden zwar Bakterien getötet, aber ihre "Leichen" müssen von den Makrophagen des weißen Blutbildes phagozytiert (gefressen), lysiert (aufgelöst) und über den Weg der Lymphknoten, dann der Lymphbahn ins venöse Blut gelangen, von dort einmal durch Milz, Leber und Nieren hindurch und über Stuhl und Harn oder die Haut wieder ausgeschieden werden. Wenn das nicht rückstandlos gelingt, kommt es unweigerlich zur Speicherung, zur **Deposition.**

▶ **Zur Begleitung ihrer eigenen Studien der Homotoxikologie folgende Internetseite:**
http://www.homotox.de/cms/docs/doc28711.pdf

Sie finden hier eine 176 Seiten umfassende Power-Point-Repräsentation von Dr. Klaus Küstermann, Baden-Baden, durch die sie rasch wesentliche Informationen erhalten. Durch Fotos wird das Verständnis wesentlich erleichtert. ▶ Es gilt Haftungsausschluss für Internethinweise und Verlinkungen, wie ich sie auf Seite 4 bereits deutlich ausgesprochen habe.

Die im Internet zu findenden Tabellen der Homotoxikosen sind erheblich gekürzt. An dieser Stelle befand sich hier im Buch ursprünglich eine vereinfachte Tabelle[164] der Österreichischen Ärztegesellschaft für Homotoxikologie und antihomotoxische Therapie. Ich habe sie vorsichtshalber gelöscht, weil ich mit Heel keine Probleme bekommen möchte.

Falls sie sich diese Tabelle im Internet ansehen, werden sie sehen, dass die beiden Phasen um den biologischen Schnitt herum als Matrix-Phasen bezeichnet werden, weil sie sich in der Matrix und dem Grundsystem (GS) Zelle / Zwischenzellraum (Interstitium) abspielen. Unter Grundsystem (GS) verstehen wir die funktionelle Einheit von Zelle und Zwischenzellraum (Interstitium) und unter Matrix das Gesamt des retikulären (bindegewebigen) Gebiets um die Zelle herum samt seinen Abwehrzellen und anderem. In das Interstitium hinein reicht die arterielle Blutkreislauf-Endstrombahn mit den winzigen Endverzweigungen, den Arteriolen, durch die Nährstoffe transportiert werden, und im Interstitium beginnt dann das abtransportierende System mit den daraus beginnenden winzigen Venulen, die sich zu den Venen vergrößern.

Mit Matrix-Phase ist die beginnende Speicherung einerseits in der extrazellulären Matrix links des biologischen Schnitts gemeint. Rechts des biologischen Schnitts findet andererseits die endgültige Speicherung in der Zelle selbst statt. Der wichtigste *Umschlagplatz* ist, wie schon mehrfach angesprochen, der Zwischenzellraum, der extrazelluläre Raum also. Ich differenziere hier nicht zusätzlich zwischen extrazellulärem Raum und innerzellulärer Substanz.

In diesem Bereich finden wir bindegewebige, retikuläre Fasern und Strukturen. Darin befinden sich auch Zellen der Immunabwehr. **Sie finden Abbildungen dazu auf Seite 25 der Power-Point-Präsentation im Internet von Dr. Klaus Küstermann.**[165]

Das Schema der Grundregulation ist wie folgt. Wir nehmen entweder über den Mund etwas in unseren Körper auf oder über die Atmung oder die Haut. Das Essen geht seinen Weg über die Verdauung. Alles wird in Verdauungstrakt und Leber zunächst in kleinste Moleküle zerlegt und gelangt dann gewandelt in die arterielle Blutbahn, also in die Arterien, die die frisch zerlegte Nahrung zuerst zur Lunge führen. Dort wird das Blut zusätzlich mit Sauerstoff angereichert. Alles gelangt nun in kleinsten Einheiten, teils neu zusammengesetzt, über die Arterien zu den Zellen von Organen, Knochen, Gehirn, Nerven und zur Haut. Unterwegs lagern sich an den durch Mangel bestimmter notwendiger Stoffe in der täglichen Nahrung aufgerauhten Innenwänden der Arterien, die Intima heißen, noch Kalk und Cholesterin ab = Arterienverkalkung.

Am Ende verästeln sich die Arterien in die winzigen Arteriolen. Die tauchen dann in einen leeren Raum: in den Zwischenzellraum ein und entledigen sich ihrer mehr oder weniger intakten Mitbringsel. Für den Rest ist die Zelle zuständig, die ja letztendlich ernährt werden soll, denn unser eigenes Fleisch mit seinem Gewebe, den Organen, Knochen, Nerven, dem Gehirn usw. besteht ja auch aus vielen, vielen Zellen, die ernährt werden müssen.

Die ihrerseits verwenden, was sie brauchen können und haben ihrerseits einen Zellstoffwechsel. Was sie nicht mehr benötigen, wird durch die Poren der Zellmembran wieder in den Zwischenzellraum befördert, den wir auch Interstitium nennen. Die Einheit von Zelle und Interstitium nennen wir Grundsystem (GS) oder auch Matrix. Dort also findet der Stoffaustausch statt. Frische Leckerlis werden in die Zelle hinein befördert und Stoffwechsel-Endprodukte des Zellstoffwechsels werden wieder zurück in den Zwischenzellraum befördert. Von dort

---

164 Österreichische Ärztegesellschaft für Homotoxikologie und antihomotoxische Therapie - Postfach 64
A - 1232 Wien - ZVR-Zahl 754400493 - Telefon und Fax +43-1-615 63 09
http://www.homotox.at/homotoxikologie/was-ist-homotoxikologie/index.html

165 **Power-Point-Präsentation:** http://www.homotox.de/cms/docs/doc28711.pdf

gelangen sie in den venösen Blutkreislauf, und zwar zuerst in die feinen Venulen. Der Körper kommt dabei nicht durcheinander sonder weiß genau, was zurück in die Venulen kommt. Er "verschluckt" sich also nicht und schickt nicht etwa etwas zurück in die Arteriolen.

Wenn die feinen Arteriolen aber ihrerseits bereits erkrankt sind, ihre eigene Zellwand, die Basalmembran, zu dick geworden ist, gibt es Probleme im ganzen System. Der Abtransport von Müll klappt aus unterschiedlichen Gründen nicht mehr. Immer mehr landet im Zwischenzellraum, in der Zellmembran, und das Endlager ist eine perfekt stinkende Mülldeponie. Je mehr wir die natürlichen Ausscheidungsvorgänge stören, desto eher erkranken wir, und je weniger wir über vollwertige Nahrung wissen, desto sicherer erkranken wir. Eigentlich ist das alles sehr einfach zu verstehen. Auch ohne viele Fremdwörter. Aber obwohl unsere Ärzte sich bis in die feinsten molekularen Vorgänge hinein wissenschaftlich verirrt und verrannt haben, sind sie immer noch nicht im Stande, die einfachsten Vorgänge nachzuvollziehen und daraus nachhaltig Konsequenzen zu ziehen. Sie schießen garantiert noch ein paar Jahrhunderte lang weiter mit Kanonen auf Spatzen und tragen dazu bei, dass der Müll im Endlager verbleibt und die Menschheit immer kranker wird. Ein äußeres Bild haben wir in dem Beton, den man über den kaputten **Reaktor von Tschernobyl** geschüttet hat, damit er keine Strahlen nach außen abgeben kann. Es ist aber nur eine Frage der Zeit, bis man wieder nachschütten muss.

Sie sollten sich für die folgenden Ausführungen möglichst eine umfassendere Tabelle der Homotoxikosen in einer medizinischen Buchhandlung besorgen oder mit einer entsprechenden Tabelle im Internet vergleichen. Sie werden den Ausführungen dann wesentlich besser folgen können.

- Während der humoralen Phase (links des biologischen Schnitts) finden die Ablagerungen zunächst nur im Interstitium (Zwischenzellraum, außerhalb der Zelle also) statt.

- Kommt weiterhin Nachschub, verlagern sich die Ablagerungen in der Folge als Depositionsphase rechts des biologischen Schnitts zusätzlich auch in den Zellen von Bindegewebe und Organen, was natürlich zu allerlei Beeinträchtigungen führt.

Unser "Fleisch" - ein unakademischer Begriff - besteht aus vielen, vielen Fasern. Weil sie gewebsartig angeordnet sind, bezeichnen wir das "Fleisch" korrekter mit *Gewebe*. In dieses Gewebe eingebettet sind verschiedene Bindegewebszellen wie solche, die zur Immunabwehr gehören und die auf ein hormonelles Signal hin quer durch das Gewebe und die Blutgefäße hin zum Ort des Geschehens wandern können, wo sie wirksam zu werden haben. Beispiel: Auflösung eines Splitters durch Fresszellen. Wir finden hier auch Kollagen, das sozusagen einen "Klebstoff" darstellt. Und wir finden die organspezifischen Zellen, denn eine Leber sieht anders aus als beispielsweise das Herz oder die Knochen. Das jeweilige, organspezifische Gewebe mit seinen Zellen nennen wir auch das *Parenchym*. Parenchym ist, wenn es einmal zerstört wurde, nicht mehr regenerationsfähig. Wenn wir einen Arm verlieren, kann der nicht, wie der Schwanz einer Eidechse, wieder nachwachsen. Wenn das Leberparenchym durch Alkoholmissbrauch oder anderweitige chronische Leberentzündungen sklerosiert (verhärtet und vernarbt) ist, ist das spezifische Lebergewebe unter der Leberzirrhose untergegangen und daher funktionsunfähig.

Durch nicht zu verantwortende Eingriffe der Schulmedizin kommt es ferner zu Einwirkungen auf die Enzyme, auf das Hormonsystem und vieles mehr. Der Mensch erkrankt nicht nur durch unangemessene Ernährung und Umweltgifte, sondern leider auch durch die übliche Anwendung unterdrückender Medikamente, angefangen beim Aspirin und anderen Schmerz- und Entzündungen unterdrückenden Mittelchen bis hin zu drastischen Antibiotika. Weitere Erkrankungsgründe haben wir durch die Eiweißspeicherung und den Überschuss an diversen damit in Verbindung stehenden Stoffen. Wir erfahren hierzu im Kapitel über Lothar Wendt noch sehr viel Wissenswertes. Und eigentlich haben alle naturheilkundlich wirkenden Ärzte und Heilpraktiker immer mehr oder weniger ihre spezifische Schau derselben Angelegenheit entwickelt, die sie mit rein naturheilkundlichen Maßnahmen, **wozu** auch die Korrektur der Ernährung gehört, zu untermauern suchen. Alle Sichtweisen zusammengesetzt ergeben zusammen mit dem seriösen Studium von Anatomie und Pathologie im Kleinen wie im Großen einen ganzheitlichen Überblick, eine Zusammenschau also, als Grundlage für einen respektvollen therapeutischen Ansatz. Der aber darf nur im Schulterschluss mit natürlichen, organischen Funktionen angegangen werden. Die natürlichen Ausleitungsfunktionen des Körpers müssen lediglich stimuliert und die Ernährung (der Input also) muss korrigiert werden, um einen kranken Menschen zur Gesundheit zurück zu führen. **Die Heilung beginnt im Kopf und wird von dort geleitet: durch Umerziehung, nicht aber durch chemische Keulen.**

Die Homotoxikologie sieht erste Krankheitserscheinungen zunächst einmal nicht als pathologisch an sondern als hilflosen physiologischen und also ganz natürlichen Versuch des Organismus, Homotoxine (Schadstoffe; wir nennen sie auch Noxen) durch Ausscheidung, und wenn das nicht mehr klappt, durch Ablagerungen loszuwerden. **Was abgelagert wurde, bekämpft der Körper daher auch nicht mehr. Es ist wie mit dem atomaren Endlager: Hochgiftiges wird entsorgt und wird den Nachkommen noch Sorgen bereiten.**

Ausscheidungsunternehmungen über Husten, Schnupfen, Eiter, Durchfall und dergleichen sind wichtige Ausscheidungsbemühungen endogener (von innen her entstandenen) und exogener (von außen zugeführten) Toxinen (Giftstoffen). Natürliche Ausscheidungsprozesse dürfen auf keinen Fall durch Unterdrückungsmaßnahmen wie beispielsweise Fiebersenkung (Aspirin!!) oder Schmerzbekämpfung, abgebrochen werden. Daher sollte man sich in jeder homöopathischen wie auch in der antihomotoxischen Behandlung daran gewöhnen, Unpässlichkeiten geduldig hinzunehmen und auf das Ende der unangenehmen Ausscheidungsvorgänge zu warten. Und man kann es ganz sicher erwarten!

Wer beispielsweise seine Migräne dauerhaft loswerden will, muss sich unter Ernährungstherapie und antihomotoxischer Behandlung auf schlimme Migräneanfälle gefasst machen, da ja die ursächlichen Schadstoffe, die wir auch Homotoxine oder Noxen nennen, aus den Geweben zurück in die Blutbahn gelangen und uns dann Unwohlsein bereiten. Und dieses Unwohlsein dürfen wir auf gar keinen Fall erneut durch Schmerzmittel unterdrücken. Der Migränekranke sollte sich, wie Odysseus, mutig an einen Pfahl bzw. symbolisch ans Bett fesseln lassen, um diese schreckliche re-vikariierende Phase durchstehen zu können, ohne dass er/sie erneut zu unterdrückenden Maßnahmen greift. Man benötigt einen charakterfesten Partner / eine charakterfeste Partnerin, die/der dafür sorgt, dass derartige Mittel unerreichbar bleiben. Dann besteht die reelle und reale Chance, auf alle Zeiten die Migräne loszuwerden. Übrigens gibt es einen möglichen Zusammenhang zwischen Migräne und späterer Altersdemenz. Im Alter verschwindet zwar die Migräne, aber die Demenz breitet sich dann möglicherweise aus. Wer viel Kopfweh oder sogar Migräne hat, sollte also rechtzeitig dafür sorgen, dass das aufhört.

Andere naturheilkundliche Methoden sollten gleichzeitig angewandt werden, damit es nicht wieder zur **Deposition** (Ablagerung) kommt. Die **Depositionsphasen** rechts des biologischen Schnitts der Reckeweg-Tabelle sind ja tatsächlich nichts anderes, als Ablagerungsphasen.

Einfache Maßnahmen für den Abtransport aus den Depots in Bindegewebe und Zwischenzellraum sind die natürlichen Ausscheidungsfunktionen unterstützende Maßnahmen. Dazu gehören Schwitzen, Wechselbäder, Saunagänge, Walking und Joggen, Schwimmen, aber auch drastischere Maßnahmen wie Abführen, Einlauf, Schröpfen und Aderlass. Auch Lymphdrainagen helfen und leiten durch unterstützende manuelle Stimulierung des Lymphsystems Homotoxine aus. Und das Fasten ist immer eine sehr wichtige unterstützende Maßnahme, um die Speicher vollends zu entleeren. Gesunde Ernährung, am besten völlig rohköstlich, ist ebenfalls eine großartige Unterstützung. Homöopathische Maßnahmen inklusive Eigenblut-Therapie (Auto-Sanguis-Stufentherapie) sind erfahrungsgemäß wesentlich wirksamer, wenn sich gesund ernährt wird. Sobald die Ausscheidungsphase durch Unwohlsein spürbar wird, sollte man sie durch Fasten unterstützen und im Sinne des Wortes: **"abwarten und Tee trinken!"**

Im auf Seite 332 empfohlenen Buch von Bernhard Aschner (*Lehrbuch der Konstitutionstherapie – Technik der Allgemeinbehandlungsmethoden* – Hippokrates-Verlag) werden ihnen die bekanntesten naturheilkundlichen Methoden vorgestellt. Oder kaufen sie sich einfach den zweibändigen Köhnlechner. Seine Ernährungsempfehlungen unterstützte ich allerdings nicht!!

Schauen wir uns gemeinsam die Reckeweg-Tabelle der Homotoxikosen an: Auf der linken Seite haben wir drei Phasen: Die Humoralen Phasen mit den Krankheiten der Disposition. Auf der Rechten Seite haben wir die zellulären Phasen mit den Krankheiten der Konstitution.

1. Die homotoxischen Phasen sind in der Tabelle der Homotoxikosen dem Schweregrad entsprechend von links nach rechts angeordnet. Ganz links die Phase der gesunden, also physiologischen, nicht aber krankhaften, also nicht pathologischen Ausscheidungsvorgänge nennen wir die humoralen Phasen.

    In Stufe 2 und 3 links des biologischen Schnitts, also auf der linken Seite der Reckeweg-Tabelle, befinden sich die Krankheiten der Disposition: Exkretions-, Reaktions-Depositionsphasen (= Ausscheidungs-, Reaktions-, Ablagerungsphasen).

2. In der Mitte sehen wir durch einen dicken Strich hervorgehoben die Grenze: den biologischen Schnitt. Er befindet sich zwischen den humoralen Phasen mit den Krankheiten der Disposition (links) und den zellulären Phasen mit den Krankheiten des Konstitution (rechts). Mit humoralen Phasen sind diejenigen Phasen gemeint, die über die Körpersäfte Schadstoffe und Abbauprodukte zur Ausscheidung bringen. Die den biologischen Schnitt umgebende Phase 3 der linken und Phase 4 der rechten Seite nennen wir auch die Matrix-Phasen. Mit Phase 4 ist die erste Phase nach dem biologischen Schnitt gemeint: Die Imprägnationsphase (= "Eingravierungsphase").

3. Rechts des biologischen Schnitts haben wir die zellulären Phasen mit den Krankheiten der Konstitution: Imprägnations-, Degenerations- Neoplasmaphase. Mit Imprägnation ist gemeint, dass die Schadstoffe sich einprägen, also innen verankern. Es kommt zur Degeneration, und wenn man Pech hat, zu wuchernden Krebszellen: Neoplasma.

1. Phase = Exkretionsphase: Schweiß, Talg, normale Absonderungen in der Nase, Magen- und Darmsekrete, Gallensaft, Hormone, Lymphe und vieles mehr.

2. Phase = Reaktionsphase: Schnupfen und Husten, Neuralgien, Kopfweh, Herpes, einfache Leberentzündung, unterschiedliche Entzündungen, Furunkel, Blutvergiftung, Mandelentzündung, Nierenentzündung, Muskelrheuma, Ausschlag, Eiterungen, Mundfäule, Fieber und vieles mehr.

3. Phase = Depositionsphase: Kopfschmerzen, Warzen, Polypen, Verstopfung, Adipositas (Fettleibigkeit), Kropf, einfache Hautwucherungen, Schwellungen der Lymphdrüsen, Vergrößerung der Prostatata, Rheuma, Zysten und vieles mehr.

In der Mitte befindet sich der biologische Schnitt: Im Original ein senkrechter Strich.

4. Phase = Imprägnationsphase: Migräne, Asthma bronchiale, Virus-Infektionen, virale Leberentzündung, andere toxische Leberschäden, zu denen auch Schädigungen durch Erreger gehören, Virus-Grippe, Lymphatismus, Heiserkeit, Angina pectoris, Vorstadien von Tumoren und gutartigen Geschwülste und vieles mehr.

5. Phase = Degenerationsphase: Dermatosen (Hauterkrankungen) wie Lichen ruber, beginnende Sklerodermie, Lupus vulgaris; fortschreitende Lepra, Paresen (vorübergehende Lähmungen), Arthrose, Leberzirrhose, Tuberkulose, Infarkte mit nachfolgenden Nekrosen (absterbende Körpergewebe), Arteriosklerose, Impotenz und Sterilität und vieles mehr.

6. Phase = Neoplasmaphase (Krebs): Karzinome, Sarkome, Lipome, Basaliome in den unterschiedlichsten Körperregionen.

Jede Phase kann mit jeder anderen über das Vikariationsphänomen in Beziehung treten und sich in die eine wie die andere Richtung verschieben. Vikariieren bedeutet, den Ausfall eines Organs auszugleichen. Der Körper ist ständig durch Verschiebungen um Ausgleich bemüht. Ohne uns auf Psychosomatik zu beziehen, sind das Symptomverschiebungen.

Positive Vikariationen erstrecken sind immer zurück nach links der Reckeweg-Tabelle (bezogen auf unsere "Ersatztabelle" zum oberen Teil) und zur gesunden Exkretionsphase hin. Wir kennen nicht alle Mechanismen, die mit der Vikariation in die eine oder andere Richtung zusammenhängen, können jedoch beobachten, dass sie ständig in dieser Weise ablaufen. Einige davon sind jedoch so klassisch, dass Reckeweg sie in die Keimblätter der einstmals embryonalen Entwicklung eingegliedert hat. So sind manche Verbindungen von Krankheiten aus der Zugehörigkeit zum embryonalen Keimblatt erklärbar. Er beginnt seine Tabelle daher ganz links mit den Keimblättern, aus denen sich die verschiedenen Körpersysteme ergeben. Beispiele für funktionelle Einheiten, das heißt für Körpersysteme sind der Magen-Darmtrakt, der Uro-Genitaltrakt, das Nerversystem und das Herz-Kreislaufsystem.

Nach der Befruchtung und Verbindung der elterlichen Erbanlagen, die sich in den Keimen oder besser gesagt: in Samen und Eizelle befinden, finden im Beginn der Zellteilung zunächst Gliederungen in sogenannte Keimblätter statt. Es sind das Entoderm, das Mesoderm und das Ektoderm. Daraus bilden sich dann spezifische Zellen, denen gesetzmäßig die weitere Entwicklung inne wohnt. Ich spreche dabei gern in philosophischer Weise von Immanenz, da es den spezifischen Zellen immanent ist, welches Organ sie jeweils wann entwickeln werden.

Sie tragen sowohl die Richtung der Entwicklung als auch ihren Bauplan bereits in sich und dies alles in eine zeitliche Abfolge eingebettet. Immer auf der Schiene vorheriger Erfahrungen entlang. So kommt es, dass wir Menschen aus der ehemaligen Kiemenanlage allmählich die Sprechorgane entwickelt haben. Wir laufen also immer die gesamte Evolution in erheblich verkürzter Zeit nochmals durch. Die Schöpfung wiederholt sich praktisch immer wieder. In jedem einzelnen Lebewesen bis hinauf zu dem Lebewesen, das als letztes auf der Erde erschien: der Mensch. Wenngleich auch dieser Mensch ein Kind der Evolution ist.

Die Entwicklungsphase insbesondere der ersten Wochen, wenn die werdende Mutter noch nichts über ihre Schwangerschaft weiß, ist besonders störanfällig, und ich sagte schon an anderer Stelle, dass Zuckerzeugs oder auch ein an sich gesunder frischer Saft, der dem Organismus aber einen Zuckerstoß versetzt, vermutlich zu schweren Schäden des Embryos führen kann, wenn sich just in dem Augenblick durch Zellteilung eine organische Entwicklung vollzieht. Diese Behauptung beruht nicht auf Wissen und kann auch nicht auf meinen Experimenten beruhen. Sie ist lediglich eine Vermutung, die nur im Tierexperiment untermauert werden könnte. Ich bin allerdings nicht die einzige, die diese Vermutung ausspricht.

Die gesamte Embryonalphase ist bis zum Abschluss der 12. Woche hoch störanfällig. Da kann beispielsweise eine Gaumenspalte, ein Wasserkopf oder ein offener Rückenmarksbruch (Spina bifida) entstehen. Wenn sie sich die Tabelle der Homotoxikosen genauer ansehen, sehen sie auf der linken Seite unter der Überschrift "Gewebe" die ursprünglichen Keimblätter.

- <u>Aus dem Entoderm entstehen:</u> Leber, Pankreas, Schilddrüse, Thymusdrüse, Atmungstrakt, Harnblase und Harnröhre.

- <u>Aus dem Mesoderm entstehen:</u> Knochen, Skelettmuskulatur, Bindegewebe, glatte Muskulatur der Eingeweide, Herz, Blutgefäße, Blutkörperchen, Milz, Lymphknoten, Nieren, Keimdrüsen und die inneren Geschlechtsorgane.

- <u>Aus dem Ektoderm</u> entstehen: Haut, Nervensystem und Sinnesorgane.

Reckeweg unterteilt die Körpergewebe dann noch differenzierter. Die Bezeichnungen dazu sehen wir unterhalb der Rubrik "Gewebe" ganz links der Tabelle, beginnend mit Ektodermale. Wir wollen dieses System nochmals durchgehen und mit der Tabelle vergleichen, die sie inzwischen hoffentlich irgendwo auftreiben konnten oder wenigstens im Internet mitverfolgen können. Wie ich schon sagte: Der Ausdruck einer solchen Tabelle ist leider verboten. Je genauer sie allerdings mitmachen, desto besser wird sich ihnen das Verständnis für die Homotoxikosen einprägen und desto sicherer werden sie in Zukunft noch besser auf sich Acht geben.

Wenn wir vom Begriff "Gewebe" mit den Augen nach rechts wandern, kommen wir sogleich zur **Exkretionsphase**. Damit sind physiologische Ausscheidungen gemeint wie Schweiß, Speichel, normales Schnäuzen, die der Verdauung dienenden Magen- und Darmsekrete, Gallensaft, Hormone, die Menstruationsblutung, Urin und alles, was seinen normalen, nicht krankhaften Weg hinaus aus dem Körper sucht bzw. im Körper als Verdauungssaft seine Funktion ausübt.

Die **Reaktionsphase** aber zeigt bereits erste Depositionen im Interstitium. Der Organismus sucht sich davon zu entledigen durch Pickel, Eiterungen, Hautausschläge, Akne, Mundfäule, Halsschmerzen, einfache Ohrentzündungen, eine unkomplizierte Lungenentzündung oder Bronchitis (Husten), Muskelrheuma, Fibromyalgie und dergleichen mehr. Die beiden ersten sind Phasen, wo leider durch unterdrückende allopathische Medikamente kriegerisch mit Kanonen auf Spatzen geschossen wird. Es kann dadurch leicht zu Verschiebungen (Vikariationen) nach rechts des biologischen Schnitts kommen. Wir sprechen auch von der **negativen bzw. progressiven, also in negativer Weise voranschreitenden Vikariation**.

Was dort erst einmal landet, ist recht therapieresistent, und es bedarf viel Geduld, um es anzuschieben und durch erneute, nunmehr allerdings **positive, oder auch regressive Vikariation** nach Richtung links des biologischen Schnitts zu bringen. Dann kommt es allerdings dort erneut zu Symptomen, die aber, wenn sie endlich nicht mehr unterdrückt werden, ausgeleitet werden können. Man sollte Symptome deshalb nicht als Krankeit sehen! Das Phänomen ist auch unter dem Begriff **Erstverschlimmerung** bekannt. Diese Erstverschlimmerung ist eine gewollte und völlig normale Reaktion auf ein Homöopathikum hin, gleich ob als Einzelmittel oder als Komplexmittel verabreicht. Wenn sie auftritt, fühlt sich der Patient zwar unwohl, aber es ist eine allgemeine Linksverschiebung zu erwarten, die sich eben erst einmal unangenehm anfühlt, dann aber zur Ausleitung und Wiedererlangung der Gesundheit führen wird. Das ist selbst bei Krebserkrankungen die große Chance überhaupt. Ebenso auch bei schweren viralen oder bakteriellen Infektionskrankheiten wie AIDS, Polio, Zeckenborreliose und anderem.

Was sich allerdings bereits in der Neoplasmaphase (= Krebs) rechts des biologischen Schnitts befindet, ist sehr hartnäckig und nicht immer vikariierbar. Schon darum sollten wir verantwortungsbewusst handeln, lieber unser Fieber ertragen, den Schnupfen und was immer, damit es gar nicht erst zu einer irreversiblen Phase kommen kann. Je ungesunder die Ernährung, je mehr Entzündungsphasen, Fieber und natürliche Ausscheidungsprozesse wir unterdrücken, desto größer wird die Gefahr eines Neoplasmas, einer bösartigen Neubildung also.

Ein klassisches Beispiel für den Schaden, den medikamentöse Unterdrückung auslösen kann, ist der juvenile Diabetes nach einer Infektion mit Mumpsviren. Ein auf diesem Wege an Diabetes erkranktes Kind sollte also nicht einfach nur im Sinne Schnitzers von Vollwertkost leben sondern, ebenfalls im Sinne Schnitzers und auch seines Freundes, Hans-Heinrich-Reckwegs, antihomotoxisch behandelt werden, um eine regressive Vikariation und somit Ausleitung alter Noxen zu bewirken. Denn die Schadstoffe, die sich aus einer viralen Infektion und den Abbauprodukten von Erregern ergeben, müssen zur vollständigen Ausleitung und Ausscheidung gelangen. Sollten Betroffene sich durch diese Zeilen angesprochen fühlen, dann kann ich nur herzlich empfehlen, sich umgehend mit Johann G. Schnitzer in Verbindung zu setzen.

Alle Lebensäußerungen beruhen auf der Umsetzung chemisch nachvollziehbarer Verbindungen. Chemische Wirkstoffe spielen daher auch in Krankheit und Gesundheit eine entscheidende Rolle. Chemische Wirkstoffe wirken sich auch im seelischen Bereich aus. Denken wir nur an die Tränen, die Zornesröte, das Lachen. Alles Seelische ist zugleich körperlich. Darum nimmt eine **richtig verstandene Psychosomatik** selbstverständlich ihren Platz auch in der antihomotoxischen Therapie ein. Ein verbitterter, ein Gift und Galle spuckender, ein weinender Mensch produziert Sekrete: Tränen, Schleim usw.. Hormone sind ebenfalls Sekrete. Die seelische Verfassung wirkt sich direkt auf die innersekretorischen Drüsen aus, somit auch auf die Hormone, auf Schleimbildung, auf die Bildung der Salzsäure des Magens und auf die Nerven beruhigende bzw. anregende Botenstoffe. Normalerweise sind alle eben aufgeführten Sekrete im Bereich der 1. Phase angesiedelt. Wenn sie allerdings durch Schädigungen aus dem sozialen Umfeld ausgelöst werden, haben wir es auch hier bereits mit intensiven Imprägnationen zu tun, die sich in Psychosomatik manifestieren. Dieses Gebiet hat Reckeweg nicht so intensiv beleuchten können, sollte aber sowohl in der Psychosomatik wie in der Umkehrung, der Somatopsychik, sehr ernst genommen werden, da ein steter seelischer Tropfen den Stein ebenso aushöhlen kann wie ein stofflicher. Er wirkt sich ja durchaus stofflich aus, denn er setzt über den hormonalen wie auch humoralen, also den Säfteweg, Reaktionen in Gang, die sich zuerst an den Nerven manifestieren und von dort ausgehend, also vom Neurodermale, weitere Irritationen hervorrufen. Es gibt genügend Homöopathika, die hier ihren Ansatz nehmen.

Nachdem Reckeweg bereits reichlich Erfahrungen gesammelt hatte, begründete er im reifen Alter von 50 Jahren im Jahr 1955 die Homotoxikologie. Um ein guter Homöopath sein zu können, benötigt man auch wirklich Jahrzehnte der Beobachtung und Praxis! Reckeweg sieht Krankheit, wie bereits deutlich gemacht, in erster Linie als normale, physiologische Abwehr- und Ausscheidungsreaktion, in der immer in irgendeiner Weise Giftstoffe das System zu verlassen haben. Homotoxikologie ist die Lehre von den für den Menschen schädlichen Substanzen unterschiedlicher Herkunft. **Diese Substanzen sind, wie schon gesagt, die Homotoxine, die Krankheiten selbst sind die Homotoxikosen.** Der Zwischenzellraum des Bindegewebes, den man auch **Matrix** oder **Pischinger Raum der Grundregulation** nennt, ist als erster Ort der Speicherung und Entgiftung ein zentrales Ziel der antihomotoxischen Therapie. Auch andere Entdecker wie beispielsweise der in diesem Zusammenhang schon zitierte Lothar Wendt, sahen hier das Hauptkrankheitsgeschehen, den eigentlichen Kriegsschauplatz also.

> Die Schulmedizin hatte immer eine gegenteilige Auffassung. Sie stellt sich aggressiv **gegen** die Krankheit und damit **gegen** den Organismus. Sie stellt sich auch gegen eine Therapie, die **mit** der Krankheit und somit **mit** dem Organismus denkt, indem sie den Organismus in dessen eigenen Heilungsmechanismen unterstützt. Man könnte die Schulmedizin auch als **unorganische Therapieform** bezeichnen während Naturheilkunde und Homöopathie, im Schulterschluss gehend, eine **organische, ganzheitliche Therapie** darstellen.

Während die Naturheilkundler längst andere Erkenntnisse sammeln konnten, trottete die etablierte Medizin noch mehr als 80 Jahre weiter hinter Virchows Lehrsatz hinterher und lachte gleichzeitig diejenigen als Außenseiter aus, die das alte Denken längst verlassen hatten. Der Pathologe Rudolf Virchow (1821-1902) erkannte nur teilweise richtig, dass die Zelle selbst der zentrale Ort sei, vom dem Krankheiten ausgehen würden: "Omnis cellula e cellula" hatte er gesagt und so seine Zellpathologie begründet, *"jede Zelle kann nur aus einer anderen entstehen."* Er ging davon aus, dass eine kranke Zelle in der Selbstreproduktion wieder kranke Zellen hervorbringt. Das trifft jedoch nur bei oberflächlicher Betrachtung zu, denn unter Ernährungstherapie regenerieren sich die neu entstehenden Zellen. Die neu heranwachsenden Zellen sind dann wieder gesund, was durch Ernährungstherapie und Homöopathie geheilte Krebspatienten anschaulich beweisen.

Die naturheilkundlichen Ärzte aber gingen von Anbeginn einen Schritt weiter, was dazu führte, dass sie es waren, die die Einheit von Interstitium und Zelle als Ort des pathologischen Geschehens ausmachten. Sie nannten es das Grundsystem (GS) oder auch die Matrix. Im GS also, in der Matrix, ist der zentrale Ort dessen, was wir als Krankheit bezeichnen. Der Ort selbst ist nicht die Krankheit sondern es ist der Input: Entweder durch inadequate Nahrung, durch

Infektionen mit hochvirulenten Krankheitserregern oder durch aggressive, unterdrückende Therapien. Und zu Infektionen kommt es nur auf der Grundlage eines geschwächten Immunsystems. Selbst hoch giftige (hoch virulente) Krankheitserreger wirken sich bei unterschiedlichen Menschen unterschiedlicher Grundkonstitution und Ernährungsweise völlig verschieden aus. Das wissen wir von den großen Epidemien her und kennen es auch im eigenen Bekanntenkreis, dass Menschen entweder gar nicht oder unterschiedlich leicht bzw. schwer erkranken.

Im Mittelpunkt der neuen Sicht auf Krankheiten und auf neue Behandlungsmodelle steht der Zwischenzellraum, das Interstitium also. Genau genommen ist es die Einheit von Zelle und Interstitium, die wir als Grundsystem (GS) bezeichnen. Schadhafte Substanzen (Noxen) werden entweder von außen aufgenommen oder sie entstehen im Körper selbst: Homotoxine. Wir zählen zu den schadhaften Stoffen: Chemische Schadstoffe aller Art, Stoffwechselprodukte, Krankheitserreger und deren Toxine, Strahlung, elektromagnetische Felder und auch Stoffe wie Hormone, die durch psychische Belastungszustände verstärkt auftreten: bei Angst und Stress. Auch sie hinterlassen biochemische Spuren. Denken wir nur an das Adrenalin, das unter Stress ausgeschüttet wird, einen sehr trockenen Mund hinterlässt, das Herz jagen macht, die Atemfrequenz steigert und den Menschen zu körperlichen Höchstleistungen bringt, die er unter normalen Umständen nicht leisten könnte. Lebensgefahr verleiht Bärenkräfte!

Die Grenzen einer umkehrenden, in die Humorale Phase zurückführenden Behandlung, der rückläufigen oder auch regressiven Vikariation also, sind allerdings dort erreicht, wo der Körper seine Regulationsfähigkeit bereits verloren hat. Ärzte und Patienten können anhand des 6-Phasen-Modells von Hans-Heinrich Reckeweg die Behandlungsergebnisse verfolgen und erkennen, welche Veränderung ein gutes Zeichen ist. Die sechs Phasen bieten allerdings sehr unterschiedliche Chancen auf vollständige Heilung oder auch die Chancenlosigkeit. Der Patient kann nur dann geheilt werden, wenn er sein Leben völlig umstellt, seine Ernährung drastisch ändert und keinerlei allopathische Medikamente mehr einnimmt. Leider beherzigen aber weder alle antihomotoxisch noch homöopathisch oder naturheilkundlich arbeitenden TherapeutInnen den Ernährungsfaktor, da sie oft befangen sind und von den "Zauberkräften der Vikariationen" eingelullt, auf dem Standpunkt verharren, Ernährung sei schließlich nicht ausschlaggebend.

Der Organismus ist ein in sich geschlossenes und dennoch offenes, auf Einflüsse von außen reagierendes Fließsystem. Er sucht nach einem Fließgleichgewicht, nach Homöostase. Stoffe werden mit der Nahrung eingenommen und strömen anderweitig ein, zum Beispiel über die Lunge oder die Haut. Diese Stoffe unterschiedlicher Art treten mit den Organen und den Säften (Enzyme, Blut usw.) in Kontakt und verändern die innere Balance. Normalerweise verlassen sie am Ende das System wieder.

Handelt es sich um angemessene Stoffe, dann gibt es keine wesentlichen Störungen des Fließgleichgewichtes. Toxische Substanzen aber setzen Abwehrmaßnahmen und Unpässlichkeiten in Gang. Wir nennen sie eigentlich fälschlicherweise Krankheiten, weil wir uns darunter unwohl fühlen. Auch unsere "normale Zivilisationskost" wirkt sich toxisch aus, weil ihr einerseits Gifte zugefügt werden und andererseits diese Nahrung nicht mehr vollwertig ist.

Krankheiten sollten wir nicht als Krankheit an sich betrachten sondern als Ausdruck biologisch zweckmäßiger und daher gesunder, physiologischer Abwehr- und Ausscheidungsmaßnahmen, damit Noxen und Toxine nicht eingebaut sondern ausgeschieden werden können. Das System der großen Abwehr, dessen Funktion es ist, sich gegen das verursachende Krankheitsgift zu richten, besteht aus verschiedenen Untersystemen:

- **Retikuloendotheliales System** (Humorale Abwehr). Hier werden Gifte gespeichert, es kommt zur Antikörperbildung gegen Eindringlinge.
- **Abwehrmechanismus durch Hypophysenvorderlappen und Nebennierenrinde** (Humorale Abwehr). Hier werden die Nebennierenrinden-Funktion (NNR: Hormone produzierende Drüse) und die Bindegewebsfunktion gesteuert und zur Anregung und Hemmung von Entzündungen eingesetzt.
- **Neurale Reflexabwehr** (Neurale Abwehr): Exzitations- oder Irritationssyndrom. Durch so genannte Neuraltherapie und Akupunktur bemühen sich Heilpraktiker und Ärzte darum, elektrische Potenziale in Bewegung zu setzen und so zur Heilung anzuregen. Ein Schiefhals kann sehr gut durch Akupunktur beeinflusst werden aber auch durch Neuraltherapie, bei der ein leichtes Lokalanästhetikum, meistens Lidocain, gespritzt wird. Es bewirkt einen Anstoß der Elektropotentiale der Zelle.
- **Leberentgiftung** (Humorale Abwehr). Hier kommt es in der progressiven, also negativen Vikariation zur Giftspeicherung und in der regressiven, also erwünschten, positiven Vikariation dann wieder zur Entgiftung durch vorherige Homotoxonkopplung (Homotoxin + Homotoxin → Homotoxon) und Anregung der Abwehrsysteme. ▶ 348
- **Entgiftungsfunktion des mesenchymalen Bindegewebes** (Humorale und zelluläre Abwehr). Auch hier kommt es zu Giftspeicherung, Antigen-Antikörper-Reaktion der Immunprozesse, zu Entzündungen und Bildung von weißen Blutkörperchen. Lymphozyten und Makrophagen sorgen für die Zerstörung von Krankheitserregern.

Beim Abwehrkampf gegen Homotoxine bzw. bei den Bemühungen des Organismus, Homotoxinschädigungen wieder auszugleichen, deren Störungen bzw. Regulationsmechanismen wir als Krankheiten bezeichnen, lassen sich die sechs verschiedenen, schon genannten Phasen einer Homotoxikose (d.h. einer Giftabwehrkrankheit) unterscheiden.

1. Entweder scheidet der Organismus die Homotoxine über die physiologischen Pforten der 1. Phase sofort aus. Wir haben dann die Exkretionsphasen oder Ausscheidungsabschnitte vor uns,
2. oder die Homotoxine werden in gesteigerter, pathologischer Weise in der 1. und 2. Phase ausgeschieden, z.B. als Eiter, Schnupfen, im Schweiß und so weiter. Es handelt sich um Reaktionsphasen. Eine Re-Aktion können wir als Antwort verstehen. Ein Ball wird sozusagen aufgefangen und in anderer Weise zurückgeworfen.
3. oder sie werden in den Depositionsphasen rechts des biologischen Schnitts abgelagert.

In den ersten beiden Phasen ist der Körper mit den Homotoxinen fertig geworden; sie haben seinen Organen und Zellen nicht geschadet, sondern sie sind unschädlich gemacht, entgiftet und ausgeschieden worden. In der dritten Phase allerdings sollte man sehen, dass man sich von den bereits längerfristig abgelagerten Depots wieder befreit, zumal sie sich durch so genannte Krankheiten, denen wir unterschiedliche Namen geben und durch Unwohlsein zeigen.

Wirken jedoch besonders gefährliche Homotoxine ein (Karzinotoxine, lipoidlösliche organische Verbindungen und sonstige) oder werden die als Phasen 1-3 erkannten, biologisch zweckmäßigen Abwehrvorgänge in ihrem Ablauf gestört, gehemmt bzw. wird die Entgiftung und Ausscheidung der Homotoxine - die sich übrigens in den Ausscheidungsprodukten wieder finden lassen - unterbunden, so schädigen die beteiligten Homotoxine als Retoxine (Rückgifte), jedoch auch fermentblockierend und mutativ wirkende Chemotherapeutika u. a. die intrazellulären Strukturen. Das wird entweder mittels eines anderen Keimblattes, vielfach aber nur mittels fermentschädigender (enzymschädigender) Therapeutika ermöglicht, die die Homotoxine nur noch tiefer in den Organismus zurückdrängen statt sie zur Ausscheidung zu bringen.

Daraus ergeben sich die **Imprägnationsphasen**. Es handelt sich dabei um regelrechte Rückvergiftungsphasen, in denen Homotoxine - auch Retoxine genannt - in das Innere der Zelle gelangen, wo sie lange Zeit hindurch latent, also noch ohne zu stören, bleiben können aber mehr und mehr einen **Locus minoris resistentiae** darstellen. Der Locus minoris restitentiae ist der jeweilige Schwachpunkt eines Menschen. Wir sprechen dann meistens von Veranlagung, erblicher Disposition oder Konstitution. Was dem einen regelmäßig auf den Magen schlägt, das äußert sich bei einem anderen Menschen als Migräne. Oder er bekommt einen Asthmaanfall. Jeder hat seinen eigenen Locus minoris restitentiae.

Je mehr Rückvergiftungen stattfinden, desto mehr werden innerzelluläre Strukturen wie Fermente und auch die Gene gestört. Die Neoplasmaphasen mit ihrer Krebsbildung sind die unerwünschte aber regelmäßig in Gang gesetzte Konsequenz am Ende der Phasenstrecke.

In den zellulären Phasen 4-6 wird der Organismus zunehmend zum Opfer der Homotoxinablagerungen und deren Wirkungen. Aber auch hier versucht er noch unter Krankheiten, die sich als erhebliche Störungen zeigen, das Leben so lange wie möglich zu erhalten. Über Furunkel und Fisteln werden die Homotoxine mit Eiter dann wieder nach draußen befördert, wenn eine Umkehr der fatalen Situation durch entsprechende vernünftige therapeutische Maßnahmen in Gang gesetzt wird. Aber nicht jeder wird in seinem Heilungsprozess Furunkel bekommen, sondern jeder wird seiner Vorgeschichte gemäß und dem Weg entsprechend, den die Revikariation verläuft, auf andere Weise seinen "Jahrhundertdreck" wieder los werden..

Wenn wir eine solche letzte Bemühung des Organismus, Homotoxine loszuwerden, mit Antibiotika unterdrücken, ist die eventuell krebsige Entartung vorprogrammiert. Auch das Herumschneiden an Warzen kann übrigens zum Krebs führen. Ich habe während meines Heilpraktikerstudiums einen entsprechenden Fall anhand von Bildern vorgestellt bekommen, die während mehrerer Jahre hindurch aufgenommen wurden. Eine einfache Warze am äußeren Oberschenkel war der Anlass, diesen Mechanismus in Gang zu setzen. Sie wurde zunächst entfernt und nach einem Jahr nochmals. Und zwar schon etwas größer. Nach zwei weiteren Jahren wurde das gesamte Bein amputiert und nach weiteren zwei Jahren war der Patient tot.

Wir sollten uns klar machen, dass auch Operationen bedeutende Eingriffe sind. Nicht nur, dass es darunter zur Versprengung von Krebsgewebe kommt, die durch das Herumschneiden in Blut- und Lymphbahnen geraten und sich so im gesamten Körper niedersetzen und weiterwuchern können. Auch das vielfach unnötige Schneiden ist ein Eingriff, den wir in den meisten Fällen verhindern können, wenn wir lediglich unser Leben umstellen und naturheilkundlich, ganzheitlich an die Angelegenheit herangehen.

Jeder Stoff im Übermaß kann homotoxisch wirken. Ebenso kann das Fehlen wichtiger, für die Aufrechterhaltung des Fließgleichgewichts erforderlicher organischer oder anorganischer Faktoren (z. B. Spurenelemente) Homotoxinwirkungen auslösen (z.B. auch aufgrund des Fehlens erforderlicher Koppelungsfaktoren), **denn aus zwei Homotoxinen, denen eventuell ein anderer Wirkfaktor wie Glukuronsäure, Glykoll oder anderes angehängt wird, bilden sich im intermediären Stoffwechsel oder bei Entzündungen die sogenannten Homotoxone. Homotoxone sind entgiftende Homotoxine.** Sie müssen unbedingt zur Ausscheidung gebracht werden! Reckeweg bezeichnet sie als **Stoffwechsel-Notausgänge**. Krankheiten bezeichnet Reckeweg daher als **naturgerechte Zweckmäßigkeitsvorgänge**. Ohne Koppelung und anschließende Ausscheidung kommt es unweigerlich zu Ausweichphasen (Symptomverschiebungen), wie wir sie von der Reckeweg-Tabelle her kennen. Die ausscheidungspflichtigen Homotoxone finden sich, wie Reckeweg schreibt, in den physiologischen Ausscheidungen wie Urin, Schweiß, Eiter, Stuhl, Speichel, Talg und anderem. Siehe zur Vertiefung auch die Seiten 718-720 in Reckewegs *"Homotoxikologie - Ganzheitsschau einer Synthese der Medizin"*.

HOMOTOXIN (giftig) + **HOMOTXIN** (giftig) = **HOMOTOXON** (ungiftig)

Reckeweg ist der Ansicht, dass man besser und unmissverständlicher von **vikariierenden Phasen einer Homotoxikose** sprechen sollte statt von Krankheiten zu reden, da das den physiologisch-chemischen Lebensvorgängen, denen wir ganz allgemein auch in der physiologischen Chemie, in der Enzymologie und anderem begegnen, besser entspricht.

1. Ausscheidungsphase (Exkretionsphase): Mehrere aufeinander folgende Krankheiten werden auch als Krankheits-Phasen bezeichnet. Sie sind als eine Abfolge von Versuchen des Organismus zu verstehen, die Schadstoffe los zu werden. Es handelt sich also um einen einheitlichen Giftabwehrvorgang gegen ein und dasselbe Homotoxin. Die verschiedenen Gewebe der drei Keimblätter (Entoderm, Mesoderm, Ektoderm), aus denen sich ursprünglich der Organismus entwickelt hat, reagieren verschieden mit den phasenauslösenden Homotoxinen, woraus sich der Wechsel unterschiedlicher Symptome ergibt. Wir sprechen auch von Symptomverschiebung. Den Wechsel der Gewebe, also sozusagen der Körperzonen, bei denen die Homotoxine verschoben werden, nennt man Vikariationseffekt oder Vikariationsphänomen. Dieser Vorgang ist als Phasenwechsel (Eselsbrücke: "Verschiebebahnhof") zu sehen, wobei die Homotoxine in andere Gewebe überwechseln. Das entspricht den wechselhaften Krankheitsbildern und einer scheinbar völlig anderen Krankheit, wenn man diese Mechanismen nicht kennt.

Den Schulmedizinern fehlt leider die Gesamtschau; sie sehen nur selten Zusammenhänge und unterdrücken daher immer weiter jede "Eruption". Ich nenne das mal so, weil es vergleichbar ist. Stellen sie sich bitte vor, sie würden einen Vulkankegel zustopfen, wenn es innen zu rumoren beginnt oder den Hintern zukleben, wenn wir Durchfall haben, oder die Poren der Hut verkleben, wenn der Körper schwitzen will oder den Mund verschließen, wenn wir uns übergeben müssen. Da wir das mit chemischen Keulen bewerkstelligen, fehlt uns der Tiefblick. Früher hieß es: "Abwarten und Tee trinken." Heute heißt es Unterdrücken und Killen.

Jemandem den Mund zu verbieten, ist übrigens auch eine Unterdrückung. Durch die Sprache drücken wir aus, was uns bewegt. Auch dabei kommt es zum inneren Fließen: Die Hormone gleichen sich nämlich wieder aus, und eine eventuelle innere Spannung löst sich dadurch. Es handelt sich beim Sprechen und Schreiben durchaus um eine Exkretionsphase.

Bei der Exkretionsphase handelt es sich in erster Linie um ganz normale, physiologische Vorgänge. Bei einer geringen Belastung und einer intakten körpereigenen Entgiftung scheidet der Körper die bis dahin noch nicht destruktiv wirksam gewordenen Toxine über Urin und Stuhl, aber auch Schweiß, Erbrechen oder Schleim aus. Hyperhidrosis (Schwitzen), Polyurie (große Mengen Harn) und Massenstühle sind z.T. schon pathologischer Natur. Auch ohne medikamentöse Hilfe ist eine Besserung innerhalb weniger Tage in Sicht. Es kommt zu einer lokal begrenzten, akuten Abwehrreaktion, und es werden die physiologischen Ausscheidungswege benutzt. **Es gilt: Auf keinen Fall medikamentös unterdrücken!**

2. Entzündungsphase (Reaktionsphase): Als progressive (voranschreitende) Vikariation wird die Verschiebung der Phase von links nach rechts und (oder) nach unten in der Tabelle bezeichnet, umgekehrt als regressive Vikariation. Sie verläuft wieder in Richtung Gesundheit. Das ist biologisch sehr zu begrüßen und charakterisiert durch die wieder in Gang kommende Entgiftung die Ausscheidung der Homotoxine. Wir sprechen vom **Exkretionsprinzip**. Dabei kommt es erneut zu früheren "Krankheitserscheinungen", da es wieder zurück in vorherige Phasen geht. Sie bewegen sich weiter in Richtung Heilung, also weiter in Richtung links des biologischen Schnitts und sind positiv voranschreitende Phasen, die sich als zu überwindende Hürden zeigen. Stellen sie sich bildhaft eine Bergtour vor. Auf dem Hinweg haben sie Hürden genommen und auf dem Rückweg müssen sie sie, mehr oder weniger, nochmals nehmen: in umgekehrter Richtung. Aber ganz ohne Mühe geht es eben nicht wieder nach Hause. Sie müssen schon wandern und auf dem Rückweg auch nochmals über Stock und Steine klettern.

Durch die allopathische Therapie (übliche Schulmedizin) werden aber infolge Schädigung oder Blockierung von Fermentfunktionen biologisch gefährliche, progressive Vikariationen ausgelöst, während durch die biologische Therapie erwünschte regressive Vikariationen bedingt werden, charakterisiert durch Wiederingangsetzen gestörter Fermentfunktionen. Wenn wir dann nicht geduldig sind und doch wieder aggressive Medikamente einnehmen, bewirken wir nur wieder eine progressive, die Gesundheit zerstörende Vikariation. Wenn wir also den Rückweg scheuen und uns doch wieder ins Bockshorn jagen lassen, werden wir darin eben versauern.

Der Organismus reagiert auf gesteigerte Homotoxin- Einwirkung mit Entzündungsreaktionen wie Akne, Bronchitis, anderen Entzündungen wie Abszessen, Furunkel und Fieber. Diese Prozesse beschleunigen die Elimination der Verursacher (z. B. Splitter, Bakterien) und zugleich den Abbau freigesetzter Giftstoffe. **Es gilt: Auf keinen Fall medikamentös unterdrücken!**

3. Speicherung der Giftstoffe (Depositionsphase): Links oben auf der Reckeweg-Tabelle sind die harmlosesten Ausscheidungsvorgänge als ektodermale Exkretionsphasen zu erkennen, während rechts unten die bösartigsten Krebsphasen, Myosarkome, eingezeichnet wurden. Die Tabelle ordnet auf charakteristische Weise die verschiedenen Phasen nach ihrer biologischen Wertigkeit ein. Die ersten drei Phasen sind die "Körpersäfte-Phasen", die humoralen Phasen also, bei denen die Ausscheidung von Körpersäften aller Arten vorherrscht. Wir sprechen vom Exkretionsprinzip. Hier liegen noch keine Fermentschädigungen vor. Durch Schnupfen und Fieber haben wir die besten Aussichten, Schadstoffe rasch wieder los zu werden. Es herrscht keine Gefahr, solange wir nicht mit unterdrückenden Maßnahmen eine Exkretion und damit die Ausscheidung mittels zusätzlicher Sekrete, die bei Entzündungen anfallen, unmöglich machen.

In den Phasen 4 bis 6, den zellulären Phasen, sieht die Sache ungünstiger aus, denn hier liegen Zellfermentschädigungen vor. Die Homotoxine schlagen sich wie im Kondensationsprinzip nieder, die Zeichen stehen auf Verschlimmerung. Die zellulären Phasen können, wenn möglicherweise schon eine genetische Disposition vorliegt, in eine Neoplasmaphase und damit in die Endphasen der Homotoxikosen, d.h. im Krebsgeschehen, enden.

Bei anhaltender Belastung und fehlender Ausscheidungsmöglichkeit sammeln sich mehr Homotoxine an, als der Körper zeitgerecht und mittels abbauender Enzyme und des Lymphsystems abbauen kann. Durch Einlagerung der Substanzen werden die Hauptentgiftungsorgane Leber, Nieren, Magen- Darm und Lymphe systematisch beeinträchtigt. Dies ist ein Versuch, die Wirkung des Homotoxins abzuschwächen. Orte der Ablagerung sind hauptsächlich Hohlräume von Organen und der gesamte Zwischenzellraum der bindegewebigen Matrix. Beispiele: Lipome (Fettgeschwülste), Atherome (Zysten, Grützbeutel), Nieren- und Blasensteine. Bis hierher spielten sich Prozesse noch im Bereich der humoralen Phase und der Krankheiten der

Disposition links des Biologischen Schnittes ab. **Es gilt: Auf gar keinen Fall medikamentös unterdrücken!**

4. Zellschädigung (Imprägnationsphase): Der Biologische Schnitt, eine Trennungslinie, die uns an die Trennungslinie in der Mittte der Tabelle von Werner Kollath erinnert, unterteilt die Phasentabelle in zwei gleiche Teile. Die Linie des Biologischen Schnitts verläuft zwischen der 3. und 4. Phase (Depositions- und Imprägnationsphase) und scheidet die verschiedenen krankheitsbedingten und therapeutischen Grundlagen. Auch hier versucht der Körper noch, eine regressive, heilende Vikariation in Gang zu setzen. Es kommt beispielsweise zu Versuchen der humoralen Phasen 1-3. Beim Diabetes kommt es beispielsweise zu Furunkeln als hilflosem Versuch, die Noxen los zu werden, während durch die unterdrückenden therapeutischen Maßnahmen die progressive Vikariation unaufhaltsam unterhalten wird. Die Gifte werden ja weiterhin an der Ausscheidung gehindert, so dass sich die zelluläre Phase manifestiert.

Die Behinderung kommt aber inzwischen auch gewissermaßen von innen her, weil alles bereits deponiert wurde und nun durch einen äußeren Impuls wieder in Bewegung gesetzt werden müsste. Dieser äußere Impuls kann durchaus das Fasten sein, dass die Entleerung der Depots ermöglichen hilft. Auch dann kann sich der Mensch recht unwohl fühlen, weil ja zunächst der "Jahrhundertdreck" erst einmal wieder im fließenden Blut erscheint, Kopfweh auslöst, Husten, Schnupfen und Heiserkeit und vielleicht sogar eine bakterielle oder virale Infektion zur Hilfe genommen wird, um die Ausscheidungen noch mehr zu beschleunigen.

Wenn, bevor es erneut zur Ausscheidung-, also der Exkretionsphase kommen kann, die Ausweichphase (Symptomverschiebung) gewaltsam unterdrückt wird, ist die Gefahr der progressiven Vikariation in die bisher nur richtungsweise in Gang gesetzte zelluläre Phase unaufhaltsam. Man kann das nicht oft genug wiederholen!! Bei fortdauernder Belastung dringen die Toxine in die Zelle ein, schädigen sie und verursachen chronische Erkrankungen wie Neurodermitis, Darmentzündungen, Asthma bronchiale, Rheuma, Nieren- und Leberstörungen. Solange aber noch keine Degenerationen eingetreten sind, können wir diese Dinge sehr rasch wieder los werden! **Es gilt: Auf gar keinen Fall medikamentös unterdrücken!**

5. Degenerationsphase: Die Zellen werden so massiv geschädigt, dass die betroffenen Organe teilweise oder ganz ihre Funktion verlieren (Leberzirrhose, Arthrose, Schrumpfniere). Es sind Behandlungen erforderlich, die den Zellstoffwechsel fördern, das Zellplasma reinigen und den Energiestatus der Zelle wiederherstellen.[166] Verlorenes Körpergewebe kann sich nicht ersetzen. Wir sind keine Eidechsen, denen der Schwanz nachwachsen kann. Eine Fettleber ist heilbar, eine Leberzirrhose jedoch nicht.

Leider feuert die Schulmedizin mit ihren Gegenmitteln auch hier immer noch ihre unterdrückenden Medikamente ab. Auch Schmerzmittel unterdrücken, denn sie sind immer zugleich auch entzündungshemmend. Entzündungen sind aber gerade in dieser Phase erwünscht! Sie fördern Ausscheidung und Vikariation in Richtung nach links! Es gilt daher, die Vikariation in Richtung nach links in Gang zu setzen und in eine Entzündungsphase zurück zu wandeln. Es gilt auch hier: Auf gar keinen Fall medikamentös durch Schmerzmittel oder abschwellende Mittel unterdrücken! Schmerzmittel sind immer nur in dringenden Fällen und vorübergehend angezeigt. Antibiotika sind nur in sehr dringenden Fällen zu nehmen und später durch spezifische Ausleitungstherapie wieder zur Ausscheidung zu bringen. Nutzen und Risiko von Antibiotika sind immer genau abzuwägen. Manchmal allerdings muss gleichzeitig unter Antibiotika-

---

166 Man sollte hier Heel-Präparate des Zitratzyklus, Auto-Sanguis-Stufentherapie, die Leber und den Lymphfluss anregende Mittel und auch Neuraltherapie mit Lidocain neben spezifischen Präparaten einsetzen.

schutz homöopathisch ausgeleitet werden. Das bezieht sich vor allem auf schwerwiegende bakterielle Infektionskrankheiten. Die Behandlung verlängert sich, ist aber nicht aussichtslos.

Wir haben hier die humorale Phase und damit den biologischen Schnitt bereits drastisch überschritten und befinden uns in der zellulären Phase bei den Krankheiten der Konstitution. Eine Heilung aus eigener Kraft ist hier nach Reckeweg kaum mehr möglich. Die sich ab hier abspielenden Vorgänge werden heute aber als Zivilisationskrankheiten bezeichnet. Wir wissen inzwischen, dass wir durch Ernährungskorrektur und Fasten rasch aus allen Phasen wieder herausgelangen können. Homöopathie kann das unterstützen und beschleunigen helfen. Die Speicher lehren sich unter entsprechender Ernährungsweise und vor allem während des Fastens ohnehin von selbst, sobald kein Dreck nachgeliefert wird! Dennoch können sich die Erkrankungen umso hartnäckiger zeigen, je weiter sie sich bereits rechts des biologischen Schnitts befinden. **Es gilt: Auf gar keinen Fall medikamentös unterdrücken!**

6. Zellentartung (Neoplasmaphase): In diesem schwersten Stadium werden die Zellen der Körperkontrolle entzogen, es kann Krebs entstehen. Der Körper richtet sich gegen sich selbst wie bereits in der 5., der Degenerationsphase. Krankheit ist aber keine Einbahnstraße, kein unumkehrbares Geschehen. Gelingt es, die Entgiftungsmechanismen des Körpers wieder anzuregen, lässt sich die Krankheit in Gesundheit zurückführen. Ich habe ihnen bis hierher bereits verschiedene sehr schwere Krankengeschichten geschildert, wo Menschen sich in dieser letzten Phase befanden und dennoch wieder gesund wurden. Es ist niemals zu spät, umzukehren, das Bestmögliche anzustreben und durch Geduld, Ausdauer und Gottvertrauen zu erreichen.

Die Ausweichphasen mit ihren Vikariationen sind eine Art Stoffwechsel-Notausgang für chemische, physikalische und biologische Funktionen. Alle Krankheiten folgen klaren naturgesetzmäßigen Richtlinien, Ordnungen und Zweckmäßigkeiten, die wir als Menschen wahrnehmen sollten, da sie absolut zweckmäßig sind, auch wenn sie uns ein paar Tage oder auch Wochen und Monate hindurch einiges Ungemach bereiten können. **"Die Homotoxine verbrennen im Feuer der Reaktionsphase," sagte Hans-Heinrich Reckeweg. Wir dürfen die natürlichen Reaktionen also in keiner einzigen Phase unterdrücken, damit wir sie im "höllischen Feuer" zur Vernichtung führen können.**

Da wir von allen Seiten geschädigt werden und die Wechselbeziehungen der unterschiedlichsten ärztlichen Unternehmungen durch die Jahre zu komplizierten homotoxischen Störungen und Therapieschäden führen, ist eine klug eingesetzte, vielseitige Kombination von homöopathisch in Gang zu setzenden Gegengiftfaktoren notwendig. Es handelt sich dabei um Erfahrungsheilkunde, die aber insofern auf wissenschaftlichen Pfeilern ruht, als die Homöopathie mit in der Schulmedizin bekannten Mitteln arbeitet, sie allerdings in homöopathischen Dosen anwendet. Manchmal ist allerdings auch bei dieser Therapieform ein Antibiotikumschutz notwendig. Aber gleichzeitig oder danach werden mögliche Schädigungen durch das Antibiotikum auch gleich wieder ausgeleitet, beispielsweise durch Mittel des Zitratzyklus und Leber und Nieren anregende Mittel. Ist ein Mensch an der Haut erkrankt, wird der Arzt entsprechende Mittel wählen, die die Ausscheidung auch über die Haut vestärken und dadurch zunächst einmal mehr Ausschlag produzieren. Das ist aber für den Betroffenen der direkte Weg hinaus!

Es gibt Heel-Präparate, die nach meiner mehrfach gemachten Erfahrung Antibiotika in nichts nachstehen, wenn wir beispielsweise Echinacea + Auto-Sanguis-Stufentherapie (Eigenblutbehandlung) einsetzen. Auf diese Weise habe ich mehrfach Mittelohrentzündungen meiner Kinder ausgeheilt. Es wird auch danach getrachtet, durch die Heel-Präparate blockierte Enzymsysteme wieder in Gang zu setzen und allgemein das Immunsystem zu unterstützen. Als Therapeut sollten wir so klug sein, alle Krankheitsverläufe als vikariierende Phasen einer Homotoxikose zu erkennen und immer lege artis darauf zu antworten und so die zellulären und humoralen Ausscheidungsfunktionen in Gang zu setzen und zur Exkretion (Ausscheidung) anzuregen. Man kann folglich keinen festen Therapieplan für die Gesamtdauer der Ausleitungsprozesse festlegen, da man die sehr individuellen Wege des jeweiligen Organismus eines Menschen nicht voraus kennen kann. Vielmehr wird der kluge Therapeut immer entsprechend den neuen Äußerungen, den neuen Vikariationen und Symptomen reagieren, bis alles ausgeschieden ist. Es kann auch Jahre nach der ersten Behandlung noch zu Überraschungen kommen, denen entsprechend geantwortet werden muss: durch weitere ausleitende Mittel.

Die Erkenntnisse Reckewegs, die er als Homotoxikologie deklarierte, stehen in krassem Gegensatz zu den Auffassungen der etablierten Schulmedizin, die seit Virchow nach dem Grundsatz *"Omnis cellula e cellula"* ihre Therapien entwickelte und Krankheiten zu unterdrücken suchte, wo die Natur vielmehr eigene Gifte, die Homotoxine und andere Noxen nämlich, auszuscheiden bestrebt ist. Was für die Zelle zutreffen mag, trifft aber nicht für die kleinste Systemische Einheit, das Grundsystem oder GS zu. Im Zusammenspiel von Zelle, Grundsystem und Matrix gestaltet sich aber das Wunder des Lebens.

Auf der Zellpathologie bauen auch Tierversuche auf, bei denen Krankheits-Symptome künstlich erzeugt und mit chemischen Substanzen wieder zu eliminieren gesucht werden, wobei die Symptome unterdrückt werden. Krieg wird geführt, statt auf friedlichem Wege gesunde Ausscheidungsvorgänge zu unterstützen. Wir wissen aber, dass ein Symptom niemals die Krankheit selbst ist sondern das krank machende Substanzen überwiegend von außen zugeführt und zunächst im extrazellulären Raum deponiert werden. Somit ist es gefährlich und aussichtslos, kriegerische Wege gehen zu wollen, denn Gewalt erzeugt auch hier Gegengewalt bzw. das Erlahmen der körperlichen Anstrengungen um eine gesunde Homöostase.

Selbst wenn wir im Tierversuch künstlich Symptome erzeugen, die den menschlichen ähneln, so bedeutet dies nicht, dass die Ursachen dieselben sind, da sie ja künstlich zugefügt wurden. Ein Symptomvergleich zwischen Mensch und Versuchskaninchen ist daher unwissenschaftlich und falsch, wenn es sich um künstlich erzeugte Symptome handelt. Wir Menschen machen uns aber selbst zum Versuchskaninchen solcher Wissenschaften, die von falschen Prämissen ausgehend letztlich unwirksame Gegenmittel einsetzen. Wir müssen nicht gegen die Natur zu Felde rücken sondern mit ihr im Schulterschluss auf ihren Pfaden gehen. Wir können so viel von der Natur lernen!

Nachwort zu diesem Kapitel:
Ich halte es für sehr wichtig, Laien eine allgemeinverständliche Erläuterung der Reckewegschen antihomotoxischen Therapie zu geben, da die üblichen Schriften nicht nur überfrachtet mit Fachvokabeln sind sondern auch noch mit weiteren medizinischen und sonstigen naturwissenschaftlichen Fachwörtern erklärt werden. Ich bedaure es nach wie vor zutiefst, dass Pharma Heel sich nach meiner Meinung nicht genügend Mühe gemacht hat, mein Anliegen richtig einzuordnen. Reckeweg lag an einer "Ganzheitsschau einer Synthese der Medizin" und nicht daran, ein explizites, allheiliges oder gar dogmatisches Therapieschema aufzubauen. Ihm lag außerdem wirklich daran, Krankheiten nachhaltig auszuheilen. Man kann nämlich durch falsch angewandte antihomotoxische Therapie seine Patienten durchaus dauerhaft an sich binden, was zum Nachdenken bewegen sollte. Mich erinnert das an Abhängigkeiten von Psychotherapeuten.

> Alles, was der Mensch den Tieren antut,
> kommt auf den Menschen wieder zurück.
>
> Pythagoras

Vegetariervereine und Ausbildungsstätten

Vegetariervereine in Deutschland, Österreich und in der Schweiz
Naturheilkundliche Ärzte, Heilpraktiker und Zahnärzte

Vegetarierbund Deutschland e.V. (VEBU)
Blumenstraße 3
30159 Hannover
Telefon: 0511-3632050
Fax: 0511 3632007 - **Email-Kontakt** über Kontaktformular

Die Zuständigkeit für die Regionalgruppen und -kontakte:

Für Schleswig-Holstein, Hamburg, Bremen, Niedersachsen, Mecklenburg-Vorpommern, Berlin, Brandenburg, Sachsen-Anhalt und Nordrhein-Westfalen:
Ulrich Rehberg
Telefon: 02942 – 78329 - **Email-Kontakt:** ulrich.rehberg@vebu.de

Für Rheinland-Pfalz, Hessen, Saarland, Baden-Württemberg, Bayern, Sachsen und Thüringen:
Silke Bott
Telefon: 0721-4997142

Schweizerische Vereinigung für Vegetarismus
Bahnhofstraße 52
CH-9315 Neukirch-Egnach
Telefon: +41 (0)714773377
Fax: +41 (0)714773378 - **Email-Kontakt:** svv@vegetarismus.ch

Österreichische Vegetarier Union
Rossegg 41
A-8017 Graz
Telefon und Fax: 0316-463712 - **Email-Kontakt:** oevu@vegetarier.at

Gesellschaft für Gesundheitsberatung (GGB) eV
Dr.-Max-Otto-Bruker-Straße 3
56112 Lahnstein
Telefon: 02621-917017–18
Fax: 02621-917033
Email-Kontakt: seminar@ggb-lahnstein.de
Hier gibt es auch Kontaktadressen von GesundheitsberaterInnen GGB, die im gesamten deutschsprachigen Raum aktiv sind. Beispielsweise in Volkshochschulen.

Verband für Unabhängige Gesundheitsberatung eV (UGB)
- Deutschland -
Sandusweg 3
D-35435 Wettenberg/Gießen
Telefon: (+49) 06 41 / 8 08 96 - 0,
Fax: (+49) 06 41 / 8 08 96 – 50 - **Email-Kontakt:** info@ugb.de
Hier gibt es Kontaktadressen für den eigenen Wohnbereich

Verein für Unabhängige Gesundheitsberatung
- Schweiz -
Neuhofstr. 11
CH-8708 Männedorf
Telefon: (+41) 079 / 257 18 33 (mobil)
Fax: (+41) 044 / 920 40 68 - **Email-Kontakt:** ugb.schweiz@bluemail.ch

Verein für Unabhängige Gesundheitsförderung
- Österreich -
Wald 15
A-6416 Obsteig
Telefon: (+43) 0 52 64 / 201 – 70
Fax: (+43) 0 52 64 / 201 – 71
Email-Kontakt: ugb@smidt.at

Deutscher Verein für Gesundheitspflege
Geleitet von Mitgliedern der Freikirche der Siebenten-Tags Adventisten
Senefelder Straße 15
73760 Ostfildern
Telefon: 0711-4481950
Fax: 0711- 4481954
Email-Kontakt: invo@dvg-onlin.de

Bund für Gesundheit eV (Urkost nach Franz Konz)
Talstraße 34-44
52525 Heinzberg
Telefon: 2452-101078 **Email-Kontakt:** über das Internet

Biologische Heilmittel Heel GmbH
Dr. Reckeweg-Straße 2-4
76532 Baden-Baden
Telefon: 07221 / 501 00
Fax: 07221 / 501 210
E-Mail: info@ heel.de

Deutsche Homöopathie-Union
Ottostr. 24
76227 Karlsruhe
Postfach 41 02 80
76202 Karlsruhe

Telefon.: 0721 - 40 93 01
Telefax: 0721 - 40 93 263
E-Mail: info@dhu.de

Liste Naturheilkundliche Ärzte, Heilpraktiker und Zahnärzte

- **Im Internet selbst aufrufen:**
  http://cybnet.de/vegetarierbund.de/aerzte/gesamtliste.php
- **Beim Vegetarierbund telefonisch oder schriftlich anfordern.**
  Eine kleine Spende in Briefmarken würde sicher Freude bereiten.

Die Aufstellung nennt ihnen vegetarische bzw. der vegetarischen Ernährung gegenüber aufgeschlossene Ärzte. Die hier genannten Personen haben sich mit der Weitergabe ihrer Adresse an Einzelpersonen, die eine Behandlung durch vegetarische Ärzte wünschen, einverstanden erklärt. Diese Liste dient ausschließlich dem privaten Gebrauch, eine kommerzielle Nutzung bzw. eine dem eigentlichen Zweck der Liste zuwidersprechende Nutzung ist untersagt. Ärzte, die in diese Liste aufgenommen werden möchten, haben sich beim Vegetarierbund selbst gemeldet, sodass keine Aussage darüber gegeben werden kann, welche Therapieform sie anwenden. Allerdings führen sie diese in der Liste selbst auf. Da steht dann beispielsweise, dass ein Arzt nach Bruker arbeitet, Ernährungsberatung im Sinne des Säure-Basen-Haushaltes durchführt, Akupunktur macht, Darmsanierung durchführt, klassische Homöopathie anwendet, mit Bachblüten arbeitet, Fastenbegleitung durchführt, Osteopathie anwendet, Angstpatienten behandelt, usw..

Ärzte und Zahnärzte, die selbst Rohköstler sind:
(ohne Garantie für Richtigkeit der Angaben!)
http://www.erdbeerkinder.de/html/therapeuten.html

▶ Mehr dazu auch auf Seite 326

> Essen und trinken sie nichts, wofür Werbung gemacht wird.
> Max Otto Bruker

Gesellschaft für Gesundheitsberatung eV (GGB)[167]

Ich stelle die GGB ganz bewusst an den Anfang der Vorstellung einiger Informationsquellen und Ausbildungsstätten. Seit 1978 ist die GGB durch Aufklärungsarbeit für Menschen, die sich freischaufeln und weitgehend unabhängig von unserem System der Ungesundheit machen möchten, engagiert tätig. Sie ist unabhängig und unbeeinflusst von wirtschaftlichen Interessengruppen. Aus den Buchstaben GGB lässt sich übrigens auch folgender Merksatz formen: **G**ezielt **G**esund **B**leiben.

Die GGB schreibt auf ihrer Internetseite, dass bereits über 3000 Seminarteilnehmer die Ausbildung erfolgreich absolviert haben und als Multiplikatoren in Volkshochschulen, Familienbildungsstätten, Bioläden, Lehrküchen, Krankenhäusern, zusammen mit Angehörigen anderer Heilberufe, in Arztpraxen, therapeutischen Einrichtungen und ähnlichen Institutionen wirken. Und natürlich ist die umfassende Ausbildung auch für jeden anderen, der die erworbenen Kenntnisse nicht beruflich einbringen wird, von Vorteil, weil die Verwirrungen, die durch oftmals widerprüchliche Informationen zu Stande kommen, durch die gründliche Ausbildung verstanden und überwunden werden können. Mir ist das so ergangen. Leider kam es aber zu Missverständnissen zwischen der GGB und mir, sodass man mir das Schlussseminar verweigerte. Natürlich war ich darüber sehr verärgert, aber hinsichtlich der posttraumatischen Belastungsstörung, an der ich in dem Zeitraum besonders schwer litt, kann ich heute nachvollziehen, dass ich auf die Menschen dort nicht überzeugend wirken konnte. Ich hoffe aber sehr, dass ich heute einen gereiften Eindruck auch auf die GGB erwecke.

Die GGB wünscht sich, dass die ausgebildeten Gesundheitsberater ihr Wissen an Interessierte aller Altersstufen und Berufsgruppen weitergeben. Das ist auch im privaten Umfeld möglich, denn immer wieder begegnen wir leidenden Menschen, die gar nicht wissen, dass sie sich selbst in relativ kurzer Zeit aus diesem Sumpf herausziehen können. Mir ist das zuerst mit den körperlichen[168] Krankheiten gelungen, dann mit meiner schweren posttraumatischen Belastungsstörung. Ich habe mich wirklich von meiner Vergangenheit abnabeln können und lebe ohne Depressionen oder schlechtes Gewissen mein eigenes Leben und dies mit Frohsinn, Heiterkeit und einem sonnigen Gemüt, das kaum noch eine Wolke trüben kann.

Die Ausbildung zum/zur Gesundheitsberater/in (GGB) setzt sich aus Fernstudium und 4 Blockseminaren im Max-Otto-Brukerhaus in Lahnstein zusammen. Als Max Otto Bruker noch lebte, fanden Grundlagenseminare manchmal an Urlaubsorten statt. Ich war beispielsweise 1993 beim Grundlagenseminar mit einer Gruppe von 43 Personen auf Teneriffa.

---

167 Informationen: http://www.ggb-lahnstein.de/home.0.html
168 Genau betrachtet gibt es zwar Krankheiten des Körpers, sie sind aber nicht *körperlich bedingt*, da der Körper nicht krank macht sondern das, was auf ihn einwirkt. Das ist beispielsweise die Ernährung. Es gibt auch Krankheiten der Seele, aber sie sind nicht *seelisch bedingt*, weil die Seele nicht krank macht sondern das, womit sie gefüttert wird: Liebe, Achtung Respekt oder das Gegenteil. So genannte *psychosomatische Krankheiten* sind ebenfalls nicht durch die Seele bedingt. Wir sollten sehr genau unterscheiden, um nicht Ursache und Wirkung miteinander zu verwechseln.

Die vier Blockseminare sind: 1. Grundlagenseminar 2. Aufbauseminar 3. Praxisseminar (Zubereitung vitalstoffenreicher Vollwertkost; man kann dort die ovo-laktovegetabile oder die vegane Gruppe wählen) und 4. das Schlussseminar. Am Grundlagen- und Praxisseminar können alle Interessierten teilnehmen, auch wenn sie nicht die gesamte Ausbildung absolvieren wollen.

Auf der Internetseite der GGB erläutert diese:[169] *Der Begriff „Gesundheitsberater/in (GGB)" ist geschützt und ein Markenzeichen für eine fundierte und nicht von wirtschaftlichen Interessen gefärbte Ausbildung. Gesundheitsberater/innen (GGB) üben ihre Tätigkeit meistens frei- oder nebenberuflich aus oder bauen das erarbeitete Wissen in ihren Beruf ein. Dazu gehören z.B. Lehrer, Erzieherinnen, Heilpraktiker, Hebammen, Arzthelferinnen, Hauswirtschaftsmeisterinnen, Berufsköche, Inhaber von Reformhäusern und Naturkostläden.*

Anmeldeunterlagen anfordern:
Tel.: 02621/917017-18, Fax: 02621/917033, E-mail: seminare@ggb-lahnstein.de

Damit der theoretische Teil nicht zu kurz kommt, gibt es vor der Teilname Pflichtliteratur zu lesen. Fragebögen müssen vor den jeweiligen Seminaren ausgefüllt werden, um das Wissen zu überprüfen. Ferner können wir auf der entsprechenden Internetseite der GGB lesen:[170]

Während jeder Seminarwoche erfolgen Tests. Vor dem Schlussseminar ist eine schriftliche Examensarbeit zu verfassen, dafür haben Sie 8 Wochen Zeit. Die schriftliche Prüfung und die mündliche Abschlussprüfung werden vor einer Prüfungskommission abgelegt. Zwischen den einzelnen Seminaren sind Pausen von mindestens 6 Monaten nötig, um den Stoff zu verarbeiten, sich auf das folgende Seminar vorzubereiten und um die vitalstoffreiche Vollwertkost in der Praxis zu erlernen. Die Ausbildung erstreckt sich über 1,5 – 2 Jahre.

Es besteht sehr große Nachfrage nach den Seminaren. Man sollte sich rechtzeitig anmelden und muss damit rechnen, auf einen anderen Termin verwiesen zu werden, da die Teilnehmerzahl begrenzt ist.

Die GGB schreibt ferner: *Der Abschluss zum/zur ärztlich geprüften Gesundheitsberater/in (GGB) ist an die Mitgliedschaft gebunden. Dadurch ist gewährleistet, dass sie/er über wesentliche Informationen auf dem laufenden bleibt. Wird die Mitgliedschaft beendet, erlischt der Anspruch auf die Bezeichnung Gesundheitsberater/in (GGB).*

Weitere Seminarangebote:
- Praxis-Seminare: Vitalstoffreiche Vollwertkost, Vitalstoffreiche Vollwertkost tiereiweißfrei, Kaltes Buffet, Brot backen, Weihnachtsbäckerei
- Männer kochen
- Wochenendseminare: Männer- und Frauengruppen
- Paarseminare
- Gesundheitswochen

---

169 Zur Ausbildung Gesundheitsberater GGB: http://www.ggb-lahnstein.de/ausbildung.0.html
170 Ausbildung GesundheitsberaterIn GGB: http://www.ggb-lahnstein.de/ausbildung.0.html

- Eltern-Kind-Seminare, Elternschule rund ums Kind
- Ärzte-Fortbildung
- Ausbildung zum/zur FastenbegleiterIn GGB*
- Ausbildung zum/zur ärztlich geprüften/er Kneipp-BeraterIn GGB*
- Seminare Ganzheitliche Gesundheitsberatung GGB in der Praxis*
- Übergewicht-Seminar
- Frischkostwoche
- Augenschule

* für in Ausbildung befindliche oder fertige Gesundheitsberater/innen (GGB).

Der Gründung der Gemeinnützigen Gesellschaft für Gesundheitsberatung **GGB** waren jahrzehntelange Erfahrungen von Max Otto Bruker in Klinik und Praxis vorausgegangen. Er hatte eine Vision: Eine Gesellschaft zu gründen, deren Mitglieder gründliche Ausbildung erfahren sollten, um umfassende Informationen über die wahren Krankheitsursachen zu verbreiten und die Bevölkerung aufzuklären. Er wollte damit eine Alternative zur Hoffnungslosigkeit aufzeigen, der so viele Menschen in ihrem Suchen nach Hilfe ausgeliefert bleiben, weil unser Staat es versäumt, unser Gesundheitssystem zu korrigieren, die Ausbildung zu korrigieren und den Menschen eigene Möglichkeiten der Gesunderhaltung an Leib und Seele zu geben.

Bruker wurde gewarnt, denn selbst gestandene Ärzte der Naturheilkunde und Ernährungstherapie glaubten nicht daran, dass sich eine solche Gesellschaft behaupten könnte, und sie warnten ihn vor unnützem Engagement und davor, dass er auf den Kosten sitzen bleiben könnte. Aber der Visionär Bruker behielt Recht. Die Begegnung mit seinen Patienten hatte ihn bereits darüber aufgeklärt, wie groß die Wissenslücken und wie enorm groß der Bedarf nach korrekten und von wirtschaftlichen Interessen unabhängige Informationen war. Seine Idee wird inzwischen von vielen Institutionen aufgegriffen. Die klare Linie, so stellt die GGB heute fest, fehlt jedoch allen. Bruker hatte sehr, sehr klare Formulierungen, die auf seiner exakten Beobachtungsgabe ebenso beruhten wie auf der Notwendigkeit, die oftmals nicht genauen eingefahrenen Begriffe zu präzisieren und bessere zu schaffen. Darunter ist der oben besprochene Ursachenbegriff, der eine grundlegende Fehlinterpretation von Ursache und Wirkung verrät, wie sie heute noch verbreitet wird. Nicht das einzelne Symptom ist die Ursache sondern bereits Folge einer ungesunden Lebensführung, sprich: Falsche Ernährung.

"Gesundheit ist ein Informationsproblem!" pflegte Max-Otto Bruker zu sagen. Durch Vorträge und Seminare werden in der GGB Lahnstein an Gesundheitsfragen interessierte Menschen aufgeklärt. Sie geben sich nicht länger mit symptomatischer Linderungsbehandlung zufrieden. Selbsthilfe ist heute angesagt. Und wer keine Zeit zu haben glaubt, um an diesen hervorragenden Seminaren teilnehmen, der möge sich an eine Gesundheitsberaterin GGB in der Nähe seines Wohnortes wenden, um sich auf diese Weise autark zu machen, unabhängig von Fehlinformationen und belastender Krankheit.

> Die größte Behinderung des Lebens liegt darin,
> ständig auf die Gesundheit zu achten.
>
> Platon

Verband für unabhängige Gesundheitsberatung eV (UGB)

Der **UGB - Verband für Unabhängige Gesundheitsberatung e. V.** ist ein gemeinnütziger Verein, der 1981 in Gießen gegründet wurde und heute rund 2000 Mitglieder hat. Der Verein hat durch seine intensive Aufklärungsarbeit entscheidend dazu beigetragen, dass das Konzept der Vollwerternährung in den 1990er Jahren in wesentlichen Teilen in die Ernährungsempfehlungen der Deutschen Gesellschaft für Ernährung (DGE) aufgenommen wurde. Die DGE allerdings bezeichnete Max Otto Bruker stets als Sprachrohr der Nahrungsmittelindustrie, denn sie ist tatsächlich nicht unabhängig sondern wird durch die Nahrungsmittelindustrie finanziert. Umso wichtiger sind informative Einflüsse von ernährungswissenschaftlicher wie ärztlicher Seite. Selbstverständlich nimmt die DGE keinerlei Einfluss auf die UGB noch auf unabhängige Wissenschaftler. Eher ist es umgekehrt: Die DGE richtet ihre Aussagen sehr wohl nach den Erkenntnissen des Instituts für Ernährungswissenschaften Gießen und der UGB.

UGB und GGB haben in einigen Punkten unterschiedliche Ansichten, die sich meines unmaßgeblichen Wissens nach weitgehend mit der unterschiedlichen Auffassung zwischen Claus Leitzmann und Max Otto Bruker über die Getreidefrage decken (rohes Getreide für Säuglinge ja oder nein). Über Claus Leitzmann folgt ein Kapitel auf den Seiten 373ff.

Finanziert wird die Arbeit des UGB aus Mitgliedsbeiträgen und Spenden. Um eine unabhängige Arbeit zu gewährleisten, wird auf die Unterstützung durch Wirtschaft, politische oder ideologische Interessengruppen verzichtet.

Der Verein publiziert Artikel zu aktuellen Ernährungs- und Gesundheitsfragen in der Fachzeitschrift *UGB-Forum*. Schwerpunkte sind neben ganzheitlichen Gesundheitsthemen und Vollwert-Ernährung speziell die Ernährung von Kindern und Säuglingen, Fasten und Abnehmen. Einige Artikel sind auf der Internetseite des Verbandes verfügbar.

Die Seminare und Ausbildungen der UGB-Akademie richten sich sowohl an spezielle Berufsgruppen wie Ökotrophologen, DiätassistentInnen, HauswirtschafterInnen, Köche, Fachkräfte aus der Naturkostbranche, Pädagogen, Physiotherapeuten und andere Gesundheitsberufe als auch an gesundheitsinteressierte Menschen. Neben Einzelseminaren und zertifizierten Ausbildungen mit Abschlussprüfungen (z. B. zum „Gesundheits-Trainer") veranstaltet die Akademie Tagungen und Symposien zu aktuellen Ernährungs- und Gesundheitsfragen.

Die UGB bildet außerdem UGB-GesundheitstrainerInnen aus.

Das **UGB-Forum** ist eine Fachzeitschrift aus dem Gesundheitsbereich. Sie veröffentlicht Aktuelles aus Ernährung, Gesundheit und Umwelt. Neben Hintergrundbeiträgen liefert sie auch praktische Tipps für eine gesunde und ökologische Lebensweise. Die Zeitschrift richtet sich sowohl an spezielle Berufsgruppen aus dem Ernährungs-, Gesundheits- und Pädagogikbereich als auch an gesundheitsinteressierte Menschen. Das werbefreie Magazin erscheint zweimonatlich in einer Auflage von 5000 bis 6000 Exemplaren.

Die UGB schreibt auf Ihrer Internetseite:[171]

Die Ernährung hat einen wesentlichen Einfluss auf unsere körperliche und geistige Leistungsfähigkeit. Mit einer Ernährung, die unseren physiologischen Bedürfnissen entspricht, tun wir uns und der Umwelt sehr viel Gutes. Gezielte Strategien helfen, eine solche Ernährungsweise zu erreichen.

Ziel

In dieser Ausbildung lernen Sie alles Wichtige über eine zeitgemäße Ernährung, die gut schmeckt, gesundheitlich gut tut und die Umwelt schont. Gesundheits-TrainerInnen - Bereich Ernährung vermitteln interessierten, gesunden Menschen neue Impulse und regen eine dauerhafte Veränderung des Ess- und Trinkverhaltens an. Sie nutzen ihr erworbenes Wissen im Rahmen ihrer beruflichen Tätigkeit, privat im Familienhaushalt oder geben Kurse an verschiedenen Bildungseinrichtungen.

UGB-Gesundheits-TrainerInnen sind nicht berechtigt, Therapie zu betreiben. Sie können aber dem Einzelnen aufgrund ihrer verhaltensorientierten Ausbildung dabei helfen, Risikofaktoren abzubauen, soweit diese durch Ernährung beeinflussbar sind.

Zielgruppe

Diese Ausbildung ist für Personen geeignet, die kein ernährungswissenschaftliches Studium absolviert haben, aber selbst eine gesundheitsfördernde Lebensweise praktizieren und diese an andere weitergeben möchten. Eine gute Ergänzung stellt diese Ausbildung auch für hauswirtschaftliche Berufe, DiätassistentInnen und NaturkostladnerInnen dar.

Personen mit abgeschlossenem Studium der Ernährunswissenschaft wie Diplom-OecotrophologInnen werden zu dieser Ausbildung nicht zugelassen. UGB-Gesundheits-TrainerInnen sind verpflichtet, sich regelmäßig fortzubilden.

So können Sie zusätzlich aufbauen:

Wenn Sie sich noch zusätzlich qualifizieren wollen, eignen sich die folgenden Ausbildungen sehr gut: UGB-FastenleiterIn, Fachberaterin für Säuglings- und Kinderernährung UGB und Zertifizierte/r KursleiterIn und BeraterIn UGB. Hierzu werden folgende Seminare anerkannt: Grundseminar Ernährung/Theorie und Strategieseminar (als Trainingseminar Beratung und Motivation).

Qualifikation

1. Fachliche Kompetenz:
   Ernährungsphysiologische Grundkenntnisse und umfangreiches Wissen über
   Vollwert-Ernährung und Gesundheitsföderung vermitteln Sicherheit im Umgang
   mit den Fragen der Ratsuchenden.
2. Praktische Kompetenz:
   Eigene Kochpraxis und Präsentationen zur Praxis qualifizieren zur Vermittlung
   der praktischen Umsetzung im Alltag und unterstützen den Erfolg durch Überzeugung

---

[171] http://www.ugb.de/e_n_1_139855_n_n_n_n_n_n.html

der Sinne (sehr guter Geschmack, gutes Aussehen, angenehmer Duft).
3. Methodische Kompetenz:
Interessierte bei der Verhaltensänderung im Bereich Ernährung liebevoll anzuleiten und motivieren zu können – als undogmatisches Vorbild - sind Eigenschaften eines/r erfolgreichen GesundheitstrainerIn.

Seminarbausteine:

1. Grundseminar oder Intensivseminar Ernährung / Theorie
2. Küchenpraxis leicht gemacht
3. Aufbauseminar Ernährung / Praxis
4. Traininsseminar mit Zwischenprüfung
5. Strategieseminar mit Abschlussprüfung

Kontaktadressen der UGB in Deutschland, Österreich und der Schweiz befinden sich auf Seite 354.

> Gesundheit gedeiht mit der Freude am Leben.
> Thomas von Aquin

Deutscher Verein für Gesundheitspflege eV (DVG)

Aus der Internet-Präsentation des DVG entnommen[172]

Nach unserem biblischen Verständnis bilden Heilen, Lehren und Verkündigen die drei Säulen des christlichen Auftrags. So hat sich Jesus den Menschen zugewandt. Damit beauftragte er auch seine Nachfolger.

Siebenten-Tags-Adventisten haben sich schon sehr früh für eine ganzheitliche Gesundheitsförderung eingesetzt. Medizinische Hochschulen, Krankenhäuser, Sanatorien, Gesundkostwerke und weitere Einrichtungen zeugen weltweit von einem starken sozialen und gesundheitlichen Bewusstsein.

In Deutschland wurde 1899 der Deutsche Verein für Gesundheitspflege e. V. (DVG) durch die Freikirche gegründet mit dem Ziel, die Volksgesundheit zu heben. Heute stellt sich der DVG folgenden Aufgaben:

- Ausbildung von Gesundheitsberatern
- Durchführung von Seminaren, Kursen, Vorträgen,
  die das Ziel haben, den Menschen in seiner Ganzheit zu sehen:

1. Körperlich fit
2. Seelisch stabil
3. Geistig rege
4. Sozial verantwortlich
5. Geistlich ausgerichtet

Der Verein wendet sich darüber hinaus gegen die wachsende Vermassung der Gesellschaft und möchte im Menschen die Freude an der Natur und an allen beständigen Werten des Lebens fördern. Gleichzeitig ist es ihm ein Anliegen, durch seine Aktivitäten zu einem positiven und gesunden Lebensgefühl beizutragen. Kongresse, Seminare und Tagungen sollen das Gesundheitsbewusstsein des Einzelnen fördern und praktische Tipps zu einer aktiven Gesundheitspflege vermitteln.

Tagungen für Pflegekräfte und Mediziner aber auch Gesundheitstage sowie zahlreiche Angebote in den Regionen gehören zu den Aufgaben des Vereins.

Der Deutsche Verein für Gesundheitspflege wird getragen von der Freikirche der Siebenten-Tags-Adventisten in Deutschland, Körperschaft des öffentlichen Rechts.

---

[172] http://www.adventisten.de/kirche-in-gesellschaft/gesundheit-und-soziale-einrichtungen/deutscher-verein-fuer-gesundheitspflege-dvg/

GESUNDHEITSBERATER[173]
DVG-Gesundheitsberater-Ausbildung auf einen Blick

Für den Abschluss "DVG-Gesundheitsberater" sind drei Aufbaukurse zu wählen. Das Wissen der Aufbaukurse wird zum großen Teil im Fernstudium vermittelt und schließt immer mit einer praxisorientierten Studienwoche ab.

DVG-Basisausbildung

S001 - Studientag: Gemeinde im Dienst der Menschen
B001 - Fernstudium: Gesundheit für Seele, Körper und Geist
B002 – Fernstudium: Lebenskonzept Jüngerschaft
B003 – Fernstudium: Ganzheitliche Gesundheitsförderung
S002 – Studientag: Menschen seelsorgerisch begleiten
B004 – Fernstudium: Diakonische Seelsorge
B005 – Fernstudium: Präsentieren, moderieren, kommunizieren

DVG-Aufbaukurse

A001 – Studientag: DVG-Kindergesundheitswoche
A002 – Studientag: DVG-Health-Expo
P001 – Praktikum: DVG-Kindergesundheitswoche
A111/SW111 – Ernährungslehre / Lebensmittelkunde /Alternative Ernährungsformen
A112/SW112 – Natürliche Heilmittel / Ökologie
A113/SW113 – Bewegung / Fitness
A114/SW114 – Gewichtsmanagement / Bewegung
A115/SW115 – Sucht und Abhängigkeit
A116/SW116 – Natürliche Lebenskrisen / Depression und Trauer
A117/SW117 – Stress und Burnout/Atemgymnastik und Entspannung
A118/SW118 – Biblische Seelsorge
A119/SW119 – Vergebung lernen - der Gesundheit zu liebe

Anmerkung und Resümee der Autorin:

Wenn man diese beiden *Seite*n über das Engagement des DVG gelesen hat, erscheint einem die in sehr vielen Adventistengemeinden herrschende Gepflogenheit, die Arbeit des DVG zu diskreditieren und keinerlei Seminare durchzuführen absolut unverständlich. Es wird in den meisten Gemeinden, die mir bekannt sind, keinerlei Gesundheitspflege betrieben, und die bereits ausgebildeten Personen können mangels Interesse der Gemeindemitglieder wie auch mangels Publicity durch die Pastoren und Vorsteher keine Seminare durchführen. In der Grindelgemeinde (Hamburg) hat in den letzten 12 Jahren kein einziges Seminar stattgefunden. Beim letzten haben sich gerade mal zwei interne und zwei externe Interessentinnen gemeldet.

---
173 http://www.dvg-online.de/Seminare/Berater.html

Dafür aber steht jeder erdenkliche Ernährungsmüll auf den Tischen: Beim Kirchkaffee und bei jedem sozialen Akt. Nachdem kürzlich Negerküsse meiner dementen Mutter direkt vor die Nase gestellt wurden und am Altennachmittag wenige Tage vorher ich sie laufend liebevoll von den ebenfalls direkt vor der Nase stehenden Zucker-Raffiniermehl-Sahnetorten zurückhalten musste, habe ich mich definitiv entschlossen, die Veranstaltungen dieser Gemeinschaft nicht mehr zu besuchen: Weder Sabbatschule, Gottesdienst, Kirchkaffee, Potlucks noch Ausflüge oder anderes. Ich habe auch meine Zehntenzahlungen eingestellt. Lieber spende ich für meine Patenkinder in Kolumbien und Haiti sowie für die Berufsausbildung ehemaliger Kindersoldaten in Liberia, statt die Gehälter von Pastoren mitzufinanzieren, die ihre Herde nicht Christus gemäß leiten und in einer Predigt sogar davon berichten, wie sie Schafe geschlachtet haben.

Am meisten hat mich aber schockiert, dass ein Gemeindemitglied, das bereits in die adventistische Freikirche hineingeboren wurde und sehr engagiert ist, beispielsweise die Altennachmittage mit reichlich Herz und guten Ideen organisiert, sich während des Gemeindefernstudiums dafür ausgesprochen hat, dass die 22. Glaubensaussage unpassend sei und dass Gesundheitslehren nichts mit dem Glauben zu tun haben. Jesus trat selbst als Heiler auf, denn er wusste nur allzu gut, dass nur in einem heilen Körper ein gesunder Geist leben und wirken kann. Also sorgte er dafür, dass zuerst der Leib wieder gesund werden und seine Funktionen ausüben konnte, denn das Gehirn arbeitet schlecht, wenn der Leib uns Sorgen macht. Wenn wir wirklich gesund sind, spüren wir den Leib gar nicht. Jedenfalls nicht als besorgniserregend.

Die adventistische Gemeinde geht seit Jahrzehnten einen eklatanten Irrweg und m. E. ist sie auf den Weg zur Spaltung. Ich bin dennoch zuversichtlich, dass sie ihren Kurs ändern wird, denn so verblendet können sie einfach nicht bleiben wie sie sich derzeit geben, um ja nicht auf ihr Zuckerzeugs, auf Alkohol, Fleisch, Fisch, Milchprodukte und sonstigen Schnickschnack zu verzichten, nur weil sie es als puritanistisch empfinden, gesund zu leben.

Nochmals die Glaubensaussage 22:

Wir sind berufen, ein gottesfürchtiges Volk zu sein, das in Übereinstimmung mit den Grundsätzen des Wortes Gottes denkt, fühlt und handelt. Damit der Heilige Geist in uns einen Christus ähnlichen Charakter ausprägen kann, beschäftigen wir uns bewusst mit dem, was in uns Reinheit, Gesundheit und Freude fördert. Freizeitgestaltung und Unterhaltung sollen dem hohen Anspruch von Geschmack und Schönheit entsprechen,wie sie christlichem Glauben angemessen sind. Während wir durchaus kulturelle Unterschiede berücksichtigen, sind wir darauf bedacht, uns schlicht, anständig und geschmackvoll zu kleiden; denn wahre Schönheit besteht nicht in Äußerlichkeiten, sondern in dem unvergänglichen Schmuck der Freundlichkeit und Herzensgüte. Das schließt auch ein, dass wir für unseren Leib, der ein Tempel des Heiligen Geistes ist, in vernünftiger Weise Sorge tragen.

Neben ausreichender körperlicher Bewegung und Ruhe wollen wir uns so gesund wie möglich ernähren und uns der Speisen enthalten, die in der Heiligen Schrift als unrein bezeichnet werden. Weil wir uns nicht schaden wollen, enthalten wir uns auch alkoholischer Getränke, des Tabaks, jeglicher Drogen und lehnen den Missbrauch von Medikamenten ab. Stattdessen befassen wir uns mit dem, was unsere Gedanken und unseren Körper unter den Einfluss Christi stellt. Er wünscht uns Freude, Gesundheit und Wohlergehen.

Health by Choice – Not Chance!
Gesundheit durch freie Wahl,
nicht durch Zufall!

Hans Diehl

Hans Diehl: CHIP-Programm (USA)

Während des Kongresses der European Vegetarian Union im Jahr 1999 in Bad Widnau / Schweiz lernte ich Lily und Hans Diehl kennen. Beide Siebenten-Tags Adventisten. Sie eine großartige Pianistin und Sängerin, er Ökotrophologe.[174] Die beiden waren mir sofort sehr sympathisch. Seit dem Tag ging in mir auch die Saat auf, mich mit dieser christlichen Freikirche mehr zu befassen, in deren Lehre ich Christentum und gesunde Ernährung in einer gemeinsamen Ethik miteinander vereint vorfand. Ich hatte bereits 1988 in Panamá eine Begegnung mit einem adventistischen Arzt der Naturheilkunde gehabt, von ihm ein Buch von Ellen G. White bekommen und war auch damals bereits sehr begeistert gewesen.

Hans Diehl ist Direktor des Lifestyle Medicine Institutes in Loma Linda, Kalifornien und bekleidet zudem eine Position als klinischer Professor in Präventiv-Medizin an der Medizinschen Hochschule der Loma Linda University und einiges mehr[175]. Das Amerikanische National Institute of Health unterstützte und förderte ihn in seinen Aufklärungsbemühungen Kardio-Vaskulärer Epidemiologie. Er unternahm die Auswertung der Klinischen Ergebnisse des Pritikin Longevity Centers, wo er als Leiter der Schulungs- und Forschungsarbeit tätig war. Hans Diehl erkannte schon im Beginn seiner Laufbahn, dass viele heutige Gebrechen durch die einfache Methode, den Lebens- und Ernährungsstil zu ändern, reversibel sind. Er hat mehrere Bücher verfasst, ist Bestseller-Autor, ein großartiger Redner und weiß seine Zuhörerschaft mitreißend zu motivieren. Er hat verschiedene Unternehmen und Regierungen beraten und auf vier Kontinenten Seminare durchgeführt.

Hans Diehl entwickelte seit 1988 das CHIP Programm (Coronary Health Improvement Project), ein pädagogisches Erziehungsprogramm in 40 Unterrichtsstunden, das auf Gemeinde- und Firmen-Basis aufbaut und mittels handfester Seminare Aufklärungsarbeit leistet und einen gesunden Lebensstil einprägt. Mehr als 50.000 Absolventen haben an den CHIP-Seminaren in den Vereinigten Staaten, Kanada, den Bermudas, in England und Irland teilgenommen. Die Gesundheitsfragen an sich sehr aufgeschlossene christliche, Adventistische Gemeinschaft[176] hat durch ihre spezielle Zielsetzung, Gesundheit mit Religion als eine Einheit zu betrachten, sehr profitiert, sodass überall dort, wo diesen Lehren gefolgt wird, die Zivilisationskrankheiten signifikant weniger auftreten als in der übrigen Bevölkerung

---

174 Die Ökotrophologie ist seit rund 50 Jahren ein eigenes, fachübergreifendes Lehrfach und befasst sich mit Ernährungswissenschaften, die eingebettet sind in naturwissenschaftlich-medizinisches Wissen, ohne dabei ein komplettes Medizinstudium einzubeziehen. Psychosoziologische und ökonomische Fragen werden ebenfalls einbezogen. Es wird nach ökonomischen Zweckmäßigkeiten und Nachhaltigkeit geforscht, um gesunde Ernährung in einem funktionierenden System möglich zu machen.

175 Unterhalb seiner Unterschrift pflegt führt Hans Diehl seinen akademischen Grad und seine Tätigkeiten aufzuführen: Hans A. Diehl, DrHSc, MPH, CNS, FACN - Director, Lifestyle Medicine Institute - Loma Linda, CA 92354 - Lecturer, Dept Medicine, Univ of Illinois College of Medicine at Rockford - Clinical Professor of Preventive Medicine, School of Medicine, Loma Linda University - Member of the Board American College of Lifestyle Medicine.

176 http://www.sdachip.org/about_chip/

Das Risiko, an Arteriosklerose der Herzkrankgefäße zu erkranken, an Diabetes, Bluthochdruck, erhöhtem Cholesterin, Übergewicht und anderem ist überall dort dramatisch gesunken, wo die Absolventen der Seminare dem neuen Lifestyle folgen und ihre Gewohnheiten bezüglich Ernährung, Trinken, Rauchen und Sporttreiben stark verändert haben und dadurch auch ihre Abhängigkeit von Medikamenten wesentlich reduzieren oder völlig aufgeben konnten. Das bezieht sich insbesondere auf Medikamente in der Behandlung der genannten Krankheiten.

Die klinischen Ergebnisse der Forschungsarbeit von Hans Diehl durch sein CHIP Programm sind in vielen Medizinischen Zeitschriften veröffentlicht worden. Sein Buch *Health Power* (mit Dr. Ludington) hat eine Auflage von mehr als 2 Millionen weltweit erreicht und erscheint in immerhin 17 Sprachen!

CHIP ist vom Ursprung her keine kirchliche Institution sondern wird als post-ärztliche Maßnahme innerhalb der Klinik in der Rehabilitation tätig, um Patienten über die Zusammenhänge aufzuklären und erneutem gesundheitlichen Straucheln vorzubeugen. Die Teilnahme an einem CHIP-Seminar kann sehr direkt die Ausgaben für Gesundheit senken: Beim Einzelnen wie auch in der Gemeinschaft, die durch den Einzelnen zukünftig weniger belastet wird. Gesunde Lebensqualität wirkt sich direkt in der Kostendämpfung von Firmen und im Gesundheitssystem aus. Firmen haben nicht mehr so viele krankheitsbedingte Ausfälle und können kostensenkend produzieren, wenn ihre Angestellten gesund bleiben. Es kommt der Volkswirtschaft zu gute, wenn Menschen sich gesund ernähren, leistungsfähig und fröhlich bleiben und nicht vorzeitig wegen ernährungsbedingter Zivilisationskrankheiten berentet werden müssen. Jeder, der sich gegen die eigene Gesundheit vergeht, vergeht sich gegen eine gesunde, funktionierende Gemeinschaft.

Die Menschen wären bei guter Gesundheit und fröhlicher Lebenseinstellung in der Lage möglicherweise erst mit 70 in Rente zu gehen. Weil sich die Menschen aber meistens kontraproduktiv verhalten, müssen Erwerbsunfähigkeitsrenten oftmals weit vor dem 60. Geburtstag ausgezahlt werden. Volkswirtschaft, Rentenkassen wie Gesundheitssystem sind deshalb gleichzeitig am Kollabieren. Trotzdem suchen die Politiker immer noch nicht nach den wahren Ursachen für den deutlichen Gesamtkollaps des tragenden Gesamtsystems unserer so genannten Zivilisation, die ihre Epoche die Postmoderne nennt. Der Kollaps ist weiterhin durch Ernährungsfehlverhalten und irrige Maßnahmen der Gesundheitspolitik programmiert. Die daraus sich explosionsartig entwickelnden Kosten sind enorm!

Wenn alle Menschen sich nach den Empfehlungen von CHIP richten würden, müssten sie nicht etwa auf der Wiese grasen gehen sondern sich ganz einfach nur unter Übernahme von Verantwortung für sich selbst und die Gemeinschaft gesund ernähren. Die Produktion von Lebensmitteln wäre nachhaltiger und würde nirgendwo in der Welt die unterschiedlichsten Schäden produzieren. Alle Menschen wären satt und glücklich, und Umwelt und Tiere müssten nicht leiden.

Zum verantwortungsbewussten, effektiven Handeln des Einzelnen wie der sozialen Systeme gehören sowohl Gesundheitsbewusstsein als auch die Aufklärung durch mitverantwortliche Stellen. Dazu sind durchaus auch Kirchen und andere Glaubensgemeinschaften, z.B. Muslime und Buddhisten, aufgerufen! Hier bei uns in Hamburg werden in allen christlichen Kirchen, gleichgültig welcher Konfession und analog wahrscheinlich auch in anderen Glaubensgemeinschaften, gemeinsamer Kirchkaffee, Altennachmittage, Jugendtreffen, Tauffeiern und sonstige

Zusammenkünfte trotzig mit Torten und Zuckerzeugs ausgestattet, und der übermäßige und an und für sich unnötige Fleischkonsum wird weitergeführt, als wäre nichts geschehen.

Im Kloster Nütschau – dort habe ich über mehrere Jahre hin mehrfach Exerzitien gemacht – und bei den Treffen des Opus Dei, wo ich mich einige Monate lang umgeschaut habe, sieht es ebenso aus. Und ganz sicher ist es überall dasselbe, sodass niemand von den hier genannten Christen sich auf den Schlips getreten fühlen muss!

Ich unternehme ab dem folgenden Absatz eine freie Übersetzung aus der CHIP-Seite der Nordamerikanischen Freikirche der Siebenten-Tags Adventisten und ergänze mit eigenen Kommentaren, um noch einmal klar herauszustellen, was Glaubensinhalt und ursprüngliche Zielsetzung sind, um ein für allemal deutlich zu machen, dass jeder, der sich dagegen ausspricht, sich kontraproduktiv verhält und die christliche Ethik aushöhlt. Ethik aber ist ein Wert an sich, den man nicht beliebig so oder so interpretieren noch durch gegensätzliches Handeln außer Kraft setzen kann. Wer das dennoch tut, verhält sich unethisch und zugleich unchristlich und unmoralisch! Zur Ethik gehören tugendhafte, moralisch integere Verhaltensweisen, die weder einzelnen Lebewesen noch dem Leben an sich schaden. Wer Schadstoffe und Schädlichkeiten in sein Leben einbezieht, handelt gegen das Leben und somit gegen Gott. Christlich gesprochen: Er verbündet sich mit dem Satan, der die einzige Zielsetzung hat, das Werk Gottes zu zerstören. Die Ehrfurcht vor dem Leben aber sollte die einzige Richtschnur für unser **Fühlen, Denken, Wollen und Handeln** sein und bleiben! Sie ist eine eiserne Stange, an der entlang es durch alle Wirrnisse und Behinderungen unserer Zeit zum ersehnten Ziel geht.

Die adventistische CHIP-Association ist eine Gesellschaft der Siebenten-Tags Adventisten in Nordamerika und anderswo. Geschichtlich gesehen hat sich die Gemeinschaft immer mit der Heilung der ganzen Person befasst. Im ausgehenden 19. Jahrhundert, entwickelte John Harvey Kellogg das berühmte Battle Creek Sanatorium, während sein Bruder, W.K. Kellogg, eine Industrie für Getreide-Frühstück gründete. Die Cornflakes-Erfindung mit reichlich Zucker allerdings führte zum Bruch. Diese zweigeteilte Entwicklung steht nach meinem Dafürhalten exakt für das Auseinanderdriften von adventistischer Gesundheitslehre und da heraus profitorientierter Wirtschaftsentwicklung, die ehemals gesundes Getreide – hier: Mais – mit Zucker kombiniert und Gesundheit suggeriert, während sie süchtig macht und Geld absahnt.

Seit diesen ersten Gründertagen aber hat die Adventistische Kirche ein Netzwerk von hunderten Krankenhäusern entwickelt, (einschließlich des Loma Linda University Medical Center in Süd Kalifornien) sowie weltweit verzweigte Kliniken und Gesundheitszentren iniziiert. Viele tausende Menschen haben sich der Gesundheitspflege verschrieben und sich durch die Institutionen der Siebenten-Tags Adventistischen ausbilden lassen.

Dr. Hans Diehl unterstützt von Herzen gern durch sein Ausbildungsangebot qualifizierte Kirchenmitglieder, und stellt ihnen gern die klinischen und praktischen Erfahrungen von CHIP als erstklassige Möglichkeit der Gesundheitsvorsorge zur Verfügung, engagiert sich höchstpersönlich, stellt ein ausgeklügeltes Video-Programm zur Verfügung und hält, wo immer seine Zeit es ihm erlaubt, selbst Vorträge auf dem gesamten Nordamerikanischen Kontinent.

Die Adventist CHIP Association ist eine gemeinnützige, ohne Gewinn, durch Freiwillige geführte Organisation und stellt Material und Ausbilder sowie Trainingskurse für zukünftige Ausbilder bereit, um dadurch nicht nur Gesundheit zu verbreiten sondern auch den Adventismus zu fördern und allgemein bekannter zu machen. In Deutschland entstand vor einigen Jahrzehnten der Begriff *Gesundheitsapostolat*. Es sollte beides miteinander verbinden: Die Verbreitung von gesundem Verhalten und Verbreitung des christlichen Glaubens aus einer einzigen Quelle heraus: dem heilenden Heiland, auf den wir als Christen unsere Wurzeln zurückführen. Das *Gesundheitsapostolat* der Adventisten ist absolut wissenschaftlich begründet und hat mit religiösem Fanatismus oder verstiegenem Puritanismus nichts gemeinsam. Vielmehr sehe ich es als ganzheitliche Aufgabe, den Menschen körperlich, seelisch und religiös zu strukturieren, sich seines Ursprungs bewusst zu bleiben und seiner Aufgabe der Selbstverwirklichung durch Verwirklichung der Schöpfungsidee überhaupt.

Den sich sträubenden Gemeinden, die durch ihr Verhalten die adventistische Lehre untergraben, rufe ich erneut zu: Die Gesundheitsprogramme sind wissenschaftlich untermauert. Sie wenden sich von schädlichen Verhaltensweisen ab! Wie könnten sie als Naturwissenschaft von der Natur des Schöpfers und seiner Schöpfung abweichen!? Das wäre in sich unschlüssig wie die Aufspaltung der Ethik, die leider tatsächlich gang und gäbe ist.

Die Absicht des *Gesundheitsapostolats* ist, wissenschaftlich begründete Gesundheitslehren in Ernährung, Psychologie, Medizin, Ökonomie, Sozialem und dergleichen mehr zu verbreiten und bewusst christlich zu verankern: Gott, den Schöpfer immer im Zentrum zu sehen und kyriozentriert aber nicht egozentriert zu leben. Kyrios ist eine griechische Bezeichnung sowohl für Christus als auch für Gott und heißt "Herr". Was egozentriert heißt, wissen wir alle. Wir sollten also den Herrn, das heißt den Schöpfer, den Kyrios ins Zentrum stellen, nicht aber unseren Egoismus mit seinen ich-bezogenen Interessen.

Dazu gehören auch dauerhafte Freundschaften unter gleichgesinnten Menschen und Gottes ursprüngliche Gestaltung einer maximalen Gesundheit und eines maximalen Wohlbefindens zu erkennen und voll mitzuleben, in Gemeinschaft mit Menschen und Gott zu leben. Gottes Schöpfungsplan gemäß zu leben ist zugleich Mitgestaltung des Schöpfungswerkes. Denn nur so können wir wirkliche Ebenbilder Gottes und Verwalter einer Erde werden, die wir uns, unserer Verantwortung Gott gegenüber immer bewusst bleibend, untertan machen dürfen.

Eine Wissenschaft, die nicht so einfach ist, dass man sie auf der Straße jedem erklären könnte, ist nicht wahr.

Max Planck

Walter Veith
- Internet-Videos über den Risikofaktor Milch -

Walter Julius Veith ist ein südafrikanischer Zoologe. Geboren wurde er 1949. Er studierte in Stellenbosch / Südafrika Zoologie und schloss mit dem Master of Science ab. Er spezialisierte sich in einem zweijährigen Aufbaustudium und befasste sich dabei mit der Ernährung einer bestimmten Fischart und hielt Vorlesungen über Zoologie an den Universitäten in Durban-Westville und Stellenbosch.

Obwohl er nach dem Tod seiner Mutter durch ungeschicktes Gerede eines katholischen Pfarrers, der meinte, seine Mutter käme nicht in den Himmel, weil sie Protestantin war, erklärter Atheist wurde, revidierte er seine Ansichten gründlich und schloss sich durch Taufe den Siebenten-Tags Adventisten an. Auch er entdeckte wie ich diese tragende Verbindung von Christsein mit dem gesamt-ethischen Verhalten, das jedes Lebewesen ebenso wie sich selbst als Gottes Schöpfung erkennt und allen und allem daher tiefen Respekt zollt.

Diese Lebenswende brachte neuen Wind, und er brach zusammen mit seiner Frau zu neuen Ufern auf, verkaufte sein Haus in Stellenbosch und erwarb einen günstigen Weizen- und Milchhof, für den er noch einen Kredit aufnehmen musste. Seit 1986 herrschten lang anhaltende Rassenunruhen. Viele Weiße verließen Südafrika, da sie in den gewalttätigen Unruhen um ihr Leben fürchteten, nachdem einige von ihnen umgekommen waren. Nach kleinen Erfolgen stand Walter Veith mit seinem Hof infolge einer Missernte 1988 vor dem wirtschaftlichen Aus, erhielt in seiner Not aber ein Angebot, als außerordentlicher Professor an der Universität des Westkaps, wieder Zoologie zu lehren.

Kurz nach Aufnahme seiner Lehrtätigkeit wurde seine Universität wegen der Unruhen für sechs Wochen geschlossen. Diese Zeit nutzte Walter Veith, um in Kalifornien Dr. Ariel Roth zu besuchen, der am *Geoscience Research Institute* in Loma Linda nach geowissenschaftlichen Beweisen für die biblische Schöpfungsgeschichte forschte. Veith selbst war durch den Adventismus Kreationist geworden, d.h. er nahm den Schöpfungsbericht buchstäblich wörtlich. Das stand natürlich in krassem Widerspruch zur Evolutionslehre und damit zu seinem Beruf als Zoologe. Es brachte ihm denn auch einige Probleme ein. (Anmerkung: Ich selbst lehne den Kreationismus als Verblendung und Aberglauben strikt ab.)

Der Besuch in Kalifornien veranlasste Walter Veith, eine eigene Vorlesungsreihe zur biblischen Schöpfungsgeschichte zu entwickeln. Im folgenden Jahr erhielt er einen Ein-Jahres-Vertrag an der Universität in Kapstadt, an der er seine eigens entwickelten Vorlesungsreihen hielt, und dies mit dem Ergebnis, dass sein Vertrag nicht verlängert wurde, obwohl viele Stellen offen waren. 1990 wurde er im Fachbereich Zoologie an der Universität des Westkaps lediglich angestellt. In dieser Zeit ohne Lehrtätigkeit begann Walter Veith, außerhalb der Universität Vortragsreihen zu entwickeln und zu halten. Die Vorträge, die einerseits seinen Glauben betrafen andererseits aber mehr und mehr die Ernährungslehre, führten ihn anfangs zu überwiegend adventistischen Gemeinden in die Vereinigten Staaten, nach Kanada, Australien und Europa.

Da er Deutsch und Englisch fließend spricht, kam auch der deutschsprachige Raum in den Genuss, seine Vorträge hören zu können. Vegane, milchfreie Ernährung wurde mehr und mehr sein Hauptthema, das durch das zunehmende Auftreten von BSE Anfang der 1990er-Jahre an Brisanz gewonnen hatte. Er vermittelte mit sehr viel Fachwissen und innerem Engagement adventistische Werte, zu denen auch Vegetarismus und Fasten gehören.

Mittlerweile hielt Walter Veith, seiner religiösen Überzeugung gemäß, anstelle des Sonntags den Sabbat heilig. Seine während und neben den Vorträgen gesammelten Erkenntnisse flossen in sein erstes Buch ein, das 1993 unter dem Titel *Diet and Health* erschien. Innerhalb der Ernährungslehre ist seine Spezialität die Schädlichkeit der Kuhmilch geworden. Seine Erkenntnisse diesbezüglich sind höchst interessant und alle ausgiebig belegt.

Seine Situation an der Universität des Westkaps änderte sich 1995 schlagartig. Nach fünf Jahren Angestelltendaseins wurde er ordentlicher Professor mit Lehrauftrag und gleichzeitig Leiter des Fachbereiches für Zoologie, das auch die Evolutionslehre beinhaltete. Seine Position nutzte er unter anderem, um aus seiner Sicht die biblische Schöpfungsgeschichte zu untermauern und die Evolutionstheorie zu widerlegen. Einen Mitstreiter fand er in seinem Kollegen Quincy Johnson. 1997 veröffentlichte er seine Ergebnisse im Buch *The Genesis Conflict*, das aber in seinem Lebenslauf und Werkverzeichnis nicht aufgeführt wurde. Bereits vor seinem Buch beinhalteten die Vortragsreihen neben der Ernährung nunmehr auch die biblische Schöpfungsgeschichte als einzige Erklärung für das Entstehen des Lebens, die nun auch bei seinen Vorlesungen in der Universität des Westkaps Eingang fanden.

1998 nahm Walter Veith eine berufliche Auszeit und legte seine Lehrtätigkeit vorübergehend nieder. Die meisten seiner Fachkollegen waren in ihrer Lehrtätigkeit zunehmend damit beschäftigt, das von Walter Veith dargestellte Bild der Evolutionstheorie wieder zurechtzurücken. Dies führte Ende des Jahres 2000 im Fachbereich Zoologie der Universität des Westkaps zu einem schweren Konflikt, in dessen Fokus Walter Veith und sein Kollege Quincy Johnson standen.

Aus der Fakultät der Wirtschafts- und Verwaltungswissenschaften wurden zwei Unternehmenspsychologen hinzugezogen, die bei der Lösung des Problems assistieren sollten. Auf dem Treffen, das am 5. Dezember 2000 abgehalten wurde, wiesen Veith und Johnson auf ihre tiefen Zweifel an der Evolutionstheorie hin. Die einzige Möglichkeit, die ihnen verblieb, war, ihren bisherigen Fachbereich zu verlassen. Johnson wechselte in den Fachbereich Mikrobiologie, Veith wurde gebeten, in den Fachbereich Physiologie zu wechseln. Diese Lösung wurde von allen mitgetragen. Mit dem Wechsel wurde ihnen die Lehrtätigkeit für die Zoologie entzogen. Beide landeten zum Schluss in dem Fachbereich, der sich 2003 biomedizinische Wissenschaft nannte. Das Arbeitsverhältnis von Walter Veith endete Ende 2003, seitdem widmet er sich noch intensiver seinen Vortragsveranstaltungen.

Walter Veith ist eng verbunden mit dem Missionszentrum *Amazing Discoveries e. V.*, das nach eigenen Angaben für das Allgemeinwohl wesentliche Informationen öffentlich zugänglich machen möchte. Veith arbeitet für das Zentrum als prominentester von mehreren internationalen Referenten (engl. „speakers"). **Der Verein ist gleichzeitig die Schaltzentrale für Europa und der adventistischen Gemeinde Nürnberg-Marienberg angeschlossen.** Weitere Missionszentren befinden sich in Blaine, Minnesota, das für die Vereinigten Staaten zuständig ist, und in

Delta bei Vancouver, welches sich auf Kanada ausgerichtet hat. Das Medien-Angebot des Vereins umfasst Seminare, Vorträge, Video- und Audiokassetten, Bücher, das Internet und andere Medien mit dem Ziel, den Zusammenhang von aktuellem Zeitgeschehen und biblischer Prophetie darzulegen sowie Menschen Lebenssinn, Hoffnung und Frieden anzubieten.

Weitere Ziele sind es, aufzuzeigen, dass Wissenschaft und moderner christlicher Glaube nicht im Widerspruch zueinander stehen. Dabei werden nach eigenen Angaben bedeutsame Fakten aus den Bereichen Schöpfung, Evolution, Politik hinter den Kulissen, global-religiöse Entwicklungen, Gesundheit, Ernährung, die Macht der Musik, biblische Prophetie und Archäologie behandelt. Gleichzeitig wird eine positive und gesunde Lebensweise gefördert, Hilfseinsätze in armen Ländern organisiert und karitative Hilfe geleistet. Ebenso geht es dem Verein nach eigenen Angaben darum, weit verbreitete Irrtümer oder angebliche Vertuschungen in den Bereichen Wissenschaft, Gesundheit, Politik und Religion aufzuklären. Eigenen Angaben zufolge arbeiten alle Zentren nicht profitorientiert und finanzieren sich weitgehend über Spenden und Verkaufserlöse. Sie sind alle Mitglied im adventistischen Verband **ASI***, dem Laienverband für adventistische Dienstleistungen und Industrien. ▶ Nachschlageverzeichnis Seite 544

Veiths Vorträge in deutscher und englischer Sprache erfolgen in der Regel in mehreren Blöcken zu eineinhalb Stunden. Seine Präsentationen auf der Leinwand sind kurze Zitate in englischer Sprache und Abbildungen, die im regen Wechsel folgen und als Nachweis seiner Aussagen dienen. Bei den zum Verkauf angebotenen Medien handelt es sich um Mitschnitte beziehungsweise Filmaufnahmen solcher Vorträge.

Im Januar 2010 hielt Walter Veith im Rahmen der Premierentour zum Film *Die Schöpfung* von Henry Stober Vorträge, deren offizieller Veranstalter *Amazing Discoveries e. V.* war und die durch zahlreiche deutsche Städte führte. In Aachen kam es dabei zu einer Spontandemonstration einiger Linker, bei der die Polizei eingreifen musste. Walther Veith ist offensichtlich nicht auf den Mund gefallen und sagt gerade heraus, was seine Meinung ist. Es kam zu heftigen Auseinandersetzungen in Glaubensfragen. Seine Ernährungslehren werden von vielen Adventisten in die eigene Lebensweise integriert. Aber, wie wir in diesem Buch schon zur Genüge erfahren haben: Es gibt einen Bruch mitten durch die Freikirche der Siebenten-Tags Adventisten, aus dessen Gletscherspalte ich mich befreit habe. Vollwert-Vegetarier leben in gewissen adventistischen Gemeinden als Außenseiter eine Randexistenz, obwohl sie genau die 22. Glaubensaussage erfüllen. Das empfinde ich als untragbar und habe mich erst einmal gelöst.

Ich habe diesen Bruch als Neu-Adventistin vielleicht besonders krass empfunden und halte mich in Zukunft aus solchen Gemeinden fern, wo, wie ich es krass formuliere: *"Dreck"* auf den Tisch kommt. Meine deutlichen Worte wurden als grobe Unhöflichkeit empfunden. Man hält mich für fanatisch, und mir können solche Menschen den Buckel runterrutschen. Gleichgültig, ob sie den Adventisten angehören, den Mormonen, Katholiken, Protestanten, Atheisten, Muslimen, Buddhisten oder wem immer. Mir ist es auch egal, ob Menschen Atheisten, Buddhisten, Mohammedaner oder was immer sind. Wo ich mich in einer Tischgemeinschaft nicht wohl fühle, dorthin begebe ich mich längst nicht mehr. Die Adventisten der Grindelgemeinde in Hamburg sollen sich daher nicht einbilden, dass ich ihretwegen nicht mehr komme. Das Jesus-Wort: "Wer nicht für mich ist, ist gegen mich" gefällt mir dann nicht, wenn es als persönlicher Affront missverstanden wird. Ich habe meine Entscheidung einzig darum getroffen, weil ich a) mit meinem Geld keine Gehälter von Pastoren finanzieren möchte, die es für selbstverständlich halten, sich gegen die Lehren des Adventismus zu stellen und Schafe zu schlachten und b) weil ich es nicht nötig habe, laufend Erklärungen für mein Ernährungsverhalten zu geben. Ich fühle mich in erster Linie als Ur-Christin, die die **Tischgemeinschaft** mit dem Herrn schätzt. Und dort gibt es ganz sicher keine Grillwürstchen, Bier, Alkohol, Zuckertorten und Süßigkeiten, wie ich es in der Grindelgemeinde ganz selbstverständlich erlebt habe.

Und ich glaube, dass auch Walther Julius Veith, dem ich dieses zweibändige Werk von mir schicken werde, ganz einfach nur ein sehr individuierter Mensch ist, eine Persönlichkeit, die gerade heraus sagt, was sie denkt. Und das ist auch richtig und recht so. Wir sollten uns dahingehend befleißigen, jedem Menschen ohne Bewertungen zuzuhören und ihn aus seiner eigenen Sicht heraus zu verstehen. Wir sind aber nicht verpflichtet, uns einer Sicht zu beugen, die wir selbst nicht teilen. Aber Zuhören ist ganz allgemein die Voraussetzung, Anderes und Neues überhaupt wahrzunehmen und bei jeglicher Kritik sich immer wieder bewusst zu werden, dass die eigenen Erfahrungen nicht zwangsläufig das Evangelium sind. Auch andere Menschen machen Erfahrungen und wissen etwas. Also bitte: Immer gut zuhören und nicht schon eine Antwort bereit haben, bis wir einen Menschen zu Ende haben sprechen lassen. Und was ich bei Veith heraushöre, ist vor allem eine sehr fundierte Kritik an Milchprodukten. Und diese, so meine ich, sollten sie sich nicht entgehen lassen.

- **Risikofaktor Milch - Ein abendfüllender Film:**
  http://www.youtube.com/watch?v=yiUQ9ZtoNgc
- **Verschiedene Veith-Videos:**
  http://www.youtube.com/results?search_query=Auf+die+Wahrheit+kommt+es+an+Ern%C3%A4hrung+neu+entdecken&search_type=&aq=f
- **Die 5 biologischen Naturgesetze:** http://www.youtube.com/watch?v=Z57uBCcOdvI
- **Diabetes im Alltag:**
  http://www.youtube.com/watch?v=oqEnoQxfRTk&feature=pyv&ad=4976345127&kw=ern%C3%A4hrung

Walter Veith
Ernährung neu entdecken
Der Einfluss der Ernährung auf unsere Gesundheit
Wissenschaftliche Erkenntnisse

übersetzt von Winfried Küsel
Wissenschaftliche Verlags-Gesellschaft, 1996

- Hinweise auf weitere Veith-Bücher im Literaturverzeichnis -

Der Mensch ist, was er isst.
Ludwig Feuerbach

Theorie, Fakten und Erfahrungen

Claus Leitzmann: Gießener Rohkoststudie[177]

Claus Leitzmann ist ein namhafter deutscher Ernährungswissenschaftler. Er studierte Chemie an der Capital University, Columbus, Ohio, USA, schloss dort mit dem Bachelor of Science ab und studierte anschließend Mikrobiologie und Biochemie an der University of Minnesota in Minneapolis. Er promovierte 1967. Als wissenschaftlicher Mitarbeiter von Paul Boyer (Nobelpreis 1997) war er bis 1969 im Institut für Molekularbiologie an der University of California in Los Angeles tätig. Von 1969-1971 lehrte und forschte er an der Mahidol Universität in Bangkok, Thailand. Danach wurde er bis 1974 Leiter des Forschungslabors des Anemia and Malnutrition Research Center in Chiang Mai in Nordthailand. Ab 1974 arbeitete er engagiert im Institut der Ernährungswissenschaften der Justius-Liebig-Universität Gießen. Er habilitierte sich 1976 und wurde 1979 Professor für Ernährung in Entwicklungsländern. 1998 wurde er emeritiert. Claus Leitzmann und Hans Diehl sind miteinander gut befreundet.

Claus Leitzmann ist Mitglied der Vereinigung Deutscher Wissenschaftler und der Deutschen Gesellschaft für Ernährung und gehört zum Eurotoques-Wissenschaftsrat. Seine Stimme findet allenthalben Gehör, und ist noch heute – nach seiner Emeritierung - äußerst einflussreich.

Leitzmanns Arbeitsschwerpunkte: Ernährungsprobleme in Entwicklungsländern, Vegetarismus, Ballaststoffe, Immunologische Aspekte der Ernährung, Vollwert-Ernährung und Ernährungsökologie. Er selbst ernährt sich ovo-laktovegetabil.

Ernährungsökologie befasst sich auch mit der Nachhaltigkeit und betrachtet ökologische, ökonomische, soziale und gesundheitliche Probleme gleichgewichtig mit gesundheitlichen Aspekten. Gesunde Nahrung zu erzeugen, soll die Weltgemeinschaft nicht in eine ökonomische Katastrophe und ungesunde Nahrungsproduktion, soll den Endverbraucher nicht in eine gesundheitliche Katastrophe führen. Regionale Lebensmittel sind zu bevorzugen, gleichzeitig sollen Menschen in so genannten Entwicklungsländern dazu motiviert werden, Produktion nicht nur für den Welthandel zu betreiben sondern in jeder Weise von den eigenen Ressourcen zu profitieren.

Nachhaltige Ernährung bevorzugt saisonale, ökologisch erzeugte pflanzliche Lebensmittel aus der eigenen Region. Transportwege müssen so kurz und effektiv wie möglich sein, Lebensmittel aus so genannten Entwicklungsländern sollten aus fairem Handel stammen und hier wie da gering verarbeitet sein. Die Speisen sollten bei alledem aber immer genussvoll und bekömmlich zubereitet werden.

---

177 Herr Prof. Dr. Claus Leitzmann war so freundlich, dieses Kapitel zu lesen und mich auf sachliche Irrtümer hinzuweisen. Dafür bin ich ihm sehr dankbar, denn ich habe dabei erkannt, wie leicht ich mich zu vorschnellen Ansichten habe hinreißen lassen. Die Gesamtproblematik von Ernährung und Zivilisationskrankheiten erfordert sehr sachliche Auseinandersetzungen und wiederholtes Hinterfragen der eigenen Ansichten. Kurzum: Ich bin viel bescheidener geworden und habe meine Ansichten im Laufe der Arbeiten an diesem Buch teilweise deutlich revidieren können.

Mit dieser und verwandter Thematik hat sich Claus Leitzmann gründlich befasst und neben seinen zahlreichen wissenschaftlichen Veröffentlichungen mehrere Bücher für Laien veröffentlicht. Am bekanntesten ist darunter vielleicht *Vollwert – Ernährung: Konzeption einer zeitgemäßen nachhaltigen Ernährung*- Haug-Verlag, 420 **Seite**n, dass in Zusammenarbeit mit Karl von Koerber und Thomas Männle entstand. Es gehört bereits zu den Klassikern der Vollwerternährung! Ferner empfehle ich gern das kleine Büchlein *Vegetarismus – Grundlagen, Vorteile, Risiken* - C.H. Beck-Verlag, 125 **Seite**n, das einen raschen Überblick gewährt. Auf den **Seite**n 535f sind sämtliche Werke von Claus Leitzmann aufgeführt.

Leitzmann wurde wiederholt mit den Folgen drastischer Fehlernährung auch bei Vegetariern konfrontiert, die glaubten, sich gesund zu ernähren. Bereits in seiner Habilitationsschrift setzte er sich mit Fehlernährung auseinander: *Der Einfluss der Protein- und Energie-Zufuhr auf den Gehalt an Proteinen, Lipiden und freien Aminosäuren im Serum von Kindern mit schwerer Protein-Kalorien-Mangelernährung*. Und er befasste sich, wie schon erwähnt, mit Verbesserungsmöglichkeiten. Zusammen mit Ulrich Oltersdorf verfasste er 1982 *Möglichkeiten zur Verbesserung der Ernährungssituation in Entwicklungsländern* – Weltforum- Verlag.

Die *Gießener Rohkoststudie*[178] wurde von 1996 bis 1998 im Institut für Ernährungswissenschaften der Universität Gießen unter Leitung von Claus Leitzmann durchgeführt. Ihr Ziel war es, die verschiedenen Richtungen der Rohkost in Deutschland zu erfassen sowie das Ernährungsverhalten und den Gesundheitsstatus von Rohköstlern zu untersuchen. Die Teilnehmer mussten 25-64 Jahre alt und Nichtraucher sein, keine Darmoperation gehabt haben und mehr als 70% ihrer Kost roh essen. Einige Teilnehmer waren gerade 14 Monate Rohköstler, die meisten aber jahrelang und einige sogar seit Jahrzehnten; im Durchschnitt betrug die Rohkostzeit für das Kollektiv 41 Monate. Nun sind 14 Monate natürlich viel zu wenig, um für bestimmte Parameter eine nachhaltige Aussage machen zu können. Allein die Tatsache, dass Vitamin B 12 bis zu 5 Jahren im Organismus gespeichert vorliegt, kann schon dazu keine Aussage treffen, ob rohköstliche Veganer, die nur 14 Monate lang so gelebt haben, hierin Mangel aufweisen. Für alle anderen Parameter können nach durchschnittlich 41 Monaten Rohkost jedoch klare Aussagen gemacht werden.

Hitzedenaturierte Eiweiße können einen geringfügigen Enzymmangel nach sich ziehen. Aber durch die Magensäure werden ohnehin die in den Lebensmitteln enthaltenen Enzyme inaktiviert, weil sie selbst Eiweiße sind und dort ja bereits zerlegt werden. Sie spielen daher keine aktive Rolle in der Verdauung. Ausnahme sind die Magensäure resistenten kleinen Enzyme, die sich in Ananas, Papaya und Mangos finden. Diese Früchte werden ohnehin roh gegessen.

Es wurden 1.318 Vorfragebögen verschickt. 1085 Bögen waren schließlich verwertbar. Daraufhin wurden 865 Hauptfragebögen verschickt, wovon 758 verwertbare wieder zurück kamen. Zur Blutentnahme wurden nur 343 Personen eingeladen; davon erschienen lediglich 236. Und der vollständige, auswertbare Datensatz betrug schließlich 201 Personen, wovon 94 Männer waren und 107 Frauen waren.

Man unterteilte in 2 Gruppen nach 1. Rohkost-Anteil (prozentualer Anteil der Nahrungsmenge, außer Getränke) und nach 2. Anteil tierischer Lebensmittel.

---

178 http://www.uni-giessen.de/fbr09/nutr-ecol/forsc_rohkost.php

nach Rohkost-Anteil bis 80 %: 17 Männer, 32 Frauen
bis 90 %: 30 Männer, 43 Frauen
bis 100 %: 34 Männer, 29 Frauen

nach Anteil tierischer Lebensmittel:
omnivore Rohköstler: 29 Männer, 27 Frauen
vegetarische Rohköstler: 32 Männer, 56 Frauen
vegane Rohköstler: 33 Männer, 24 Frauen

In der Hauptphase gab es noch über 700 Teilnehmer; vollständige Datensätze lagen zum Schluss von 201 Personen vor. 63 davon ernährten sich fast ausschließlich von Rohkost, 73 zu über 80 Prozent. 57 Personen waren Veganer, 88 Vegetarier, 56 so genannte omnivore Rohköstler, die auch (ungekochtes) Fleisch und Fisch verzehren. Die Nährstoffversorgung wurde durch Blutuntersuchungen ermittelt.

57 Prozent der Studienteilnehmer wiesen Untergewicht auf, nur ein Prozent Übergewicht. Männer hatten innerhalb von vier Jahren 10 kg Körpergewicht verloren, Frauen etwa 12 kg, und zwar unabhängig vom Ausgangsgewicht. Etwa ein Drittel der Frauen unter 45 Jahren hatte keine Menstruation mehr, was ein Symptom für Unterernährung ist. Die Zufuhr der Vitamine A, C, E, B1, B6, Folsäure, Betacarotin, Selen und Anitoxidantien wie beispielsweise Vitamin C war mehr als optimal. Mehrere Mineralstoffe wie auch Vitamin B 12 lagen weit unter den Richtwerten und waren mangelhaft. Magnesium war ausreichend, trotzdem lagen die Blutwerte unter den Richtwerten. Das zugeführte Magnesium wurde bei Rohköstlern demnach nicht optimal vom Körper aufgenommen. Außerdem war die Zufuhr an Eisen nicht ausreichend, so dass 43 Prozent der Männer und 15 Prozent der Frauen eine Eisenmangelanämie aufwiesen. Diese wurde um so häufiger festgestellt, je länger ein Studienteilnehmer bereits Rohköstler war.

Die Ergebnisse der Studie wurden in verschiedenen Schriften veröffentlicht, die alle auf der entsprechenden Internetseite der Justus-Liebig-Universität nachzulesen sind.

In der Gießener Rohkoststudie wurden verschiedene Nährstoffe berechnet. Als Hauptnährstoffe die Fette, Kohlenhydrate und Protein. Die Fette wurden unterteilt in gesättigte, einfache und mehrfach ungesättigte Fettsäuren, Linolensäure und Linolsäure. Die Saccharide in Poly-, Di- und Monosaccharide, Glukose, Fruktose und Saccharose. Es wurde auch untersucht, ob die Versorgung mit essentiellen[179] Aminosäuren ausreichend war. Ferner wurden untersucht: die klassischen Vitamine Beta-Carotin, B-Komplex, Folsäure und Niacin, die Mineralstoffe Magnesium, Phosphor, Kalium, Natrium, Kalzium, Jod, Spurenelemente Eisen und Zink sowie lösliche und unlösliche Ballaststoffe (Faserstoffe).

Die Blutproben wurden an den Wohnorten der Probanden entnommen, und die Probanden wurden gemessen, gewogen und zahnmedizinisch untersucht. Man wollte auch eruieren, ob sich Obstsäuren auf das Ausmaß von Zahnerosionen auswirken. Und tatsächlich lagen sie deutlich über den Durchschnittswerten.

Bemerkungen der Autorin: Vegetariern wie Veganern ist ein hoher Rohkostanteil gemeinsam. Nicht alle ernähren sich ausschließlich von biologisch produzierter Nahrung. Einige essen mehr Obst als die anderen. Manche essen viel Käse, andere weniger, und einige

---

[179] Siehe Seiten 417-419

gar nicht. Dann gibt es auch Unterschiede dadurch, dass manche Vegetarier Getreide wegen des Glutens ablehnen, einige keine Bohnen essen oder beides vermieden wird. Wenn allerdings zu viel ausgeklammert wird, kann es eng werden, denn wenn zur veganen Rohkost womöglich noch hinzukommt, dass Getreide und Bohnen abgelehnt werden, die beide beste Eiweißträger sind, obendrein Nachtschattengewächse ausgeklammert werden oder nur noch Wildgemüse – auch im Winter – gegessen wird, oder gar esoterische Gründe zu weiteren Einschränkungen führen, dann gerät er/sie irgendwann doch mal in die Sackgasse eklatanter Mangelzustände.

Mit derartigen Erscheinungen wurde Leitzmann immer mal wieder konfrontiert und in Kliniken zu Rate gezogen. Kinder von Veganerinnen mit schweren Ernährungsstörungen sind ihm dabei begegnet. Brukers Polemisierungen, die er leider sogar da vom Zaun ließ, als StudentInnen des Gießener ökotrophologischen Instituts bei einem seiner Mittwochvorträge in Lahnstein anwesend waren – ich war Zeugin –, können an Leitzmanns leidvollen Erfahrungen mit Betroffenen natürlich nichts ändern. Leitzmanns Erkenntnisse haben sich niemals direkt gegen Brukers Erkenntnisse gerichtet. Aber der durch allerlei Attacken auf sich sehr empfindsam gewordene Bruker konnte nicht immer klar unterscheiden. Durch genaueres Hinterfragen von Leitzmanns Erfahrungen wäre ein guter Dialog unter Wissenschaftlern möglich gewesen. Das hat Bruker leider versäumt. Aber es schmälert seine Verdienste durchaus nicht.

Leitzmann kam durch seine Studie und durch seine reichen Erfahrungen zur Schlussfolgerung, dass eine fast ausschließliche Rohkosternährung aus gesundheitlichen Gründen nicht empfehlenswert ist, weist aber bereits seit Jahrzehnten deutlich darauf hin, dass es auch davon abhängt, wie klug sich Rohköstler ernähren, ob sie also über einschlägiges Wissen verfügen. Das richtige Wissen ist aber offensichtlich nicht genug verbreitet, obwohl Claus Leitzmann nach eigenen Aussagen immer darum bemüht war, es seinen Studenten zu vermitteln. Aber aufgrund solcher Studienergebnisse schrecken selbst gestandene Ökotrophologen davor zurück, Rohkost allgemein als ideale Kostform zu empfehlen.

Warnungen vor Rohkost sind durchaus berechtigt, denn die Studienergebnisse zeigen deutlich, dass sie nicht korrekt angewandt wird. Menstruationsstörungen bei Frauen sind ein ebenso deutliches Zeichen für falsch praktizierte Rohkost wie Nährstoffmangel, der sich in jedem Geschlecht als Anämie unterschiedlicher Ausprägung zeigte.

Bei Veganern ist der Hb-Wert[180] wesentlich niedriger als bei ovo-lakto-vegetabiler Ernährungsweise. Durchschnittswerte in der "Normalbevölkerung": Männer Hb 13,6-17,2 g/dl, Frauen Hb 12,0-15,0 g/dl. Man kann natürlich darüber diskutieren, ob die an "Normalköstlern" gewonnenen Laborwerte zu "Versuchsirrtümern" führen, ob diese Werte überhaupt als allgemeine Richtlinie gelten sollten. Ausschlaggebend für eine letzte Beurteilung sollte daher immer die Klinik sein, Leistungsfähigkeit und Allgemeiner Gesundheitszustand (AZ) der Probanden.

Schwangere mit niedrigem Hb, so weiß man heute, haben leichtere Geburten. Darum verordnet man während der Schwangerschaft kein Eisen mehr, um den Hb hochzujubeln. Aber offensichtlich ist das in der Schulmedizin ebenso wenig relevant wie in der Ernährungswissenschaft. Ich selbst habe als jahrelange Veganerin und Rohköstlerin Hb 10-11. Optimaler kann es gar nicht sein, denn ein Herzinfarkt ist bei einem solchen Hb ausgeschlossen. Und ich laufe beim Joggen problemlos 35 Minuten am Stück, werde dabei weder lufthungrig noch bekomme *Seite*nstechen. Beim Schwimmen ist es ähnlich. Ich schwimme flott in professionellem Brustschwimmstil, indem ich den Kopf beim Strecken unter Wasser habe, gut und gerne 45 Minuten

---

180   Hb= Hämoglobin = Farbstoff der roten Blutkörperchen

lang ohne Unterbrechung schwimme, wobei ich manchmal dazwischen ein paar Züge lang tauche. Auch da reicht mir mein Atem aus, den ich immer nur kurz schnappen muss. Weder bekomme ich dabei Hyperventilationszustände noch zu wenig Sauerstoff. Und achtstündige Bergtouren sind für mich auch kein Problem. Mein Hb reicht offensichtlich für gute sportliche Betätigungen vollkommen aus, und ich bin meistens auf der Überholspur!

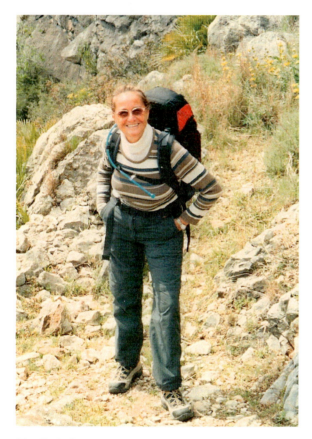

Claudia Sofia Sörensen oberhalb von Altea an der Costa Blanca / Spanien im Bernia-Gebirge auf dem Mascarat

Hb-Werte sind auch bei Blutverlust und Überwässerung erniedrigt, wenn also zu viel getrunken wird. Zu hoch sind sie bei verschiedenen Krankheitsbildern: Zu viele rote Blutkörperchen aufgrund einer Polyglobulie, bei Vermehrung beider Blutkörperchen, der weißen wie der roten bei einer Polycythämia rubra vera, auch bei längerem Aufenthalt in großen Höhen und beim starken Rauchen. Die Menschen der Hochanden haben darum wesentlich mehr rote Blutkörperchen, weil sie aus der verdünnten Luft weniger Sauerstoff beziehen können. Der Körper gleicht das dann aus durch eine Vermehrung der roten Blutkörperchen. Wenn man in La Paz aus dem Flugzeug steigt, sieht man sogleich ein paar Kabinen, um einigen ohnmächtig werdenden Touristen sofort mit Sauerstoffgaben helfen zu können. Ist man dann einige Monate dort, passt sich der Körper durch die Produktion von mehr Blutkörperchen von selbst an. Touristen aber fallen erst einmal um

Die Hauptaufgabe von Hämoglobin ist der Sauerstofftransport im Blut. Jedes Molekül kann 4 Sauermoleküle binden, die zuvor in der Lunge mit der Atemluft aufgenommen wurden. Durch den Blutkreislauf gelangt der Sauerstoff zu allen Geweben und Zellen. Das Blut transportiert auch Kohlendioxid (Co_2). In der Ein-Atemluft ist wesentlich mehr Co_2 enthalten als Sauerstoff. Mit der Ausatmung atmen wie das Co_2 aus dem Gasaustausch wieder aus. Es ist aber auch in der Ausatmung noch genügend Sauerstoff enthalten, um einen Ohnmächtigen beatmen zu können.

Um leistungsfähig zu bleiben, benötigen wir genügend Hb, damit genügend Sauerstoff in die Zellen getragen werden kann. Je mehr wir unsere Muskulatur betätigen, desto mehr Sauerstoff benötigen wird. Das wissen wir spätestens dann, wenn wir eine längere Treppen hinaufsteigen müssen.

Claus Leitzmann bemerkte mir gegenüber in einem kurzen Satz, dass es schwierig ist, Rohköstler überhaupt zu einer wissenschaftlichen Studie zu bewegen. Und er wäre froh, wenn sich die Bevölkerung wenigstens an die Ernährungsempfehlungen der DGE halten würde. Damit wäre schon mal ein wichtiger – erster – Schritt getan. Danach gäbe es weitere Optimierungen, wie sie in der Vollwertkost empfohlen werden.

Ich finde es sehr, sehr bedauerlich, dass Rohköstler sich so schwer dazu bewegen lassen, an einer seriösen Studie eines hoch qualifizierten Wissenschaftlers teilzunehmen, denn gerade dadurch gab es doch eine reale Chance, die Kostform allgemein schmackhaft und publik zu machen. In der Epidemiologie zählen nicht die Werte einzelner Personen, die knackig und gesund sein mögen, weil sie alles richtig machen. Es zählen dabei nur die Durchschnittswerte. Und die zeigten in der Gießener Rohkoststudie eben doch eklatante Schwächen, weil der Querschnitt oder auch der Durchschnitt sich offensichtlich gesundheitliche Mängel anfuttert.

Leitzmann bemerkte auch, dass die Empfehlung der Deutschen Gesellschaft für Ernährung (DGE) von 0,8 g Protein pro Kg Körpergewicht von fast allen Bundesbürgern deutlich überschritten wird, die DGE aber dafür nicht verantwortlich gemacht werden kann. Vegetarier und Veganer liegen in etwa im Bereich der Ernährungsempfehlungen der DGE. Also können diese Empfehlungen eigentlich doch nicht so schlecht sein, wie ich sie immer wieder interpretiere, weil ich, sicher auch durch die Bruker-Bücher dazu verleitet, die DGE immer gern mal wieder angreife. Sie ist, und das stimmt nun einmal, keine unabhängige Instanz wie Claus Leitzmann und die Gießener Universität sondern das Sprachrohr der Nahrungsmittelindustrie. Und mit dem Ernährungspsychologen Volker Pudel hat sie sich jahrelang einen echten Bärendienst erwiesen und ist bei sich gesund ernährenden Menschen schon dadurch in Verruf geraten. Immerhin gibt sie korrekte Empfehlungen zu einer vegetarischen Ernährung und niedrigem Eiweißkonsum, der aber bei den "Normalköstlern" ungehört verhallt. Wir sollten uns jedenfalls nicht generell über die DGE aufregen und das Kind nicht immer mit dem Bade ausschütten. Das ist eine meiner veränderten Einstellungen, die ich durch die Arbeit an diesem Buch gewonnen habe. Ein Buch zu schreiben, verlangt Offenheit und es zieht dann auch nach sich, einen Entwicklungsprozess zu durchlaufen.

Konsequenter Rohköstler wird man wahrscheinlich nur dann, wenn man durch Kochkost immer wieder gesundheitliche Problem bekommt, wie es beispielsweise mir geht. Das trifft eben nicht für jeden so zu. Ich werde jedenfalls nicht aufhören, Menschen in korrekter Rohkost zu unterweisen, weil ich davon überzeugt bin, dass sie die ideale Kostform ist.

Begründung: Die gesamte Tierwelt ernährt sich so, und kein Organismus, auch nicht der von Menschen, kann seine Stoffwechselvorgänge so rasch anpassen, dass er das wichtigste vollbringt: die hitzedenaturierten Eiweiße wieder in lebendige Eiweiße zurück zu verwandeln, das heißt das ursprüngliche Eiweißgitter der chemischen Struktur wieder herzustellen und auch die durch das Kochen entstehenden Vitaminverluste auszugleichen, anders woher zu bekommen als aus der Apotheke..... Kurzum: Die Evolution benötigt wesentlich mehr Zeit, um einen Organismus an veränderte Bedingungen anzupassen als der rein historische Zeitrahmen seit dem ersten Garen von Nahrung es uns hätte möglich machen können!

Rohkost allein aus weltanschaulichen Gründen zu praktizieren, ohne sich sachkundig zu machen, kann in eine gefährliche Sackgasse führen. Davon bin ich auch überzeugt, obwohl ich niemals in eine solche Sackgasse hineingeraten bin, weil ich ganz offensichtlich alles richtig bedenke und keine Ernährungsfehler begehe. Das geht auch anderen veganen Rohköstlern so, denn ich stehe ja mit meiner Ernährungsweise nicht allein in der Welt.

Der von mir auf Seite 49 erwähnte vermutete Magnesiummangel stellte sich im Laufe des Schreibens an diesem Buch als Schleimbeutelentzündung heraus. Dagegen helfen tatsächlich auch Magnesiumspritzen. Die Ursache dafür liegt jedoch an einer seit Geburt bestehenden sehr starken Überlastung durch angeborenen Senk-Spreiz-Knickfuß. Je älter ich werde, desto stärker wirkt sich dort eine Reizung aus, die eine Bursitis zur Folge haben kann. Einlagen und vernünftige Schuhe, die ich ohnehin immer trage, sind da die beste Lösung.

Man sollte nicht unbedingt bei einer einmal gestellten Diagnose, vor allem nicht bei "Lieblingsdiagnosen" bleiben, da sich im Laufe eines Lebens andere Ursachen hinter ähnlichen Symptomen verbergen können. Eine Differentialdiagnostik ist darum immer angezeigt. Ich bin nicht zum Arzt gegangen sondern habe einfach versuchsweise Magnesium gespritzt. Das Problem war damit aber nur kurzfristig behoben. Es lag kein Ernährungsfehler vor. Als "Ernährungs-Spezialisten" denken wir aber oftmals in diese Richtung. Es ist ja auch Tatsache, dass unsere Böden an Mineralien verarmt sind. Biologisch erzeugte Lebensmittel haben mehr Mineralien als die herkömmlichen. Und Wildpflanzen sind noch reicher an Vitalstoffen. Es ist außerdem bekannt, dass Vegetarier, die sich mit herkömmlichem Gemüse statt Bio-Gemüse versorgen, 1. mehr Schadstoffe aufnehmen und 2. weniger Mineralien zu sich nehmen.

Wikipedias sonderbare Ansichten – Der Artikel spiegelt übliche Missverständnisse, die zu oft gehörten, irrigen Ansichten führen. Darum möchte ich darauf antworten.

Dem Wikipedia-Rohkostartikel nach lag ein deutliches Problem der Gießener Studie in Wertungen, Schlussfolgerungen und Empfehlungen – wie auch bei vielen anderen solchen Untersuchungen. Parameter, die aus dem allgemein üblichen Verhalten der Durchschnittsbevölkerung gewonnen sind, oder zumindest dadurch stark beeinflusst sind, können keine Gültigkeit für jeden einzelnen Menschen haben. Das ergibt sich auch aus der oben schon erwähnten Tatsache, dass epidemiologische Studien einen Querschnitt darstellen und nur Durchschnittswerte bringen können.

"....Insgesamt zeigt sich bei den untersuchten Rohköstlern auch für Protein eine unzureichende Zufuhr. Lediglich die moderateren Formen (in Bezug auf Variante und/oder Höhe des Rohkostanteils) erreichen die Empfehlungen der DGE....

Bezüglich des eigentlichen Zieles von Diäten – Gesundheit – ist unter dem Strich festzustellen, dass Rohköstler (und Vegetarier) selten die effektiven Krankheiten aufweisen, die sonst mit den Abweichungen von Normwerten assoziiert werden. Somit stellt sich im Zusammenhang mit der Tatsache, dass die "Normalbevölkerung" aufgrund der allgegenwärtigen Zivilisationskrankheiten im Großen und Ganzen bereits in nennenswertem Grade als krank einzustufen ist, die große Frage eines Normierungsproblems oder gar die Frage der wirklich relevanten und geeigneten Kennzeichen sowie letztlich der Qualitätsfunktion der Bewertung. Ob also beispielsweise eine (gemäß DGE) unzureichende Proteinzufuhr nicht einfach als (neutral) niedrigere oder gar als gesündere Proteinzufuhr einzustufen ist...."

Zu dieser Wikipedia-Bemerkung sei gesagt: Schaut euch die Eiweißspeicherkrankheiten an, die Beschaffenheit von Kapillargefäßen, Basalmembranen und das Binde- und Stützgewebe. Die Speicherorte also. Lest diesbezüglich Lothar Wendt und auch Bircher-Benner, der die verkrümmten Kapillaren mikroskopisch fotografierte und durch "Eiweißfasten", d.h durch vegane, rohe Ernährung die Basalmembranen verschlankte. Die Kapillaren richteten sich wieder auf, die Durchblutung verbesserte sich und Gesundheit stellte sich wieder ein.

...Eine konsensfähige und stichhaltige Wertung müsste vermutlich in gewisser Abstinenz von mehr oder weniger rekursiv definierten Normen letztlich auf die An- und Abwesenheit von effektiven Krankheiten als Kriterium fokussieren. Von einigen Rohköstlern wurden auch methodische Fehler angeführt. Ein häufiger Einwand war, die Teilnehmer seien zum größten Teil keine echten Rohköstler, ein Teil gar nicht Vegetarier. Nach der Studie traten bei den reinen Rohköstlern, die sich bereits jahrelang auf diese Weise ernährten, zumindest die deutlichsten Abweichungen von Normwerten ("Mangelzustände") auf....

Während eines Vegetariertreffens in Leipzig wurden Cholesterin-Untersuchungen durchgeführt. Eine Frau, die seit ihre Kindheit Vegetarierin und Vollwertköstlerin, sogar GGB-Gesundheitsberaterin war, hatte relativ hohes Cholesterin und wunderte sich, da sie weder raffinierte Produkte aß noch viel Käse, Butter oder Eier. Das Laborergebnis widersprach in eklatanter Weise ihren Ernährungsgewohnheiten! Und wir haben dabei an Brukers Buch *Cholesterin, der lebensnotwendige Stoff – Der Cholesterinrummel und seine Hintergründe – Cholesterin macht nicht krank – Cholesterin – keine Gefahr für Leib und Seele* gedacht und über die Laborergebnisse mit dem Kopf geschüttelt. Die Laborparameter können zu Fehlschlüssen verleiten, denn es kommt offensichtlich auch bei anderen Menschen vor, dass die Cholesterinwerte, wahrscheinlich familiär bedingt, höher als beim Durchschnitt liegen.

Was nun in Wikipedia noch folgt, widerspricht meinen Erkenntnissen und meiner Philosophie gleichermaßen. Hier wird die alte Ernährungslehre als Beweisführung angewandt. Es zeigt sich leider immer wieder, wie sehr sie noch verbreitet ist und sich neuen Erkenntnissen sperrt.

...Einige Lebensmittel wie zum Beispiel Reis, Kartoffeln, Hülsenfrüchte, einige Pilzarten werden durch Kochen leichter verdaulich oder überhaupt erst genießbar. Durch Kochen werden möglicherweise in der Nahrung vorhandene Krankheitserreger wie Bakterien und Parasiten abgetötet und viele Nährstoffe leichter für den Organismus verfügbar gemacht. Rohkost kann durch den hohen Säuregehalt von Früchten zu Zahnschäden führen. Insbesondere Zitrusfrüchte oder saure Äpfel greifen den Zahnschmelz an....

Wir müssen nicht kochen, um Krankheitserreger abzutöten, denn Waschen reicht aus. Kochen aber denaturiert die Eiweiße unserer Lebensmittel. Parasiten wie Trichinen oder der Fischbandwurm Diphylobotrium latum sind nur in rohem Fleisch/Fisch vorhanden. Durch Tiefgefrieren können wir sie übrigens töten, ohne die Eiweiße durch Hitze zu denaturieren.

Saure Früchte[181] greifen den Zahnschmelz nicht wirklich an. Ich war 20 Jahre lang nicht beim Zahnarzt! Der Hinweis, Zähne würden angegriffen werden, soll wohl dazu anregen, diese Früchte gar nicht zu essen? Solche Leute aber, die das schreiben, essen meistens gleichzeitig Fabrikzucker und putzen sich die Zähne im Irrglauben, damit Vorsorge betreiben zu können. Was sie nicht wegkriegen, bohrt der Zahnarzt weg und verplombt dann den Zahn. Und wer wird schon laufend nur Zitrusfrüchte oder Äpfel essen!

Ein kompletter Verzicht auf das Garen ist nicht nötig, da die in Rohkost enthaltenen Enzyme durch den Verdauungstrakt wie jedes andere Eiweiß aufgeschlossen und inaktiviert werden und daher in ihrer eigentlichen Enzymtätigkeit für den Körper ohnehin nicht nutzbar sind. Rohkost

---

181 Claus Leitzmann wies mich auf die Dissertation von Schlechtriemen M. hin, Zentrum für Zahnheilkunde Gießen 199. Ganss C, Schlechtriemen M, Klimek J: *Dental erosions in subjects living on a raw food diet Deries Res 199; 33 (!): 74-80*

wird generell schneller verdaut als gekochte Kost und bleibt daher kürzer im Magen. Laut Udo Pollmer (Lebensmittelchemiker) und Karl Pirlet (Internist und Professor der Universität Frankfurt; 1920-2010), verursachen Abwehrstoffe der Pflanzen gegen Fraßfeinde Verdauungsbeschwerden. Enzyminhibitoren führten dazu, dass Bestandteile roher Nahrung nicht verdaut werden könnten und deshalb im Darm vergoren werden, wobei Gärungs- und Fäulnisgifte entständen, die langfristig sogar die Darmschleimhaut schädigen.

Garen ist wichtig, wird hier gesagt. Enzyme werden aber durch Hitzeeinwirkung unwirksam, weil auch sie Eiweiße sind. Sie können dann gar nichts mehr *"aufschließen"*. Da immer mal wieder einige Patienten berichten, sie würden Rohkost nicht vertragen, sollte man sehr genau hinschauen, ob nicht doch hier und da hinzugefügter Industriezucker die eigentliche Ursache für Unverträglichkeiten ist. Es reicht ja bei bestimmter Disposition ein einziger Teelöffel Zucker im Kaffee aus, um die übrige Nahrung unverträglich zu machen.

Udo Pollmer, ging jahrelang bei Bruker in Lahnstein ein und aus, hielt Vorträge über Vollwertkost und hat mit seiner damaligen Lebensgefährtin Eva Kapfelsberger zusammen, die leider sehr früh an Krebs verstarb, ein wunderbares Buch veröffentlicht über die Chemie in unserer Nahrung: *Iss und stirb* – Kiwi-Verlag. Es erschien wohl im Jahr 1982. Seither hat sich natürlich viel getan. Und so sollte man auch dieses Buch lesen, wenngleich immer noch viel Chemie in Lebensmitteln ist und Backmischungen, aus denen unser täglich Brot hergestellt wird, auch heute noch keine gesund erhaltenden Brote liefern können.

Irgendwann riss es ihn auf die andere, die herkömmliche Seite, zurück. Von da an publizierte er Bücher, die das absolute Gegenteil seiner früheren Überzeugung verkündigen. Darunter mit einem Mc-Donalds Hamburger auf der Titelseite *Lexikon der populären Ernährungsirrtümer* – Eichborn-Verlag, dass er zusammen mit Susanne Warmuth herausgab. Ich habe das Buch natürlich auch gelesen, denn nur so konnte ich mir ein Bild über den heutigen Pollmer verschaffen. Meine Einschätzung ist, dass er vom Paulus wieder zum Saulus wurde. Mir ist es absolut unverständlich, wie ein Mensch, der vorher gesunde Kost gepredigt hat, jetzt überall verbreitet, man würde durch gesunde Ernährung krank werden. Der Verdacht liegt nahe, dass er das möglicherweise nicht uneigennützig tut. Und sein Bauch zeugt nicht gerade von gesunder Ernährung. Mir ist es auch unverständlich, dass ein bekannter Verlag derartige Anti-Vollwertkost-Bücher überhaupt auf den Markt bringt. Möglicherweise weil sie reißerisch wirken und denen das Wort reden, die ohnehin zu träge für Änderungen in ihren Gewohnheiten sind. Es muss eben Bücher für jedermanns Geschmack geben.

Weiter lesen wir, dass **Enzyminhibitoren dazu führen, dass rohe Nahrung nicht verdaut werden könne und im Darm vergoren werde, wobei Gärungs- und Fäulnisgifte entständen, die langfristig sogar die Darmschleimhaut schädigten.**

So ein wissenschaftlich unhaltbarer Stuss ist mir unverständlich. Mir tun die armen Tiere in freier Wildbahn so leid, dass sie ihr Futter nicht kochen können! Die müssen ja nach solcher Aussage alle nur unter Plagen und Darmbeschwerden dahinvegetieren. Aber Gott sei Dank richtet sich das Verdauungssystem nicht nach derartigem, am Schreibtisch oder in kranken Köpfen erfundenem Schwachsinn!

Und nun geht es weiter mit Wikipedia: *Die Aussage, dass der menschliche Organismus sich noch nicht an gekochte Kost habe anpassen können, ist wissenschaftlich unhaltbar. Feuer wird seit der Frühzeit der Menschen zur Zubereitung von Speisen benutzt, erstmals durch die Spezies Homo erectus. Die Laktosetoleranz in einigen Regionen der Welt, darunter Nordeu-*

ropa, hat sich nachweislich innerhalb weniger Jahrtausende nach Beginn der Viehzucht entwickelt.

Um eine Anpassung des Organismus auszuarbeiten, benötigt die Evolution wesentlich mehr Zeit als seit dem ersten Braten von Fleisch vergangen ist. Es ist daher unwissenschaftlich, zu behaupten, die Evolution hätte sich schlagartig mit dem Braten von Mammutkoteletts an denaturierte Proteine, inklusive denaturierter Enzyme angepasst. Bis heute ist das noch nicht passiert, denn sonst hätte die heutige Proteinforschung[182] nicht zu dem Ergebnis kommen können, das Hitzedenaturierung schadet.

Dem in Wikipedia Schreibenden fällt nun Gott sei Dank noch ein, dass er die Ideologie von RohköstlerInnen als Kriterium gegen native Nahrung ins Feld führen sollte: *....Weiterhin fällt bei einigen Rohkostlehren auf, dass diese eine Ideologie mit der Ernährung verbinden und behaupten, allein mit Rohkost Krankheiten heilen zu können. So nehmen reine Rohkostformen wie Urkost, Sonnenkost und Instincto für sich in Anspruch, viele Krankheiten heilen zu können, wenn man die Empfehlungen des Ernährungskonzeptes konsequent befolge, bzw. entständen alle existierenden Krankheiten nur und ausschließlich durch falsche Ernährung. Dabei widersprechen sich die einzelnen Rohkostideologien in entscheidenden Punkten deutlich. Bei einigen Ideologien dürfen verdorbene Lebensmittel und rohes Fleisch verzehrt werden, wenn der postulierte Instinkt dies zulässt. Andere Rohkostideologien lehnen den Verzehr von Fleisch strikt und kategorisch ab. Andererseits erlauben manche Rohkostideologien den Genuss von Milch, Honig oder kalt verarbeiteten oder fermentierten Nahrungsmitteln wie Sauerkraut oder Stockfisch, wieder andere erlauben nur den Verzehr von wild gewachsenen Pflanzen aus der unmittelbaren Umgebung. Einige Ideologien erlauben nur den sortenreinen Verzehr von Nahrungsmitteln, Mischen ist nicht erlaubt, andere hingegen empfehlen Mischungen aus verschiedenen Nahrungsmitteln ausdrücklich. Teilweise wird auch der Verzehr von fremden und exotischen Früchten abgelehnt, andere Ideologien schreiben den Verzehr von exotischen Früchten jedoch vor, sodass Früchte wie Durian oder Cassia aus Asien eingeflogen werden müssen. Weitere Teile dieser Rohkostideologien beschäftigen sich mit Ethik und Moral.....*

Ideologien, da stimme ich voll zu, sind leider oft dazu angetan, das Gehirn auszuklammern. Und derartige Ideologen, die ohne Hirn ideologisieren, sind mir zuwider. Mit abergläubischer Esoterik stehe ich schon mal ganz und gar auf dem Kriegsfuß. Aber hier in Bausch und Bogen eine ausgewogene Rohkosternährung gleich mit abzulehnen, von der der Autor dieser Wikipedia-Zeilen ganz offensichtlich noch niemals etwas gehört hat, ist nicht nur hirnrissig sondern auch dumm und ein Zeichen mangelnder Bildungsbereitschaft. Man sollte niemals mit vorgefassten Meinungen an Neues herangehen. Ich erkenne aber beim Schreiberling, dass er selbst fanatisch seine eigenen Vorstellungen verteidigt. Aus Angst vor Neuem wahrscheinlich. Er oder sie hat Angst vor dem Risiko, dass jedem Unbekannten innezuwohnen scheint. Und so beendet der Schreiberling/die Schreiberin im Wikipedia-Rohkostartikel sein/ihr Statement wie folgt:

....Reine Rohkosternährung kann zu Mangelerscheinungen führen, wenn keine bewusste und möglichst abwechslungsreiche Ernährung dem Körper zugeführt wird. Studien haben ergeben, dass die meisten Rohköstler kontinuierlich Gewicht verlieren und zwar auch dann noch, wenn sie bereits Normalgewicht erreicht haben, also nicht übergewichtig sind. Die langzeitige strenge Anwendung der Rohkost ist als dauerhafte gesunde Ernährung ungeeignet.....

---

182 ▶ **Die rund 100 Seiten umfassende Habilitationsschrift von Dr. rer. nat. habil Ulrich Arnold**, wissenschaftlicher Mitarbeiter an der Magdeburger Universität, befasst sich eingehend mit der Hitzedenaturierung von Proteinen: *Limitierte Proteolyse zur Analyse lokaler und globaler Änderungen der Proteinstruktur am Beispiel von Ribonucleasen.* Man kann sie im Internet herunterladen.

Immerhin: Mangelzustände nur dann, wenn keine bewusst ausgewählte und möglichst abwechslungsreiche Ernährung dem Körper zugeführt wird. Die Feststellung, dass Rohkost als Dauerernährung ungeeignet sei, erscheint mir als in sich selbst unschlüssig. Niemand wird unentwegt weiter Gewicht verlieren, wenn er sich ausgewogen rohköstlich ernährt. Wenn aber jemand immer mehr wirkliche Lebensmittel ausklammert, wird er natürlich weder sein Gewicht halten noch gesund und reproduktionsfähig bleiben. Essen muss Spaß machen. Und bei den Rohkosttreffen, die wir mit unserer Hamburger Gruppe veranstalten, kann jeder miterleben, wie hingebungsvoll und lukullisch solche Speisen sein können. Da herrscht allgemein Freude am Leben: Auch an der eigenen Reproduktionsfähigkeit durch die Weitergabe gesunder Gene!

Es ist Tatsache, dass Neu-Rohköstler zunächst einmal wenig Ahnung, kaum Wissen aber sehr viel Bereitschaft haben, alte Gewohnheiten hinter sich zu lassen. Da wird dann leider oftmals das Kind mit dem Bade ausgeschüttet. Der Fehler liegt nicht in der Rohkost sondern an der mangelnden Informationsmöglichkeit, an fehlenden Büchern, fehlenden Seminaren und an der mangelhaften, oft noch durch ideologische Esoterik verdrehten Ausbildung halb ausgebildeter Rohkost-Veganer, die lehren, ohne sich selbst richtig ausgebildet zu haben.

Fazit: Die Gießener Rohkoststudie hätte gern mehr Teilnehmer gehabt, um zu einer repräsentativen Darstellung kommen zu können. Dennoch erscheint mir nach erneutem Studieren dieser Studie und reichlichem Überarbeiten des vorliegenden Kapitels ein aussagekräftiges Ergebnis zustande gekommen zu sein. Die Untersuchungen wiesen auf, dass der Durchschnitt der Teilnehmer deutliche Ernährungsmängel zeigte. Claus Leitzmanns Ziel war nicht, die Rohkost zu diskreditieren sondern lediglich eine klare Erkenntnis zu gewinnen, und das ist eindeutig gelungen. Wir Rohköstler sollten also nicht daran herummäkeln sondern unsere Konsequenzen daraus ziehen: "Mehr Informationen einholen und Neulinge aufklären, denn wir wissen durch die Pottenger-Katzenversuche, dass eigene Heilung wie künftige Generationen nur durch 100% natives Eiweiß "re-generiert" werden! ▶ Seiten 43, 75, 232 und natürlich sein Buch selbst!

Ich empfehle die Darstellung von Carola Strassner[183] in ihrer Dissertation, Gießen 1998, auf der Ergebnis-Seite der Gießener Rohkost-Studie im Internet zu lesen, um einen allgemein verständlichen Überblick zu erhalten. Ferner von Karunee Kwanbunjan[184] sich über Eisenstatus und hämatologische (Blut-)Parameter zu informieren.

Carola Strassner kommt unter anderem zu dem Schluss, dass Rohköstler eine unzureichende Proteinzufuhr haben und lediglich die moderateren Formen (in Bezug auf Variante und/oder Höhe des Rohkostanteils) die Empfehlungen der DGE erreichen, dass aber die durchschnittliche Proteinzufuhr der Probanden durchaus im Bereich der Zufuhr-Empfehlung liegt, jedoch kein Sicherheitszuschlag (Anmerkung: kein Eiweißdepot) enthalten sei. Ob das nötig ist, wage ich zu bezweifeln. Die Proteinlieferanten bei Rohköstlern, so schreibt Strassner, stammen zu fast 50 % aus Obst und Gemüse; bei veganen Rohköstlern etwa 60 %. Nüsse und Saaten machen jeweils 10 % der Proteinzufuhr aus.

Anmerkung: Man sollte sich überlegen, ob mehr Nüsse, Saaten und gekeimte Hülsenfrüchte gegessen werden sollten und beobachten, ob der Anteil an tiefgrünem Gemüse erhöht werden müsste. Dadurch könnte die Proteinaufnahme wesentlich erhöht werden. Das darf aber nicht zum Preis von Überfütterung geschehen, da dabei auch Kohlenhydrathmehraufnahme erfolgt. Mir fällt allerdings auf, dass manche Veganer sehr schlank sind. Da frage ich mich manchmal, ob die nicht doch einen Sport daraus machen, mit möglichst wenig Nahrung auszukommen!
▶ Bitte sehen sie sich zu den Eiweißen auch die Ausführungen auf den Seiten 417ff an.

---

183 Prof. Dr. Carola Strassner - http://www.uni-giessen.de/fbr09/nutr-ecol/veroe_dissstrassner.php
   http://www.uni-giessen.de/fbr09/nutr-ecol/forsc_rohkost.php#Ergebnisse
184 Prof. Dr. Karunee Kwanbunjan - http://www.uni-giessen.de/fbr09/nutr-ecol/veroe_disskarunee.php

Die essentiellen Aminosäuren, so schreibt Strassner, seien bei Rohköstlern nur sehr schwer zu beurteilen, die Untersuchungen zum Proteinstatus von Rohköstlern zeigten aber stabile Parameterwerte. Strassner schreibt, dass dies an der Auswahl der Parameter liegt, die generell als nicht ideal bzw. als unempfindliche Parameter im Hinblick auf einen Proteinmangel gesehen werden müssen. Trotzdem, so schreibt sie weiter, zeigen sich bei den üblicherweise stabilen Parametern Albumin- und Transferrinstatus bei etwa 20 % der Rohköstler-Gruppen mit Werten außerhalb der jeweiligen Normbereiche. Dabei spielen aber, wie sie feststellt, verschiedene Faktoren im Stoffwechsel dieser Proteinstatus-Parameter eine Rolle. Auch die Gesamtdauer der Rohkosternährung wirke sich auf den Proteinstatus aus und sei am ehesten ein Indikator, der über das Ausmaß der (Protein-Energie-) Mangelernährung Aufschluss geben könne, wenn genaueres über die Gesamtproteinzusammensetzungen und deren Veränderung bei Mangelernährung bekannt wäre. Sie bemängelt letztlich klare Aussagemöglichkeiten zu dieser Problematik und schreibt, dass ein erhöhter Abbau des Albumins, Veränderungen im TBW* (= Ganzkörperwasser), niedriger Grundumsatz sowie Hypothermie (Unterkühlung, Frieren) bei Rohköstlern zu dem scheinbar adäquaten Proteinstatus beitragen könnten.

* BIA und TBW - Näheres für wissenschaftlich Interessierte im Internet
▶ http://www.ake-nutrition.at/uploads/media/Pirlich_et_al_b240dd.pdf

Soweit ich verstehe, ist der Proteinstatus bei Rohköstlern letztlich normal, wenngleich ohne "Reserven", weil man derzeit keine anderen Messmethoden als die angewandten kennt und von der "Normalbevölkerung" unter vermeintlich normaler Ernährung sowie an dieser Bevölkerung gewonnenen Laborwerten ausgeht. Es bleibt daher leider Zweifel in den Köpfen der untersuchenden Wissenschaftler, aus welchem Grunde immer.

Einige Parameter der untersuchten Rohköstler stimmen, so Strassner, mit den Anzeichen einer Protein-Energie-Mangelernährung (PEM) überein durch die Zeichen reduziertes Körpergewicht, gesenkter Grundumsatz und Amenorrhoe (keine Periode). Allerdings sei kein fortgeschrittener PEM festzustellen gewesen. Sie kommt wie auch die anderen Wissenschaftler dieser Studie zu dem Schluss, dass reine Rohkost-Ernährung nicht empfehlenswert sei, insbesondere aber nicht bei Risikogruppen wie Schwangeren, Stillenden, Kindern und älteren Menschen.

Der Durchschnitt mag diesem Bild entsprechen und zu dieser Empfehlung hinführen. Es ist für mich nach wie vor ein Zeichen dafür, dass die knackig gesunden Rohköstler wohl die schlechteren Werte der anderen auszugleichen imstande waren. Es wäre eben doch wichtig, die einzelnen Menschen der Rohost-Studie mit ihren realen Essgewohnheiten kennen zu lernen. Was die Studie auf keinen Fall schmälert, ist der Bombenerfolg durch Ernährungstherapie auf der Grundlage von 100% Rohkost inklusive Fastenphasen innerhalb eines begrenzten Zeitraums.

> Zum Schluss dieses Kapitels, dass kontroverse Ansichten spiegelt, habe ich noch eine interessante Internetseite gefunden, die ich ihnen nicht vorenthalten möchte. Da schreiben ehemalige Rohköstler, dass sie nach 8 Jahren doch erhebliche Mängel feststellten, obwohl sie ihrer Meinung nach sehr ausgewogen gelebt hatten. Ein bemerkenswerter Satz steht da: *Lass Rohkost deine Dienerin sein, aber niemals deine Herrin.*
>
> Hier die Seite von Stefanie Wiegand in Lahnau:
> ▶ http://www.roh-leben.de/ern/index.php

Glykotoxine - Claus Leitzmann schreibt in den Mitteilungen Heft 17 (Dezember 2009) des Internationalen Arbeitskreises für Kulturforschung des Essens[185] auf **Seite** 10, dass es kaum wissenschaftliche Hinweise dafür gibt, dass der Verzehr von normal gekochter Nahrung in irgendeiner Weise die Gesundheit des Menschen schädigt und dass eine Erhöhung von weißen Blutkörperchen (Leukozyten) oder die Bedeutung der Nahrungsenzyme in diesem Zusammenhang keine Bestätigung gefunden haben. Auch die Maillard-Produkte seien bislang nicht als toxisch nachgewiesen worden[186].

Er betont aber, dass sich inzwischen Anzeichen dafür mehren, dass die so genannten Glykotoxine, die beim Erhitzen von Lebensmitteln entstehen, potentiell toxische Verbindungen darstellen. Glykotoxine, so schreibt Leitzmann, umfassen eine Reihe von Glykierungsendprodukten, wie sie infolge der Reaktion von Proteinen mit reduzierenden Zuckern, unter Ausbildung irreversibler Quervernetzungen entstehen. Bekannte Vertreter dieser als advanced glycation endproducts (AGEs) bezeichneten Verbindungen sind unter anderem N-Carboxymethyl-Lysin (CML), Imidazolon und Pentosidin.[187]

Leitzmann schreibt weiter, dass der Glykotoxingehalt von Lebensmitteln abhängig vom Gehalt an Zuckern, Fetten und Proteinen sowie vom Erhitzungs- und Verarbeitungsgrad ist. Je höher der Fett- und Proteingehalt eines Lebensmittels ist und je höher und länger dieses erhitzt wurde, desto höher ist sein Gehalt an Glykotoxinen. Ferner schreibt er, dass der Glykotoxingehalt in Relation zum Fett- und Proteingehalt eines Lebensmittels wie zum Grad der Erhitzung steht und dass sich hohe Gehalte an AGEs (= Advanced Glycation Endprodukt) vor allem in gegrilltem und gebratenem Fleisch- und Wurstwaren in Keksen, Donuts sowie in Cola-Getränken, besonders in Diät-Cola, befinden. Damit wird deutlich, so schreibt er, dass mit üblicher Kost hohe Mengen an Glykoxinen zugeführt werden. Die Glykotoxine, so schreibt er weiter, haben proinflammatorische (entzündungsfördernde) und pro-oxidative Wirkungen* und können eine endotheliale Dysfunktion* induzieren. Leitzmann schreibt in seinem wissenschaftlichen Aufsatz, dass Herzkrankheit, Übergewicht / Adipositas, Insulinresistenz, Diabetes mellitus Typ II sowie Dickdarmkrebs damit in Verbindung stehen könnten.[188]

* **Erläuterungen:** Endothel = einschichtige zelluläre Auskleidung der Gefäße und der serösen (Flüssigkeit absondernden) Höhlen ist "Haut" / Innenhaut im Gegensatz zur äußeren Haut, die mehrschichtig ist. Serös = Serum, d.h. Flüssigkeit absondernd. Dysfunktion = Fehlfunktion. Oxidation = Vereinigung eines Elements oder einer Verbindung mit Sauerstoff bzw. Entzug von Wasserstoff (Wasser = H_2 + O = H_2O). Glykotoxine fördern nach meinem Verständnis trockene Entzündungen und lösen deshalb eine Fehlfunktion der Innenhaut (Endothel) an Gefäßen und inneren Organen aus. Innere Organe sind mit Endothel bekleidet. Ich folgere aus Leitmanns Ausführungen, dass die "endotheliale Dysfunktion" in der Aufrauhung der Innenhaut (der Intima der Arterien) besteht, an der dann u.a. Cholesterin haften bleibt, was in der Folge zu Arteriosklerose, Herzinfarkt usw. führen kann.

Ich reagiere auf geringste Mengen Kochkost stets mit drastischer Gewichtszunahme und Entzündungserscheinungen. **Entzündungen haben folgende Zeichen:** 1. rubor (Röte), 2. calor (Wärme), 3. Tumor (Schwellung) 4. Dolor (Schmerz). Zuerst die Rötung, dann Erwärmung des Entzündungsherds gefolgt von Schwellung. Eine Schwellung drückt auf Nerven, was Schmerz auslöst. Wenn ich auf Kochkost in Relation zur Menge entsprechend Kopfweh bekomme, ist

---

185 Dr. Rainer Wild-Stiftung - Stiftung für gesunde Ernährung
186 SOMOZA, Veronika: Gesundheitliche Bewertung von Melanoidinen, Ernährungsumschau 52, 2005, 260-264.
187 STRÖHLE, Alexander/WOLTERS, Maike/ HAHN, Andreas: Die Ernährung des Menschen im evolutionsmedizinischen Kontext. Wiener klinische Wochenschrift 121, 2009, 173-187.
188 LEITZMANN, Claus: Rohkost-Ernährung. In: Koula-Jenik, Heite (Kraft, Mathias / Miko, Michael / Schul, Ralf-Joachim: Leitfaden Ernährungsmedizin, München, 2006, 219-220.

meine Hypothese, dass es sich um eine geringfügige Schwellung der Hirnhäute handeln könnte. Diese Hypothese ist schon darum nicht abwegig, weil ich mindestens 2 x eine Meningitis hatte (Entzündung der Hirnhäute) sowie mehrere Male schwere Kopfgrippe, was man auch meningeale Grippe nennt. Mit anderen Worten: Mein spezieller Locus minoris resistentiae.

Esse ich längere Zeit Kochkost, werden die Kopfweh unerträglich hämmernd und mir schwellen unter Rötung die Fingergelenke an = Arthritis. Käse verschlimmert das wesentlich. Es reicht aber schon Kochkost aus! Es ist also keine Marotte, dass ich auf Rohkost schwöre, denn darunter bleibe ich ja gesund. Wir werden in Zukunft noch viel über Entzündungsmechanismen zu lernen haben. Nur durch disziplinübergreifende Wissenschaften - z. B. Ernährungs- und Medizinwissenschaften - können wir die Zusammenhänge eruieren und durch gezielte, vernünftige Ernährung gegenlenken!

Bitte beachten sie den möglichen Zusammenhang der Dermatitis bullosa congenita der damals 15jährigen Elizabet Saenz in Panamá auf den Seiten über Epidermolysis bullosa congenita.[189] Ihre Haut heilte unter 100% Rohkost innerhalb von nur 3 Wochen vollständig, obwohl sie seit Geburt ein verschiebbares Epithel wie Endothel hatte und mit schweren Narben übersäht war. Natürlich bin ich kein Arzt, aber kein Arzt hat dem Mädchen jemals so geholfen wie ich mit der reinen Rohkost! Schade, dass da nicht sofort wissenschaftlich untersucht wurde.

Leider versäumen Wissenschaftler exakte Untersuchungen und verhindern dadurch exaktes Wissen und echte Fortschritte. Stattdessen wird immer wieder von Scharlatenerie und Spontanheilung gesprochen, obwohl weder das eine noch andere zutrifft. Es ist grotesk, dass Laien zwar Erfolge bringen, dass aber die Wissenschaft diese Erfolge herabwürdigt und die Hände in den Schoß legt, statt die Zusammenhänge vorurteilsfrei und wirklich wissenschaftlich zu untersuchen. Hypothesen lassen sich dabei nicht immer erhärten, aber man sollte sie auch nicht verwerfen, bevor man exakte Nachweise hat. Nur weil man diese noch nicht hat, sollte man seriöserweise Heilerfolge nicht einfach ignorieren und als Zufall abtun.

Die Heilung von zwei kleinen Kindern mit Glasknochenkrankheit durch Johann G. Schnitzer ist ein analoger Fall, wo die Schulmedizin ausnahmslos immer Unheilbarkeit prognostiziert, obwohl Schnitzer das Gegenteil nachweisen konnte. Dafür aber macht sich die so genannte wissenschaftliche Welt über ihn lustig! Wer zuletzt lacht, lacht allerdings am besten. Und ich erlaube mir, über so manchen in Sackgassen forschenden Nobelpreisträger herzhaft zu lachen.

Im Internet befindet sich folgende Information über Glykotoxine auf der Seite:
▶ http://www.springerlink.com/content/nu850708l6571261/

Zusammenfassung der Internetseite*: Die AGE-RAGE-Interaktion ist ein kürzlich beschriebener möglicher pathogenetischer Mechanismus chronischer und inflammatorischer Erkrankungen wie Arteriosklerose, Diabetes mellitus oder Niereninsuffizienz. AGEs (advanced glycation end products) werden in einer Glykierungsreaktion von Zuckern mit Eiweißen und/oder Fetten aus der Nahrung in Abhängigkeit von der Zubereitungszeit, Zubereitungstemperatur und Sauerstoffverfügbarkeit gebildet. Im Körper akkumulieren sie in Geweben und Gefäßen. Die Bindung von AGEs an den AGE-Rezeptor (RAGE) auf der Oberfläche von Zellen induziert eine ausgeprägte inflammatorische Reaktion. Entsprechende Reaktionen werden auch durch andere Faktoren wie Rauchen und psychosozialen Stress hervor gerufen. Vor dem Hintergrund des AGE-RAGE-Modells finden präventiv wirksame Ernährungsformen wie Mittelmeer-

---

189   Epidermolyse : Seiten 225, 310, 394 und 500 — FN 119/225 und FN /192/394

kost/vegetarische Frischkost, aber auch die günstigen Wirkungen von Kalorienrestriktion (Kalorieneinschränkung) und therapeutischem, also Heilfasten eine Erklärung. Das gesundheitsfördernde Potenzial dieser Maßnahmen sollte in klinischen Studien weiter evaluiert werden.

* **Verfasser:** A. Michalsen[1], A. Bierhaus[2], P.P. Nawroth[2], G. J. Dobos[2]
Glykotoxine und Zellaktivierung, Springer-Verlag Berlin / Heidelberg
ISSN 1436-9990 (Print) 1437-1588 (Online) - Heft: Volume 49, Nummer 8, August 2006 - Seiten 773-779

(1) Abteilung Innere Medizin, Naturheilkunde und Integrative Medizin, Kliniken Essen Mitte
(2) Universitätsklinik Heidelberg

Free Preview im Internet:
Glykotoxine und Zellaktivierung - Neuere Erklärungsmodelle zum Mechanismus präventiv wirksamer Lebensstilmodifikationen

http://www.springerlink.com/content/nu850708l6571261/fulltext.pdf?page=1

Claus Leitzmann[190] - Vegetarismus – Grundlagen, Vorteile, Risiken - C.H. Beck-Verlag

Es ist offensichtlich: Die industrielle Erzeugung von Fleischprodukten ist in der bisherigen Form nicht mehr zu rechtfertigen. BSE-Krise, hormon- und medikamentenverseuchtes Fleisch, tierquälerische Aufzucht- und Transportformen sind nur einige Gründe dafür, warum immer mehr Menschen ihre Ernährungsgewohnheiten, insbesondere ihren Fleischkonsum, verändern wollen. In diesem Buch stellt einer der besten Kenner die Geschichte und Grundlagen der vegetarischen Ernährung in knapper und sehr präziser Weise dar und erläutert ihre verschiedenen Formen, Chancen und Risiken.

Inhaltsverzeichnis

I.   Einführung 7
II. Vegetarismus - Begriffsbestimmung und Systematik 10
     1. Definitionen 10
     2. Systematik 11
III. Beweggründe für eine vegetarische Ernährungsweise 14
     1. Vegetarismus - eine Ernährungsweise und Lebensform 14
     2. Der ethisch-philosophische Hintergrund 16
     3. Religion und Glauben 21
     4. Gesundheitliche Gründe 24
     5. Ökonomische, soziale und ökologische Gründe 26
IV. Geschichte des Vegetarismus 30
     1. Antike 30
     2. Zeitalter der Industrialisierung 32
     3. Aktuelle Situation 36
V.   Die Entwicklungsgeschichte der Ernährung des Menschen 39
     1. Urzeit 39
     2. Ackerbau und Viehzucht 41

---

190 Hinweise auf Werke von Claus Leitzmann im Literaturverzeichnis, Seite

3. Industrialisierung der Lebensmittel 41
4. Die artgerechte Ernährung des Menschen 42
VI. Vegetarisch geprägte alternative Emährungsformen 47
1. Altasiatische Kulturen und Antike 49
2. Erste Hälfte des 20. Jahrhunderts 50
3. Zweite Hälfte des 20. Jahrhunderts 51
VII. Ernährungsphysiologische Bewertung des Vegetarismus 53
1. Empfehlungen für die Nährstoffzufuhr - Aussagewert und individueller Nutzen 54
2. Lebensmittelverzehr 56
3. Versorgung mit Nahrungsenergie und Nährstoffen bei vegetarischer Ernährung 58
3.1 Nahrungsenergieversorgung 59
3.2 Nährstoffversorgung 60
3.2.1 Proteine 60
3.2.2 Kohlenhydrate 62
3.2.3 Fette 63
3.2.4 Vitamine 64
3.2.5 Mineralstoffe (Mengen- und Spurenelemente) 70
3.3 Ballaststoffe 76
3.4 Bioaktive Substanzen in Lebensmitteln 78
4. Bioverfügbarkeit einzelner Nährstoffe 83
5. Fremd- und Schadstoffbelastung bei vegetarischer Kost 85
VIII. Vegetarische Ernährung bestimmter Bevölkerungsgruppen 90
1. Vegetarische Ernährung während der Schwangerschaft und Stillzeit 90
2. Vegetarische Ernährung von Kindern 95
3. Vegetarische Ernährung von älteren Menschen .. 97
IX. Einfluss vegetarischer Kostformen auf ernährungsabhängige Erkrankungen 100
1. Übergewicht 100
2. Atherosklerose und Herz-Kreislauf- Erkrankungen 102
3. Hypertonie (Bluthochdruck) 103
4. Diabetes mellitus 103
5. Gicht 104
6. Osteoporose 105
7. Zahnkaries 106
8. Krebs 107
X. Lebenserwartung von Vegetariern 11 0
XI. Schlussbemerkungen 112
Danksagung 117
Literaturverzeichnis 118
Register 122

**Ein umfassendes Verzeichnis der Veröffentlichungen
von Claus Leitzmann befindet sich auf den Seiten 535 f**

> Verzicht nimmt nichts und zwingt zu nichts. Er gibt den unerschöpflichen Reichtum der Einfachheit und Unabhängigkeit, das Glücksgefühl der Selbstüberwindung und die Gnade der Reinigung.
>
> Martin Heidegger (1889-1976)

Von der Aussagekraft statistisch gewonnener Erkenntnisse

In knapper aber nicht minder prägnanter Weise möchte ich mich Max Otto Bruker anschließen, der immer wieder betonte, dass es wichtig sei, der Erfahrung gemäß zu handeln, wo die Theorie hinterher hinkt. Was nützt uns die wissenschaftlich exakte Beschreibung von Plaques in der inneren Gefäßwand und den inneren Schichten der mittleren Gefäßwand arteriosklerotisch veränderter Arterien sowie die Behauptung, das stehe im Zusammenhang mit Risikofaktoren wie Stress, Gicht, chronischem Nierenversagen, Bewegungsmangel, Diabetes mellitus, in Zusammenhang auch mit der (völlig normalen) Minderproduktion von Östrogenen in der Menopause, Übergewicht, erhöhten Triglyceriden, erniedrigtem HDL-Cholesterin, Rauchen, arteriellem Bluthochdruck, genetischer Veranlagung, männlichem Geschlecht. Frauen bekommen auch Bluthochdruck und Herzinfarkt. Was nützen uns genaue Beschreibung der Beschaffenheit von Plaques, wenn die wahren Ursachen nicht ausgeschlossen werden?

Wie könnten derartige pseudowissenschaftliche, als wissenschaftliche Erkenntnisse deklarierte Binsenweisheiten eine ursächliche Behandlung in die Wege leiten, wenn doch Risifaktoren, die ihrerseits auf derselben Ursache beruhen wie die Arteriosklerose, genannt werden? Was nützen uns Erklärungen wie idiopathisch oder psychsomatisch entstanden, wenn, pardon: Idioten zu solchen Schlüssen kommen!? Das ist genau so verrückt, wie den Unrat in der Wohnung eines Messi exakt zu beschreiben, in seine chemischen Bestandteile zu zerlegen und stöchiometrische Berechnungen von Mengenverhältnissen und Atomgewichten anzustellen, wenn doch ganz einfach mal aufgeräumt werden und der Nachschub abgestellt werden muss!?

Was nützen also Statistiken, die lediglich einen Ist-Zustand festhalten ohne zu berücksichtigen, dass die darin gewonnenen Laborwerte sich auf den statistischen Durchschnitt einer ohnehin schon kranken Durchschnittsbevölkerung stützen? Viele Rohköstler sind ohnehin von Blinden geführte Blinde, die ihrerseits Gesundheitsschäden durch nicht ganz korrekt durchgeführte Naturkost erleiden. Und es gibt reichlich Rohköstler, die sich einen Sport daraus machen, mit besonders wenig Nahrung auszukommen, weil sie schon sehr rasch merken, dass der Grundumsatz ein anderer ist und/oder ganz einfach wesentlich weniger Kalorien benötigt werden. **Kochkost zu verstoffwechseln bedarf offensichtlich rund 600 kcal mehr als bei Rohkost (vergleiche mit Seite 438, 2. Absatz!).** Diese können im eigenen Portemonnaie eingespart werden und führen gleichzeitig dazu, dass weniger Ressourcen verbraucht werden und der Hunger auf der Welt sich reduziert.

Bezüglich Vitamin-B 12-Mangel erzählte mir ein bekanntes Mitglied des Vegetarierbundes, dass er und seine Frau urplötzlich und ohne Vorzeichen schwer daran erkrankten. Sie hatten erst mit Anfang zwanzig mit dem Veganismus (mit Kochkost) begonnen, während ihre Kinder von Geburt an vegan ernährt wurden und auch nach Jahrzehnten keinerlei Mangel bei ihnen auftrat. Der älteste Sohn dieser Familie, ein Arzt und Veganer seit Geburt, hat dann selbst Untersuchungen vorgenommen und Studien betrieben, um hinter die Gründe zu kommen. Ich weiß nicht, was im Einzelnen bei den Leuten auf den Tisch kommt. Eines weiß ich aber sicher: Sie sind keine Rohköstler. Dadurch ist meines Wissens nach immer die Möglichkeit von Mangel bei Veganern vorprogrammiert.

Auf einem Silvestertreffen des Vegetarierbundes saß ich mit ihnen am selben Tisch, wusste aber noch nichts von der Geschichte und habe daher leider nicht exakt beobachtet, was sie so aßen. Ich konnte aber mehrere Tage lang beobachten, was allgemein am Veganertisch gegessen wurde. Was da stand, entsprach nicht meinen Kenntnissen von gesunder, vollwertiger Nahrung. Da standen Nusscremes aus dem Biohandel, es gab auch mal Müsliriegel. Das sind alles so Sachen, die erst einmal einen sauren Magen bei Empfindlichen machen, d.h. saures Aufstoßen, weil sie schwer auf dem Magen liegen und außerdem nicht roh sind. Und nicht nur das: In diesen scheußlich unnatürlichen Müsliriegeln ist ausnahmslos immer Industriezucker aller Arten enthalten, was das Dings ja schon schwer verträglich macht. Mir wäre es absolut unmöglich, mich länger als höchstens ein paar Tage lang so zu ernähren, wie diese Menschen vom Veganertisch es aber dauerhaft machen. Ohne je mit besonderen Problemen im Verdauungstrakt belastet gewesen zu sein bekomme ich durch derartige Kost schon nach 1-2 Tagen Sodbrennen, Schweregefühl im Bauch, Verstopfung und Kopfschmerzen.

Sämtliche im Handel befindlichen Getreideflocken, egal welcher Art, sind hitzebehandelt und der Keim wurde entfernt. Sie sind ernährungsphysiologisch und nutritiv absolut wertlos und liegen auf dem Magen. Sie sind genauso wertlos wie die Fertigmüslis. Auch solche Sachen wurden aber am Veganertisch gegessen. Auch als Grünkern (gedarrt; Seiten 73, 80, 89, 256, 450) und Bulgor. Ich habe derlei Kost immer als schwer verdaulich empfunden. Große Getreidemengen wie bei der Makrobiotik liegen mir auf dem Magen. Veganer aber ernähren sich entweder von Magerkost oder von viel zu viel Getreide und oftmals auch viel zu viel Milchfett, wenn es sich um Bruker-Veganer handelt, die Butter, Sahne und Schmand einbeziehen.

Ich habe das Essen beim Vegetarier-Sylvester 1989 aber insgesamt als besser als bei der Durchschnittsbevölkerung beurteilt aber absolut nicht als vollwertig!

Eine Unart bei solchen Menschen ist auch das meist regelmäßige Süßen mit Frutilose, Ahorndicksaft, Apfel- und Birnendicksaft, Zuckerrübensirup und dergleichen, was auf Reformhauslehren beruht. Das habe ich alles auch in der Reformhausakademie erlebt. Das Essen dort ist mir ebenfalls nicht sonderlich bekommen. Wer Bücher aus dem Bircher-Benner-Verlag liest, isst außerdem bedenkenlos Fruchtzucker und Traubenzucker, die nichts anderes als Industriezucker sind. Ebenso wird von diesen Menschen bedenkenlos der vom Biohandel fabrikatorisch hergestellte, pseudogesunde Krimskrams gegessen. Auch das wird ja in Reformhäusern angeboten, und ich wurde bei meinen Seminaren in Orberursel damit ebenfalls konfrontiert.

Man verlässt sich allgemein viel zu sehr auf das Bioetikett und wird verlassen und betrogen, ohne es zu merken. Ich wundere mich also überhaupt nicht, wenn Menschen, die sich so oder so ähnlich ernähren, auch Vitamin-B12-Mangel erleiden, Zöliakie bekommen oder was immer. Mir ist ein Zöliakiefall bekannt: Ein ebenfalls im Vegetarierbund agierendes Mitglied. Diese Person wurde, wie sie/er mir selbst mitteilte, "durch das regelmäßige Frischkornmüsli krank". Genauer hinterfragt erkannte ich aber, was da alles gegessen wurde: Eine Mischung von herkömmlicher Vollwertkost wie im Biohandel/Reformhaus angeboten wird, und zwar inklusive Süßigkeiten, die nicht einmal immer nur von dort stammten sondern herkömmlich waren. Nach dem Motto: "Man gönnt sich ja sonst nichts."

Viele Vegetarier sind ethische Vegetarier betreiben aber einen zumindest moderierten Puddingvegetarismus, weil sie das Anti-Schadstoffdenken mit einer allumfassenden ethischen Haltung nicht zu verbinden gelernt haben. Das hinterlässt natürlich seine Schäden. Es ist nur sehr, sehr bedauerlich, wenn derartige Fälle in Statistiken eingehen und die Tatsache vernebeln, dass man sich ohne Probleme ausschließlich von Rohkost im Sinne der **Schnitzer-Intensivkost** ernähren kann, dadurch eine besonders **sturmfeste Gesundheit** und das uneingeschränkt **volle Leben** erreicht. Es sind nach meiner gut begründbaren Beobachtung von Vegetariern, Veganern und Rohköstlern unpassende Beispiele in die Gießener Rohkoststudie eingeflossen. Sehr schade, weil Schadstoffkonsumenten nicht nur sich selbst schaden sondern auch einer seriösen Studie Schaden zufügen.

Während des Vegetariertreffens bin ich auch zu den Rohköstlern rüber gegangen. Da sah es etwas besser aus als bei den Veganern, aber die ganze Esoterik dort ist mir ebenfalls auf den Magen geschlagen. Es ist allgemein schwierig, unter Esoterikern Menschen zu finden, deren Geist nicht vernebelt wurde. Dass sie ein Tischgebet an Mutter Gea, die Erdmutter, sprachen, mag ich ja noch gelten lassen, aber dann die Auswahl dieser und jener Lebensmittel, weil sie diese und jene esoterisch begründete Strahlkraft oder was immer hätten, führt meiner Meinung nach in die hypochondrische Sackgasse. Und zugleich in Krankheit, wenn so etwas längere Zeit betrieben wird.

Man kann sich diesbezüglich aber beruhigen, denn die meisten machten das erst seit ein paar Monaten und waren schon darum in ihrem ideologischen Fanatismusnebel noch ganz gefangen. Rohkost wird spätestens dann aufgegeben, wenn das Knurren des Magens unüberhörbar wird und sich auch Mangelerscheinungen einstellen, die sich äußern in Wadenkrämpfen durch Magnesiummangel, allgemeiner Schwäche, Kreislaufstörungen mit Schwindelgefühl und Ohnmacht, Herzprobleme und dergleichen. Die Natur verlangt irgendwann ihr Recht zurück, und die Leute kommen dann oftmals sogar völlig von der "Vollwertkost" weg, die sie ohnehin niemals wirklich verstanden haben. Vielleicht ist das auch Udo Pollmer so ergangen? Wer noch einigermaßen helle ist, der kann mit esoterisch geprägter Ernährungshypochondrie nichts anfangen und kehrt irgendwann reumütig zur "normalen, gesunden Mischkost" zurück.

Fazit: *Wissenschaftlich fundierte,* statistisch gewonnene Erkenntnisse sind noch anfälliger für falsche Untersuchungs-Voraussetzungen als Laborwerte. Fehlerhaften Prämissen folgen fehlerhafte Erbegnisse und diesen folgen irrige Rückschlüsse. Übliche Laborparameter werden an "Normalmenschen" gewonnen und haben nur bedingt Gültigkeit bei sich 100% gesund ernährenden Rohköstlern. Wenn die Probanden allerlei irrigen Vorstellungen folgen und sich nicht wirklich vollwertig im Sinne der **Schnitzer-Intensivkost** ernähren, verzerren sie die Möglichkeiten einer wirklich gesunden, rohen Ernährungsweise und der daraus resultierenden absolut sturmfesten Gesundheit.

Wenn weder die Probanden richtig ticken noch die Uhren von Laborwerten und Statistiken, kommt es zu fatalen Rückschlüssen, die uns allerdings deutlich darüber aufklären, dass noch viel an Aufklärungsarbeit zu leisten ist. Und um die voranzutreiben, ist zwar auch das Studium einschlägiger Bücher wichtig, noch wichtiger aber ist es, ein eigenes Gespür für ein absolut integeres **Ernährungs-Entnahme-Verhalten (EEV)** zu entwickeln: Uns ist die ganze Schöpfungsordnung immanent. Der Mensch aber scheint sich immer wieder selbst Wolf zu sein und gebraucht seinen Verstand, um egozentrisch statt kyriozentrisch zu handeln.

Bevor erneut eine Rohkoststudie durchgeführt wird, sollten Ethik und Vernunft einen Bund fürs Leben eingegangen sein, denn die Grundlage für gesunde Resultate, ist eine gesunde Voraussetzung durch geistig gesunde Probanden. Diese Voraussetzung aber hat während der Studie wohl nicht bestanden, sondern es standen nur sich "mehr oder weniger gesund ernährende Rohköstler" zur Verfügung. Ob wir jemals von ethisch-integeren und zugleich vernünftigen Prämissen ausgehen können, halte ich bei aller positiven Weltschau für sehr fraglich!

> Wenn ein Mensch beginnt, Essen und Trinken mit der Vernunft zu steuern, dann nimmt er Abschied von der Herrlichkeit tierischer Selbstregulation.
>
> Rudolf Kiefert

Weltweiter Großversuch stellt sich als Versuchsirrtum heraus

Versuche müssen unter immer denselben Bedingungen durchgeführt werden. Man würde unterschiedliche Ergebnisse erhalten, würde man mal mit einem Reagenzglas, ein anderes Mal mit einem Metallgefäß arbeiten. Darum hat man sich im Labor weltweit auf das Reagenzglas geeinigt.

Ein Meter wird mit einem Maßstab gemessen und ist, je nach Material und Temperatur unterschiedlich lang. Damit sich niemand darum streiten muss, wie lang ein Meter zu sein habe, bewahrt man einen Maßstab in Paris bei immer derselben Temperatur auf. Das habe ich mal im Physikunterricht erfahren. Ob das Metermaß heute noch so aufbewahrt wird, wo wir sichere Messmethoden haben, ist mir nicht bekannt.

Ein Karat Gold wurde in der Antike mit einem Kernchen aus der Johannisbrot-Schote aufgewogen, weil dieses Kernchen immer ziemlich genau 1 Karat wog. So war dies Kernchen eine Messgröße. Und es gab verschiedene andere Methoden, mit denen man immer unter derselben Bedingung maß. Beim Blättern im Internet fand ich folgende Seite, die recht amüsant zu lesen ist: ▶ www.rhau.de/napoleon/mititater/masse.htm

Jeder Versuch benötigt als Grundlage eine Messgröße, eine Maßeinheit, und wenn es sich lediglich um eine Statistik handelt. Eine Statistik kann keine so exakten Wiedergaben geben wie ein chemischer oder physikalischer Versuch, und es wird in den Wissenschaften immer mal wieder darüber gestritten, ob Statistiken überhaupt wissenschaftlichen Wert haben.

Wenn wir nachweisen wollen, wie viele Menschen durch Süßigkeiten Karies bekommen, geht das nur durch eine statistische Erhebung. Wenn wir aber nachweisen wollen, ob Süßigkeiten Karies verursachen, benötigen wir ein Labor. Oder wir verlassen uns auf bloße Beobachtungen. Dann sprechen wir von Empirie, von einer empirischen Erfahrung. In der gesamten Medizingeschichte stand überwiegend die empirisch gewonnene Erfahrung. Zumindest am Anfang und bevor man so genannte wissenschaftliche Nachweise erbringen konnte. Der ewige Streit zwischen Naturheilern und der Wissenschaft liegt genau an diesem Streitpunkt, da oftmals Theorien am Schreibtisch entwickelt werden, die mit der zu beobachtenden Wirklichkeit empirischer Erfahrungen nicht immer übereinstimmen.

"Mein Bruder war in Los Angeles und bekam einen Schnupfen" ist kein Beweis dafür, dass alle Menschen, die nach Los Angeles fahren, Schnupfen bekommen. Aber dass er dort einen Schnupfen bekam, weil gerade eine Schnupfenepidemie herrschte, ist einleuchtender. Und was den Versuchsirrtum anbelangt, so unternimmt die Menschheit seit rund 150 Jahren ohne sich dessen bewusst zu sein, einen weltweiten Großversuch, indem sie sich ungesund ernährt, immer mehr CO_2 produziert und in die Atmosphäre bläst, Gülle erzeugt und auf die Wiesen kippt, Zucker isst und sich die Zähne ruiniert wie auch die übrige Gesundheit, Impfungen durchführt, sich vollkommen auf die Gesundheitspolitik und Ärzte verlässt. Und dies alles unter der Überzeugung, die Menschheit könne all das unbeschadet überleben. Diese Überzeugung aber unterliegt einem Irrtum. Und so handelt es sich um den größten Versuchsirrtum aller Zeiten, der in einem Großversuch ausprobiert, wie weit sich der Schöpfer reizen lässt.

„Der letzte Grund des Widerstandes gegen eine Neuerung in der Medizin ist immer der, dass hunderttausende Menschen davon leben, dass etwas unheilbar ist, denn das Gesetz des ökonomischen Egoismus ist stärker als jede Humanitätsidee."
Tuberkuloseforscher Prof. Dr. Franz Friedmann zu Dr. med. Ludwig Schleich (Berlin 1930)

Ernährungsbedingte Zivilisationskrankheiten

Der CDU-Politiker und damalige Arbeitsminister Norbert Blüm sagte, wie schon auf Seite 321 erwähnt, einmal ein kluges Wort, das niemand besonders registrierte, während es mich vom Hocker riss. Es wurde niemals wieder zitiert. Und schon darum ist es wichtig, es hier sinngemäß festzuhalten: „Früher starben die Menschen frisch und fröhlich mit Vierzig. Heute jammern sie sich bis Achtzig durch." Ich füge hinzu: „Und all das müssen wir mit Krankenversicherungen, Sozialversicherungen und Renten finanzieren." Jeder Einzelne von uns ist davon betroffen. Wir können uns zwar versichern, aber leiden müssen wir höchstpersönlich. Auch der Verlust von Familienangehörigen durch diesen größten aller Versuchsirrtümer im Ernährungsbereich beeinträchtigt unser Lebensgefühl. Und Kosten verursacht es allemal.

Durch fabrikatorisch veränderte Nahrung werden hervorgerufen:[191]

- Gebissverfall, Zahnkaries, Parodontose und Zahnfehlstellungen
- Erkrankungen des Bewegungsapparates, die sogenannten rheumatischen Erkrankungen, die Arthrose, Arthritis sämtlicher Gelenke, Wirbelsäulen- und Bandscheibenschäden
- Alle Stoffwechselkrankheiten wie Fettsucht, Zuckerkrankheit, Leberschäden, Gallensteine, Nierensteine, Gicht, Blasensteine usw.
- die meisten Erkrankungen der Verdauungsorgane wie Stuhlverstopfung, Leber-, Gallenblasen-, Bauchspeicheldrüsen- sowie Dünn- und Dickdarmerkrankungen, Verdauungs- und Ferment- (Enzym-) störungen, "Darmpilze", Mundfäule (Soor = Candida), Magenbeschwerden, saures Aufstoßen usw., usf., etc., pp. und vieles mehr. Auch ein Großteil der Magengeschwüre ist nicht psychosomatisch!
- Gefäßerkrankungen (Adern = Venen, Arterien) wie Arteriosklerose, Herzinfarkt, Schlaganfall und Thrombosen. Da heraus resultiert dann auch die Lungenembolie sowie diverse internistische Erkrankungen.
- Mangelnde Infektabwehr, die sich in immer wiederkehrenden Katarrhen und Entzündungen der Luftwege, den sogenannten Erkältungen, und in Nierenbecken- und Blasenentzündungen äußert. Selbst meldepflichtige Infektionskrankheiten beeinflussen sie günstig durch Kostumstellung auf vollwertig, vegetarisch oder auch vegan (100% tierisch-eiweißfrei) sowie überwiegend roh. Hierzu zählen die Hepatitis, Meningitis, Borreliose, möglicherweise die Multiple Sklerose sowie andere sehr schwere Infektionskrankheiten und alle Kinder- Infektionskrankheiten. Selbst Warzen können unter reiner Rohkost verschwinden. Vor allen Din-

---

191 Die Liste ist an eine von Bruker erstellte Liste angelehnt. Die Krankheiten sind allerdings dieselben, egal wer sie aufzählt. Und sie sind noch erheblich erweiterbar, wenn wir noch differenzierter betrachten.

gen sind virale Infektionskrankheiten vermeidbar (Kinderlähmung beispielsweise) und bei Ausbruch günstig beeinflussbar, wenn jegliche Arten von Fabrikzucker gemieden werden. Oftmals rät Ihnen der Arzt bei bestimmten Krankheiten, bestimmte natürliche Lebensmittel wie Obst oder bestimmte Gemüsesorten zu meiden. Er verschreibt Ihnen dann künstliche Vitamine, eine Diät mit viel Quark, Fisch essen usw... Oft wird zu Margarine geraten und die gute Butter verdammt.... Wenn Sie genau das Gegenteil tun von dem, was Ihr Arzt Ihnen verschreibt, nämlich sich stattdessen 100% auf natürliche Ernährung verlassen, werden sie schnell gesund. Andernfalls wird Ihr Leiden chronisch werden. Im Gefüge der natürlichen Schöpfung ist kein Platz für menschliche Theorien. Die Schöpfung schlägt dann zurück in dem Maße, wie Sie sich von Ihren Naturgesetzen entfernen.

- Die meisten sogenannten Allergien. Auch atopische Erkrankungen wie Neurodermitis, Asthma bronchiale und Psoriasis sind günstigst beeinflussbar, nicht heilbar aber symptomfrei zu bekommen, d.h. ohne Erscheinungen der störenden Krankheitszeichen, was einer Heilung gleicht.
- Manche organische Erkrankungen des Nervensystems.
- Kopfweh und Migräne gehören ebenfalls überwiegend zu den ernährungsbedingten Krankheiten.
- Und an der Entstehung des Krebses ist die Fehlernährung in erheblichem Maße beteiligt, da geschlechtsspezifische Stoffe in der üblichen mangelhaften „Mischkost" Mangelware sind.
- Auch vordergründig als genetisch bedingt bezeichnete Krankheiten, die entweder von Geburt an als so genannter *Geburtsfehler* bestehen oder erst im weiteren Lebenslauf deutlich werden, sind verdächtig, zu den ernährungsbedingten Zivilisationskrankheiten zu gehören, da sie unter sehr strikter, also ausnahmslos veganer Rohkost oftmals reversibel sind und wieder geheilt werden können. Dazu gehören Glasknochenkrankheit, Epidermolysis bullosa congenita[192] und natürlich die als atopische Erkrankung bezeichnete Psoriasis, neurodermitis und das Asthma bronchiale. Hasenscharte und Spina bifida (offen sichtbares Rückenmark) gelten als erblich bedingt. Sie sind es jedoch nur vordergründig und werden vielmehr durch Fehlgriffe in der Ernährung während der sensiblen embryonalen Entwicklungsphasen ausgelöst und sind irreversibel, also auch nicht durch Ernährung wieder zu kurieren.

---

192 **Damit dieser Fall publik wird, wiederhole ich die Geschichte an mehreren Stellen. Er ist so unglaublich, dass er mit Nachdruck immer wieder geschildert werden muss. Ich hoffe, dass irgendwann einmal auch in den Universitätskliniken diese schreckliche Krankheit korrekt von der Basis her mit Ernährungstherapie geheilt wird und der Wahnsinn aufhört, einfach den Genen die Schuld zu geben und letztlich nichts zu unternehmen!**
Die schrecklich leidenden Kinder werden mit nicht fest aufsitzender, verschiebbarer Haut geboren, die bei der geringsten Berührung einreißt. Es kommt zu Blasenbildung, zu Verwachsungen von Fingern und Zehen, zu Kleinwüchsigkeit. Auch die Innenhäute der Organe sind befallen. Die so genannten Desmosomen, die dafür zuständig sind, die Zellen der Haut untereinander zusammenzuhalten, versagen ihre Aufgabe, und die Haut haftet weder am Untergrund fest noch haften die Zellen gegenseitig fest. Es kommt zu Zerreißungen und manchmal auch zu Blutungen, wenn das Unterhautgewebe verletzt wird. Die Menschen leiden unsagbare Schmerzen. Ich selbst habe so einen Fall miterlebt, mit Ernährung behandelt. Nach 3 Wochen war die Haut völlig genesen, riss überhaupt nicht mehr ein und saß fest am Untergrund. Nach 6 Wochen wurde die betroffene 16-jährige von ihren Eltern belohnt, und die Haut riss sofort wieder ein. Epidermolyse : Seiten 225, 310, 386 und 500 — FN 119/225 und FN 192/394

> Seltsam: Auch die größten Vegetarier
> beißen nicht gern ins Gras.
>
> Joachim Ringelnatz

Anleitung zum perfekten Mord an Oma
- Ernährungsbedingungen in Alten-Tagesstätten und Seniorenheimen -

Natürlich habe ich, als ich einen ärgerlichen Brief an den DAK-Vorstand schrieb, nicht den Eindruck erwecken wollen, meine Mutter sei durch ungesunde Ernährung, die sie wahrscheinlich in einer Alten-Tagesstätte bekam, wohin sie aber nur jeden Mittwoch ging, an einer Lungenembolie erkrankt. Vielmehr hatte ich mitgeteilt, dass auch ich ihre Ernährung im Herbst 2009 etwas gelockert hatte. Nachmittags ein paar "normale" Kekse, morgens stets Caro-Kaffee mit Sahne oder Kondensmilch, Quarkspeisen, Käsebrote und dergleichen mehr.[193]

Ferner ging ich mit meiner Mutter, weil ihr das so viel Freude bereitete, ca. 1x die Woche konditorn, und in der Tagesstätte war es unvermeidbar, dass sie auch dort Kuchen bekam und wohl auch einen süßen Nachtisch nach dem vegetarischen Essen. D.h. 2 x die Woche Zucker im Essen. Außerdem ca. 3-5 x die Woche 2 Stückchen Schokolade pro Tag zwischendurch. Ferner gab es Käse aufs Abendbrot und ab und an Quark oder Tofu im mittäglichen Rohkostbrei. Sie aß täglich diese Rohkost zuzüglich zu ihrem allmorgendlichen Frischkornmüsli. Mittags gab es selten Kochkost, aber natürlich regelmäßig bei ihrem Besuch der Tagesaltenstätte. Ferner gab ich ihr alle 1-2 Wochen ein Spiegelei. Aufs Brot gab es Sauerrahmbutter, die als die beste weil natürlich produzierte Butter gilt. D.h. sie bekam manchmal cholesterinhaltige Kost und hitzedenaturierte Eiweiße aus Milchprodukten und Soja. Das ging vielleicht ein halbes Jahr lang so.

Und da ich dringend Erholung benötigte, gab ich sie in ein an sich gutes Altenheim in Schleswig-Holstein, wo man auf ihre vegetarischen Gewohnheiten große Rücksicht nahm. Ich gab ihr für 5 Wochen tiefgefrorenes Frischkorn-Müsli und das meist rohe Mittagessen mit. Nachmittags erhielt sie dort den üblichen Kuchen, und ich gab zur freien Einteilung an die Stationsschwester noch Süßigkeiten aus dem Reformhaus, die überwiegend aus Trockenfrüchten bestanden aber etwas Industriezucker enthielten.

Anfang Dezember bekam sie dann ihre 6. Lungenembolie, nachdem sie 5 Jahre lang frei davon geblieben war, weil ich ihre Kost sehr intensiv sauber gehalten hatte. Bis auf die Winterzeit im Jahr davor, im Dezember 2008 also, wo ich ihr reichlich Normalkost, d.h. raffinierte Produkte und viel Quark gegeben hatte. Nach nur drei Wochen erlitt sie dann eine hohe Phlebothrombose in der linken oberen großen Beinvene. Ich entdeckte sie sofort, und so konnte sie innerhalb einer Woche davon genesen. Außerdem setzte ich sie umgehend auf Rohkost. Und sie erhielt eine Woche lang Heparinspritzen.

Da sie mir monatelang mit ihrer Demenz sehr auf die Nerven gegangen war, gab ich ihr diese verrückte Kost, von der ich nur allzu gut wusste, dass man damit einen alten Menschen umbringen können müsste. Und ich schäme mich auch dafür. Es handelte sich wirklich um eine Boshaftigkeit von mir. Ich zog aber sofort die Notbremse, als es ihr dann wirklich schlecht ging. Bereits nach einer Woche begann sie mir zu klagen, sie würde sich so komisch fühlen... Ich machte aber weiter bis zu der Thrombose.

---

193 Sahne ist Milchfett während Kondensmilch eingedickte Milch ist und daher reichlich hitzedenaturiertes Eiweiß enthält aber nicht so viel Fett hat wie die Sahne. Ohnehin wird in Kondensmilch das Fett oftmals reduziert. Sahne enthält immer ein wenig Milcheiweiß, während in Butter noch weniger Milcheiweißreste vorhanden sind.

Man kann einen alten Menschen, der ohnehin schon vorbelastet ist, gezielt innerhalb weniger Wochen und Monate nur durch entsprechende Kost unter die Erde bringen, ohne dass das als heimtückischer Mord gewertet wird. Und so wird auch diese Pseudo-Anleitung zum Mord wohl keine juristischen Folgen haben, da ganz allgemein niemand gewöhnliche Ernährung als Mordmittel ansehen würde. So ist und bleibt es eine Anleitung zum perfekten Mord an Oma.

Jetzt ist ihre Ernährung rein vegan und so rohköstlich wie noch nie zuvor in ihrem ganzen Leben. Ich gab ihr nach Ablauf von 2 Monaten mal ein paar gekochte Kartoffeln zur Rohkost, die im übrigen immer nur fein püriert gegessen werden kann, da sie seit ihrem 63. Lebensjahr ihr Gebiss immer heraus nahm und sich der Kiefer zurückgebildet hat. Es haftet da kein Gebiss mehr drauf. Sie erhält auch nur noch selten Getreidekaffee. Und den reiche ich ihr mit fein gemahlenem Buchweizenmehl und sehr dezent mit Honig gesüßt. So vermisst sie weder Zucker noch ihre geliebte Kaffeesahne.

Ich bat die Altentagesstätte, meiner Mutter in Zukunft das Mittagessen mitgeben zu dürfen. Schon anderthalb Jahre vorher hatte man mir das abgelehnt mit dem Hinweis, sie habe das zu essen, was auf den Tisch kommt. Diesmal setzte man noch eins obendrauf und belehrte mich, als ich bat, ihr keinen Kuchen und keine Süßigkeiten zu geben, dass Süßigkeiten eine soziale Komponente sei und Zuwendung signalisieren. Zucker, so sagte man mir, sei ein Zeichen von Liebe. Daraufhin antwortete ich sehr beherrscht, dass ich nunmehr das Gespräch beende und auflege. Und das tat ich auch.

Ein paar Wochen später bat ich telefonisch und schriftlich mehrmals den lutherischen Pastor, sich einzumischen und zu ermöglichen, dass meine Mutter wieder kommen kann, nachdem die 8-wöchige konsequente Kur beendet sei, dass ich aber meiner Mutter das Essen mitgeben werde inklusive veganer, roher Kekse für den Nachmittag und dass ich ihr auch den Getreidekaffee mitgeben wolle. Ich erhielt nicht einmal eine Antwort.

Daraufhin schrieb ich einen ärgerlichen Brief an den DAK-Vorstand, der sich seinerseits sehr über die Altentagesstätte wunderte und mich lobte, dass ich meine Mutter so gut behandele. Man wolle mir behilflich sein, eine andere Tagesstätte zu finden. Da ich mir aber ganz sicher bin, dass es keine gibt, die meinen Wünschen entspricht sondern dass ich überall nur in ähnlicher Weise belehrt werden würde, habe ich weitere diesbezügliche Sisyphusarbeit unterlassen und kümmere mich nun 36 Stunden am Tag um meine Mutter.

Wir gehen gemeinsam 1 x die Woche zum Schwimmen, wir gehen gemeinsam spazieren. Gut, ich habe wenig Möglichkeiten für Unternehmungen ohne sie. Ich habe mich aber damit arrangiert und abgefunden, dass ich eben ein paar Jahre lang, vielleicht sogar noch viele Jahre hindurch, meine Mutter begleiten werde. Ich lasse mir von dummen Menschen jedenfalls nicht dreinreden und auch nicht die Gesundheit meiner Mutter schädigen. Sind wir doch froh, dass sie fröhlich, so gut zu Fuß ist und keinerlei Medikamente benötigt!

Als ich meine Mutter in das Seniorenheim begleitete, wohin ich sie während meines fünfwöchigen Urlaubs gab, saß ich insgesamt 3x mit am Mittagstisch. Bei allem Respekt vor dem freundlichen Personal, empfand ich die Mahlzeiten jedenfalls als Zumutung für die Bewohner. Beispiel: Bratkartoffeln mit saurem Hering, kein Gemüse dazu aber gezuckerten Nachtisch und gezuckertes Getränk. Meine Mutter würde weder Sauerkraut noch sauren Hering runtergebracht haben. Sie erhält von mir aber regelmäßig rohes Sauerkraut unter ihre Rohkost gemixt. Aber derartiges Essen wie in dem Seniorenheim würde sie wirklich nicht mögen. Und selbst wenn es dort vegetarisches Essen gibt, wird entweder nur Gemüse gegeben oder ein PVC-Bratling als Fleischersatz. Meistens aber ist die vegetarische Nahrung in solchen Einrichtungen, egal ob

Krankenhaus, Rehaklinik oder in einem Altenheim, unter aller Sau! Auf Dauer kämen da mit Sicherheit Mangelzustände durch mangelhaftes Nahrungsangebot auf.

Es wird überhaupt nicht richtig auf die Bedürfnisse von Vegetariern eingegangen. Damit meine ich nicht den Geschmack sondern tatsächlich die Nährstoffe, denn man kann nicht einfach nur Fleisch weglassen und glauben, die üblichen Beilagen seien ausreichend!! Man wird ja nicht einmal davon satt! Und wenn man vorsichtige Bitten äußert, werden die Augen gerollt und es wird gestöhnt, aber es wird nichts verbessert!

Saure Heringe mit Bratkartoffeln sind auch für Normalköstler kein ordentliches Essen. Auch nicht ausnahmsweise sollte man den alten Menschen so etwas zumuten. Das liegt doch auf dem Magen! Und dann noch Zuckergetränk und Zuckernachtisch! In den Alteneinrichtungen weiß man offensichtlich gar nichts über gesunde Ernährung. Es geht nicht darum, alle Menschen zu Vegetariern zu machen, aber es sollten mindestens 50 % Rohkost enthalten sein und diese püriert, wenn die Alten sie nicht mehr kauen können. Man kann Rohkostbrei sehr appetitlich anrichten! Meine Mutter isst seit 34 Jahren bereits ihre Gemüse- und Salatrohkost fein püriert.

In einem anderen Altenheim, wo meine Mutter im Jahr davor war, gab es nicht einmal rohes Obst für diejenigen, die nicht mehr kauen konnten. Und das waren viele Alte! Ich erhielt zur Antwort, dass die eben nur gekochtes Obst bekommen. Selbst Schuld, wenn sie nicht kauen können, aber Obst zu pürieren, wäre unzumutbar!

Fabrikzucker jeder Art sollte absolut eliminiert werden. Kein Gramm davon sollte erreichbar sein. Keine raffinierten Mehle oder geschälten Reis mehr! Nur kaltgepresste Öle. Das alles verteuert nicht, wenn man diese Dinge nicht zusätzlich zu der zerstörten Zivilisationskost reicht sondern anstatt. Vegetarische oder vegane Kost und vor allem vegane Rohkost und das Ausklammern von Ersatzdenken für Fleisch und Fisch lässt den Geldbeutel dick bleiben. Aber gar nichts geschieht diesbezüglich. Wer solche Wünsche äußert, wird hinaus komplimentiert und dann noch mit dem Vorwurf, er würde seine alte Mutter nicht lieben. Man benimmt sich in der Altenpflege ganz so, als gäbe es keine modernen Ernährungs-Erkenntnisse!!!

Meine Mutter hat innerhalb von drei Monaten seit der Umstellung auf vegane Rohkost 11 kg abgenommen. Das ist gut so, denn sie hatte 25 kg Übergewicht. Aber auch dafür haben die in der Seniorentagesstätte eine Erklärung parat. Demente Menschen, so wissen die, sind appetitlos und nehmen gefährlich ab. Dass meine Mutter ihr ungesundes Übergewicht abspeckt, dass sie sich über Jahrzehnte hin durch Kekssucht und Schokolade angegessen hat, wird gar nicht zur Kenntnis genommen. Hauptsache man kann gesund lebenden Menschen eins reinwürgen und selbst zwar borniert bleiben, aber Rechthaberei demonstrieren.

Wir werden neue Kleidung brauchen, da meine Mutter Gott sei Dank weiter abnehmen wird. Es ist egal, welches Ausgangsgewicht jemand hat, denn es pendelt sich entweder nach oben oder unten völlig ohne Fasten unter Rohkost von selbst ein. Bei Rohkost nachhaltiger als bei vollwertiger Kochkost. Die Gewichtsabnahme meiner Mutter hat nichts mit ihrer Demenz zu tun, denn sie isst gut und reichlich von der Rohkost. Sie bekommt auch selbst gemachte Süßigkeiten und Rohkekse aus Buchweizen oder Hafer. Dazu gibt es beispielsweise einen pürierten Apfel mit Banane. Es fehlt ihr wahrlich an gar nichts. Aber ihre frühere lebenslange Korpulenz, unter der sie immer gelitten hat, weil sie nie wirklich attraktiv aussah, hat etwas mit denaturierten Eiweißen in der Nahrung und vor allem mit den raffinierten Produkten zu tun gehabt.

Sie gab seit der Rente zu Hause fast täglich Italienischunterricht. Und das im Stile eines Kaffeekränzchens. Da kamen mehrere Gruppen am Tag. Und sie servierte Kekse, Kuchen, Schokolade und Kaffee im Stile: "Aber bitte mit Sahne!" Ihr vermittelte das einen gemütlichen

Eindruck und erinnerte sie wohl an ihre geliebte Oma und unsere gemeinsamen Kaffee- und Kuchenpartys in der fröhlichen Runde unserer Großfamilie in Hamburg-Lurup im Kleingarten Entenweg 14. Da saßen wir im Sommer alle unter dem Birnenbaum im Garten beieinander und in der übrigen Jahreszeit in Große Omas gemütlicher Wohnstube in ihrem geräumigen Behelfsheim: Meine Mutter, Große Oma und Kleine Oma, unser lieber Opa Kurt, der eigentlich ein angeheirateter Vizeopa und der fünfte, beste und letzte Ehemann meiner "Großen Oma" war. Und dann kamen Tante Tilly und Onkel Karl, Tante Helga und ihre Tochter Renate und mein Onkel Harald, auf den ich besonders stolz war. Und alle zusammen tranken wir Kaffee oder Kakao, und für mich gab es immer 3 riesige Stücken Sahnetorte.

Diese Gemütlichkeit aber, die das ausstrahlte, wurde meiner Mutter zum Verhängnis, denn das alles wurde mit Süßigkeit auf der Zunge assoziiert.   ▶ Orale Dressur, Seite 285.

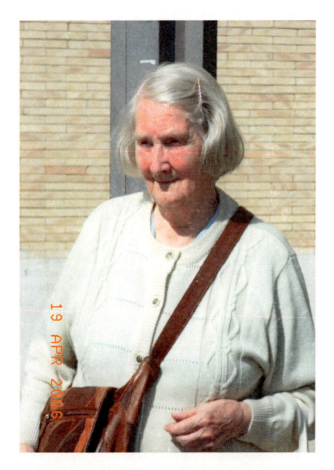

Lebenslang sehnte sie sich nach der gemütlich-friedvollen familiären Atmosphäre zurück, die von ihrer lieben Großmutter Sophie, die ich Große Oma nannte, ausgegangen war. Sie ist längst gestorben, und zurück blieb nur der Zucker, der meiner Mutter aber im Sinne des Wortes den Verstand raubte. Zucker, davon bin ich überzeugt, ist die beste Garantie, im Alter an vaskulärer Demenz zu erkranken.

Ich habe aber festgestellt, dass die Demenz meiner Mutter unter meiner Pflege und dem weit überwiegend gesunden Essen seit März 2004 eindeutig nicht mehr zugenommen hat und sie noch bessere Aussichten hat, weil ihre Kost seit Dezember 2009 100% roh ist. In diesem Jahr - 2010 - nehme ich sie 4 Wochen mit nach Mallorca. Wir haben keine "Abschiebehaft" nötig, belasten weder die Pflegekasse noch die eigenen Nerven sondern machen gemeinsam Urlaub!

Ingeborg Charlotte Gurr-Sörensen in der Via della Conciliazione / Rom, zwei Tage nach ihrem 83. Geburtstag.

> Wenn Schlachthöfe Fenster hätten,
> wären alle Menschen Vegetarier.
> Paul McCartney

Bekanntes verstehen, Neues lernen

Zur Einführung

Wir wollen in den folgenden Kapiteln noch einmal auf wesentliche Teile der Biochemie des Menschen eingehen, um noch ein Stückchen besser zu verstehen, warum es denn so notwendig ist, ganzheitliche, vollwertige, lebendige und möglichst wenig bearbeitete Lebensmittel zu uns zu nehmen. Darum betrachten wir diese Lebensmittel auf die Stoffe hin, die sie uns liefern, damit unser Organismus lebendig und funktionstüchtig bleibt. Eiweiß, Vitamine, Enzyme, Coenzyme, prosthetische Gruppe, Katalysatoren sind Schlagworte, mit denen Laien letztlich wenig anfangen können. Mit einfachen Worten gesagt: Sie sind zugleich Baustoffe und Werkzeuge! Einige werden, wenn sie aus den Lebensmitteln herausgelöst und in kleinste Teile, die Moleküle, zerlegt worden sind, neu zusammengefügt und an verschiedenen Stellen unseres Körpers eingebaut. Andere werden eher als Werkzeuge benutzt. Sie bewirken oder beschleunigen biochemische Reaktionen, Zerkleinerungen, Auflösungen und Umwandlungen, ohne selbst mit einbezogen zu werden. Einige von ihnen wirken wie Standesbeamter und Pfarrer bei der Trauung, nehmen aber an der Ehe nicht teil.

Kurzum: All das beziehen wir mit der täglichen Nahrung oder wir beziehen es eben nicht. Die Konsequenz ist und bleibt: Unsere Nahrung ist der Ausgangsstoff zu gesundem oder krankem Leben. Das Leben an sich hat die Eigenschaft, sich so lange wie möglich und auch unter lebensfeindlichen Bedingungen zu erhalten und notfalls geschädigt an die nächste Generation weiterzureichen. Krankheit ist lediglich eine unangenehme Form von Leben. Wir haben die Wahl: Lebendige Nahrung und volles Leben oder aber Teilnahrungsmittel samt Chemie im Essen und deshalb kränkeln und siechen. Chronisch gesunde Ernährung bedingt chronisch genährte Gesundheit. Chronisch ungesunde Ernährung bedingt chronisch genährte Krankheit.

"Was du ererbt von deinen Vätern, erwirb es, um es zu besitzen. Was man nicht nützt, ist eine schwere Last; Nur was der Augenblick erschafft, das kann nützen." Das oft gehörte Goethe-Zitat aus seinem Faust I[194] besagt uns im ersten Satz, dass wir aufgerufen sind, mit dem Guten, dass man uns mit auf den Weg gibt, sorgsam umzugehen, es uns zu eigen zu machen, uns damit zu identifizieren und ein Stück dieser Wahrheit zu werden. Das gute Konservative, Bewährte und Herkömmliche ist damit gemeint.

Der Zweite Satz fordert uns dazu auf, so klug zu sein, das zu nützen, was wir an gutem Erbe mitbekommen haben. Wir sollten erkennen, dass es der Augenblick ist, der erschafft und uns nützen kann. Der Augenblick ist das, was uns unvorhersehbarerweise entgegenkommt. Damit müssen wir kreativ umgehen. Das aber können wir nur mit der genetisch immanenten Richtschnur des guten Zieles bewerkstelligen. Das herkömmliche, bewährte, positive, lebenserhal-

---

194 Schnell aufrufbar unter: www.schulphysik.de/faust1./html

tende, väterliche, genetisch vererbte, göttliche Konservative bedingt das Progressive und ist "religiös", d.h. rückbindend, sich rückbesinnend mit dem schöpferischen Leben verbunden, wobei sich das Progressive aus dem guten Erbteil ergibt wie im Wachstum eines Baumes, einer Blüte: Das Blatt entrollt sich nach seinem inneren Bauplan. Es gibt also nicht entweder eine konservative Haltung oder eine progressive Haltung, da das Konservative das Progressive bedingt und das Progressive aus dem Konservativen hervorgeht und in sich das Konservative trägt, da es "genetisch" damit verbunden ist: Einklang in der Harmonie, Harmonie im Unisono.

Nur im Gesamtzusammenhang wird uns die Goethische Weisheit erschlossen. Wir sollten daher das gesamte Kapitel lesen und nicht nur das Zitat als Zielaussage und Kernaussage betrachten. Halten wir uns Goethes Leben vor Augen, denn er spricht aus eigener Erfahrung; er drückt sein Dilemma durch den Dr. Faust aus. Goethe hatte seine Kämpfe mit dem Vater, war ein recht verwöhnter Aristokratensohn, der sich lange Zeit hindurch mehr amüsierte als studierte. Am Ende war er aber doch ein sehr gelehrter Geist geworden, einer der sich seiner menschlichen Erbärmlichkeit, seiner Abhängigkeit und seines kurzen Lebens bewusst geworden war, als er seinen Dr. Faust schrieb. Da möchten wir gleich ihm noch einmal jung werden und eine junge Anima erobern, im Irrglauben, ewige Jugend und eine erotische Anima könnten uns Glück und Sicherheitsgefühle schenken. Denn wir haben unserer Anima gegenüber Verantwortung. Und die besteht nicht nur aus Erotik.

Das Alte haben wir wohl verstanden. Zumindest glauben wir es. Und wo wir noch zu studieren haben, da sollten wir es tun, wenngleich die alten Lehren natürlich nur unvollkommen sein können. Wir stehen vor dem Problem, einen Spagat ausführen zu müssen, da wir einerseits die Lehren der Schulmedizin studieren müssen, um Bau, Biochemie und Funktion zu ergründen, andererseits müssen wir bereits bei Biochemie und Funktion das Ganze und damit die Seele des Ganzen im Auge behalten und jede Lehre behutsam daraufhin abklopfen, wo ihr die Gesamtschau fehlt. Wir sollten also nicht das ganze Erbe übernehmen sondern darauf verzichten, Irrlehren gleich mit zu übernehmen.

Das ist aber leider den gutgläubigen Studenten schon darum nicht möglich, weil ihnen noch die praktische Erfahrung fehlt. Sie gehen in die Universitätskliniken und lernen dort von vornherein eine sehr analytische Sicht, sehen den Menschen in einzelne Teile zerlegt und bekommen gleichzeitig von ihren Professoren zu hören, dass "Ganzheitsmedizin" angesagt ist. Sie wird aber weder in der Schulmedizin noch bei den Heilpraktikern – seltene Ausnahmen ausgenommen – wirklich praktiziert. Auch Heilpraktiker behandeln jedes Teilchen für sich und kassieren dafür Honorar. Meistens sogar gutgläubig, weil sie glauben, mit ihren nicht aggressiven naturheilkundlichen Methoden nicht zu schaden sondern nur zu nützen. Dabei klammern aber immer noch die meisten Heilpraktiker eine wirkliche Ernährungstherapie aus, weil sie sie gar nicht kennen und leider sehr bruchstückhaft und falsch anwenden. Nur ein Mittel, dass sich auf das Ganze auswirkt, ist als ganzheitlich zu bezeichnen. Letztendlich kann dies einzig und allein die Geisteshaltung eines Menschen sein, da die bewirkt, was er "aufgreift", was er in sich hinein tut und was er in Folge dessen geistig wie materiell verstoffwechseln wird.

Und so herrschen auf breiter Ebene enorme Missverständnisse und Fehleinschätzungen des ganz alltäglichen *3 x täglich der Ernährung.* Sie ist das eigentliche "Rezept", denn der Mensch schafft sich seine Voraussetzungen durch das, was er auswählt und aufnimmt. Der Mensch *ist*, was er isst. Auch bezüglich Gesundheit und Krankheit. Er *ist* also gesund, wenn er sich gesund ernährt und er *ist* krank, wenn er sich krank machend ernährt. Wir bleiben auch chronisch krank, wenn wir uns chronisch krank machend ernähren wie wir auch mit chronischer Gesundheit beglückt werden, wenn wir uns chronisch gesund ernähren.

Und leider strömen uns aus naturheilkundlicher wie aus ernährungstherapeutischer Richtung sehr, sehr unterschiedliche Blickweisen zu. Es ist für den Neuling daher sehr schwierig, den Weizen von der Spreu zu trennen. Darum ist es unerlässlich, sich der Basisgedanken immer wieder zu besinnen: **Lasst unsere Nahrung so natürlich wie möglich** (Kollath) und **Essen und trinken sie nichts, wofür Reklame gemacht wird** (Bruker). **Keine Teilnahrungsmittel essen sondern nur vollwertige, ganzheitliche Speisen** (die Autorin).

Der Grundgedanke ist folgender: Vollwert schließt Teilnahrungsmittel aus, und das Ganze ist mehr als seine Teile. Hierzu wollen sie sich bitte immer wieder die Kollath-Tabelle vor Augen führen, falls ihnen Zweifel kommen. Auslegungen, was ein Teilnahrungsmittel sei, was nicht, dürften damit eigentlich nicht mehr in Sackgassen führen. Die Grundregel lautet weiter, dass wir uns nicht selbst betrügen sollten. Nicht beschwichtigen und bei alledem auch nicht in Zwanghaftigkeit und Hypochondrie verfallen sollten.

Eine weitere Richtschnur sind die Erkenntnisse der Pioniere, die ich in diesem Buch vorgestellt habe. Eigentlich ist keiner davon einzig-herausragend. Aber die Grundidee ist in allen gleich, sie ist ihnen immanent: **Die Ordnung des Lebens und die Ehrfurcht vor dem Leben.**

Selbstverständnis ist angesagt, Mut, Loslassen, Mut sich hin zu halten und wandeln zu lassen, sich keine Angst von Besserwissern machen zu lassen aber sich Belehrungen von Ehepartnern oder Freunden/Innen geduldig anzuhören, ohne sich aus der Bahn werfen zu lassen.

Neues erscheint uns immer erst einmal suspekt, zumal dann, wenn man niemanden hat, der den neuen Weg mitgeht. Da fühlt man sich zuweilen sehr einsam. Eine gute Begleitung durch den Dschungel ist, sich beispielsweise durch den Vegetarierbund Deutschland gleichgesinnte Gruppen zu suchen und sich am Erfahrungsaustausch zu beteiligen.

Ich persönlich empfehle die Seminare der GGB in Lahnstein und/oder sich von dort eine Gesundheitsberaterin GGB in der eigenen Wohngegend zu suchen. Dann aber sehr schnell sich abzunabeln, um nicht unnötig Geld auszugeben, denn gute Bücher sind letztlich preiswerter.

Auch Gruppen anderer "Glaubensrichtungen" haben ihr Gutes. Wir sollten aber immer und überall auf der Hut bleiben, um dasjenige zu identifizieren, dass vom Ganzheitlichen abweichen könnte. Überprüfen wir uns daher immer, ob wir wirklich ganzheitlich ausgerichtet sind.

Im Grunde ist das Neue so einfach und preiswert zu haben. Ich hoffe, durch meine reiche Erfahrung, die wenig Irrwege zu verzeichnen hat und sich vor allem an Kollath, Schnitzer, Bruker und Leitzmann ausgerichtet hat, eine praktikable Schule nachweisen zu können, die auch andere Menschen dazu ermutigen kann, auf diesem und ähnlichen Wegen sich die Grundlagen anzueignen, die zum Verständnis von Zusammenhängen, Gesundheit und seelischem Wohlbefinden führen. Nochmals: Gute Bücher und klarer Menschenverstand reichen aus!

Eine komplette Heilpraktikerausbildung, wie ich sie durchlaufen habe, ist zwar vorteilhaft, es geht aber auch ohne umfassendes medizinisches Wissen. In der bewussten Selbstbeschränkung liegt ohnehin viel Lebensweisheit. Wir überfüttern uns oftmals auch mit unzähligen Einzelheiten an Wissensstoff und können das alles weder richtig verdauen noch aufnehmen. Und einen praktischen Nutzen hat das viele Wissen meistens auch nicht!

> Mündige Patienten müssen aktive Patienten werden, die sich nicht nur Gesundheit verordnen lassen, sie müssen vielmehr ihren Lebensstil um ihres Wohlergehens willen selbst in die Hand nehmen und ihre Gesundheit als ihr Eigentum verwalten.
>
> Heinrich Schipperges, Medizinhistoriker

Enzyme

Früher sagte man Fermente. Es handelt sich dabei um Proteine (Eiweiße) oder Proteide. Proteide sind zusammengesetzte Proteine, die außerdem Zucker, Fette und Proteine aus den Zellkernen enthalten. Viele Enzyme bestehen aus einer niedermolekularen Nichteiweißkomponente (Coenzym) und einer Eiweißkomponente (Apoenzym). Enzyme sind sowohl bei Stoffwechselvorgängen als auch bezüglich der Erbinformation tätig. Ihr Name endet stets auf ...ase: Urease, Hydrolase, Transferase, Lyase, Synthease, Oxydoreduktase usw.. Die verschiedenen Zucker hingegen enden auf ...ose: Dextrose, Fruktose, Glukose, Maltose usw..

Ferment leitet sich von *gären* ab, womit in einfachster Weise die Funktion erklärt wird. Enzyme sind am Stoffwechselgeschehen beteiligt. Im Organismus laufen biochemische Reaktionen rasch ab und setzen einen enormen Stoffumsatz in Gang, der bei Körpertemperatur durchgeführt werden muss. Durch Katalysatoren kann man allgemein die Reaktionsgeschwindigkeit erhöhen. Biokatalysatoren, wie es die Enzyme sind, sind Geschwindigkeits-Olympioniken! Die Wirkungsweise eines Biokatalysators sei hier in einem Vergleich dargestellt: Ein Katalysator beschleunigt die Reaktion, ohne selbst involviert zu werden. Analog: Der Pastor/Standesbeamte verheiratet Mann und Frau, die dann ein Paar werden, während er selbst in der neuen Vereinigung nicht vorkommt.

Enzyme werden zusammen mit den Vitaminen und Hormonen zu den Wirkstoffen gerechnet. Sie bewirken eine Änderung, eine Umwandlung. Alle Enzyme sind Eiweißbaustoffe, und ihre Moleküle sind folglich aus Aminosäuren aufgebaut. **Eduard Buchner**, gewann 1897 erstmals einen Blick in die Wirkungsweise von Enzymen, als er einen Presssaft aus Hefe gewann, der dieselbe Wirkung wie das zellhaltige Material besaß. Er entdeckte damit die zellfreie Gärung, für die er 1907 Nobelpreisträger für Chemie wurde. Durch seine Entdeckung wurde eine bis dahin unterstellte *heimliche Lebenskraft* als chemische Verbindung entlarvt wie, in Analogie dazu, schon zuvor die *Urzeugung* im Jahr 1862 durch Louis Pasteur (1822-1895) widerlegt worden war. Bis dahin hatte man geglaubt, Fliegen und Maden würden aus sich selbst heraus plötzlich entstehen, weil man vor sich hin gammelndes Fleisch nicht mit einem Mikroskop untersuchte, obwohl schon der Linsenschleifer Antoni van Leeuwenhoek (1632-1723) sogar die roten Blutkörperchen hatte betrachten können. Wissenschaftliche Mühlen mahlen langsam!

Enzyme wirken wie Zündkerzen. Nur durch ihren katalytischen Impuls und ihre katalytische Wirkung können die mit der Nahrung aufgenommenen Vitamine und Mineralien verwertet werden. Sie wirken, wie weiter unten noch detaillierter erklärt wird, auf verschiedene Organe: Jeweils ein Enzym speziell für dieses und jenes und für diesen oder jenen Stoff. Auch bei der Harnstoffverarbeitung, bei Hormonen und dergleichen mehr wirken Enzyme mit. Damit der Körper diese Enzyme überhaupt zur Verfügung hat, sollten wir enzymreich essen. In Gemüse und Obst werden sie uns ebenso zur Verfügung gestellt wie durch Nahrung tierischer Herkunft.

Der pH-Wert übt ebenso Einfluss auf die Wirksamkeit von Enzymen aus wie Temperatur. Darum werden mit der Nahrung aufgenommene Enzyme nur dann wirksam, wenn sie nicht durch Hitze denaturiert wurden! Kochen zerstört Enzyme und deren Wirkung irreversibel!

Man nimmt heute an, dass die Alzheimersche Erkrankung mit einem Enzymdefekt einhergehen könnte. Bevor sich da aber wieder Sackgassenforscher verlaufen, sollten wir als vernünftige Laien ganz einfach vorbeugen, indem wir überwiegend oder ausschließlich Rohkost essen! Amyloid-Plaques, die als Alzheimer-Plaques gehandelt werden, sind nichts anderes, als Folgen jahrzehntelang durchgeführter Ernährungsirrtümer. Sie setzen sich schließlich – wahrscheinlich irreversibel – in der letzten Depositionsphase rechts des biologischen Schnitts im Gehirn ab, was ich aus Reckewegs Homotoxinlehre folgere.

Zu den Enzymen gehört auch die Urease – Enzyme enden immer auf -ase. Sie spaltet den Harnstoff, wie schon der Name sagt: $CO(NAH_2)_2 + 3\ H_2O \quad Co_2 + 2\ NH_4^+ + 2\ OH^-$. <u>Urease verhält sich genau so wie unter Hitze koagulierendes Eiweiß, da es selbst ein Eiweiß ist. Dabei verliert die Urease aber ihre Fähigkeit, Harnstoff zu spalten.</u> Urease kann ausschließlich Harnstoff spalten und ist nur auf diesen hin wirksam. Chemisch bezeichnet man daher Harnstoff als Substrat der Urease. Das heißt ganz allgemein: Enzyme wirken substratspezifisch.

Alle Enzyme zeigen dieselbe Reaktion, nämlich die Hydrolyse[195] zu beschleunigen. Andere wieder katalysieren andere, ganz spezifische biochemische Reaktionen. Sie wirken also nicht nur substratspezifisch sondern auch reaktionsspezifisch, d.h. nicht nur bezüglich eines Grundmaterials/"Stoffes" sondern auch bezüglich ihrer Reaktionsweise.

Hydrolasen sind für die Fettspaltung im Darm zuständig. Transferasen für bestimmte Aminogruppen, die von einer auf die andere Verbindung übertragen werden wie bei der Transkription der Erbinformation. Oxydoreduktasen reduzieren Acetylaldehyd zu Äthanol durch Bereitstellung von Wasserstoff; sie sind Oxydations- bzw. Reduktionsvorgängen im Kohlenhydratstoffwechsel zugeordnet.

Lyasen und Syntheasen spalten C-C Bindungen bei Aldosen (Monosaccharide, also Einfachzucker), aus denen dann Triosen entstehen. Das sind noch einfachere Monosaccharide.

Und Isomerasen und Racemasen bauen bestimmte Stoffe in deren Isomere um. Sie bilden racemische Gemische. Aldosen werden dadurch in Ketosen überführt. Dazu gehören auch Monosaccharide, die aber eine andere chemische Gruppen tragen als die vorgenannten. Ich will hier wirklich nicht zu sehr ins Detail gehen, weil für uns der Überblick vollkommen ausreicht.

Von einzelnen Aminosäuren hat man versuchsweise Enzymmoleküle abgetrennt und die jeweiligen Enzymreste auf ihre katalytische Wirksamkeit hin untersucht. Dabei stellte man fest, dass sich nach Entfernung einer bestimmten Folge von Aminosäuren keine Enzymwirkung mehr zeigte. Die katalytische Wirksamkeit der Enzyme ist also an eine bestimmte Aminosäurensequenz gebunden. Weiter hat man festgestellt, dass abgetrennte Coenzyme allein unwirksam sind. Enzyme setzen sich alle aus einem Proteinteil, dem Apoenzym und der prosthetischen Gruppe (dem Coenzym) zusammen, wobei das Coenzym der Aktivator des Apoenzyms ist.

Einige Coenzyme enthalten als Bestandteile Vitamine. Außer Vitamin C (Asscorbinsäure), das ein Reduktionsmittel ist. Als Menschen führen wir es uns durch Obst und Gemüse zu. Eskimos nehmen es auch durch roh verzehrte Nieren auf.

---

195 *hydro = Wasser/wässrig.* Hydrolyse = Spaltung chemischer Verbindungen unter Mitwirkung von Wasser.

Ascorbinsäure spaltet aus ihren Molekülen Protonen ab (Protonendonator). Durch die nun erfolgende Oxydation geht sie leicht in Dehydroascorbinsäure über. Dabei werden Elektronen abgegeben. Der Vorgang ist umkehrbar; ein Gleichgewicht entsteht dadurch.

Ascorbinsäure und Dehydroascrobinsäure sind deshalb in Lösung als Redoxsystem zu bezeichnen. Hierauf beruht die biochemische Wirksamkeit von Vitamin C in den Zellen.

Wer diesbezüglich tiefer steigen möchte, möge in diesem Zusammenhang von Werner Kollath *Regulatoren des Lebens – vom Wesen der Redox-Systeme* – Haug-Verlag, lesen. Das Buch ist nur antiquarisch erhältlich. Sicher ist manches davon heute gründlicher erforscht. Es ist aber ein medizinhistorisch wichtiger Hinweis darauf, wie früh Kollath bereits hinter die Zusammenhänge zu den Ursachen ernährungsbedingter Zivilisationskrankheiten kam, die durch Erhitzung der ursprünglich nativen Eiweiße und Mangel an Vitalstoffen und somit auch durch hitzezerstörte Enzyme und Mangel an Vitamin C unterhalten werden. Denn wo nur Gekochtes und wenig Obst gegessen wird, da gibt es auch Vitamin C-Mangel.

Entzündungshemmende Enzyme werden sowohl in der Schulmedizin als in der Naturheilkunde eingesetzt. Verdauungsenzyme finden wir in Ananas und Papaya. Das veranlasst die Pharmaindustrie dazu, daraus Präparate herzustellen und als Medikamente oder Nahrungsergänzungsmittel zu verkaufen. Wer sich ordentlich ernährt, benötigt das nicht.

Wenn wir einigermaßen klar im Kopf geblieben oder inzwischen wieder geworden sind, verstehen wir, dass wir keinerlei Präparate noch Medikamente wie Wobenzym und dergleichen benötigen, um unseren Enzymhaushalt in Ordnung zu bringen, da er sich selbst unter naturbelassener, abwechslungsreicher Ernährung in seine eigene Ordnung einpendelt. Wir müssen dem Schöpfer nur endlich nicht mehr ins Handwerk pfuschen. Wir benötigen keine Wissenschaft, um diese Ordnungen samt ihrer innewohnenden Ordnung gemäß laufen zu lassen. Wir benötigen aber die Weisheit der Selbstzurücknahme.

Vitamin B 1 und die Lebensvorgänge

Auf *Seite* 216 haben wir die Vitamin-Tabelle bereits vorgestellt bekommen:

Wasserlösliche Vitamine:

B1 (Thiamin)
B2 (Riboflavin)
B3 (Niacin, Nicotinsäure, PP)
B5 (Pantothensäure)
B6 (Pyridozin)

B9 Folsäure, auch: Pteroylglutaminsäure)
B12 (Cobalamin)
C (Ascorbinsäure)
H (Biotin)

Fettlösliche Vitamine:

Vitamine A, D, E und K (merke einfach die Eselsbrücke: "ADEK")

Naturwissenschaftler sind darum bemüht, ihren vielen, vielen Entdeckungen passende Namen zu geben, an denen man ihre Herkunft, ihren Sinn und ihre Funktion, letztlich: eventuell auch ihr Ziel und ihre Zweckmäßigkeit erkennen soll. Ein Vit-Amin ist demnach also ein Amin, oder eine Aminosäure, das direkt mit dem Leben zusammenhängt. Vitamine sind zugleich Werkzeuge wie Bausteine des organischen Lebens. Mit einem Werkzeug werden Materialien bearbeitet, Bausteine sind das Baumaterial selbst. Vita heißt Leben. Amine sind organische Abkömmlinge des Ammoniaks (NH_3). N = Stickstoff und H = Wasserstoff. Das Stickstoffatom kommt in diesem Molekül 1 x vor, dass Wasserstoffatom 3 x. Daher die Schreibweise NH_3. Amine reagieren mit Säure. Biogene Amine – damit sind primäre, im Stoffwechsel vorkommenden Amine gemeint – stammen aus pflanzlichen wie tierischen, also "lebendigen Substanzen" und kommen in den Eiweißen = Aminosäuren vor.

Das NH_3 ist Bestandteil jedes Eiweißmoleküls, jeder Aminosäure also. Ohne NH_3 kein Leben! In der Verbindung von Kohlenstoff (C) mit Sauerstoff (=) oder besser formuliert: -COOH + NH_3 ist es die Hauptgrundlage des Lebens. Hierin finden wir die Grundbausteine für alles organische Leben: pflanzliches wie tierisches. Und wir Menschen stehen mitten darin und machen überhaupt keine Ausnahme, auch wenn manche Kreationisten es gern anders hätten, weil sie die Bibel weiterhin als einzige Weisheits- und Wissensquelle verunstalten. Darum ernähren sich viele von ihnen lieber von industriell zerstörter Nahrung und industriellen Schadstoffen als aus der Fülle der Schöpfung, aus der Fülle des Lebens heraus, was mich fassungslos und traurig sein lässt! Religion kann, falsch verstanden, wirklich Opium fürs Volk sein.

Allgemeine Struktur der Monocarbonsäuren
mit der blau markierten Carboxy-Funktion nach Wikipedia.
C = Kohlenstoff, O = Sauerstoff und H kennen wir bereits als Wasserstoff.
http://de.wikipedia.org/wiki/Carbons%C3%A4uren

Die Natur hat irgendwann, irgendwie und irgendwo mit kleinsten Teilchen gewerkelt und so das Leben erfunden. Wir sehen immer das große Weltall, die riesige Erdkugel; und unsere Schöpfungsgeschichten und -mythen bedienen sich symbolischer Bilder. Die große Energie, die hinter und in allem steckt, zeigt uns, wo der Schöpfer wirklich wirkschaffend wirkt: im kleinsten Detailchen. Auch in den Vitaminen. Der Rest ergibt und fügt sich dann von selbst.

Zwischen Vitamin, Enzym, Apoenzym, Coenzym und der prosthetischen Gruppe mit ihrer katalytischen Wirkung bestehen enge Beziehungen. Sie alle benötigen wir als Werk- und Wirkstoffe, um unsere Nahrung überhaupt verwerten zu können. Es ist schön zu wissen, dass das alles von klugen Menschen entdeckt wurde, aber es ist unnötig, darüber beim Einkaufen nachzudenken, solange wir nur naturbelassene Grundlebensmittel einkaufen.

Wir haben bereits mehrfach die Vitamine B1 und B 12 angesprochen und über ihren Sinn für die Erschließung unserer Nahrung gelesen. Die acht B-Vitamine dienen den *Coenzymen* als Vorstufe. *Co* sagt aus, dass sie *mit* etwas zu tun haben, dass sie eine Beziehung zu etwas herstellen und dass sie mitwirken. Sie haben mit den Enzymen (Co-Enzyme) zu tun und wirken mit ihnen im Schulterschluss als Biokatalysatoren. Nochmals im Klartext: Ein Katalysator bewirkt eine Reaktion von zwei Ausgangsstoffen (Atomen bzw. Molekülen), ohne in die neue Verbindung selbst mit eingebunden zu werden. Mein bevorzugter Vergleich: Standesbeamter/Pfarrer verheiratet Mann und Frau miteinander und zieht sich gleich danach wieder zurück; er nimmt an der Ehe nicht teil. Und für die Scheidung ist ein anderer zuständig: der Richter, der auch nicht an der Trennung teilnimmt sondern sie lediglich durchführt.

Wichtig zu wissen ist vielleicht noch, dass wahrscheinlich nicht alle Vitamine entdeckt wurden. Nach und nach wurde immer mal wieder ein "Untervitamin" entdeckt oder umbenannt, wenn die Wirkungsweise deutlicher wurde. So nannte man die B-Vitamine früher Auxone, die Enzyme nannte man Fermente usw.. Gerade bei den Vitaminen der B-Gruppe hat man immer wieder neue Entdeckungen gemacht und festgestellt, dass sie chemisch unterschiedliche Substanzen sind und sich also auch physikalisch und physiologisch anders auswirken.

B-Vitamine kommen in vielen tierischen wie pflanzlichen Lebensmitteln vor. Machen wir uns bitte klar, dass Lebensmittel für uns, die wir selbst ja Subjekte sind, Objekte (!) darstellen. Wir nehmen sie unter unserem jeweils charakteristischen, anerzogenen und angewöhnten Entnahme-Verhalten an uns, bearbeiten sie, bereiten sie auf angewöhnte, anerzogene und charakteristische Weise zu und einverleiben sie uns, um mittels dieser Lebewesen, die wir zu unseren Mitteln zum eigenen Leben umfunktionieren, selbst leben zu können.

Sie selbst sind für sich selbst genommen aber eigene Subjekte, und wir sind ihre Fressfeinde. Für die Karotte sind wir ebenso Raubtiere wie für das Huhn. Sie sind als Subjekte kein Mittel, um zu leben sondern sie sind sie selbst und wollen sich und ihre Existenz an Leben erhalten. Und für sich selbst benötigt jedes Subjekt die Substanzen eines Objekts, um sich selbst ständig **rege**nerieren zu können. Dafür benötigt jeder Organismus auch die **Gene** des Objekts. Die sind in dessen Zellen enthalten. Wenn wir Genmanipulationen an unseren Nahrungsmitteln betreiben, üben wir dadurch langfristig auch Veränderungen auf unsere eigenen Gene aus. Objekte sind genau betrachtet **Beute!** Gleichgültig ob als **Beutetiere** oder als **Beutepflanzen.**

Vitamin B 12 ist als einziges B-Vitamin nicht in Pflanzen aber auch nicht in Tieren enthalten. Vielmehr werden sie von Mikroorganismen hergestellt und kommen auf der Oberfläche von Lebensmitteln vor. Wir sehen schon an dieser Sonderstellung des Vitamin B 12, dass die Zusammenfassung bestimmter Vitamine in einer Gruppe möglicherweise nur vorläufigen Charakter hat und noch Präzisierung und neuer Bezeichnung bedarf!!

Vitamin B 1 (Thiamin, Aneurin) nimmt insofern eine Schlüsselstellung ein, als es an der *Oxydation*, also an der Reaktion eines Lebensmittels mit Sauerstoff beteiligt ist. Die Silbe *Oxy* weißt auf Sauerstoff (O), d. h. auf *Oxygen,* hin. Wird einem Oxid Sauerstoff entzogen, nennen wir das *Reduktion*. Das B 1 ist an der *Reduktion* beteiligt. Bei der *Reduktion* erfolgt gleichzeitig eine *Oxydation*. Daher sprechen wir vom *Redoxsystem*. Wir kennen das aus dem Chemieunterricht der Anfangsjahre. Erinnern sie sich? Wenn Nichtmetalloxide mit Wasser reagieren, entstehen Säuren; diese färben Lackmus rot. Wasser, Kohlenstoff (C) und unedle Metalle sind Reduktionsmittel. Es gibt auch Säuren, die keinen Sauerstoff enthalten.

Die *Oxydation* kennen wir vom Rosten her. Eisen geht eine Verbindung mit dem Sauerstoff der Luft ein und rostet. Die Folge ist, dass es zerbröckelt, dass es abgebaut, also reduziert wird. Nichts anderes passiert mit den Kohlenstoff enthaltenden Kohlenhydraten, die wir als sättigende Bestandteile in Getreide und anderen Lebensmitteln haben. Kohlenhydrat = $C_6H_{12}O_6$ = Summenformel der Glukose. Wenn wir Saccharide (= Kohlenhydrate) mit konzentrierter Schwefelsäure (HCl) versetzen, tritt Verkohlung ein, weil sie den Ausgangsstoffen Wasser entzieht. Dabei bleibt dann "Kohlenstoff" (C) zurück. Die Bezeichnung wurde ursprünglich gewählt, nachdem einfache Experimente mit dem Verbrennen von Holz und dergleichen zur Erkenntnis führten, dass dann ein reiner "verkohlter" Stoff zurück bleibt.

Vitamin B 1 ist insbesondere für die reibungslose Funktion des Nervensystems zuständig. Wie alles andere auch, was wir mit der Nahrung aufnehmen, kann es kurzzeitig gespeichert werden, muss aber immer wieder mit der Nahrung zugeführt werden. Es wird schließlich im Darm aufgenommen und dort zu einem Coenzym umgewandelt. Erst in dieser Form wirkt es dann am Abbau, d. h. an der Reduktion der vorher oxydierten Kohlenhydrate mit.

Wir finden Vitamin B 1 in hoher Konzentration in den Randschichten von Getreide. Dazu gehört auch Vollreis. Und wir finden es in den Nüssen und Saaten. Also verarmen wir unsere Nahrung nicht mehr sondern bereichern wir uns an dem, was uns die Natur in reichem Maße zur Verfügung stellt, damit auch unsere Redoxsysteme ungehindert funktionieren können.

Vitamin B 1-Gehalt in jeweils 100 g ungeschälter Ware:[196]

Weizenkeime 2,0 g	Sojabohnen 0,44 mg
Sonnenblumenkerne 1,9 mg	Reis 0,41 mg
Pinienkerne 1,30 mg	polierter Reis 0,3 mg
Backhefe 1,0 mg	Hammelleber 0,36 mg
Paranüsse 1,0 mg	Roggen 0,35 mg
Erdnüsse 0,90 mg	Walnüsse 0,35 mg
Rindfleisch 0,88 mg	Hühnerleber 0,32 mg
Hafer 0,67 mg	Rinderleber 0,30 mg
Pistazien 0,65 mg	Erbsen 0,30 mg
Cashew 0,63 mg	Geflügel 0,11 mg
Lupinensamen 0,51 mg	parboiled polierter Reis 0,1 mag
Kichererbsen 0,50 mg	Pellkartoffeln 0,07 mg
Weizen 0,46	Kokosnuss 0,05 mg

[196] Teilweise entnommen aus Wikipedia und aus anderen Quellen.   http://de.wikipedia.org/wiki/Thiamin
Umfassende Listen befinden sich in Die große GU Nährwerttabelle – Gräfe und Unzer

Vitamin B 1, das auch Thiamin oder Aneurin genannt wird, hat einen eigentümlichen Geschmack. Wenn man es gespritzt bekommt, schmeckt man es sofort auf der Zunge. Der typische Geschmack findet sich besonders in Leber und Hefe wieder und ist außerdem reichlich im Getreide enthalten: Nur in den Randschichten des Getreides! Nehmen wir die weg, reduziert sich der Gehalt beispielsweise bei Weizenmehl auf 0,1 mg. Das volle Weizenkorn dagegen enthält auf 100 g Ware 0,46 mg! Fabrikzucker enthält gar nichts, Rübensirup hat noch 0,04 mg.

Die Leber von Schlachttieren zu essen, birgt die Gefahr, alles mit zu vertilgen, was dieses Entgiftungsorgan in sich trägt. Fleischesser sollten das immer bedenken! Manche Leute freuen sich über eine besonders gelbe Leber bei Hühnern ohne zu wissen, dass diese armen Tiere an einer Fettleber gelitten haben. Dass eine Fettleber nicht mehr funktionstüchtig ist, wissen wir von der verfetteten Leber bei Menschen, mit der insbesondere Alkoholiker gesegnet sind. Eine Fettleber kann die angelieferten Giftstoffe aus dem Abbaustoffwechsel der Kulturkost nicht mehr richtig zum weiteren Abbau und zur Ausscheidung bringen. Also enthält eine solche Leber auf jeden Fall "ungesundes Zeugs"! Aus der Fettleber kann sich eine Leberzirrhose entwickeln.

2,0 mg Vitamin B 1 finden wir in 100 g Weizenkeimen! Natürlich wollen wir keine isolierten Keime essen, denn wir benötigen volle Lebensmittel und nicht etwa "besonders gute Isolate", denen es dann an anderen Stoffen wie beispielsweise an den Mineralien fehlt. Nur im Gesamtpaket werden aber alle Stoffe mitgeliefert, die das betreffende Lebensmittel auch ab- und umbaubar machen können.

Es empfiehlt sich von selbst, täglich ein Frischkorngericht mit Nüssen und Obst zu essen, wenn man die Inhaltsstoffe einmal bezüglich ihres Wirkmechanismus analysiert hat und sich schlichtweg obige Tabelle anschaut!

Die DGE rät zu 1 mg Vitamin B 1 pro Tag. Schwangere und Stillende sollten bis zu 1,4 mg aufnehmen. Max Otto Bruker ging stets davon aus, dass wir die doppelte Menge benötigen, nämlich 2,0 mg. Man kann sich mit natürlichen Lebensmitteln ebenso wenig daran überessen wie man sich mit rein pflanzlicher Vollwertkost auch nicht an Eiweißen überfressen kann. Das Maß aller Dinge ist nicht die Mäßigkeit in Bezug auf Nahrungsmittel, die uns krank machen oder bezüglich unseres Geldbeutels, sondern das Maß ist hier tatsächlich, sich von krank machendem Zeugs ganz und gar zu enthalten und im rechten Maß **Lebens-Mittel** zu essen.

Mangelerscheinungen zeigen sich in Störungen des Kohlenhydratstoffwechsels, was sich am Nervensystem und somit direkt auch auf das Gehirn auswirkt. Es folgen Niedergeschlagenheit, Reizbarkeit und Depressionen, Müdigkeit, körperliche Schwäche, Abgeschlagenheit. Meine kleine Tochter litt ebenso wie ich selbst an regelrechter Kachexie! Ich wurde erst gegen 11 Uhr wach und war spätestens gegen 14 Uhr schon wieder müde. Ich schleppte mich schwerfällig durch den Tag. Und meine Tochter konnte zuletzt bereits nach 7 Minuten Fußweg vor Schwäche nicht mehr weiter gehen.

Heißhunger und Appetitlosigkeit können gleichermaßen auftreten; bei einem mehr dies, beim anderen mehr das. Man kann sich nicht recht konzentrieren, und Leistungsabfall ist die Folge. Das Gedächtnis wird gestört, und wir sollten uns mit Recht fragen, ob die Altersdemenz neben vaskulären Gründen (Arteriosklerose → Mangeldurchblutung) nicht auch durch das chronische Fehlen von Vitamin B 1 in der täglichen Nahrung herrührt. Jede chronische Krankheit ist der chronischen Unterlassung einer vollwertigen Nahrung verdächtig!

Die Muskulatur nimmt unter B 1-Mangel ab, der Muskeltonus ebenfalls. Meistens geht der Mangel auch einher mit Mineralienmangel, was das Bild noch ausweitet: Wadenkrämpfe. Auch Blutarmut kann die Folge sein. Anämie ist also durchaus nicht unbedingt die Folge von Eiweißmangel, wie von Fleischbefürwörtern gern suggeriert wird. Das Vollbild der Beri-Beri-Krankheit kennen wir von Hungergebieten ebenso wie vom Beginn des Reisschälens in den klassischen Reisanbaugebieten. Die davon befallenen Asiaten litten nicht an Fleischmangel sondern am polierten Reis! Trotz dieser Erfahrung bekommt man in keinem Chinarestaurant der Welt ungeschälten Reis! Und auch die modernen Chinesen essen nur noch weißen Reis.

Das Immunsystem wird durch Vitamin B 1-Mangel geschwächt, d. h. sowohl die Bildung roter als weißer Blutkörperchen ist unter B 1-Mangel mangelhaft.

Vitamin B 1 verträgt zwar mehr Hitze als die Aminosäuren, die schon bei 43° C zerstört werden. Aber bei 160° C wird auch das Vitamin B 1 "getötet", das heißt es geht auch beim Backen eines tollen Vollwertbrotes etwa die Hälfte davon verloren. Wenn wir dann noch bedenken, dass bereits 15 Minuten nach dem Mahlen die Reduktion eintritt, das Vitamin B 1 sich dabei reduziert und nach einer Stunde bereits 50 % verloren gegangen ist, dann wissen wir, dass gekauftes Vollkornbrot, dem ja nur garantiert wird, dass das Mehl "spätestens 12 Stunden nach dem Mahlen bereits verbacken wird", nur noch sehr wenig von dem so lebensnotwendigen Vitamin B 1 enthalten kann! Das ändern Beteuerungen von Bäckern und Verkäufern nicht.

50 % ist bereits nach nur einer Stunde Lagerzeit nach dem Mahlen verloren gegangen, wenn nicht unmittelbar nach dem Mahlen das Mehl mit Wasser benetzt wurde, um den direkten Kontakt mit dem Sauerstoff der Luft zu verhindern. Verbindet sich der Sauerstoff aber mit dem frisch gemahlenen Mehl, tritt die Reduktion unweigerlich ein. Das tote organische Material wird in seine anorganischen Bestandteile zurückgeführt: "Erde zu Erde"! Das Mehl wird dabei aber, dem Gesetz von Verwesung und Auflösung organischer Bestandteile folgend, gleichzeitig erheblich in seinem nutritiven Wert reduziert!

Mir ist leider nicht bekannt, wie viel Prozent dann nach 12 Stunden verloren gegangen ist. Gehen wir mal davon aus, dass im günstigsten aber unwahrscheinlichen Fall nach einer Stunde nach dem Mahlen der Bäcker bereits Wasser mit dem Teig zusammen bringt, ihn knetet und ein Brot backt, dann haben wir diese 50 % Verlust an Vitamin B 1 auf jeden Fall zu verkraften.

Davon geht nochmals die Hälfte beim Backen verloren. Wenn in 100 g ungemahlenem Weizen 0,46 mg Vitamin B 1 vorhanden sind, davon die Hälfte durch das Herumliegen gemahlenen Mehls von lediglich einer Stunde verloren geht, bleiben uns beim Kneten des Teiges gerade mal noch 0,23 mg. Beim Backen geht davon nochmals die Hälfte flöten. Es bleiben also im besten Fall noch 0,165 mg übrig.

100 g Weizenkörner = 0,46 mg Vitamin B 1
100 g gemahlene Weizenkörner nach 12 Stunden = 0,23 mg Vitamin B 1
100 g "Vollwertbrot" aus dem Handel 0,165 mg Vitamin B 1

Wir wissen aber, dass der Bäcker nicht schon nach einer Stunde backt! Wie viel bleibt dann bitteschön tatsächlich noch an "vollem Vitamin B 1-Wert" in diesem teuren, vermeintlich vollwertigen Brot aus dem Naturkosthandel übrig!?!?!?

Es ist darum unbedingt erforderlich, wenn wir denn Wert auf Gesundheit legen, unser Getreide sofort nach dem Mahlen zu verarbeiten und unser Brot selbst zu backen. Noch wichtiger ist es aber, sich den Luxus zu erlauben, jeden Tag ein Frischkorngericht zu genießen. So wie es schon die Urvölker taten und wie es die alten Römer machten. Die römischen Heerscharen zogen alle mit ihren Getreidemühlen ins Feld und aßen täglich rohen Getreidebrei!

Kleingebäck enthält kein Vitamin B 1, egal ob es Vollwertkekse, Vollkornnudeln oder Vollkornbrötchen sind. Die Hitze kann es viel zu sehr durchdringen und lässt nichts mehr davon übrig. Nur im Vollkornbrot finden wir in der Mitte des Brotes noch ein paar Reste davon: Unter der Bedingung, dass es richtig gebacken wurde! Am Anfang bei 200-220° C, um eine gute Kruste zu erzeugen. Dann aber runter mit der Temperatur auf maximal 160° C, damit das Innenleben von der hohen Hitze verschont bleibt. Natürlich kann man die ganze Zeit über bei 160° C backen. Die Kruste kommt auch dann zustande, wenn wir das Brot 10 Minuten nach dem Backen aus der Backform lösen, sofort mit Wasser bepinseln und dann weiter auskühlen lassen. Ich empfehle, den Backofen 5 Minuten lang vorzuheizen, dann das Brot bei einer Starttemperatur von 200° C 15 Minuten zu backen und die restlichen rund 50-60 Minuten bei gut 150° C fertig zu backen.

Vorschläge für rohes und gebackenes Brot

Hinweise über sehr unterschiedliche Verwendungsmöglichkeiten von rohem, gekeimtem und gegartem Getreide finden sie auf den Seiten 76 - 102

in

Rezeptlose vegane Naturküche

**Köstlich schlichte Rohkost
"Pi x grüner Daumen"**

*

Ferner mache ich gern aufmerksam auf das hervorragend Werk

Backen mit Vollkorn

**Johann G. Schnitzer
Schnitzer-Verlag**

Gott lässt genesen,
der Arzt holt die Spesen

Vitamin B 12[197]

Vitamin B 12 (Cobalamin) ist auch so ein Stichwort, dass Fleischessern wie Neuvegetariern Sorgen bereitet. Seit Jahrtausenden gibt es Veganer, die sich bester Gesundheit erfreut haben und erfreuen: Die Pythagoräer der Antike beispielsweise, die vielen antiken Philosophen und Christen, Mahatma Gandhi und all die Prominenten der beiden Listen, die in diesem Buch auf den *Seite*n 169-174 aufgeführt sind. Ganze Kulturen leben seit tausenden von Jahren oder länger nicht nur vegetarisch sondern sogar vegan und haben sich fortpflanzen können. Fortpflanzungsfähigkeit und Zahngesundheit sind immer das beste Zeichen für Gesundheit. Und das sich Durchbeißen ist ebenso sprichwörtlich wie, den rechten Biss zu haben.

Obwohl inzwischen wissenschaftlich bewiesen ist, dass durch rein pflanzliche Kost kein Eiweißmangel entsteht, bilden die essentiellen Aminosäuren und das Vitamin B 12 immer noch die Grundlage für kontroverse Ansichten. Beides muss vorhanden sein, wenn der Mensch gesund leben möchte. Und Gott sei Dank ist es inzwischen auch wissenschaftlich erwiesen, dass unter ausgewogener Kost auch der Veganer genügend Vitamin B 12 hat. Bereits seit 1979 haben wir diesen Beweis vorliegen, und die Gießener Rohkoststudie erbrachte ihn erneut.

Die Funktionen des Vitamin B 12 und seine Einflüsse

Zellteilung, Neurotransmitterproduktion, Nervennahrung, Gen-Information, Bildung der roten Blutkörperchen, Fruchtbarkeit des Spermas, Aktivierung von Folsäure (B9)

Vitamin B 12 kommt, wie auch die Essentiellen Aminosäuren, nachgewiesenermaßen nicht nur in tierischen Produkten vor. Vitamin B 12 gliedert sich in aktives und inaktives B 12. Wir benötigen nur sehr, sehr wenig davon, und es ist sogar so, dass wir normalerweise nach der Kostumstellung auf alle Fälle auf rund 5 Jahre vom B-12-Vorrat zehren können.

Wenn dieser Vorrat an Vitamin B 12 allerdings erschöpft ist, kommt es urplötzlich zu dramatischen und lebensgefährlichen Ereignissen mit irreversiblen Folgeschäden, das heißt es kommt zur funikulären Myelose.

Erste Anzeichen sind: Kribbeln, Brennen, Schwäche und Missempfindungen in Händen und Füßen sowie Störungen der Reflexe. Die ausgeprägte funikuläre Myelose weist Sensibilitäts- und Motorikausfälle bis hin zur irreversiblen Querschnittslähmung durch Schädigung des Rückenmarks auf. Die Symptomatik gleicht der Multiplen Sklerose. Es muss keine perniziöse Anämie vorausgehen. Eine Perniziöse Anämie kann aber bereits auf einen B-12-Mangel hinweisen. Präziser: Mangel an Intrinsic-Faktor. Dieser Mangel aber kann zustande kommen durch eine Lebens- und Ernährungsweise, die zu massiven Magenschleimhautentzündungen

---

197 ▶ Max Otto Bruker – Vitamin B 12 -. Kleinschrift Nr. 23 – emu-Verlag
　　▶ Internet-Suchmaschine: Vegetarierbund B12 - Umfassende Ausführung des Vegetarierbundes Deutschland
　　▶ Internet-Suchmaschine: SSV B 12 (Schweizerische Vereinigung für Vegetarismus)

und Magengeschwüren führt. Das kann auch durch Medikamente ausgelöst worden sein. Und auch massiver Wurmbefall kann ebenfalls zu B-12-Mangel führen.

Wer Befürchtungen krank zu werden hat, möge regelmäßig Algentabletten einnehmen: Spirulina. Algen, die wir auch im Biohandel und Asialäden bekommen und ab und zu in der Rohkost mitverspeisen können. Nicht jede Algensorte enthält Vitamin B 12! Es liegt wahrscheinlich eher an der Umgebung der Algen, ob ihnen Vitamin B 12 **anhaftet.** Durch fermentierte Lebensmittel aber führen wir uns auf jeden Fall ausreichend B 12 zu. Fermentation ist eine biologische Reaktion unter Luftausschluss, die durch Mikroorganismen wie Pilze, Hefen, Bakterien und Zellkulturen ausgelöst wird. So werden bei der Herstellung von Sauerteigbrot Bakterien aus der Luft aufgenommen. Sie fermentieren Brotteig fermentieren und lassen ihn aufgehen. Es ist sicher gut, Teile des Sauerteiges roh zu essen. Mein Rohbrot wird nach ein paar Tagen immer etwas sauer, d.h. es fermentiert. Ich esse es auch so gern.

Fermentierte (vergorene) Lebensmittel enthalten ausreichend Vitamin B 12

Sauerteigbrot, Sauerkraut, Wein, Obstessig, Bier, Komboucha, Kefir, Joghurt, Frischkäse, Schimmelkäse, Emmentaler, andere Käse, Oliven, verschiedenes fermentiertes Gemüse wie Gimchi, Salami und andere Rohwürste, fermentierter Tee und anderes.
Fermentierte Sojabohnen: Tempeh, Miso, Shoyu, Sojasoße, und anderes.
In Miso ist Weizen enthalten, der ebenfalls fermentiert wird.

Es gibt aktives Vitamin B 12 und inaktives. Das Vitamin kommt als so genannter Extrinsic-Faktor durch die Nahrung in uns hinein und verbindet sich im letzten Dünndarmabschnitt, dem Ileum, mit dem aus der Magenschleimhaut kommenden Intrinsic-Faktor. Beide verbinden sich zu einer von Kommensalen (Bakterien) erzeugten Cobalaminverbindung.

Der Intrinsic-Faktor ist ein besonderes, körpereigenes Protein (Glycoprotein). **Aufgenommen wird das Vitamin B 12 mit der Nahrung, nicht in der Nahrung, da es ihr lediglich außen anhaftet.** Vitamin B 12 wird dann aber zusammen mit dem Intrinsic-Faktor zu einem recht großen Molekül verbunden und erst im letzten Dünndarm-Abschnitt, dem Ileum, durch Rezeptoren in der Dünndarmwand resorbiert und weitergeleitet.

Der Ernährungswissenschaftler Claus Leitzmann schreibt in seinem Büchlein *Vegetarismuns – Grundlagen, Vorteile, Risiken,* erschienen im C.H.Beck-Verlag, dass sich bei Lakto-(Ovo-) Vegetariern keine Versorgungsprobleme ergeben, da Milch und Milchprodukte ausreichend Vitamin B 12 liefern, dass aber auch Veganer offensichtlich geringe Mengen davon aufnehmen: 0,3-1,2 µg/d,[198] was Studien zeigen. Es sei aber nicht bekannt, woher sie aufgenommen wurden. *"Möglicherweise"*, so schreibt Leitzmann auf *Seite 68*, *"spielen die Mund- und Dünndarmflora, bakterielle Kontamination von Lebensmitteln und Essgeschirr sowie der Cobalamingehalt in angereicherten und fermentierten Lebensmitteln eine Rolle."*

Es ist bekannt, dass Veganer zwar einen niedrigeren Cobalamin-Blutspiegel haben aber dennoch keinen B 12-Mangel erleiden müssen. Immer betrachtet unter dem Aspekt der langjährigen Abstinenz von tierischen Produkten. Auch Leitzmann bestätigt das, rät allerdings Schwan-

---

[198] **Erläuterung zur Maßeinheit:** 1000 Gramm (g) = 1 Mikrogramm (µg)

geren und Stillenden, sich mit Vitamin B 12-Supplementation (Anmerkung der Autorin: z. B. Spirulinatabletten) zu versorgen, *"denn bei gestillten Kindern einiger veganer Mütter"*, so schreibt er auf *Seite 69*, *"wurden in verschiedenen Studien schwere Gedeihstörungen und Mangelerscheinungen mit irreversiblen neurologischen Schäden festgestellt."*

Das ist sicher eine sehr ernst zu nehmende Aussage, obwohl es gerade über diesen Punkt, wie ich verstanden habe, zu Uneinigkeiten zwischen Bruker und Leitzmann kam. Es kommt allerdings auf den Ausgangspunkt an. Wenn wir Menschen untersuchen, die sich rundum wirklich gesund ernähren und zum Ergebnis "keine Mangelerscheinungen" kommen, ist es einleuchtend, dass die bei einem Durchschnitt entdeckten Mangelerscheinungen keine wirklich allgemeine Gültigkeit haben, da der Durchschnitt zusammengesetzt ist aus Menschen mit korrekten und Menschen mit inkorrekten Ernährungsverhaltensweisen.

Beide Wissenschaftler haben eigene Erfahrungen in ihrem jeweiligen Fachgebiet mit jeweils unterschiedlicher Klientel gemacht, und ich halte es nicht für ehrenhaft, pauschal über den einen oder anderen negativ zu urteilen. Wir sollten daher auch nicht pauschal darüber urteilen, ob junge Säuglinge bereits rohes Getreide vertragen oder nicht. Was zählt, sind nicht Labor- und Schreibtischarbeiten sondern die empirisch gewonnene Erfahrung. Diejenigen Mütter, die den Ernährungslehren von Dr. Bruker exakt folgten, hatten gesunde Flaschenmilchkinder. Die Kinder wurden entweder mit selbst hergestellten Mandelmilch-Gemischen oder mit Kuhmilch-Gemischen (roh!) ernährt. Sie entwickelten sich auch als Kleinkinder ausnahmslos bestens. Keines hat Zöliakie bekommen. Sie erlitten auch keinen Vitamin-B 12 -Mangel.

Wenn Leitzmann Zöliakiekinder gesehen hat, dann sicher keine aus den Reihen der "Bruker-Kinder". Offensichtlich haben die Mütter der erkrankten Babys Fehler gemacht und einige grundlegende Richtlinien nicht korrekt beachtet. **Meine persönliche Meinung: Von der Mutter vorgekaute und mit eigenen Fermenten versetzte Säuglingsnahrung kann helfen, Probleme zu überbrücken, wenn keine Muttermilch zur Verfügung steht. Tiere geben ihren Jungen ebenfalls vorverdaute, d.h. bereits fermentierte Nahrung!**

Bezogen auf das Vitamin B 12 wissen wir aus dem klinischen Bild, also aus der Praxis, dass auch langjährige Veganer ausreichend erhalten und gesund bleiben, es aber vereinzelt Ausnahmen gibt. Hier sollte die Wissenschaft korrekte Fragen stellen und kein Pauschalurteil abgeben. Wodurch kommt die Ausnahme zustande? Meine These lautet: Durch Fehlwissen, was zu fehlerhaften Einschränkungen in der Auswahl und in der Folge zu Mangelerscheinungen führt. Ich glaube, mehrfach und ausreichend immer wieder auf derartige Fehlerquellen hingewiesen zu haben, zu denen nicht zuletzt irrige esoterische Verhaltensweisen führen können.

Ferner: Säuglinge, deren Mütter sich vegan ernähren, erkranken ebenfalls nicht zwangsläufig an Vitamin B 12-Mangel und dadurch an Addison'scher perniziöser Anämie oder funikulärer Myelose. Weder die Mütter noch ihre Kinder! Sonst wären vegane Völker ja längst ausgestorben! Ganz offensichtlich aber haben die Wissenschaften hier noch eine Wissenslücke zu füllen. Die Warnung an Veganer kann also erneut nur lauten: Hütet euch ebenso vor voreiligen Schlüssen von Wissenschaftlern wie auch vor abergläubischer Esoterik und Einseitigkeiten!

Leitzmann ist sehr vorsichtig in seinen Formulierungen und spricht keine Warnung aus, sich überhaupt nicht vegan zu ernähren. Ich habe beim Lesen seiner Bücher den Eindruck gewonnen, dass er ein sehr besonnener Wissenschaftler von sehr präziser Formulierung ist. Er kann es durchaus ertragen, dass es nicht auf alles eine Antwort gibt. Und da könnten sich Leitzmann und Bruker eigentlich wieder einig gewesen sein: **Wenn die Erfahrung zu einem anderen Schluss kommt als die Wissenschaft, sollte die Erfahrung gelten und die Wissenschaft sollte sich mit Behauptungen zurückhalten, die der Erfahrung widersprechen.**

Es wurde lange Zeit behauptet, das Vitamin B 12 ausschließlich in tierischen Produkten wie Fleisch, Innereien, Fisch, Eiern, Milch und Milchprodukten vorkomme, dass man es aber auch in Sauerkraut und Sanddorn zu finden sei. Ferner sei es in der Süßwasseralge Spirulina enthalten, die in alkalischen Salzseen in Mittelamerika, Südostasien, Afrika und Australien beheimatet ist. Diese Algen werden zu Tabletten gepresst und in Biohandel und Apotheken verkauft. Ob nun wirklich **in (!)** den genannten Dingen Vitamin B 12 enthalten ist, stellte der Wissenschaftler Victor Herbert in Frage, der anlässlich des 1. Internationalen Kongresses für vegetarische Ernährung im März 1987 in Washington ganz Anderes berichtete: Dass sich das Vitamin B 12 nämlich **auf der Oberfläche** befindet.

Die Schweizerische Vegetarische Vereinigung für Vegetarismus (SVV) schreibt, dass wissenschaftlich anerkannte Standardwerke der Ernährungslehre betonen, dass Vitamin B 12 weder von Tieren noch von Pflanzen, sondern ausschließlich von Mikroorganismen gebildet werden kann. Die Dünndarmbakterien Klebsiella und Pseudomonas sollen in der Lage sein, ausreichend B 12 zu produzieren. Demzufolge ist es nicht in den Pflanzen selbst vorhanden. Wir können es jedoch nur dann aufnehmen, wenn die Pflanzen, denen es anhaftet, nicht gewaschen werden, da sie noch mit den Vitamin-B 12-bildenden Bakterien "verunreinigt" sein müssen. (Anmerkung der Autorin: Eine solche "Verunreinigung" trifft auch für fermentierte Lebensmittel zu.) Die SVV sagt in ihren Ausführungen wie die heutigen Ernährungswissenschaften auch, dass das Vitamin B 12 nur im unteren Dünndarm absorbiert werden kann, sodass das Vitamin B 12, welches die Bakterien im Dickdarm synthetisieren, nutzlos den Körper verlässt, wenn es im Dünndarm nicht resorbiert wird. Die letzte Antwort bleibt eben offen, ist aber wohl in der Cobalaminverbindung zu finden, die aus dem aktiven und inaktiven B 12 (Extrinsic- und Intrinsic-Faktor) durch Kommensalen zustande und dann dem Organismus zu Nutzen kommt.

In *Medizinische Mikrobiologie* (Ernst Wiesmann, Fritz H. Kayser, Kurt A. Bienz, Johannes Eckert und Jean Lindemann) – Thieme-Verlag lesen wir, dass Klebsiella cloacae ebenso wie beispielsweise Esccherichia coli (Colibakterien) zur gesunden Darmflora (= Kommensalen) gehören. Beide sind übrigens gegen Antibiotika immer resistenter geworden. Pseudomonasbakterien – es gibt davon mehrere Unterarten – kommen im Erdboden vor, wie auch in Oberflächengewässern einschließlich der Ozeane. Und wir finden sie auf Pflanzen und in kleiner Zahl auch im Darm von Mensch und Tier. Eine ganze Gruppe verschiedener Kommensalen der Darmflora sind für das Zustandekommen der schließlich resorptionsfähigen Cobalaminverbindung verantwortlich, die wir etwas laienhaft und vereinfacht als Vitamin B 12 zeichnen.

Im untereren Dünndarm führen viele Tiere und so auch er Mensch eine symbiotische Lebensgemeinschaft mit Mikroorganismen, zu denen auch die genannten gehören. Es gibt aber noch weitere. So verordnet uns der Arzt beispielsweise zur Darmsanierung bei bestimmten Darmerkrankungen als Medikament Symbioflor 1 und 2. Darin enthalten sind Bakterien! Allerdings wird hier ein Denkfehler gemacht, denn diese Bakterien überleben die Magenpassage wegen der Salzsäure nicht! Sie sollten also von unten her mit einem Klistier in 50 ml Wasser oder mit einem Einlauf eingeführt werden, in der Hoffnung, dass trotz des dadurch ausgelösten Abführens ein paar drinnen bleiben und die Darmflora sanieren können.

Um Vitamin B 12 samt Intrinsic und Extrinsic-Faktor, durch die Laien ohnehin schwer hindurchblicken, in den Körper aufgenommen werden zu können, muss der Darm vollkommen gesund und frei von Entzündungen sein. Und die Darmbakterien müssen vorhanden sein. Gesunder Darm = gesunder Mensch. Nicht umsonst sagt der Volksmund: *Der Tod sitzt im Darm*. Was aber nicht ganz stimmt, denn der Tod wird schon bei der Nahrungsaufnahme mitgeliefert: Als Hackebeilchen aus der Nahrungsmittelindustrie.

Die in der Naturheilkunde manchmal zu drastisch vorgenommenen **"Darmsanierungen"** durch wiederholtes Abführen und wiederholte Einläufe gehen völlig am Notwendigen vorbei, denn **Darmsanierung beginnt im Kopf**: Mit der Auswahl der Lebensmittel, mit dem **Ernährungs-Entnahme-Verhalten (EEV)**, wie ich das fachfraulich nenne. Es ist das Verhalten, das hinter der Ernährung steckt. Und dieses wird geleitet durch eine ganze Palette an Vorstellungen, Meinungen, Anpassungen und Gewohnheiten.

Fasten als Chirurgie ohne Messer muss nicht, wie bei einigen Autoren geschrieben, mit einem Abführmittel wie Glaubersalz beginnen. Man kann auch einfach erst einmal 1-3 Tage lang fasten, in der Zeit nur trinken und erst dann einen hohen Einlauf mit 2 l warmem Wasser (oder aus stark verdünntem Anis-Fenchel-Kümmeltee) machen. Der Darm ist dann schon leerer, und der Einlauf ist nicht so unangenehm. Weitere Einläufe an jedem 3. bis 4. Tag des weiteren Fastens aber kein Abführmittel mehr. Bei 14tägigem Fasten sind das maximal 4 Einläufe. Danach muss Schluss mit Lustig sein, weil die Darmflora ihre Zeit zur Regeneration benötigt.

Naturheilkundliche Darmsanierungen dürfen ebenso wie antibiotische Therapien nicht dazu führen, dass die gesunde Darmflora zerstört und mit Symbioflor wieder aufzubauen gesucht wird. Eine zerstörte Darmflora führt auf jeden Fall zur mangelhaften Cobalaminverbindung und dadurch zu Vitamin-B 12-Mangel. ▶ Auf den *Seite*n 433ff folgt ein Kapitel über das Fasten.

Inzwischen wissen wir, dass trotz guter Säuberung der Vegetabilien bei konsequenten Veganern kein Vitamin-B 12-Mangel auftritt. Es reicht außerdem die Aufnahme von nur 1 µg (Mikrogramm) pro Tag aus. Auch da heraus ziehen wir den Schluss, dass Vitamin-B 12-Mangel nicht durch mangelndes Angebot entsteht sondern durch mangelnde Resorption, durch mangelnde Aufnahme also. Wir wissen ja auch, dass Menschen mit Magengeschwüren an B12-Mangel erkranken und perniziöse Anämie bekommen können. Wenn man bereits Erkrankten B12 zuführen möchte, dann niemals über den Mund sondern mit einer Injektion in den Muskel, damit nicht Magen- und Darmpassage umgangen werden und das Vitamin direkt in den Blutkreislauf gelangen kann: Parenteral also. Dass auch zu häufig verordnete Antibiotika zu Mangel führen können, ist darauf zurückzuführen, dass sie neben den "bösen" auch die "guten" Bakterien töten: die Darmflora.

Differentialdiagnostik: Mit dem Schilling-Test kann ein Intrinsic-Faktor-Mangel von einem Mangel an Resorption, d.h. von mangelhafter Aufnahme unterschieden werden.

Obwohl nachgewiesen wurde, dass auch nach gründlichem Waschen von Obst und Gemüse immer noch genügend Mikroorganismen anhaften, empfehle ich auch mit Blick auf das Vitamin B 12, nicht zu schälen, weil wir durch Schälen anhaftendes Vitamin B 12 gleich mit entfernen würden! Sauber wollen wir sein, aber nicht mit der Hygiene übertreiben, denn manche Mikroorganismen sind uns dienlich. Diese entfernen wir aber mit extremem Waschen, Bürsten und vor allem durch Wegschneiden! Schon darum: Äußere Kohlblätter grundsätzlich mit essen. Ebenso Schalen von Karotten, Roter Beete, Pastinake, Petersilienwurzel, Kohlrabi, Äpfeln usw.. Wir kämen ja auch nicht auf die Idee, Erdbeeren oder Kirschen zu schälen.

Mikroorganismen, die wir mit aufnehmen, werden aber zum größten Teil wohl durch die Magensäure abgetötet, d.h. ihre eigenen Eiweiße werden durch die Salzsäure unseres Magens zerstört und damit ihr Leben. Da sich die Darmflora aus den Lebensmitteln ergibt, die wir essen, müssen wir genauer untersuchen, wie die Darmflora in uns hinein kommt. Eine "Urzeugung" jedenfalls gibt es nicht. Es gibt offensichtlich noch viele offene Fragen.

Das Elektronenmikroskop diente nur dazu,
die Unwissenheit über Krebs 2000-fach zu vergrößern.
Manu L.Kothari / Lapa A. Metha

Essentielle Aminosäuren und der Eiweißbedarf

Die 20 kanonischen (Standard-) Aminosäuren

Aminosäure	Dreibuchstabencode	Einbuchstabencode	Bemerkung
Alanin	Ala	A	nicht-essentiell
Arginin	Arg	R	semi-essentiell
Asparagin	Asn	N	nicht-essentiell
Asparaginsäure	Asp	D	nicht-essentiell
Cystein	Cys	C	nicht-essentiell*
Glutamin	Gln	Q	nicht-essentiell
Glutaminsäure	Glu	E	nicht-essentiell
Glycin	Gly	G	nicht-essentiell
Histidin	His	H	semi-essentiell
Isoleucin	Ile	I	essentiell
Leucin	Leu	L	essentiell
Lysin	Lys	K	essentiell
Methionin	Met	M	essentiell
Phenylalanin	Phe	F	essentiell
Prolin	Pro	P	nicht-essentiell
Serin	Ser	S	nicht-essentiell
Threonin	Thr	T	essentiell
Tryptophan	Trp	W	essentiell
Tyrosin	Tyr	Y	nicht-essentiell*
Valin	Val	V	essentiell

* für Kinder und Schwangere essentiell

Inzwischen ist - Gott sei Dank - wissenschaftlich nachgewiesen worden, dass der Eiweißbedarf durch vegane Kost gedeckt wird und auch alle essentiellen Aminosäuren aufgenommen werden. Der Ärger, den mir mein Schwiegervater bereitet hat, war unnötig. *Essentiell* heißt *lebensnotwendig*. Essentielle Aminosäuren sind Eiweiße, die wir unbedingt benötigen. Aminosäuren enthalten mindestens eine Carboxygruppe (-COOH) und eine Aminogruppe (-NH$_2$)[199]. Wir sprechen hier über die proteinogenen Aminosäuren. Sie sind als α-Aminosäuren die Bausteine der Proteine des Organismus aller Lebewesen. Einige davon sind essentiell und müssen laut einer veralteten Ernährungslehre mit der Nahrung aufgenommen werden, weil der menschliche Organismus sie angeblich nicht selbst synthetisieren kann. Es wird unterstellt, dass unser Organismus nicht in der Lage sei, aus den Eiweißbruchstücken, die unser Organismus während seiner Passage durch den Verdauungstrakt herstellt, am Ende sein körpereigenes Eiweiß herzustellen. 20 Aminosäuren sind uns bekannt. Davon sind 10 essentiell, wenn wir die semi-essentielle Aminosäure Arginin mitzählen. Schauen wir uns das oben auf der Tabelle an.

Es wurde fleißig gelehrt, dass diese Aminosäuren ausschließlich in Nahrungsmitteln tierischer Herkunft vorkämen, was zu allerlei Polemisierungen gegen Vegetarier, vor allem aber gegen Veganer führte und ihnen oft eine ausgesprochene Außenseiterstellung in der Gesellschaft bescherte. Sie wurden völlig zu Unrecht seit dem Beginn der Lebensreform im 19. Jahrhundert mehr als anderthalb Jahrzehnte lang mit Sektierern gleichgestellt und in medizinischen Vorlesungen den Studenten regelrecht vorgeführt: *"Schauen sie sich den mikrigen Vegetarier an!"* Leider erinnere ich mich nicht mehr daran, wo ich das gelesen habe.

Ein möglicher Schlüssel wurde von Werner Kollath durch seine Entdeckung der unterschiedlichen Wirkung von nativem versus hitzedenaturiertem Eiweiß gefunden, worüber wir weiter oben im Pottenger- und im Kollathkapitel schon ausführlich gesprochen haben. Die Problematik von Mesotrophie und hitzedenaturiertem Eiweiß zusammengenommen liefert einen Schlüssel auch in der veganen Ernährung.

Fleisch wird allgemein nicht roh gegessen sondern hitzedenaturiert. Somit dürfte es überhaupt problematisch sein, den Körper mit gesundem Eiweiß zu versorgen, da es ja bereits mit dem hitzedenaturierten Gitter in den Körper gelangt und das biochemische Aufschließen der angelieferten Eiweiße dem Organismus allerlei Kopfzerbrechen machen dürfte. Mein Rückschluss aus Kollaths Erkenntnissen ist dabei, dass Veganer sich nur dann wirklich ausreichend mit Aminosäuren eindecken können, wenn sie zumindest den überwiegenden Teil ihrer Kost roh essen: nativ und nicht durch Hitze totgeschossen.

Es ist Tatsache, dass mit Fleisch, Milch und anderen tierischen Nahrungsmitteln immer auch essentielle Aminosäuren aufgenommen und somit das komplette Protein geliefert wird, dass der Organismus sowohl von Fleischfressern als auch reinen Pflanzenfressern benötigt. Von daher stellt sich die Frage: Woher beziehen reine Pflanzenfresser ihre Eiweiße?

Pflanzen verfügen nur über einzelne Bausteine, die dann im aufnehmenden Organismus zu körpereigenen Proteinen zusammengefügt werden müssen. Inzwischen wurde nachgewiesen, dass auch in pflanzlicher Kost essentielle Aminosäuren vorhanden sind, jedoch in der einen Pflanze diese, in der anderen eine andere. Daher müssen wir eine gute Mischung zu uns nehmen. Und genau das macht jedes vegan lebende Tier. Auch Gorillas, Orangs, Kühe, Gazelle, Elefanten, Schafe usw. ernähren sich so. Und wenn wir Zweifel daran haben, sollten wir in den Tierpark gehen und genau hinschauen, womit die Tiere zufrieden und gesund sind.

---

199 Ggf. in den Kapiteln *Werner Kollath: Chemische und physikalische Eiweißdenaturierung*, Seiten 247 ff und *Vitamin B 1 und die Lebensvorgänge*, Seiten 405ff nachschlagen.

Wenn wir uns die GU-Nährwerttabelle vornehmen, finden wir darin auch Angaben zu Eiweißen in den unterschiedlichen Nahrungsmitteln. Allerdings nicht aufgeteilt in die einzelnen Aminosäuren. Es ist auch nicht nötig, darüber nachzudenken, wie viel von dieser, wie viel von jener in unseren jeweiligen Vegetabilien steckt, wenn wir nicht täglich dasselbe essen und immer gute Mischungen vornehmen. Sie sind abwechselnd und in unterschiedlichen Mengen in pflanzlicher Nahrung vorhanden. Das Gesamtkonzert bringt uns dann in den Genuss, von allem genug zu bekommen. So finden wir in Weizen-Vollkornmehl 13,70 g, in getrockneten Erbsen aber 24,55g. Und in Kuhmilch sind es nur 3,28 g. In Lachs haben wir 20,42 g und in Rindfleisch 21,26 g. Methionin ist in Sojabohnen mit 36,49 g und im Hühnerei mit 12,57 g vertreten. Tryptophan finden wir in Schweinefleisch mit 29,95 g, im Hühnerei mit 12,57 g, Mais mit 6,93 g und in ungeschältem Reis mit 7,94 g.

Es ist nicht wichtig, sich die Lebensmittel danach auszusuchen, wo besonders viel von dieser oder jener Aminosäure drinnen steckt noch besonders viel Kalzium, Kalium, Magnesium, Selen oder was immer zu essen. Die Mischung von allem schenkt uns Gesundheit, nicht das Übertreiben in irgendeine Richtung. Sich Mineralien oder Vitamine künstlich zuzuführen, schafft ebenso Ungleichgewicht wie das Trinken von Eiweißdrinks. Nur die natürliche Ganzheit macht, dass wir gesund bleiben. Aufpeppen und aufwehrten durch künstliche Isolate schafft hingegen Unordnung in unserem Stoffwechsel.

Besonders komplettes Eiweiß bieten uns Hülsenfrüchte; die Sojabohnen stehen dabei an der Spitze. Wir sollten sie aber nur sehr ausnahmsweise oder besser noch überhaupt nicht als das Auszugsprodukt (=Teilnahrungsmittel) Tofu zu uns nehmen. Es ist besser, die ganze Bohne (gekocht oder angekeimt) zu essen. Die Kombinationen Bohnen mit Vollreis oder Kartoffeln und Eier liefern jeweils ein komplettes Eiweiß.

Wir sollten aber auch diese Ausführungen gleich wieder vergessen, denn der Genuss beim Essen kommt nicht dadurch zustande, dass wir beruhigt alle Inhaltsstoffe kennen, aufzählen, auswiegen und als mathematisch genau berechnete Biochemie mitzuverdauen suchen. Genuss kommt vielmehr durch guten Geschmack, schöne Form, liebevoll gedeckten Tisch und freundschaftliche Atmosphäre zustande. Guten Appetit!

> Der Wein bringt sogar die Weisen zu Fall.
> Benedikt von Nursia

"Übersäuerung" – Von Elektrolyten, Diffusion, Osmose, Säuren, Basen und Pufferung

Ob es mir wohl gelingen wird, Licht in das Missverständnis um die so genannte Übersäuerung, in Diffusion, Osmose und den **Säure-Basen-Haushalt** zu bringen zu bringen? Auf den *Seite*n 18, 37, 181-183, 212, 213f, 293, 355, **424,** 420-432, 434, 436 ▬ FN 91/182, FN 94/184 haben wir im Grunde schon recht ausführliche Informationen bezüglich der **Säuren und Basen** erhalten. Natürlich gibt es einen **Säure-Basen-Haushalt** im Organismus. Und es gibt auch Lebensmittel, die eher "sauer" oder "basisch/alkalisch" wirken. Um das aber mit dem pH-Wert des Blutes, der Pufferung und einem "sauren Magen" (Sodbrennen) auseinander zu halten, versuche ich mich hier noch einmal in besonderer Ausführlichkeit und hoffe dadurch noch etwas mehr Durchblick zu ermöglichen als noch mehr Verwirrung zu stiften. Es wäre sinnvoll, wenn sie in ihren vielleicht noch aufbewahrten **Schulbücher der Physik und Chemie, in Adolf Fallers "Der Körper des Menschen"** im zweibändigen **dtv-Atlas zur Biologie** und im **medizinischen Wörterbuch Pschyrembel** parallel zu meinen Ausführungen nachschlagen. Auch das Internet wird ihnen gute Dienste leisten, das Wichtigste daraus zu verstehen.

Der **Säure-Basen-Haushalt unterliegt der Pufferung** und ist als **gepuffertes System** zu **bezeichnen.** Wir haben unter normalen Bedingungen keinen Einfluss auf diese **Pufferung**. Und das ist entscheidend. Der pH-Wert* des Puffers in diesem gepufferten System ändert sich kaum. Der Carbonatpuffer hält den Blut-pH-Wert konstant zwischen 7,35 und 7,45. Was darunter liegt, wird als Azidose (zu sauer), was darüber liegt als Alkalose (zu basisch/alkalisch) bezeichnet. Wir werden darauf noch eingehen. ▶ * **pH siehe ▬ FN 15/37 und** *Seite* **423**

Elektrolyte leiten durch ein elektrisches Feld die Bewegung der Ionen und chemische Vorgänge. **Biologisch wirksame Elektrolyte** sind Verbindungen mit Säuren oder Basen wirksame Salze, die in wässriger Lösung in Ionen zerfallen. Der Dissoziationsgrad (Zerfallsgrad oder Abspaltungsgrad) ist abhängig und umso größer, je verdünnter die Lösung ist. Ionen die wir als Kationen (positiv) und Anionen (negativ) kennen, sorgen dafür, dass bei Ungleichgewicht ein Konzentrationsgefälle entsteht, dass passiv aus der Nahrung stammende Moleküle durch die Zellmembranen mit hinein- bzw- mit hinausreißt, je nachdem, ob in der Zelle oder außerhalb ein Druckgefälle entstanden ist. Die Konzentrationsänderung organischer Säuren zieht eine Verschiebung des Bikarbonatgehalts nach sich, was eine Änderung des pH-Wertes bewirkt, der durch **Pufferung** innerhalb gewisser Grenzen aufgefangen werden kann.

Der unentwegte Ablauf aller vitalen Vorgänge ist Voraussetzung für jegliches Leben in Flora und Fauna, also bei Pflanzen und Tieren. Der **Elektrolythaushalt** ist ein Teil dieser Vorgänge. Er regelt einerseits den Wasserhaushalt, andererseits gelangen durch seine physikalisch-chemischen Vorgänge kleinste Stoffmengen (Moleküle) passiv in die Zellen hinein und wieder heraus. Die biologischen **Elektrolyte** Kalzium, Kalium, Magnesium, Natrium, Chlorid, Phosphat, Sulfat und Hydrogencarbonat sind leitfähig; sie leiten Strom, wie es das Wort schon verrät und sind für den passiv erfolgenden Transport von Feinstoffen (Molekülen) in die Zelle hinein bzw. wieder heraus wichtig. Die Elektrolyte befinden sich im Innenzellraum (Intrazellulärraum) und außerhalb der Zelle im Raum zwischen den Zellen (Extrazellulärraum = Interstitium).

Wie ein kleines Chemiewerk sind sie überall im Körper tätig. In der Niere beispielsweise sind sie für die Regulation der **Harnfilterung** mitverantwortlich, die ihrerseits vom antidiuretischen Hormon (**ADH**) ihre "Marschbefehle" erhalten. Und das **ADH** muss dazu vorher gewissermaßen "Tuchfühlung" aufnehmen. Die positiv (Kationen) bzw. negativ (Anionen) geladenen Ionen der Elektrolyte öffnen gewissermaßen die Türen der Zellmembranen und sorgen so für den notwendigen osmotischen Druck, der die Diffusion von Lösungen durch die durchlässige Membran hindurch überhaupt zulässt und damit das passive Mitreißen von Molekülen.

Die **Elektrolyte** werden natürlich mit der Nahrung aufgenommen. Die Selbstregulation wird gesteuert mittels des antidiuretischen Hormons (**ADH**)[200], Aldosteron und Parathormon. Ein höchst kompliziertes Geschehen, auf das sich die normale Nahrung nicht negativ auswirken kann, denn Verluste an **Elektrolyten** kommen nur durch schwere Durchfallerkrankungen oder extremen Durst zustande, was den Wasserhaushalt durcheinander bringt.

Durch Blut- und Harntests bekommen wir Einblick in die **Elektrolyte** des Organismus. Es muss, wie schon gesagt, zwischen Intra- und Extrazellularraum ein reger Wechsel von Nährstoffen und Stoffen, die nicht mehr benötigt werden, stattfinden. Dieser Transport durch die Poren der Membranen hindurch (Gapes) findet dank der **Elektrolyte** statt. Sie regeln dabei gleichzeitig den Wassertransport, also die Bewegung des Lösungsmittels selbst, sodass in passiver Weise die sich darin gelöst befindlichen Moleküle aus Nahrungsstoffen und Zellstoffwechselstoffen passiv mitgerissen werden können.

Der **Elektrolythaushalt** regelt die Balance zwischen Natrium- und Kaliumsalzen, die, wie besprochen, überhaupt erst das Einschleusen bzw. Ausschleusen von Molekülen durch die Zellmembran in die Zelle hinein bzw. wieder hinaus ermöglichen. Ein- und Ausschleusen erfolgen allerdings passiv, indem durch ein entstehendes **Druckgefälle**, mal in die eine, mal in die andere Richtung, die in Wasser gelösten Stoffe mitgezogen werden. Wir haben also, grob betrachtet, zwei wichtige Punkte: 1. Wasser (Osmose), 2. Salze (Elektrolyte, die sozusagen der Schlüssel zur Zelle sind) sowie zwei weitere, ebenso wichtige Punkte: 1. Ausscheidung von Harnstoff und Harnsäure durch die Nieren und 2. entgiftende Funktion durch Ausscheidung giftig wirkender Substanzen. Gifte aus Medikamenten, Pflanzenschutzmitteln und dergleichen mehr werden durch die Leber ausgeschieden, die dafür natürlich "Arbeit" zu leisten hat und ggf. auch mal Schaden nehmen kann.

Unter **Diffusion** verstehen wir die gegenseitige Durchdringung von zwei flüssigen oder gasförmigen Körpern. **Osmose ist die Diffusion zwischen zwei durch eine durchlässige Membran getrennte Lösungen.** Diese Membran ist unsere Zellmembran. Der **osmotische Druck** ist derjenige Druck bzw. ist diejenige Kraft, der/die im Rahmen der **Osmose** den Fluss von gelösten Teilchen durch eine einseitig durchlässige (semipermeable) Membran antreibt. Semipermeabel sagt aus, dass die Membran wie ein Sieb zwar das Lösungsmittel, nicht aber den Stoff durchlässt. Sie ist also nur halbwegs durchlässig. Nur Moleküle unter einer bestimmten "Größe" (= Molmasse) werden durchgelassen. Dies richtet sich auch nach dem Durchmesser (Lumen) der Zell-Poren (Gapes). Wenn die Poren zu eng werden, können selbst lebensnotwendige Moleküle nicht mehr passieren. Die Zelle erkrankt und der Mensch erkrankt.

Der Einstrom aus dem Zwischenzellraum (Interstitium) in die Zellen hinein erfolgt von der *Seite* höherer Konzentration zur *Seite* niedrigerer Konzentration, bis der Innendruck, den wir **Turgor** nennen, dem osmotischen Druck von außen gleichwertig gegenübersteht.

---

[200] 184, 421, 426 — FN 94/184

Bei den folgenden Ausführungen zur Osmose habe ich wegen der Suche nach verständlichen Formulierungen das Internet hinzugezogen:[201] Die Nieren scheiden mit dem Harn auch Salze aus, wodurch sie den **osmotischen Druck** der Körperflüssigkeiten beeinflussen. Auch hier bewirkt die **Osmose** das Hindurchwandern (Diffusion) eines Lösungsmittels, nämlich zunächst des Blutes, dann des Primärharns, durch eine semipermeable Membran, die zwei Lösungen verschiedener Konzentration trennt und nur für das Lösungsmittel, nicht aber für den gelösten Stoff durchlässig ist. Dabei strömt so lange das Lösungsmittel (**der Primärharn**) in die konzentrierte Lösung hinein, bis ein Konzentrationsausgleich mit der schwachen Lösung erreicht ist. Da sich nun auf einer *Seite* eine größere Flüssigkeitsmenge angesammelt hat, lastet ein bestimmter hydrostatischer Druck auf der Membran, der auch als **osmotischer Druck** (Überdruck, der durch die diffundierende Flüssigkeit hervorgerufen wird) bezeichnet wird.

Die Harnfilterung ist ein komplizierter Prozess, bei dem täglich 300 x am Tag das gesamte Blut durch die Nieren strömt. Das sind durchschnittlich 1.500 Liter pro Tag, wobei 180 Liter Primärharn gebildet werden! Dieser wird dann auf dem Weg durch die Niere durch Auswahlvorgänge (Resorptions- und Sekretionsvorgänge) zum Sekundärharn. Am Ende gelangen nur 1% des Primärharns zur Ausscheidung.

Sollte es mir gelungen sein, falls sie noch nicht ausreichend über Elektrolyte, Diffusion und Osmose informiert waren, ihnen diese in meinem kurzen Exkurs ausreichend erklärt zu haben, verfügen sie jetzt über eine gewisse Grundlage, meinen Erläuterungen zum **Säure-Basen-Haushalt** zu folgen. In Wirklichkeit benötigt man gründlichere Informationen zu den einzelnen Begriffen, die jedoch den Rahmen dieses Buchs sprengen würden.

Der **Säure-Basen-Haushalt** sorgt für eine optimale Konzentration der Wasserstoffionen im Extrazellularraum (Zwischenzellraum = Interstitium), wodurch die physiologischen Stoffwechselvorgänge optimal geregelt und aufrecht erhalten werden. Ein pH-Wert des Blutes von 7,4, d.h. leicht basisch, wird dabei angestrebt. **Der Organismus "denkt" in Biochemie**, er "denkt" in Kationen, Anionen, Protonen, Atomen, Molekülen und physikalischen Ordnungen, wenn er **Säure und Basen** optimal zu puffern trachtet und dabei gleichzeitig ein System unterhält, bei dem die kleinstzerlegten Nahrungsbestandteile wie auch die ausscheidungspflichtigen Kleinst-Stoffe "bewegt und transportiert" werden müssen.

Wenn ich **Säure und Basen** in die Internet-Suchmaschine eingebe, werde ich mit merkwürdige Behauptungen konfrontiert wie *"Die Übersäuerung des Körpers verändert den **Säure-Basen-Haushalt** nachhaltig. Daher ist es wichtig, den Körper bei der Wiederherstellung seines...."* Schauen wir mal in die *Seite* hinein. Zentrum der Gesundheit, Gesellschaft für Ernährungsheilkunde GmbH zeichnet sich verantwortlich. Klingt sehr kompetent. Und nun steht da zu lesen: *"Eine Übersäuerung des Organismus führt zu Ungleichgewicht des **Säure-Basen-Haushaltes.** Deshalb hat der Ausgleich dieses wichtigen Regulationsinstrumentes Priorität zum Erhalt von Wohlbefinden und Gesundheit. Falsche Ernährung übersäuert."* Da steht auch noch: *"Übersäuerung plündert die Basendepots!"* Ich überlasse ihnen gern das Weiterlesen. Natürlich werden Basen zur Abpufferung von Säuren herangezogen, aber Ungleichgewicht entsteht ausschließlich durch extreme Einflüsse, auf die wir noch zu sprechen kommen.

Man kann in die Internet-Suchmaschine eingeben: *Saure und Basische Lebensmittel.* Es erscheinen dann verschiedene Tabellen. Ich möchte aber nochmals vor Missverständnissen und daher vor jeglicher Übertreibung warnen, denn der Säure-Basen-Haushalt als solcher ist etwas anderes als ein von Übersäuerung verseuchtes Interstitium, in dem "saure" Stoffwechselpro-

---
201 Wissen.de/Technik: http://www20.wissen.de/wde/generator/wissen/ressorts/technik/index,page=1205590.html

dukte wie Harnsäurekristalle für Unfrieden, z.B. einen tüchtigen Gichtanfall sorgen! Der Körper gleicht in der Pufferung Säuren und Basen aus. Das bezieht sich vor allem auf das Blut, das immer einen ausgewogenen pH-Wert benötigt. Die Blutwerte sagen aber nichts darüber aus, wie es in den Geweben aussieht, beispielsweise im Herzmuskel, Bindegewebe, in Muskeln und Gelenken: Im Interstitium = Zwischenzellraum also.

Um ein Gleichgewicht seines **Säure-Basen-Haushalts** herzustellen, muss sich der Körper sauer wie auch basisch wirkender Mineralien bedienen. Um **Säuren** aus Eiweißstoffwechsel (Fleisch, Fisch, Käse, Eier) und Kohlenhydraten (Getreide, Mehl, Zucker aber auch Kaffee) zu puffern, sind in erster Linie die **Basen** Kalzium, Kalium, Natrium und Magnesium nötig. Die bezieht der Organismus reichlich aus pflanzlicher Nahrung. Kommen zu wenig der die **Säuren** neutralisierenden Mineralien mit der Nahrung herein, holt der Organismus sie sich aus dem Körper selbst. Das führt zu Kalkmangel, woraus folgen können: krankhafte Osteoporose, Knochenbrüchigkeit, Tetanie, Parodontose, Wadenkrämpfe, Müdigkeit, Schwäche und weiteres. Durch gesunde, basenreiche pflanzliche Ernährung, wenig oder gar kein Eiweiß tierischer Herkunft und durch ausreichend körperliche Bewegung können wir dem Raubbau an unserem eigenen Körper vorbeugen.

Die **Pufferung**[202] ist der Regulationsmechanismus, der eine größere Änderung der Wasserstoffionenkonzentration (pH)* in den Körperflüssigkeiten Blut und Lymphe wie auch in den Geweben vermeidet. Schon geringfügige Änderungen des **Säure-Basen-Gleichgewichts** können lebensbedrohlich sein. Deshalb sind **spezielle Puffersysteme** lebensnotwendig. Die Puffersubstanzen enthalten entweder schwache **Säuren** und deren Salze mit einem starken Kation oder schwache **Basen** und deren Salze mit einem starken Anion. Dadurch wird die Wirkung von **Säuren und Basen** im pH aufgefangen bis die Kapazität der **Pufferung** wieder aufgebraucht ist. Das ist ein unaufhaltsames, fortwährend ablaufendes, lebendiges Geschehen.

▶ * **Begriffserklärung für "pH" in der Fußnote — FN 15/37** (*Seite* **37**)

Im Blut sind folgende Puffersysteme vorhanden: 1. Das Bikarbonat/CO_2-System, 2. der Hämoglobinpuffer (roter Blutfarbstoff Hämoglobin = ein spezielles Eiweiß), 3. der Phosphatpuffer im intrazellulären Raum (also innerhalb der Zelle; der Phosphatpuffer spielt eine Rolle bei der intrazellulären Harnpufferung) und 4. als Proteinpuffer im Plasma. Das Plasma ist derjenige Teil des Gesamtblutes, dem die roten Blutkörperchen entzogen wurden.

pH-Wert	NEUTRAL				
	stark sauer	schwach sauer	schwach alkalisch	stark alkalisch	
	0 1 2 3	4 5 6	7 8 9 10	11 12 13 14	

Das Blut unseres Körpers wird durch **Pufferung** nahezu neutral bei 7,4 (±0,05) gehalten. Der Neutralwert zwischen Säuren und Basen ist 7,0 und liegt genau auf der Mitte zwischen der stärksten Säure mit pH 0 und der stärksten Base mit pH 14.

---

202 Mit allgemein verständlichen Erläuterungen aufbereitet nach Pschyrembel – Klinisches Wörterbuch – de Gruyter, 1990, Seite 1381

Mit einem pH-Wert von 7,4 (±0,05) ist das Blut minimal basisch. Trinkwasser ist übrigens optimal bei einem pH-Wert von 8,0. Sauer oder basisch reagierende Stoffe können, wie gesagt, weitgehend ausgeglichen werden. Diese Fähigkeit, auszugleichen, nennen wir **Pufferung**. Der eisenhaltige Blutfarbstoff (Hämoglobin = Hb) aus den roten Blutkörperchen (Erythrozyten) ist die wichtigste Pufferinstanz. Das Blut ist gegen **Säuren** besser gepuffert als gegen **Basen**.

Eine Erläuterung noch, weil es verschiedene Bezeichnung gibt, die dasselbe meinen.
Im roten Bereich der Skala: sauer, Säure, Säuren, Magensäure = Salzsäure = HCl,
                                Vorsilben wie azi...Azi...
Im blauen Bereich der Skala: Basen, Laugen, Seife, basisch, alkalisch,
                                Vorsilben wie alka...., Alka....

Unter Stoffwechselstörungen entstehen sauer reagierende Substanzen, die durch das Hämoglobin (= Hb) eigentlich abgepuffert werden sollten. Das Hämoglobin ist für 90 % der Blutpufferung zuständig. Das mit Sauerstoff gesättigte Hämoglobin bindet **Basen**, die bei der Sauerstoffabgabe frei werden.

10% der **Pufferung** benötigt anorganische Salze: die Phosphate und Bicarbonate. Desweiteren Eiweißkörper des Blutplasmas (= der wässrige Teil des Blutes ohne die roten Blutkörperchen). Wenn durch die Atmung Kohlendioxid (CO_2) aufgenommen wird, wird bei der gleichzeitigen Sauerstoffabgabe (O_2) Alkali aus den Alkalireverserven des Blutes (basische Substanzen) in den roten Blutkörperchen freigesetzt. Wir atmen übrigens viel mehr CO_2 als Sauerstoff ein!

Das menschliche Blut muss sehr genau seinen pH-Wert 7,4 (±0,05) behalten. Wenn der so einfach durch Ernährung störbar wäre, hätte der Liebe Gott gepfuscht, denn der Wert lässt nur minimale Schwankungen zu. Unordnung im Elektrolyt-, d.h. dem **Säure-Basen-Haushalt** kann auf zwei Weisen zustande kommen: 1. durch die Atmung, 2. durch den Metabolismus (= Stoffwechsel). Tatsächlich fällt der Blut-pH-Wert dabei minimal auf 7,35.

Zu einer minimalen Blutübersäuerung kann es aber unter einer **respiratorischen Azidose** (atmungsabhängige Blutübersäuerung) kommen. Sie entsteht durch einen Überschuss an H^+ Ionen bei einem pH-Wert unter 7,35 und kann unter **Ausatmungsbehinderung** auftreten, bei einer Hypoventilation also. Hypo = unter, d.h. zu wenig Einatmung. Dabei bleibt zu viel CO_2 im Blut, d.h. der Stickstoff wird nicht genügend eliminiert. Ursache: Medikamentöse Lungenfunktionsstörung oder durch zu wenig Atmen, wofür es mehrere Gründe gibt. Erkennbar an der Blaufärbung der Lippen. Es kommt zu einer Verschiebung nach links auf der pH-Skala. Die Betroffenen müssen beatmet werden. Obwohl wir reichlich, aus unserem Stoffwechsel stammendes CO_2 (Kohlendioxid) ausatmen, ist immer noch genügend Sauerstoff (O_2) in unserer Ausatmungsluft enthalten, mit der wir von einem solchen Notfall betroffenen Menschen durch Mund-zu-Mund-Beatmung helfen können.

Das Gegenteil von der respiratorischen Azidose ist die **respiratorische Alkalose** (atmungsbedingte Verschiebung in Richtung basisch), wobei es zu einer minimalen Verschiebung über pH 7,43 hinaus kommt. Eine respiratorische Alkalose kommt durch zu rasches Atmen unter Aufregung zustande. Es gibt Menschen, die bei Aufregung regelmäßig in diesen Zustand geraten. Wir sprechen dann von **Hyperventilation**, hyper = zu viel. Es wird dabei zu schnell geatmet und zu viel Sauerstoff aufgenommen. Es kommt zu einer Verschiebung nach rechts der Skala. Therapie: In eine Plastiktüte ausatmen, wodurch der Stickstoffgehalt im Blut ansteigt.

Zur **metabolischen Azidose** kommt es hauptsächlich durch Niereninsuffizienz (Nierenversagen) mit Urämie (Harnvergiftung), aber auch durch Diabetes und bei extremem Durchfall unter schweren Infektionskrankheiten. Es gehen dabei Bicarbonat-Ionen verloren. Die Ursache liegt in einer stoffwechselbedingten Übersäuerung, die allerdings nicht durch die Ernährung zustande kommt sondern durch die oben genannten Krankheiten wie auch durch Aspirin-Missbrauch. Am häufigsten tritt eine solche metabolische Übersäuerung bei Diabetikern unter Insulinmangel auf. Man spricht dann von einer Ketoazidose, die durch eine hohe Ketonkörper-Konzentration im Blut gekennzeichnet ist, weil der Körper Mangel an Glukose leidet und somit an Energiezufuhr. So grotesk es erscheint, aber gerade unter Hyperglykämie (= zu viel Zucker im Blut) leiden die Zellen an Mangel am Endprodukt des Zuckerstoffwechsels: Mangel an Glukose. Das ist eine Metapher dafür, wie es durch Überfluss zu Mangel kommt!

Ich erspare ihnen und mir tiefere Ausführungen dazu. Aber ich habe hoffentlich deutlich machen können, dass derlei Übersäuerung nicht durch gewöhnliche gesunde oder ungesunde Ernährung zustande kommt sondern einen extremen Ausnahmefall darstellt. Weder als Sauermacher verteufeltes Fleisch, Fisch, Käse und auch nicht das vermeintlich säuernde Getreide haben Einfluss auf die Homöostase, die man am besten mit Fließgleichgewicht übersetzt.

Die **metabolische Alkalose** ist ebenfalls durch eine Entgleisung des Stoffwechsels bedingt und kommt vor allem durch Erbrechen zustande, weil es dadurch zum Verlust von Wasserstoff- und Chlorionen aus der Magensäure (H = Wasserstoff; Cl= Chlor; Magensäure = Salzsäure = HCl)) kommt. Therapie: Elektrolytlösung, die alle Elektrolyte enthält: Sowohl basische als saure. Im Extremfall wird in kleinsten Mengen Salzsäure gegeben.

Mangel an Kalzium kann **Tetanie** auslösen. Zu Kalziummangel mit Tetanie kann es durch mangelhafte Ernährung kommen, was durch eine **Schwangerschaft** noch verstärkt werden kann, da sich das heranwachsende Kind Kalzium aus dem Organismus der Mutter holt. Ich selbst habe nach der dritten Entbindung sehr schwer an Tetanie gelitten. Damals ernährte ich mich noch ungesund. **Leider wird Tetanie immer wieder mit einer Stress bedingten respiratorischen Alkalose und somit mit Hypochondrie oder Stress verwechselt. Es unterbleiben dann korrekte therapeutische Maßnahmen. Auch das ist mir zugestoßen. Die Zeiten irriger Psychosomatik sind leider auch heute noch nicht überwunden!**

Saures Aufstoßen sollte nicht mit dem **Säure-Basen-Haushalt** gleichgesetzt werden. Magensäure = Salzsäure = HCl hat rein gar nichts mit einer Übersäuerung des Organismus zu tun. Sodbrennen und somit reichlich Magensäure kommt durch ungünstig zusammengesetzte Zivilisationskost und zusätzliche körperliche Disposition zustande. Die Unverträglichkeit von Vollkornprodukten + Zucker ebenso wie durch Alkohol, Säfte oder gegartes Obst (Obst aus Dosen und Gläsern) kann man ebenso vermeiden wie Kaffee und Alkohol. Beim sauren Aufstoßen gelangt Magensäure nach oben in die Speiseröhre, was als Brennen empfunden wird.

Wenn der Magenpförtner nicht mehr richtig schließt, worunter vor allem alte Menschen leiden können, und es immer wieder dazu kommt, dass die Salzsäure in die Speiseröhre gerät, kommt es hier zu Verätzungen, weil sie nicht, wie der Magen, durch basischen Schleim produzierende Belegzellen geschützt ist. Man spricht dann von **Refluxösophagitis.**

Übrigens: Auch durch wiederholtes künstliches Erbrechen unter Bulämie kann es zu derartigen Verätzungen kommen, die meistens nicht als solche wahrgenommen werden, da sie nicht mit saurem Aufstoßen verbunden sind sondern durch das Erbrechen provoziert werden.

Trinkmenge und Säure-Basen-Haushalt - Da alles bei Übertreibung giftig sein kann, sei der Hinweis erlaubt, dass man sich auch mit zu viel Wasser vergiften kann. Das passiert manchmal Marathonläufern. Beim Militär beugt man vor durch geringfügige Natriumgaben (Kochsalz) ins Trinkwasser. Es ist bekannt, dass bis zu 10 Liter Wasser bei Wüsteneinsätzen getrunken werden mussten. Das wäre sicher mit weniger Wasser auch gegangen, wenn die Ernährung anders zusammengesetzt gewesen wäre.

Wenn man zu viel trinkt, gerät der Natriumhaushalt des Körpers durcheinander. Das Salz wird zu wenig, die Natriumkonzentration im Blut nimmt ab, und dadurch ist der Verdünnungsgrad natürlich höher. Diese Elektrolytverschiebung zieht dann Probleme in der Regulation des Wasserhaushalts nach sich, was durch die Tätigkeit des antidiuretischen Hormons ADH zu regeln versucht wird. Wo jedoch zu viel Salz durch Schwitzen verloren gegangen ist, kann auch der oberste Chef, das ADH, keinen Ausgleich mehr in Gang setzen. Es kommt unter Salzverlust zu Austrocknung (Exikose), Kopfschmerzen, Übelkeit, Zittern, epileptiformen Anfällen, Appetitlosigkeit, Müdigkeit, Schläfrigkeit und im schlimmsten Fall zu Nierenversagen und Tod.

Normalerweise bekommt man bei einem Konsum von 10 Liter Wasser Probleme. Durch das voraufgegangene Schwitzen bei Sportlern und Soldaten sieht das natürlich anders aus. Es ist allerdings wesentlich weiser, statt Salz ins Wasser zu tun, einfach Früchte zu essen oder sich gar einen großen gemischten Rohkostsalat zu gönnen, denn die notwendigen Mineralien werden in diesen natürlichen Köstlichkeiten in ausgewogener Menge zugeführt. Man muss dann wesentlich weniger trinken, weil auch das Schwitzen enorm reduziert wird. Diese Erfahrung habe ich auf meinen ausgedehnten und teilweise sehr anstrengenden Bergtouren im hochsommerlichen Spanien immer wieder gemacht. Ich habe wesentlich weniger Wasser mitschleppen müssen als meine mit wandernden, sich herkömmlich ernährenden Freunde.

Auf den *Seite*n 52f, 253, 271, **290f**, 426 und 433 haben wir uns schon mit der Trinkmenge befasst und dabei auch über die Nierenfunktion gesprochen. Wir wollen das hier im Rahmen des **Säure-Basen-Haushalts** noch etwas vertiefen. **Nachdem wir uns ausführlich mit dem Blut-pH-Wert befasst haben, wollen wir uns jetzt mit dem pH-Wert des Urins befassen.** Wir können ihn mit einem Teststreifen messen. Normbereich pH 5-7. Bei Gicht, metabolischer und respiratorischer Azidose sinkt er darunter.

Die Aufgabe der Nieren ist, wie schon besprochen, die Ausscheidung von Abbauprodukten des Stoffwechsels und die Regelung der Körperflüssigkeit:

- Abbauprodukte: 1. Harnstoff und Harnsäure und 2. giftig wirkende Substanzen
- Flüssigkeitsregulation: 1. Wasserhaushalt; 2. Gleichgewicht des Salzhaushaltes (Elektrolythaushalt), 3. Regelung des osmotischen Drucks.

Harnstoff fällt als Endprodukt des Eiweißstoffwechsels mit 20-35 g täglich an. **Harnsäure ist das Endprodukt des Nucleinsäureabbaus** (Nukleus = Zellkern) aus dem Purinabbau bei täglich 0,8 g. Im Zellkern befinden sich die Erbinformationen, die Gene, die sich aus vier organischen Komplementärbasen der Desoxyribonukleinsäure (DNA) zusammensetzen: Adenin, Thymin (Uracil), Cytosin und Guanin. Adenin und Guanin sind Purinbasen.

Purin ist auch so ein Stichwort, das oft benutzt und kaum verstanden wird. So sind beispielsweise Muscheln und Innereien reich an Purin. Purine sind Nukleinsäuren und werden vom Organismus selbst gebildet, über die Nieren zu Harnsäure abgebaut und dann ausgeschieden.

Eine **erhöhte Harnsäureproduktion** ist Folge einer Nierenfunktionsstörung, wobei die Löslichkeit überschritten wird und die Harnsäure wieder in die Blutbahn gelangt und schließlich in den Geweben abgelagert wird, was zu mehreren Entgleisungen und zum Nierenversagen führen kann. Das Purin können wir uns auch durch purinreiche Kost zuführen, gleichermaßen aber auch durch Fruktose enthaltende Lebensmittel. Wir werden vielleicht auf die Innereien verzichten wollen, jedoch nicht auf Obst, das natürlicherweise Fruktose enthält und keine pathologischen Wirkungen in Gang setzt.

Genau genommen kommt es weder durch die Innereien – die Eskimos essen sie sehr gern – noch durch Obst zu pathologischen Purinablagerungen, da das Purin mit dem Urin problemlos wieder ausgeschieden wird, wenn die übrige Kost vollwertig ist. Wahrscheinlich ist der Purinwert zwar auch höher als bei Veganern, aber das ist kein Zeichen für etwas Pathologisches sondern dafür, dass eben mehr ausgeschieden werden muss und auch ausgeschieden wird. Das erkennen wir am höheren pH-Wert und der **Clearance**. Der Urin pH-Wert bei Veganern ist niedriger als bei so genannten Normalköstlern, weil sie weniger Purin ausscheiden müssen. Während der ersten Fastenwoche hat aber auch der Veganer einen erhöhten Urin-pH-Wert, wie wir auf *Seite* 427 und im Fastenkapitel noch sehen werden.

Man könnte das alles in Analogie zum Cholesterinrummel sehen. Der Cholesterinwert an sich sagt noch nichts darüber aus, wie viel Cholesterin (und Kalzium!!) an der Innenwand der Arterien (Intima) kleben bleibt. Die Voraussetzung fürs Ankleben und Einlagern ist, wie schon gesagt, dass die Innenwände durch Mangelernährung, insbesondere Mangel an Vitamin B 1, krankhaft, das heißt: aufgeraut sind.

Bei Dickleibigkeit, Diabetes, Bluthochdruck und der Gicht können wir erhöhte Harnsäurewerte messen. Bei der Gicht finden wir Harnsäurekristalle bevorzugt in den Finger- und Zehengelenken, und das klassische Zipperlein in *Der eingebildete Kranke* von Jean-Baptiste Molière (1622-1673) zeigt uns einen solchen Gichtkranken mit reißenden Schmerzen in der Großzehe und bei "gutem Essen". Seine Purinwerte sind wahrscheinlich auch erhöht.

Also ist doch unser Ernährungsverhalten Schuld, denn die Erhöhung von Blutfetten und Blutzucker geht einher mit erhöhten Harnsäurewerten? Beide, erhöhte Blutfette (Cholesterin) und erhöhten Blutzucker finden wir bei Diabetikern und solchen, die es eigentlich nicht gern werden wollen: den gemütlichen, freundlichen Dicken. Also doch ernährungsbedingt, genauer: Durch das **Ernährungs-Entnahme-Verhalten (EEV)** bedingt, das schlichtweg raffinierte Produkte und alles, was sonst noch "lecker" schmeckt, süchtig und krank macht, bevorzugt.

Jedoch liegt die Ursache für das Ausfällen von Harnsäurekristallen und das Anhaften von Cholesterin und Kalzium nicht an den Mengen, die mit der Nahrung aufgenommen werden sondern daran, wie diese Nahrung beschaffen ist! Die Eskimos nehmen bekanntermaßen reichlich rohen Fisch zu sich. Heute noch! Allerdings leiden sie heute ebenso wie wir an ernährungsbedingten Zivilisationskrankheiten, weil sie sich vorzugsweise aus dem Supermarkt ernähren.

Ergo: Wir werden nicht durch einzelne natürliche Nahrungsmittel krank sondern, man höre und staune nicht mehr: durch den Fabrikzucker und die isolierten Kohlenhydrate. Durch die massive Bombardierung des Körpers mit leeren Kohlenhydraten, die praktisch frei von Vitalstoffen sind. Wenn also das Konzert natürlicher Lebensmittel nicht mehr vorhanden ist, dann gibt es einen derartigen Missklang, der den schönen Orchesterklang verdirbt. Und der Konzertgenuss wird verdorben. Wir haben viel Geld für nichts Gutes ausgegeben! Ebenso ist es mit unserem Körper und unserem Leben: Gesundheit futsch = Lebensqualität futsch!

Unter dem **Fasten** besinnt sich der Organismus und auch der Stoffwechsel auf sich selbst, indem er von sich selbst zehrt. Da werden nicht etwa Dinge wie Nahrungspurin abgebaut, das während des Fastens ja nicht zugeführt wird, sondern es geht zunächst einmal an die Energiequelle Körperfett und im Sinne des Wortes "ans Eingemachte"!

Die Endstufe der normalen (physiologischen) Zerlegung der Kohlenhydrate (= Saccharide = Zucker), die schließlich in der Leber Glukose daraus macht, wird auch während Hunger- und Fastenzeiten von Nervengewebe, Nierenmark, Gehirn und roten Blutkörperchen benötigt. Und so wird Glukose aus körpereigenem Eiweiß mit rund 75 g pro Tag synthetisiert. Wir werden darauf auch noch im Fasten-Kapitel auf *Seite* 437 zu sprechen kommen.

Menschen, die über krankhafte Eiweißspeicherdepots der Basalmembranen verfügen, weil sie über einen langen Zeitraum reichlich tierische Produkte zu sich genommen haben, können während des Fastens bestens davon zehren und erfahren auf diese Weise eine Entleerung dieser krankhaften Depots, Normalisierung des Blutdrucks und Vieles mehr. ▶ Bitte schauen sie im Kapitel über Lothar Wendt diesbezüglich nach, falls sie hier noch Erklärungsbedarf haben.

Der **Fettabbau** kommt ebenfalls zustande durch den normalen Glukosebedarf des Körpers. Auch aus Fett gewinnt er Glukose, die die Energiequelle für die Tätigkeit aller Körperzellen ist. Das Fett, das man sich molekularisch betrachtet, als Kette vorstellen kann, wird zerlegt in kleinere Kettenglieder, in freie Fettsäuren also, sowie in Ketonkörper. Aus diesen nun gewinnen dann Herz und Knochen ihre Energiequelle. In den Zellen haben wir kleine Kraftwerke, die Energie verbrauchen: Die Mitochondrien. Wir kommen darauf auf den *Seite*n 428, 436 und in der Fußnote — FN 206/436 nochmals zu sprechen.

Längeres Fasten ist sehr sinnvoll, denn erst nach etwa einer Woche kann das Keton auch aus dem Fettumbau vom Gehirn verwertet werden. Der Abbau von Körper-Eiweiß beträgt dann nur noch 20 g täglich.

Bei 14 Tage Fasten mit Wasser verlieren wir also:

```
   7 x 75 g = 525 g
+  7 x 20 g = 140 g
              665 g
```

Das Gesamteiweiß im Blut wird während des Fastens mehr oder weniger aufrecht erhalten, denn auch hier haben wir die schon mehrfach angesprochene Homöostase. Das heißt, dass die im Blut strömenden Substanzen im Gleichgewicht gehalten werden. Ein Gleichgewicht, das gewissen Schwankungen unterworfen ist, sich aber an vorgegebenen Normen ausrichtet und im Fließgleichgewicht sich immer wieder von selbst einzupendeln bestrebt ist. Unter allen einigermaßen normalen Bedingungen. Wenn wir die wirklich pathologischen Bedingungen ausklammern, die unter einem ganz normalen Fasten nicht gegeben sind, hat das Blut weder Probleme mit seinem Fließgleichgewicht noch mit seiner Homöostase.

Der Urin wird nicht wie das Blut in einer Körperzirkulation zu den Zellen hintransportiert sondern mit dem Harn werden nicht benötigte Stoffwechselendprodukte hinaus befördert. Auch Leber und Milz sind teilweise in dieser Weise tätig. Die Leber ist der zentrale Umschlagsplatz für vorzerlegte Nahrungsstoffe des Aufbaustoffwechsels und ausscheidungspflichtige Stoffe aus dem Abbaustoffwechsel. Sie entgiftet in den **Kupfferschen Sternzellen*** und führt Stoffwechselendprodukte aus dem Blut über die Fäzes (Stuhlgang) ab. Wenn sie nicht mehr hinterher kommt, bekommen wir Gelbsucht, deren Ursachen unterschiedlicher Art sind. Die andere Aufgabe der Leber ist dann der Aufbaustoffwechsel: Fette, Kohlenhydrate und Eiweiße werden hier noch feiner zerlegt und über das Blut zur Ernährung des Organismus weiter geleitet, wo diese Nährstoffe in den speziellen Körperzellen benötigt werden: Zur Ernährung der Zellen und zur Zellteilung, was den Körper ständig erneuert. **Die** Chance, wieder gesund zu werden, wenn man das Richtige isst!!   * Fußnote — FN 205/436 auf *Seite* 436

Sodbrennen vorbeugen und vermeiden!

Wenn wir eine Mahlzeit ohne Grünzeug essen, dann sollten Äpfel oder Tomaten dabei sein. Brot nur ausnahmsweise ohne Grünzeug oder Apfel/Tomate essen. Auf keinen Fall aber mehrere Mahlzeiten hintereinander ohne diese Dinge!

Einige Menschen haben Probleme mit frisch Gebackenem, gegartem Obst, und zur Mahlzeit getrunkenem Obstsaft. Ferner mit in Brot, Reis, Nudeln oder in Kartoffeln eingezogenem Fett.

Jeder Industriezucker, Kuchen und Süßigkeiten können Sodbrennen erzeugen.

Ebenso Kaffee, scharfe Gewürze und vor allem stärkere Alkoholika.

Sodbrennen vermeiden - Betrachten wir uns nun völlig unabhängig vom Säure-Basen-Haushalt einige Lebensmittel-Kombinationen, die zu Sodbrennen führen können.

Wir wissen schon, das Industriezucker jedweder Art, oftmals auch bester Honig, Säfte und gekochtes Obst **Unverträglichkeiten** erzeugen können. Nicht nur in der Verbindung von Vollkornbrot oder Frischkornmüsli mit Zivilisationskost werden wir mit dem sauren Aufstoßen konfrontiert sondern auch dann, wenn wir unsere neue Vollwertkost unklug zusammenstellen und das Grünfutter vernachlässigen, was durchaus auch vorkommt.

Saurer Magen in Kombination von Gasbildung kommt in erster Linie durch zu wenig Know-How zustande. Unterstützt wird das noch von der Werbung, die uns suggeriert, durch Medikamente auch dies Problem bestens in den Griff zu bekommen. Es wird dabei aber selten auf Risiken hingewiesen, die sie von Arzt, Apotheker und Beipackzettel erfahren können. Ohne Risiko kann hingegen **Luvos-Heilerde** eingenommen werden. Es gibt regelrechte Erde-Esser. Die riskieren aber, dass der Löss (= Lehm von Luvos-Heilerde) die feinen Azini[203] im Darm verkleben kann. **Man sollte daher die Erde nicht während des Fastens einnehmen.**

Von Sodbrennen geplagte Menschen haben auch die Erfahrung gemacht, dass Kohl oder Bohnen blähen. Oder es kommen Unverträglichkeiten mit irgendwelchem Gemüse zustande, die dann die Schuld bekommen. So sagte mir ein Mann, der durch mich sein Magengeschwür verlor, er habe nicht einmal mehr Petersilie vertragen. Dabei kann man mit Petersilie das saure Aufstoßen zumindest kurzfristig unterbinden. Wie schon gesagt: Luvos-Heilerde ist das Mittel der Wahl. Auch das Kauen von Fenchel-Anis-Kümmel bringt umgehend Linderung und glättet zugleich den Blähbauch. Besser ist es, seine Ernährung zu ändern, und genau das tat der Herr sehr erfolgreich. Kohl bläht nicht wirklich, vielmehr kann man ihn regelrecht als Medikament gegen Blähungen und zur Beruhigung des Darms einsetzen. Es sind die anderen Komponenten, die Kohl unverträglich machen: Zucker, Obstsaft, gegartes Obst und oftmals auch der Honig.

---

203   Azini = Ausführungsgänge von Drüsen.

Kombinationen aus natürlichen und daher an sich gesunden Zutaten, die Empfindliche auch bei vermeintlich bester Vollwertkost sauer aufstoßen lassen: Eine Scheibe Vollkornbrot mit Honig gesüßtem Schoko-Nuss-Aufstrich, dazu Getreidekaffee, ebenfalls mit Honig gesüßt zum Frühstück. (Bohnenkaffee würde die **Säure** noch steigern!) Mittags gibt es statt Rohkostsalat den Müslirest vom Vortag, weil der alle werden muss. Am Nachmittag selbst gebackenes, mit Honig gesüßtes Gebäck mit Getreidekaffee. Und damit es so aussieht, als wäre Milch drinnen, tun wir noch gemahlenen Hafer hinein und rühren schön um. Am Abend essen wir zur Abwechslung mal Spaghetti mit Tomatensauce und trinken klares Wasser.

Ich würde als nicht Empfindliche bereits nach der 2. Mahlzeit dieser Art leichtes Sodbrennen verspüren! Wenn wir dann so ähnlich am nächsten Tag fortfahren und weder Äpfel noch Grünzeug essen, kommt es unweigerlich zu Sodbrennen. **Es ist das Grünzeug bzw. die Folsäure, was das saure Aufstoßen verhindert! Allerdings nur unter der Bedingung, dass kein Industriezucker noch gegartes Obst gegessen, kein Saft getrunken wird und bei sehr Empfindlichen auch der Honig entweder sehr stark reduziert oder ganz eliminiert wird.**

Die Kombination übt entscheidenden Einfluss auf Verträglichkeit oder aber einen "sauren Magen" aus. Im Apfel ist ebenso wie im Grünzeug Folsäure enthalten, und die scheint mir das saure Aufstoßen zu verhindern. Während die Kombination Brot und Orangen, Bananen oder Ananas weniger ideal zu sein scheint. Dagegen bereitet eine Kombination dieser Früchte in einem Obstsalat keinerlei Probleme.

Man kann ohne weiteres eine Orange oder Banane ohne Folgen genießen, auch Ananas essen. Aber ein Magenempfindlicher, der weder Äpfel, Tomaten und/oder Grünzeug mit einbezieht, könnte vor allem dann sauer aufstoßen, wenn die nächste und übernächste Mahlzeit ähnlich aussieht, beispielsweise reichlich Getreide gegessen wird. Wenn wir in der Mittagsmahlzeit Getreide mit Kartoffeln oder Vollreis austauschen, wird es weniger Sodbrennen geben.

Ich spreche hier nicht nur von Erfahrungen mit mir selbst sondern vor allem von den Erfahrungen mit meiner von Natur aus sehr magenempfindlichen Mutter. Und ich weiß schließlich genau, was sie isst, wie sie worauf reagiert und womit ich gegenlenken kann, da ich die im April 2010 siebenundachtzig Jahre alt werdende alte Dame seit mehreren Jahren pflege. Ich muss gut darauf achten, dass sie mindestens eine um die andere Mahlzeit Folsäure enthaltende Kost zu sich nimmt.

Pure Ananas morgens auf nüchternen Magen genossen kann erhebliche Turbulenzen auslösen. Sie wirkt direkt auf die Peristaltik (Darmbewegungen) und kann zu Krämpfen führen. Wenn wir sie morgens im Obstsalat essen oder zum Müsli mit dazu geben, passiert nichts dergleichen. Ananas am Nachmittag pur gegessen, macht keine solchen Probleme. Man hat bis dahin ja auch schon irgend etwas anderes zu sich genommen. Und möglicherweise spielt hier auch die Zirkadianperiodik eine Rolle, die wir nicht beeinflussen können.

Wer überhaupt kein Getreide isst, muss an solche Kombinationen weniger denken. Wenn wir aber Getreide und Nüsse essen wollen, dann sollten wir immer wieder eine Mahlzeit dazwischen schieben, die genügend Blattgrün enthält oder sie von vornherein damit verbinden. Dann gibt es sicher kein Sodbrennen. Das Grün kann vom Spitzkohl sein, vom Endivien, Löwenzahn oder von Petersilie oder auch "Unkraut". Hauptsache grün, und je grüner, desto besser. Also bitte dunkelgrüne Blätter, beispielsweise vom Wirsing- und Spitzkohl, immer mit essen. Auch die dunkelgrünen äußeren Salatblätter und die Blätter von Kohlrabi, Radieschen und Karotten.

Dass Chinakohl so betrachtet nicht besonders wertvoll sein kann, ist wohl einleuchtend. Dasselbe bezieht sich auf Blumenkohl. Brokkoli ist da schon wieder besser. Fenchel, obwohl er nicht grün ist, beruhigt Magen und Darm ganz ausgezeichnet. Ebenso Stangensellerie und dessen Blätter. Auch roher (!!!) Weißkohl ist ein wunderbares natürliches Heilmittel gegen Blähungen und saures Aufstoßen. Aber nur dann, wenn die übrige Kost absolut frei von Fabrikzucker und dergleichen bleibt.

Fenchel-Kümmel-Anis ist die klassische Mischung gegen derlei Beschwerden. Und ich glaube, sie ist auf Bircher-Benner zurückzuführen. Von daher verstehen wir auch, dass Fenchelknolle ähnliche Wirkungen tut. Im Sellerie sind ähnliche Stoffe enthalten. Ja, es gilt wirklich, dass unsere Nahrung unser Heilmittel sein kann und unser Heilmittel zugleich unsere Nahrung ist, wenn beides entsprechend beschaffen ist: Ein und dasselbe als Garant unserer Gesundheit! Ich koche mir, da ich Rohkost bevorzuge, keinen Tee mehr aus der Mischung Fenchel-Kümmel-Anis sondern kau einfach einen Löffel davon gründlich durch.

Die Röststoffe von gewöhnlichem Kaffee wie auch von Getreidekaffee tragen auch mit zu Sodbrennen bei. Und das Trinken zum Essen ist mir ohnehin nicht verständlich. Wenn man natürlich derart trocken speist, wie hier eben beschrieben, kann ich verstehen, dass Flüssigkeit nachgegossen wird. Das Einspeicheln während des Kauens allein kann den Durst nicht wieder wett machen, der durch derartiges Essen entsteht. Trinken aber verdünnt die Magensäure, und der Magen legt nach, er säuert nach, um das eintreffende Eiweiß verdauen zu können. Und wenn man sich dann nach einer solchen Mahlzeit auch noch hinlegt und ab und zu aufstößt, gelangt sogar beim Gesunden Saures nach oben. Es wäre besser, den Verstand einzuschalten und Brot und Getreide als reine Beilage aber nicht als Hauptmahlzeit zu genießen.

Ergo: Das Einzige, was wir wirklich vermeiden sollten, ist der größte Bereich in Bioläden und Supermärkten, der uns reichlich verarmte Präparate und Fertigprodukte anbietet, die nicht wesentlich gesünder als herkömmliche Produkte dieser Art und mit zu Sodbrennen beitragen. Wir müssen tatsächlich Rohstoffe kaufen und alles selbst zubereiten, wenn wir auch davon verschont bleiben wollen. Wenn wir weiterhin lukullisch leben wollen, benötigen wir zwar mehr Zubereitungszeit, haben aber weniger Sodbrennen und andere Gesundheitsprobleme.

Es gibt fast nichts, was ich in solchen Läden kaufe. Mich interessieren nur die natürlichen Vegetabilien: Obst und Gemüse. Dazu noch die beiden Gläser mit in Sonnenblumenöl eingelegtem Basilikum oder Bärlauch, Getreide, Vollreis, Nüsse und Saaten, kaltgepresste Öle kaltgeschleuderter Honig dann und wann. Und vielleicht mal die Vitamdosen mit Hefe- bzw. Steinpilzcreme zum Würzen. Meersalz bringe ich mir aus Spanien mit und verbrauche davon lediglich ein Pfund in 3 Jahren.

Sodbrennen entsteht nicht durch saures Obst sondern durch Kombinationen! - Zitronensaft oder ein saures Stück Obst machen das Blut ebenso wenig sauer wie Getreide, Fisch, Fleisch und dergleichen. Nichts von alledem wirkt sich von sich aus negativ auf den Säure-Basen-Haushalt aus. Die Zitrone wirkt zum Beispiel trotz ihrer Säure basisch, genauso wie alles andere Obst und die Gemüsefrüchte. Wir können allerdings bei hoher Menge an verzehrtem tierischen Eiweiß Ablagerungen von Harnsäurekristallen im Binde- und Stützgewebe finden sowie Ablagerungen von Eiweißen an den Basalmembranen in der Art eines Depots, einer Speicherung also. Erst durch Fasten über 8 Tage hinaus werden diese Depots angegriffen und abgebaut. Auch Fisch- und Milcheiweiß (Käse, Quark....) sind tierisches Eiweiß. Nach einem 14-tägigen Fasten sollte, je nachdem, wie hoch die Menge an tierischem Eiweiß war, ein ganzes Jahr lang ausschließlich vegan gegessen werden. Auch über wesentliche Einschränkung tierischen Eiweißes verhindern wir eine pathologische Eiweißspeicherung.

Ich pfeife auf jede Ernährungshypochondrie, auf **Säuren, Basen** und andere Tanten und Onkel, auf Harnsäure, Purinberechnungen, Kalorienzählen oder Broteinheiten berechnen. Ich genieße aus dem reichen Garten Eden und freue mich meiner recht stabilen Gesundheit. Ich hoffe, mit meinen Ausführungen über den **Säure-Basen-Haushalt** versus **Saures Gewebe** und **Sodbrennen** ein wenig Licht in den Irrtums-Dschungel gebracht zu haben.

Hier folgt ein Vorschlag der Autorin für eine an tierischem Eiweiß arme, sehr ausgewogene Kost. Man sollte sich vorteilhafter Weise vorher durch mindestens eine Woche Fasten umstellen. Ein auf reine Rohkost abgewandelter Vorschlag erfolgt in Teil II!

Veganer und Rohköstler können den folgenden 8-Tages-Fahrplan entsprechend abwandeln, indem an Stelle von Käse, Eier oder Fleisch reichlich Nüsse, Saaten und/oder (gekeimte) Bohnen gegessen werden. Als Getränk empfehle ich ausschließlich klares Wasser, bestenfalls Getreidekaffee (Röststoffe!) oder Kräutertee von indifferenten, nicht medizinischen Kräutern. Selten nur Pfefferminztee oder Kamillentee. Das Frischkornmüsli sollte jeden Tag anders schmecken: Apfel immer dabei, aber mit anderem Obst abwechseln. Mit "Rohkost" zu Mittag oder Abend ist immer Rohkostsalat gemeint.

Man kann sich problemlos jede Woche einen Fastentag gönnen. Man kann problemlos jeden Monat 3 Fastentage einschieben. Man kann bei jeder Unpässlichkeit problemlos ein paar Tage lang fasten und so die Heilung beschleunigen. Allerdings sollten man seine Fastenkünste nicht übertreiben!! Veganer machen sich oftmals einen Sport daraus, Fastenkünstler zu sein. Das muss aber nicht sein. Fasten soll weder Akrobatik noch ungesunder Askese dienen!

1. Tag: Fastenbrechen mit morgens einem Apfel oder einer Birne, mittags kleine Rohkost mit gekeimtem Getreide und gekeimten Bohnen, abends kleine Rohkost mit Frischkornmüsli.
2. Tag: morgens: rein veganer Rohkosttag – mittags große Rohkost mit Kürbiskernen und Sesam, nachmittags selbst gemachte Rohkekse mit Apfel, abends Rohkost mit Rohbrot/Rohbrötchen oder herzhaftes Frischkornmüsli (ohne Obst; stattdessen z.B. Zwiebeln, frische Petersilie, etwas Meersalz).
3. Tag: Frischkornmüsli, mittags Rohkost und Gemüseauflauf mit Käse überbacken, nachmittags Obst, abends Brote mit veganem Aufstrich und Rohkost.
4. Tag: rein veganer Rohkosttag – mittags große Rohkost mit Sonnenblumenkernen und Keimlingen sowie mit Getreidebeilage oder rohen Getreideklößchen, nachmittags Obstsalat mit Rohbrot oder rohen Keksen, abends Rohkost mit rohem Aufstrich und Rohkost.
5. Tag: Frühstück mit frischem Brot und Aufstrich aus zur "Marmelade" zubereiteten getrockneten Pflaumen mit Walnüssen und 1 roher Apfel, mittags Rohkost und Eierspeise (oder Fleisch/Fisch) mit Kartoffeln, nachmittags Obst mit Butterbrot, abends große Rohkost und Brot mit Käse oder veganem Aufstrich. Der Aufstrich wird aus Sonnenblumenkernen, Kräutern und anderem zubereitet und schmeckt ähnlich wie Frühlingsquark.
6. Tag: rein veganer Rohkosttag – morgens Frischkornmüsli, mittags große Rohkost mit Kürbiskernen und Keimlingen sowie selbst gemachten rohen Getreideklößchen, nachmittags Obstsalat mit selbst gemachten Rohkeksen und Apfel, abends Rohbrot mit rohem Aufstrich und Rohkostsalat.
7. Tag: morgens frisches Butterbrot mit gemischtem Obstbrei (Apfel, Banane, Orangen, Ananas), mittags große Rohkost mit Sonnenblumenkernen und Kartoffeln mit etwas Öl oder Butter, abends große Rohkost
8. Tag: Frischkornmüsli, mittags große Rohkost mit Beilage von gekochten Bohnen und Vollreis, nachmittags Obst, abends Rohkost mit gekeimtem Getreide und gekeimten Bohnen.

Wer andere kennt, ist klug.
Wer sich selber kennt, isst Weisheit.
Lao C

Fasten: Chirurgie ohne Messer ▶

Hungern und Fasten sind nicht dasselbe. Beim Hungern fehlt es dem Menschen über einen längeren Zeitraum an Nahrung. Er hungert aber auch dann, wenn er, wie unter Zivilisationskost üblich, wichtige Vitalstoffe nur mangelhaft erhält. So ist auch der Beleibte, den wir ja als "gut genährt" bezeichnen, unterernährt, weil er laufend hungert.

Fasten ist lediglich von begrenzter Dauer: Eine freiwillige Zeit der Nahrungsenthaltung. Und wie leistungsfähig ich darunter bin, mögen folgende Beispiele zeigen. Während einer Kur im Hessischen bin ich fastend durchschnittlich 15 km täglich gewandert, an manchen Tagen 20, 25 und einmal sogar 43 km. Während meines 14-tägigen Fastens im Jahr 2009 auf Mallorca bin ich rund 300 km bergauf, bergab gewandert. Ich habe also richtige Bergtouren gemacht. Und ich gehe auch in Fitnessstudio und Sauna, wenn ich faste. Auch am 14. Fastentag noch. Hätte ich keine Muckis mehr, wäre mir das nicht möglich, und würde ich an Eiweißmangel oder an sonst irgendeinem tatsächlichen Mangel leiden, dann wäre mir das alles nicht möglich!

Wirkliches Fasten ist kein Hungern, aber wirkliches Fasten findet nur dann statt, wenn man keinerlei Nahrung außer Wasser zu sich nimmt. Trinken müssen wir auf jeden Fall! Obstsäfte sind auch bereits Nahrung, denn wir führen uns dadurch Vitamine, Glukose und auch ein paar Mineralien und Spurenelemente zu. Gemüsesäfte führen zusätzliche Nährstoffe zu.

Beim Fasten sollte man genau darauf achten, dass das Wasser basisch ist und einen pH 8 nicht unterschreitet. Mit Kohlensäure versetztes Wasser ist ungeeignet. Die Trinkmenge nimmt mit den Tagen zu. Ab dem 3. Tag habe ich immer 1,5-3 l benötigt. Wohlgemerkt: Nur während des Fastens. Ich trinke auch da nicht mehr, als ich Durst habe.

Wichtig ist es, sich körperlich zu betätigen. Wer keine Fastenerfahrung hat, für den ist Fasten nur mit Wasser ungewohnt und erfordert Durchhaltevermögen, leichte körperliche Ertüchtigung und Kneipp-Anwendungen. Solange sich nur der Magen flau anfühlt, ist das kein Grund, aufzuhören, da der Hunger nach 3-4 Tagen abnimmt. Je mehr Fastenerfahrung, desto weniger Probleme macht es, mal nichts zu essen. Der Hunger ist ohnehin direkt nach der letzten Mahlzeit am größten, weil man sich da vorstellt, dass es das letzte Mal für die nächsten Tage war.

Um Kreislaufschwäche vorzubeugen, sollte man vor allem bei längerem Fasten weder aus dem Bett noch von einem Stuhl rasch aufstehen sondern erst ein paar Male richtig tief durchatmen, dann Arme kräftig reiben, die Beine und auch das Gesicht. Tüchtig gähnen und strecken. Warm-Kalt-Duschen regen den Kreislauf an wie überhaupt verschiedene Kneipp-Anwendungen. Zuerst warm duschen, dann von den Fußsohlen nach oben gehend kaltes Wasser. Am besten kaufen sie sich ein Buch über Kneippsche Anwendungen, um das richtig zu erlernen.

Wechselfußbäder und Wechsel-Unterarmbäder regen den Kreislauf an. Die Kübel fürs **Fußbad** sollten aber hoch genug sein und bis zur Kniekehle reichen. Unter Fuß versteht man in Süddeutschland Füße und Beine bis zu den Kniekehlen. Die Waden sollten also ganz ins

---

▶ Bitte die Seite 415 in "Vitamin B 12" und das voraufgegangene Kapitel zum Gesamtverständnis mit einbeziehen.

Wasser eingetaucht werden. Zuerst recht warm oder heiß 5 Minuten lang, dann herausnehmen, ein paar Sekunden lang warten und anschließend 10-20 Sekunden lang in sehr kaltes Wasser eintauchen. Danach herausnehmen, ein paar Schritte ohne abzutrocknen gehen und nochmals ins warme, danach wieder ins kalte Wasser. 1-2 Durchgänge reichen. Zwischen einer warmen und kalten Anwendung sollte immer eine Reaktionszeit eingeschoben werden.

Beim ersten Mal muss noch allerlei Dreck abgebaut und herausgefastet werden. Aus den Depots der Gewebe strömt in die Blutbahn zurück, was dringend heraus muss. Darum fühlt man sich bevor es nach draußen damit geht, durch den Jahrhundertmüll erst einmal erschlagen und benötigt neben Anregung des Kreislaufs auch reichlich Ruhepausen und Spaziergänge an frischer Luft. Ganz Tapfere gehen im Winter mit warmen Stiefeln und dicken Socken spazieren, gehen an ein offenes Gewässer, ziehen Strümpfe und Stiefel aus, gehen 20 Sekunden lang ins eisige Wasser und ziehen die Strümpfe, ohne die Füße vorher abzutrocknen, wieder an. Sie werden sehen, wie warm die Füße danach werden! Natürlich sollte man das nicht machen, wenn die Füße vorher schon eiskalt waren.

All diese Erläuterungen mögen sie nicht erschrecken. Aber ich weiß noch gut, wie es mir beim ersten Fasten erging: Flau im Magen, Kopfweh, Gliederreißen und Mundgeruch. Zähne gut putzen, hilft gegen den Mundgeruch. Die Unpässlichkeiten sind nur in der Anfangsphase vorhanden, bei späterem Fasten nicht mehr. Ich rieche dabei heute auch nicht mehr aus dem Mund. Ich faste mindestens 2 x im Jahr je 8-14 Tage lang. Und zusätzlich auch bei Unpässlichkeiten wie Erkältungen oder anderem. Es ist für mich das Natürlichste der Welt geworden.

Man kann auch moderierter durch 2 x täglich frische, rohe Säfte fasten, was aber genau genommen kein wirkliches Fasten ist, denn nur beim Fasten mit Wasser können sich die Gewebe wirklich reinigen, wenn also keine Nahrung nachgeschoben wird. Dennoch fällt es nicht jedem leicht, nur Wasser zu trinken. Ich habe die Erfahrung gemacht, das Fasten mit Säften, die nicht roh sind, keine so guten Erfolge brachte wie Fasten mit 2 x einem rohen, selbst gepressten Saft. und zwar 1x ein 200 ml-Glas mit Orangensaft und das 2. Mal mit Gemüsesaft. Bei längerem Fasten sollte es ein gemischter Obstsaft sein. Mehr sollte man nicht zu sich nehmen, weil man sonst den Erfolg in Frage stellt.

Wer es gar nicht aushält, der kann sich noch einen indifferenten Kräutertee kochen, sollte aber wissen, dass er sich damit auch Nährstoffe zufügt. Tee hat den Vorteil, basisch zu sein. Während des Fastens wird der Urin, wie schon besprochen, sauer. Das ist nicht krankhaft sondern normal. Lesen sie gern das Kapitel Säure-Basen-Haushalt nochmals. Sie werden darin erfahren, dass ihr Blut auf jeden Fall richtig im Gleichgewicht bleibt und gar nicht übersäuern kann, wenn sie nicht den Fehler begehen, der mir mal unterlaufen ist, ein Trinkwasser während des Fastens zu sich zu nehmen, dessen pH-Wert lediglich bei 5 lag, also sehr sauer war. Als einzige Nahrungsquelle kann es dann tatsächlich zur Azidose kommen, wobei dann auch das Blut sauer wird. Man erkennt es an einer Atmung, die immer mehr beschleunigt. Das kann tödlich enden, wenn man nicht sofort, wenn der Atem beschleunigt, ohne das man das stoppen könnte, basisch gegensteuert: Kalzium, Kalium, Gemüsesaft, Kartoffeln oder das Wasser, in dem Kartoffeln gekocht wurden, bringen das innerhalb von 30 Minuten wieder ins Lot.

Übrigens dämpft ein Glas Wasser das Hungergefühl. Statt gleich nach Säften oder Tee zu greifen: Einfach mal ein Glas Wasser mehr trinken. Mehr als 3 l am Tag sollten es aber nicht werden. Und diese Menge gilt wirklich nur für die oberen Fastentage!

Fasten sieht bei mir folgendermaßen aus:

1. Tag ca. 1,5 l Wasser über den Tag verteilt.
2. Tag bis zu 2 l Wasser über den Tag verteilt.
3. bis 21.Tag morgens 200 ml frischer, selbst gepresster Orangensaft, 18 Uhr 200 ml, frischer, selbst hergestellter Gemüsesaft.*
   Bei längerem Fasten kann es sein, dass ich ab dem 8. Tag bis zu 3 x 200 ml frisch gepressten Obst- oder Gemüsesaft trinke.

* Vorteilhafter als 2 x am Tag Saft zu trinken, ist es, diesen Saft ins Trinkwasser zu geben und über den Tag hin sehr verdünnten Saft zu trinken. Vorteil: Der Zucker aus Obst- und Gemüsesaft kommt nicht 2x täglich als "Teilnahrungs-Hammer" in den Organismus sondern sanft verteilt. Wenn nämlich konzentrierter Zucker – und Saft ist ja ein Teilnahrungsmittel, ein Extrakt! - zu sich genommen wird, steigt der Blutzuckergehalt und fällt bereits nach einer halben Stunde wieder erheblich ab. Nicht so bei ganzheitlichen, vollwertigen Lebensmitteln wie Getreide oder Obst. Der Blutzuckerabfall ist aber ein Signal, das Hunger auslöst! Wenn wir immer schön verteilt über den Tag nur sehr stark verdünnten Saft zu uns nehmen, kommt es nicht zu diesem Effekt. Das Fasten fällt uns leichter und der Organismus wird nicht unnötig belastet.

Parallel dazu die Wasseranwendungen, körperliche Ertüchtigungen wie Spazierengehen, Wandern, ganz normale Garten- und Hausarbeit. Ich gehe sogar ins Fitness-Studio, zum Schwimmen und in die Sauna. Mein längstes Fasten ausschließlich mit Wasser betrug 22 Tage. Und ich hätte das ohne weiteres fortsetzen können. Während dessen habe ich sogar gekocht und die Familie versorgt! Aber irgendwann mag man nicht mehr, obgleich kein Hunger vorhanden ist. Fasten sollte keine Olympiade sein sondern der Entschlackung dienen, was immer man darunter verstehen mag, und bei Krankheit sollte Fasten auch Chirurgie ohne Messer sein.

Wir haben einen Aufbau- und einen Abbaustoffwechsel.[204] Natürlich laufen die parallel ab. Auch während des Fastens. Während des Fastens nimmt sich der Körper, was er braucht, aus sich selbst heraus. Beispielsweise Kalzium aus den Knochen. Die Kohlenhydrate des überflüssigen Körperfettes werden genutzt. Fett wird über die Wasserausscheidung (Urin, Stuhl und Atmung) abgegeben. Eiweiße werden zuerst aus den Eiweißdepots geholt, so welche vorhanden sind. Wir haben ja erfahren, dass überschüssiges Eiweiß sich in den Basalmembranen ablagert. Wenn diese Depots leer sind, holt sich der Körper Eiweiß aus den Muskeln. Und wenn zu wenig Eiweiß vorhanden ist, kommt es zu Wassereinlagerungen: Aszites. Wir kennen die dicken Wasserbäuche von Hungernden und auch von Leberzirrhotikern. Im normalen, selbst wochenlangen Fasten kommt es natürlich nicht zu pathologischen Entgleisungen.

Das Zwischenzellgewebe (Interstitium) ist der Ort, wo sich die angelieferten Stoffe aus dem arteriellen Blut und die aus der Zelle wieder entsorgten Stoffe, die über das venöse System abtransportiert werden müssen, treffen. Es ist zugleich Umschlag- wie Lagerplatz. Aber natürlich finden auch in der Zelle selbst, in die die Nährstoffe durch Zellporen gelangen, Auf- und Abbauprozesse statt. Dafür wird Energie benötigt. Diese beziehen die in der Zelle befindlichen

---

204 Im Kapitel *Leidensgeschichte: Zeckenborreliose und Ungeliebtsein* auf den Seiten 471 ff werde ich, nochmals auf die Abbauprozesse und die Ausleitungsphase während des Fastens eingehen.

Mitochondrien[205] aus der Glukose, und diese stammt, wie wir wissen, aus dem Kohlenhydratstoffwechsel. Die Anzahl der Mitochondrien variiert. Und das hat ganz sicher auch mit der Ernährung und mit der sportlichen Betätigung zu tun. In krebskranken Zellen finden wir nur wenige vor. Außerdem bekommen diese Zellen zu wenig Sauerstoff. Die Mitochondrien aber benötigen reichlich Sauerstoff für ihre Tätigkeit. Durch Rote Beete und dergleichen bekommen sie wieder mehr davon, da die die freien Radikalen bindet. Krebszellen sind recht anaerob geworden, das heißt banal ausgedrückt: ihnen geht die Luft aus, und dass begünstigt die Entwicklung von Krebszellen. Kommt wieder mehr Sauerstoff, fühlen sie sich unwohl.

So, nun zurück zum Abbaustoffwechsel während des Fastens. Es findet also ein munteres Getümmel und fleißiges Werkeln in Zellen und Interstitium statt. Ich drücke mich bildhaft aus: Wenn der Abbaustoffwechsel durch die Tatsache, dass nicht mehr so viel Müll angeliefert wird, den vorhanden Sperrmüll auf die Straße legt, damit er abtransportiert werden kann, dann sollte diese Straße nicht weiterhin mit Nachschub verstopft werden, weil sonst das Müllauto nicht durchkommt. Möge dieses Bild helfen, um ihnen zu veranschaulichen, dass der Abbaustoffwechsel und der reparierende Aufbaustoffwechsel während des Fastens ungestört arbeiten können müssen. Der Volksmund spricht von Schlacken, die da abgebaut werden. Das ist eine **grobchemische Betrachtungsweise** und so nicht wirklich korrekt. Lassen wir es als Laien dabei bewenden, dass der Körper unter dem Fasten eine Weile auf sich selbst gestellt ist, der Aufbaustoffwechsel aus den eigenen Reserven schöpft und dass die Repairmechanismen darum bestens funktionieren, weil die Speicher gelehrt werden und der Abbaustoffwechsel nicht mehr blockiert wird. Dadurch kommt es zum Abbau unerwünschter Kohlenhydrat-, Fett- und Eiweißspeicher sowie zur Ausscheidung von Harnsäure aus dem Abbau der Eiweißspeicher.

Wie schon im vorigen Kapitel über den Säure-Basen-Haushalt ausgeführt, ist der pH-Wert des Urins während des Fastens erhöht, es findet aber die erste Woche hindurch kein Muskelabbau statt. Dieser kommt erst durch längeres Hungern zustande. Diabetiker beispielsweise leiden ohne zu fasten an Muskelabbau. Ein Zeichen dafür, dass sie trotz Essens hungern. Gleichzeitig haben sie, wenn sie reichlich tierisches Eiweiß zu sich nehmen, trotz des Abbaus von Muskeleiweiß pathologische Eiweißdepots an den Membranen ihrer Kapillaren, weswegen sie erblinden und ihnen Finger, Zehen und Beine absterben können.

Unter dem Fasten besinnen sich Organismus und Stoffwechsel auf sich selbst und zehren von den Reserven. Neue Nahrungsenergie wird nicht zugeführt, und der Organismus geht an seine Reserven: Eiweiß, Fett und Kohlenhydrate. Das aus der Nahrung in der Leber vorhandene Glykogen wird innerhalb eines Tages abgebaut. Die Leber ist ja dafür zuständig, die bereits in Mund, Magen und Dünndarm vorzerlegten Nahrungssubstanzen nun endgültig dergestalt weiter zu zerlegen, dass sie mit dem Blut zu den Körperzellen gelangen können, um dort drinnen "zusammengenäht" und in körpereigene Substanzen verwandelt zu werden: In körpereigenes Eiweiß (z.B. Muskelfleisch), in körpereigene Knochen. Das ist etwas laienhaft ausgedrückt, beschreibt aber die Vorgänge, die durch spätere Zellteilung schließlich dazu führen, dass alte Zellen absterben, neue gebildet werden und somit diese neuen Körperzellen, wenn entsprechend vollwertige Nahrung aufgenommen wurde, einen wie neugeborenen, gesunden Organismus aufzubauen vermögen. Man fühlt sich tatsächlich nach dem Fasten wie neugeboren!

---

205 Der Organismus hat sich in Urzeiten ein paar ehemals eigenständige Bakterien "einverleibt" und ist mit dem Wirtsorganismus einen "unbefristeten Arbeitsvertrag" eingegangen. Sie führen eine unlösbare Lebensgemeinschaft miteinander. Es sind diese: Die Mitochondrien in den Zellen und der Spindelapparat, der bei der Zellteilung tätig wird. Möglicherweise eine ähnliche Morphogenese gibt es bei den Kupfferschen Sternzellen (Astrozyten) der Leber.

Wie schon gesagt: Muskulatur wird unter einem ein- bis dreiwöchigen Fasten noch nicht abgebaut. Fasten und Hunger sind nicht dasselbe! Unter Training kann die Muskulatur sogar auch während des Fastens noch aufgebaut werden! Also stammt der erhöhte pH-Wert nicht wirklich vom Abbau körpereigenen Eiweißes, denn es werden in der ersten Woche nur 525 g Eiweiß und ab dem 8. Fastentag nur noch 20 g täglich abgebaut. Ab dem 8. Tag wird aber die Körperenergie zu 95 % aus körpereigenem Fett gewonnen! Und je nachdem unsere Fettdepots aufgefüllt sind, kann der Körper davon zehren, und wir werden schlanker.

Natürlich benötigen wir weiterhin Körperfett. Bei Hungernden sehen wir tiefliegende Augen, weil auch das physiologisch notwendige Fettpolster der Augäpfel aufgezehrt wurde. Auch unsere Fersen sind gut mit Fett gepolstert, und die Nieren schwimmen stoßsicher in einem Fett- und Bindegewebslager. Durch 1-3 wöchiges Fasten aber werden solche Polster nicht angegriffen, sondern es geht zuerst an den Rettungsring um den Bauch, an Hinternspeck, besonders durch Schweinefleisch entstandenen Stiernacken, an dicke Wangen, Schenkel und feiste Arme. Und wer vor dem Fasten schlank war, der wird halt noch ein wenig schlanker und holt dann nach dem Fasten wieder auf, während die vorher korpulent gewesenen Mitmenschen schlank bleiben, wenn sie sich fortan rohköstlich ernähren.

Ich betone: Rohkost garantiert, dass wirklich kein Jo-Jo-Effekt auftritt und das Fett wieder kommt. Wer das nicht zu können glaubt, muss eben einmal im Frühjahr und einmal im Herbst tüchtig abspecken, um die immer wieder erneut angefutterten Reserven wieder loszuwerden. Nur die eine oder andere Methode bewahrt uns davor, immer fetter und kranker zu werden.

Je höher das Ausgangsgewicht ist, desto mehr Kilos purzeln in den ersten Tagen. Bei einem Ausgangsgewicht von 170 kg kann das durchaus mehr als 10 kg in der ersten Woche ausmachen. Wenn dann mit Rohkost weitergemacht wird, nimmt das Gewicht weiterhin rasant ab. Durch Spaziergänge wird nicht nur der Kreislauf gestützt, sondern Fett, Gewicht und Eiweißdepots reduzieren sich noch besser. Innerhalb von 6 Wochen können bei Korpulenten durchaus mehr als 30 kg verschwinden. Bereits nach einem halben Jahr kann das Gewicht unter sich dann verlangsamendem Abnehmen bei 90 kg liegen, ohne das nochmals gefastet werden müsste. Innerhalb von 1-3 Jahren hat sich das Gewicht vollkommen normalisiert. Eventuell sollten dann aber hängende Hautlappen chirurgisch entfernt werden. Es ist absolut möglich, ohne jegliche ärztliche Begleitung sein gesundes Idealgewicht zu gewinnen. Wer wagt, der gewinnt!

Der Blut-pH bleibt während des Fastens konstant. Das sagt uns deutlich: Keine Gefahr für den Organismus, denn die Pufferung funktioniert optimal. Fasten verursacht keine Übersäuerung des Organismus (!!!), weil das Blut in den Nieren gefiltert wird und Säuren aus dem Eiweißwechsel über den Harn abgeführt werden. Dass der Urin-pH-Wert in der ersten Woche erhöht ist (pH 5), zeigt uns, dass in dieser Zeit körpereigenes Eiweiß abgebaut wird und die Säuren tatsächlich nicht ins Blut sondern hinaus befördert werden.

Eiweißabbau während des Fastens (vergleiche mit *Seite* 428) - Man baut aber, egal ob Veganer oder Fleischesser, rund 75 g Eiweiß pro Tag in der ersten Fastenwoche ab. Ich sehe Diskrepanzen in dem, was im Labor herausgetüftelt wird und was uns die Wirklichkeit zeigt. Wenn 75 g Eiweiß pro Tag für die körpereigene Energie abgebaut werden, dann müsste der Mensch ja zu normalen Zeiten, wo er isst, dieselbe Menge Eiweiß durch die Nahrung zu sich nehmen. Heute spricht man von 60 g Eiweiß pro Tag bei 75 kg Körpergewicht, die wir aufnehmen sollten. Wohlgemerkt: Das bezieht sich nur auf das, was uns Ernährungswissenschaftler und Mediziner sagen, denn die Eiweißaufnahme liegt bei Veganern wesentlich niedriger bei täglich 15-25 g. Die Schulmediziner aber gewinnen ihre Werte an der Durchschnittsbevölkerung mit ihren pseudo-normalen Essgewohnheiten. Natürlich auch durch Berechnung von tatsächlich vorhandenem Körpereiweiß und notwendigem Nahrungseiweiß.

Trotzdem klaffen Wirklichkeit und Theorie deutlich auseinander. Ich selbst nehme maximal 15 g Eiweiß pro Tag mit der Nahrung auf und benötige, da ich ausschließlich roh esse, nur zwei Drittel dessen, was so genannte Normalköstler essen, denn die rohe Nahrung wird offensichtlich besser ausgenutzt. **Es werden für die Verdauungstätigkeit rund 600 Kalorien veranschlagt, aber wahrscheinlich werden die nur für die <u>unphysiologische weil eigentlich pathologische Kochkost</u> benötigt.** Die laborierenden Laborwissenschaftler müssen noch eine ganze Menge hinzulernen, denn die ganzen Parameter sind doch sehr, sehr fraglich!

In Fastenpräparaten finden wir 33 g Protein. Veganer nehmen 12 – 25 g Eiweiß pro Tag auf. Max Otto Bruker schreibt in seiner Kleinschrift Nr. 22 *Die Deckung des Eiweißbedarfs* (emu-Verlag), dass Muttermilch 2,5 % Eiweiß enthält und der Säugling unter dieser Kost enorm wächst und an Körpergewicht zulegt. Der Säugling befindet sich im Aufbau seines Körpers und kommt mit derart wenig Eiweiß aus. Wenn er größer wird, isst er natürlich mehr und bekommt auch mehr Eiweiß. Dafür benötigt er allerdings kein tierisches Eiweiß mehr wie am Beginn seines Lebens. **Muttermilch ist ja *tierisches Eiweiß*, aber von der eigenen Spezies!**

- **Frage:** "Warum haben wir während der ersten Fastenwoche erhöhte Harnsäure im Urin? Hängt das nicht doch mit einer *Übersäuerung des Körpers* zusammen, und die beim Fasten erhöhte Harnsäure im Urin lässt sich erklären durch *Entsäuerung?*"
- **Antwort:** "Die beim Fasten erhöhte Harnsäure im Urin ist Folge des erhöhten Abbaus der Eiweißspeicher, die durch den Eiweißabbau infolge fehlenden Nachschubs aus der Nahrung das Stoffwechselendprodukt erhöhte Harnsäure ergeben. Purine sind Nukleinsäuren und werden auch im Körper selbst gebildet. Harnsäure ist das Endprodukt des Nucleinsäureabbaus (Nukleus = Zellkern). Diese wird dann über den Urin ausgeschieden." ▶ Siehe auch *Seite* 426.

Wir sollten also all diese inneren Vorgänge nicht einfach nur **grobchemisch** betrachten, unnötige Ressentiments, Vorbehalte, Voreingenommenheiten noch Ängste aufbauen, wenn uns von verschiedenen Seiten unterschiedliche Informationen zugetragen werden. Denken wir einfach daran: Es ist völlig normal, dass ein Lebewesen nicht immer etwas zum Beißen hat und dennoch über die Runden kommt. Die Natur hat es weise eingerichtet, dass wir im eigenen Organismus gewisse Reserven anlegen können. Sie "straft" uns aber, wenn wir über den Notgroschen hinaus Reichtümer anhäufeln! Immer mal wieder abfasten ist völlig "normal"!

Tiere der Wildnis sind Gottes reinste und folgsamste Geschöpfe. Sie tragen oft während des Winters ihre Jungen aus und bringen dennoch gesunde Junge zur Welt! Sie zehren während der Tragzeit überwiegend von den eigenen Körperreserven. Wenn der Schöpfer seine Flora und Fauna so armselig ausgestattet hätte, dass sie magere Zeiten nicht überstehen könnte, wäre sie längst nicht mehr vorhanden. Die Schöpfung benötigt Atempausen, und die Organismen von Tieren und Menschen benötigen sie auch in Form ganz normaler Zeiten weniger Ernährung oder sogar gar keiner. Tiere und Menschen müssen leben und auch **überleben** können, wenn mal Mangel herrscht. Und: "Hunger ist der beste Koch!" Da erscheint uns jedes Angebot üppig!

Seit dem Ende des Zweiten Weltkriegs sind wir geradezu in Konsumrausch geraten. Auch die Kost wurde immer feiner, immer unnatürlicher, immer prozessierter und raffinierter. Sexuelle

Praktiken entwickelten sich parallel dazu in gleicher Weise, und Lust und Begierde wurden immer mehr herauskristallisiert: Im Essen wie in der Sexualität, in Urlaubsgepflogenheiten, Kleidung und Hobbies. Eine ganze Industrie für Ferien und Hobby entstand.

Weil wir nun einmal überschwemmt mit Angeboten werden, greifen wir auch leicht und unbeschwert zu, und wir können dem einzig und allein dadurch entrinnen, dass wir bewusst Fastenpausen einschieben und uns auf das Wesentliche jedweden Sinns beziehen.

> Der Sinn des Essens ist nicht die Gaumenfreude. Die ist lediglich eine Beigabe, damit wir essen. Der Sinn der Sexualität sind nicht Lustgewinn und Orgasmus sondern sie sind nur Beigabe, damit wir Nachwuchs zeugen. Der Sinn eines Urlaubs ist nicht Ballermann sondern die Erholung, die Re-Kreation, zu deutsch: Neu-Schöpfung! Der Sinn des Lebens ergibt sich nicht in rascher Erfüllung aller Wünsche, er ist nicht durch Anhäufeln von Reichtümern zu finden. Wenn wir den wahren Sinn des Lebens finden, finden wir wirkliches Glück.

Nach dem Fasten sollten wir so klug sein, keinen erneuten Unsinn zu betreiben. Dankbar sollten wir zur Kenntnis nehmen, dass wir uns mit jedem Tag besser fühlen, obwohl es auch zu turbulenten Reaktionen wie beschrieben kommen kann. Die sollten wir als Rekonvaleszenten jedoch gern hinnehmen. Nicht als Strafe sondern als Beginn des nachfolgenden Heilungsprozess. Das Fasten bricht man am besten mit einem Apfel oder dergleichen ab. Nicht gleich wieder volle Pulle zuschlagen! Der Magen ist etwas verkleinert und der Appetit auch. Und es ist von Vorteil, wenn der Appetit sich normalisiert und Magen und Appetit dauerhaft verringert bleiben. Hunger sollte uns essen machen, und der Appetit sollte kultiviert werden. Bei den vorher Appetitlosen wird er besser werden, bei den vorher Hungrigen wird der Appetit unter gesunder Vollwertkost abnehmen. Appetit und Hunger sind nicht unbedingt dasselbe! Bei mir nahm der Hunger immer zu, sobald ich Gegartes aß. Und dann ging es im Jo-Jo-Effekt wieder los mit dem Zunehmen. Ich habe das dadurch in den Griff bekommen, dass ich ausschließlich Rohkost esse. Es fehlt mir seither an nichts mehr. Ich bin vollkommen satt und zufrieden.

Bitte schauen Sie sich die Vorschläge zum Essen nach dem Fasten auf *Seite* 432 nochmals an. Im zusätzlichen II. Teil dieses doppelbändiges Werks gebe ich umfassendere Anregungen. Außerdem empfehle ich als dauerhafte gesunde Kostform die **Schnitzer-Intensivkost** und die **Schnitzer-Normalkost**. Wenn sie das gleichnamige Werk erwerben, haben sie einen sehr umfassenden Fahrplan für 14 Tage, den sie nach eigenem Geschmack abwandeln können. Ferner empfehle ich von Helma Danner **Die Naturküche – Vollwertkost ohne tierisches Eiweiß** und von Ilse Gutjahr-Jung **Das große M. O. Bruker-Ernährungsbuch**.

Nach dem Fasten wirklich mit vollwertiger Nahrung weitermachen:
Am Besten ohne tierische Produkte.
Mindestens 50 % unerhitzte Frischkost.
Noch besser: Gemüse nur unerhitzt, dazu ggf. gekochte Kartoffeln, Vollreis usw..
(Kartoffeln sollte man nicht roh essen,
Vollreis kann man nach 24 Stunden Einweichzeit roh essen.)
Am Allerbesten ganz und gar rohköstlich essen.

Appetit, Hunger, Heißhunger und Fasten sind völlig verschiedene Begriffe!

Buchempfehlungen

Max Otto Bruker
Fasten – aber richtig
Das Standardbuch des Fastens
Wunderheilungen? "Schlacken",
Darmentleerung, Trinkzwang?
Der Mythos vom Heilfasten.
Emu-Verlag

♥ ♥ ♥ ♥ ♥ ♥ ♥ ♥ ♥ ♥ ♥ ♥ ♥ ♥ ♥ ♥

Otto Buchinger
Heilfasten
Gesund werden – Gesund bleiben
Bruno Wilkens Verlag

♥ ♥ ♥ ♥ ♥ ♥ ♥ ♥ ♥ ♥ ♥ ♥ ♥ ♥ ♥ ♥

Vegane Rohkost nach dem Fasten, vorgestellt in Teil II dieses zweibändigen Werks

Rezeptlose vegane Naturküche

Köstlich schlichte Rohkost
"Pi x grüner Daumen"

228 Seiten Paperback-Ausgabe
4 Abbildungen
Ausführliches Nachschlageverzeichnis

Man kann sich problemlos jede Woche einen Fastentag gönnen. Man kann problemlos jeden Monat 3 Fastentage am Stück einschieben. Man kann bei jeder Unpässlichkeit problemlos ein paar Tage lang fasten und so die Heilung beschleunigen. Allerdings sollten man seine Fastenkünste nicht übertreiben!! Veganer machen sich zum Schaden ihrer Gesundheit manchmal einen Sport daraus, Fastenkünstler zu sein.
Fasten soll weder Akrobatik noch ungesunder Askese dienen!
Ernährungsweise und Fasten sollen keiner Ideologie sondern nur dem "idealen Leben" dienen.

Der Zucker behält seinen rechten
Geschmack, ob er weiß oder schwarz ist.
Türkisches Sprichwort

Zucker oder Honig? - Von den Kohlenhydraten (Saccharide)

Die Stiftung Warentest veröffentlichte im März 2004, dass wir Deutschen Weltmeister im Honigschlecken sind und fast 1,5 kg pro Person und Jahr essen. Die Stiftung Warentest hat unter 34 getesteten Sorten gut die Hälfte als mangelhaft bezeichnet. Immerhin 10 davon hätten gar nicht als Honig verkauft werden dürfen und 18 verstießen gegen die Vorschrift, ohne Zusätze noch Veränderungen angeboten zu werden. Besonders gravierend ist der Etikettenschwindel, denn es ist nicht immer drinnen, was drinnen sein sollte. Da wird dann Billighonig druntergemischt. Aber man findet auch Antibiotikareste sowie Krebs erzeugende und das Erbgut schädigende Stoffe, die beispielsweise in der Schweinemast benutzt werden. Im Langnese Weißtannenhonig, so schreibt die Testung Warentest, fand man Tetracyclin.

Während meiner Panamájahre erfuhr ich, dass es dort gang und gäbe ist, Honig mit Zuckersirup zu strecken. Auch teuren Honig. Irgendwann gab es kaum noch Honig zu kaufen, weil er exportiert wurde. Das läuft globaler Nachhaltigkeit zuwider. Da wir Deutschen so gern Honig essen, aber unsere Bienen davon nicht genügend produzieren, wird 80% importiert. Und die Herkunft ist nicht immer eindeutig. Wir sollten uns mit dem begnügen, was wir selbst produzieren und daran unser Konsumverhalten anpassen, statt zu importieren. Ich gehe aufgrund meiner Panamáerfahrung davon aus, dass nicht nur mit billigen Sorten sondern auch Zucker gestreckt wird. Und, soweit ich weiß, muss 100% reiner Bienenhonig nur 98% wirklicher Honig sein. Möglicherweise auch weniger. Am besten also: Honig beim Imker des Vertrauens kaufen und im übrigen sehr, sehr sparsam damit umgehen! Honigkauf ist Vertrauenssache!

Machen wir uns klar, dass der Mensch frugivor ist: Ein Früchteesser. Damit sind allgemein die Früchte des Feldes gemeint, das, was der Bauer anpflanzt und vor allem das, was wir aßen, bevor wir uns domestiziert haben. Grünfutter, Wurzeln, Beeren und Früchte sind unsere Ur-Nahrung. Der Mensch bevorzugt Süßes. Nicht nur, weil die Muttermilch eine gewisse Süße hatte – die hat auch die Löwenmilch – sondern weil er ein Frugivore ist. Siehe Tabelle *Seite 39*.

Veganer streiten trefflich, ob man aus ethischen Gründen Honig nicht doch lieber meiden sollte, da wir die fleißigen Bienen berauben. Nicht nur das: Wir wissen heute, dass Insekten, und dazu gehören auch die Nutzbienen, allgemein am Aussterben sind.

Die Bestäubung von Blüten wird immer problematischer werden. Manches wird durch Wind bestäubt, viele Arten benötigen aber Insekten, darunter Bienen. Die Entwicklung ist wirklich sehr dramatisch! Denn die Artenvielfalt der Pflanzen und damit auch das Überleben der Menschheit steht auf dem Spiel, was gar kein Spiel mehr ist sondern bitterer Ernst, bitterere Wirklichkeit! Wie bei den Monokulturen mit Weizenfeldern und dergleichen, so haben wir ein ähnliches Problem bei der Bienenzucht. Die kommerziell nutzbaren Arten wurden auf 20 reduziert. Aus immerhin 30.000-40.000 Bienenarten![206] Immer mehr Arten werden durch derartig künstliche "Bienenvolk-Monokulturen" verdrängt. Es folgt, wie die Schweizerische Vereini-

---

206 **Sehr lesenswert:** www.vegetarismus.ch/heft/98-4/honig.htm
    Bienensterben   http://www.das-weisse-pferd.com/03_07/bienensterben.html/
                              http://www.sueddeutsche.de/wissen/570/326434/text/

gung für Vegetarismus (SVV) schreibt, eine genetische Verarmung, was die Bienen anfällig für Krankheiten macht. Die Antibiotika-Rückstände im schweizerischen Importhonig waren bedenklich, und also erließen die Schweizer Behörden eben einfach einen höheren Grenzwert. Bei uns dürfte es ähnlich sein. Grenzwerte pflegen immer dann hinaufgesetzt zu werden, wenn die toxische Situation "unvermeidbar" ist. Was heißt aber schon "unvermeidbar"!?

Botulismusvergiftungen durch Honig bei Säuglingen sind bekannt, weshalb Honig in der Säuglingsernährung nicht empfohlen wird. Deshalb aber auf Industriezucker zurückzugreifen, ist keine Lösung. Die bessere und gesunde Lösung lautet: Säuglingsmilch und Säuglingsnahrung überhaupt nicht süßen! So unterbleibt diesem kleinen Menschen auch im weiteren Lebensverlauf suchtartiges Verlangen nach Süßem. Er beschränkt sich von selbst leichter mit Obst.

Den weiteren Hinweisen der SVV, womit wir noch süßen könnten, kann ich keine Begeisterung abgewinnen. Das ist wieder mal ein Exempel dafür, dass Vegetarier nicht zugleich Vollwertköstler sein müssen. Kompromisse überall! Die dort aufgeführten Industriezucker sind schlichtweg ungesund. Auch Stevia, da es ein Auszugsprodukt ist, wenngleich man davon wirklich nur sehr, sehr wenig nimmt. Stevia hat einen leichten Lakritzbeigeschmack. Wir müssen einfach vom süßen Verlangen herunterkommen und es komplett auf Früchte verlegen.

Ich habe seinerzeit, als ich mit der Ernährungsumstellung in Panamá begann, immer wenn ein Jacher auf Süßes sich einstellte, Obst gegessen und mir auch teures, besonders wohlschmeckendes Obst gekauft. Das vermittelt natürlich nicht das **Lutscherlebnis**. Dieses Lutscherlebnis ist aber intensiv mit dem Genuss von Süßigkeiten wie Bonbons und Schokolade verbunden. Übrigens ähnlich auch bei Butter und Öl, wo es uns "wie Butter die Kehle runterläuft". Wir müssen diese Dinge nicht kauen, sondern einfach nur **lutschen und schlucken wie im Säuglingsalter**. Und somit haben wir wieder eine Verbindung, eine Assoziation zu diesem Alter des Umsorgtseins und der **oralen Dressur**. Wir sollten durchaus auch entwicklungs- und tiefenpsychologisch vorgehen, wenn wir die Gründe unseres Verhaltens besser verstehen wollen!!

Wer immer wieder mal Honig, Industriezucker oder lediglich Süßstoff nimmt, verliert sein oft suchtartiges Verlangen nach Süßem nicht. Durch Obst aber bleibt man im Normalbereich. So wie Butter und Sahne Verlangen nach Milcheiweiß auch in Form von Käse auslöst, so lösen Honig, Industriezucker aller Arten und Süßstoff das Verlangen nach dem Süßen von Getränken ebenso aus wie nach herkömmlichen Süßigkeiten. Selbst Trockenfrüchte mit ihrem hohen Zuckeranteil können ein intensives Verlangen nach immer mehr Trockenfrüchten in Gang setzen. Daher: Hütet euch vor den Anfängen und bleibt bei Apfel, Nuss und Mandelkern!

Honig besteht überwiegend aus Kohlenhydraten, und zwar zu 80% aus Zucker! Und was Karies anbelangt, so löst er die ebenso aus wie irgendein Fabrikzucker, Obstsäfte und Trockenfrüchte. Auch die selbst gepressten, scheinbar natürlichen Säfte enthalten reichlich Zucker. Wenn Zucker direkt an die Zähne kommt, durchdringt er nun einmal die Zahnpulpa, und die ohnehin im Mund vorkommenden Keime lösen Karies aus. Honig verführt zu frommem Selbstbetrug und Augenwischerei, nämlich zur **Kompromissverhalten**. Die minimal enthaltenen Vitamine und Spurenelemente machen aus Honig noch kein "gesundes Lebensmittel".

Kurzum: Honig wie auch Stevia, Trockenfrüchte und Süßstoff sind Ersatz und bestenfalls eine Ausnahme-Alternative, können aber keine Wandlung in uns in Gang bringen. Wir sollten uns von jeden süßen Extrakten entfernen und die ganzen Früchte genießen, die wir problemlos auch in unseren einfachen Rezepten verwenden können: als süßende Früchte wie beispielsweise Bananen und Birnen und als süßsaure Früchte wie Zitrusfrüchte und Beeren.

> Abnehmen ist ganz einfach. Man darf nur Appetit
> auf Dinge bekommen, die man nicht mag.
>
> Jane Russel

Verdauungsleukozytose

Leukozyten sind weiße Blutkörperchen. Davon gibt es verschiedeneArten. Eine besondere Aufgabe hat der Makrophage; zu Deutsch: Großteilfresser. Er räumt als Teil des Immunsystems im fließenden Blut und an Orten von Eindringlingen den Organismus auf und ist in der Lage, zu diapedieren, d.h. durch die Blutgefäße hindurchzutreten und an den Ort des Geschehens zu eilen, beispielsweise zu einem eingedrungenen Splitter. Wir erkennen die Leukozyten, die weißen, eigentlich hellgelben Zellen, an der Färbung des Eiters, der aus zugrunde gegangenen Leukozyten besteht. Wenn der Eiter grün ist, wie bei einer eitrigen Bronchitis, dann sind vergrünende Streptokokken beteiligt, eine Streptokokkenart, die Grünfärbung aufweist.

Manches wird durch die Lymphbahnen an die Lymphknoten weitergeleitet, wo schädliche Eindringlinge endgültig durch Auflösung (Lyse) abgebaut werden. Die Lymphknoten schwellen dabei tüchtig an. Bei Angina erkennen wir das an den geschwollenen Rachenmandeln und an den Lymphknoten am Hals. Es ist so auch verständlich, dass Lymphknoten anschwellen, wenn zu viel *Dreck* anderer Art abgebaut werden muss. Im Morbus Hodgkin haben wir es mit krebsig entarteten Lymphknoten zu tun. Die die Lymphflüssigkeit enthaltende Lymphbahn mündet in den Ductus Lymphatikus in den rechten Venenwinkel unterhalb des Halses und somit ins venöse Blut. Von dort geht es mit dem venösen Blut weiter zur Leber, die schließlich alle Abbauprodukte in den Darm abbiegt. Es kommt dann zur Ausscheidung über den Darm.

Der Wurmfortsatz des Blinddarms, der Appendix, wird auch *Darmmandel* genannt, weil er in gleicher Weise werkelt wie andere Lymhknoten auch. Es ist als Körperverletzung und Kunstfehler zu werten, Rachenmandeln oder Appendix zu entfernen. Man kann durch Fasten und vorsichtige Lymphdrainagen dauerhafte Heilung erreichen, wobei die Lymphknoten weiterhin ihrer Aufgabe, Schadstoffe aufzulösen und zur Ausscheidung zu bringen, nachkommen können.

Man kann durch Laboruntersuchungen die Menge an Leukozyten im kreisenden Blut messen. Mit den erhöhten Leukos geht dann auch ein erhöhter Hämatokrit einher, sodass die Blutsenkung beschleunigt ist. Bezeichnenderweise erhöht sich die Anzahl an Leukos im Blut nach **Kochkost**, weil sie sich dann umgehend aus den Lymphozyten heraus in die Blutbahn und an den Ort des Angriffs – zum Darm – begeben. Die Naturheilkunde spricht gar vom gastrointestinalen[207] Fieber, weil die Temperatur im Darmbereich höher als sonst im Körper sein kann.

Als man den Begriff **Verdauunsleukozytose** schuf, hat man es für völlig normal gehaltenl und als physiologisch erachtet, dass beim Essen Leukozyten herbeieilen, um möglichen Schaden abzuwenden. Dann aber stellte man fest, dass diese vermeintlich physiologische Verdauungsleukozytose, ganz und gar nicht physiologisch sondern eigentlich sogar pathologisch sein muss, denn wenn reichlich Rohkost vor der Kochkost gegessen wird, bleibt sie aus.

Ergo: Gekochte Nahrung wird vom Organismus als Angriff auf seine Gesundheit verstanden. und das Austricksen durch einen großen Teller Rohkost vorweg, den diejenigen praktizieren, die zusätzlich zur Rohkost eine gekochte Mahlzeit genießen wollen, halte ich für fragwürdig! Es wäre sicher klüger, überhaupt nichts Gekochtes hinterher zu werfen.

---

207 Gaster = Magen, Intestinum = Darm

Die Leukozyten werden in den Lymphknoten "hergestellt" und wandern dann quer durch den Körper. Sie diapedieren, wie schon geschildert, an den Ort des Angriffs, um die Angreifer zu eliminieren. Die Angreifer werden aufgelöst (lysiert) und später ausgeschieden. Es gibt allerdings Krankheitserreger, die sich gegen die Lyse wehren, indem sie sozusagen einen Nachschlüssel machen, damit in den Makrophagen eindringen und dort ungehindert persistieren (überleben), ohne aufgelöst zu werden. Sie werden als freundlicher Gast eingelassen. Das ist beispielsweise bei der Zeckenborreliose so (der Erreger heißt nach seinem Entdecker, Willy Burgdorfer, Borrelia burgdorferi) aber auch bei AIDS.

Unterschied zu AIDS: Die Borrelien sind spiralige Bakterien. Sie halten eine Art" Winterschlaf" und vermehren sich erst dann wieder aus sich selbst heraus, wenn sie unter bestimmten Bedingungen wieder in die Blutbahn eintreten. Die AIDS-Viren aber nehmen nach ihrem Eintritt in den Makrophagen, wie andere Viren auch, die Gelegenheit, aus dem Gen[208] der Makrophagen ihr eigenes Gen zu stricken und sich dadurch zu vermehren. Die reichlichen "Kinder" der Viren treten dann wieder in die Blutbahn und stören den Organismus. Das Immunsystem wird durch die dauernde Auseinandersetzung mit den Viren enorm gestresst. Auch das Immunsystem eines Borreliosekranken wird natürlich enorm gestresst. Und es ist durchaus zu vermuten, dass das Fremdeiweiß zur Entgleisung und damit zur autoimmunologischen Reaktion führt: Zum Angriff gegen körpereigene Substanzen, die sich z. B. in rheumatischen Beschwerden äußern kann. Aber die Palette an derartigen Entgleisungen ist sehr bunt.

Frischkost sollte nicht nur wegen der Verdauungsleukozytose vor jeder warmen Mahlzeit in ausreichender Menge gegessen werden sondern auch, um sich reichlich mit nativem Eiweiß zu versorgen und ausreichend Enzyme und Vitamine zu bekommen. Mit "ausreichender Rohkost" sind nicht die kleinen Salätchen der Restaurants gemeint! Man sollte sich sogar fast satt daran essen und eigentlich bestenfalls Kartoffeln oder Vollreis dazu genießen. Wer Kochkost partout nicht lassen kann, sollte wenigstens eine gehörige Portion Rohkost voraus essen.

Wir haben nun also gelernt, dass sowohl Verdauungsleukozytose als auch gastrointestinales Fieber nicht physiologisch[209] sondern pathologisch sind.

1993 war ich mit Max Otto Bruker und 43 Studierenden auf Teneriffa zu einem Seminar, wo wir wahlweise vegetarisch, vegan oder rohköstlich aßen. Eines Tages gab es aber in unserem Naturkosthotel Fisch-Paella für die anderen Hotelgäste. Die wird übrigens im Originalrezept immer in echter Hühnerbrühe zubereitet; das Fleisch wird vor dem Anrichten herausgenommen. Außer vier Leuten aßen alle anderen Teilnehmer von der Fischpaella. Leute, die ansonsten vegetarisch und überwiegend vollwertig leben! Die normalen Hotelgäste erkrankten allesamt erheblich, teils sogar sehr schwer an Salmonellose. 35 Leute aus unserer Gruppe hatten lediglich mehrfach normalen Durchfall. Bereits am nächsten Morgen waren alle wieder gesund und munter. Nicht aber diese Normalkost-Hotelgäste, die tagtäglich Nahrungsmittel tierischer Herkunft und reichlich mesotrophe Nahrung essen. Einer von ihnen musste eine ganze Woche lang im Krankenhaus bleiben, und die anderen waren tagelang unpässlich.

Brukersche Frischkost, Schnitzer-Intensivkost, Konz'sche Urkost oder wie immer wir die Rohkost nennen wollen, ist mit Sicherheit am gesündesten. Wer sich so ernährt, fällt nach einer

---

208 Viren besitzen immer nur eine Hälfte, d.h. sie sind entweder DNA-Viren oder RNA-Viren.
209 *Physiologisch* sind gesunde, normale Vorgänge. *Pathologisch* = Krankhaftes. Physiologisch ist das Gegenteil von pathologisch. In der *Physiologie* studieren wir die normalen, gesunden Lebensvorgänge. Dies Studium gehört zur Biologie und auch zum Medizinstudium. In der *Pathologie* studieren wir Krankheiten. In der *Pathologie* eines Krankenhauses werden Leichen seziert, um die Todesursache herauszufinden. Übrigens finden die Pathologen nicht die wahren Ursachen, weil sie die Lebensmittel nicht mit sezieren, die der Tote lebenslang verspeist hat.

Ausnahme, selbst wenn es Fischpaella oder Torten sind, nicht gleich um, weil sein Immunsystem intakt ist. Rohköstler wie auch die ganz Schlauen, die reichlich Rohkost vor der Kochkost essen, stressen ihren Körper nicht mit Verdauungsleukozytose.

Wer einfach mit neuem Wissen angereichert vorwärts zurück nach Eden geht, alle Irrtümer und Irrwege der Vergangenheit zusammen mit Gewohnheiten, Gebräuchen und Gepflogenheiten hinter sich lässt, all das komplizierte Kochgeschirr, Induktionsherd, Mikrowelle, Eierkocher, Kaffeemaschine und was alles sich die Industrie ausgedacht hat, um uns das Leben zu erleichtern, nicht mehr nötig hat, der übersteht eine kleine Ausnahme ungeschoren und freut sich, wenn er ausnahmsweise mal eine kleine Ausnahme mitmachen kann.

Wir Naturköstler geben aber gern gutes Geld für hervorragende neue Küchengeräte aus, mit denen wir uns unsere Rohkost lukullisch zubereiten können. Und da gibt es dann keine Verdauungsleukozytose mehr, keine Sorgen um die Eiweißversorgung noch Ärger mit dem eigenen Chef im Oberstübchen, weil der inzwischen alles im Griff hat und seine Firma wieder bestens führt. Nie wieder würde er es zulassen, dass Müll in seine Firma kommt und seine Mitarbeiter sich zu Tode schuften, nur weil sie kein ordentliches Werkzeug (Enzyme und Vitalstoffe) haben und in Dreck herumstochern müssen, den sie einfach in Zwischenzellraum und an der Basalmembran ablagern. Die vielen Mitarbeiter in dieser organischen Firma werden ihre Arbeitsplätze in Zukunft auch behalten können und sich nicht mehr um ihrer Zukunft sorgen müssen. Denn: geht die Firma zugrunde, gehen auch sie mit zugrunde; stirbt der Organismus, sterben auch alle "Funktionäre", alle Mitarbeiter und alle Kommensalen.

Die Dickdarmmandel "Blinddarm", die doch dafür zuständig ist, im Dickdarm hervorragende Putzaufgaben zu leisten, sieht der Oberchef im Oberstübchen nun auch mit anderen Augen. Leider hat er den Mitarbeiter Blinddarm aber bereits ebenso entfernen lassen wie die beiden Mitarbeiter Herr und Frau Tonsillus. Und das ist nicht mehr rückgängig zu machen, denn die Dreie sind inzwischen gestorben und begraben.

> **Hinweis:** In Teil II dieses Gesamtwerks - *Rezeptlose vegane Naturküche - Köstlich schlichte Rohkost - "Pi x grüner Daumen"* - werden sie in einer heiteren und dennoch detaillierten Beschreibung nebst einer Abbildung des Verdauungstrakts nochmals in die Stoffwechselprozesse eingeführt. Danach dürften dann wirklich keine Fragen mehr offen sein, und das fröhliche Experimentieren mit rohköstlichen, vollwertigen Lebensmitteln kann beginnen.

> Die Mikrobe ist nichts, das Terrain ist alles!
> Louis Pasteur

Darmflora und andere Kommensalen

Der Begriff leitet sich von der römischen Blumengöttin Flora ab. Mit Darmflora wird die Besiedelung des letzten Dünndarmabschnitts (Ileum) und des gesamten Dickdarms (Caecum) einschließlich des Enddarms (Rektums) mit normalerweise nicht krank machenden Mikroorganismen bezeichnet, die wir auch Kommensalen nennen. Unter bestimmten Voraussetzungen können aber auch die zur normalen Darmflora gehörenden Bakterien krank machen. Wenn beispielsweise die Colibaktieren (Eschericia Coli) überhand nehmen oder in die Scheide der Frau geraten. Dies tun sie nicht von sich aus. Sie bleiben wo sie sind, wenn nicht mit dem Waschlappen von vorn nach hinten gewaschen und wenn kein Analverkehr ausgeübt wird.

Die normalerweise nicht krank machenden Candidapilze, die ebenfalls zur gesunden Darmflora gehören, vermehren sich nicht über die Maßen, wenn keine Auszugsprodukte, allen voran: kein Industriezucker gegessen wird. Eine Darmcandidiase (vom Volksbund als Darmpilze bezeichnet), also ein Zuviel an Candidapilzen (korrekt heißen sie Candida albicans), bildet sich unter krank machender Ernährung aus und reduziert sich völlig ohne Medikamente, wenn wir sie nicht mehr mit Fabrikzucker füttern. Der Rat, nichts mit Hefe zu essen (z.B. Hefebrot), ist unsinnig, weil Hefepilze, die zudem durchs Backen inaktiviert weil getötet werden, keine Candidapilze sind und keine Candidiase begünstigen können. Das ist wieder so eine Ente der Schulmedizin und der Diätköche, die aber leider weit verbreitet ist und den Betroffenen den Genuss gesunden Vollwert-Hefebrotes ausredet.

Die an der Darmflora beteiligten Mikroorganismen sind Hefen, Pilze und Bakterien nennt man Kommensalen (lat. commensalis = Tischgenosse). Mit Kommensalismus bezeichnet man das Zusammenleben zweier Lebewesen ohne gegenseitigen Nutzen noch Schaden. Sie leben von der Nahrung des Wirtsorganismus. Einige dieser Kommensalen sind auch verantwortlich für die Aufbereitung von Vitamin-B 12 zu einer Cobalaminverbindung. Wir sprachen schon weiter oben darüber. Zu den an sich nicht unbedingt krank machenden Kommensalen gehören auch die Tuberkelbakterien! Manche zählen auch Viren zu den Kommensalen. Und Streptokokken gehören ebenfalls dazu. Auch sie vermehren sich unter für sie günstigen Bedingungen. Ein Mensch mit geschwächtem Immunsystem hat allerdings zu wenig Möglichkeiten, die Balance aufrecht zu erhalten. Ernährt er sich endlich gesund, nehmen diese Abwehrkräfte von selbst wieder zu, und ein gesundes Gleichgewicht entsteht.

Ein geschwächtes Immunsystem ist die Grundlage für ihre Vermehrung. Wir wissen inzwischen, dass gut ernährte Menschen seltener an schweren Dingen erkranken und wenn, dann gibt es leichtere Verläufe. Das bezieht sich allgemein auf Infektionskrankheiten. Wir sollten aber gegenwärtig haben, dass nicht nur die Ernährung das Immunsystem schwächt sondern auch Dauerstress. So bin ich im Nachhinein davon überzeugt, dass meine erste Infektion mit Borellia burgdorferi, die mir die Zeckenborreliose auslöste, sich aufgrund meiner katastrophalen Ernährung so schrecklich schwer auswirkte, während die zweite Infektion gut 10 Jahre später nach Ausheilung der ersten (!), auf dem enormen Stress beruhte, dem ich unaufhaltsam durch aberwitzige Lebensvorstellungen und exzessive Ansprüche meines Ehemannes ausgesetzt war.

Wir finden die Kommensalen auf der Haut als Hautflora. Dazu gehören auch die Milchsäurebakterien aber auch Pilze wie Candida albicans. Ich zähle hier nur diese wenigen Beispiele auf, denn ich möchte hier kein Buch über Medizinische Mikrobiologie schreiben. Wir wissen, dass der Milchsäureschutzmantel die Haut schützt. Wird dieser gestört, kann es zu einer Infektion mit Candia albicans kommen. Sie sehen, wie fein aufeinander abgestimmt die Kommensalen miteinander in Frieden leben können aber durch Ungleichgewicht eine Art Krieg entsteht, wobei es Sieger, nämlich die Mikroorganismen, aber auch Verlierer, nämlich den Wirtsorganismus, gibt. Wenn keiner siegt und keiner verliert, gibt es einen klugen Chef und viele zufriedene Mitarbeiter. Und alle haben ihr Auskommen.

Auch die Mundhöhle beherbergt Kommensalen. Das heißt, es gibt eine Mundflora, und auch hier finden wir wieder den Hefepilz Candida albicans. Babys haben manchmal Soor, einen weißlichen Belag aus Candida albicans, weil ihre Kunstnahrung Ungleichgewicht schafft.

Das als krank machend geltende Bakterium Streptococcus mutans, das auch zur gesunden Mundflora gehört, ist nur dann Zahnkaries-Auslöser, wenn Zuckerzeug gegessen wird. Zähneputzen hilft nicht dagegen, da die Erreger während des Zuckerschleckens lt. Dr. Schnitzer direkt in die Zahnpulpa wandern und sich nicht durch eine Zahnbürste davon abhalten noch wieder entfernen lassen.[210] Industriezucker und raffiniertes Mehl sowie weißer Reis sind diejenigen Schadstoffe, die den Kommsensalismus aus dem Ruder laufen lassen und sehr viel Ungemach bringen. Die Chronizität der Leiden läuft parallel mit der chronisch mesotrophen Ernährung.

Wandern wir vom Mund ein wenig tiefer, gelangen wir in den Atemtrakt. Auch in ihm wohnen Kommensalen, die unter gesunden Bedingungen keinen Schaden anrichten. Zum Beispiel die Tuberkelbakterien der Lunge. Sie sind immer in geringer Anzahl vorhanden. Neben Soor kann das Ungleichgewicht durch Vermehrung von Streptokokken zur Lungenentzündung führen. Kinder, die laufend an Bronchitis oder Lungenentzündung leiden und möglicherweise zusätzlich Milchschorf auf dem Kopf haben, sollten unbedingt den Kinderarzt ebenso wie die Kost geändert bekommen!

Wir wollen nun noch auf die Scheidenflora der Frau eingehen. Und, wie ich schon sagte, können sich hierher aus dem Mastdarm Colibakterien verirren, die dann krank machen. Candida albicans ist auch so eine Störung, die manchmal zusammen mit der Mundcandidiase auftritt. Manche Menschen leiden sehr verzweifelt auch an einer generalisierten Candidiase. Das allgemein geschwächte Immunsystem macht eine derartige Entgleisung möglich.

Durch Antibiotika, die die gesunde, normale Flora im gesamten Körper stört und auch zerstören kann, vermehren sich die Hefepilze besonders gern. Daher tritt eine Candidiase manchmal nach Antibiotika-Therapie auf, die sich nicht gleichzeitig gegen Pilze richtet. Es wird meistens nur in eine Richtung mit Antibiotika vorgegangen: Entweder gegen Bakterien oder gegen Pilze. Und das zieht ein Ungleichgewicht zwischen den beiden nach sich.

Wir können in naturheilkundlicher Weise therapieren, indem wir die Milchsäurebakterien der Scheidenflora und der Hautflora direkt dorthin bringen, wo Candida sich ausgebreitet hat, weil

---

210 Das Zusammenspiel der Kommensalen ist ein Bild für Krieg und Frieden, wie es unter den Menschen nicht anders abläuft. Wir versuchen immer vom falschen Ende her Frieden in der Menschheit beziehungsweise Gesundheit im Organismus herzustellen, indem wir schwere Geschütze auffahren, dabei ergibt sich sowohl Frieden als Gesundheit von selbst, wenn wir die Bedingungen dazu auf friedliche Weise schaffen. Nicht nur im Organismus herrschen die Ordnungen des Lebens, sondern es liegt auch dem Zusammenleben von Menschen eine natürliche Ordnung zugrunde. Wir erlernen sie durch die gewaltfreie Kommunikation. Wenn wir die nicht erlernen, können wir nicht friedlich miteinander umgehen noch friedlich miteinander leben. Auch mit uns selbst leben wir nicht im Frieden sondern ärgern uns. Vollwertige Kommunikation muss gewaltfrei bleiben. Wenn wir auch nur geringfügige Auszüge von Gewalt anwenden, ernten wir Gewalt. Wer Wind sät, wird Sturm ernten. Wem sage ich das, denn es ist mein ureigenes Problem!

die Milchsäurebakterien ihren Lebensraum eindämmen. Wenn jemand an Candida der Arme und Hände leidet, sollte er sie sich regelmäßig mit Joghurt einreiben, Eichenrindenbäder machen und vor allem schleunigst und nachhaltig seine Ernährungsweise umstellen.

Ich erlitt unter meiner ungesunden Ernährungsweise und durch meine Arbeit auf der chirurgischen Wachstation der Haunerschen Kinderklinik in München eine sehr hartnäckige Candidiase. Das Rezept des damals hinzugezogenen Arztes tat keinerlei Wirkung, und ich habe mir schließlich Joghurt auf eine Damenbinde getan und ihn auch mit einer kleinen Spritze (natürlich ohne Nadel!) in die Scheide eingeführt. Es dauerte dann noch wochenlang, bis alles überstanden war. Seit ich gesund lebe, hatte ich allerdings niemals mehr ein solches Problem!

Behalten wir aus diesem kleinen Exkurs über die Kommensalen bitte, dass sie sich im Gleichgewicht halten, solange wir uns gesund ernähren, dass sie aber außer Rand und Band und aus ihrem ökologischen Gefüge geraten, wenn wir reichlich Industriezucker und raffiniertes Mehl, geschälten Reis, isolierte Stärke (z.B. in Soßenbindern) zu uns nehmen und dass sich alles von selbst reguliert, wenn wir wieder vollwertig essen. Ist das Kind aber bereits in den Brunnen gefallen, verkürzt sich der Heilungsprozess unter Rohkost erheblich.

Manche Leute versuchen durch Symbioselenkung wieder Gleichgewicht zu schaffen: mit Symbioflor I und Symbioflor II aus der Apotheke. Dabei ist zu bedenken, dass die Magensäure die eingenommenen Kommensalen zerstört. Wenn man rasch helfen will, dann besser durch einen 2-Liter-Einlauf, in den man 2-3 Löffel Joghurt oder Symbioflor mit hinein gibt. Ich habe nicht einfach nur lauwarmes Wasser benutzt sondern einen dünnen Tee aus Fenchel-Anis-Kümmel gekocht, abkühlen lassen und 2 Esslöffel Joghurt hineingetan.

Colibakterien gibt es nur dann im Darm, wenn die Kost tierische Erzeugnisse enthält. Dazu gehören auch die von Bruker allgemein empfohlenen Milchprodukte Sahne, Butter[211] und Schmand. Er hat gesagt, dass er aus dem Vorhandensein bzw. Nicht-Vorhandensein von Eschericia Coli in der Darmflora nachweisen kann, ob jemand noch irgendwelche Kost tierischer Herkunft zu sich nimmt oder nicht. Er sagte (oder schrieb?), dass sie nach drei Monaten konsequent veganer Ernährung nicht mehr im Darm nachzuweisen seien und stellte die Frage in den Raum, ob man Escheria Coli überhaupt zur gesunden Darmflora rechnen sollte.

An dieser Stelle möchte ich nicht auf die allgemeine Bakterienangst eingehen aber darauf, dass die Wirkung der Zauberdroge Antibiotikum ihrem Ende entgegen geht. Krankenhausinfektionen steigen dramatisch, denen Antibiotika nichts mehr anhaben können, weil Mikroorganismen dagegen resistent geworden sind, denn sie haben ihre eigenen Strategien zum Überleben entwickelt. Aber nicht nur Erreger, die in Krankenhäusern Patienten überrumpeln, können gefährlich werden sondern auch Menschen befallen, die sich nicht in Krankenhäusern befinden sondern sich anderweitig infiziert haben. Die Erreger sind allgemein resistenter geworden.

Das Problem ist aber weniger diese Tatsache als eine andere, dass nämlich die Menschen begreifen müssen, wie sehr sie ihrem Immunsystem durch zu viel Hygiene schaden. Durch verschiedene Maßnahmen, zu denen auch Impfungen gehören, verlernen unsere Immunmukkis, sich auseinander zu setzen. Der französische Chemiker Louis Pasteur (1822-1895), nach dem wir das Pateurisieren benennen, also das Töten von Bakterien durch Erhitzen eines Lebensmittels (zum Beispiel Milch-Pasteurisierung), stellte schon zu seiner Zeit fest: *"Die Mikrobe ist*

---

211 Eiweißgehalt je 100 g: Kuhmilch 3,3g - Schlagsahne 2,2g - Butter 0,7g - Schmand 2,6g - Schafsmilch 5,3g Frauenmilch - 1,2 gg

nichts, das Terrain ist alles!" Schade, dass er trotzdem die Pasteurisierung erfand und die Menschheit inzwischen immer noch nicht klüger geworden ist.

Naturheilkundliche Maßnahmen sind große Mode geworden. Homöopathika, Darmsanierung und Symbioselenkung sind aber keine Ganzheitstherapie. Sie bewirken gar nichts, wenn die Ernährung ausgeklammert oder nur halbherzig verändert wird, weil man den Patienten durch allzu strikte Anweisungen nicht verlieren möchte. Die Ernährung ist sicher nicht alles, aber ohne sie sind alle anderen Anstrengungen nichts.

Zur Ganzheit gehört die ganze, vollwertige Ernährung, und das Ganze ist mehr als die Summe seiner Teile. Der Darm saniert sich unter entsprechender Ernährung ganz von selbst. Symbioselenkung ist zweifelhaft wegen der Magensäure und Homöpathie kann sich über Ordnungsgesetze, die sich aus der Ernährung ergeben, ebenfalls nicht hinwegsetzen. Und Psychotherapie hilft nur dann, wenn Menschen dergestalt gestärkt daraus hervorgehen, dass sie ihr **Ernährungs-Entnahme-Verhalten (EEV)** dauerhaft verändern können.

Das einzige dauerhafte Mittel zur Gesundheit ist die Individuation, der Mut, dem ganzen Haufen von Irrenden den Rücken zu kehren und sich auf seine eigenen Irrtümer zu beschränken. "Hilf Dir selbst, dann hilt Dir Gott" ist ein wahres Wort.

> Wohl dem, der ein Müsli auf dem Tisch, einen liebenden
> Mensch bei Tisch und Frieden im Herzen hat.
> Gunter König www.KoenigsCoaching.de

Müsli ist nicht gleich Müsli

Müsli ist nicht dasselbe wie Müsli. Bircher-Benner, auf den wir diese Mischung aus Getreide und Obst zurückführen, nannte sein Schweizer Müsli *"d'Spys"* (die Speise). Bircher-Benner hatte, sechsundzwanzigjährig, eine dahinsiechende, schwer magenkranke Patientin. Er wusste sich keinen Rat mehr und verordnete ihr schließlich Magenschonkost, wissend, dass diese nicht ausreichend wäre, die Frau zu ernähren. Und auch die vertrug sie nicht. Und so sprach er fast beiläufig mit einem ihm bekannten, in natürlicher Behandlung bewanderten einfachen Mann. Der sagte: *"Wenn gar nichts mehr hilft, muss die Frau Rohkost essen. Das hilft garantiert!"*

Bircher-Benner hatte arge Bedenken, dass solch grobe Kost noch mehr schaden würde, beherzigte aber den Rat, weil er so selbstsicher hervorgebracht worden war. Und er erinnerte sich auch an eine Begegnung mit einer Sennerin, die ihm eine Rohkostmahlzeit gereicht hatte, die der einfachen Bergbevölkerung schon seit Jahrhunderten sturmfeste Gesundheit garantierte.

Diese Speise bestand aus Äpfeln, Nüssen, Milch und rohen Haferflocken. Natürlich keine Kondensmilch sondern rohe Milch von Kühen oder Ziegen. Und Zucker nahm man schon darum nicht, weil der damals viel zu teuer war. Bestenfalls wird man Wildhonig hinzugefügt haben. Aber selbst den gab es nur zeitweilig. Bircher-Benner führte diese Speise später auch in seinem Sanatorium ein. Apfel und später auch anderes Obst überwogen mengenmäßig.

Heute müssen wir wissen, dass alle Getreideflocken grundsätzlich weder roh sind noch ihren Keim besitzen. Die Randschichten wurden zwar belassen, aber da das im Keim enthaltene Öl nicht lagerfähig ist sondern ranzig werden kann, entfernt man ihn und kann ihn außerdem gewinnbringend separat verkaufen. Und damit alles gut lagerfähig wird und kein Ungeziefer ran geht, wird die gepresste Flocke, gleichgültig ob Hafer, Weizen, Dinkel oder was immer, gedarrt. Früher tat man das Getreide in den Backofen und wendete es mehrfach. Damit wurde es haltbar gemacht. Man wusste ja nichts von der Denaturierung von Eiweißen. ▶ *Seite*n 73, 80, 89, 256, 390

Wenn wir also gern rohe Flocken essen wollen die außerdem noch den Keimling enthalten, sollten wir uns eine Flockenpressmaschine zulegen oder einfach das Getreide in einer Mühle zu grobem Schrot vermahlen. Wir sollten Schrot und Mehl niemals lagern, weil wir ja inzwischen wissen, dass das Vitamin B 1 abgebaut wird, sobald das Getreidekorn durch Mahlen getötet wird. Dass es tot ist, sehen wir daran, dass es nicht mehr keimfähig ist. Wir sollten nach der mechanischen Bearbeitung des Getreides (= malen) aber nicht noch die Erhitzung obendrauf setzen und die Eiweiße töten, sie also nicht vom Sol - in den Gelzustand überführen. Beim Backen führt das, wie wir wissen, zur Verklumpung des Glutens (= Getreide-Klebereiweiß).

Der Apfel beeinflusst mit seiner Folsäure unsere Knochengesundheit, ist besonders auch in der Schwangerschaft wichtig und verhütet eine schreckliche Missbildung: die Spina bifida = offener Wirbelspalt, der sich bei der Embryonalentwicklung am Ende des ersten Schwangerschaftsmonats ergeben kann. Außerdem wird Getreide durch die Beigabe eines Apfels wesentlich besser vertragen. Ich erwähnte schon, dass die Folsäure von Blättern, in Tomaten und Äpfeln die Verträglichkeit von Getreide enorm verbessert.

Klein erscheinende Eingriffe in unser Ernährungsverhalten kann derartige und ähnliche, missbräuchlicherweise als genetisch bezeichnete Schäden wie Spina bifida, Hasenscharte, Wolfsrachen und anderes verursachen. Man nimmt heute an, dass lediglich ein Glas Saft justement in dem Augenblick getrunken, wo eine embryonale Entwicklungsstufe abläuft, diese stören kann. Wodurch? Durch den Zuckerschock, den der Saft, der ein Teilnahrungsmittel ist, auslöst, was eine ganze Palette an körperlichen Reaktionen in Gang setzen kann und offensichtlich vor dem Embryo nicht Halt macht. Schwangere sollten sich daher derartige Genüsse absolut verkneifen. Nichts gegen ein Glas frisch gepressten Saft, nur sollte er nicht während der Embryonalentwicklung genossen werden. Was im einzelnen sich wie auswirkt, ist kaum nachvollziehbar. Es sollte aber reichen, zu wissen, das Fabrikzucker ebenso wie Säfte immer ein enormer Zuckerstoß sind. Wenn wir Frauen uns aber während der Schwangerschaft jeglichen Teilnahrungsmittels enthalten und absolut rohköstlich leben, kein Atomkraftwerk in die Luft fliegt und auch sonst keine Kontaminierung uns beeinflusst, werden wir mit Sicherheit gesunde Kinder zur Welt bringen.

Im Grunde genommen ist es nicht wichtig zu wissen, wie Folsäure, Vitamin C, Vitamin B 1, der Vitamin-B-Komplex, Kalium, Kalzium, Zitronen, Äpfel, Grünkohl oder was immer auf unseren Stoffwechsel wirken, wenn wir uns rundum vollwertig ernähren. Und das bezieht sich natürlich auch auf das Getreide und die Diskussion darum, ob es roh oder gegart sein sollte. Der Menschenverstand reicht aus, wenn wir den Unterschied zwischen rohem und gekochtem Eiweiß am Beispiel eines Spiegeleis ebenso wie an einer verbrannten Hand erkennen.

Das Bircher-Müsli wurde von der Nahrungsmittelindustrie kommerzialisiert. Ganze Regale von unterschiedlichen Müslis sollen uns Gesundheit suggerieren, damit der Handel davon gut leben kann. Jedoch sagte Bircher-Benner uns ja schon früh: *"Gesundheit bekommt man nicht im Handel sondern durch den Lebenswandel."* Und zum gesunden Wandeln gehört, dass wir uns kein Müsli im Laden kaufen. Bereiten sie sich ihr Frischkornmüsli am besten nach den Seiten 82ff zu und machen sie davon rezeptlose Abwandlungen nach Herzenslust. Genau genommen gibt es keine gravierenden Unterschiede zwischen Bircher-Müsli, Frischkorngericht nach Max Otto Bruker, dem Müsli von Johann G. Schnitzer oder dem Kollath-Frühstück.

Einen feinen Unterschied gibt es bei der Zubereitung nach Joseph Evers[212] (1894-1975). Er war einer der Pioniere der Ernährungswissenschaften und erkannte, dass sich durch Keimen die Vitamine verzehnfachen, Keime die reinsten Vitaminbomben sind und dazu noch völlig natürlich blieben. Bis auf ein Vitamin: Das Vitamin B 1 nämlich baut sich unter dem Keimvorgang im Redoxprozess ab. Man sollte daher angekeimtes Getreide als Evers-Müsli nicht täglich essen. Natürlich werden sie nicht krank, wenn sie es dennoch tun, denn bei einer ausgewogenen veganen Ernährung bekommen sie genügend Vitamin B 1 auch völlig ohne Getreide. Auch ein Grund, warum Getreidegegner sagen, dass es auch ohne geht.

Dass wir keinen Industriezucker hinein tun und möglichst auch keinen Honig, weder kalt geschleuderten noch billigen erhitzten Honig und auch keine Trockenfrüchte, versteht sich von selbst. Ab und an ein paar Rosinen drinnen schaden nicht. Wir wollen uns aber daran gewöhnen, ins Frischkorngericht nur frisches Obst zu tun.

Frischkorngericht mit Gemüse - Und natürlich können wir auch Gemüse statt dessen nehmen! Ein Gericht aus Gemüse und Getreide finden wir beispielsweise in den Bratlingen, die

---

212 **Klinik Dr. Evers mit Schwerpunkt auf Multiple Sklerose, Parkinson und Epilepsie:**
http://www.klinik-dr-evers.de/starseite.html
Siehe hierzu auch die Seiten 69, 76 und 217 über Omega-3-Fettsäuren

wir natürlich auch roh genießen und als Rohklößchen auch einem spanischen Gazpacho beifügen können. Ein paar Löffel vorher eingeweichte Haferkörner zur mittäglichen Rohkostmahlzeit machen ebenfalls schön satt. Buchweizen kann man uneingeweicht einfach so verzehren oder wir können ihn mit ein paar gehaltvollen Paprika, Zwiebeln, Küchenkräutern und dergleichen anreichern. Unserer Phantasie sind keine Grenzen gesetzt. Die Grenzen sollten wir aber immer dort erkennen, wo die Eingriffe in die natürliche Ordnung beginnen. Und diese beginnen ab dem dicken Mittelstrich auf der Kollath-Tabelle für alles, was rechts davon steht: erhitzte, konservierte und präparierte Nahrungsmittel, die keine Lebensmittel mehr sind.

Zur Getreidesorte sei gesagt: Es gibt Menschen, die glauben, Dinkel sei wertvoller als Weizen, Weizen sei überhaupt problematischer als Dinkel beziehungsweise Dinkel sei problematischer als Weizen, Hafer sei nicht vollwertig usw.. Wer ganz sicher gehen will, möge eine Getreidemischung bevorzugen oder immer mal wieder wechseln. Einseitigkeit sollte ohnehin vermieden werden, denn auch in der Vollwertkost gilt die Regel: Gesunde Mischkost. Allerdings eben mit vollwertiger, vitaler, von Vitalität strotzender Kost.

Was den Dinkel anbelangt, so haben manche Leute eine Weltanschauung daraus gemacht. Was aber einzig zählen sollte, ist die Keimfähigkeit des Getreides. Versuchen sie bitte, ihr Getreide zu Hause zum Keimen zu bringen. Wenn nicht wenigstens 90% davon einen Keim bildet, ist es nicht wirklich lebendig, und man sollte es dem Händler zurück geben.

Allüberall gilt folgende Regel: Was nicht Frucht bringt, ist nicht gut genug, nicht lebendig genug und wird, wie die Bibel sagt, in den Ofen geworfen. Mehr hat Kollath übrigens auch nicht aussagen wollen als eine solche Metapher. Niemals wäre er mit dem Genozid an irgend einer ethnischen Gruppe einverstanden gewesen. Ihm lag ausschließlich daran, dass Menschen gesund sind und bleiben und sich diese auch vermehren. Heute aber wird sich künstlich vermehrt, wenn es auf dem normalen Weg nicht mehr geht. Dadurch wird krankes Erbgut an die Nachkommen weitergegeben. Das will nicht sagen, dass Menschen, die selbst nicht mehr fruchtbar sind, weniger wert seien als solche, die sich reichlich reproduzieren. Wir sprechen hier ausschließlich vom Erbgut, von den Genen und davon, dass wir diese durch unser Ernährungsverhalten entscheidend prägen. Jeder von uns ist mitverantwortlich für die Gemeinschaft und also auch für gesunden Nachwuchs und dadurch für das Fortbestehen unserer Spezies.

Parallelen zum Getreide sehen wir insofern, als es ebenfalls reproduktionsfähig sein muss, um wirklich vollwertig zu sein. Sagen sie also ihrem Händler, dass sie den ganzen Sack Getreide zurückbringen werden, sollte es nicht keimfähig sein. Denn der einzige Sinn, warum wir das Getreide roh verzehren, ist seine Keimfähigkeit, sein volles Leben, sein ausreichender Vitamin-B1-Gehalt. Wenn der aber bereits durch lange Lagerung oder anderweitig geschädigt und reduziert ist, nützt uns das ganze Müsli-Essen nicht. Wie man Getreide ankeimt sowie weitere Verwendungsmöglichkeiten von Getreide finden sie hier in Teil I auf den Seiten 82ff und natürlich ausführlicher auf den Seiten 76-102 in Teil II: *Rezeptlose vegane Naturküche*.

Zur Müslimenge sei gesagt: Essen sie bis sie satt sind. Also bitte keine Körner zählen! Es gibt aber auch Menschen, die glauben, vom Guten besonders viel essen zu müssen. Denen sei gesagt: 3 Esslöffel Getreidekörner täglich reichen aus, um den Vitamin-B 1-Bedarf zu decken. Dazu ca. 12 Haselnüsse, die dies Vitamin ebenfalls enthalten, außerdem in beiden Eiweiße und die drei Fettsäuren, die üblicherweise aufgezählt werden, aber nicht aufgezählt werden müssten, da wir nicht kleinkariert sein wollen sondern ganz einfach auch in der Vollwertkost zur Normalität kommen wollen. Ohne Taschenrechner oder Waage. Eben: Rezeptlos glücklich!

> Zucker in der Jugend
> macht faule Zähne im Alter.

Getreide: Roh essen oder durch Hitze *aufschließen*?
- Verdienste von Martha und Heinrich Frese -

Gleich im Beginn auf Seite 11 von *Das große Handbuch der vegetarischen Vollwert-Ernährung*[213], herausgegeben im Auftrag des **Deutschen Vereins für Gesundheitspflege e.V.**, schreibt die Ökotrophologin Irene Gutschenreiter, was sie gelernt hat, dass nämlich rohes Getreide nicht gut verdaulich sei und zudem aufgrund von Gärungsprozessen im Darm durch Gase zu Blähungen und Allergien führt. Bei allem Respekt vor den mir persönlich bekannten, sehr liebenswürdigen Mitautoren dieses bis auf diese Fehleinschätzung sehr wertvollen Buchs, will ich energisch widersprechen.

Enzyme wurden früher "Fermente" genannt, und das lateinische "Fermentum" bedeutet nichts anderes als "Gärungsmittel". Im Darm finden tatsächlich nicht nur bezüglich Getreide "Gärungsprozesse", also Enzymwirkungen statt. Im gesamten Verdauungstrakt ist das so, und bei Getreide ist das nicht anders. Im Darm gibt es dafür aerobe und anaerobe Mikroorganismen als "Mitarbeiter", die an "Gärung und Fäulnis" beteiligt sind. Organische Substanzen faulen besonders gern unter anaeroben Voraussetzungen.[214] Ohne Fäulnis hätten wir keinen Stuhlgang!

An der Verdauung sind sowohl aerobe wie anaerobe Mikroorganismen beteiligt. Pilze sind für eine antioxidative Zersetzung (ohne Sauerstoff) von organischen Substanzen wie vor allem der Eiweiße zuständig. Je mehr Fleisch jemand isst, desto aromatischer sind seine Pupse! Aber auch Kühe rülpsen und pupsen reichlich Methan, wie wir wissen, da sie aus ihrer pflanzlichen Nahrung ebenfalls reichlich Aminosäuren sowie Nukleinsäuren aus den Zellkernen beziehen.

Einige Menschen haben beim Umstellen auf Vollwertkost oftmals Probleme im Verdauungstrakt. Wir haben die Gründe dafür bis zum Umfallen erläutert. Bitte lesen sie sie ggf. im Kapitel *Max Otto Bruker: Unverträglichkeiten* auf den *Seite*n 294f nochmals nach. Diese durch Fabrikzucker, Säfte oder gegartes Obst produzierten Unverträglichkeiten wirken sich ohne Unterschied auf rohes wie gebackenes bzw. gekochtes Getreide aus. Zur Verträglichkeit von Getreide im Unterschied zur Verdaulichkeit finden wir Informationen auch in der Kleinschrift Nr. 15 von Max Otto Bruker *Sie vertragen Vollkornbrot nicht?*[215]

Bruker entdeckte als erster, dass isolierter, das heißt Industriezucker ebenso wie Obst- und/oder Gemüsesäfte wie auch gegartes Obst stören, indem sich Gase bilden können. Inzwischen ist das allgemein bekannt, aber es gibt immer noch Menschen, die daran festhalten, es läge am rohen Getreide, wenn sie einen Blähbauch bekommen. Werden Industriezucker, Obst- oder Gemüsesäfte wie auch gegartes Obst nicht gegessen, dann gibt es weder Probleme mit der Vollwertkost noch mit rohem oder gegartem Getreide. Ich selbst habe das an meiner im Verdauungstrakt empfindlichen Mutter und auch an anderen Menschen immer wieder miterleben können und weiß daher, dass Bruker mit seiner Entdeckung Recht hat.

---

213 Die Autoren sind Martha und Heinrich Frese sowie Irene Gutschenreiter
214 aerob = mit Sauerstoff, anaerob = unter Ausschluss von Sauerstoff. Anaerobe Bakterien mögen keinen Kontakt mit Sauerstoff, sie leben und wirken im anaeroben Milieu.
215 emu-Verlag, Lahnstein

Wenn eine Speise lange im Magen liegt, hat das mit der Verdauung zu tun. Vollkornprodukte haben eine wesentlich längere Verweildauer im Magen, während edles Pappbrot, z. B. Toastbrot, rasch den Magen wieder verlässt, weil darin wesentlich weniger Vitalstoffe enthalten sind als im Vollkornbrot oder Frischkorngericht (= Frischkornmüsli). Diese Vitalstoffe fördern die Verdauung und benötigen Zeit. Edle Pappe aber, wie wir sie im Toastbrot, im Graubrot und all den anderen Broten aus Auszugsmehl haben, werden nicht richtig verdaut und verlassen den Magen ohne rechte Verdauung, landen rasch im Zwölffingerdarm (12 Finger breit ist er, daher sein Name) und danach im Dünndarm, später im Dickdarm usw...

Obwohl das Vollkornbrot besser verdaut wird, kann es Beschwerden verursachen. Das hat aber mit der Verträglichkeit zu tun. Und die kommt nicht durch das Vollkornbrot bzw. das Vollkornmüsli zustande sondern - unsere Gebetsmühle! - durch die Zusammensetzung der übrigen Nahrung. Wir müssen die Ernährung als Unit, als Einheit, als Verband sehen! Die Ernährung als Ganzes besteht ja nicht nur aus dem Vollkornprodukt. Und so, wie wir die Zusammenstellung gestalten, so ergibt sich dann nicht nur der Stoffwechsel sondern auch die Verträglichkeit des Gesamten, das durch unsere Verdauungsorgane hindurch muss, es sei denn, der Körper wehrt sich umgehend und wirft durch Erbrechen gleich alles wieder über den Mund hinaus.

Je weniger vollwertig die Nahrung, desto weniger Ballaststoffe, Enzyme usw. und desto länger die Verweildauer im Darm. Und so kommt es, dass gezuckerte Nahrungsmittel bis zu 5 Tagen Verweildauer haben. Und wenn dann in diesem Zeitraum irgendwann ein Stück Vollkornbrot gegessen wird oder ein Frischkornmüsli, dann triff das auf den Industriezucker, der noch nicht ganz verschwunden ist. Es kommt zu besonderer Gasbildung.

Wenn wir also unsere alten Gewohnheiten verlassen und uns nur auf Vollwertkost konzentrieren, die alten Unarten unterlassen, dann gibt es weder mit rohem noch gegartem Getreide Probleme. Schade, dass Martha, Heinrich und Irene diese Erfahrung nicht selbst gemacht haben und ihr Fehlwissen, dass sich wirklich nur auf dieses eine Missverständnis beschränkt, in ihrem sonst so wunderbaren Buch (!!) vor allem bei den um gesundes Leben bemühten vegetarischen Adventisten verbreitet haben. Das ist darum so bedauerlich, weil es andere Menschen davon abgehalten hat und noch abhält, das Frischkorngericht und volle Gesundheit zu genießen.

Martha Frese, die ich in einem längeren Gespräch einen ganzen Nachmittag hindurch kennen lernen durfte und die ich wirklich sehr schätze, beruft sich als Adventistin ferner auf die Bibel, weil dort nichts von rohem Getreide sondern nur vom Brot steht. Und im Zweifelsfall gilt für sie das, was in der Bibel steht. Wie schon weiter oben ausgeführt, stehen derartige Einzelheiten überhaupt nicht in der Bibel. Da stehen auch keine wissenschaftlichen Erkenntnisse, derer sich selbstverständlich auch adventistische Ernährungswissenschaftler, Ärzte und Naturwissenschaftler bedienen, denn wir leben nun einmal in der Zeit erweiterten Wissens. Jesus selbst sprach in Beispielen, und niemand käme auf den Gedanken, seine Gleichnisse wortwörtlich zu übernehmen. Es ist daher nicht nachvollziehbar, wie der allgemeine Märchenglaube aufkam.

Die Bibel möchte die Zeiten und unterschiedliche Moden übergreifendes Verständnis durch Beispielgeschichten, Analogien und Symbole wecken, aber nicht die Menschen in epochalen Aussagen oder unwissenschaftlichen Unfakten fesseln, die ebenso widerlegbar sind wie das Weltbild, die Erde habe vier Enden. Dass sich die Sonne um die Erde dreht, steht so nicht in der Bibel. Und unter den vier Enden stelle ich mir keine vier Betttuchzipfel noch vier Säulen vor sondern einfach nur die vier Himmelsrichtungen.

Martha Frese hat unter unendlich viel Arbeit vor allem den Rezeptteil entwickelt während Irene Gutschenreiter – sie war damals eine noch recht junge Ökotrophologin - sich um den wissenschaftlichen Teil gekümmert hat. Martha kommt das große Verdienst zu, reichlich Seminare und Kochkurse in Itzehoe abgehalten zu haben und so finanziell dazu beigetragen zu haben, das dortige STA-Gemeindezentrum zu errichten. Sie hat zusammen mit ihrem Mann, Heinrich Frese, und einigen anderen guten Glaubensgeschwistern das Haus selbst gebaut und gestrichen. Ihr und all diesen Helfern gehört meine größtmögliche Anerkennung überhaupt!!

Aber ich widerspreche ihr energisch bezüglich ihrer Lehre von der Schädlichkeit rohen Getreides!! Ganz im Gegenteil wird es von Bruker, Schnitzer und anderen therapeutisch mit größtem Erfolg eingesetzt, nachdem Bircher-Benner und Kollath im deutschsprachigen Raum bahnbrechende Erkenntnisse haben sammeln können. Rohes Getreide erzeugt keine rheumatischen Beschwerden, wie mir Martha Frese sagte und was man auch immer mal wieder in Büchern und im Internet lesen kann, sondern gerade rohes Getreide hilft ganz im Gegenteil, rheumatische Beschwerden ebenso wie anderes zu eliminieren oder erheblich zurückzufahren. Dass wir natürlich nach jahre- und jahrzehntelanger Fehlernährung nicht alle Schäden, die wir uns angegessen haben, wieder rückgängig machen können, wird wohl jedem klar sein.

Unter dem Sammelbegriff Rheuma läuft sehr Vieles, das mit Rheuma an sich wenig zu tun hat. Gemeint sind damit Schmerzen in der Muskulatur oder in den Gliedern. Manchmal werden fälschlicherweise auch Arthritis (Gelenkentzündung) und Arthrose (Gelenkdegeneration) gleichbedeutend benutzt. Es werden aber nicht nur Gelenke, sondern auch die Muskulatur beeinträchtigt. Nicht jeder Muskelschmerz ist Weichteilrheumatismus noch Fibromyalgie.

Es gibt Vegetarier, die behaupten, durch Getreide rheumatische Beschwerden zu bekommen. Zu denen habe ich lange gehört, weil ich sowohl Kopfschmerzen als Gelenk- und Muskelschmerzen darauf zurückgeführt habe. Deutlich sichtbar schwoll beispielsweise mein rechter Mittelfinger nach Genuss von Käse an. Je häufiger ich davon aß desto schlimmer. Aber auch nach Brot bekam ich leichte Schwellungen. Genau so nach Frischkornmüsli. Und den dumpfen Kopf bis hin zu migräneartigen Beschwerden. Bis ich aufhörte, Gekochtes, Gebratenes, Gegartes zu essen. Seither vertrage ich problemlos und ohne schädliche Folgen Getreide in roher wie gegarter Form!▶

Es gibt Vegetarier, die behaupten, speziell das rohe Getreide habe sie gesund gemacht, es gibt welche, die halten Brot und auch rohes Getreide für *Todeskost*. Offensichtlich gibt es unterschiedliche Erfahrungen. Wenn ich an Brukers Vergleich mit dem Orchester erinnern darf, in dem 29 Musiker richtig und nur einer falsch spielt – mit dem Falschspieler meint er den Fabrikzucker – verstehen wir, dass wir nicht wirklich gesund bleiben können, wenn immer noch Fabrikzucker – auch in geringsten Mengen – gegessen wird. Nun haben aber auch einige Menschen immer noch leichte rheumatische Beschwerden, wenn sie nur von Rohkost leben. Woher kommen die? Ich selbst werde ab und an davon befallen und frage mich, wieso und warum? Ist die Borreliose daran schuld? Die Erreger bleiben ja im Körper und treten nur bei Erkältungen, Infektionskrankheiten, Stress und dergleichen in die Blutbahn, vermehren sich dort und rufen beispielsweise rheumatische Beschwerden hervor.

Auch Martha Frese hat ihre rheumatischen Problemchen. Woher kommen sie? Ich habe einen eingefleischten vollwertig lebenden Veganer getroffen, der wegen seiner Hüftprobleme an

▶ **Nachtrag während der abschließenden Korrekturlesung am 28. Juli 2010:** Nach einer homöopathischen Behandlung mit einem neuen Konstitutionsmittel – Lycopodium – habe ich auch weniger Probleme mit Gekochtem. Ich habe drei Monate lang wieder ab und zu Gekochtes gegessen und dabei 10 kg zugenommen! Ergo: Fasten und anschließend Rückkehr zur 100%igen Rohkost!

Krücken ging! Wollen wir da wirklich weiterhin Gluten oder tierischem Eiweiß die Schuld geben? Ich weiß, dass auch Sojaprodukte stören. Und ich habe die Erfahrung gemacht, dass sämtliche Beschwerden bei mir unter mehrtägigem Fasten immer wieder und ausnahmslos völlig verschwanden. Aber nach ein paar Wochen kehrten sie manchmal, nicht immer, wieder zurück. Was also habe ich falsch gemacht? Eine nachhaltige Umstimmung konnte durch Lycopodium erzielt werden, d.h. eine Vikariation in Richtung nach links des biologischen Schnitts. Unter vorübergehenden enormen gesundheitlichen Turbulenzen wurden gleichzeitig mehrere Probleme eliminiert, sodass ich auch wieder Kochkost vertragen konnte aber erheblich zunahm.

Max Otto Bruker sagte mal, dass die gesundheitlichen Probleme von vor der Ernährungsumstellung durchaus ab und an wieder aufbrechen können. Das trifft besonders für Menschen zu, die an Arthritis und anderen rheumatischen Beschwerden gelitten haben. Ich litt beispielsweise an Arthritis und Beschwerden in der gesamten Muskulatur. Letzteres ist für die Borreliose sehr typisch. Was ich glaube, ist, dass einfach Reste vorhanden geblieben waren, die ich erst jetzt durch die Umstellung auf ein anderes Konstitutionsmittel, das bei mir Lycopodium ist, überwinden konnte. Das ist der Erfolg einer antihomotoxischen Therapie, wenngleich nicht mit Reckewegscher Therapie sondern mit klassischer Homöopathie nach Samuel Hahnemann. Dadurch wurden, etwas unakademisch ausgedrückt, alte Abfälle entsorgt und vor allem eine drastische Umstimmung ingang gesetzt. Und das Fasten, das ich sofort begann, als die ersten Anzeichen auftauchten, hat das noch unterstützt. Es kann auch sein, dass ich mir mit der Rohkost Schadstoffe zugeführt habe, da ich durchaus nicht nur Bioware kaufe. Vielleicht sollte ich absolut nur Biogemüse und Bioobst essen? Und dann wäre auszuprobieren, wie es mit bzw. ohne Getreide weitergeht. Selbstversuche sind zeitaufwendig und bedürfen der Beobachtung.

Sie sehen, dass ich sehr offen heiße Eisen anpacke, nicht einfach diesem oder jenem die Schuld geben und nicht dieses oder jenes als Allheilmittel bezeichne. Und das sollte jeder so machen. Durchaus Selbstversuche unternehmen, aber niemals sich darauf fixieren, einem natürlichen Lebensmittel entweder die Schuld zu geben oder es zum alleinigen Heilmittel zu erheben. Die Ganzheit niemals aus dem Auge lassen! Es sollten Fragen offen bleiben können. Wir finden nicht auf alles eine Antwort. Warum beispielsweise fand man beim Ötzi-Skelett rheumatische Anzeichen, warum bei einem prähistorischen Bärenskelett?

Ein mir gut bekannter Vegetarier bekam, wie ich weiter oben schon schilderte, Zöliakie. Wie er sagte: Vom Getreide. Als ich aber genauer nachfragte, bekannte er, dass er nicht immer vollwertig lebt. Nicht direkt ein Puddingvegetarier aber doch ab und an auch Gezuckertes. Wer sich regelmäßig mit den Produkten von Bioläden und Reformhäusern versorgt, wie es leider viele Leute der "gemäßigten Vegetarier-Szene" tun, kann tatsächlich nicht wirklich gesund bleiben, weil die dort angebotenen Waren ebenso wie herkömmliche reichlich Industriezucker und anderweitige raffinierte und prozessierte Industrieprodukte enthalten.

Möglicherweise finden sie es eigenartig, wenn sie im vorliegenden Buch mal lesen, wie gesund Getreide ist, ein andermal, dass es nicht unbedingt erforderlich ist, überhaupt Getreide zu essen. Es gibt dafür eine plausible und einfache Erklärung. Nichts ist so gesund, dass es ausschließlich gegessen werden müsste noch dass wir davon besonders viel essen sollten. Und wir sollten uns vor Augen halten, dass die Menschheit nicht nur durch die Epochen hindurch sehr unterschiedlich gegessen hat sondern dass es auch immer regionale Unterschiede gegeben hat. Der Mensch hat sich über die ganze Erde verbreitet und ist sehr anpassungsfähig.

Bei den Inuit (Eskimos) gibt es während des kurzen Sommers nur wenig Gemüse aber reichlich Wild. Auf den *Seiten* 36, 63, 403 und 427 bin ich darauf eingegangen, dass sie aber noch heute Fisch, Seehundfleisch, Rogen und Leber roh verzehren und dadurch Mangel vorbeugen.

Die Menschen mussten sich, wo immer sie lebten, an ihre Region und an das Nahrungsangebot anpassen. Schon darum mussten sie sich in bestimmten Gebieten überwiegend aus dem Tierreich ernähren, wenn sie überleben wollten. Im Fleisch wie im Gemüse finden wir aber letztendlich dieselben Nahrungsbestandteile. Der Unterschied zwischen einer pflanzlichen und tierischen Zelle besteht nur in der harten Zellwand; bei tierischen ist es nur die dünne Membran. Und darin besteht auch der Unterschied in der Ernährung mit tierischen bzw. pflanzlichen Produkten. Die Zellwand enthält nämlich reichlich Cellulose in ihren Ballststoffen.

Jedes Tier hat sich seiner Umgebung anpassen müssen und auch organische Strategien entwickelt, um mit Lebewesen, die ebenfalls in seinem Umfeld leben, dergestalt zurecht zu kommen, dass seine Spezies erhalten bleiben konnte. So haben einige Tiere scharfe Gebisse und Krallen entwickelt, mit denen sie Beute fangen konnten, andere haben sich in ihrem Organismus auf reine Pflanzenkost eingestellt, und zwar immer spezifisch ihres Umfeldes.

Vitamin C nehmen Pflanzenfresser über pflanzliche Nahrung auf, Fleischfresser aber beziehen es einerseits aus Organen und Geweben ihrer Beutetiere: Milz, Leber, Blutplasma, Nebennieren, Gehirn, Hypophyse, Augen, Zellorganellen, Leukozyten, Gelbkörper der Eierstöcke, Muskelgewebe, Knochen, Knorpel, Gelenkflüssigkeit und Hoden. Und sie sind sogar in der Lage, es selbst zu synthetisieren. Außerdem fressen sie die angedaute Nahrung ihrer Pflanzen fressenden Beutetiere, die sie aus Mageninhalt und Darminhalt mit verzehren. Fleischfresser müssen das Vitamin C also nicht unbedingt selbst synthetisieren, wie immer noch behauptet wird. Sie nehmen es durchaus mit ihrer Nahrung auf, zumal sie ja nicht einseitig Muskelfleisch fressen sondern Ganzkörpernahrung, d.h. das ganze Beutetier. Und sie fressen es roh! Dadurch bleiben auch Vitamine und Enzyme erhalten. In der Leber findet sich, wie erwähnt, auch reichlich Vitamin B 1. In jedem Organ befinden sich verschiedene Vitamine.

Kurzum unsere Gebetsmühle noch einmal: Was auch immer wir essen, die Nahrung muss vollwertig sein, nicht geschält, nicht erhitzt, nicht konserviert noch präpariert. Es muss nicht unbedingt Getreide darunter sein. Die Chinesen essen lieber Reis als unser Getreide. Man kann Vollreis, wie schon erwähnt, nach 24 Stunden Einweichen auch roh essen. Die farbige Urbevölkerung Afrikas bevorzugte Hirse, Araber bauten Hartweizen an, die Russen Gerste und Buchweizen (kein Getreide sondern ein Knöterichgewächs), die Indios Amaranth, die Nordamerikaner bevorzugen noch heute Mais. Und manche haben sich nie auf diese besonders stärkehaltigen Nahrungsmittel gestürzt sondern bezogen und beziehen ihre Stärke aus anderen Lebensmitteln, da sie beispielsweise auch in Fleisch, Nüssen, Saaten und in Grünzeug sowie in allem, was unter der Erde wächst, enthalten ist. Wenn man nur Blattsalat isst, benötigt man mehrere Teller davon, um satt zu werden. Alle reichlich Stärke, also Polysaccharide enthaltenden Lebensmittel, machen satt. Aber auch Eiweiße sättigen gut. Und natürlich Fette und Öle.

Manche Lebewesen ernähren sich sehr einseitig und bleiben trotzdem gesund und reproduktionsfähig, andere wieder haben einen umfassenden Speisezettel. Es ist offensichtlich durchaus möglich, auch mit wenig gesund zu bleiben. Und im Getreidekorn wie überhaupt in jedem Saatkorn schlummert ein ganzes Leben. Es ist alles drinnen enthalten, was der Keimling zum Wachsen und Leben benötigt.

Das Getreidekorn hat zudem den Vorteil, eine natürliche Konserve zu sein. Und wir können es lange lagern. Siehe die sieben fetten und die nachfolgenden sieben mageren Jahre im Alten Testament in Ägypten. Allerdings verliert das Getreide bereits nach einem Jahr Lagerung an Wert, indem nicht mehr alle Körner keimfähig bleiben. An der Keimfähigkeit aber können wir seine Lebenskraft ablesen, seinen wirklich nutritiven (nährenden) Wert für uns. Nun, dass wusste die alten Ägypter natürlich noch nicht. Den Schöpfer aber können wir nicht täuschen.

Wir sollten uns niemals auf etwas anderes fixieren als auf die Vollwertigkeit, eine möglichst gut gemischte, vollwertige, möglichst rohe und natürliche Ernährungsweise und dessen eingedenk bleiben, dass kein Tier für uns leiden noch sterben muss, weil wir völlig ohne Nahrung aus dem Tierbereich sehr gut leben können. Und wenn wir uns darüber hinaus noch vergegenwärtigen, dass durch unsere Gier auf Fleisch und durch Sojaanbau gleichermaßen für "Schweine und Vegetarier" Regenwälder abgeholzt werden, wertvolles Getreide, Mais, Soja und anderes als Tierfutter drauf gehen, von dem 12x so viele Menschen ernährt werden könnten, wenn wir an das Methan denken, dass die Rinderherden erzeugen, an die viele Gülle und den sauren Regen, ans Ozonloch auch, dann dürfte es uns leicht fallen, uns von der Fleischsucht ebenso zu verabschieden wie von der irrigen Vorstellung, statt dessen Soja und Tofu zu benötigen. Wir sollen ja nicht die Lust auf Fleischliches ablegen. Keiner verlangt von uns, im Zölibat zu leben. Aber die Lust auf Tierfleisch sollten wir uns abschminken und friedliche Vegetarier werden. Und wer es schafft – und es ist ganz einfach – sollte darüber hinaus keine Milch, keinen Käse und keine Eier mehr essen. Das ist viel wichtiger als die Diskussion darum, ob rohes Getreide im Bauch gärt und ob wir Getreide gegart oder roh essen sollten.

Und noch ein Wort zum *Aufschließen der Nahrung durch Hitze*. Gegenfrage: Benötigen wir dafür einen Schlüssel? Da wird behauptet, Vitamin A erschließe sich aus der Karotte nur dann, wenn sie gekocht wird. Irene Gutschenreiter behauptet, dass der Körper den vollen Nutzen nur aus gut gekochtem Getreide ziehen kann. Also nicht nur gekocht sondern besonders lange gekocht. Dadurch würden die Stärkekörner für eine leichte Verdauung aufgespalten werden. Phytin, so schreibt sie auf Seite 15, könne durch Säuren oder durch das im Getreide vorhandene Enzym Phytase[216] abgebaut werden. Und die Phytase würde erst durch Einweichen in Wasser bei Temperaturen bis 55° C wirksam. Das Getreide solle vor dem Kochen eingeweicht werden, weil die Phytase beim Kochen des Korns (oder Mehls) zerstört wird und dann Phytin nicht mehr abbauen könne. Die Phytase benötige Zeit, um zur vollen Wirkung zu gelangen. Deshalb empfiehlt sie auch eine Teigruhe von anderthalb Stunden vor dem Backen eines Brotes.

Ferner schreibt sie, dass der an den regelmäßigen Verzehr von Vollgetreide gewöhnte Darm eine Bakterienflora entwickelt, die selbst Phytase (ein Enzym) bildet und im Darm Phytin spalten kann. Dann verstehe ich nicht, wieso sie solche Angst davor macht, wenn der Darm doch ohnehin in die erwünschte Richtung "trainiert" wird. Dieser "Trainingserfolg" hängt natürlich mit der Darmflora zusammen, die sich immer an die vorhandene Nahrung anpasst. Wie anpassungsfähig der Organismus ist, erkennen wir beispielsweise auch an der Tatsache, dass er in dünner Luft wie in den Anden innerhalb weniger Monate erheblich mehr rote Blutkörperchen bildet, damit der Körper genügend Sauerstoff bekommt.

Milch, so schreibt Irene Gutschenreiter, könne aufgrund des hohen Kalziumgehalts die Phytinkonzentration von Brot und Kuchenteigen steigern und die Resorption von Eisen reduzieren. Aus diesem Grunde empfiehlt sie, Teige stets mit Wasser herzustellen, nicht aber mit Milch. - **Anmerkung:** Ein Veganer nimmt ohnehin keine Milch, und Eisen wird durch Folsäure resorbiert. Frau Gutschenreiter war, als sie an dem Buch mitwirkte, noch recht jung. Inzwischen ist sie verheiratet, hat ihren Namen geändert und hoffentlich auch noch einiges hinzu gelernt. Andere Autoren schreiben, dass das Phytin die Verwertung von Mineralstoffen und Spurenele-

---

216 Hinweis: immer wenn -ase angehängt wird, handelt es sich um ein Enzym, einen biologischen Katalysator also.

menten und wahrscheinlich auch von Vitamin B 1 bremsen würden und Verdauungsenzyme blockiert, sodass unser Körper all das gar nicht verwerten kann. Demnach müsste alles im Stuhl landen. Man müsste den Stuhl daraufhin untersuchen. Und ich bin mir dessen sicher, dass das noch nicht wirklich erfolgt ist, sonst käme es nicht zu derartig grotesken Rückschlüssen.

In einer Internetseite[217] wird noch darauf hingewiesen, dass schon die alten Ägypter die Kleie ausgesiebt haben und nirgendwo auf der Welt Gerste, Weizen und Roggen roh gegessen wurden. Lediglich entspelzter Hafer sei roh gegessen worden. (Auf die rohes Getreide verzehrenden römischen Soldaten wird nicht hingewiesen!) Es wird weiter ausgeführt, dass die Bearbeitung und Verarbeitung von Getreide sehr aufwendig sei, man diese Mühen aber auch in der Antike nicht gescheut habe. Erst Sauerteig, Maische, Hefe und die Hitze in Backofen und Kochtopf könnten einen Teil der Abwehrstoffe abbauen und die Kost bekömmlicher machen.

Phytin dient Getreide, Hülsenfrüchten und Ölsaaten als Phosphatspeicher. Kalium, Kalzium, Magnesium, Barium, Eisen und Zink, so wird behauptet, würden durch das Phytin ohnehin dem Körper nicht zur Verfügung stehen. Sie werden nicht im Magen sondern erst in den Därmen vom Körper resorbiert. Das Phytin würde das aber unmöglich machen. Wikipedia schreibt, dass Phytin als "unerwünschter" Inhaltsstoff eines Lebensmittels angesehen wird. Das bezeichne ich als unwissenschaftliche Ente. Es gibt immer auch schwach wirkendes "giftiges" Beiwerk in natürlichen Lebensmitteln. Wenn wir uns davor fürchten müssten, hätte der Schöpfer gepfuscht.

Wir haben einen Gesamtstoffwechsel, indem zu unterschiedlichen Zeitabschnitten dieses Stoffwechselgeschehens mit seinen unzähligen chemischen Reaktionsstufen nahezu undurchschaubare Prozesse ablaufen, die zudem an unterschiedlichen Orten des Organismus durchlaufen werden. Eines isoliert an einem Ort und zu einem bestimmten Zeitpunkt zu betrachten, zollt dem Gesamten keine Beachtung! Das Ganze aber ist mehr als die Summe seiner Teile, und der Schöpfer hat sehr viel Zeit in die Entwicklung der Evolution als Gesamtschöpfungsakt gesteckt, da er die Welt eben nicht in sechs Tagen aus dem Boden gestampft hat.

Es gibt natürlich Pflanzengifte, die sogar tödlich wirken. So die Blausäure in der Tollkirsche. Blausäure in einer süßen Mandel tötet aber ebenso wenig wie die Blausäure eines Apfelkerns. Eine Bittermandel dagegen ist wieder hochgiftig und hat so manchem Kind das Leben gekostet, wenn die Mutter Bittermandeln fürs Weihnachtsgebäck nicht sicher versteckt hatte. Bohnen können, wie schon mehrfach erwähnt, tödlich giftig sein. Aber nicht wegen des Phytins sondern wegen des Phasins, der Favismus auslöst, und außerdem macht die Menge aus, ob ein Ding giftig ist oder nicht. In kleinsten Dosen wirken sie sogar homöopathisch!

Das Phasin wird gleichermaßen durch Kochen wie durch Keimen zerstört. Ein Rohköstler isst Bohnen weder roh noch gekocht, sehr wohl aber gekeimt. Und er isst auch Kartoffeln weder roh noch gekocht. In den Kartoffeln befindet sich das schwach giftige Solanin. Es ist auch in anderen Nachtschattengewächsen vorhanden: Tomaten zum Beispiel. Wir müssen aber durchaus keine Angst vor Tomaten haben: Sie enthalten Folsäure, Vitamin C und anderes. In den heutigen Kartoffelsorten ist das Solanin ohnehin stark reduziert. Aber wenn sie durch Lichteinfall grün werden, wird es wieder mehr. Darum: Das Grüne von einer Kartoffel ebenso abschneiden und wegwerfen wie von einer Karotte.

Einige Pflanzen sollten wir roh nicht verzehren: Cashews, Erdnüsse, Auberginen, Kartoffeln, Spargel und Bohnen. Ich esse davon allerdings auch Auberginen und grünen Spargel roh. Und, wie wir wissen, haben Kartoffeln heute kaum noch Solanin. Spuren von Giften sind in vielen Lebensmitteln enthalten. Das Konzert von Menge und Gegengewichten macht jedoch, dass wir

---

217 www.ernaehrgesund.de/artikel/gesunde/phytin.html

daran weder sterben noch erkranken. Sie sind in homöopathischer Dosis möglicherweise sogar in positiver Weise wirksam, wenn ich Max Otto Bruker da richtig zitiere.

Man stirbt auch nicht, wenn man Kartoffeln roh isst, obwohl darin Solanin enthalten ist. Ich las einmal in einem Buch über Hautkrankheiten aus dem Bircher-Benner-Verlag einen mehrere Seiten umfassenden Bericht über einen jungen Mann, der sich während er Hungerjahre in oder nach dem Zweiten Weltkrieg seine Psoriasis selbst geheilt hat. Er hatte begriffen, dass er sich roh ernähren müsste, um das loszuwerden, wusste aber nichts vom Solanin in Kartoffeln. Er aß überwiegend rohe Kartoffeln, Kohl und Karotten und verlor seine Krankheit, die ihn bis dahin sehr schwer entstellt hatte, dauerhaft. Die rohen Kartoffeln haben ihm nicht geschadet, obwohl damals mit Sicherheit wesentlich mehr Solanin drinnen war als in den heutigen Sorten!

Abschließend nochmals zum Getreide: Sie können natürlich ihr Frischkornmüsli über Nacht eingeweicht halten. 12 Stunden Einweichzeit wird empfohlen. Sie können es aber auch durchaus direkt malen, zubereiten und verzehren, ohne Schaden zu nehmen. Ich mache es seit 25 Jahren so und die Bruker-Schüler, Schnitzer-Schüler und alle, die ihren Vorschlägen folgen, essen ebenfalls Frischkornmüsli. Entweder 12 Stunden vorher eingeweicht oder auch direkt nach dem Mahlen des Getreides.

Wenn sie täglich 5 Tomaten essen, werden sie ebenfalls nicht daran zugrunde gehen noch werden Mineralien aus anderen Lebensmitteln deshalb reduziert absorbiert. Schweinen hat man schon immer rohe Kartoffelschalen gegeben, ohne dass sie daran erkrankt wären. Glauben sie einfach dem lieben Gott und nicht der Wissenschaft. Und wenn wir Irene Gutschenreiters Ausführen genau lesen, so schreibt auch sie vom Einweichen und dass Säure sogar Phytin abbauend wirkt. Wir essen unser Frischkorngericht ohnehin mit Äpfeln und Zitronensaft. Also machen wir doch kein weiteres Gesumms um rohes oder gegartes Getreide. Es sei denn, wir schwören so wie ich auf absolut naturbelassene Rohkost! Die sehr, sehr wenigen Ausnahmen, die ich davon mache, machen den Kohl nicht fett.

Jedem das Seine! In gegenseitiger Würdigung und Respekt!

> Was rülpset und furzet ihr nicht,
> hat es euch nicht geschmacket?
> Martin Luther

Was darf man denn überhaupt noch essen?

Ist diese Frage wirklich ernst gemeint? Ja, sie ist es, weil die Menschen glauben, außer den unzähligen Supermarktangeboten bliebe kaum noch etwas "Vernünftiges" übrig. Ich gehe im Bioladen nur in die Grünfutter- und Obstecke, hole mir noch rohes Basilikum bzw. Bärlauch in Öl eingelegt aus einem Regal, ferner Nüsse und Saaten. Und zu den Saaten gehört auch mein Getreide. Dann die kaltgepressten Öle, vielleicht mal Miso oder Vitam-Hefepaste[218] aus dem Reformhaus zum Würzen, Kräutersalz, unraffiniertes Meersalz. Und schon geht's zur Kasse. Was da sonst alles noch angeboten wird, interessiert mich schon lange nicht mehr. Weil ich das zwar essen darf, aber nicht will. Und mein Wille ist entscheidend!

Aus dem Super-Markt-Kapitel am Anfang des Buchs konnten wir entnehmen, dass ich auch dort praktisch nur in der Gemüse- und Obstecke fündig werde. Ich benötige fast nichts von alledem, was Supermärkte und Biohandel anbieten. Da kommen Wochenmarkt und das Unkraut von meinem Blumenbeet meinen Bedürfnissen schon näher. Meine scheinbare Selbstbeschränkung heißt aber nicht, dass ich mich mit Gedanken herumquälen würde, wie sie die Überschrift ausdrückt. Ich rücke vom unpersönlichen *"man"* und dem Modalverb *"darf"* meistens ab und spreche lieber davon, was ich will, möchte und kann. Ich gebe Ich-Botschaften, die nicht im Unbestimmten herummurgeln sondern klar ausdrücken, was meine Erfahrung ist, warum ich mich danach richte und was ich will und tue. Wer möchte, darf zuhören, lesen und schauen, wie ich lebe und vielleicht Anregungen für sich selbst finden: *"Kommt und seht!"* ▶**Johannes 1:39**

Man darf und ich darf, man kann, und ich kann durchaus alles essen, was man/ich will. Es kommt auf das Wollen an! Und dieses verlangt uns Entscheidungen ab. Sie dürfen alles essen, was sie wollen, ich darf alles essen, was ich will. Und wir können essen, was wir wollen. Wir sind freie Menschen und haben die Wahl. Niemand nimmt uns unsere Entscheidungen ab. Wir handeln selbstverantwortlich. Wir sind verantwortlich für unsere Entscheidungen und das, was wir an Nahrung wählen. Wir sind verantwortlich für das, was wir aus dem Angebot entnehmen, aussuchen. Wir sind verantwortlich für unser **Ernährungs-Entnahme-Verhalten (EEV)**. Und daraus ergibt sich, was Hans Diehl mit seinem Buchtitel *Health bei Choice – Not Chance!* so treffend ausdrückt: *Gesundheit durch Wahl – Nicht Zufall!*

Die Entscheidung, dieses oder jenes zu wählen, zieht bei einigen automatisch den Gedanken und das unangenehme Gefühl nach sich, womöglich falsch gewählt und etwas versäumt zu haben. Das ist auch ein Symptom für das uns schier erschlagende Überangebot an Waren aller Arten! Ein klares "Nein" wie auch ein klares "Ja" und dann dabei ohne Reue dabei zu bleiben, gehört zum Entschluss. Mich erschlägt kein eigener Entschluss, kein Biomarkt und auch kein üblicher Supermarkt mehr. Ich habe mich auf meine Insel, in mein Home, das mein Castel ist, still zufrieden zurückgezogen. Und ich empfehle ihnen wärmstens und von ganzem Herzen dasselbe. Machen sie sich frei von dem Überangebot, das weit überwiegend ungesund ist und nehmen sie natürliche Lebensmittel in die Hand. Wählen sie frei und schöpfen und komponieren sie nach Herzenslust innerhalb der Ordnungsgesetze des Lebens das, wonach ihnen der Sinn steht. Ihr Gaumen wird es ihnen danken. Und ihr Herz auch. Wahre Freude liegt nicht im Konsumieren sondern im Lauschen, Betrachten, Hören, und Auskosten des Natürlichen.

---

218 Auch die Vitam-Hefepaste ist nicht roh!

Geben sie doch einfach mal in ihre Internet-Suchmaschine *Liste der Gemüse* ein, falls ihnen nicht von selbst allerlei Gemüsesorten einfallen. Selbstverständlich gibt es erheblich mehr Gemüse, als bei Wikipedia aufgeführt. Vielleicht 10.000 Sorten, vielleicht sogar 100.000? Und beim Obst ist es nicht anders. Bei den Ölsaaten wird es ebenso sein wie auch bei den Getreidesorten. Dabei benötigen wir wirklich nicht eine solche Riesenauswahl! Unser Schöpfer hat uns den Tisch überreichlich gedeckt. Wir benötigen den teuren und schädlichen Firlefanz der Nahrungsmittelindustrie und ihre Rezepturen überhaupt nicht.

Geben sie in ihre Suchmaschine auch mal *Liste der Nutzpflanzen* ein. Und *Liste der Obstsorten*. Danach noch *Getreide*. Und auch noch *Exotische Früchte*. Ich möchte das alles hier nicht aufführen, denn es würde viele Seiten füllen. Gehen sie doch einfach mal in einen chinesischen Supermarkt und schauen sich dort beim Obst und Gemüse um. Da finden sie auch die Durian, die manche als Stinkfrucht bezeichnen. Ich mag sie sehr gern! In Teil II *"Rezeptlose vegane Küche"* mache ich auch für die Durian ein paar leckere Vorschläge.

Was also kann man noch essen, wenn man sich nicht an der fabrikatorisch erzeugten Nahrung krank essen möchte? Max Otto Bruker hat ein einfaches Faltblatt herausgebracht, auf einer einzigen DIN-A-4 Seite stehen dort einfache Rezepte. Sozusagen rezeptlose Rezepte, weil keine Mengenangaben da sind und weil man nach eigenem Geschmack variieren kann. Johann G. Schnitzer bringt auf einer dreiviertel Seite in seinem Buch *Der alternative Weg zur Gesundheit* einfache Grundrezepturen. So einfach kann ein Kochbuch sein, so einfach und dennoch schmackhaft das Essen und so einfach und bequem die Zubereitung.

Ethisch vertretbar ist, täglich das zu essen, was keiner anderen Kreatur auf dieser Welt schadet und was gesund ist und schmeckt. Erlaubt ist, was niemandem schadet. Wer sich für rein vegane Ernährung entscheidet, schadet keinem Tier und schützt die Umwelt. Wer sich für reine Rohkost entscheidet, dem scheint die Lebenssonne völlig unverfälscht direkt in Glieder und Gemüt. Wer sich für ovo-laktovegetabile Kost entscheidet, nötigt Tiere zur Anpassung. Es ist wahrscheinlich auch nicht ökonomisch, diese Tiere nicht zu schlachten. Meine Hühner in Panamá haben nur ein Jahr Eier gelegt, obwohl sie ausgesprochene "Legehennen" waren. Sie "nützen" danach Nicht-Vegetariern als Braten. Außerdem leben "frei laufende Hühner" unglaublich beengt und unter hohem Stress. Kühe, Ziegen und Schafe können auch nicht unentwegt ethisch vertretbar besamt werden noch lebenslang Milch geben. Und das setzt sich so fort. Aus ethischen Gründen ist der Ovo-Lakto-Vegetarismus als Kompromiss abzulehnen. Derartige Kompromisse sind nicht ethisch vertretbar.

Was darf "man" also essen? - Antwort aus unserer Gebetsmühle: *"Frischkorngericht, aus selbst gemahlenem Getreide hergestelltes Vollkornbrot, frisches, rohes Obst, frisches, rohes Gemüse, naturbelassene Fette wie kaltgepresste Öle."*

Wer **Kompromissethik** betreibt, "darf" auch Sauerrahmbutter, Sahne und Schmand essen. Tierisches Eiweiß sollte nur selten verzehrt werden, auf keinen Fall täglich. Lakto-Vegetarier essen oftmals wesentlich mehr tierisches Eiweiß als durchschnittliche Fleischesser! Wenn sie sich davon nicht frei machen können, dann verlegen sie diese Nahrungsmittel auf den Sonntag oder Feiertag. Nicht in jeder Mahlzeit irgendetwas aus dem Tierreich auf dem Teller haben. Ihrer Selbstdisziplin sind natürlich keinerlei Grenzen gesetzt.

▶ **Vergleichen sie bitte mit meinen ebenfalls schlichten jedoch vollkommen ausreichenden weil ausgewogenen Ernährungsvorschlägen auf Seite 432.**

> Die Berufung offenbart sich wie ein
> Gesetz Gottes, aus dem es kein Entrinnen gibt.
> C. G. Jung

Mein vegetarisch-veganer, immer frohköstlicherer Weg

Ich habe meinen vollwertigen, vegetarischen und immer mehr rohköstlich-veganer und auch zunehmend ethisch werdenden Weg am 23. Januar 1986 erstmals betreten. Das ist das Datum meiner Silberhochzeit mit der kostbarsten Gnade, die mir mein Herrgott geschenkt hat. Damals lebte ich mit meiner Familie in Panamá, und mir standen weder Reformhaus noch Bioläden zur Verfügung. Obst und Gemüse kamen aus diesem tropischen Land, Getreide musste importiert werden. Reis wurde ebenfalls im Lande produziert jedoch nur geschält verkauft. Aber da war der Kosher-Laden der Juden, der Vollgetreide und Vollreis importierte. Da gab es ungeschältes Getreide jedoch nirgendwo eine Haushalts-Getreidemühle. Also kaufte ich eine Kaffeemühle und mahlte das Getreide für unseren fünfköpfigen Haushalt in diesem kleinen Gerät.

Das erste Getreide kaufte ich, noch bevor ich den Kosher-Laden entdeckte, zentnerweise im Tierfuttermittel-Laden. Weizen und Hafer waren dort zu haben, da einige einfache Leute sich Pferde und Hühner am Stadtrand hielten. Da waren dann allerlei Steinchen und Spelzen im Getreide die ich erst einmal herausholen musste, indem ich es portionsweise auf ein Backblech schüttete und den Schmutz wegpustete. Ich kam mir vor wie in der Urzeit.

Es war ein Weg durch die Wüste, den ich da freiwillig ging. Und die meisten Menschen hielten mich für verrückt. Ich war jedoch schwerkrank, hatte, was ich erst Jahre später durch Labordiagnostik erfuhr, eine Zeckenborreliose mit schwersten Symptomen und war bereits viele Jahre hindurch zunehmend schwerkrank gewesen. Schon nach wenigen Tagen der Ernährungsumstellung waren jedoch alle Schmerzen wie weggeblasen, und also ging ich meinen Weg fröhlich und unbeirrt und nahm schon drei Wochen später meine Kinder mit aus Sodom und Gomorrah.

Und meine Mutter folgte im weit entfernten Hamburg auf ihre Weise. Sie stellte ihre Ernährung um und erzählte fortan jedem, der es hören oder nicht hören wollte, dass ihre chronische Stuhlverstopfung, mit der sie sich über 40 Jahre lang herumgeschlagen hatte, über Nacht verschwunden sei. Wir werden darüber weiter unten mehr erfahren.

> Man heilt einen kranken Körper nur dadurch, dass man seinen ursprünglichen Lebensführungsrhythmus wiederherstellt.
>
> Are Waerland

Leidensgeschichte: Zeckenborreliose und Ungeliebtsein

Dass ich mich während der Entwicklung meiner schrecklichen Infektionskrankheit nicht gesund ernährte, reichlich Schokolade aß und meine Familie mit allem Ungesunden der Welt verwöhnte, sei an den Anfang gestellt. Denn das Terrain ist alles, nicht aber das Bakterium!

Ich wurde von einer Zeckenborreliose[219] befallen. Sie quälte mich 1. sechs Jahre lang und nach einer Unterbrechung 2. erneut drei Jahre lang undiagnostiziert, denn beim ersten Mal war die Medizin noch nicht so weit, als dass sie hätte sofort diagnostiziert werden können. Beim 1. Mal wurde ich in Bayern infiziert und konnte nach rund 6 Jahren progredienten Leidens meine Borreliose in Panamá durch abwechselnd Fastenphasen und Rohkost selbst auskurieren. Beim 2. Mal wurde ich in Sachsen infiziert; Diagnose und Behandlung kamen erst nach 3 Jahren zustande. Fasten und Rohkost halfen überhaupt nicht, obwohl ich mich inzwischen von überwiegend Rohkost ernährte. Ein namhafter Orthopäde in Dresden und selbst eine Universitätprofessorin redeten immerzu von "Psychosomatik"! Erst ein ganz normaler Allgemeinmediziner, dessen Hobby offensichtlich Infektionskrankheiten waren, ließ umgehend korrekte Laboruntersuchungen machen. Elisa-Test und Westernblot fielen signifikant hoch aus!

Zwischen der 1. Ausheilung und der 2. Infektion musste ich während eines Heimatbesuchs in Deutschland einen irrsinnigen **Fausthieb** meines Mannes auf die Rippen rechts neben dem Brustbein einstecken. Daraus ergab sich ein sehr schmerzhaftes Dauerleiden von mehr als acht Jahren ab Sommer 1987. Den Fausthieb erhielt ich wegen Auseinandersetzungen mit seinen Eltern, die unserer Tochter Schokoladentorte gegeben hatten, worauf sie 14 Tage lang eine Blinddarmentzündung bekam, die ich homöopathisch auszuheilen wusste und weil ich in dem Zusammenhang mein Flugticket zurück nach Panamá in den Ofen gesteckt habe: weil er nämlich nach der überstandenen Appendizitis seine Eltern mit den Kindern unbedingt nochmals besuchen wollte. Ich wollte aber weder für meine Tochter noch mich eine Wiederholung!

Die Schmerzqualität war die einer schweren Rippenprellung, nur dass die Schmerzen nicht mehr aufhörten sondern sich auf den ganzen Brustkorb und die Wirbelsäule auswirkten. Die viereinhalb Jahre bis zum Ausbruch der 2. Zeckenborreliose waren durch diesen Gewaltakt besonders schwer. Ich war acht Jahre lang nicht imstande, über der rechten Schulter eine Handtasche zu tragen. Am Ende konnte ich kaum unterscheiden, ob es eine neue Infektion war oder was immer mich so schrecklich leiden ließ. Erst im Nachhinein kann ich jetzt ungefähr sagen, was von dem brutalen Fausthieb und was durch die beiden Borrelioseinfektionen an Beschwerden zustande gekommen sein müsste, da Borreliose vor allem mit den **typischen ätzend-brennenden Muskelschmerzen** einhergeht, die es bei anderen Myalgien (Muskelschmerzen) und der so genannten Fibromyalgie, bei der sich Fibrin schmerzhaft ins Muskelgewebe einlagert, in dieser Form nicht gibt. Diese brennend-ätzenden Schmerzen setzten erst mit der erneuten Infektion wieder ein. Ich war aber zwischen den beiden Zeckenborreliosen durch

---

219 Auf folgender Internetseite ist zu lesen, wie die Konz-Anhängerin, Brigitte Rondholz, ihre eigene Borreliose erlebt und überwunden hat: http://rohost.info(2009/02/10/borreliose-geheilt-durch-fasten-und-urkost/

den Schlag und einen Unfall schwer lediert. Im Februar 1991 kam noch ein Sturz auf dem Eis bei sehr schneller Fahrt hinzu. Mein Mann weigerte sich, mich ins Krankenhaus zu fahren und setzte sein Vergnügen noch 2 Stunden lang fort, während ich mit schweren Prellungen am rechten Knie, der linken Schulter und dem linken Hüftknochen im kalten Auto zu warten hatte. Ich konnte 6 Monate lang das Gaspedal nicht mit dem rechten Fuß bedienen und hatte bis Februar 2009 mit zunehmender Arthrose im Knie zu tun. Durch sehr intensives Fasten verschwanden die Schmerzen und sind auch heute, 19 Monate später, nicht zurückgekehrt.

Bei der Borreliose hat man zuweilen das Gefühl, eine Mischung aus Essig- und Salzlake auf eine offene Wunde geschüttet zu bekommen. Hinzu kommen rheumatische Muskelschmerzen und Arthritiden an sämtlichen Gelenken sowie teilweise schwere Neuralgien und sogar Nervenwurzelentzündungen (Radikultis) an der Wirbelsäule, die zu schmerzhaften Atemproblemen und Bewegungsunfähigkeit wegen maximaler Schmerzen führen, an die kein Medikament herankommt. Jede Atembewegung bewegt auch die Wirbelsäule sanft mit. Bei einer Radikulitis (Entzündung der Nervenwurzeln, wo die Nerven aus dem Rückenmark austreten) ist selbst diese geringe Bewegung irrsinnig schmerzhaft, was zur flachen Atmung führt und dadurch zu dem Gefühl, ersticken zu müssen.

Erst im Jahre 1982 wurde die Lyme-Borreliose, wie man sie nach ihrem Entdeckungsort Lyme/Connecticut in den USA auch nennt, durch den Schweizer Arzt Dr. Willi Burgdorfer entdeckt. Der Erreger, Borrelia burgdorferi, gehört zur Gattung der Spirochäten. Das sind spiralige Bakterien. Borrelia burgdorferi wird durch Zecken übertragen. Inzwischen ist die Borreliose in einigen Bundesländern meldepflichtig bei Verdacht, Erkrankung oder Tod. Es handelt sich dabei um eine *bakterielle* Erkrankung, während die FSME (Frühsommer-Meningoenzephalitis = Frühsommer-Gehirnhautentzündung) durch *Viren* übertragen wird. Dabei handelt es sich also um zwei verschiedene Infektionskrankheiten, die nichts miteinander zu tun haben.

Die Lyme-Borreliose beginnt in zwei Drittel der Fälle sichtbar mit einer kreisrunden, etwa Handteller großen wandernden Rötung = Erythema migrans, die weder juckt noch schmerzt. Aber durchaus nicht in allen Fällen erscheint diese deutlich sichtbare Hautrötung! Schon darum werden auch heute noch der gezielte Elisa-Test und Westernblot nicht immer gemacht, was für die Betroffenen ein sehr qualvolles Leiden, die Unterstellung, hypochondrisch zu sein und darum auch soziale Ausgrenzung nach sich zieht.

Die Erreger sind praktisch nie direkt im Blut nachweisbar, da sie sich, wie oben beschrieben, in die Makrophagen (große Fresszellen) zurückzuziehen pflegen, wo sie auch von Antibiotika nicht restlos zerstört werden können. Bei mir gab es keine Hautrötung. Die Krankheit gehört zu den zyklischen Infektionskrankheiten und kann nach jahrzehntelanger Dauer in eine Neuroborreliose übergehen, was zu diversen neurologischen Ausfällen aufgrund der Zerstörung des Rückenmarks führt und der Symptomatik einer Multiplen Sklerose (MS) ähneln kann. Der Unterschied zur MS besteht bei der Borreliose vor allem in der immensen Schmerzhaftigkeit. Die meisten Betroffenen erleiden wandernde rheumatische Symptome, Entzündungen der Nervenaustrittsstellen an der Wirbelsäule (Radikulitis) und schwere Schmerzen bis zur Bewegungsunfähigkeit. Oftmals sind die Knie betroffen. Es können aber auch alle möglichen Gelenke befallen werden. Bei einigen kommt es zu Störungen an den Herzklappen. Die häufig genannten psychischen Veränderungen beruhen meines Erachtens in einer Somatopsychik, einer seelischen Reaktion auf das Kranksein also, was dadurch ausgelöst wird, dass die schwer leidenden Kranken als Hypochonder abgetan werden. Da aber Gehirnnerven befallen werden können, ist sicher auch ein Zusammenhang zur seelischen Beeinträchtigung gegeben, weil wir den Sitz der Seele getrost im Gehirn vermuten können.

In der Muskulatur des gesamten Körperstammes kommt es häufig zu den **bei Borreliose typischen ätzend-brennenden Schmerzen**. Durch Befall des Nervus Stato-Akkustikus (Gehör- und Gleichgewichtsnerv) kann ein Morbus Meniére ausgelöst werden mit Hörstürzen, Drehschwindel und Ohrgeräuschen. In einigen Fällen wird der Gesichtsnerv (Fazialis) sehr schmerzhaft befallen, und es kann zu vorübergehenden Lähmungen einer Gesichtshälfte kommen. Auch der verzweigte Trigeminusnerv kann attackiert werden und verschiedene Störungen hervorrufen. Dazu gehört der Befall des Trigeminus-Ablegers, des N. Recurrentis, was Heiserkeit nach sich zieht. Ich litt immer wieder an sehr schmerzhaften Trigeminusneuralgien. Das sind plötzlich einschießende Schmerzen von enormer Intensität. Außerdem litt ich teilweise an nicht beherrschbarem, schmerzhaftem Speichelfluss durch die Beteiligung des N. Fazialis. Und ich wurde von der bunten Meniére-Symptomatik gequält. Bei mir waren 3 Gehirnnerven beteiligt.

Meine Daumengelenke und Handgelenke wurden befallen und sind inzwischen operiert worden. Ferner wurden praktisch alle Gelenke mehr oder weniger in Mitleidenschaft gezogen, wie Fußgelenke und die gesamte Wirbelsäule, die Ellenbogen, Zwischenwirbel usw. Ich hatte oft das subjektive Gefühl, sämtliche Knorpel seien sulzig weich. Und ich litt wiederholte Male an einem schmerzhaften Schulter-Armsyndrom, Tennisellenbogen und an Interkostalneuralgien.

Das schlimmste waren aber mehrfache Radikulitiden (Nervenwurzelentzündung der Rückenmarksnerven), manchmal unter extrem hohem Fieber (40 - 42'3° C) als Kontinua, das heißt durchgehend bis zu zehn Tagen. Mein lieber Mann glaubte mir das in zwei Fällen sowohl in Panamá als während einer Wohnmobilreise in den USA und ähnlich auch ein drittes Mal, nämlich bei der 2. Infektion in Dresden nicht, ignorierte meinen Zustand und ließ mich ohne jegliche Hilfe, obwohl ich nicht fähig war, sie mir selbst herbeizurufen. Er bombardierte mich obendrein mit gehässigen Bemerkungen. Gott sei Dank blieb mein organisches Herz trotz des Herzeleides, dass das Verhalten meines Mannes nach sich zog, verschont.

Ein auffälliges Symptom einer Zeckenborrelliose ist, dass schon geringfügige muskuläre Anstrengungen wie bei Haus- und Gartenarbeit üblich, zu schweren Schüben führen kann. Und wer den Schaden hat, braucht für den Spott nicht zu sorgen. Besonders aber deshalb, wenn keine korrekte Diagnose erfolgt, der Schwiegervater Arzt ist und nichts besseres zu tun hat, als seinen Sohn dauernd anzustacheln, dass er die *Spinnerei* seiner Ehefrau am besten ignoriert. Mir wurde von diesem Kerl einfach unterstellt, ich sei psychosomatisch krank und wollte mich nur interessant machen, um Aufmerksamkeit auf mich zu lenken. Mit anderen Worten: ich hätte krankhaft Beachtung auf mich ziehen wollen. Außerdem unterstellte er mir Drogenkonsum.

Da diese heimtückische Infektionskrankheit in Schüben verläuft und sehr unterschiedliche, scheinbar zusammenhanglose Beschwerden nacheinander oder gleichzeitig auftauchen können, werden die Betroffenen auch heute noch ins psychosomatisch-hypochondrische Abseits gedrängt. Die Diagnosen lauten dann *hysterisch, histrionisch, vegetative Dystonie, funktionelle Beschwerden, larvierte Depression* (= tut so, als wäre sie/er krank, um Aufmerksamkeit zu erheischen). All diese Namen sind eigentlich nichts anderes, als elegante Umschreibungen für **Hysterie.** Als Betroffene fühlt man sich unverstanden und abgekanzelt.

Unter diesen eklatanten Fehleinschätzungen habe ich schrecklich leiden müssen, obwohl ich sichtbar und zunehmend invalide war. Das erkannte aber niemand, sondern ich wurde erheblich überfordert und ließ mich überfordern. Je kranker ich war, desto höher schraubte mein Mann seine Ansprüche an mich unter gleichzeitiger abweisender, eiskalter Herzlosigkeit. Manchmal legte er sich selbst bei einer leichten Grippe ins Bett und ließ sich von mir pflegen, obwohl ich kaum noch kriechen konnte. Und ich hatte gleichzeitig Haushalt und drei Kinder zu versorgen. Als es mir besonders dreckig ging, lud er über 40 Leute ein und nötigte mich, eine exklusive Party auszurichten. **Als ich aufgrund der höllischen Schmerzen nur noch auf allen Vieren ins Schlafzimmer hinauf kriechen und mich halbwegs aufs Bett ziehen konnte, stand er plötzlich vor mir und sagte mit dröhnender Stimme:** *"Willst du nicht endlich runterkommen und wenigstens mit der Gitarre ein paar Lieder für unsere Gäste singen!?"* **Es war ein einziger Albtraum für mich!**

Der ärztliche Schwiegervater verstarb leider einige Wochen vor der Diagnose. Und meine liebe Schwiegermutter sagte: *"Es ist ja schön, dass Du jetzt weißt, was Du hast. Wir haben Dich nie ernst genommen, weil Du ja keine Veränderungen an den Fingergelenken hattest. Ohne die ist es ja kein Rheuma."* Meine Hände und Finger waren sehr wohl sichtbar in Mitleidenschaft gezogen worden und wurden vor rund 8 Jahren wegen sehr schmerzhafter Arthrose der Daumensattelgelenke operiert, wobei ein Handwurzelknochen entfernt werden musste.

Die erste Zecke war mir auf die rechte Hand gefallen und setzte nach einem schmerzlosen Biss ein, der aber keine Rötung hinterließ. Von meiner Schwiegermutter erfolgten nach der korrekten Diagnose weder Verständnis noch Entschuldigung. Ich sollte das wegstecken. Eine Krankheit kann traumatisieren, aber eine derart schwere, nicht anerkannte Krankheit, wird zum Albtraum! Meine beiden Schwager – einer Dermatologe, der andere Physiker – reagierten allerdings ein wenig verständnisvoller mit: *"Ja, wir wussten doch nicht, dass du wirklich so schwer krank bist. Wo hast du dir das bloß aufgesackt!?"* Und mein Mann weinte sogar und sagte: *"Was ich dir und den Kindern angetan habe, kann ich nie wieder gut machen."* Taten folgten insofern, als er weiterhin fremd ging, Ausflüge und Reisen ohne mich unternahm, sein Eigenleben pflegte und mir sein Erbe verheimlichte und beiseite schaffte, während ich meines voll in unser Haus einzahlte. Als ich endlich genug hatte, meinte er noch: *"Hier zu Hause ist alles in Ordnung. Das kann gern so bleiben. Du bist doch nur frustriert, weil du keinen Beruf hast."*

Ein wunderbarer Arzt und schlichter Allgemeinmediziner, Dr. Frank Eisenkrätzer in Dresden, Wiesenstraße 10, hatte Ende 1994 endlich die richtige Vermutung und ließ mein Blut im Labor untersuchen. Ich wurde nach schrecklichen Leiden endlich einer korrekten Therapie zugeführt. Der Krankheitsverlauf war wie folgt:

- <u>Erste Infektion Sommer 1981</u> in Bayern mit nachfolgend irrsinnigen Schmerzen, hohem Fieber usw.
- <u>Ernährungsumstellung am 23. Januar 1986</u> und von da an Heilung und Beschwerdefreiheit bis Sommer 1987, wo mich mein Ehemaliger schwer schlug und vom Schlag her 8 Jahre Leiden erfolgten. Ein Sturz im Jahr 1991 brachte zusätzliche Probleme.
  - Ernährungstherapie: 100 % vegane Rohkost seit dem 23.1.1986
- <u>Zweite Infektion Sommer 1992</u> in Sachsen. Korrekte Labordiagnose Dezember 1994.
  - Behandlung 30 Tage lang mit dem Tetracyclin Doxymono 200
  - 9 Monate lang Voltaren resinat 2 x täglich 100 mg
  - homöopathische Kur mit Borrelia-Nosode (Stauffen).
  - Antihomotoxische Therapie nach Reckeweg (Heel)
  - Ernährungstherapie: 100 % vegane Rohkost.

Ich hatte seit 1986 mit meinen Heilpraktikerstudien begonnen und behandelte mich nach der zweiten Infektion im Jahr 1992 nach allen Regeln der Kunst monatelang homöopathisch mit der Nosode Borrelia burgdorferi STAUFFEN sowie ebenso nach allen Regeln der Kunst antihomotoxisch nach Reckeweg/Heel. Meine Zeckenborreliose kann ich als ausgeheilt bezeichnen.

Selbstverständlich wird aber nach einer solchen Infektion immer ein gewisser Anteil an Spirochäten (spiralförmige Borrelia burgdorferi-Bakterien) nachweisbar bleiben, weil sie nicht völlig ausrottbar sind, denn sie überleben in den großen Fresszellen (Makrophagen). Das wird als Titer gemessen, der die ungefähre, im Blut kreisende Anzahl anzeigt. Es ist normal, dass ein gewisser Titer an irgendwelchen Krankheitserregern auch beim Gesunden vorhanden ist. Wir haben bereits über die Kommensalen ausgiebig gesprochen, dass sie sich nicht pathologisch auswirken müssen. Die Anzahl und die Giftigkeit (Virulenz) der jeweiligen Erreger ist dafür ausschlaggebend, ob man erkrankt oder gesund bleibt. Und ein intaktes Immunsystem sorgt dafür, dass man trotz einer Infektion nicht unbedingt erkranken muss. Deshalb verlaufen Infektionserkrankungen auch sehr unterschiedlich. Für den Ausbruch der Syphilis reichen beispielsweise lediglich 12 Erreger von Treponema pallidum aus. Syphilis wie Borreliose werden von einander artverwandten spiraligen Erregern ausgelöst, sodass anzunehmen ist, dass auch Borrelia burgdorferi hoch virulent, also hochgiftig ist und nur wenige Erreger ausreichen.

Darum ist es so wichtig, sein Immunsystem durch gesunde Lebensweise und Stressarmut in Balance zu halten. Sie kommen nur unter anderen Infektionskrankheiten, Stress und dergleichen wieder aus den Makrophagen heraus und sind durch gesunde Lebensweise in Schach zu halten. Wie sehr ich in meiner Ehe unter Stress stand, wurde mir erst in den Jahren nach Trennung und Scheidung bewusst, zumal ich mich auch noch jahrelang lang mit sich aus wirtschaftlichen Problemen ergebenden Ängsten herumplagte.

Menschen mit schweren Infektionskrankheiten, gleichgültig ob bakteriell oder viral bedingt, sollten sich nicht nur kompromisslos und uneingeschränkt gesund ernähren sondern vor allem genau untersuchen, was sonst noch ihr Leben belastet und das Immunsystem unterdrücken könnte. Das gilt auch für alle Pilzerkrankungen. Und selbstverständlich auch für HIV-Infizierte. Ferner nach langwieriger Antibiotikabehandlung. Je höher dabei der Rohkostanteil ist, desto besser ist der Gesundheitszustand. Wenn aber all das nicht hilft, sollte man sehr wohl ergründen, ob die Lebenslage einen Stress bedingt, der unentwegt verdrängt wird. Manche Menschen ersticken ihren Frust in Überbeschäftigung und Überanstrengung, bis sie, so wie ich, irgendwann vollkommen zusammenbrechen. Unter einer solchen Lebenssituation aber ist das Immunsystem erheblich angeknackst, und man kann an schweren Infektionen erkranken.

Bereits am Beginn meines schrecklichen Leidens erkannte 1983 als einziger ein Facharzt für Infektionskrankheiten, dass ich schwer an einer unerkannten Infektionskrankheit litt. Der Tropenmediziner und Spezialist in Infektionskrankheiten nahm anlässlich des bevorstehenden Umzugs nach Panamá in Weilheim/Obb Gelbfieberimpfungen an meinen Kindern und mir vor und sagte: *"Ihre Laborwerte sind alle im oberen bzw. unteren Grenzbereich. Das weist auf eine schwere Infektionskrankheit hin, die wir aber leider noch nicht kennen. Ihre Symptome sind besorgniserregend. Bleiben sie dran und lassen sie sich immer mal wieder untersuchen. Die Zeit schreitet voran und vielleicht kann man in späteren Jahren mal ihre Krankheit diagnostizieren und ihnen dann helfen."*

Da ich jedoch bis zur Diagnose im Dezember 1994 von allen Ärzten inklusive ärztlichem Schwiegervater und dem ärztlichen Bruder meines Mannes als Hypochonder eingestuft wurde, verlor ich zunehmend Vertrauen und Mut. Ich kann mit Fug und Recht sagen, dass ich zusätzlich zur Zeckenborreliose einen iatrogenen[220] und vor allem auch emotionalen Schaden davon getragen habe, der durch die Beleidigungen und Verfolgungen meines Schwiegervaters und das hohe Unverständnis und dauernde Anspruchsdenken meines Mannes noch verstärkt wurde.

Ich wurde nach langem Rentenkampf im Jahr 2002 wegen posttraumatischer Belastungsstörungen erwerbsunfähig und Rentenempfängerin. Diese Rente empfinde ich als **"Opferentschädigungsrente"** und nachträgliche Anerkennung meiner schweren Leiden. Schwerer als die ohnehin schwere Infektionskrankheit war aber die Missachtung meiner Person, die Nichtanerkennung meiner enormen Leiden und die fehlende Würdigung: Lieblosigkeit!

Erschreckend war, dass während der 2. Infektion im Sommer 1992, ich erneut als *eingebildete Kranke* mein Dasein zu fristen hatte, obwohl die Fachwelt inzwischen besser informiert war. Ich bekam sogar von den beiden ersten Ärzten, die mich in Dresden untersuchten aber mich unbehandelt leiden ließen, zu hören, dass es Menschen gäbe, die Schmerzen stärker empfinden als sie sind. Und ich selbst glaubte an den in diesem Zusammenhang unzutreffenden *psychosomatischen Unsinn*, ging in die Psychotherapie und bekam dort zu hören: *"Warum wollen sie eigentlich, dass die Menschen ihre Schmerzen anerkennen!?"* Ich sollte darauf wohl antworten, dass ich das Gefühl hätte, nicht genügend anerkannt zu werden. Ich antwortete jedoch spontan und sehr laut: *"Weil ich diese Schmerzen wirklich habe und es ein Unding ist, dass sie sie mir ausreden wollen!"* Ich begriff allmählich, dass ich schwerkrank war, aber meine Krankheit unbekannt sein müsste und ich nur fehldiagnostiziert wurde. Gott sei Dank verlor ich trotz aller Unterdrückung und aller Pein niemals den Glauben an Gott und mich selbst!

Bei der vermutlich erneuten Infektion im Jahr 1992 halfen weder vegane Rohkost noch Fasten. Ich lebte zu der Zeit schon 6 Jahre lang sehr gesund! Darum heizte mir unnötigerweise auch noch Dr. Bruker ein, der einfach behauptete, es könne nicht stimmen, dass ich mich gesund ernähre, da ich sonst nicht so leiden würde. Er bezog sich auf seine Erfahrungen mit Infektionskrankheiten. Aus diesem Streit heraus kam es letztlich auch dazu, dass die GGB mich zum Schlussseminar nicht mehr zuließ.

Ich geriet außerdem mit Ilse Gutjahr aneinander, weil sie sich darüber aufregte, dass ich keine Sahne ins Müsli haben wollte. Sie begründete, dass ich 1. den Meister angreife und 2. eine *falsche* Lehre verkünde, wenn ich keine Sahne essen will. Ich wollte wegen meiner drastischen Beschwerden 100% tierisch-eiweißfrei leben. In Sahne gibt es aber Restspuren an Milcheiweiß, wie ich aus den Büchern Brukers (!) erfahren hatte. Und meine Erklärungsbriefe haben sicher noch mehr Ärger als Verständnis gestiftet. Ich möchte hier aber ausdrücklich betonen, dass ich Max-Otto Brukers Ernährungslehre immer sehr geschätzt habe.

Meinem **autobiografischen Borreliose-Krimi** möchte ich noch ergänzend anfügen, dass mir fast nichts an bösen Symptomen erspart geblieben ist: Gesichtslähmungen (Fazialisparese), schwere Trigeminusneuralgien (Entzündung des dreiästigen Gesichtsnervs) und die Radikulitiden (Nervenwurzelentzündungen an der Wirbelsäule), schwere Myalgien (Muskelschmerzen). Die Radikultis ging einher mit Paralysen der Beine und irrsinnigen Schmerzen, die kaum lokalisierbar waren. Sie stammten aus den Nervenwurzeln in der Brustwirbelsäule und

---

220 iatrogen = durch den Arzt bedingt

sind vielleicht vergleichbar mit einem Hexenschuss, nur wesentlich fürchterlicher. Maximale, nicht mehr zu toppende Schmerzen bereiten Ratikulitiden und Trigeminusneuralgien.

Während der ersten Borreliose hatte ich mehrfach hohes Fieber: Bis zu 42'3° C. Also kurz vor der Gerinnung des Eiweißes, denn 43° C ist die Überlebensgrenze. Mein Mann, der das nicht wahrhaben wollte, erklärte, ich hätte das Thermometer manipuliert! Er hat es mir niemals geglaubt, dass diese hohen Temperaturen wirklich bestanden haben. Da ich das alles entweder zu Hause oder - in einem Fall während einer USA-Reise im Wohnmobil - durchgemacht habe, sind Ärzte von den hohen Fieberschüben leider niemals Zeuge geworden. Mein Mann hielt es in keinem einzigen Fall für nötig, einen Arzt herbeizurufen. Und ich war ja vor Schmerzen absolut bewegungsunfähig. Ich habe nicht einmal zur Toilette gehen können.

Es gab keine Lage im Bett, die Schmerzentspannung gebracht hätte. Ich stützte nachts die Arme ab. Leicht angewinkelt schliefen sie ein, leicht gestreckt schmerzten sie irrsinnig. Auf dem Rücken konnte ich keinen Moment lang liegen. Ich rollte mich unter größten Schmerzen mühsam über die flachen Hände, die ich unter den Po schob, von einer auf die andere Seite. Die Füße schmerzten, wenn sie keine Abstützung bekamen. Die Beine schliefen ein. Die Arme schliefen ein. Ich kann mir keine schlimmeren Höllenqualen vorstellen, als das, was ich durchlebt habe. Dabei gleichzeitig irrsinnige Kopfschmerzen, dröhnender Tinnitus (laute Ohrgeräusche) und Drehschwindel. Und selbstverständlich auch Todesangst.

Bei insgesamt drei Schüben, die mit Sicherheit von Entzündungen der Hirnhäute begleitet waren (Meningitis), hatte ich auch Nackensteife und Temperaturen kontinuierlich von mehr als 41° C. Die Temperaturspitze von 42'3° C hatte ich während einer fünfwöchigen Wohnmobilreise durch die USA mit meinem Mann und unseren drei Kindern. Mein Mann hielt aber nicht an, brachte mich nicht ins Krankenhaus, sondern wollte seine Reise unbedingt fortsetzen. Er schrie mich an, ihm den von langer Hand geplanten, sehr teuren Urlaub (rund 25.000 DM) zu versauen! Und ich musste kriechend und mich abstützend kochen und den Kleinhaushalt versorgen. Irgendwann habe ich gesagt: *"Ich kann nicht mehr. Und ich werde nicht gesund, wenn ich nicht endlich Ruhe habe."* Mein Mann reagierte sehr sauer, sprach keinen Ton mehr mit mir, und ich war einfach nur Opfer. Ich habe während dieses schrecklichen "Urlaubs" als einzige Selbsthilfemöglichkeit das 100%ige Fasten zur Verfügung gehabt und, sobald es irgend ging, eiskalte Duschen und Wadenwickel, um die Temperatur runterzubekommen.

Die beschriebene Krankheit sollten wir nicht allein unter dem Borreliose-Aspekt betrachten. Da kämen wir möglicherweise zu Fehlschlüssen. Vielmehr sollten wir mein Elend während der *Urlaubsreise* im Gesamtkontext sehen. Sie fand im Sommer 1986 statt, und ich lebte erst sein ein paar Monaten von Rohkost. Meine Kinder hatte ich seit vier Monaten mit auf die Rohkostreise genommen, mein Mann machte zu der Zeit nur widerwillig und unter der eingeimpften Angst mit, dass wir alle an Eiweißmangel zugrunde gehen würden. Sein ärztlicher Vater klärte uns brieflich und telefonisch voller Sorgen und oft sehr ärgerlich unermüdlich auf, dass Zucker ebenso wie Fleisch lebensnotwendig seien. Insgesamt waren wir – die Kinder und ich – noch mitten im Gesundungsprozess begriffen und daher sehr anfällig für Rückfälle.

Unmittelbar vor der USA-Reise hatte ich schwer eiternde Mückenstiche an den Beinen erlitten. Es sah aus wie ein Unterbeingeschwür (Ulcus cruris). Noch heute sind reichlich kleine Einstichnarben sichtbar. Ich behandelte das homöopathisch mit Hepar sulfuris D 6, während ich unseren Kleinpudel Bella mit Calcium hypophosphoricum D 12 behandelte, da sie Eiterungen in der Größe von zwei Handflächen auf dem Rücken hatte. Tierärzte hatten ihr nicht helfen können. Ich habe es mit diesem einfachen Mittel aber geschafft, die Eiterungen, die weiterhin alle paar Monate auftraten, jeweils innerhalb weniger Tage zu stoppen. Mit anderen Worten: Streptokokken hatten sie befallen, mit denen ihr Immunsystem nicht klar kam.

Und nachdem im Laufe der fünfwöchigen Wohnmobilreise mein acht Tage dauerndes hohes Fieber endlich runter ging, erkrankte zuerst unser ältester Sohn fasst genau so schwer wie ich, nach ihm unsere Tochter etwas weniger schlimm und zum Schluss auch noch unser jüngster Sohn mit einem leichten Krankheitsverlauf. Aber auch da gab unser Vater und Ehemann noch keine Ruhe. Lediglich zwei Tage lang hat er mal mit uns zwischendurch an einem See oberhalb von Salt Lake City pausiert. Er war nur sehr verärgert, weil die Wohnmobilreise durch unsere Krankheit überschattet wurde, und vielleicht verschaffte ihm das auch die Immunstärke, selbst nicht zu erkranken.

Wenn wir also das Gesamtbild meiner Erkrankung in jenem Sommer betrachten, dann handelte es sich um eine körperliche Ausleitungsphase unter Zuhilfenahme von Krankheitserregern. Das ist nichts Ungewöhnliches. In der Naturheilkunde gut bekannt, unter Schulmedizinern belächelt. Wer Recht hat, ist egal. Ich jedenfalls habe in dem Sommer auch den Charakter meines Mannes durchschauen können. Und da setzte auch allmählich die Entfremdung zwischen uns ein, obwohl wir noch 9 Jahre weiter den gemeinsamen Familienkarren zu ziehen versuchten. Nachdem ich aber **kurz vor Weihnachten 1994 die Diagnose Zeckenborreliose** bekam, fiel es mir wie Schuppen von den Augen, dass ich mein Leben in Schmerz und Trauer verbrachte, mich ständig anpasste und nötigen ließ, ausgenutzt und als Pension Mama missbraucht und obendrein laufend betrogen wurde und an meinem eigenen Leben und der Entfaltung meiner Fähigkeiten absolut vorbei lebte. Meinen Gesang hatte ich dem Irrsinn geopfert! Aber auch da benötigte ich noch ein weiteres Jahr, bis ich unter dem Donnerknall eines Suizidversuchs, der sich schon wieder gegen mich selbst richtete, den Mann und meine adoleszenten Kinder verließ. Der Älteste war immerhin schon dreiundzwanzig, die Tochter einundzwanzig und der Jüngste befand sich, sechzehnjährig, bis zum Abitur im Internat.

Betrachten wir ein Krankheitsgeschehen ebenso wie einen Gesundungsprozess immer ganzheitlich, d h. die psychische wie die somatische Seite. Erkennen wir auch, dass naturheilkundlich unterstützte Gesundungsprozesse von gewaltigen Symptomen begleitet sein können. Die Seele bäumt sich auf und wehrt sich gegen Unterdrückungen, die durch Täter aber auch durch die Opfer selbst ausgeübt werden. Opfer knechten sich immer dann, wenn sie sich Tätern ausliefern statt zu gehen und ihr Leben selbst in die Hand zu nehmen. Auch das **Fasten** unterstützt jeden Heilungsprozess, aber es ist nur natürlich, dass darunter Beschwerden auftauchen, weil die Noxen (Schadstoffe) bis zur endgültigen Ausscheidung wieder in den Kreislauf gelangen. Dabei kann es im Lymphsystem zu Schwellungen der Lymphknoten und auch zu Hauterscheinungen kommen. Kopfweh und andere Schmerzen, erhöhte Temperatur und auch die Inanspruchnahme von Viren und Bakterien gehören zu den völlig normalen Beschwerden während der **Ausleitungsphase**. Entzündungen und Fieber führen dazu, dass der Körper sich der alten Schadstoffe entledigt. Man darf das ebenso wenig unterbrechen wie die Veränderung seiner Lebensumstände, zu denen manchmal auch die Trennung seiner Lebensform gehört!

Bei meiner Tochter und meinem jüngsten Sohn liefen die Heilungen ähnlich wie bei mir ab: Unter allerlei Beschwerden, die ich ohne ärztliche Hilfe homöopathisch ausleitete. Mein gründliches Misstrauen gegen Ärzte verlieh mir Verstand, Kraft und Fähigkeiten, mit dem richtigen Durchblick und der rechten Erkenntnisfähigkeit ausgestattet, selbständig und nur mit Gottes Hilfe das Ziel zu erreichen: Gesundheit und ausgewogene innere wie äußere Balance!

Heute sage ich jedenfalls: Ich habe letztlich alles gut überstanden, und bis auf ab und an Schulter-Armschmerzen geht es mir sehr gut. Ich kann unmöglich mein Leben allein im Griff haben, da ich vom in mir wohnenden Ordnungsgesetz des Lebens abhängig bin. Ich kann auch meine Begierden und Leidenschaften nicht einfach so im Griff haben, denn es ist ihre natürliche Eigenschaft, sich unbedingt durchsetzen zu wollen. Begierden und Leidenschaften sind lebenserhaltend, wenn sie ihren Platz behalten und nicht übergrifflich werden. Und es gehören Einfühlungsvermögen in sich selbst und Fingerspitzengefühl dazu, sich selbst als ganzen Menschen zu erkennen, zu bejahen und zur Entwicklung kommen zu lassen.

Es ist immer dasselbe Lied, dass wir einerseits die absolute Freiheit anstreben, andererseits diese Freiheit von Ordnungen gedeckelt wird. Manche Ordnungen sind unnatürlich und schaden uns, die Lebensordnungen aber schützen uns. Und wir haben die Aufgabe, die Unterschiede kennen zu lernen und selbst auszusuchen, unter welchem Gesetz wir leben möchten. Ich liebe meine Leidenschaften und Begierden, habe sie domestiziert und halte sie fein säuberlich in einem Gehege. Freigang gibt es nur unter der Bedingung, dass sie nichts und niemandem schaden. Am wenigsten mir selbst, denn diesen gesunden Egoismus erlaube ich mir, dass ich mich nicht von meinen Begierden und Leidenschaften beherrschen lasse sondern sie kultiviere. Zumindest ist das mein Bemühen.

Nachtrag bei der letzten Korrekturlesung am 28. Juni 2010: Die Schulterbeschwerden sind offensichtlich durch die neue Lycopodium-Therapie, die eine grundlegende Umstellung herbeiführte, völlig verschwunden. Es geht mir supergut!

> Was ich in meinem Leben will, ist Einfühlsamkeit,
> ein Fluss zwischen mir und anderen, der auf
> gegenseitigem Geben von Herzen beruht.
>
> Marshall B. Rosenberg

Unsere Familie war chronisch krank

Unsere Tochter war sieben Jahre alt, als wir nach Panamá gingen. Sie war zunehmend schwächlich und litt die letzten beiden Jahre vor unserer Ernährungsumstellung durchgehend an chronischen Mittelohrentzündungen, Augen-Bindehautentzündungen und an reichlich offenen Stellen im Mund (Mundfäule / Stomatitis). Das Haar[221] war brüchig, wuchs nicht recht, und ihre Zungenspitze wurde durch die Stomatitis etwas beschädigt. Sie war zuletzt nicht in der Lage, länger als sieben Minuten spazieren zu gehen, hatte sehr brüchiges, nicht recht wachsen wollendes Haar und hatte durch die chronische Mittelohrentzündung immer wieder Probleme durch starke Schwellung der Rachenmandeln, die die Eustachische Röhre verlegten und daher **sehr schmerzhaften Ohrendruck** auslösten in Fahrstühlen, im Flugzeug und sogar beim Autofahren, wenn es in leichter Bergauf- und Bergabfahrt an die Strände hinaus ging. In der Schule baten wir, dass sie nicht mehr an der Klimaanlage sitzen sollte. Wegen der Bindehautentzündung der Augen konnte sie durch den leichten Luftzug der Klimaanlagen nur noch blinzeln. Und die geschwollenen Rachenmandeln erzeugten ihr durchgängig die Mittelohrentzündungen.

Unser jüngster Sohn wurde zunehmend von Lungenentzündungen, die immer mehr in Asthma bronchiale mündeten, geplagt, und beide Kinder litten während dieser Jahre an schlimmen Hautausschlägen, die immer wieder mit Kortisonsalben runtergedrückt wurden. Die dortigen Ärzte fuhren ausschließlich harte Geschütze auf: Kortison, Antibiotika und Tetracyclin.

Unser ältester Sohn hatte ab seinem 4. Lebensjahr nur in Deutschland unter Heuschnupfen mit starker Augenbeteiligung zu leiden gehabt; so auch bei Heimaturlauben. Dennoch machte gerade er die Ernährungsumstellung besonders gern mit. Ihm hatten Eier, Milch und Käse noch nie besonders geschmeckt, und aus Fleisch machte er sich nichts. Bei Fisch war das etwas anders, aber es durfte kein Kopf dran sein. Und *"am liebsten Fischstäbchen, weil man da nicht sieht, das Fisch drinnen ist."* Ich glaube, von ihm stammte diese kluge Feststellung.

Mein Mann, von dem ich mich erst später nach immerhin 25 Ehejahren scheiden ließ, hatte laufend mit dem Darm Probleme und litt ebenfalls an Heuschnupfen. Seine Ernährung war, wenn er auf seinen häufigen beruflichen Reisen an diversen offiziellen Fressgelagen teilzunehmen hatte, äußerst ungesund, so dass er in zwei Fällen mehrere Wochen hindurch nicht ein einziges Mal auf die Toilette hatte gehen können: In Manila und in Buenos Aires, wo er jeweils fünf Wochen lang war. Aber er aß immer weiter nach dem Motto "Friss, Vogel, oder stirb", weil er 1. glaubte, Gastgebern einen Gefallen tun zu müssen, 2. nicht vor den Kollegen auffallen wollte und 3. weil er einfach zu wenig Grips im Kopf hatte. Ich sage das frei heraus, denn es ist als hirnlos zu bezeichnen, immer weiter zu essen, wenn hinten nichts mehr raus kommt!

Die Röntgenaufnahmen nach dem Manila-Exzess zeigten einen bis zum Platzen gefüllten Darm, und der Arzt sagte, dass er so etwas noch nie zuvor gesehen habe. Er musste mit Opium behandelt werden. Ich bot ihm nach dem Buenos Aires-Exzess an, Leinsamenschleim zu trinken. Das hat er mir aber schwer nachgetragen, weil er meinte, ich hätte ihn dazu gezwungen.

---

221 Schon 2 Jahre nach der Ernährungsumstellung war ihr Haar lang und kräftig gewachsen.

Ich habe sicher sehr insistiert, aber letztlich doch aus Liebe zu ihm und weil ich es gut mit ihm meinte. Aber wie hätte ich ihn wohl zwingen können? Er hätte ja einfach "nein" sagen können.

Als ich in Panamá durch die Masseurin eines Deutschen auf unsere ungesunde Ernährungsweise aufmerksam gemacht wurde (**pro Kopf 1 kg Haushaltszucker pro Woche und zusätzlich die versteckten Zucker in Süßigkeiten, reichlich Eis, Getränken und der Nahrung, hoher Fleischkonsum, wenig Gemüse, Weißbrot, reichlich Kuchen usw.**), haben wir alle von der konsequenten Ernährungsumstellung auf vollwertig vegetarisch nur profitiert. Unser Familienvater genoss weiterhin ein- bis zweimal die Woche zusätzlich Fleisch und Fisch. Und von den Süßigkeiten kam er leider nie weg, weil er den Zusammenhang zu seinen Unpässlichkeiten entweder nicht sehen wollte oder konnte. Für ihn lag das Glück eben in der schnellen Befriedigung seiner Gelüste. Für die dauerhafte Befriedigung der Lebensbedürfnisse aber verlangt es nach freiwilliger Disziplin und liebevoller Selbstführung. Die wollte er aber weder in der einen noch anderen Weise pflegen, was auch ein Scheidungsgrund für mich war.

Sein Darmleiden besserte sich dennoch erheblich, wenngleich er ein Jahr lang brauchte, bis er verstand, dass dieser Ruck wirklich gut und richtig war und dass die Einmischungen seines Vaters, der Internist war, jeder Grundlage entbehrten und uns nur störten. Der hatte nicht nur Angst, die Kinder könnten wegen Eiweißmangels an perniziöser Anämie und Osteoporose schwer erkranken, sondern er hielt es auch für ausgesprochen lieblos, ihnen Fabrikzucker und Süßigkeiten *"vorzuenthalten", wo doch jeder weiß, dass sie ein Zeichen der Liebe sind."* **Er hielt mich für lieblos und knallte mir mehrfach an den Kopf, dass er, wenn er mein Mann gewesen wäre, mich hätte entmündigen lassen und mir die Kinder weggenommen hätte.**

Da wird es wohl deutlich, wie sehr er mich kränkte, wie sehr er meine Person verkannte, wie sehr er meine Krankheit ebenso wenig ernst nahm wie meine wieder gefundene Gesundheit. Beides hielt er eben für Willkür, Machtmissbrauch, Vergewaltigung der Familie, Schamanentum, Lüge und Spinnerei. Und das alles bekam ich immer mal wieder an den Kopf geknallt: bei Besuchen, am Telefon und schriftlich. Das jedenfalls waren seine Erklärungen für mein *"verwerfliches Handeln und schlechten Charakter"*, dass sein Sohn *"lediglich duldete"*, wie mein Schwiegervater meinte. Er war der Störenfried in meiner Ehe und neben den bösen **Schul(d)kameraden** meiner Kindheit, wie ich sie in meinen Selbsttherapiebüchern zu nennen pflege, der schlimmste Feind meines Lebens.

Ausgerechnet zu meinem vierzigsten Geburtstag, rund vier Wochen nach meiner Ernährungsumstellung, kam ein unverschämter Briefes meines Schwiegervaters, der mir jede Freude am Feiern nahm, und ich bat meine Familie, mich in Ruhe zu lassen. Auch meine Schwiegermutter, die doch sonst niemals einen Geburtstag vergaß, schrieb mir ausgerechnet zu diesem besonderen Jubeltag keine Gratulation und rief auch nicht an. Man war schlichtweg entsetzt, als ich einen enthusiastischen Brief geschrieben und darin sinngemäß mitgeteilt hatte:

"Stellt Euch vor! Ich bin gesund! All meine schrecklichen Beschwerden und Schmerzen der letzten Jahre waren praktisch nach nur vier Tagen (!) vegetarischer Rohkost weg! Und nun faste ich, um den Rest auch noch loszuwerden. Ich werde auch meine Kinder mit auf diesen Gesundheitstrip nehmen und auch Euren immer wieder an Darmproblemen leidenden Sohn. Wir haben das Glück gefunden, denn wir haben den einzig gangbaren Weg zu dauerhafter und sturmfester Gesundheit endlich gefunden. Und dies zu meinem vierzigsten Geburtstag, in meiner Lebensmitte. Wie bin ich glücklich. Ich könnte Euch alle umarmen. Freut Euch mit mir!"

Diese Freude haben sie weder mir noch ihrem Sohn, ihren Enkelkindern noch unserer wunderbaren Familie gegönnt, weil das, was ich da erkannt hatte, nicht in ihr Konzept passte. Was für sie undenkbar war, das war ihnen auch unmöglich und dauerhaft verschlossen. Was dann aber an Briefbombardements und später auch an spontanen Anrufen auf mich niederprasselte, als wir wieder in Deutschland wohnten, davon hat mein Mann nur sehr, sehr wenig mitbekommen, weil er ja laufend unterwegs und ich dem schutzlos ausgeliefert war.

In den ersten beiden Jahren war ich sehr konsequent, weil wir sehr krank waren, und es pendelte sich allmählich gesunde Normalität ein. Dabei muss ich sagen, dass die Kinder zunächst in gewohnter Weise alle paar Wochen noch Hackklößchen und Leber bekamen sowie Salami auf der Vollkorn-Pizza. Auch Eis und wenige Süßigkeiten gab es sporadisch. Nachdem aber unser Jüngster einen lebensgefährlichen Asthmaanfall während eines Aufenthaltes in der Provinz Chiriquí im Gebiet von Volcán direkt nach Milchgenuss erlitten hatte und wir mühsam nach zwei Stunden dort in der Urwald-Wildnis einen Arzt aufgetrieben hatten, der ihm Kortison spritzte, war Feierabend, und ich ließ ihn acht Tage lang nur Tee trinken. Damit das auch durchgeführt werden konnte, behielt ich ihn zu Hause, was Probleme mit der Schule und haufenweise Einbestellungen und freche Belehrungen von dort gab. Ich gab meinem Sohn Einläufe, und der Darm heilte erst einmal aus, was die entzündliche Lage und damit auch die Gefahr, wieder einen Asthmaanfall zu erleiden, dämmte.

Obwohl die Belastungen durch die exzessiven Wünsche unseres Familienvaters, auch noch nach Brüssel zu wollen, uns alle jahrelang sehr belasteten, bekam unser Jüngster nie wieder einen einzigen Asthmaanfall, und seine hunderten kleinen, juvenilen Warzen verschwanden innerhalb von acht Tagen. Er hatte davon auch viele am Ellbogen gehabt. Eines Tages kam er weinend zu mir, weil er sich am Ellbogen gestoßen hatte und glaubte, dabei seien die Warzen wieder zum Bluten gekommen. Er wagte nicht, dort hinzusehen. Ich schaute hin und stellte erstaunt fest: *"Deine Warzen sind unter dem Fasten auch alle verschwunden!"*

Ich erzählte Leonardo Durham, seinem Musiklehrer davon. Der zeigte mir eine Blumenkohl ähnliche, etwa einen halben Zentimeter hohe und 1,5 x 1 cm große Warze auf seinem Rücken, fastete seinerseits, und vier Wochen später war die verschwunden! Ja, und dann erzählte er seinem Klavierprofessor von der Sache. Auch der hatte eine solche dicke Warze. Er fastete ebenfalls eine Woche lang, aß anschließend drei weitere Wochen lang ausschließlich die empfohlene Rohkost, wie es sein Schüler gemacht hatte und verlor ebenfalls seine Warze, die ihn beim Klavierspielen arg gestört hatte, denn er hatte sie zwischen zwei Fingern gehabt.

Unsere Tochter benötigte länger als ich bis zur Gesundung, nämlich fünf Monate lang, während derer sie mich mehrfach fragte, wann es denn nun endlich die versprochene Besserung gäbe. Da nicht nur ihre Rachenmandeln sondern wohl auch ihre sämtlichen Lymphknoten geschwollen und "verstopft" waren, weil sie tüchtig zu arbeiten hatten, blieben sie noch längere Zeit lang angeschwollen. Darum verschwand die Mittelohrentzündung mit den ständig verlegten Ohren und dem Ohrendruck erst während einiger Monate. Die offenen Stellen im Mund und an der Zunge heilten durch die plötzlich an Vitalstoffen reiche Kost aber schon innerhalb von drei Wochen völlig aus, und die Bindehautentzündung löste sich wohl innerhalb von drei Monaten in sprichwörtliches Wohlgefallen auf. Außerdem litt sie sehr wahrscheinlich an einer ausgeprägten Darmcandidiase (Darmpilz), die ebenfalls erst ausheilen musste und ja auch tatächlich ganz allmählich verschwand. Das alles überzeugte unseren Familienvater durchaus. Aber er selbst wurde nie so konsequent, wie er hätte sein müssen, wenn auch er dauerhaft von seinen eigenen Gesundheitsproblemen hätte befreit leben wollen. Und das tat mir eigentlich weh. Aber jeder ist selbst seines Glückes wie auch seines Leides Schmied.

Unser Großer hatte nur wenige Gesundheitsprobleme, wenngleich er nach einem Sprung ins Wasser einen enorm schmerzhaften Schiefhals erlitten hatte. Aber das kann jedem durch eine ungeschickte Bewegung passieren. Ebenso das Swimmer-Ear, dass ja durch die häufige Schwimmbadbenutzung zustande kam. Das hatte nichts mit der Ernährungsweise zu tun. Sehr wohl aber seine regelmäßigen Heuschnupfen, wenn wir Deutschland besuchten. Offensichtlich war er gegen Gräser und Buschrosen (Heckenrosen) allergisch. Und alle drei Kinder haben ihre allergische Diathese von der väterlichen Seite geerbt: Mein Ehemaliger, sein Vater, seine beiden Brüder und er selbst litten regelmäßig an Heuschnupfen und haben den an unsere Kinder auch vererbt. Und der älteste Bruder, ein Dermatologe, hatte mehrfach schwere Asthmaanfälle.

Er war Professor, leitete jahrzehntelang eine sehr bekannte Hautklinik und meinte zu unserer Ernährungsumstellung: *"Ernährung ist sicher wichtig, ihr aber einen heilenden Stellenwert zuzusprechen, ist ein Irrtum."* **In diesem Zusammenhang sagte er mir wiederholt:** *"Ich schätze deine schöne Stimme aber nicht deinen Charakter!"*

Unser ältester Sohn aber kurierte sich seinen Heuschnupfen im Alter von 15 Jahren mitten in der Buschrosenblüte während eines Heimaturlaubs dauerhaft aus, nachdem er nach einem Freibadbesuch neben Heckenrosen gelegen hatte und ihm danach seine Augen aus den Augenhöhlen förmlich herausgequollen waren. Da zog er die Bremse und ließ sich von mir den Einlauf erklären. Am dritten und fünften Teefastentag machte er sich selbst einen hohen Zwei-Liter-Einlauf, wobei dicke Plaques von den Darmwänden heraus gespült wurden und damit Entzündlichkeit und Belastung des Immunsystems aufhörten. Er blieb in der Folge ein ganzes Jahr lang bei rein veganer Kost mit hohem Rohkostanteil und blieb dauerhaft geheilt.

Ich berichtete meinem Schwiegervater schriftlich auch von diesem Erfolg. Ich hatte ihn zuvor bereits auf den Heilerfolg der Warzen von Panamá aus aufmerksam gemacht. Natürlich weiß ich, das Warzen spontan kommen und gehen können. Insbesondere die juvenilen Warzen, an denen der jüngste Sohn und die Tochter litten. Die große Blumenkohl ähnliche Warze unseres Klavierlehrers wie auch dessen Lehrer allerdings stehen auf einem anderen Blatt, denn derartige Warzen können sogar bösartig entarten. Mein Schwiegervater antwortete mir wie folgt:

Liebe Sofia, vielen Dank für Deinen "heilpraktischen" Brief. Der arme .... tut mir recht leid. Nun darf er nicht einmal eine natürliche Naturkost genießen wie andere Kinder, die gesund bleiben. Warzen heilen übrigens spontan, ohne Suggestion durch Interferonschübe aus. Mein Heuschnupfen ist in diesem Jahr mit der (unleserlich-) ...Blüte gekommen und gegangen, ohne Behandlung natürlich. Ich habe in meinem ganzen Leben keine zehn Tabletten eingenommen. Willst Du nicht doch lieber Deinen Lebensunterhalt mit Gesangstunden verdienen? - Herzliche Grüße! Dein Schwiegervater K. - P.S. Hast Du übrigens Deinen Mann gefragt, ob er mit Deiner "Therapie" einverstanden ist? Er hat gesetzlich das Entscheidungs- und Erziehungsrecht.

Dass er mir ein anderes Mal schon geschrieben hatte: *"Du wagst es, Dich mir zu widersetzen!"*, entsprach vollkommen seinem Grundcharakter und seiner Ansicht, dass der Mann das Sagen und die Frau sich zu beugen habe. So auch die gehässig hingeworfene Bemerkung, dass er mich längst entmündigen und mir die Kinder per Gerichtsbeschluss wegnehmen lassen hätte, wenn er mein Mann gewesen wäre. Mein Schwiegervater hasste mich eben von ganzem Herzen. Und immer wieder bekam ich von ihm, seiner Frau und dem ältesten Bruder meines Mannes die Bemerkungen zu hören, dass man mich als Sängerin zwar schätze, aber ich hätte einen sehr schlechten Charakter, sollte bei meinem Gesang bleiben, sei eine völlig ungebildete Person und hätte gar keine Ahnung von Naturwissenschaften.

Was die Interferonschübe anbelangt, so hat er durchaus sehr klug argumentiert. Nur: Woher kommen sie denn? Diese Frage beantwortet die so genannte "Wissenschaft" nicht wirklich. Falls mein Schwiegervater glaubte, dass Biochemisches ohne Impuls aus sich selbst heraus in Gang gesetzt wird, war er allerdings auf dem Holzweg, denn es gibt in den Ordnungen der Naturgesetze tatsächlich keine Zauberei. Biochemie ist auch keine Laune der Natur, sondern sie folgt einer Ordnung, einem Ordnungsgesetz und vor allem einem oft katalytischen Impuls! Gesunde Ernährung folgt auch einem Ordnungsgesetz und ordnet dem entsprechend gewissermaßen "von selbst", indem sich alles in diese Ordnung fügt. Er gönnte mir einfach den Erfolg nicht, weil er nicht in sein erlerntes Konzept hinein passte. Darum schrieb er sogar ein Ernährungsbuch, um mich aufzuklären, d.h., um mir den Kopf zu waschen. Ich habe es sehr wohl gelesen. Es war voll der alten, inzwischen aber längst überholten Ernährungslehren.

Die Zeit der Ernährungsumstellung nach dem 23. Januar 1986 war turbulent und wurde von allen *Seite*n torpediert: Schule, Freunde, Bekannte, Arbeitskollegen und von den Schwiegereltern. Nur meine Mutter stand von Anfang an auf meiner *Seite* und stellte selbst ihre Ernährung um so gut sie konnte. Ich gebe gern zu, dass ich beim erneuten Lesen der Korrespondenz mit meiner Mutter die Konflikte mit den Schwiegerleuten heute durchaus teilweise in anderem Licht sehe. Als ich unsere Familienchronik im Jahr 2009 schrieb, konnte ich auf mehrere Leitzordner mit Briefen zurückgreifen, die ich meiner Mutter geschickt hatte und die sie alle aufbewahrte. Zusammen mit der handschriftlichen Chronik und mittels der Fotoalben konnte ich meinen Kindern durch die Familienchronik ihre Kindheitsgeschichte erhalten.

Das Ernährungsthema überwältigte mich förmlich und zog mich voll in seinen Bann! Ich war anderthalb Jahrzehnte hindurch zunehmend krank gewesen und zuletzt regelrecht invalid, voll extremer Schmerzen, mit immer wiederkehrenden Hörstürzen und sehr lauten Ohrgeräuschen, und, und, und geplagt. Niemand hatte mir helfen können; ich wurde durch Unverständnis und fehlenden Trost gequält und als eingebildete Kranke gedemütigt. Dabei hatte ich mich aber trotz aller Demütigungen und Unterdrückungen schon in Bayern, dann in Panamá und danach unter der Rückgliederung der Kinder und besonders erschwerten Lebensbedingungen um Mann und Kinder zu kümmern und immer die Starke zu sein, immer voller Kraft aufrecht zu stehen. Ich weinte viel. Aber davon bekam niemand etwas mit. Sie kannten mich alle nur als Power-Frau, die nichts umwerfen konnte. Aber nun überwältigte mich diese überwältigende Erfahrung, urplötzlich innerhalb weniger Tage (!) nahezu schmerzfrei geworden zu sein!!

Fakt ist aber, dass mein ganzes Denken derart intensiv um dieses Thema kreiste, dass ich mit Sicherheit meine gesamte Umgebung damit verrückt gemacht haben muss, die ihrerseits ja gar nicht nachvollziehen konnte noch wollte, was da geschehen war. Jeder hatte ja mit sich selbst zu tun. Und ein solcher Einbruch, wie ich ihn erlebte, wurde schlichtweg als Verrücktheit abgetan. *"Sie war eben noch nie wirklich krank, diese hypochondrische, exaltierte künstlerische, egozentrische Psychopathin, und jetzt spinnt sie noch mehr als vorher!"*

Das war die Meinung in Kurzform, die mich immer wieder wie eine rasche Linke traf und zu Boden warf, wie dereinst die beiden extrem harten **Fausthiebe** meines Mannes, die zwei Jahre nach der Hochzeit 1. mein Kinn trafen, sodass ich sage und schreibe drei Wochen lang nichts Festes kauen konnte und 2. wegen der Ernährungsgeschichten nach 14 Ehejahren meine Brust trafen, woraufhin ich wohl einen Stimmritzenkrampf erlitt und zu ersticken glaubte. Ein Überraschungsangriff, der verächtlicher und hasserfüllter nicht hat sein können. Ich musste dann auch im Zusammenhang mit den ewigen Querelen und Beleidigungen durch seine Eltern von ihm im Jahr 1987 diesen zweiten, viel schwereren Fausthieb einstecken. Der zog sage und schreibe erhebliche Beschwerden bis ins Jahr 2003 nach sich.

Vieles, was ich damals meiner Mutter geschrieben habe und das ich für unsere Familienchronik zu lesen hatte, war im fachlichen Sinne Halbwahrheit bis Irrtum. Ich tastete eben im Dunkeln dem sicheren Licht entgegen und benötigte am Ende ein summa summarum 9 Jahre lang dauerndes, sehr, sehr spezifisches Studium der naturwissenschaftlichen Grundlagen, um zu einem wirklich ausgewogenen Vollwertvegetarismus ebenso zu gelangen wie zu fundiertem Wissen in Anatomie, Pathologie und Therapie. Mit den naturwissenschaftlichen Vorstudien waren es sogar 11 Jahre, denn ich musste mir erst einmal fundiertes Grundlagenwissen in Mathematik und den Naturwissenschaften aneignen, weil ich ja lediglich über Volksschulwissen verfügte. Doch das ist eine andere Geschichte, die ich in meinen Selbsttherapiebüchern beschreibe. Meinen langen, langen Weg in Gesundheit und Selbstwerdung konnte meine teilweise mit hinein genommene Familie mitverfolgen und ist ihn teilweise auch mit gegangen.

Meiner Mutter schrieb ich lediglich am Rande von meinen Eheproblemen, aber weit überwiegend habe ich ihr Augen und Ohren von dem, was ich am Anfang über gesunde Ernährung erfasst hatte, geöffnet, sodass sie schon nach drei Wochen zum Vegetarismus zurückkehrte, den sie schon einmal gelebt hatte. Sie fragte mich oft, und ich antwortete ihr stets sehr detailliert.

Ich habe aber am Beginn wirklich allerlei angelesene "medizinische Weisheiten" und dilettantische psychologische Rückschlüsse von mir gegeben! Kein Wunder, das die Schwiegerfamilie mich für völlig überspannt und durchgeknallt hielt, zumal Vegetarismus allgemein nicht anerkannt war. Sie haben mich allerdings jahrelang während meiner schrecklichen Zeckenborreliose gequält gehabt mit der Unterstellung, nicht krank zu sein. Unverständnis auf der ganzen Linie, mit dem sie alle Jahre hindurch laufend in ungehöriger und nicht tolerabler Weise in meine Ehe hineingefunkt haben. Denn ihr Sohn holte sich ja Rat bei seinem Vater, weil der Arzt war. Und er hielt ihn für einen sehr, sehr guten Arzt. Dass der aber neben seinen nicht zu bezweifelnden ärztlichen Fähigkeiten auch erhebliche Scheuklappen hatte und daher neuere Erkenntnisse nicht wahrnahm, erkannte mein Mann überhaupt nicht. Und da ich zunächst einmal nicht über das fachmedizinische Grundgerüst wie sein Vater verfügte und sich mein damaliges Noch-Halbwissen als bezweifelbar darstellte, genügte meine plötzliche Gesundheit ihm nicht, um sie im rechten Licht zu erkennen. Mein Mann weigerte sich hartnäckig, auch nur ein einziges der Bücher von Bircher-Benner, Bruker, Kollath oder Schnitzer zu lesen. Ihm war es wichtig, nirgendwo anzuecken, nirgendwo aufzufallen. Er wäre schon darum niemals in der Lage gewesen, konträr zur allgemeinen Meinung ein individuelles Verhalten zu zeigen.

Ich bin bei der Durchforstung der Briefe, die ich an meine Mutter geschrieben habe, keinesfalls nochmals durch die Hölle gegangen, sondern habe mit sehr viel Abstand zu den damaligen Gefühlen alles lediglich als Historie empfunden. Und mir ist dabei natürlich auch über mich selbst Vieles noch klarer geworden. Während meines langjährigen, intensiven Heilpraktikerstudiums, dem ich ein zweijähriges Grundlagenstudium vorausgeschickt hatte, konnte ich mir ja inzwischen tatsächlich sehr qualifiziertes fachmedizinisches Wissen erwerben und führte das Studium auch darum durch, weil mich Medizin schon immer interessiert hat.

Ich entfernte mich während des Heilpraktikerstudiums immer mehr von dem, was der Durchschnitts-Heilpraktiker so macht und bin bis heute nicht von Heilpraktikern überzeugt. Sondern ich empfand das, was da gelehrt und praktiziert wurde trotz des hohen Fachwissens, dass HP's für die sehr anspruchsvolle amtsärztliche Überprüfung erwerben müssen, als unter meinem Niveau. Als gewöhnlicher Heilpraktiker hätte ich mich niemals wohlfühlen können. Das Studium selbst ließ mich mich abwenden von diesem Weg. Und das war auch der eigentliche Grund, warum ich die Prüfung nicht wiederholt habe. Hatte ich doch die schriftliche Heilpraktiker-Überprüfung hervorragend bestanden gehabt und hätte im zweiten Anlauf wohl auch die mündliche problemlos genommen. Aber man kann eben kein Geschäft mit der Verkündigung der Wahrheit machen, sehr wohl aber, wenn man weiterhin nicht ganzheitlich denkend flickschustert. Und genau davon distanziere ich mich, denn Wahrheit und Wahrhaftigkeit flickschustern eben nicht. Und Toleranz toleriert zwar die faulen, auf Bequemlichkeit basierenden Kompromisse anderer Menschen, stellt aber an sich selbst wesentlich höhere Anforderungen.

Es sind nicht nur die Umwälzungen in meinem Leben gewesen, die mich diesen heilpraktischen Weg nicht weiter haben verfolgen lassen. Wirkliche Naturheilkunde, davon bin ich überzeugt, braucht den ganzen Kokolores der Heilpraktiker ebenso wenig wie denjenigen der in tausend Irrwegen befangenen so genannten Allopathie der **Schul(d)mediziner**.

Mein Schwiegervater ist nach meiner Einschätzung therapeutisch gesehen durchaus einen passablen und aus seiner Sicht richtigen Weg gegangen. Er selbst sagte mir und schrieb es auch in einem Brief an mich, dass er keine 5 Tabletten in seinem Leben eingenommen habe. Ich entschuldige mich also posthum bei ihm, wenngleich ich hier sowohl meine eigenen Irrtümer als auch die von Unverständnis geprägten Briefe meines Schwiegervaters der Nachwelt erhalte. Aber ich bin fest davon überzeugt, dass wir beiden heute auf einem ganz anderen, niveauvolleren Level miteinander korrespondieren und umgehen könnten. Nachgewiesenen wissenschaftlichen Erkenntnissen würde sich mein Schwiegervater sicher nicht entgegenstellen!

Ich war dem allen wie auch ihm und seiner Familie weit voraus, und darum wurde ich lächerlich gemacht. Denn weder er, seine Frau, noch deren Kinder hatten den Weitblick und vor allem die Hartnäckigkeit, gegen den Strom der Dummheit zu schwimmen, auf dem diese Leute sich jedoch durchs Leben tragen ließen und auf allem herumhackten, das der eigenen Ignoranz im Wege stand. Vor allem anderen war ihnen wichtig, was andere Menschen von ihnen dachten. Und die Furcht anzuecken, trieb sie dazu, einen lauteren Menschen wie mich, der auf so etwas scheißt, nicht zu mögen und auszugrenzen. Mein Schwiegervater trieb seinen Hass sogar so weit, dass er mich aus einem großen Familienfoto auf dem Korridor heraus schnitt und das dergestalt verunstaltete Bild so, für jeden sichtbar, demonstrativ hängen ließ. Als ich ihn besuchte, hielt er mich vor dem Bild in einem Gespräch auf, damit ich es nur ja wahrnehmen sollte. Ich habe natürlich kein Wort darüber verloren und mir nur gedacht: *"Krämerseele!"*

Die Briefe dieses Mannes trugen immens dazu bei, dass mein Ehemann ebenso wie seine Eltern mich für völlig durchgeknallt hielten. Zuerst jahrelang eingebildet krank, um die Familie zu drangsalieren und nun offensichtlich Schamanen und dummen Büchern aufgesessen!

In den ersten 6 Wochen schmeckte das Essen bei uns zu Hause eher nach Hoppelpoppel, und allmählich verfeinerte sich unsere Küche wieder, jedoch ohne all die krank machenden früheren Komponenten und Zubereitungsmethoden. Unsere Mahlzeiten wurden wieder sehr schmackhaft. Und auch unseren Gästen schmeckte es gut bei uns! Und erstaunlicherweise bekannten sich ein paar Freunde, die bei uns immer Fleisch gegessen hatten, dazu, dass sie eigentlich Vegetarier sind und nur außerhalb des Hauses Fleisch essen, um niemandem zu nahe zu treten. Wieder dieses: *"Bloß nicht auffallen!"* Das war offensichtlich eine Krankheit unserer Epoche!

Ich wurde durch meine neue Ernährungsweise aber bei vielen unserer "Freunde" zum "bicho raro" (seltsamer Vogel), worum ich mich aber nicht gekümmert habe. Es war allerdings nicht immer einfach, die Kinder einerseits endlich gesund zu ernähren und andererseits vor dem massiven Bonbon-, Eis- Schokoladen. und Getränkedreck zu schützen, da die Leute davon ausgingen, dass ich "total verrückt" sei und die "Sozialisierung meiner Kinder" gefährde. So wurde ich immer wieder höflich insbesondere von der Schule der Kinder deutlich angegriffen und "in meine Schranken verwiesen", die ich mir allerdings nicht aufzwingen ließ! Ich forderte vielmehr, dass meine Kinder keinerlei Eis und Süßigkeiten mehr in der Schule bekommen sollten. Ich hatte ein wahres Kreuz zu tragen und mit mir auch meine Kinder, die sich oft genug für ihre Mutter geschämt haben, aber ich blieb bei meiner Entscheidung und meinen Forderungen. Es war für die Kinder gewiss nicht leicht, da sie immer zwischen die Fronten gerieten. Meine Tochter trägt mir das heute nach, sagt aber gleichzeitig, dass es schon richtig war.

Am 13. April 1988 erhielt ich folgenden Brief von meinem Schwiegervater - *Liebe Sofia, Dein Brief vom 10. April wurde mir von .... übergeben. Da ich morgen unsere Mutti in die Chirurg. Klinik bringen muss, wo eine große Hüftoperation durchgeführt wird, will ich vorher noch Deine Ausführungen beantworten.*

Du hast mir das Franz-Alt-Büchlein zugedacht, das ich bereits zweifach besitze und schätze. Ich habe Franz Alt persönlich kennen gelernt. Innerhalb der CDU als Mahner verdient gemacht, jedoch leider nicht das geringste bewegt. Das liegt wohl auch daran, dass er nie gelernt hat, exakt logisch zu denken. Als gläubiger Katholik ist er verbal verführbar, sonst hätte er auch über Mariens Befruchtung durch den Heiligen Geist - wer immer das sein mag - und über Christi Himmelfahrt - mit oder ohne Kleider in die Stratosphäre -! Ionosphäre ? Nachgedacht. In seinem Buch wimmelt es von Allgemeinplätzen und Verallgemeinerungen, von wissenschaftlich ganz unmöglichen Aussagen zu schweigen: z. B. dass bei Abtreibungen - wer hat sie gezählt? - pro Jahr 40 Millionen Kinder "umgebracht" werden. Embryonen sind also Kinder. Da könnte Herr Alt auch erzählen, dass er täglich zum Frühstück ein Huhn verzehrt, weil er ein Ei zu sich nimmt. Wer mit der Semantik von Wörtern so umgeht, ist höchstens in der Kirche ernst zu nehmen.

Was Deine Ausführungen betrifft, so muss ich zwei Dinge sehr positiv hervorheben: Dein Wunsch nach bescheidenerem Leben in der alten Heimat und Deine bewundernswerte Kunst, in schwieriger und gefährlicher Situation die Familie zusammenzuhalten und die Kinder regelmäßig zu unterweisen. Das räumt Dir einen hohen Respekt bei Mutti und mir ein. Dass Du nicht bei Deinen Leisten, der Musik, geblieben bist, war ein Fehler, den einzusehen Du wohl noch zu jung bist. Alles, was Deine so genannten "Studien" betrifft, Deine gänzlich unlogischen Folgerungen aus Heilungserfolgen, Deine psychologischen und medizinischen Betrachtungen zeichnen sich durch absolute Halbwahrheiten aus.

Damit lässt Du leider ein Niveau erkennen, auf dem ich nicht mit Dir diskutieren kann. Das ist natürlich nicht Deine Schuld. Dein guter Wille verdient Achtung. Als echte Frau ist Deine Denkweise hormonell, und durch eine, dem durchschnittlichen männlichen Gehirn gegenüber um etwa eine Milliarde Assoziationsbahnen verminderte Übersicht bedingt und - glücklicherweise - auf Gefühlsbereiche abgedrängt und beschränkt. Das alles ist vom Schöpfer her sicher richtig eingeplant und für Kultur wie Wissenschaft sinnvoll aufgeteilt. Da es illusorisch wäre, Dich umstimmen oder überzeugen zu wollen, empfehle ich Dir durchaus den Anschluss an die große Gemeinde der Astrologen, Irisdiagnostiker, Pendler, Homöopathen, Wünschelrutenästhesisten, Heilmagnetiseure und wer sonst noch von dunklen Erfolgen Ruhm und Geld erntet. Das alles gehört zur Buntheit der Schöpfung, solange es nicht das Zusammenleben der Gesellschaft stört. Mein weiser Lehrer der Psychiatrie hat einmal gesagt : "katholische Bischöfe und evangelische Christen verfallen nicht in religiösen Wahnsinn". Darin steckt eine sehr lange Lebenserfahrung dieses hervorragenden und viel geliebten Seelenarztes. Ich selbst bin nur ein bescheidener Anhänger des Friedens, des sauberen, wahrhaftigen Denkens, der Liebe zu eigentlich allen Menschen. Das Letztere fällt oft schwer, etwa gegenüber Verbrechern wie den Geiselnehmern dieser Tage. Doch ist zu bedenken, dass es im Gegensatz zur katholischen Lehre keinen freien Willen gibt. Jede Handlung steht unter einem Zwang von außen, vom Erbgut, von der Umwelt, Erziehung, Intelligenz, von der augenblicklichen Situation.

Niemand kann etwas wollen, was er nicht "will". Darum bereue ich nach 78 Lebensjahren nichts. Ich habe auch keine Angst vor meinem Tod, nur Sorge um meinen liebsten Menschen, meine .... [222]*. Ich schließe mich dem herrlichen Wort des griechischen Dichters Kanzant-sakis an: "Ich erhoffe nichts, ich fürchte nichts – ich bin frei."*

Liebe Sofia, denke bitte daran, dass Deine und Deiner Familie Lebensweise nicht nur auf Furcht vor Krankheit oder auf langes Leben auszurichten ist. Die kleinen Freuden wie Kunst, gutes Essen, Aufenthalt in der Natur gehören auch zum Leben, sogar wenn sie da und dort ein bisserl schädlich sein sollten. Nur das Übermaß ist eines Homo sapiens unwürdig, das gilt für alle genannten Freuden und noch viele andere.

Ich hoffe, dass Dir die schönen Wünsche eines eigenen Heims in einfacher Umgebung erfüllt werden können. Dein Mann hat seinen Lebenskreis weit gespannt, da wird es schwierig den riesigen Kreis zu schließen. Ein Leben ist auch dann erfüllt, wenn der Kreis klein gehalten wurde und sich dadurch sicherer schließt. Mutti hat dieses Gleichnis eines bekannten Nobelpreisträgers nach der Lektüre Deiner Briefe in Erinnerung gebracht. - Sei sehr herzlich umarmt, Dein Vater

Im Oktober 1989 kam ein weiterer "Aufklärungsbrief" *Liebe Sofia, ich freue mich, dass Du zu den wenigen Leuten gehörst, welche ihren Posteingang umgehend beantworten. So will ich desgleichen tun. Bitte grüße meinen Sohn sehr herzlich von uns, wenn Du ihn am 14. Oktober triffst. Wir haben keine private Telefonnummer von ihm und wissen nicht, ob er Privattelefon hat. Wir schicken deshalb mit gleicher Post zwei Briefe nach, die offenbar ihn betreffen. Das gleiche gilt für eine Motorzeitschrift, die wohl für .... abonniert ist und seltsamerweise nicht umadressiert wird.*

Des weiteren möchte ich Dir sagen, dass ich sehr gerne Dir in Ausbildungsfragen helfen würde, wenn das von der Sache her nicht so unmöglich wäre. Ich bin kein Windmühlenarzt. ich will saubere Heilkunde und will nichts Unwahres tun oder unterstützen. Du hast mir Arroganz vorgeworfen. Vielleicht bin ich es wirklich. Anscheinend habe ich Schwierigkeiten mit dem Verständnis dieses Wortes. Ich hätte es vielleicht für eine Sängerin angewandt, die dem Max-Planck-Institut Lehren über die Behandlung der Schizophrenie erteilt.[223] *Ich finde es schade, dass Du die einzige Persönlichkeit meiner Verwandtschaft und Vorfahren bist, die es verbietet, vor den Kindern die Wahrheit auszusprechen.*[224] *Ich bin überhaupt gegen Verbote, die einem*

---

222 Den Namen meiner Schwiegermutter habe ich aus Anonymisierungsgründen gelöscht.
Anmerkung zu seiner Aussage: Mag sein, dass seine Ehefrau ihm die liebste unter den <u>unzählbaren</u> Nebenfrauen geblieben ist. So bescheiden mein Schwiegervater auch lebte, aber seine <u>unzählbaren Affären</u> waren sprichwörtlich und standen ganz im Widerspruch zu dem, was ich unter Bescheidenheit, echter Partnerschaft und Ehe verstehe.
223   Ich schrieb in dieser Sache nicht ans Max-Planck-Institut sondern an eine "gute Freundin" meines Schwiegervaters, deren Tochter an Schizophrenie litt und sich schließlich lt. Ortspfarrer aus Scham wegen der Affäre ihrer Mutter mit meinem Schwiegervater das Leben genommen hat. Der Pfarrer erzählte mir das sehr freimütig!
224 Ich hatte lediglich darum gebeten, vor den Kindern keine Eheprobleme zu besprechen. Da meine Kinder über Ernährung aufgrund ihrer Erfahrungen mehr wussten als der Opa, hat er ihnen sein Halbwissen ruhig sagen können.

einigermaßen normalen Menschen die Freiheit beschränken. Um Dir medizinisch, sei es diagnostisch oder therapeutisch, zu helfen, müssten drei Grundbedingungen erfüllt sein.

1. *Die Grundlage der Diagnose muss stimmen. Irisdiagnose ist nachgewiesener Nonsense.*
2. *Die Grundlage der Therapie muss stimmen. Homöopathie ist nachgewiesener Zauber, wenn auch Zauberer und Schamanen unbestrittene Erfolge haben.*
3. *Die Immunlage eines gesunden oder kranken Mensch muss durch optimale Ernährung und Umwelt einer notwendigen Ganzheitsbehandlung gewachsen sein. Dem physiologisch als Allesverwerter ausgewiesenen Homo sapiens fehlen als Vegetarier wichtige Aminosäuren. Ihr Fehlen wirkt sich erst bei Krankheiten aus, die das Immunsystem herausfordern, z. B. Kinderlähmung, Aids, Pocken und andere Viren.*

Ich bin sehr traurig, dass ich Dich nicht durch Tatsachen überzeugen kann, liebe Sofia. Obwohl die meisten Menschen auch Fleisch - wenn auch, so wie ich, in kleinsten Mengen - verzehren, wird die Bevölkerung Älter, bleibt, wie auch ich, noch als Greis leistungsfähig und braucht kaum jemals einen Arzt (oder Heilpraktiker). Obwohl in Entwicklungsländern Früchte und Nährpflanzen meistens zur Verfügung stehen, sterben die Kinder an Kwashiokor, einer Immun- und Verwertungsschwäche infolge Fleischmangels. Sie sind z. B. bei den Hunzas im Himalaja gesund geblieben, seit sie Ziegenmilch trinken. Findest Du es nicht beschämend, dass Deine Kinder bei Einladungen aus mitgebrachten Speisen ernährt werden müssen, weil sie - leider - ihren Enzym- und Fermenthaushalt so geschädigt haben, dass sie zunächst tierische Nahrung kaum einwandfrei verträgen?[225]

Ich habe jetzt wieder einmal aus Lahnstein einen Schrieb von Herrn Dr. Bruker bekommen, der für ihn höchst peinlich und blamabel ist. Da werden die erfahrenen Ärzte wieder zu lachen haben - wäre es nicht tieftraurig, was für ein Schmarrn da als Wissenschaft angeboten wird. Übrigens ist Zucker so wenig schädlich wie Fleisch von gesunden Tieren (und Gemüse von gesunden Böden). J e d e r Zucker wird im Organismus zu Invertzucker (Honig ist auch Invertzucker) und weiter zu Fruchtzucker hydrolisiert. Industriezucker ist gereinigtes Rüben- oder Rohrzuckerprodukt und nur arm bzw. frei von Mineralstoffen und Vitaminen, die eben in der übrigen Vollwertnahrung und vor allem im Fleisch genügend angeboten werden. Warum also dieser Zwang in der Küche? Zähneputzen nach jeder Mahlzeit sollte selbstverständlich sein. Bei mir wird kein Zahnarzt reich.[226]

Ja, liebe Sofia, wenn Dir beiliegende "Literatur" von seriösen Ärzten nichts bedeutet, können wir beide doch einfach nicht zusammenarbeiten. Das ist schade. Bitte gib mir den

---

225 Ich hatte mir erlaubt, zu den Schwiegereltern eigene Ernährung mitzubringen, weil die Kinder dort zu viel Schokolade, Kuchen und dergleichen erhielten, so gut wie keine Rohkost und zu wenig Obst. Unsere Tochter bekam nach einem dieser Ausflüge sogar eine Blinddarmentzündung, die ich homöopathisch ausheilen konnte. Danach gab es Krach mit meinem Mann, weil sie bei der nächsten Einladung nicht mehr zu ihren lieben Großeltern gehen ließ. Der Erfolg war, dass er mir einen irrsinnig harten Faustschlag auf die Brust versetzte. Nach dem Schlag war ich nämlich drei Wochen lang bettlägerig und jahrelang unfähig, eine Handtasche über der Schulter zu tragen.

226 Es wird deutlich, dass mein Schwiegervater einer längst veralteten Ernährungslehre aufgesessen blieb, obwohl die Ernährungswissenschaften seinem Kenntnisstand inzwischen bereits weit voraus geeilt waren. Er aber verteidigte sein veraltetes Wissen vehement. Dass er in gutem Glauben handelte, sei ihm unbenommen. Er war nicht der erste Mensch und wird nicht der letzte sein, der den Kenntnisstand seiner Zeit für absolut hält. Darum ja fragte ich ihn, ob er nicht überheblich (arrogant) sei..

Sonderdruck aus der "Ärztlichen Praxis" zurück, wenn Du mir die Werkzeuge bringst. Mit freundlichen Grüßen Euch allen!

Ich antwortete ihm wie folgt: *Lieber...., wer, um selbst der Größte zu bleiben, profundes Studium neuer Erkenntnisse und eigene praktische Experimente ablehnt, gehört nicht zu meinen Freunden. Ich habe es satt, mit Dir zu rechten und habe es nicht nötig, aus Liebesübung heraus vor Dir zu katzbuckeln. Du bist und bleibst eben der Größte: vor Dir selbst. An Kwashiakor und Beri-Beri wird gestorben, weil skrupellose Reismühlenbesitzer den von den Armen selbst geernteten Reis "säubern". Die Menschen bekommen dann zwar ihren geschälten Reis kostenlos zurück, aber der Mühlenbesitzer verkauft die gewonnene Kleie als Futter ans liebe Vieh, das dann gut davon gedeiht, während die Weiß-Reis-Esser erkranken. Es wird von Pappbrot und Konserven gelebt, da Rohgemüse als ungesund gilt. (Wegen der Kopfdüngung mit Fäkalien kommt es ja zu Durchfällen und verschiedenen Infektionskrankheiten.) Der halb zivilisierte Eingeborene stirbt an unserer Hygiene im Nahrungsbereich, an prozessierter und konservierter Nahrung früher als diejenigen, die sich der "modernen Medizin" bedienen können, die dem Armen unbezahlbar bleibt...*

Die Sache mit der Reiskleie habe ich direkt von der indigenen Bevölkerung in Panamá erfahren. Und übrigens habe ich ein schulmedizinisches Fachbuch der Universität Nicaragua zu dieser Thematik gelesen. Außerdem habe ich mich intensiv mit dem Zitratzyklus befasst und kenne den KH-Stoffwechsel in fachlicher Weise. Ich bin also gut informiert! Die Hilfe, die ich von Dir erbeten hatte, bezog sich einzig auf das Kleine Labor. Ich hätte mir damit ein paar hundert Mark Studiengebühr sparen können, um das nicht in der Heilpraktiker-Schule lernen zu müssen. Und das Geld dafür kommt ohnehin nicht von Deinem Sohn, sondern von meiner Mutter. - Herzliche Grüße, Deine Schwiegertochter Claudia-Sofia

Am 16. Februar 2009 habe ich ein PS geschrieben. Zwar ist der Schwiegervater längst gestorben, aber ich wollte aus heutiger Sicht meinen Brief an ihn verbessern: *Lieber Vati: Die vegan oder überwiegend vegan lebenden Hunzas wären lange vorher ausgestorben, wenn sie Mangel erlitten hätten! Ziegenmilch wurde um den zweiten Weltkrieg herum allen vermeintlich "kleinwüchsigen Rassen" von unseren so genannten "zivilisierten Ärzten" aufgenötigt. Und dem Irrtum, dass man als Veganer unbedingt mindestens Ziegenmilch trinken müsse, ist auch Gandhi in Indien aufgesessen, weil die Wissenschaft zu der Zeit noch nicht nachweisen konnte, dass in Ziegenmilch keinerlei Vit. B 12 enthalten ist. Daher ist Ziegenmilch nicht als "Ersatz" für Kuhmilch "verwertbar".*

Ich habe von Gandhi ein englischsprachliches, unwissenschaftliches Buch über die "Notwendigkeit, Ziegenmilch zu trinken" gelesen. Er war - bis auf ein Lebensjahr (17-18) immer Veganer. Mit gesunden 63 Lebensjahren hat er sich von einem Arzt überzeugen lassen, dass er "ungesund gelebt habe"! Du kannst ihm den Nonsense wohl nicht erzählt haben, da du noch in den Windeln gelegen hast. Aber du hast denselben Quatsch studiert! Inzwischen sind wir klüger! Nur: Du hast die neue Zeit nicht mitbekommen!

Da der Mensch weder die so genannten essentiellen Aminoräuren Phenylanin, Leucin, Methionin, Lysin, Isoleucin, Valin, Threonin, Tryptophan, Histidin und Arginin noch Vit. B12, das auch ein Amin (Eiweißbaustein) ist, mit Fleisch oder Milch aufnehmen muss, benötigt er weder Kuhmilch noch Fleisch, wo diese Dinge zwar drinnen sind. Aber eben auch in pflanzlicher Nahrung: Leguminosen, Weizen, Roggen-Sauerteig, Hefe, Algen usw...

In Wikipedia können wir dies inzwischen allgemein bekannte Wissen heute ebenfalls nachlesen: "Alle essentiellen Aminosäuren kommen in Pflanzen vor, daher kann eine geeignete Kombination vegetarischer bzw. veganer Produkte den Menschen ausreichend mit Aminosäuren versorgen."

Bildung, lieber ...., ist eine Sache des ständigen Studierens, da es kein endgültiges Wissen gibt. Aber offensichtlich gibt es endgültige Dummheit: Ein für allemal! Solche Leute haben - Gott sei Dank – inzwischen längst ins Gras gebissen! - Gruß von Ewigkeit zu Ewigkeit, Deine ehemalige Schwiegertochter Claudia Sofia Sörensen

Anmerkung: Die schlimmsten Briefe habe ich jeweils sofort "entsorgt". Die hier abgedruckten wurden von meiner Mutter aufbewahrt. Im bösesten Brief schrieb er mir: "Du hast meine Anweisungen zu befolgen!" Er hat mich mit seinen dauernden Anrufen während unserer beiden Schongauer Jahre schier in den Wahnsinn getrieben. Mein Mann war praktisch nie anwesend und hat von alledem überhaupt nichts mitbekommen.

Während einiger Monate war ich mit einer homöopathischen Ausleitungstherapie meines jüngsten Sohnes beschäftigt, der zwar sein Asthma losgeworden war aber noch längere Zeit an chronischer Mittelohrentzündung litt. Nun hatte ich das fiebernde Kind wieder zu Hause und hatte deshalb die Schule im Nacken, weil ich mein Kind allein behandelte und keine ärztliche Entschuldigung beibrachte. Da rief mein Schwiegervater wieder einmal an, nichts von diesen Problemen wissend und sagte sofort: *"Also, nun sage mir doch bitte endlich mal, warum du deinen Kindern Fleisch und Süßigkeiten vorenthälst!"*

Da ich dem ganzen Terror, den Ehemann, Vermieter und Schwiegervater unaufhaltsam produzierten, nicht mehr gewachsen und tatsächlich seinerzeit auch hilflos ausgeliefert war, sah ich nur noch rot, riss das Telefon samt Kabel und Steckdose aus der Wand und zerschlug es wie eine Irre klitzeklein. Mein Sohn kam dazu und fragte, was eigentlich los sei. Übrigens bekam ich seine chronische Mittelohrentzündung nach insgesamt einem halben Jahr in den Griff. Über den Umweg einer schweren Hauterkrankung im Gesicht. Erst mussten wir die auch noch ausheilen. Danach ging die Mittelohrgeschichte innerhalb weniger Tage endgültig weg.

Meine Tochter leidet an Asthma bronchiale. Insbesondere in der Pollenflugzeit. Ich habe ihr immer wieder nahe zu legen versucht, eine Psychoanalyse zu machen. Leider hat sie mir erst im Nachhinein gesagt, dass die "Therapie", die sie ein Jahr lang tapfer durchgestanden hat, ihr nicht geholfen hat. Aus Einzelheiten, die sie mir berichtete, entnahm ich, dass sie darunter regelrecht erneut traumatisiert wurde. Die Therapeutin verlangte von ihr, sich in traumatisierende Situationen, die ihr Angst und Panik auslösten, hinein zu versetzen. Das ist absolut kontraindiziert! Jeder Traumatherapeut weiß, dass zuerst beruhigende Orte in der Geschichte des Klienten gefunden und Sicherheit verankert werden müssen, bevor man an die Aufarbeitung der Traumata gehen darf. Meine liebe Tochter wird noch einiges aufzuarbeiten haben. Sie ist eine kleine Powerfrau, die ihre Familie zusammenhält und sich gleichzeitig in ihrem Traumberuf verwirklicht. Die eigentliche Selbstverwirklichung und Individuation, so glaube ich, steht ihr aber noch bevor. Auch sie wird älter und reifer, und jeder Mensch muss seinen eigenen Weg gehen. Der Weg meiner Tochter wird ihr noch reichlich Schmerzen bereiten. Ohne diese aber wird sie ihre schwere Kindheit nicht verarbeiten und in ihre Lebensgeschichte als "ist gewesen, und nun befasse ich mich mit meiner Gegenwart" integrieren können. **Søren Kierkegaard sagte: "Das Leben wird vorwärts gelebt und rückwärts verstanden."**

Eigene Wege bewahren davor, Gurus zu folgen.
Jünger zu bleiben, verleitet zu Intoleranz und Fanatismus.
Claudia Sofia Sörensen

Chronisches Übergewicht und Kopfweh durch Kochkost, Käse und Tofu

Bevor ich in einen Freudengesang ausbreche, weil ich inzwischen, bis auf wenige Zipperlein, wieder gesund bin, möchte ich erläutern, dass ich auf Milchprodukte sehr empfindlich reagiere. Deshalb war es unbedingt nötig, auch Sahne und Butter[227] wegzulassen. Und es ist sehr bedauerlich, dass Ilse Gutjahr sich nicht die Mühe gemacht hat, mir zuzuhören, warum ich seinerzeit keine Sahne an meinem Frischkorngericht haben wollte. Es war leichter, mich hinauszuwerfen. Ich vermisse auch im Nachhinein noch das Einfühlungsvermögen! Es sollte nicht nur nach außen zur Schau gestellt werden! Fakt ist, dass ich immer wieder durch Sahne und Butter suchtartig wieder anfing, Käse zu essen. Wie ein Alkoholiker, der nach einem einzigen Schluck rückfällig wird und nicht mehr widerstehen kann. Käse aber brachte mir immer mehrere gesundheitliche Probleme ein: Im rheumatischen Bereich und auch Kopfschmerzen bis hin zur Migräne.

Da ich auch ohne Käse immer mal wieder diese Kopfweh bekam, habe ich sehr genau beobachtet, unter welchen Bedingungen sie auftraten beziehungsweise nicht auftraten. Ich hatte ja 25 Jahre Zeit, um das genau beobachten zu können. 25 Jahre, in denen ich immer mal wieder, wenn auch sehr, sehr sporadisch geringe Mengen Käse gegessen habe. Wenn ich aber anfing, konnte ich damit nicht aufhören. Ebenso erging es mir mit Kochkost. Darum habe ich mir gesagt: "Wehret den Anfängen!" Nur Konsequenz konnte mir helfen, dauerhaft beschwerdefrei zu bleiben. Ich empfand es allerdings als ärgerlich, dass ich ausgerechnet in Lahnstein auf Unverständnis stieß und dass man mir das Schlussseminar verweigerte, nachdem ich gesagt hatte: *"Lasst mich bitte Frischkornbrei abfüllen, bevor Sahne daran kommt."* Immerhin haben mich die Seminare für nichts und wieder nichts sehr viel Geld gekostet!

Ein einziges Stück nach allen Vollwertregeln selbst gebackenes Brot zog gleich zweierlei nach sich: Gewichtszunahme am folgenden Tag und Kopfweh. Gewichtszunahme bei Brot lediglich 1 kg, bei zwei Scheiben Käse gleich 2 kg! Wodurch? Durch den Salzgehalt? Durch das Milcheiweiß? Außerdem bekam ich davon immer auch geschwollene Augenlider.

Wenn ich sowohl Frischkost als gegartes Gemüse aß, erfolgte auch Gewichtszunahme von dieser Art. Und wenn ich an mehren Tagen in dieser Weise aß – wohlgemerkt: ohne zusätzliche Milchprodukte – bekam ich wieder meinen diffusen Kopf bis hin zur Migräne. Als Getränk nahm ich meistens nur Wasser zu mir, selten Carokaffee ohne Sahne oder Süßungsmittel. Honig aß ich immer nur sehr sporadisch. Schon wegen der Zähne hielt ich mich davon zurück. Meine Kost war während der vergangenen 25 Jahre immer optimal gesund! Und die Unterstellung in Lahnstein, dass sich viele Leute nur *weitgehend nach Bruker* – und genau das wurde mir wörtlich unterstellt – ernähren, entbehrte jeder Grundlage. Ich habe mich nicht *weitgehend nach Bruker* ernährt sondern genau so wie Bruker. Und zwar auf der Basisschiene. Je kranker man ist, desto roher muss die Nahrung sein. Sobald ich aber auch nur geringfügig Gekochtes, Gebackenes, Gebratenes aß, setzten bei mir die beschriebenen Beschwerden ein. Proportional im Verhältnis zur Menge des Kochanteils oder Käse. Ein Stück Käse machte keine Probleme. Aber nach 2-3 Tagen mit wenig Käse in der Nahrung gingen sie in der beschriebenen Weise los.

---

227 Eiweißgehalt je 100 g: Kuhmilch 3,3g - Schlagsahne 2,2g - Butter 0,7g - Schmand 2,6g - Schafsmilch 5,3g Frauenmilch - 1,2 gg

Eine Scheibe Brot machte keine Beschwerden, aber sowie ich es mehrere Tage nacheinander aß, bekam ich Kopfweh. Dasselbe mit gegartem Gemüse. Am wenigsten Probleme bekam ich auf glutenfreie Zerealien: Vollreis, Mais, Hirse und Buchweizen. Aber Gewichtszunahme. Auch unter Tofu nahm ich zu. Und ein besonderes Problem stellten die Hämorrhoiden dar, die ausschließlich dann kamen, wenn ich Käse oder Tofu gegessen hatte.

Die Gewichtszunahme betrug täglich 100g, wenn ich durchgängig anteilig Kochkost aß. Der Anteil an Kochkost ging bei mir nie über die von Bruker empfohlenen 50% hinaus sondern blieb immer weit darunter. Ich aß sicher nie mehr als 10-30% Kochkost. Der weit überwiegende Anteil bestand immer aus Rohkost! Die Gewichtszunahme betrug unter dieser Ernährungsweise durchschnittlich pro Tag 100g x 30 Tage = 3 kg in einem Monat. Um das wieder loszuwerden, habe ich immer wieder mal gefastet und den Jo-Jo-Effekt zu spüren bekommen, obwohl ich mengenmäßig wirklich nicht viel aß.

Unter ausschließlicher Rohkost habe ich niemals Gewichtsprobleme gehabt. Seit Februar 2009 habe ich wieder durchgängig nur von Rohkost gelebt, habe insgesamt 10 kg verloren und halte mein Gewicht ganz von selbst. Meine Ernährungsform ist daher die 100%ige Rohkost. Ich habe mich so daran gewöhnt und fühle mich darunter so sauwohl, dass ich mich frage, warum ich mich durch geringfügige Mengen Käse und Kochkost sowie Brot immer mal wieder dazu habe verleiten lassen, dann monatelang, wenn auch nur in geringen Mengen, diese Dinge zu essen, die mir offensichtlich nicht gut bekommen.

Wenn ich allerdings, was sehr selten vorkommt, Appetit auf Kartoffeln habe, dann gönne ich sie mir auch. Das kommt aber nur paar Monate vor. Ebenso halte ich es mit Reis. Und wenn ich auswärts einen großen Salat esse, genieße ich darin auch gekochte Bohnen, Mais und dergleichen. Ich bin also nicht päpstlicher als der Papst.

Ich lebe nicht, um zu essen, sondern ich esse, um zu leben. Und also ist meine Nahrung so beschaffen, dass ich optimal leben kann, dass ich so gesund wie möglich bin und mich so gut wie möglich fühle. Genau so macht mir mein Leben nämlich Spaß: Wenn ich mich in meiner Haut sauwohl fühle.

Anmerkung bei der letzten Korrekturlesung am 28. Juni 2010: Ich habe, weil es mir durch das Lycopodium so hervorragend geht und ich keine gesundheitlichen Probleme mehr durch Kochkost und Brot habe, drei Monate lang davon gegessen. Auch mal minimal (!) Käse. Gesundheitlich ging auch das gut, aber nicht bezüglich des Gewichts, denn die zuvor verlorenen 10 kg, die unter reiner Rohkost konstant blieben, habe ich mir in diesen zwei Monaten mit geringfügiger Kochkostzulage wieder angefuttert. Natürlich hätte ich das früher abbrechen können. Ich wollte aber ausprobieren, ob sich mein Gewicht wieder einpendeln würde, denn ich aß ja wirklich nur sehr wenig Kochkost.

Eine "Normalpizza" zwischendurch hat auch die unteren Augenlider sehr stark anschwellen lassen, sodass mich das sogar beim Gucken gestört hat. Ich bleibe nun lieber weiter bei meiner Rohkost für den Rest meines Lebens. Vielleicht esse ich mal eine Kartoffel zwischendurch oder etwas Vollreis. Aber ganz sicher nicht mehr.

Das erneute Experiment von drei Monaten reicht mir aus, um weiterhin absolut von reiner Rohkost zu leben. Ich werde nun erst einmal wieder 8-14 Tage lang fasten, was mir keinerlei Mühe macht. Und dann geht es weiter mit der Übereinstimmung von Fühlen, Denken, Wollen und Handeln! ▶ Wenn Sie mögen, schauen Sie sich dazu bitte nochmals die Ausführungen auf Seite 126 an!

> Mein Bauch gehört mir! Darum esse und trinke ich nicht aus Höflichkeit, was ich nicht will sondern nur das, was ich selbst will.
>
> Sofia Sörensen

Endlich gesund

Was vorbei ist, ist vorbei. Carpe diem, Nutze den Tag! Und das tue ich. Wie geht es mir heute? Nachdem ich mein erstes Buch *Seelische Selbstheilungskraft – Ganzheitliche EMDR-Selbsttherapie und individuierende Selbstanalyse* geschrieben habe, bekam ich es schlimm mit dem Rücken zu tun. Dies weder aus psychischen noch ernährungsbedingten Gründen sondern ganz einfach darum, weil ich einen dicken Wälzer geschrieben hatte, der mich ein Jahr lang vor dem Computer fesselte. Zu wenig Bewegung, schlechte Haltung, immer schlimmere Rückenschmerzen. Und also bekam ich eine Radikulitis, die sich gewaschen hatte. Und die ergab sich an meinem Schwachpunkt: Brustwirbel 3/4, der Stelle, wohin mir mein Ex zu allem Überfluss - bewusst oder unbewusst genau dorthin - einen schweren **Fausthieb** versetzt hatte: rechts neben das Brustbein. Und unter ungünstiger Dauerhaltung ein Jahr lang vor dem PC kam es dann zu der schweren Entgleisung. In der dann durchgeführten Rehabilitationskur habe ich gelernt, mich regelmäßig zu bewegen, zu wandern und ins Fitness-Studio zu gehen, wobei ich allerdings gewisse Einschränkungen im Schulter-Arm-Bereich zu berücksichtigen habe.

Ferner tragen das regelmäßige Schwimmen und Saunabaden dazu bei, dass es mir gut geht. Ab und an allerdings hatte ich Schulter-Arm-Beschwerden, die insbesondere durch die Fittness-Geräte ausgelöst wurden. Im Röntgen kann man deutlich sehen, dass es Veränderungen dort wie auch an den beiden Brustwirbeln gibt. Die leichte Kniearthrose, die sich nach einem schweren Sturz im Jahr 1991 entwickelt hatte, bereitet mir seit Februar 2009 keine Beschwerden mehr. Ich führte selbstständig eine Fastenkur von 8 Tagen unter gleichzeitigem intensiven Wandern durch. Also ohne Schonung des Knies sondern unter Beanspruchung und Fasten.

Die Schulter-Arm-Beschwerden verschwanden da auch, kamen aber zurück. In einem zweiten Fasten im Herbst 2009, das ich 14 Tage lang auf Mallorca durchführte, trank ich keine Reformhaussäfte und keinen Tee sondern nur bestes Quellwasser und selbst hergestellte rohe Säfte. Die Schulter-Arm-Beschwerden verschwanden auf knapp 2 Monate vollständig, kehrten aber unter dem Fittness-Training wieder zurück.

Wenn man sichtbare Veränderungen an den Gelenken und Sehnen durch jahrzehntelange inadequate Ernährung erlitten hat und auch aufgrund der inadequaten Ernährung der Vorfahren genetisch und also konstitutionell vorgeschädigt ist, sind die nicht mehr zu eliminieren. Das ist logisch. Aus Erfahrung wissen wir aber, dass die Arthrose (Gelenkveränderung) wesentlich langsamer voranschreitet, wenn es nicht unter krank machender Zivilisationskost laufend zur Arthritis (Gelenkentzündung) kommt. Wenn vorgeschädigte Gelenke mit beschädigten Knorpeln aufeinander reiben, reiben die auch unter inzwischen richtig gestellter Ernährung aufeinander. Auch das ist logisch. Das ist auch der Grund, warum man seine Gelenke schonen sollte statt sie zu belasten, wenn sie bereits arthrotisch geschädigt sind. Wir sollten nicht meinen, dass wir durch Rohkost derartige Dinge wieder wegbekommen könnten.

40 Jahre ungesunde Ernährungsweise können nicht einfach wieder rückgängig gemacht werden und die genetische Disposition ebenfalls nicht. Wenn ich aber mein Gesamtbefinden im

Vergleich zu der Zeit vor meiner Lebesnwende, also vor meinem 40. Geburtstag, betrachte, dann geht es mir heute besser als im Alter von zwanzig Jahren.

Der Anfang einer Arthrose ist normalerweise immer ernährungsbedingt. Knorpel müssen ebenso wie anderes Körpergewebe ernährt werden, und sie bauen sich ebenso wie anderes Körpergewebe ab, Zellen sterben, neue werden gebildet. Das Knorpelgewebe ist eine lebendige Einheit, die gut ernährt sein will. Durch einen Unfall kann die spezielle Ernährungsweise von Knorpeln, die nicht mit Blutgefäßen durchzogen sind, durchaus unterbrochen werden. Ich war sehr schwer gestürzt, erlitt dabei einen Riss in der Kniescheibe und Einblutung ins Gelenk. Da mein Ehemaliger mir aber verweigert hatte, mich umgehend ins Krankenhaus zu fahren, konnte ich dort erst 3 Tage später, als er endlich weg war, mit einem Taxi hingelangen. Das inzwischen geronnene Blut konnte nicht mehr abpunktiert werden. Und so bildete sich eine Arthrose aus. Aber, wie gesagt, ich habe das nach immerhin 18 Jahren endlich auch in den Griff bekommen.

Die Überschrift dieses Kapitels heißt *Endlich gesund*, und ich schreibe über Defektheilungen. Das heißt Heilung ja, aber mit Defekten, da der Urzustand nicht wiederherstellbar ist. Wenn ich aber zurückblicke, wie furchtbar krank ich war, dann ist das, was mir geblieben ist, ein Klacks, den ich leicht wegstecke! Ich bin davon überzeugt, dass ich entweder im Rollstuhl gelandet wäre, zumindest an Krücken gehen würde und möglicherweise dauerhaft in der Psychiatrie gelandet wäre, wenn ich mich diesem Gesamtsystem der Ungesundheit, zu dem auch meine Ehe gehörte, nicht selbst entrissen hätte. **Ich habe mich buchstäblich selbst am Schopf aus dem Sumpf herausgerissen, und mein Herrgott hat mir dabei tüchtig geholfen!**

Das bezieht sich sowohl auf die körperlichen Leiden als auf eine Ehe, in der ich glaubte, glücklich zu sein, in der ich jedoch denselben frommen Selbstbetrug beging, den viele Frauen (und Männer) begehen. Unter ständiger Überforderung habe ich gelebt und den Karren auf meine Kosten am Laufen gehalten. Ich kann nur jedem, der glücklich werden möchte, empfehlen: Entdecke Dich selbst und Deine Bedürfnisse und lebe danach! Ich habe mich selbst und meine Bedürfnisse erst dann entdecken können, als ich wirklich vollkommen auf dem Boden lag und mir niemand anderer als Gott selbst aufhalf. Manche Menschen erkennen ihr Elend erst dann, wenn es keine Steigerung mehr gibt, wenn sie an absolute Grenzen stoßen. Haben wir das in unserer Erziehung so gelernt? Sind wir wirklich zum Leiden auserkoren, wie die Königin der Nacht in der Zauberflöte singt? Nein! Denn wir sind dazu auserkoren, uns als Erwachsene nur diejenigen Menschen und Bedingungen auszuwählen, die uns auch wirklich und wirkschaffend gut tun!

Nachtrag bei der letzten Korrekturlesung am 28. Juni 2010: Ich habe mir überlegt, ob ich die vorstehenden Ausführungen lösche und das Kapitel neu ausarbeite, nachdem ich eine umwerfende Heilung durch eine nachträglich erst durchgeführte homöopathische Behandlung erlebt hatte. Ich habe sie aber stehen lassen, um zu zeigen, wie vorläufig doch alles sein kann.

Ja, ich habe tatsächlich nur vier Wochen später nochmals eine schier unglaubliche Besserung erfahren. Mein Homöopath hat inzwischen einen anderen Arbeitsplatz eingenommen, aber seine liebe Frau, die auch Ärztin ist, hat mich übernommen. Und sie gab mir das schon mehrfach erwähnte Homöopathikum Lycopodium. Es löste auf zwei Wochen heftige Erstverschlimmerungen aus. Aber danach waren viele Probleme verschwunden. So auch das Gesundheitsprobleme wie beispielsweise Kopfschmerzen durch Kochkost. Ich bleibe aber auch wegen der Gewichtszunahme unter Kochkost weiterhin bei meiner bewährten Rohkost, denn Gewichtszunahme signalisiert deutlich, dass Substanzen in der Matrix abgelagert werden, dass es also zu krankhaften Depots kommen: Depositionsphase!

Ferner wird wahrscheinlich durch das Salz in der Kochkost und durch die hitzedenaturierten Eiweiße vermehrt Flüssigkeit in den Geweben eingelagert. Nach meinen neuen Erfahrungen entschloss ich mich jedenfalls, auch noch ein Kapitel über Homöopathie aufzunehmen und an passenden Stellen nachzutragen, dass ich durch Lycopodium umwerfenden Erfolg hatte.

Wir sollten Geduld lernen, Geduld haben und geduldig sein. Das heißt, wir sollten manches zu dulden lernen, was wir nicht gleich beseitigen können. Nicht immer sofort nach Medikamenten greifen, wenn die Zeit noch nicht reif ist sondern sofort Abhilfe suchen. Wir wissen nicht alles, dürfen aber alles hoffen. Es gibt für alles eine Zeit. Gott wird das Verjagte suchen, heißt im Alten Testament am Schluss bei Kohelet im 3. Kapitel. Mit anderen Worten: Nichts ist endgültig verloren! Auch die Wiederherstellung der Gesundheit ist möglich.

Das Buch Kohelet, Kapitel 3

1 Alles hat seine Stunde. Für jedes Geschehen unter dem Himmel gibt es eine bestimmte Zeit:
2 eine Zeit zum Gebären / und eine Zeit zum Sterben, / eine Zeit zum Pflanzen / und eine Zeit zum Abernten der Pflanzen,
3 eine Zeit zum Töten / und eine Zeit zum Heilen, / eine Zeit zum Niederreißen / und eine Zeit zum Bauen,
4 eine Zeit zum Weinen / und eine Zeit zum Lachen, / eine Zeit für die Klage / und eine Zeit für den Tanz;
5 eine Zeit zum Steinewerfen / und eine Zeit zum Steinesammeln, / eine Zeit zum Umarmen / und eine Zeit, die Umarmung zu lösen,
6 eine Zeit zum Suchen / und eine Zeit zum Verlieren, / eine Zeit zum Behalten / und eine Zeit zum Wegwerfen,
7 eine Zeit zum Zerreißen / und eine Zeit zum Zusammennähen, / eine Zeit zum Schweigen / und eine Zeit zum Reden,
8 eine Zeit zum Lieben / und eine Zeit zum Hassen, / eine Zeit für den Krieg / und eine Zeit für den Frieden.
9 Wenn jemand etwas tut - welchen Vorteil hat er davon, dass er sich anstrengt?
10 Ich sah mir das Geschäft an, für das jeder Mensch durch Gottes Auftrag sich abmüht.
11 Gott hat das alles zu seiner Zeit auf vollkommene Weise getan. Überdies hat er die Ewigkeit in alles hineingelegt, doch ohne dass der Mensch das Tun, das Gott getan hat, von seinem Anfang bis zu seinem Ende wieder finden könnte.
12 Ich hatte erkannt: Es gibt kein in allem Tun gründendes Glück, es sei denn, ein jeder freut sich und so verschafft er sich Glück, während er noch lebt,
13 wobei zugleich immer, wenn ein Mensch isst und trinkt und durch seinen ganzen Besitz das Glück kennen lernt, das ein Geschenk Gottes ist.
14 Jetzt erkannte ich: Alles, was Gott tut, geschieht in Ewigkeit. Man kann nichts hinzufügen und nichts abschneiden und Gott hat bewirkt, dass die Menschen ihn fürchten.
15 Was auch immer geschehen ist, war schon vorher da, und was geschehen soll, ist schon geschehen und Gott wird das Verjagte wieder suchen.

> Toleranz ist Respekt vor anderen Meinungen und Kompromiss besteht in der Toleranz der fremden Ansicht gegenüber, ohne eigene Ansichten aufzugeben.
>
> Claudia Sofia Sörensen

Charakterliche Wandlung
- Schreibtherapie als Selbstfindung -

Meinen Lebenszweck sehe ich in meinem Lebenssinn. Und der lautet, mir durch Lernen nicht nur Wissen anzueignen, mich nicht nur durch Lernen zu entspannen und schöne Lieder zu singen[228], sondern auch an meinem Charakter zu arbeiten, um mich durch das **Wozu** meines Lebens auch auf meinen Lebenszweck hin auszurichten und mich dorthin zu bewegen: Ich lebe, um durch mein Denken, Fühlen, Wollen und Handeln zum Ziel der Vervollkommnung hinzuwirken. Das ist natürlich nur teilweise akademisch durch natur- und geisteswissenschaftliches Studieren aller Arten und das Anfüllen seines Kopfes mit reichlich Theorie möglich. Den alten Menschen abzulegen, gelingt so aber nicht. Einige Menschen gehen den inneren Weg, manche den religiösen. Andere gehen ihn durch Achtsamkeit, Künste, Kreativität und Schönheit. Manche verbinden das alles miteinander und gehen einen ganzheitlichen Weg. Wieder andere benötigen ein Medium: einen Psychotherapeuten, eine Psychotherapeutin. Und dann gibt es die Selbsttherapeuten. Und natürlich gibt es diejenigen, die alles miteinander vereinen. Zu diesen ganzheitlich gestaltenden, ganzheitlich-ganzen Menschen gehöre ich.

"Gott allein genügt", sagte Theresa von Avila, die Gründerin des Karmelitinnenordens. Aber dieser Erkenntnis hat sie vorangestellt, dass uns nichts bestürzen noch beunruhigen, nichts beängstigen sollte, dass alles vorübergehend ist, unsere Geduld alles erreicht und Gott sich nicht von der Stelle rührt. Sie hat also erkannt, dass Gott uns erst dann wirklich genügt, wenn wir uns in Geduld üben, uns der Furcht und Unruhe stellen, Einstürzendes uns nicht überrumpelt und wir im Sinne des Wortes **tatsächlich** erkennen, dass alles vorübergehend ist.

Wie ein Fels in der Brandung steht unser Schöpfer. Er fällt nicht. Weder wird es dauerhaft Beängstigendes geben noch unentwegt Beunruhigendes. Nicht ewig werden auf uns die Parzen einstürmen, noch wird sich unser Gott jemals von der Stelle rühren. Er ist durch seinen Heiligen, zuverlässigen Geist fester Bestandteil unseres Lebens. Wir können uns immer darauf verlassen, dass Er mit seiner Ewigen Kraft und Potenz Bestand hat, dass es einen Sinn hat, wenn es auf uns herunterstürzt, wenn wir beunruhigt werden und wir nach Auswegen suchen, dass es einen Sinn hat, durchzuhalten und sich nicht unnötig Sorgen zu machen. Denn das Ziel ist Er, ist die ausgewogene Ruhe und Geborgenheit in Ihm und seiner Potenz. Ruhe und Kraft werden sicher wieder einkehren. Und genau diese Gewissheit ist es, die uns die Kraft gibt, alte Gewohnheiten zu verlassen und durch diese Kraft diejenigen Menschen zu verlassen und ungesunde alte Bindungen zu lösen, die uns in alten aber unguten Gewohnheiten festgehalten haben.

Wir dürfen dabei nicht links noch rechts und schon gar nicht zurückschauen, sonst erstarren wir zur Salzsäule wie in der biblischen Geschichte die Frau Lots zur Salzsäule erstarrte, als die Familie Sodom und Gomorrah verließ. Wer zurückschaut zu seinem alten Besitz, wer nicht Abschied nehmen kann noch will, wer dem Vergangenen hinterher trauert und jammert, dass er

---

228 Ich habe 8 Jahre lang an der Hamburger Musikhochschule Gesang studiert, war dann im Opernstudio der Bayerischen Staatsoper und habe im Nationaltheater München kleine Partien gesungen, dann geheiratet, dann und wann in Kirchen gesungen und auch mittlere Konzerte gegeben. Nach der Scheidung und als die Kinder aus dem Hause waren war ich ein paar Jahre lang Tanz- und Unterhaltungsmusikerin an der Costa Blanca.

Bratkartoffeln mit Speck vermisst wird, den Gänsebraten zu Weihnachten und das Stück Schokolade nach dem Mittagessen. Wer jammert, wenn ihm Kaffee und Sahnetorten fehlen und er mitessen möchte, wenn alle anderen das tun und so gar keine Krankheitsanzeichen haben, wer seine Zigaretten nicht aufgeben will, wer das übliche "All Inclusive" mit seinem Selbstbedienungs- und Null-Verzichtwahn toll findet, dem wird keine Wandlung werden.

Wandlung vollzieht sich von selbst, von ganz und gar allein, wenn wir die alten Fesseln loslassen, durch die wir mit den alten Gewohnheiten verbunden bleiben. Weinen, Jammern und Wehklagen mag eine Weile lang von innerem Druck befreien, darf aber nicht zum Dauerzustand werden, sondern wir sollten uns auf die Selbstführungskraft in uns besinnen.

Es ist geradezu befreiend, alte Bindungen, auch alte Freunde zu lassen, den unguten Partner zu verlassen und sich von seinen erwachsenen Kindern zu verabschieden. Ohne Groll, denn der würde in der neuen Welt nur stören. Wer in Bitterkeit und Groll scheidet und immer noch das Gefühl behält, ihm/ihr sei etwas vorenthalten geblieben, der wird im Sinne des Wortes sauer. Ich selbst bin auf diese Weise 11 lange Jahre nach der Scheidung noch versauert geblieben. Bis ich im September 2006 durch Biblio- und Schreibtherapie unter Anwendung mehrerer psychotherapeutischer Verfahren und dem besonderen EMDR (Eye Movement Desensitization Reprocessing-Therapy) meine Selbsttherapie durchgeführt und darunter mein erstes Buch geschrieben habe. Seither erscheint mir das Leben weder süß noch sauer sondern ganz einfach ausgewogen.

Wer sich nicht selbst behandelt, so konstatiere ich, wird durch keine Therapie der Welt gesund werden, denn Therapie muss Charakterarbeit sein: Arbeit am eigenen Charakter. Aber bitte indirekt, denn Wandlung und Heilung vollziehen sich ausschließlich dann, wenn wir die Bedingungen schaffen, wenn wir den Müll beseitigen, wenn wir Gesundes aufnehmen, Gesundes essen, unsere negativen, deprimierenden Ansichten gegen positive Erkenntnisse austauschen. Wenn wir die Vergangenheit als vergangenen Weg hinter uns sehen und loslassen, uns nur noch gelegentlich zum Winken umwenden und unseren Blick fest nach vorn richten und entschieden nach vorn gehen. Die Vergangenheit ist vergangen. Wir leben immer heute.

Fischer, Gottfried - *Neue Wege nach dem Trauma* - Gottfried Fischer - Vesalius Verlag Konstanz
Kast, Verena - *Abschied von der Opferrolle. Das eigene Leben leben* – Herder-Verlag
Künkel, Fritz - *Die Arbeit am Charakter* - Bahn-Verlag, Koblenz
Lerner, Harriet G. - *Wohin mit meiner Wut - Neue Beziehungsmuster für Frauen* - Fischer-Verlag
Monbourquette, Jean - *Umarme deinen Schatten* - Ermutigung zur Selbstannahme - Herder spektrum
Reddemann, Luise - *Psychodynamisch imaginative Traumatherapie (PITT)* Klett-Cotta-Verlag
Reddemann, Luise - *Dem inneren Kind begegnen* - CD. Hör-CD mit reccourcenorientierten Übungen (Audio-CD) - Klett-Cotta
Reddemann, Luise - *Imagination als heilsame Kraft* - Klett-Cotta
Richter, Horst-Eberhard - *Der Gotteskomplex* - Psycho-Sozial-Verlag
Seligmann, Martin E. P. - *Erlernte Hilflosigkeit* - Urban & Schwarzenberger Verlag
Shapiro, Francine und Margot Silk Forrest - *EMDR in Aktion - Die Behandlung traumatisierter Menschen - Die neue Kurztherapie in der Praxis* - Junfermann-Verlag
Sörensen, Sofia – *Seelische Selbstheilungskraft – Ganzheitliche EMDR-Selbsttherapie und individuierende Selbstanalyse-* Books on Demand
Sörensen, Sofia – *ltacker müssen nicht abkratzen – Gelungene Selbsttherapie schwerer Traumata unter Psychoanalyse, EMDR und Verhaltenstherapie* – Books on Demand
Sörensen, Sofia – *Schillers Bürgschaft – Von der Treue zu sich selbst und der mühelos-mühsamen Integration des Schattens* - Books on Demand

> Jeder Lebensmoment ist eine Entscheidung
> Karl Barth

Überwindung von Posttraumatischer Belastungsstörung und Depressionen

Eigentlich habe ich meinen Weg schon im vorangehenden Kapitel beschrieben. Ich litt aufgrund einer schweren Kindheit bis zu meiner gründlichen Loslösung von der Vergangenheit an einer Posttraumatischen Belastungsstörung (PTBS), was abwechselnd erhebliche Arbeitswut beziehungsweise Depressionen auslöste. Bei mir ergab sich aufgrund meines mir innewohnenden starken Lebenswillens und Charakters eine Mischung von Auflehnung und Resignation, von Fight and Flight (Angriff und Flucht), wie es typisch für das PTBS ist.

Früher sprach man von Borderline-Syndrom oder auch manisch-depressiver Charakterstörung. Bei einigen Betroffenen kommen noch die Multiplen Persönlichkeiten hinzu. Nicht mit Schizophrenie zu verwechseln! Und wenn man törichten Ärzten begegnet, werden fälschlicherweise hirnorganische Störungen diagnostiziert. Oder es wird gar von einer "histrionischen Charakterstörung" gesprochen. Fakt ist, dass hinter jeder Persönlichkeitsstörung der Konflikt steht, sich an schädigende Lebensbedingungen entweder tatsächlich unausweichlich anpassen zu müssen oder aber zu glauben, dass man sich anpassen müsse. Dieses "Glauben" ist meistens unbewusst und mit dem unpersönlichen Fürwort "man" verbunden.

Und leider erkennen die Betroffenen ihre Chancen deshalb meistens nicht, weil sie verdrängen oder gar abspalten. Ein ganzes Muster an Meinungen, Ansichten, Glauben, Vorstellungen, Anpassungsgewohnheiten und Sorgen, Befürchtungen, Ängsten bis hin zu Panikattacken hält Menschen davon ab, ihr Leben selbst in die Hand zu nehmen, sich zu verabschieden, durch Hölle und Wildnis zu gehen und das Wagnis der Selbstfindung einzugehen.

Es verhält sich bei den so genannten seelischen Krankheiten nicht anders als bei den körperlichen. Wir könnten einen mit Gülle verseuchten Fluss auch *Flussitis* nennen und mit Akribie Gegenmittel erfinden, statt aufzuhören, den Fluss mit Gülle zu kontaminieren. Kurzum: Seelische Entgleisungen, die nichts anderes darstellen, als den Versuch, unter *kränkenden Einflüssen* eine gewisse Stabilität aufrecht zu erhalten, werden von der Fachwelt jeweils danach benannt, wie sie sich äußern. Dadurch wird den Betroffenen ein Stempel aufgedrückt, der sie noch glauben macht, ihre Lage sei unausweichlich. Krankheitsnamen, gleichgültig ob für körperliche oder seelische Gebrechen, fixieren nur, weichen den eigentlichen und durchaus abstellbaren Ursachen aus, diskriminieren zuweilen und lassen Menschen glauben, sie seien schicksalhaft in eine nicht oder kaum veränderbare Lage geraten. Die Ursachen jedoch werden selten aus dem Weg geräumt, und noch seltener erkennen die Betroffenen, wie sie sie selbst aus dem Weg räumen oder ihnen dauerhaft auf gesunde Weise aus dem Weg gehen könnten. Letzteres nicht durch Ausweichen sondern durch entschlossenes und entschiedenes Auswandern aus Gepflogenheiten und sonstigen unguten Bedingungen und Bindungen.

Im Grunde sind die Ursachen seelischer Störungen vergleichbar mit den Ursachen der ernährungsbedingten Zivilisationskrankheiten, denn es kommt letztlich immer auf unser persönliches Verhalten an, was wir aus dem Angebot entnehmen: Auf unser **Entnahmeverhalten** kommt es an! Im psychosozialen Bereich kränken uns vor allem Lieblosigkeit, Respektlosigkeit und, wie es schon das Wort sagt: *Beleidigung*. Das lässt uns leiden, und wir werden seelisch krank.

Als Kind sind wir alledem unausweichlich ausgeliefert. Wir können uns unsere Eltern nicht aussuchen, nicht unsere Geschwister, Schullehrer noch Klassenkameraden. Wir sitzen am gemeinsamen Esstisch beieinander und müssen letztlich essen, was auf den Tisch kommt. Wenn Kinder vegetarisch leben wollen, wird ihnen eingeredet, wie lebenswichtig Fleisch sei, und wenn sie sich vor Milch ekeln, bekommen sie Kakao eingerührt. Es wird auszutricksen getrachtet, was das Zeugs hält, weil Eltern eingetrichtert bekommen haben, was sie für lebenswichtig und gesund zu halten haben. Gegen Süßigkeiten können Kinder sich nicht wehren, weil die einfach gut schmecken. **Und sie werden mit Süßem regelrecht oral konditioniert.**▸

Viele positive Emotionen werden meistens mit süßem Geschmack verbunden: Gemeinsames Kaffeetrinken und Kuchen essen, gemeinsam mit einem Glas Alkohol anstoßen, ein Bonbon bei Schmerzen und eine Tafel Schokolade oder gar einen Pralinenkasten zum Geburtstag. Irgendwann kompensieren wir dann soziale Lücken mit dem alten, konditionierten Kombinationsmittel: Kaffee, Kuchen, Kekse, Schokolade, Bonbon, Alkohol, Drogen. Das artet regelrecht in eine "seelische Onanie" aus, wo heimlich und im stillen Kämmerlein genossen wird, was es auf andere Weise nicht zu haben gibt.

Die Kombinationsmöglichkeiten sind schier unendlich und beziehen sich nicht nur auf die genannten Dinge und Geschmacksrichtungen. Auch Fleisch, das uns die Werbung mit dem Slogan *Fleisch ist ein Stück Lebenskraft* in die Gehirne einhämmert und Kraft mit Fleischgenuss kombiniert, lässt uns, wenn wir das nicht genau reflektieren, was da mit uns gemacht wird und was in uns geschieht, in die gestellte Falle treten. Wir verlangen regelrecht nach Fleisch auf einer Grillparty. Um stärker zu werden als der Gastgeber oder der Gast? Und vielen Menschen gelingt es kaum, an einer Würstchenbude oder beim Bäcker "unbehelligt" vorbei zu gehen.

Der konditionierte Reflex ist immer mit einer Bedingung verknüpft. Im berühmten Pawlow-Experiment wird einem Hund zuerst nur Futter gegeben. Immer wenn sich die Tür öffnet weiß er, jetzt gibt es Futter. Das ist bereits eine Bedingung, denn das Futter kommt dann, wenn die Tür geöffnet wird. Im weiteren Verlauf ertönt mit der Futtergabe immer ein Glöckchen. Der Speichelfluss des Hundes wird dabei beobachtet. Irgendwann hört der Hund nur das Glöckchen, das Futter bleibt aber aus. Dennoch setzt bei ihm Speichelfluss ein.

Selbst wenn lange Zeit kein Futter nach dem Glöckchen kommt, wird Speichelfluss einsetzten. Man nennt das in der Psychologie den bedingten oder konditionierten Reflex oder auch klassische Konditionierung. Der konditionierte Reflex (Speichelfluss und Vorfreude) ist an den Auslöser assoziativ gebunden. Der Glöckchenton ist assoziativ mit dem Futter verbunden, mit Fressen und satt werden. Darum löst der Glöckchenton psychisch Vorfreude und körperlich Derartige Reflexe werden uns während unserer Kindheit eingepaukt. Man kann sich aber Verhaltensweisen auch bewusst einüben, um unerwünschte konditionierte Reflexe wieder los zu werden. Es ist nicht sinnvoll, weiterhin Vorfreude und Speichelfluss zu haben, wenn kein Futter mehr zu erwarten ist. Im Fall des Hundes wird es wesentlich länger dauern als bei einem Menschen, der mit Überlegung und Verstand unerwünschte Reaktionen, wenn er es richtig unternimmt, rasch weg üben kann. Bei der Selbsterziehung kommt es auf Willen und Können an. Beide können durch realistisches Betrachten von Situationen, unter denen wir offensichtlich leiden, erkannt und eliminiert werden. Denn Auslöser von Emotionen können auch Trigger sein. Solche Trigger sind Erinnerungs-Verknüpfungen, die sich bei größeren Traumen ergeben.

▸ Siehe unter dem Stichwort "oral" auch die Seiten 285, 442, 493

Wie aber können, wenn man nicht kann!? In meinen drei ersten Büchern bin ich darauf eingehend eingegangen. In dem umfassenden Wälzer *Seelische Selbstheilungskraft – Ganzheitliche EMDR-Selbsttherapie und individuierende Selbstanalyse* habe ich meine unermüdliche Arbeit parallel zur Selbsttherapie ähnlich einem Tagebuch aufgeschrieben und immer wieder gründlich überarbeitet. Ein ganzes Jahr lang. Tatsächlich habe ich niemals wieder Depressionen seither gehabt noch bin ich jemals wieder in überbordende Arbeitswut oder Euphorie verfallen und bin auch mit mehreren durchaus gravierenden neuen Problemen bestens umgegangen. Nichts hat mich je wieder aus den Schuhen kippen lassen.

Mein zweites Buch - *Itacker müssen nicht abkratzen – Gelungene Selbsttherapie schwerer Traumata unter Psychoanalyse, EMDR und Verhaltenstherapie* ist nicht einfach nur eine Kurzfassung des ersten sondern ist zuerst einmal mit weniger Fremdwörtern geschrieben worden und allgemein in lockerer Sprache. Außerdem sind teilweise andere Ereignisse und deren Aufarbeitung beschrieben und gleiche Themen meistens völlig neu verfasst worden.

Mein drittes Buch - *Schillers Bürgschaft – Von der Treue zu sich selbst und der mühelosmühsamen Integration des Schattens* befasst sich anhand dieser bekannten Ballade mit grundlegenden Voraussetzungen, die wir entwickeln müssen, wenn wir Wandlungsmöglichkeiten eröffnen wollen. Diese aber können wir nicht machen und nicht erzwingen. Wandlung wie Heilung und auch Charakterwandlung und die Heilung der Persönlichkeit vollziehen sich nach einem Naturgesetz immer von selbst. Und ausschließlich dann, wenn wir uns an der richtigen Stelle zurücknehmen, loslassen und fallen lassen und an der richtigen Stelle zupacken, nehmen, festhalten und uns aufrichten. Bleiben und Lassen müssen aneinander ausgewogen und miteinander in Balance gebracht werden. Wir müssen dazu lernen, Ungewissheiten zu ertragen. Ungewissheiten erzeugen allerdings Ängste oder doch zumindest ein mulmiges Gefühl.

Um zu lernen, mit Ängsten umzugehen und sie überhaupt als Störenfried auf dem Weg zur Individuation erkennen zu können, sollte man sich mit den 4 Charakter-Grundtypen auseinander setzen. Erst dann können wir die 4 Grundformen der Angst verstehen und werden ihnen viel gelassener und manchmal auch mit Humor und einem Lächeln begegnen können. Wenn sie neugierig geworden sind, dann befriedigen sie ihre Neugier bitte durch das Lesen von folgendem, Persönlichkeit und Charakter bildenden, leicht verständlichen Buch: **Grundformen der Angst: Eine tiefenpsychologische Studie – Fritz Riemann – Reinhardt-Verlag**[229]

Durch meine ganz persönliche Art und Weise habe ich durch mühelos-mühsame, einfach-uneinfache Weise das PTBS, die Depressionen, manisch-depressive Störungen und dergleichen zum Verschwinden bringen können und bin endlich zu einer sehr positiven Grundhaltung gelangt. Bitte wortwörtlich zu verstehen: Ausschließlich durch Gottes Hilfe! Nämlich durch die Ordnungsgesetze des Lebens, deren Baumeister ER ist. IHM sei Lob, Ehre und Dank! Ich habe letztlich nichts mir selbst zu verdanken, denn dass ich bin, wie ich bin und dass ich gehe, wie ich gehe, dass ich Mittel wähle, die ich wähle, das liegt in meinen inneren Ordnungsgesetzen drinnen, die ich nicht mache sondern nur in Ruhe ihre Arbeit tun lassen kann. Auch Selbstverwirklichung ist Verwirklichung des inneren Bauplans, den wir nicht selbst erdacht haben, dessen Verwirklichung allerdings in uns als **Sehnsucht** rumort. Sehnsucht, unseren inneren Bauplan verwirklicht zu spüren, und erkennen zu können, dass dieses Ziel erreicht ist.

Da uns das alles als Sehnsucht in unsere Wünsche und Bestrebungen eingegeben wurde, können wir nur noch lernen, geschehen zu lassen, aktiv loszulassen und machen zu lassen, denn als Geschöpfe können nur dann wirklich kreativ sein, wenn sie sich führen lassen und passiv zu

---

[229] Zusammenfassung des Buchs http://arbeitsblaetter.stangl-taller.at/EMOTION/Riemann.shtml

dem werden, was der Schöpfer erdacht hat. Dabei ist nicht von Belang, ob ein Schöpfergott alles am Reißbrett erfunden und voraus bestimmt hat oder ob ER vielmehr lediglich Entwicklungsmöglichkeiten in gegenseitiger, einander perfekt tolerierender Anpassung ermöglichen will. Es ist auch unwichtig, ob wir Kreationisten oder Evolutionisten sind, ob wir an Gott glauben oder nicht. Der eigentliche und wahre Glaube ist derjenige, daran zu glauben, dass unsere Unabhängigkeit und Freiheit darin besteht, zu bejahen, dass wir uns nicht selbst erfunden haben und unsere Grenzen da sind, wo wir die Grenzen anderer Lebewesen zu respektieren und andere Lebewesen zu lieben haben, da auch sie liebenswert sind und ihr Leben lebenswert ist. Der eigentliche und wahre Glaube herrscht dort, wo unsere Freiheit eingefriedet wird und wir ruhig dasjenige geschehen lassen können, was uns wandelt. Dazu bedürfen wir auch der Erkenntnis von Albert Schweitzer, leben zu wollen mitten unter Leben, das leben will. Das macht ehrfürchtig vor eigenen und fremden Bedürfnissen, eigenem und fremdem Leben.

Wir müssen aktiv einüben, passiv zu bleiben und uns fallen zu lassen. Nicht, indem wir die Hände in den Schoß legen. Wir dürfen aber unser Haupt in den väterlichen Schoß des Schöpfers legen. Wir dürfen uns an IHN anlehnen! Immer und zu jeder Zeit. Angst zu überwinden, bedarf des Vertrauens, dass Sicherheit nicht nur durch unsere unzähligen Absicherungen zu Stande kommt sondern im Schöpfungsplan enthalten ist. Vertrauen funktioniert, und sich los zu lassen, ist Grundvoraussetzung für das Vertrauen in SEINE Gnade und in die göttlichen Ordnungen. Wenn dieses Grundgefühl von Geborgenheit wieder wirken kann, wächst der Mut, sich immer besser hinzugeben und dem eigenen Leben ganz zu schenken. Dann schenken wir uns auch wirklich Gott ganz ohne Selbstzüchtigungen, schlechtes Gewissen, Selbstaufgabe, Vergewohltätigung anderer Menschen oder durch krankhafte Askese. Und niemals aufhören mit dem Üben, wenn uns Rückschläge ereilen! Sehnsucht, Hoffnung und Vertrauen nehmen uns gern bei der Hand und gehen mit uns durch Dschungel, Urwald, über Steine und Klippen und viele, viele Stufen der Selbstwerdung und dem gesunden Maß an Selbst- und Nächstenliebe.

Seit dem Beginn meines ersten Buchs am 6. September 2006 ist viel Zeit vergangen. Neue familiäre, sehr gravierende Ereignisse hätten dazu beitragen können, mich erneut aus der Bahn zu werfen. Ich bin auch tatsächlich einmal 3 Wochen lang leicht ins Schwanken geraten. Ein zweites Mal durch eine Anzeige einer Nachbarin beim Vormundschaftsgericht. Ich wusste monatelang nicht, was man mir vorwarf und ob mir die Vormundschaft für meine Mutter entzogen würde, sie dann ins Altenheim gesteckt worden wäre und ich das Haus, in das ich immerhin in den letzten Jahren von meinem Geld rund 50.000 € gesteckt habe, verlassen müsste. Eine Nachbarin war der Ansicht gewesen, ich würde hier auf Kosten meiner Mutter leben, das Geld verplempern und meine Mutter schlecht behandeln. Zuerst wurde ein psychiatrischer Gutachter ins Haus geschickt. Der fragte mich allerdings unumwunden, ob mir Nachbarn eins auswischen wollen. Aber erst nach 13 Monaten kam die Richterin zu uns ins Haus und konnte alle Bedenken ausräumen. So lange lebte ich hier in der Schwebe. Auch da wankte ich auf 3 Wochen (nach dem Besuch des Psychiaters). Ich redete mir aber beruhigend ein, dass ich mir um Ungewisses, das ich ohnehin nicht beeinflussen kann, keine Sorgen machen muss. Seit meiner Selbsttherapie lebe ich frisch, fröhlich und frei unter der Devise, dass es Sorgen gibt, ich mich aber um Sorgen nicht zusätzlich sorgen will noch muss.

Es ist völlig normal, erschrocken zu reagieren. Aber der Schreck sollte sich nicht festfahren. Eine posttraumatische Belastungsstörung lebt vom eingefrorenen Schockerlebnis und davon, durch Ähnliches (Trigger) wieder wach gerufen zu werden. Wenn man diese Mauer des Schweigens der Seele einmal durchbrochen hat, gelingt es bei neuen Schocks, sich nach kurzer

Erschütterung wieder aufzurichten und stabil zu bleiben. Sie knüpfen auch nicht mehr an frühere Gefühlsreaktionen an sondern beziehen sich nur auf den neuen Sturm, der uns aber nicht wieder umwerfen wird. Wir stehen sicher da.

Zu dieser elastischen Stabilität haben mich meine verschiedenen psychotherapeutischen Übungen gebracht. Allen voran EMDR und das Zurechtrücken der Kognitionen. Immer schön realistisch bleiben! Toxisch wirkende negative Kognitionen (Befürchtungen, Ängste...) gibt es nicht mehr bei mir; sie können mich daher nicht hinunter ziehen. Und positive Kognitionen heißen bei mir: Gelassene, realistische Betrachtung all dessen, was auf mich einströmt. Das lässt mich tatsächlich meistens ruhig und gelassen bleiben. Gesunder Ärger ist normal, auch Ablehnungsgefühle sind normal. Wir sollten nicht glauben, dass Hass allgemein verboten sei. Das alles gehört zum gesunden seelischen Immunsystem. Nur wenn Ablehnung, Zurückzug, Ärger, Hass, Zorn toxische Ausmaße annehmen, mir selbst und anderen Menschen schaden und jegliche Kommunikation erschweren, dann wäre ich seelisch krank.

Ich reflektiere ab und an mein Handeln. Manchmal kenne ich Ziel und Zweck nicht sofort. Meine unbewussten Ziele und Zwecke meiner Handlungen werden mir aber aus dem, was ich tue und wie ich empfinde und beurteile, immer irgendwann klar. Aus dem Zweck erkenne ich dann auch die hinter meinem Tun steckende, manchmal unbewusste Motivation und das Ziel. Meine beiden Bücher, die ich jetzt schreibe - *Rezeptlos glücklich - 25 Jahre Erfahrungen mit vegetarischer und veganer Kost sowie reiner Rohkost* - und *Rezeptlose vegane Naturküche – Köstlich schlichte Rohkost – "Pi x grüner Daumen"* sind ein weiterer Stabilisierungsschritt. Sie stellen, ohne das ich es so bewusst beabsichtigt hätte, eine Bestätigung meines Weges dar, der durch viele Wüsten, Täler, über Gipfel und durch Dschungel verlaufen ist. Ich sehe heute meinen gesamten Weg und nicht mehr herausgelöste Höhen und Tiefen. Und das Büchlein *Leben mit meiner dementen Mutter*, dass ich während der Warterei auf die Abdruckerlaubnis von Pharma-Heel verfasste, hat auch noch zu einigen Klärungen beigetragen und das Zusammenleben mit meiner Mutter wesentlich verbessert.

Als Gesamtes erkenne ich auf meinem gesamten hinter mir liegenden Lebensweg deutlich mein Bestreben nach Ausgewogenheit, nach Homöostase, die nur im Fließgleichgewicht, mal hierhin, mal dorthin ausschlagend, erreichbar gewesen ist. Ich bereue nichts. Weder meine Fehler noch meine manchmal recht schmerzhaften Bindungen an Menschen, sondern ich sehe, dass ich bis hierher gelangt bin und dass ich gründlich aufgeräumt habe: Ich bin kein seelischer Messi mehr sondern habe gut aufgeräumt und es mir weitestgehend gemütlich gemacht. Und nun freue ich mich auf einen gemütlichen Lebensfeierabend.

Unser Leben wird in erster Linie geleitet vom Ziel, unbeschadet und sicher durchs Leben zu gehen. Dafür benötigen wir die Gewissheit, dass uns jemand liebt. Nicht jeder wird uns lieben, aber wir benötigen die Gewissheit, dass von unseren Mitmenschen zumindest Respekt rüber kommt, dass sie uns schlichtweg nicht schaden sondern respektieren. Das sollten wir von jedem Menschen erwarten können. In der Realität aber können wir weder Liebe noch Respekt erwarten, und wir sind gut beraten, immer mit dem zu rechnen, womit wir nicht rechnen können. Das muss keine Unsicherheit in uns auslösen, sondern Selbstsicherheit und Gottvertrauen sollten uns leiten. Auch als ungeliebte Menschen können wir uns auf die Liebe Gottes immer verlassen. Und irgend ein Mensch ist immer da, der uns liebt oder zumindest respektiert. Gerade dann, wenn wir glauben, völlig verlassen zu sein, sollten wir uns an positive Situationen erinnern und an Menschen, die uns gut waren oder sind. Und das ist der erste Anknüpfungspunkt zum Heilwerden. Heil sein ist Ganzheit. Wir müssen uns im Sinne des Wortes zusammennehmen, nämlich wieder ganz werden, um ganz und gar heil und gesund an Leib und Seele zu werden. Und das Ganze ist auch hier mehr als die Summe seiner Teile.

An erster Stelle stehen nicht die anderen Menschen. Im eigenen Leben stehe ich selbst an erster Stelle. Das ist der gesunde Egoismus, die gesunde Selbstliebe, von der Christus sprach. Und so gibt es die **Subjektstufe**, wo ich die Welt aus meiner Sicht betrachte und mit **Objekten** kommuniziere. Der Traum erzählt uns seine Geschichte vor allem aus der subjektiven Sicht, aus dem ureigenen unbewussten Blickwinkel des Träumers heraus. Der Träumer sieht einen Weg, eine Straße, schöne Häuser, zusammenstürzende Häuser. Das und viel mehr sind Bilder seiner Seele, wie er sich selbst in seinem Inneren sieht. Und diese Sicht überträgt er auf seine Umwelt, auf Menschen, Gegenstände und Ereignisse: auf seine **Objekte**. Er funktioniert sie dabei in sein eigenes Erleben um und **"metabolisiert"** sie, ähnlich wie im physischen Stoffwechsel, zu sich selbst zurück: zum **Subjekt** also.

Träumer und Träumerin gehen im übertragenen Sinn den ureigenen, eigentlich inneren und sehr persönlichen Weg, haben das Gefühl, im eigenen schönen Haus, in sich selbst also, sei alles in Ordnung oder - im negativen Fall - stürzt etwas zusammen. Der Träumende erahnt vielleicht einen Zusammenbruch. Das aber projiziert er in sein Traumbild hinein: sich selbst eben!

In einem meiner Träume war mein Haus direkt am Meer auf Sand gebaut und die nächste Welle spülte es weg. In einem anderen lebte ich in einem hohen Turm, den mein Mann unseren Kindern und mir gebaut hatte. Er selbst war nicht da. Dann gab es ein Erdbeben, der Turm stürzte um, und es war mir unmöglich, mich um meine Kinder zu kümmern. Ich überlebte, die Kinder waren weg.... All das sind Bilder gewesen, die äußerlich (**Objektstufe**) wie innerlich (**Subjektstufe**) für meine Lebenssituation gleichermaßen standen wie für meinen eigenen Animus, die Anima und mein Inneres Kind. In allem spiegelt sich die Persönlichkeitsstruktur.

Kinder symbolisieren nicht nur die eigenen Kinder sondern das Kind in uns selbst. Weibliches kann für die Anima, männliches für den Animus stehen, wenn wir die Traumbilder von der Subjektstufe her betrachten. Und so haben die Figuren in unseren Träumen einen ganz anderen Stellenwert auf der Subjektstufe als wenn wir sie als wirkliche Objekte sehen und von der Objektstufe her betrachten. Auf der Subjektstufe übernehme ich die Verantwortung und räume in mir selbst auf. Auf der Objektstufe werden die Figuren in meinem Traum zu meinen Objekten, und ich selbst kann mich als deren Objekt empfinden. Schuldzuweisungen entstehen von der Art wie: 'Mein Mann hat unser Haus auf Sand gebaut, er hat uns in ein Hohes Haus, in einen engen Turm gar, eingepfercht.' Sehe ich das von der Subjektstufe her, dann bin ich selbst verantwortlich dafür, denn was auf der Objektstufe mein Mann ist, ist auf der Subjektstufe mein Animus. Mein eigener Animus, den ich lediglich auf einen Mann projiziert habe, ist dafür verantwortlich, wo ich mich befinde, wo ich wohne und was mit meinem Bauwerk geschieht. Das heißt: Ich selbst bin dafür verantwortlich, was ich mit mir machen und wie ich mich von anderen Menschen zu deren Objekt machen lasse.

Wer seinen Traum von der Subjektstufe her wahrzunehmen weiß, wird daraufhin sein Leben abklopfen, wo etwas am Zusammenstürzen ist, ob diese Ängste durch realistische Betrachtungen sich reduzieren können und was er selbst gut überlegt tun kann, um mögliche Gefahren aus dem Weg zu räumen. Auch der Zusammenbruch einer Beziehung kann sich in analogen Traumbildern darstellen. Es stürzt dabei gleich Mehreres zusammen.

Von der Objektstufe her betrachtet sagt uns derselbe Traum etwas anderes. Der Weg, das Haus, schöne Häuser, zusammenstürzende Häuser gibt es wirklich. Und sie wirken sich auf mein Empfinden wie auch auf mein Befinden gleichermaßen aus

So auch der Weg, den ich täglich zur Arbeit gehe, das schöne Haus, in dem ich lebe und die ich nun im Traum wieder erlebe. Es ist das Erdbeben, das ich erlebt oder von dem ich im Fernsehen gesehen habe. Diese Objekte gibt es außerhalb von mir tatsächlich. Sie werden aber auf der Subjektstufe stets mit eigenem Erleben verknüpft. Daher ist es auch widersinnig, Träume auf oberflächliche Weise ausschließlich von der Objektstufe her deuten zu wollen. Wenn man natürlich in einer baufälligen Kate wohnt, ist es durchaus berechtigt, den Zusammensturz des Hauses schon vor dem tatsächlichen Ereignis zu träumen. Aber selbst dann kann die Betrachtung von der Subjektstufe her vielleicht zu der Erkenntnis gereichen, dass derselbe Mensch, der sich von seiner alten Kate nicht lösen kann, auch von uralten inneren Gebäuden nicht verabschieden will. Bis alles zusammenbricht: sein inneres Weltbild und sein tatsächliches Wohnhaus.

Wenn ich also sage, dass auch meine beiden Bücher, die ich jetzt schreibe, für mich eine Selbstbestätigung darstellen, dass ich auf dem richtigen Weg bin, dass ich mich gesund ernähre und Recht damit habe, was ich tue, egal, was links und rechts von mir die Menschen tun, dann spreche ich von der Subjektstufe her.

Von der Objektstufe her betrachtet möchte ich meinen Lesern Informationen bringen, die ihnen helfen sollen, sich selbst zu finden, die auch in meinen beiden neuen Büchern beschriebenen Dinge zu verstehen und für sich selbst einen Nutzen daraus zu ziehen. Ich schreibe und veröffentliche alle meine Bücher, um Menschen dabei zu begleiten, ihre innere und äußere Welt realistischer zu betrachten, sich selbst zu begegnen, sich selbst zu finden und sich selbst und ihr eigenes Leben neu zu ordnen.

Die Liebe zum Leben, das leben will, gleichgültig ob es sich um mein eigenes Leben dreht oder um das Leben anderer Menschen, Tiere, Pflanzen oder sogar der gesamten Menschheit und des gesamten Lebens auf unserer Erde: Ich habe sie in mich und mein Denken, Fühlen, Wollen und Handeln mit einbezogen. Das ist nach meiner Einstellung und Anschauung legitim und entspricht einer ausgewogenen Balance zwischen Objekt- und Subjektstufe.

Wir alle lernen an Modellen, und wir haben die freie Wahl, was wir von dem, was Menschen uns zeigen, übernehmen wollen und was nicht. Unser ureigenes Entnahmeverhalten entscheidet darüber!

In meinem umfangreichen Werk *Seelische Selbstheilungskraft – Ganzheitliche EMDR-Selbsttherapie und individuierende Selbstanalyse* informiere ich sehr ausführlich über die Subjekt-/Objektstufen und erkläre umfassend Traumanalyse, verschiedene Psychotherapieformen und anderes. Auf meiner Homepage www.emdr-selbsttherapie.de können sie Einblick in Inhaltsverzeichnis und Vorwort gewinnen.

> Abtreibung tötet zwei: das Kind und das Gewissen der
> Mutter. Wir bekämpfen Abtreibung durch Adoption.
>
> Mutter Theresa

Der einfache Weg

Was ist einfacher? Zum Doktor zu gehen, wenn wir krank sind oder uns selbst sachkundig zu machen? Müssen wir dafür unbedingt Medizin studieren oder zumindest Krankenschwester, Pfleger oder Heilpraktiker werden? Oder reicht es aus, sich zu vergegenwärtigen, dass die Erhaltung der Gesundheit dasselbe ist wie diejenige Kraft, die uns am Leben erhält, dass also das strömende Gleichgewicht des Lebens einer Ordnung unterliegt, die wir durch unsere Lebensführung aufrecht erhalten können? Und dass diese Lebensführung auch die Auswahl der Lebensmittel beinhaltet, sollte eigentlich klar sein.

Der einfache Weg – So wird auch das Lebenswerk der Mutter Theresa genannt. Sie hatte ein umfassendes Studium, war Gymnasiallehrerin und leitete ein Mädcheninternat in Kalkutta. Bis sie zufällig bei einer Autofahrt durch die Stadt das Elend wahrnahm. Sie bat daraufhin, das Kloster verlassen und auf der Straße arbeiten zu dürfen, was ihr der zuständige Bischof erst einmal verwehrte. Nach einem Jahr stand ihr Entschluss immer noch fest, und sie ging auf die Straße. Ein kleines Büchlein über Mutter Theresa trägt den Titel *Der einfache Weg*. Was ist daran so einfach gewesen, an diesem schweren Weg? Ganz einfach: Das sie ihn einfach gegangen ist. Ohne Furcht, immer aus dem Augenblick heraus in kreativster Weise neue Lösungen suchend und findend. Einfach das machend, was sie als richtig und gut erkannte. Sie sah die jeweilige Aufgabe vor sich, und ließ sich von ihr ergreifen.

In meinem Buch *Schillers Bürgschaft – Von der Treue zu sich selbst und der mühelos-mühsamen Integration des Schattens* beschreibe ich die Mühen des Damon, mühelos seinen Weg der Wahrhaftigkeit und Treue zu gehen. Wahrhaftigkeit und Treue sich selbst gegenüber lässt auch wahrhaftig und treu gegenüber anderen Menschen sein. Einfach losgehen und während der Wanderung aus dem Bach vom Wegrand trinken. In Psalm 11:7 heißt es: "Er trinkt aus dem Bach am Weg; so kann er von neuem das Haupt heben." Das will sagen, dass wir aus dem klaren, frisch sprudelnden Quell der göttlichen Eingebung, die uns unterwegs begleitet, schöpfen sollten. Wasser ist Symbol für Leben. Kreativität ist Leben. Und aus ihr heraus können wir in jedem Augenblick das Richtige, das Lebendige, das Lebenserhaltende schöpfen und uns daran laben. Die wahre Ernährung strömt uns aus dem ideenreichen Geist zu.

Das bedeutet natürlich nicht, dass wir planlos in den Tag hineinleben sollten. Mutter Theresa bewies enormes Organisationstalent schon als Internatsdirektorin. Sie hat ein Netz von Suppenküchen, Hospizen, Leprastationen, Vermittlung von Adoptionen und dergleichen in der ganzen Welt verbreitet und den Friedensnobelpreis erhalten. Weil sie in kompromissloser Konsequenz den einfachen Weg einfach ging, wurde diese unscheinbare Frau zum Licht der Welt.

Der König der Welt wurde nicht in einem Königspalast geboren. Der eigentliche Königspalast ist die Futterkrippe. Sie steht in jedem Haus. Und darin ist schlichtes Viehfutter, das Vieh wie Mensch zur Nahrung gereicht und ausreichend ist. Die Universität mit all ihren Disziplinen und Abteilungen, das Universitätskrankenhaus mit all seinen Spezialisten. Was sind sie schon gegen die Krippe oder Grotte in Bethlehem? Ein Bethlehem, das wir alle im Herzen haben. Daneben aber gibt es den Run zur Spitze des Wissens, der in einem Irrgarten von Einzelwissen endet und ein Labyrinth darstellt, einen Irrgarten, aus dem wir nicht mehr herausfinden, weil zu viele Sackgassen darin sind. Der einfache Weg aber hätte da gar nicht erst hineingeführt.

> Lass dir aufs Allerdringendste angeraten sein, dass du auch nicht von einem einzigen Menschen der Welt annimmst, er wäre unbedeutend.
>
> Karl Ferdinand Gutzow

Meine Hilfereichungen an einige kranke Menschen

Um es nicht zu lang zu machen, werde ich aufzählen:

- Mein Sohn Martin (*1973): Heuschnupfen 1977-1988. Heilte sich selbst durch Einläufe, Fasten und vegane Ernährung.
- Meine Tochter Edith (*1975): 1983-1986 chronische Mittelohrentzündung, chronische Augen-Bindehautentzündung, chronische Hautausschläge, chronische Stomatitis (offene Stellen auf Zunge und Mundschleimhaut), erhebliche körperliche Schwäche und sehr dünnes, brüchiges Haar.
- Mein Sohn Lothar (*1980): chronische Hautausschläge, Asthma bronchiale (Auto-Sanguis-Stufentherapie)
- Elizabet Saenz in Panamá, 15 Jahre alt, sehr schwer an angeborener Epidermolysis bullosa congenita leidend, kurierte unter veganer Rohkost ihre seit der Geburt bestehenden schweren Hautdefekte innerhalb von nur drei Wochen vollständig aus. Das hielt sechs Wochen lang an und wurde dann abgebrochen. Sie aß ein einizges Hühnerei zur Rohkost, wurde sofort wieder krank und erkannte, dass sie eigentlich hätte weitermachen müssen. Die Aussicht aber, nie wieder den gewohnten Dreck zu essen, ließ sie lieber krank bleiben. ▶ S 225, 310, 386, 394 — FN 119/225 + 192/394
- 1989/90 in Schongau: zwei von einander unabhängige Personen litten an chronischem Magengeschwür und standen unmittelbar vor der Durchtrennung des Magennerven. Sie erhielten ein Bruker-Buch von mir, lasen es, sagten die Operation ab und wurden vollständig gesund.
- 1989/90 in Schongau: Ich sprach eine sehr schwer an Akne leidende 14Jährige an, riet ihr zu einem Bruker-Buch. ein halbes Jahr später rief mich ihr Vater an und sagte, dass das Buch die ganze Familie umgekrempelt habe. Er war einer der beiden Magengeschwürkranken.
- 1990-2009 Mehrere Neurodermitiskranke, die auf meinen Rat hin die Ernährung änderten und gesund wurden.
- 1993 Beratung einer Krebskranken (Gebärmutter, Lunge, Gehirn), die ihre Kost umstellte und gesund wurde. Sie hatte allerdings auch Chemotherapie.
- 2003 Beratung eines Adipösen → 53 kg Gewichtsabnahme.

Ferner habe ich meine Haustiere sehr erfolgreich mit Homöopathie behandelt.

- Pyodermie von Zwerpudelhündin Bella mit Calcium hypophosphoricum D 12 bzw. Echinacea comp. forte, Zitratcyclus, Hepar sulf., Auto-Stufentherapie (Heel)
- Komatöser Kater bei extremem Katzenschnupfen.

"Mein Bauch gehört nicht mir allein,
denn darin war dein Nest."
(Claudia Sofia Sörensen in einem Lied
zum 18. Geburtstag ihres Sohnes Lothar)

Kompromiss und Toleranz

Kompromiss und Toleranz sind nicht dasselbe. Ich kann sehr wohl tolerieren, wenn ein Mensch beispielsweise Drogen nimmt, aber ich gehe nicht aus Kausalitäts- oder Finalitätsgründen den Kompromiss ein, auch welche zu nehmen, weil oder damit er/sie mich akzeptiert. Darum habe ich auch mit meinen ewigen Kompromissen in der Ehe aufgehört, weil ich weder unter meinen Kindern noch meinem Mann weiterhin laufend unter faulen Kompromissen leben wollte, nur damit wir eine Familie bleiben. Lieber keine als eine kranke Familie!

Ich bin nicht völlig kompromisslos, aber ich gehe keine faulen Kompromisse ein. Manche Menschen zucken unter meinem Ausspruch zusammen, wenn sie nicht verstehen, dass ich einen philosophischen Denkansatz habe und keine Alltagssprache spreche. Ich kann sehr wohl tolerieren, wenn jemand kein Vegetarier ist, ich gehe aber ihm zuliebe keinen Kompromiss ein und esse unter Anpassungsdruck ebenfalls Fleisch. Weder um einem anderen Menschen einen Gefallen zu tun noch um mich selbst beliebt zu machen oder nicht aufzufallen würde ich etwas machen, das nicht meinen Überzeugungen entspricht.

Natürlich gehe ich aber Kompromisse ein, wenn es darum geht, ob ich mit einem Menschen 5 oder 10 km wandere, hierhin oder dorthin mit ihr/ihm gehe oder bei der Frage, ob wir lieber nach Blankenese oder Cuxhaven fahren. Und ich toleriere den Wunsch eines Partners ihm/ihr zu Liebe auch dann, wenn ich etwas anderes möchte. Zu viele Kompromisse aber führen in Unzufriedenheit. Und da stellt sich die Frage, ob wir uns von Dauerkompromissen nicht doch lieber verabschieden sollten.

Kompromiss und Toleranz bedingen immer auch Entscheidungen. Vor die Wahl gestellt, müssen wir uns für das eine oder andere entscheiden und können nur selten beides haben. Manche Menschen haben aber genau damit ihre Probleme. Gehe ich mit meiner Mutter spazieren und komme an eine Kreuzung, soll ich entscheiden, wohin wir gehen. Tappe ich in diese Falle, weil sie selbst Entscheidungsprobleme hat, bekomme ich sofort zu hören, dass wir vielleicht umkehren und doch den anderen Weg gehen sollten. Das sieht so aus: "Hierin oder dorthin? Oder vielleicht doch lieber zurück? Oder geradeaus weitergehen?" Wenn dann eine Entscheidung getroffen wird und wir losgehen, kommt prompt hinter: "Oder vielleicht doch lieber die andere Richtung?" Es gilt nicht automatisch: "Wer nicht für mich ist, ist gegen mich!" Vielmehr toleriert die persönliche Entscheidung respektvoll auch den anderen Menschen, seine Art und Weise, seine Handlungen und seinen Weg. Ich muss ja nicht dieser Mensch sein noch muss ich seine Art und Weise adaptieren, seinen Handlungen vollführen noch seinen Weg gehen!

Ein klares Ja hierhin, ein klares Nein dorthin muss ja nicht bedeuten: "Wer nicht für mich ist, ist gegen mich." Wenn ich mich für einen Menschen, einen Weg oder was immer entscheide, bedeutet mein klares Nein gegen einen anderen Menschen, Weg oder was immer doch nicht, dass ich eine Amusität ausdrücke! Und ein Kompromiss ist nicht immer möglich sondern manchmal wirklich nur entweder hierhin oder dorthin. Und genau das ist der Punkt, wo ich mich gegen Kompromisse entscheide aber sehr wohl tolerant bleibe. Und Toleranz kann durchaus mit guten, nicht aber mit faulen oder zu vielen Kompromissen leben.

> Verletze andere nicht durch etwas,
> das du selbst verletzend fändest
> Udana-Verga 5.18

Treue zu sich selbst

Sehr umfassend habe ich mich mit dieser Thematik in meinem Buch *Schillers Bürgschaft – Von der Treue zu sich selbst und der mühelos-mühsamen Integration des Schattens* auseinander gesetzt. Es ist ein manchmal mühsamer Weg, sich selbst treu zu bleiben, dabei nicht rücksichtslos zu werden und dennoch seinen Bedürfnissen gerecht zu bleiben. Bedürfnisse und Leidenschaften, auf die ich schon zu sprechen kam, gehören zu den lebenserhaltenden Grundlagen. Je mehr Bedürfnisse unterdrückt werden, desto mehr melden sich die Leidenschaften. Und wenn sie nicht das bekommen, was sie benötigen, dann suchen sie sich Ersatz. Und wenn der Ersatz nicht fein genug das trifft, was wir brauchen, dann kristallisieren wir immer mehr heraus, was unser Grundbedürfnis befriedigt: Wir finden dabei auch zur Droge Kristallzucker.

Sind wir unseren Bedürfnissen aber treu und werden wir ihnen wirklich gerecht, wenn wir das volle Leben nicht mehr aus dem vollen Leben schöpfen sondern aus "Herauskristallisierungen"? Was hindert uns daran, das Volle aus dem Vollen heraus zu schöpfen und zu genießen? Ich spreche jetzt nicht mehr vom Industriezucker, der allerdings ein klares Bild dafür ist, was uns fehlt: Uns fehlt die Liebe! Uns fehlt das Geliebtsein. Nur wer sich wirklich rundum geliebt fühlt, wer sich wirklich geliebt und sicher geborgen weiß, wird in die Lage versetzt, ebenso treu zu sich selbst zu stehen wie sie/er treu geliebt wird. Es ist ein Wechselspiel von – bitte lachen sie nicht – Aufbau- und Abbaustoffwechsel. Ein Nehmen und Geben nämlich. Ein zuverlässiges Nehmen und Geben, denn wenn ich mich nicht darauf verlassen kann, bedingungslos sondern nur durch Unterdrückung und Anpassung geliebt zu werden, dann werde ich durch die häufigen Enttäuschungen meiner Sehnsüchte und Hoffnungen irgendwann mit meinem Geben zurückhaltender werden. Treue aber verlangt letzte Beugung und absolute Treue zu Wahrhaftigkeit und Treue. Treue, Ehrlichkeit, Aufrichtigkeit und Wahrhaftigkeit sind die Grundlagen für eine wahre Ethik, die gar nicht anders kann, als wahr und ethisch zu sein.

An anderer Stelle sprachen wir von den Entscheidungen, dem klaren Ja und dem klaren Nein. Treue, auf die Probe gestellt, muss sich laufend entscheiden. Auseinandersetzungen mit hindernden Menschen finden laufend statt. Der Damon in Schillers Bürgschaft hat einen schwierigen Weg zu gehen. Mörder stellen sich ihm in den Weg, Unwetter kommt auf, und der reißende Strom ist nicht mehr zu überwinden. Sonne, Hitze und Durst wollen ihn daran hindern, seinem Freund Phintias treu zu bleiben, seinem eigenen Wort treu zu bleiben, rechtzeitig nach Syrakus zurückzukehren, um ihn auszulösen, ihn, den treuen Freund, der sich dem Tyrannen als Pfand ausgeliefert hatte, damit Damon vor der Vollstreckung des Todesurteils an sich schnell noch seine Schwester verheiraten gehen könnte. Was für eine Geschichte!

Und weil Damon, den Tod vor Augen habend, absolut treu sein will, strömt ihm Kraft zu, überwindet er alle Schwierigkeiten, und er überwindet den inneren Schweinehund immer wieder. Er überwindet das Gesetz der Trägheit, und da strömt ihm wie von selbst frisches Wasser aus einer Quelle zu, aus der er sich im Unterwegssein laben kann. Und das Schönste an der ganzen Geschichte ist das Ende: Der Tyrann Dionys selbst ist so begeistert von solcher

Treue, dass er darin der Dritte sein möchte. Das Böse ist überwunden. Es gibt keinen Tyrannen mehr. Die Geborgenheit bezieht sogar den früheren Feind mit ein. Die Angst ist überwunden.

Die Geschichte hat tatsächlich stattgefunden, und Dionys, der eigentlich Dionysios der Zweite hieß, war der einzige der syrakusanischen Tyrannen, der nicht ermordet wurde sondern nach seiner sanften Absetzung einige Jahre seine Rente genießen konnte und im Bett starb.

Treue zu sich selbst ist die Grundlage dafür, auch anderen Menschen treu bleiben zu können. Treue zu sich selbst bleibt der Idee treu, die uns als Leitfaden durchs Leben geleitet wie eine Vision von Hoffnung, Sehnsucht und Zuversicht.

Die Idee des Guten, wie sie schon Platon hatte, mag eine Vision sein. Doch ohne Visionen und Visionäre gäbe es keine guten Fortschritte. Sie ergeben sich letztlich von selbst: Aus der Treue jedes Einzelnen! Die Treue ist das Bindeglied zwischen meinen Bedürfnissen und meiner Rücksicht mir selbst und allem Leben um mich herum gegenüber. Die Treue ist Bindeglied und sichere Brücke zwischen Mensch und Mensch, Mensch und Geschöpf, Mensch und Tier, Mensch und Pflanze. Und weil wir dem Tier in uns selbst nicht treu sind, entweder die Sau heraus lassen oder sie schlachten und aufessen, darum beten wir weiterhin dieses Goldene Kalb an, tanzen drum herum und ehren den echte Stabilität und Kraft gebenden Gott so ganz und gar nicht: Den einen, einzigen, treuen Gott, Schöpfer und Erhalter. In der Treue üben wir die universale Liebe, die nichts und niemanden ausklammert.

Liebe ist nicht einfach vorhanden. Nein: Sie will durch Treue erarbeitet werden. Weil aber die Menschen glauben, Liebe sei ein natürliches Band zwischen den Menschen, das entweder vorhanden ist oder nicht, begehen sie denselben Irrtum der Entkleidung wie in der Raffination von Getreide, Reis und durch das Herauskristallisieren des süßen Zuckers aus dem Zuckerrohr, der Zuckerrübe, aus Malz und Ahorn. Liebe in Reinform ist aber keine Essenz sondern sie ist allumfassend und trägt in sich das Erleiden, wie es Christus, der wahre Gott und Kyrios, am Kreuz vorgemacht hat: Er hat sich zu unserem Objekt gemacht, obwohl er uns in Wahrheit alle trägt und erhält und obwohl wir sein Werk sind. Denn nicht wir haben uns erschaffen, sondern wir leben aus dem Erschaffen worden sein heraus! Wir haben unser Leben dem Erschaffen worden sein zu verdanken mit allem, was wir sind und an Möglichkeiten in uns tragen.

Die volle Liebe ist vollwertig. Und sie hält treu alles beieinander, was dazu gehört: Die Ballaststoffe des Alltags, in denen sich Liebe und Treue bewähren. An ihnen zeigt sich, ob wir willens sind, wirklich zu lieben, uns wirklich zu beugen, treu zueinander zu stehen. Und all das können wir in der kleinsten Einheit üben, die uns zur Verfügung steht: In uns selbst.

Drum sag ich's noch einmal: An erster Stelle stehen die Liebe zu sich selbst und die Treue zu sich selbst. Beide sind durch die Grundeigenschaft Wahrhaftigkeit getragen. Und Ethik ist zusammen mit Liebe der göttliche Leitfaden, der sich in unerschütterlicher Treue bewährt.

Aus diesen heraus gelingt es uns, einander treu zu lieben. Und wem Liebe und Treue nicht begegnen, möge nicht traurig sein. Denn es bleiben uns immer die aufrichtige Liebe und Treue zu uns selbst. Die aber entwickeln wir am sichersten, wenn wir Gott suchen, IHN, der uns erhält und zuerst geliebt hat. Diese erste Liebe zu mir, die mir meine Existenz überhaupt verleiht, die mich sein lässt, die ist es, die mich durchs Leben trägt und erhält. Ihr allein bin ich treu. Alles andere ist Schlagsahne oder, wie man in Österreich sagt: "Schlagoberst!"

Nur wer alle seine Persönlichkeitsanteile beisammen hat, nicht in multiple Persönlichkeiten auseinander fällt, was heute weit verbreitet und durchaus nicht nur Einzelerscheinung ist, wer seine Vergangenheit gut integriert hat, keine übertriebenen Feindbilder mehr benötigt, sich nicht mehr selbst zum Opfer macht und anderen nicht mehr die Schuld für sein Leiden gibt, weil er sich von den Tätern noch nicht gelöst hat, wer sich also wirklich ganz auf sich selbst zu besinnen weiß, ist in der Lage, sich selbst treu zu bleiben.

Das gilt auch für diejenigen, die unverschuldet Schweres erleiden mussten und zu Opfern von Verbrechern wurden. Verbrecher aber gibt es viele, und die vielen, vielen nur scheinbar kleinen Verbrechen, die klein aber gemein und unentwegt in vielen kleinen Spitzen innerhalb von Familien, Partnerschaften, am Arbeitsplatz und sonst all überall auf uns einwirken, wirken sich oft nachhaltiger aus als die richtig großen Verbrechen.

Liebe deinen Nächsten wie dich selbst. Du selbst stehst in deinen Bestrebungen an erster Stelle. Von dir geht es aus, wonach du strebst und trachtest. Und niemand anderes hat Verantwortung für dich außer der treue Gott, der dich durch alle Bedrängnisse, Gefahren und Not sicher führt und dein Leben erhält. Was immer du unter Gott verstehen magst.

Sokrates verstand darunter sein Daimonion, die innere Stimme. Er ließ sich von ihr führen. Er blieb sich selbst treu, denn wer sich auf Gott oder sein Daimonion, seine innere Stimme zurück besinnt, hört mehr nach innen als nach außen. Meine Treue zu mir selbst setze ich gleich mit meiner Treue zu Gott. Und mitten in der Entfernung von Gott erkenne ich, wo ich ihn zu suchen habe: In der Selbstachtung, Selbstliebe und Selbstbewahrung.

Solange es uns gut geht, sehen wir unser Zentrum nicht. Wenn wir es verloren haben, erkennen wir das oftmals nicht. Wenn wir es aber wieder suchen, finden wir zurück. Und auf diesem Weg verlieren wir den Zorn auf die Täter, die Tyrannen unseres Lebens. Ach, wie gern wären sie davon befreit, zwingen zu müssen! Denn ihre Gewalttätigkeiten üben viele Machtmissbraucher geradezu zwanghaft aus. Sie können gar nicht anders.

Und manchmal begegnet uns ein Feind, der erst durch unsere Treue mit seinem guten Kern in Berührung kommt. Doch trachten wir ja nicht danach, einen Menschen zum Guten bekehren zu wollen oder ihm die Treue zu halten, wenn er selbst mit Untreue beschäftigt ist. Dionys wurde nicht durch Treue zu ihm zum Bundesgenossen sondern ausschließlich dadurch, dass er an den Bemühungen von Damon und Phintias selbständig erkannte, das Treue kein leerer Wahn ist. Durch Hinschauen auf ein Spektakel wurde ihm klar, was Treue ist! Damon und Phintias müssten sich nicht bemühen, dem Dionys zu erklären, worin Treue besteht. Dionys verdankt seine eigene Wandlung seiner Fähigkeit des Hinschauens!

Niemand wird bekehrt außer durch den Gott, dem er sich aus eigenem Impuls heraus zu nähern sucht. Und dieser Impuls geht von Gott aus, nicht von den Missionaren. Die Annäherung aber ist die Nährung, ist die Nahrung, die uns, angeschmiegt an Gott, treu und wahrhaftig durchs Leben gehen lässt. Er nährt uns wie die Traube am Weinstock nur solange, wie sie am Weinstock hängt und durch ihn versorgt wird: Der Weinstock aber ist die eigentliche Erdung.

> Mögen hätt' ich schon wollen
> aber dürfen hab ich mich nicht getraut.
>
> Karl Valentin

Freier Wille

Ich will! Ich bin! - Ich bin durch meinen Willen. Denn meine Wille ruht auf meinem so und nicht anders Sein, welches ausdrückt, dass ich mich selbst und meinen Anspruch ans Leben artikulieren kann und ausdrücklich an mir selbst ausrichte.

Bevor ich auf die Fürwörter (Personalpronomina) eingehe, die anstelle von Hauptwörtern stehen (beispielsweise von Personen), möchte ich zunächst einmal auf die Modalverben eingehen. Das sind Wörter, die genauer darstellen, auf welche Art und Weise ein Tätigkeitswort und damit eine Handlung gestaltet wird, und es beschreibt sowie in welchem Verhältnis der Aussagende zu seiner Aussage steht, die er meist an eine Tätigkeit oder einen ganzen Satz knüpft.

Es hat also etwas mit meiner Entscheidung, Wahl und mit meiner Gestaltungsweise, zu tun, die ihrerseits natürlich davon abhängt, wie weit ich mich individuiert habe, also ich selbst geworden bin und entschieden (!) mit meiner Person dahinter stehe. Dann sage ich beispielsweise *ich will* oder *ich kann*. Wenn ich aber noch unter dem Pantoffel meiner vorgefassten Überzeugungen stehe, die mir suggerieren, ob ich etwas soll, muss, darf, dann drücke ich mich eben *mittels* derartiger Modalverben aus.

<u>Beispiel für ein Modalverb:</u> Ich *will* das begreifen. *Begreifen* ist das Tätigkeitswort, und *will* ist der Modus, die Art und Weise, wie ich das angehe. Hier nämlich mit meinem Willen und Wollen. Ein anderes Beispiel: Er *soll* gehen. Er ist dann in seinem Wollen eingeschränkt, weil er einen Befehl erhält beziehungsweise die Erwartung ausgesprochen wird, dass er das unter einem derartigen Befehl auch tut.

<u>Beispiel für ein Eigenschaftswort:</u> Gott ist *treu*. Treu beschreibt dabei die Eigenschaft Gottes. Eine Eigenschaft kann natürlich auch unterstellt sein und damit meine subjektive Ansicht widerspiegeln. Darauf gehe ich in meinem Buch *Seelische Selbstheilungskraft* vor allem bei der Darstellung der Archetypen sehr ausführlich ein.

Das Loslassen ist schwieriger als es scheint. Es will geübt sein, um *selbstverständlich* durchgeführt werden zu können. Auch Entspannung muss oftmals aktiv angegangen werden. Aktives Loslassen *wollen* macht uns bewusst, wo wir noch nicht ganz loslassen *können.*

Wer nicht *kann*, leidet an fehlender Willenskraft durch Vermeidungsverhalten und damit an der Kraft des Wollens, denn es fehlt ihm nicht am Willen sondern an der Kraft, die Handlung des Wollens durchzuführen.

Es mangelt ihm oft auch an der Kraft, sein Wollen sich selbst und seinen Mitmenschen deutlich zu machen und schließlich durchzusetzen. Und denken wir auch mal an den gar nicht so schlauen Fuchs, der behauptet, die Trauben seien ihm zu sauer, obwohl er sie eigentlich gern hätte. Aber er schafft es eben nicht, so hoch zu springen, dass er sie erreichen könnte. Also behauptet er eben, sie gar nicht haben zu wollen, weil sie ihm viel zu sauer (zu ergreifen!) sind.

Die Trauben bekommen die Schuld; sie bekommen eine Eigenschaft zugeschrieben, die ihnen gar nicht eigen ist.

Auch die *Modalverben,* diese Tätigkeitswörter der *Art und Weise, wie* wir etwas tun, verdienen eine Sonderbetrachtung, weil sie uns Aufschluss darüber geben, ob wir etwas *können, wollen, möchten, mögen, dürfen, müssen* oder *sollen* oder ob wir eben etwas *nicht können, nicht wollen, nicht möchten, nicht mögen, nicht dürfen, nicht müssen* oder *nicht sollen*.

Wenn wir das noch vertiefen, dann kommen wir dazu, ob wir etwas *glauben, zu können* oder *nicht zu können,* ob wir *glauben, etwas zu wollen,* oder *nicht zu wollen,* ob wir *glauben oder gar überzeugt* davon sind, etwas zu *möchten, zu mögen* oder *nicht zu möchten* oder zu *mögen*. Oder ob wir uns *nicht getraut haben,* etwas zu *wollen, zu dürfen, zu mögen, zu sollen* usw.

Solange sie sich selbst nichts zutrauen, glauben manche nicht abgenabelte Menschen mit Erlernter Hilflosigkeit, von ihnen selbst gehe die Unfähigkeit aus, sich nicht allein durchsetzen und behaupten zu können, weil sie eben *so sind* und ihr *so sein* unabänderlich zu ihrer Charaktereigenart gehört. Das ihr *so sein,* wie sie sind, jedoch auf Einhämmerungen aus der Kindheit herrührt, wollen viele Leute gar nicht wahrhaben. Lieber tun sie weiterhin so, wie man sie dereinst zurecht geschustert hat, obwohl sie lediglich geknutet aber eben nicht sie selbst sind.

Diese Entschuldigung vor der Auseinandersetzung mit sich und der Welt macht bequem und verleiht die Gemütlichkeit der Abhängigkeit unter Versklavung des eigenen Willens, durch die die eigene Kraft des Wollens immer mehr deprimiert und geschwächt wird. Jedoch erst durch die Ablösung und das Alleingehen kann die Kraft für Entscheidung und Wollen aus der Unterdrückung und Entmutigung herauswachsen. Und sie tut das auch!

Die Mutter als primäre Bezugsperson des Kindes und die Lehrerin als sekundäre Bezugsperson lassen das Kind nicht los, weil diese Leute auch sonst alle ihre Objekte gern im Griff behalten möchten, da sie sich selbst nicht genügend im Griff haben.

Und umgekehrt traut sich das Kind und auch der erwachsen werdende Schüler, Lehrling oder Student (als Subjekt) selbst unter gelegentlicher Auflehnung nicht, seine Schritte ganz und gar selbständig zu tun aus lauter Angst vor dem Verlust von Respektierung, Zuwendung, finanzieller Unterstützung, Pausenbrot, Schokolade, freier Kost und Logis und geliebt werden.

Viele Leute bleiben lebenslang eine Marionette, es sei denn, sie begeben sich wie Pinocchio in die Offensive, mucken auf, werden gar asozial oder lassen sich in einen Zirkus einsperren. Das Pinocchio-Marionettendasein muss oftmals eine harte Zeit durchwandern. Und sich nur bockig zu widersetzen, bringt auch nur wieder Nackenschläge, die wir letztlich selbst zu verantworten haben.

Ja, der Weg zur echten Willens-, Wollens- und Schaffenskraft ist schon ein sehr dorniger! Diejenigen, die ein Kind ständig abhängig von sich halten, sichern sich durch dieses Verhalten ihre Machtposition. In der Schimpansen-Horde beispielsweise behält dabei der Pascha seine Führerrolle und damit die Oberhand über die meisten Weibchen. Dadurch wird gesichert, dass er sich gut vermehren kann und die Schwächeren eben nicht.

Durch aktive Unterdrückung macht man sich zum Oberaffen, dem alle Folge zu leisten haben. Schauen wir ruhig einmal um uns herum, wie viele Oberaffen frei herumlaufen und in Machtpositionen die Fäden der Marionettengesellschaft ziehen. Ich möchte weder Oberaffe noch Marionette sein noch ständig auf den Zehenspitzen stehen. Und wie geht es ihnen?

Wenn sich das Kind seinem Holzpuppendasein entzieht und zu einem lebendigen Pinocchio wird, der nicht mehr an den alten Strippen von anderen Leuten und auch nicht mehr an den zornigen Strippen seiner ehemals unterdrückten, libidinösen Es-Triebkraft hängt, bemächtigt sich seiner schon wieder etwas: die Angst nämlich, sich selbst zu verlieren, weil das Holzpuppenkind sich nicht mehr getragen noch gelenkt fühlt und nun auch seine Sicherheit verliert. Es muss nun selbst entscheiden, weil kein fremder Strippenzieher mehr da ist, was doch ganz bequem war.

So hoffte ich während meines Gesangstudiums mehrfach vergeblich auf die finanzielle Unterstützung durch eine gute Fee - meine Mutter - die aber nicht kam, statt mich selbst aktiv um ein Stipendium zu bemühen und die gute Fee in mir selbst zu finden. Ich hatte vielleicht auch zu viel Angst vor einer Absage, als dass ich mich bemüht hätte. Absagen empfand ich ja als Ablehnung meiner Person und konnte sie darum gar nicht gut vertragen, weil ich mich persönlich betroffen und beschädigt fühlte.

Es gibt aber auch genügend Menschen, die auf jeden Luxus während der Ausbildung verzichten und die mit geringfügigen finanziellen Mitteln und Nebentätigkeiten ihr Studium sehr passabel durchführen. Ich aber unterlag der panischen Angst, mich weder verwirklichen noch überhaupt überleben zu können, weil mir der geistige lange Atem fehlte und der lange Atem beim Singen für mein wirkliches Leben eben doch nicht ausreichte.

Ich fühlte mich aber unverstanden, nicht wirklich akzeptiert und ich blieb der Spielball einer Gesellschaft, die das Individuelle nicht sonderlich liebt, weil sie durch Gleichmache glaubt, alles im Griff zu behalten. Insofern sehe ich in der allgemein angestrebten und so vehement propagierten Globalisierung die Entpersönlichung des Einzelnen. Sie schafft alles andere, aber immer noch nicht die freie Entwicklung der Individualität, in der unpersönliche Fürwörter wie das große *man* keinen Raum mehr haben.

Man duckmäusert lieber weiterhin. Das garantiert die ungemütliche Bequemlichkeit der Abhängigkeit. *Man* bleibt lieber weiterhin in Mammas Bauch und an der Nabelschnur, als das Risiko einzugehen, sich in der kalten Welt da draußen selbst abzustrampeln.

> Hoffentlich wird es nicht so schlimm
> wie es schon ist
>
> Karl Valentin

Wollen, Können und *man*

Indefinit-Pronomina (unpersönliche Fürwörter):

all, alle, allesamt, andere, beide, einer, einige, etliche, ein bisschen, ein wenig, ein paar, irgend, irgendetwas, etwelche, irgendein, irgendwelche, irgendwas, irgendwer, jeder, jedweder, jegliche, jedermann, jemand, irgendjemand, kein, man, manch, mancher, mehrere, meinesgleichen, nichts, niemand, sämtlich, welche, wer, was.

(Persönliche Fürwörter: ich-du-er-sie-es-wir-ihr-sie)

"Wer nicht kann, was er will, muss wollen, was er kann, denn wenn er will, was er kann, kann er was er will." Leonardo da Vinci wird der Spruch allerdings wie folgt nachgesagt: *"Wer nicht kann, was er will, muss das wollen, was er kann. Denn das zu wollen, war nicht kann, wäre töricht."*

Nun wollen wir aber nicht mehr um den heißen Brei herumreden sondern uns endlich auch diesem abgegriffenen, weil zu unreflektiert benutzten *man* zu Leibe rücken, um besser zu verstehen, warum **wir** sie tunlichst reflektieren und nicht mehr so unbedacht benutzen sollten.

Dieses übergroße *man* hat dereinst das Leben meines Vaters zerstört, es hat auch mein Leben unter das Kartell von *man* **muss**, *man* **denkt** und *man* **soll** gestellt und hätte mein Leben beinahe ausgelöscht. Gerade in der Verbindung mit den Modalverben (hier: **müssen** und **sollen**) aber auch in Verbindung mit Voll-Tätigkeitsverben (hier: **denken**) erhält das unpersönliche Fürwort seine fatale Aussage, hinter der etwas Unpersönliches, Allgemeines steht, nicht aber eine Person mit ihrer ganzen Willenskraft.

Wer nicht **ich** sagt, geht an seinem Willen, seiner Persönlichkeit, seiner Willenskraft und damit an seinem ureigenen, selbständigen, selbst gewordenen Leben völlig vorbei. Ebenso sollten wir **du** sagen. Wir sollten deutlich sagen, wer spricht und wer gemeint ist: **ich, du, er, sie, es, wir, ihr sie**. Nicht aber dies unpersönliche, unverantwortliche *man*, das für nichts Verantwortung tragen will, weil es sich davor fürchtet. Es fürchtet sich nämlich vor sich selbst und auch vor der möglichen Kritik durch seine Mitmenschen.

Kritik sollte ebenso ausgehalten werden wie mögliche Blamage. Ist doch wursch, was die anderen von mir denken! Und wer sich erst gründlich blamiert hat, der lebt ohnehin richtig frei und ungeniert!

Man fühlt sich ungeliebt, wenn *man* der Hilflosigkeit ausgeliefert wird und wenn *einem* zu oft gesagt wird, *man* sei schuldig und sollte sich was schämen.

Beobachten sie doch mal ihre Sprache daraufhin, wie oft sie sich des unpersönlichen, unverbindlichen *man* bedienen. In *man* steckt das, was *man* glaubt, was allgemeine Vorstellungen und Ansprüche an *einen* sind oder sein könnten. Meistens aber dirigiert und manipuliert uns dieses *man muss, man darf, man sollte lieber nicht, man darf überhaupt niemals, man möchte doch bitte so gut sein, etwas zu unterlassen.*

Manch einer traut sich nicht, weil das große unpersönliche Fürwort *man* im Wege steht, und weil er glaubt, dass *man* von ihm etwas erwartet, das *man* doch eigentlich gar nicht möchte aber glaubt tun zu müssen. Wenn wir zu neuen Ufern aufbrechen *möchten*, wo wir mutig das unpersönliche Fürwort *man* mit unserem persönlichen **ich** ersetzen, mit dem wir aus freier Entscheidung heraus handeln *wollen* - beachten sie in meinem Satz bitte auch die Modalverben - dann entwickeln wir ein völlig neues Selbstbewusstsein.

Und dieser Entwicklung *sollten* wir sehr bewusst zusehen. Sie macht uns nämlich immer mehr Mut, selbstständige Entscheidungen zu treffen und ganz dahinter zu stehen. Die Konsequenzen aus unseren Handlungen werden nicht immer auf Akzeptanz stoßen können. Und das *können* wir dann auch immer besser aushalten. Nicht jeder *muss* das denken, was ich denke.

Nicht jeder *muss* dieselben Wertvorstellungen haben wie ich. Wir sind ebenso frei wie unsere Mitmenschen, zu tun und zu lassen, was wir *wollen* und für gut und richtig halten, nicht aber dem man-Imperativ hörig zu sein, wo *alle* zu tun haben, was *mancher* zwar nicht möchte aber *jedermann* machen sollte, denn *keiner* kann sämtliche allgemeine Regeln einfach überschreiten, die *einer* nicht überschreiten sollte, weil ein *bisschen* herausgenommene Freiheit *irgendetwas* von *jeglicher* Mühe, angepasst zu leben, *sämtliche* Vorschriften, *welche* es gibt und die *irgendwelche* der *etlichen* Maßnahmen unterwandern würden, *einerseits* und *andererseits* das angepasste Leben erschweren könnte.

Wer das verstanden hat, muss *nichts* befürchten, was *irgend-jemand* ihm *irgendwie* aus *irgendeinem* Grund zur Last legen könnte. Solange *man* sich danach richtet, können auch *mehrere Niemande einen* nicht mehr aus *irgendwelchen nichts*nutzigen *Jedermanns*-Überzeugungen herauskatapultieren, die *man* unter *etlichen anderen* unbedingt mit *sämtlichen* guten Staatsbürgern zumindest ein *paar Male irgendwie* teilen sollte, um sich *einerlei* und *beiderlei* (unbestimmte Zahlwörter) Optionen offen zu halten, denn so - und das ist das Tolle daran - muss *man* sich nicht auf *irgendeine* eigene Meinung *irgendwie* festlegen!

Statt sich dergestalt herauszuwinden, sollte *man* schon persönlichere Entscheidungen treffen und sich auch mutig in völlig andere Richtung zu bewegen trauen als die breite Masse. Das ist natürlich kein Aufruf zur Anarchie noch zum Mord, um es überspitzt zu sagen. Das Maß der Dinge kann die Mitte sein, es kann aber auch ganz woanders liegen, weil die Masse oftmals auf dem Holzweg unterwegs ist.

Die allgemein anerkannten Wertvorstellungen liegen vor allen Dingen darin, nichts zu tun, was anderen Menschen schadet. Damit haben wir die Richtlinie für unsere *freiheitsbegrenzten, begrenzenden, freien, individuellen, freiheitlichen* Entscheidungen, die uns die unpersönlichen Fürwörter nur dort benutzen lassen, wo sie auch wirklich Sinn machen: Im Allgemeinen, dass mich persönlich nicht tangiert, denn ich bin nur selten allgemein. Meistens aber bin ich bei mir selbst und beziehe deutliche Positionen.

Manoman! *Man* will schon, und *man* kann auch, wenn *man* den Mut hat, tun zu können, was *man* dürfen will und wenn *man* sich zu dürfen traut, weil *man* sich erlaubt, was *man* dürfen will.

> Wenn die Menschen wüssten, wie sehr die Gedanken ihre Gesundheit beeinflussen, würden sie entweder weniger oder anders denken.
>
> Andreas Tenzer

Ernährungs-Entnahme-Verhalten (EEV)

Unter Entnahmeverhalten verstehen wir die Verhaltensgrundlage, unter der wir uns etwas zu eigen machen und natürlich auch, was wir uns aus dem allgemeinen Angebot heraussuchen. Dieses Grundverhalten gräbt sich in unseren Charakter ein. Und mit charakteristisch ist nicht einfach nur eine Charakterqualität gemeint sondern die ganzen Erfahrungen, die dazu geführt haben, dass ich so und nicht anders denke, glaube und fühle. Meine Überzeugungen von Gott und der Welt, die ich mir habe einprägen lassen, sind für mich charakteristisch.

Übertragen wir das auf die Nahrung, die wir auswählen, essen und die dann verstoffwechselt werden muss. Sie werden von einem anderen Organismus aufgenommen, in seine chemischen Bausteine zerlegt und schließlich nach den Zwecken des aufnehmenden Organismus an eigene Bedürfnisse in daran angepasster Weise neu zusammengefügt. Die Ausgangsstoffe werden dabei in ihre kleinsten biochemischen Bestandteile im mikroskopischen Bereich zerlegt wie ein Haus, dessen Bausteine man haben möchte, um mit ihnen ein eigenes Haus nach den eigenen Bedürfnissen bauen zu können. Das ist der Stoff-*Wechsel*. Dort wechseln also die Stoffe nicht nur ihren Besitzer sondern werden zu einer neuen Formgestalt neu zusammen geschustert. Nach Regeln also, die sich der Mensch nicht erdacht hat, die er aber stören kann.

Niemand wird böse geboren, aber er wird böse gemacht. Zornige Menschen haben einen Grund, warum sie zornig geworden sind. Ich schreibe über die Problematik von Aggression, blinder Zerstörungswut, über Amoklaufen, Verbrechen und Verbrecher ausführlich in meinem Selbsttherapiebuch. In jedem von uns liegt die Möglichkeit zu asozialem Verhalten. Aber wir wurden weder gut noch schlecht geboren. Unser Charakter erfährt seine Prägung durch Lernen.

Als Kinder haben wir kaum eine Wahl, und als Erwachsene haben wir verinnerlicht, was wir uns auch fortan an Auswahl glauben erlauben können zu dürfen. Diese persönliche Auswahl ist dann das Entnahmeverhalten, das von unseren Erfahrungen und eingeübten Bewertungen, Überzeugungen und Meinungen geprägt wurde, welche uns nicht nur verbal eingehämmert, sondern meistens auch noch modellhaft vorgelebt worden sind. Manche davon sind uns auch ein- oder ausgebläut worden. Da spreche ich dann eher von Vermeidungsverhalten, wenn wir uns scheuen, uns die Finger zu verbrennen, statt die Eisen mit einer Zange aus dem Feuer zu holen oder sie überhaupt ganz liegen zu lassen, was eben vermeidet, sich die Finger zu verbrennen.

Im allgemeinen Entnahmeverhalten, das sich natürlich nicht nur auf das **Ernährungs-Entnahme-Verhalten (EEV)** beschränkt, haben wir es mit denselben Lern-Voraussetzungen bzw. Lern-Mechanismen wie im EEV zu tun. Dieses Verhalten wird in der Kindheit eingeübt und bezieht sich auf alle Lebensbereiche. Wenn man alles angebotene Wissens-Junkfood kritiklos frisst und nicht klug von dem auswählt, was uns die Illustrierten, Lehrbücher, Zeitungen, das Fernsehen, die Kirchen, Sekten, Parteien, Schulen und Unis so anbieten, dann wird sich der Geist entsprechend verbilden. Wir werden zu dem, was wir aufnehmen. Das bezieht sich auch auf den Beruf. Zuerst durchlaufen wir eine Ausbildung und dann sind wir VerkäuferIn, Arzt, OpernsängerIn usw..

Nur Väter und Mütter werden wir ohne Ausbildung, obwohl wir unsere Kinder so großziehen sollten, dass sie gesunde Glieder der menschlichen Gemeinschaft werden und ein zufriedenes, gesunden Bedürfnissen angepasstes Leben führen können und sich nicht an Krankmachendes anpassen. Die sensibelste Zeit für dauerhafte Schädigungen liegen in der Kindheit und werden durch den Dilettantismus in Elternhaus, Kinderstube und Ehe reichlich ausgelöst und von verbiesterten Schwiegereltern untermauert. Abneigung aber, sich adequates Wissen anzueignen, drückt *Verweigerung* aus. Verweigerung ist auf Selbsterhaltung und Selbstbehauptung aber leider ebenso bedacht wie auf unbedingte Anpassung, um ja nicht anzuecken. Normierte Konsum-Mensch verweigern sich aus ihrem Hang zur Bequemlichkeit einer Umstrukturierung.

Jede *Abneigung* zieht Vermeidungsverhalten nach sich und ist neben oftmals gesunder Abneigung meistens nichts anderes, als hilflose Verweigerung, die man klugerweise auf ihre Gründe hin untersuchen sollte, statt sich ihr einfach hinzugeben. Das heißt natürlich nicht, eine Abneigung hinunter zu zwingen und sich gegen sie zu widersetzen, was in noch mehr Süchte, Schamgefühle und auch in Phobien führen könnte. Abneigung zieht nicht immer Verweigerung nach sich sondern verleitet weniger starke Menschen eher zu Resignation und Rückzug.

Vermeidungsverhalten kann sowohl aktives Verweigerungsverhalten als auch passive Resignation nach sich ziehen. Wenn etwas vermieden wird, wird sich irgendwie auch gleichzeitig verweigert. Man verweigert dann eine Annahme, eine Entnahme oder ein Mitmachen und zieht sich entweder zurück oder haut mit der Faust auf den Tisch und wird auf diese Weise trotzig.

Jede Abneigung, Verweigerung, Ablehnung und Resignation hat Gründe, die erkannt und gewürdigt werden wollen. Wir sollten die jeweiligen negativen Kognitionen dazu, die wir meistens in plausibel erscheinende Begründungen zu verkleiden pflegen, ernst nehmen und sehen, ob es nicht doch positive Kognitionen gibt, mit denen die Abneigung unschädlich gemacht werden kann, wenn sie dysfunktionales, also gesunde Abläufe störendes Verhalten und Schaden nach sich ziehen. Sollte die Abneigung aber nach Abzug all dieser Plausibilitäten und Sachzwänge berechtigt sein, dann sollten wir sie erst einmal so belassen wie sie sind. Nur durch exakte Begründung für unsere negativen Kognitionen kommen wir überhaupt dahin, sie zu erkennen und in Zukunft daran zu arbeiten, dass sie aus unserer Welt verschwinden können. Wir sollten alles sehr gründlich hinterfragen!

Den Umgang mit angenehmen wie unangenehmen Mitmenschen habe ich eingeübt ganz ohne den Umgang mit Menschen, nämlich in unbeeinflussbarer Abgeschiedenheit und im Umgang mit mir selbst, wo ich auf keine anderen Meinungen mehr hören konnte noch musste und wo ich ganz zu mir selbst und meiner inneren Geborgenheit zurückfinden konnte. Ich habe auf vielen Spaziergängen, Wanderungen und in der Abgeschiedenheit von Kloster Nütschau während ein paar Exerzitien mir selbst und meinem Erbauer begegnen können.

Zu Hause sind allerlei Ablenkungen vorhanden, und es ist sinnvoll, sich regelmäßig an einen Ort der Ruhe und Stille zurückzuziehen, auch zu Hause ab und an mal das Telefon auszustellen und unerreichbar zu sein. Es ist erholsam, seine Bedürfnisse und Wünsche zum Schweigen zu bringen, das Gehirn zu beruhigen und eine ruhige Landschaft zu betrachten.

Zum Entnahmeverhalten gehört auch die Selbstherausnahme aus dem Getriebe von Mitmenschen, Gewohnheiten und Aufgaben, sich nicht stören zu lassen und nicht immer erreichbar zu sein. In dieser Unerreichbarkeit höre ich die Innere Stimme besser. Und aus der heraus spricht mein Schöpfer, Erlöser und Erhalter: Meine Kreativität, die Schöpfungskraft und Selbsterhaltungskraft. Mein persönlicher Heiland ist meine Lebens- und Selbsterhaltungskraft.

Kurzum: Das **Ernährungs-Entnahme-Verhalten (EEV)** wird eingeübt und sollte unter verhaltenstherapeutischen Anstrengungen gewandelt werden, wobei wir die Voraussetzungen dazu selbst schaffen, indem wir Können und Willen schulen. Darüber gibt es wunderbare Bücher. Das beste Buch aber müssen wir ganz allein und selbständig schreiben.

Wir leben nicht, um zu essen; wir essen, um zu leben.
Sokrates

Ersatzdenken hat seine Parallele in der Symptomverschiebung[230]

Gegenfrage: Was wollen sie ersetzen? Fleisch? Fisch? Zucker? Partner? Kinder? Auto? Unser Leben? Unser Denken? Wenn uns etwas nicht mehr behagt, sollten wir uns davon trennen und nicht nach Ersatz suchen. Ersetzen mit Besserem oder doch lieber austauschen? Tauschmittel sind seit Urzeiten beliebt. Aber ersetzten sollten wir eigentlich nur etwas, das uns weiterhin nützen kann. Sollten wir etwa das Denken ersetzen? Womit eigentlich, wenn wir es doch nicht austauschen wollen gegen Intuitionen und dem Hören auf die innere Stimme?

Womit könnten wir unser Leben ersetzen, wo es doch nur dieses eine Leben gibt? Und den Partner, wie könnten wir diesen einmaligen Menschen ersetzen? Einen Neuen nehmen? Wir können ihn vielleicht austauschen, aber doch nicht ersetzen. Und wie steht es diesbezüglich mit unseren Kindern? Die können wir weder ersetzen noch austauschen. Mit Menschen ist es wie mit den Zähnen: Wenn wir sie bekommen, machen sie sich manchmal schmerzhaft bemerkbar, wenn wir sie haben, sollten wir sie pflegen und nicht mit Zucker quälen, weil sie uns sonst schmerzen, denn wenn wir sie verlieren, hinterlassen sie eine empfindliche Lücke. Nur ist es mit den Zähnen doch anders als mit Menschen, denn sie sind **nicht** Teil von uns selbst und nicht so abhängig von unseren Ernährungsgewohnheiten wie unsere Zähne.

Ein Auto, ja, dass könnten wir vielleicht ersetzen. Wie wäre es mit Fahrrad und Buskarte? Fleisch und Fisch können wir ersetzen durch Ähnliches. Milchersatz, Fleischersatz, Leder- und Pelzersatz. Und wie ist es mit dem Zucker? Ist es nicht doch vorteilhafter, ihn weder zu ersetzen noch auszutauschen? Er ist doch in bereits allem enthalten, was wir essen. Also *wozu* ein **Un-Ding (= Nicht-Ding)** ersetzen, dass der Herrgott ohnehin nicht erschaffen hat sondern nur der Mensch, dieses Ungeheuer!? Mit Zuckeraustauschstoff, damit wir nicht auf intensiv Süßes verzichten wollen oder nicht verzichten müssen? Um welches Modalverb handelt es sich dabei eigentlich: Wollen, können, möchten, dürfen, sollen, müssen? Oder um *man-nehme!*?

Was wollen wir also als Ersatz für den Zucker? Ist es Liebe? Bekommen wir davon zu wenig und sind wir vielleicht einfach zu anspruchsvoll geworden, weil wir immer wieder sehnsüchtig aber vergeblich nach Liebe gelechzt haben? Hat man uns keine Beachtung geschenkt, keine Zuwendung? Mussten wir immer nur brav sein, tüchtig und möglichst zu viel leisten?

Gehen wir hinaus ins Grüne, tauchen wir in die Natur ein, in einen schönen Badesee. Entspannen wir uns, strecken wir uns aus. Wann waren sie zuletzt auf einer Blumenwiese, haben sich ins Gras fallen lassen und über sich die Lerche gehört?

Gehen wir spazieren, radeln, fahren wir mit dem Auto hinaus an Elbe, Ammersee, Nord- oder Ostsee, Weser, den alten Vater Rhein, Isar, Donau, Bodensee oder wo immer wir rasch hinaus in die Natur gelangen. Gehen wir zum Gebet in die Kirche, bleiben wir im Kämmerlein. Finden wir Ruhe. Kommen wir ersatzlos bei uns selbst an, indem wir uns und all unsere Sorgen, Ängste und Nöte in der Ruhe Gottes verlieren. ▶ **Psalm 95! http://alt.bibelwerk.de/bibel/**

Betrachten wir die Symptomverschiebung, in der es zu "Ersatzsymptomen" kommt, so müssen wir uns zuvor erneut fragen, was der Unterschied zwischen Symptom und Ursache ist. Wir wissen es inzwischen von den körperlichen Symptomen genau, dass die so genannten Risi-

---

[230] Buchhinweis - JACOBI, Corinna: Symptomverschiebung in der Verhaltenstherapie – Psychologisches Alltagswissen, Regelfall oder Ausnahme? - Hinweis auf die Zeitschrift: Psychotherapeut, Verlag Springer, ISSN 0395-6165 (Print) Heft Volume 44, Nummer 1, Januar 1999 – Seiten 51-59

kofaktoren keine Ursachen sondern bereits Symptome sind, Zeichen dafür, dass ihnen selbst Ursachen zugrunde liegen, die in der Lebensführung, in den Entscheidungen, womit wir uns ernähren, zu finden sind. Deshalb sprach ich wiederholt vom Entnahme-Verhalten bzw. vom **Ernährungs-Entnahme-Verhalten (EEV).**

Der Symptomverschiebung begegnen wir nicht nur in der körperlichen Krankheit (Krankheit ist ja ein Symptom) sondern auch in der Psychotherapie, also bei den seelischen Entgleisungen. Auch jede Entgleisung ist bereits ein Symptom: Für eine verkehrt gestellte Lebensweiche oder einen Felsbrocken, für menschliches Versagen oder eine Naturkatastrophe. Im täglichen Leben ebenso wie im körperlichen und seelischen Bereich haben wir es mit Ursachen zu tun, die erste Symptome, nämlich Zeichen nach sich ziehen: Die multiplen Risikofaktoren nämlich. Gehen die Ursachen weiter, verstärken sich die Risikosymptome und werden zu einer Gesamtsymptomatik, in der sich größere Symptome, die Krankheiten, aufbauen. Alle weisen aber immer auf die Ur-Ursache zurück. Behandeln wir nun einen solchen Risikofaktor bzw. eine darauf aufgebaute Krankheit und es kommt zu einem neuen Krankheitsbild, dann war die Behandlung falsch und die Ur-Ursache blieb bestehen. Bei der neuen Krankheit handelt es sich dann um eine Symptomverschiebung. Ein durch Medikamente gedrückter Blutdruck kann einen Herzinfarkt nach sich ziehen. Die medikamentöse Behandlung von Mumms kann einen juvenilen Diabetes Typ II nach sich ziehen, das Unterdrücken von Fieber oder einer Entzündung kann wochen- und monatelang immer neue Formen an Erkältungskrankheiten nach sich ziehen.

Eine Symptomverschiebung ist das ersatzweise Auftreten anderer Symptome nach einer nur scheinbar erfolgreich verlaufenen Behandlung eines einzelnen Symptoms. Wenn die ursprünglich zugrunde liegende Ur-Ursache nicht behoben wird, wenn die ur-ursprüngliche Problematik nicht behoben wird, kommt es zur Symptomverschiebung. Auf Handlungsweisen bezogen, nenne ich diese Symptomverschiebungen Ersatzhandlungen.

Der Kuchen ist eine Symptomverschiebung, ein Ersatz für Liebe, gemütliche Atmosphäre und dergleichen. Das Rauchen ist Ersatz für Liebe, Gemütlichkeit, Brust und Schnuller, wobei der Schnuller bereits Ersatz fürs Kuscheln mit der Mama ist und die Flasche Ersatz für die mütterliche Brust inklusive Kuschelfaktor, Geborgenheit und Sicherheit.

Wenn wir uns aufmachen, neues Land zu erobern, sollten wir sehr aufmerksam bleiben und uns vor jeglicher Ersatz- und Symptomverschiebung hüten! Sie kommt durch alle Hintertüren und durch jedes Schlupfloch in immer neuer Verkleidung wie der Teufel in immer neuen Kleidern daher. Bioläden und Reformhäuser sind voller Symptomverschiebungen. Sie sind geradezu ein Tummelplatz für Symptomverschiebungen aus der Nahrungsmittelindustrie!

Bitte prägen wir uns daher nochmals gut ein, damit wir es niemals mehr vergessen: Biohandel und Reformhäuser sind erneut lediglich ein Tummelplatz für Ersatzdenken und Symptomverschiebungen der herkömmlichen Nahrungsmittelindustrie auf der Grundlage des herkömmlichen Geschmacks der Konsumenten. Sie dienen nicht wirklich dem Vollen-Leben sondern der Aufrechterhaltung einer Haltung, die ständig nur nach Ersatz für Ersatz sucht, Aufrechterhaltung einer Haltung, die sich nicht lösen will. Wir aber wollen keinen Ersatz sondern die Basis des Lebens. Wir wollen das uralte Neue täglich neu finden: das volle, lebendige Leben: Die Grundursache des Lebens selbst: Gott!! Es gibt dafür keinen Ersatz.

Innere und äußere Blockaden und Widerstände gilt es zu überwinden, damit wir aufhören können, lediglich Symptome und die Symptome von Symptomen zu behandeln. Es werden Symptomverschiebungen auftauchen, solange wir die Ursache für unsere Blockaden und Widerstände nicht erkennen und die Ursachen dafür nicht aus unserer Welt schaffen.

Seien wir übrigens vorsichtig mit den Erklärungen, die uns die Psychotherapie für Symptomverschiebungen gibt, weil auch sie im alten Denken verwurzelt sind, Symptome als Ursachen zu bezeichnen. Wenn ein Mensch aufhört zu rauchen und dann zunimmt, handelt es sich nicht um eine klassische Symptomverschiebung, weil die Gewichtszunahme ebenso wie das Rauchen bereits Symptome sind. Die Ursache der Adipositas könnte man vordergründig in raffinierten Mehlen und Fabrikzucker sehen, aber dahinter steckt immer das **Ernährungs-Entnahme-Verhalten (EEV)**, und dieses ist seinerseits ein Symptom für das Ur-Entnahmeverhalten eines Menschen, dass sich lediglich generalisiert und auch auf die Ernährung erstreckt.

Die Grundursache allen Übels ist niemals innen in einem Menschen. Sie tritt von außen an uns heran: Durch mangelndes Einfühlungsvermögen, Respekt- und Lieblosigkeit. In der Kindheit sind wir prägenden Ursachen ausgesetzt, als Erwachsene gilt es, sie zu erkennen, nicht mehr an uns heran zu lassen und sie sich nicht mehr in uns auswirken zu lassen. Auf dem Weg der Arbeit am eigenen Charakter in einer **multidimensionalen Psychotherapie**, die einschließt: Psychoanalyse, Traumarbeit, Achtsamkeit, verschiedene meditative Übungen, Kreativitätsförderung, Eye Movement Desensitization Reprocessing (EMDR), Rational Emotive Therapy (RET) und ähnliche kreative psychotherapeutische Methoden kommen wir im Laufe des Lebens über viele Stufen immer mehr hinter die geistigen Strukturen, die uns ursprünglich als kleine Rangen eingehämmert wurden und die wir auflösen können, um zu uns selbst zu kommen und freie, individuierte Menschen zu werden. Wir wollen es nicht mehr nötig haben, die alten Symptome unserer Hörigkeit von Krankmachendem in immer wieder neue Formen zu übertragen.

"Strukturveränderung ist nötig", sagte ich mir, als ich mit meiner Selbsttherapie anfing. Und wenn ich bei diesem Wort auf die durch Hitzeeinwirkung zerstörte Gitterstruktur der Proteine blicke, dann erkenne ich darin ein Bild von pathologischer Strukturveränderung. "Wie sich die Bilder gleichen!" Ich habe durch Achtsamkeit gelernt, alte Bilder daraufhin abzuklopfen, ob sie mir nützen oder ob sie aus einer Vergangenheit stammen, die mir geschadet und mich dereinst verbogen hat. Das ist mir inzwischen so gut gelungen, dass es fast keine Stolpersteine mehr aus meiner Vergangenheit gibt. Und wo Menschen sie mir werfen, steige ich drüber und gehe weg.

Nicht jedem Mitmenschen mag es gefallen, wenn ich selbstsicher und selbstbewusst "nein" sage. Ich lasse nur noch dasjenige und diejenigen an mich herankommen, was bzw. die mir nicht schaden. Und so habe ich nicht mehr mit Symptomverschiebungen, Ersatzhandlungen oder Ersatzdenken zu kämpfen. Es war ein langer und lohnender Weg bis dahin.

In einem kurzen Kapitel ist es kaum möglich, die Gesamtproblematik eines derartigen Prozesses einer Charaktererziehung zu umreißen. In meinen voraufgegangenen Büchern habe ich mich darum bemüht, das alles sehr ausführlich zu beschreiben. Aber auch da habe ich immer wieder auf weitere, vor allem Fach-Bücher hingewiesen. Letztlich gründen alle Untersuchungen der Vergangenheit nicht nur in Psychoanalyse, Traumanalyse und eigenem Erleben sondern in der Persönlichkeitsstruktur, die es in Ich, Über-Ich, Selbst und Es wie einen verborgenen Schatz zu entdecken und begreifen gilt. Wenn wir von daher unser Verständnis entwickeln, gelingt es uns gut, uns freizuschwimmen, das Über-Ich neu einzuordnen, dem Es gebührenden Raum zu geben, selbstbewusst zu werden, das Ich frei zu lassen und im Selbst die Innere Führung zu erkennen. C. G. Jung verglich das Selbst mit dem Inneren Kind, dem Puer Eternus: Mit Jesus Christus als Innerer Führungskraft. Das Ich-Selbst ist die eigentliche Quelle des Lebens, die Vereinigung des "Sohnes mit dem Vater und der geistigen Instanz". Und Selbsterhaltungskraft ist gleich Selbstheilungskraft, ist der umgesetzte, freie Wille in Abstimmung und Übereinstimmung mit dem, was wir Schöpfungskraft nennen. Es ist die Liebe zum Werk!

> Verbesserung = Ersatzdenken und Alternativen
> Wandlung = Loslassen, aufgeben, weggehen, ändern, Neues unternehmen

Wir kommen niemals an! Es gibt keine endgültige Station und auch keine endgültigen Sicherheiten auf der Erde. Wir sind immer unterwegs, selbst wenn wir uns noch so feste Häuser, noch so unerschütterliche Gewohnheiten schaffen: Die Zeit überlebt uns, und sie überlebt unseren Habitus. Wollen wir bleiben, so sollten wir das nur in den natürlichen Ordnungen, religiös formuliert: In Gott. Alles andere wandelt sich. Nur dieser Schöpfergott ist in seiner Liebe, aus der die Ordnungen heraus existieren, ewig unwandelbar. Er ist der einzige Fixpunkt. Warum liebt er? Weil er in sehr egoistischer Weise sein Werk ebenso liebt wie wir unsere Werke. Gott liebt aus gesundem Egoismus heraus: *"Liebe deinen Nächsten wie dich selbst!"*

Erst, wenn wir diesen liebevollen Selbstbezug hergestellt haben, sind wir in der Lage und Willens, etwas in unserem Leben zu verbessern. Zuerst versuchen wir, andere Menschen zu verbessern, zu ändern, umzukrempeln. Bis wir das endlich aufgeben. Dann suchen wir nach Ersatz für das, was wir aufgeben: Menschen, Beruf, Partner, Lebensweise, Essgewohnheiten oder was auch immer. Wenn wir noch ein paar Stufen weiter gelangt sind, suchen wir nach Alternativen für das Verlorengegangene. Und wir haben uns immer noch nicht gewandelt.

Schauen wir uns das Synonymwörterbuch von Duden an, was da an Synonymen für die Begriffe unserer Kapitel-Überschrift stehen. Synonym = sinnverwandtes Wort.

Ersatz:

- Ersatzmittel (Not)behelf - *(bildungssprachlich):* Äquivalent, Substitut, Surrogat.
- Abgeltung, Ausgleich, Entschädigung, Entsprechung, Erstattung, Gegenleistung, Gegenwert, Schadenersatz, Vergütung, Wiedergutmachung - *(gehoben):* Genugtuung - *(bildungssprachlich):* Äquivalent - *(umgangssprachlich):* Abstand; *scherzhaft):* Trostpflaster - (*rechtssprachlich):* Buße - *(Versicherungswesen):* Schadenersatz(leistung) - *(Wirtschaft):* Rekompens - *(veraltet):* Sühnegeld.
- *(Militär)* Rekompens, Reserve(truppe) - *(Sport):* Reserve.

In den unterschiedlichen Bereichen wird derselbe Begriff – Ersatz – angewandt und bedeutet dann scheinbar etwas Anderes, in Wirklichkeit aber tatsächlich immer wieder Ersatz. D. h.: Das jeweilige Wort ist in seinem Wesen auf den Begriff Ersatz zurückführbar. Sogar in der Rechtssprechung! Denn man kann nichts ersetzen, wenn man mit seinem Auto einen Menschen totgefahren hat oder wenn man Geld gestohlen, dies aber ausgegeben hat. Der Richter verhängt in einem solchen Fall anstelle einer Haftstrafe eine Ersatzstrafe, beispielsweise ersatzweise in einer Hilfseinrichtung zu arbeiten oder eine Geldbuße zu bezahlen.

Duden ist noch nicht so weit entwickelt, dass er über Ersatz in den Gewohnheiten spricht. Das tun aber die Psychologen. Süßigkeiten können Ersatz für die Süße sein, die wir im Leben vermissen, Drogen sind Ersatz für das Geliebtwerden. Wenn wir aber genauer hinschauen, gibt es natürlich viel mehr Ersatz im **Ernährungs-Entnahme-Verhalten (EEV)**. Wir ersetzen, wenn wir klug sind, Altes für Neues. Aber das Neue, wenn wir nicht wirklich klug sind, sollte dem Alten nicht mehr ähneln, da es sonst nichts Neues sondern eben doch nur Ersatz ist.

In die Praxis umgesetzt bedeutet das: Wir können Milch, Käse, Fleisch und dergleichen ebenso wenig wie Nudeln ersetzen. Wir können Zigaretten und Alkohol nicht ersetzen, indem wir mehr oder weniger gegen dasselbe austauschen wie wenn wir ein Wort gegen ein Synonym austauschen; Beispiel: laufen mit dem Synonym rennen. Wir können aber an die Stelle des Alten wirklich Neues stellen. Statt zu laufen oder zu rennen also in Zukunft gehen und eine langsamere Gangart wählen. Meistens benutzen wir aber nur Surrogate. Das Wort Surrogat, wie wir wissen, steht in der Nahrungsmittelindustrie für Ersatz. Ich war so frei, mir durch Wikipedia ein paar Begriffe zu holen: Kaffee-Ersatz, Analogkäse, Formfleisch, Surimi (Fisch-Ersatz), Deutscher Kaviar. Aber auch Süßstoff ist ein Surrogat. Und also verrennen wir uns weiterhin.

Wenn wir uns nicht wirklich von unseren gewohnten Ernährungsgewohnheiten entfernen sondern weiterhin Ähnlichkeiten erstreben in Aussehen, Geschmack, Konsistenz und Kauerlebnis, dann werden wir nach Ersatz suchen. In der Kochkost geht das noch einigermaßen. Aber wer sich in der die Kochkost einbeziehenden Vollwertkost nicht genügend umstellt, der wird zu Sojaprodukten als Fleischersatz greifen oder zu den unzähligen Süßungsmitteln, die aber nur einen Zuckerersatz darstellen. Selbst Honig kann missbraucht und zum Zuckerersatz werden. Wo liegt also die Grenze zwischen Ersatz und Umstellung, die zu einer vollkommenen Wandlung führt? Vielleicht beginnen wir mal mit Alternativen und schauen uns in Dudens Synonymwörterbuch an, was da steht und ob wir nicht doch wieder in die Nähe des Ersatzdenkens geraten. Da im Duden sehr umfangreich, wähle ich einige aus der Aufzählung aus.

alternativ, Alternative, Alternativer:

- abweichend, ander... - entgegengesetzt, unterschiedlich, verschieden, wahlweise - *(bildungssprachlich):* divergent, divergierend.
- Abwechselnd, im Wechsel, wechselweis- *(bildungssprachlich):* alternierend.
- antibürgerlich, nonkomformistisch, unkonventionell, unorthodox...
- biologisch-dynamisch, naturgemäß, naturverbunden, ökologisch, umweltbewusst.

Alternative: Auswahlmöglichkeit, andere/zweite Möglichkeit, Gegenangebot, Gegenbeispiel, Kontrastprogramm, Wahlmöglichkeit.Gegenentwurf, Gegenlösung, Gegenmaßnahme, Gegenvorschlag,

Alternativer, Alternative: Freak, Ökopax, Müsli, Grüne(r)

Das sieht schon mal ganz anders aus als beim reinen Ersatzdenken, wo der Käse durch Soja ersetzt wird! Eine echte Alternative für Süßigkeiten sind weder Vollwertriegel noch Trockenfrüchte sondern frisches Obst. Wenn ich eine Alternative für Käse suche, sollte ich ihn nicht mit ähnlich schmeckenden oder ähnlich aussehenden Produkten ersetzen sondern nach etwas ganz anderem als echter Alternative suchen. Da wird dann aber in der Kochkost mit Zeugs herumgebastelt wie reiner Stärke, denn die Käsekonsistenz (leicht gummig zusammenhaftend) ist sehr eigentümlich. Und fest genug und schnittfest soll der Käseersatz oder die Käsealternative auch noch werden. Also hat sich die "Bio-Industrie" etwas einfallen lassen für diejenigen, die, ach so sehr, am Käse und damit am Alten kleben. Wie schädlich aber eine derart intensive Stärkebombe ist, die der Pseudokäse tatsächlich darstellt, muss ich wohl nicht mehr erklären.

Ich spreche hier übrigens nicht vom Analogkäse, der für Pizzas verwendet wird und auch reichlich Stärke enthält, sondern von den Käseersatz-Produkten, wohlgemerkt: In Bioläden und

Reformhäusern! 100g reiner Stärke sind genauso schädlich, wie wenn wir mal so eben 100 g Zucker löffeln! Und manche vermeintliche Freaks essen ein 250 g-Stück auf einen Sitz!!

Wenn wir also wirklich aus dem System der Ungesundheit aussteigen wollen, dann müssen wir schon die Schneid haben, uns wirklich umzukrempeln und nach echten Alternativen suchen, nicht aber schon wieder nach Plagiaten, die dem Verlorenen durch Ersatzdenken nachlaufen. Unkonformistisch zu handeln, sich antibürgerlich zu verhalten, divergierende Essgewohnheiten zu entwickeln ist noch längst nicht dasselbe wie bio-dynamisch, ökologisch oder naturverbunden. **Der Wolf im Schafspelz lauert in den Ersatzprodukten, die wir im Biohandel vorgesetzt bekommen, die wir kaufen und selbst wieder auftischen.** Wenn wir aber eine Metamorphose wie die Raupe, die zum Schmetterling wird, geschehen lassen wollen, müssen wir das Alte ganz loslassen, auch Ersatz und Alternativen, die zu faulen Kompromissen zwischen ungesunder und gesunder Ernährung führen.

Auch hier gilt: Wandlung geschieht! Wir können sie nicht machen. Ich sagte das schon mehrfach. Um Wandlung geschehen zu lassen, um ihr die Möglichkeit zur Verwirklichung zu geben, können wir aber aktiv loslassen, Gewohnheiten aufgeben, weggehen, wo immer wir uns gerade befinden und in die Weiten der Natürlichkeit hinein wandern. Wir können unsere Beschäftigungen ändern, unsere Tätigkeiten, unseren Beruf unsere Wege und Ziele und Neues probieren. Und das Neue sollte das Uralte sein, das schon immer die Ordnungen des Lebens aufrecht erhalten hat. Wir müssen wirklich lernen, uns nicht einfach zwanghaft Disziplin aufzuerlegen, sondern uns behutsam dem wirklich Natürlichen zu nähern, indem wir aktiv passiver werden.

Wenn wir etwas in die Hand bekommen ist sogleich die Frage: *"Was kann ich daraus machen?"* Danach kommt bereits die Frage: *"Und jetzt, wo ich etwas daraus gemacht habe: Wie kann ich es verbessern, verfeinern? Was kann ich wegnehmen davon, was hinzufügen?"* Wenn wir ein natürliches Lebensmittel in die Hand nehmen, ja, bereits wenn wir es im Laden sehen, rattert das Gehirn los, und der lustgesteuerte Gaumen sucht in Rezeptkategorien. Wie wenn, verzeihen sie mir bitte den Vergleich, ein Mann eine attraktive Frau vor sich gehen sieht, zuerst ihren Po und die Beine gewahr wird und sich sogleich vorstellt, wie es denn mit ihre wäre, wenn er sie ganz für sich haben könnte. Er sieht die Frau als Objekt seiner Begierde.

Lachen sie bitte nicht! Mein Ehemaliger erzählte mir eine derartige Begebenheit. Während einer beruflichen Reise in eine lateinamerikanische Stadt ging er zusammen mit einem Kollegen durch die Straßen. Eine attraktive Frau tippelte auf hohen Absätzen vor ihnen her. Da sagte der Kollege zu meinem Mann (vielleicht war es auch umgekehrt, aber das hätte er mir bestimmt nicht gesagt): *"Mit der kann ich mir im Bett was vorstellen"* - Prompt drehte sich die Frau um und antwortete auf deutsch: *"Ich aber nicht mit ihnen!"*

Fragen wir aber einen Apfel, ob er gegessen werden möchte, dann wird er "nein" sagen. Denn er will seine Saat ausstreuen. Keiner lässt sich gern vernaschen. Aber fragen wir mal den Schöpfer, wie weit wir eigentlich gehen dürfen, wenn wir IHN denn schon vernaschen wollen. Wollen wir IHN in geiles Leder kleiden, IHN auspeitschen, ausquetschen, wollen wir IHN zum Surrogat machen und nur wie Apfeldicksaft zum Süßen von Ernährungs-Geilitäten missbrauchen? Was also sollten wir daraus machen, wenn wir ein natürliches Lebensmittel in die Hand bekommen? Nur das, was erlaubt ist: Es unumwunden aufessen, direkt genießen, damit die eigene Morphose stattfinden kann, damit sich im Stoffwechsel der Wandel der Stoffe, die im Apfel drinnen stecken, vollziehen kann. Gucken wir also nicht auf den Hintern des Apfels und basteln wir nicht hinter dem Rücken des eigentlichen Sinn und Zwecks Ersatz und Alternativen für das Volle Leben! Es gibt keinen Ersatz für Leben noch für Lebensmittel und auch nicht für den Herrgott, der mit seiner Lebenskraft in jedem Apfel steckt!

Weg vom Ersatzdenken, weg vom Analogdenken, weg sogar von Alternativen und faulen Kompromissen! Wie alternativlos Grüne sein können, sehen wir schon an der Grünenpolitik in Hamburg, die doch wieder Kompromisse in der Atompolitik eingeht. Warum? Weil sie nur unter dieser Bedingung in der Koalition mit der CDU bestehen kann. Verdammt noch mal: Was für eine Koalition und Kohabilitation zeugt uns da wieder einmal nur Frankenstein-Monster!?

Sind das wirklich Gründe für uns, die wir nach echten Alternativen suchen? Ist eine böse Ehe eine Alternative, wollen wir darin weiterhin Atomkraftwerke haben oder wollen wir daraus auswandern, uns nicht mehr mit dem Feindbild anbiedern, wo wir, einem Stockholm-Syndrom gleich, kuschen müssen, um überleben zu können. Ist das wirklich eine akzeptable Alternative?

Und am Tisch: Wollen wir uns wirklich zum Kirchkaffee begeben, lächeln und Smalltalk führen, obwohl da Dinge auf dem Tisch stehen, die uns anwidern? Müssen wir uns das antun, darüber hinweg zu sehen, als würde es uns nicht stören? Und müssen wir, wenn wir eingeladen werden, wirklich ausnahmsweise Sahnetorte essen? Oder, was viel häufiger vorkommt: Müssen wir in der Kantine zum vegetarischen Essen greifen, obwohl es durchaus nicht vollwertig ist? Müssen wir uns diese Kompromisse, Alternativen, diesen Ersatz für eine gesunde Mahlzeit wirklich antun, weil wir nicht anecken wollen und weil wir das Kollegengespräch suchen oder es uns zu umständlich erscheint, einen mitgebrachten Salat zu essen oder ihn uns, wie im Urlaub nötig, selbst zu machen?

Was heißt schon sich sozial zu verhalten? Ist es die Konformität, die mich mit der Form (con forma) gehen lässt? Ist Konformität überhaupt sozial oder eher asozial zu nennen, wenn ein Hammel über den Bach springt und alle anderen ihm nachspringen? Wenn wir im Krankenhaus, Altenheim, während der Rehamaßnahme, im Urlaubshotel, auf Reisen usw. den ganzen Dreck mitessen: Ist diese Konformität wirklich nötig? Warum sollte ich mich da schädigen, wenn ich es doch ebenso widerwertig wie widerwärtig finde? Lasse ich mich wirklich gern vom Teufel reiten oder lenke ich meinen Gaul lieber selbst!?

Wer Wandlung und komplette Metamorphose ohne Surrogate, Ersatz, Alternativen und Plagiate wünscht, muss auf eine einsame Insel schwimmen und sich dieses Eiland immerzu bewahren. Auch wenn er/sie sich unter die Leute begibt. Niemand wird ernsthaft von uns verlangen, uns selbst gegen den Strich zu bürsten. Die Haare stehen dem wirklich Alternativen ohnehin zu Berge: Zum Beispiel im Supermarkt beim Blick in die Einkaufskörbe. Schweigen ist da angesagt, wo niemand unseren Standpunkt hören will. Und Weggehen ist angesagt, wo das Neue, dass in Wirklichkeit die uralte Schöpfungsordnung ist, nicht vorhanden ist.

Was will ich vom Leben? Mitmachen oder ich selbst sein!? Ganz und gar ich selbst und niemand anderes will ich sein. Und wenn ich als ich selbst mitmachen kann, dann bin ich gern dabei. Aber am liebsten bin ich dort dabei, wo Menschen meiner Art und Weise sind, denn dort fühle ich mich geborgen und anerkannt. Ich jedenfalls will niemandes Gewohnheit sein sondern ich selbst. Und die bin ich nur, wenn ich mich in die Ordnung des Lebens einfüge. Nur diese Ordnung gilt mir, denn ich fühle mich nur darin wohl und geborgen.

1. Petrusbrief 5:8
Seid nüchtern und wachsam!
Euer Widersacher, der Teufel,
geht wie ein brüllender Löwe umher und sucht,
wen er verschlingen kann.

> Springt ein Hammel über den Bach,
> springen alle anderen ihm nach.

Liebe Gewohnheiten

Ja, die liebe Wohnung, pardon: Gewohnheit. Mit einem Fremdwort: Habitus. Und das bedeutet zugleich die Gewohnheit als auch das Gewand. Gewohnheiten sind Kleider. Und Kleider, so sagt man, machen Leute. Wir sind unsere Gewohnheiten. Und die lassen sich durch Eigenschaften beschreiben. Aber auch durch Handlungen, die zu Eigenschaften hinführen oder sich von ihnen ableiten lassen. Wie auch Eigenschaften in Handlungen münden oder sich von ihnen ableiten lassen. So ist alles miteinander in den lieben Gewohnheiten verquickt. Ein abgerundetes Bild: Der Mensch, der möglichst unverändert bleiben möchte, weil es behaglicher ist, als auf Wanderschaft zu gehen, und sich durch neues Verhalten auf Fremdes einzustellen.

In der Fremde scheint nichts mehr sicher zu sein. Und wie sollten wir damit umgehen, wenn wir es doch nicht gewohnt sind, in der Fremde zu leben? Plötzlich Spanisch sprechen, weil mich in Spanien sonst niemand versteht? Oh Gott, was wird mir da abverlangt! Wäre ich doch lieber gewohnt zu Hause geblieben!

Und in welchen Schuhen soll ich den Berg hinaufgehen? Meine Stöckelschuhe haben mich schon im Büro gequält, aber ich sehe darin bestimmt sexy aus. Und jetzt? Wie komm ich den Berg rauf mit dem Franz-Xaver, der im Büro meinen sexy Gang so bewundert hat? Jetzt befinde ich mich in seiner Welt. Und da geht es nun einmal nicht mit dem gewohnten Schuhwerk. Was soll ich tun, um so zu sein, dass ich ihm weiterhin gefalle? Ich habe gar keine Wanderschuhe dabei. Und mein Habitus, meine Kleidung ist auch unpassend für eine solche Unternehmung. Hier ist aber kein Ersatz in Sicht und auch keine Tauschmöglichkeit.

Wie aber verhalten wir uns, wenn wir auf einer Weltumsegelung sind, in ein Unwetter geraten, unser Boot verlieren und plötzlich auf einer einsamen Insel landen? Da gibt es kein Sauerkraut, keine Würstchen, keinen Bioladen noch Joghurt aus Milch oder Soja. Kein Getreide, keine Getreidemühle, kein Toastbrot und keinen Rinderbraten. Alles neu und ungewohnt für Normalos wie Freaks.

Wir müssen schlichtweg immer mit dem rechnen, womit wir nicht rechnen können! Ein Leitsatz, den ich meinen Kindern mit auf die Lebensreise gegeben habe. Wenn wir diese Grundhaltung gut eingeübt haben, finden wir uns überall und mit allem Ungewohnten zurecht.

Ist es wirklich so schwierig, alte Gewohnheiten hinter sich zu lassen, sie weder zu ersetzen noch auszutauschen sondern einfach den Schritt ins Neuland zu wagen? Uns winkt die Gewissheit, dass wir nach einer gewissen Übungszeit wieder neue Gewohnheiten gewinnen werden. Ich denke schon lange nicht mehr über all das nach, was ich hier in einem ganzen Buch erkläre. Und mir war gar nicht bewusst, dass ich so viel Neues gelernt habe, seitdem ich das System der Ungesundheit verlassen habe. Ich gehe einfach nur Schritt für Schritt voran.

Es ist schön, Gewohnheiten zu haben, die uns das Gefühl von Geborgenheit und Sicherheit verleihen, weil wir wissen, was ist, was kommt und mehr oder weniger auch, was sein wird. Es wird das sein, womit wir rechnen können und auch das, womit wir nicht rechnen können. Und wir sind kreativ und furchtlos, denn das Neue bedeutet lediglich Wandlungsmöglichkeit und neue Anpassung.

Gewohnheiten stören heißt alles stören
William Shakespeare

> Nur mit leeren Händen
> kann man nach Neuem greifen.

Rezeptlos, glücklich und sorgenfrei leben

Wandlung ist Zeichen der Beständigkeit unseres Schöpfers. Das von ihm erdachte Fließgleichgewicht bewegt sich bleibend-fortströmend in homöostatischen Regelkreisen. Panta rhei! Alles fließt! Wir können nicht zwei Mal in denselben Fluss steigen, denn, obwohl das Wasser durch das selbe Flussbett strömt, ist es doch unentwegt ein anderes. Und selbst das Flussbett verändert seinen Lauf: Durch die Kräfte des Stromes. Als Wasser an sich ist Wasser beständig, obwohl es sich selbst in Ewigkeit folgt: einer Regel eines gebenden und nehmenden Gottes. Nichts bleibt, wie es zu sein scheint und ist unter Wandlung doch anscheinend dasselbe. Es dient nur einem: dem Ziel, das ihm schon in seine Wiege gelegt wurde.

Als DienerIn zweier Herren müssen wir nicht erst jemanden im Duell töten, dann fliehen und, weil wir in der Fremde unter reichlich Versteckspielen nicht mehr über die Runden kommen, zwei Jobs annehmen. Heute füllen viele Menschen zwei Arbeitsstellen aus, um überhaupt über die Runden kommen zu können. Zweit- und Drittjobs sind gang gäbe und überfordern uns. Wir überarbeiten uns, weil unser bankrott gehendes Staats- und Wirtschaftssystem sich mehr und mehr überlebt. Wer genau hinschaut, sieht die deutlichen Zeichen des Zerfalls unserer Zivilisation ebenso wie in den ernährungsbedingten Zivilisationskrankheiten.

Wir haben die Teller der Reichen zu füllen. Die Hauptursache für Geldwertverlust und Arbeitslosigkeit ist das exponentielle Wirtschaftswachstum[231]. Weder können wir immer weiter essen und essen bis wir platzen noch kann die Wirtschaft wachsen und wachsen, ohne das Geldwert und Vollbeschäftigung zerstört werden und Verschiebungen zustande kommen. Aber auch da wird mit Scheuklappen vorbeigeschaut und weiterhin geglaubt, man könne Geld durch kluge Anlagen vermehren. Am Ende zahlen wir aber alle die Zeche: Steuern, Zinsen, Arbeitsplatzverlust und Unzufriedenheit sind die Wegbereiter einer schleichend einsetzenden Revolution, die sich nach all dem Frust irgendwann explosionsartig entladen wird, ja: entladen muss!

Was bleibt, sind die Sorgen um das Morgen: Wie werden wir über die Runden kommen, wenn wir keine Arbeit mehr haben, wenn die Renten sinken, wenn der ganz normale Wahnsinn des heutigen Überangebots beendet sein wird? Wird es dann überhaupt noch ökologisch erzeugte Produkte aus nachhaltiger Landwirtschaft geben?

Wir sind alle darauf eingestellt, problemlos einkaufen zu gehen. In unseren Gärten wachsen nur noch selten Obst und Gemüse, und in den Schrebergärten ist es schon lange verboten, Nutzgemüse anzupflanzen. Argwöhnisch wird darüber gewacht, dass nicht etwa jemand heimlich Erdbeerpflanzen ins Blumenbeet setzt.

Wir haben einerseits dem allgemeinen Mammon zu dienen, dem Chef und andererseits auch solch verrückten Vorschriften, die uns nicht einmal auf eigenem Grund und Boden erlauben, etwas Essbares anzupflanzen. Als wären solche Pflanzen eine unästhetische Zumutung. Unästhetisch aber sind derartige Vorschriften: unschön und unethisch nämlich.

---

231 **Unser Geld zerstört die Welt, sagt Helmut Creutz:** http://www.helmut-creutz.de/

Aber ob wir es wollen oder nicht: Als Teil des Systems haben wir ihm zu dienen, wenn wir leben und überleben wollen. Wehe denen, die sich ausklinken. Sie stehen völlig schutzlos da. Und wehe denen, die ausgeklinkt werden, weil sie überflüssig geworden sind. Auch sie sind schutzlos und darüber hinaus begegnen ihnen Verständnislosigkeit und Armut.

Da kam aber vor 2.000 Jahren ein Mensch zu uns, klein und nackt wie jedes Kind. Es war aber ein göttliches Kind und stand im Schutz seines Himmlischen Vaters. Unbemerkt vom Rest der Welt wuchs es still heran und sah seinen Vetter Johannes Menschen taufen. Von Haus aus waren sie beide das schlichte Leben gewohnt und wuchsen, beeinflusst von der genügsamen Lebensweise der Nazoräer, zu Männern von unbeugsamer Entschlusskraft heran. Ein wenig asiatischer, ein wenig jüdischer Einfluss ließen diese beiden besonderen Männer in der Mitte eines religiösen und politischen Spannungsfeldes aufwachsen, das sie ruhig werden ließ statt zu beunruhigen, denn ihnen wurde klar, dass sie sich nicht sorgen mussten. Jeder Tag hatte seine eigene Plage zu bewältigen, und sie sorgten immer nur für das Hier und Heute und dadurch so ganz beifällig für den großen Letzten Tag, der sich aus jedem kleinen Heute ergibt.

Sicher und ohne große Vorplanung auf die Begegnung mit ihrem Schöpfer gingen sie ihrer jeweiligen Berufung nach. Beiden winkte der Tod als Lohn für ihren standhaften Weg und beide scherten sich nicht um Meinungen, denn sie hatten eine Mission zu erfüllen. Der eine, indem er den Weg bereitete, der andere, indem er ihn ging. Ein Weg, dessen Ziel schon in der Quelle vorhanden war und sich diese beiden Menschen an die Menschheit verströmen ließ wie unentwegt fließendes Wasser aus einer nie versiegenden göttlichen Quelle. Immer in Richtung des einen Zieles fließend: *"Panta rhei! Alles fließt! Nie stille steht die Zeit und ist in sich doch immer dieselbe unendliche, zeitlose Zeit, ohne Anfang und Ende seit ihrem Anfang bis hin zu ihrem Ende."*

Jesus legte den Hobel nieder und hörte auf, für sein tägliches Brot zu arbeiten, denn er sah die Vögel unter dem Himmel, die so sorgenlos singen, ihre Nester bauen und sich aus der Fülle des Angebots direkt vom Tisch des Herrn bedienen. Kein Rezept gibt es für sie als dasjenige des Schöpfers. Jedem Tier nach seiner Art ein eigenes Rezept vom großen Weltenmeister.

Und auch für die Lilien auf dem Feld sorgt Er. Sie müssen sich nicht darum sorgen, was sie morgen anziehen und ob morgen die Sonne scheint, ein kalter Wind weht oder Schnitter Tod sie abschneidet, um sie in einer Vase verbluten und welken zu lassen. Ach, sie strecken sich der Sonne entgegen und freuen sich ihrer Schönheit, des Gewandes, mit dem der Schöpfer sie so prachtvoll gekleidet hat. Sie wollen nicht mehr. Und ob auch der Condor über ihnen kreist. Sie schauen, wie die Menschen der Anden, gar nicht erst hin, sondern sie ehren diesen Vogel des Todes, denn es ist gewiss, dass er sie eines Tages ergreifen und hinüber tragen wird. Keine Sorgen deshalb, denn heute wird gelebt und sich gefreut. Und der Herrgott deckt für alle so reichlich den Tisch. Er kennt das Rezept des Lebens, der Freude und des Glücks. Was müssen wir uns sorgen und Rezepte erfinden, um das Leben noch schmackhafter zu machen, als es ist?

Wollen wir wirklich zwei Herren dienen? Dem Mammon und dem Herrgott? Wie wäre dieser Spagat möglich, ohne Verrat zu begehen? Verrat gegen den Mammon wie auch Verrat gegen den Herrn des Lebensrezepts! Wer dem Mammon dienen will, indem er sich ständig Neues kauft, indem er unbedingt ein Auto braucht, in Urlaub fahren muss, indem er unbedingt fremd gehen muss, der kann dem Lebendigen Gott nicht treu dienen. Die Entscheidung sollte zugunsten des Lebens ausfallen wie auch zugunsten von echten Weggefährten, denen wir uns nicht erst durch Selbstverstümmlung andienen müssen, damit wir von ihnen anerkannt werden.

Wir können nicht der Wirtschaft und der Gesundheit dienen, denn Nachhaltigkeit gehört nicht in das derzeitige wirtschaftspolitische System. Keine Nachhaltigkeit in der Gesundheitspolitik, keine in der Entwicklungshilfepolitik, nicht in der Wirtschaft noch in den Wissenschaften, die sich an minimalen Einzelheiten erfreuen und das große Ganze längst nicht mehr kennen. Und ob wir Nachhaltigkeit in Theologie und Religion praktizieren, ist auch eine Frage!

Sorgen = Sorgensucht: Sorgen und Sorgen loslassen: Sorgen werden wir nur dann los, wenn wir uns von krank machenden, krank erhaltenden co-Abhängigkeiten aller Arten lösen. Verinnerlichen wir uns daher die **Bergpredigt Jesu**[232] **in Matthäus 6, 24-34** als Aufforderung, das Sorgen zu unterlassen, weil es lebensfeindlich ist.

"Niemand kann gleichzeitig zwei Herren dienen. Wer dem einen richtig dienen will, wird sich um die Wünsche des anderen nicht kümmern können. Genauso wenig könnt ihr zur selben Zeit für Gott und das Geld leben. Darum sage ich euch: Sorgt euch nicht um euren Lebensunterhalt, um Essen, Trinken und Kleidung. Seht euch die Vögel an! Sie säen nichts, sie ernten nichts und sammeln auch keine Vorräte. Euer Vater im Himmel versorgt sie. Meint ihr nicht, dass er sich um euch noch viel mehr kümmert? Und wenn ihr euch noch so viel sorgt, könnt ihr doch euer Leben auch nicht um einen Augenblick verlängern.

Weshalb macht ihr euch so viele Sorgen um eure Kleidung? Seht euch die Blumen auf den Wiesen an! Sie arbeiten nicht und kümmern sich auch nicht um ihr Kleidung. Doch selbst König Salomo in seiner ganzen Herrlichkeit war lange nicht so prächtig gekleidet wie irgendeine dieser Blumen. Wenn aber Gott sogar das Gras so schön wachsen lässt, das heute auf der Wiese grünt und morgen vielleicht schon verbrannt wird, meint ihr, dass er euch dann vergessen würde? Vertraut ihr Gott so wenig?

Hört also auf, voller Sorgen zu denken: 'Werden wir genug zu essen haben? Und was werden wir trinken? Was sollen wir anziehen?' Wollt ihr denn leben wie die Menschen, die Gott nicht kennen und sich nur mit diesen Dingen beschäftigen? Euer Vater im Himmel weiß ganz genau, dass ihr alles braucht. Gebt Gott und seiner Sache den ersten Platz in eurem Leben, so wird er euch auch alles geben, was ihr nötig habt. Deshalb habt keine Angst vor der Zukunft! Es ist doch genug, wenn jeder Tag seine eigenen Lasten hat. Gott wird auch morgen für euch sorgen."

Wer sich für eine vegetarische, weitgehend vegane Vollwertkost mit hohem Rohkostanteil kompromisslos entscheidet, sitzt nicht mehr zwischen den Stühlen zweier Herren, denn er bekennt sich in gesunder Selbstbeschränkung zu seinem Herrgott, der ihm in so wunderbarer, reicher Weise den Tisch mit Gesundheit deckt. Das ist der Schlüssel zum glücklichen, glückenden Leben hier auf Erden. Wer sich entscheidet, geht den Weg in den Garten Eden. Dieser scheinbare Weg rückwärts ist der direkte Weg nach vorn ins himmlische Land.

**Wo Klarheit herrscht, ist auch Ruhe,
oder entsteht doch nach und nach von selbst.**

Wilhelm von Humboldt

---

[232] Abschrift aus Aus *Hoffnung für alle* (moderne Bibelübersetzung der Siebenten-Tags-Adventisten. Mit freundlicher Abdruckerlaubnis vom Brunnen-Verlag, Basel):

Inhaltsverzeichnis von Teil II

Rezeptlose vegane Naturküche

Köstlich schlichte Rohkost
"Pi x grüner Daumen"

Teil II

Die Schrift ist in größeren Buchstaben gedruckt als das vorliegende, nämlich wie hier gezeigt in Times New Roman 12. Es gibt ihnen gut gegliedert und sehr gut leserlich reichlich Anregungen zur Gestaltung ihrer leckeren Naturkost, der sie ihren eigenen Touch verleihen können.

"Rezeptlose vegane Naturküche" ist der praxisbezogene, II. Teil dieses zwei Bücher umfassenden Gesamtwerks. Es bringt die Zutaten ohne Mengenangaben auf den Küchentisch. Die klar formulierten Anregungen verstehen sich als Vorschläge und sind präzise und umfassend genug, um auch den zögernden Benutzer rasch zur eigenen kreativen Rohkost-Zubereitung zu führen. Unser Ziel ist: Einfache, gesunde, schmackhafte Kost zuzubereiten.

Wir wollen unsere Lebensmittel so natürlich wie möglich belassen und sie geschmackvoll zueinander in Beziehung setzen. Dabei beachten wir neben Geschmack, Form und Farbe alle wichtigen Grundregeln gesunder Ernährung ebenso wie die geschickte Kombinationen aller Nährstoffe. Mit Liebe zubereitet und hübsch dekoriert greifen selbst die größten Skeptiker gern zu! Versprochen!

Im Inhaltsverzeichnis werden nur Grundvorschläge genannt. Viele Variations-Vorschläge und Anregungen zu eigenen Ideen befinden sich aber bei den einzelnen Speisen. Da wir weder strenge Rezepturen noch festgelegte Geschmacksformeln haben wollen, sind wir frei in der Wahl unterschiedlicher Abwandlungen der Vorschläge. Verschiedene Variationsmöglichkeiten werden bei jedem Grundvorschlag genannt. Die alphabetische Anordnung erleichtert das Auffinden der Speisen, und im Nachschlageverzeichnis finden Sie über die einzelnen Obst-, Gemüse-, Getreide- und Nuss-Sorten rasch zu weiteren Variationsmöglichkeiten und eigenen Ideen.

> **Im Inhaltsverzeichnis werden nur Grundvorschläge genannt.**
>
> Wir wollen weder strenge Rezepturen noch festgelegte Geschmacksformeln vorgesetzt bekommen sondern von vornherein selbständig eigene Abwandlungen der Zubereitungsvorschläge erschaffen können. Darum werden meistens bei jedem Grundvorschlag verschiedene Variationsmöglichkeiten und weitere Anregungen genannt.
>
> **Die Alphabetische Anordnung erleichtert das Auffinden der Speisen.
> Bitte machen Sie auch reichlich Gebrauch
> vom alphabetischen Nachschlageverzeichnis auf den Seiten 209ff**

Vorwort ...15
Einführung: Kulturkost und ihre Verdauung ...20
    Was darf man denn überhaupt noch essen ...33
Umstellung auf Rohkost mit 8-Tagesplan ...36
    Ernährungsfahrplan ...39
Wissenswertes ...40
    Alphabetisches Brevier ...44
    Geschmacksneutrale Grundlagen für verschiedene Speisen ...65
    Gifte in Lebensmitteln ...6
    Hochwertige Küchenmaschinen vorteilhaft ...66
    Ausspracheregeln ...75
Köstliche Rohkost ...76
    Getreide- und Maisgerichte ...76
        Frischkornmüsli (nach Kollath, Bruker, Schnitzer) ...76
        Getreide zum Keimen bringen ...78
        Frischkornmüsli nach Joseph Evers ...78
        Eingeweichte Getreidekörner ...79
        Eingeweichter und uneingeweichter Buchweizen ...80
        Eingeweichter und uneingeweichter Sprießkornhafer ...80
        Eingeweichter Reis ...80
        Buchweizengericht ...81
        Dinkelgericht ...81
        Getreide-Rohkost-Knödel - herzhaft ...82
        Getreide-Rohkost-Knödel - süß ...82
        Hafergericht - herzhaft ...83
        Maiskolben ...83
        Bunter roher Reis mit Algen ...84
        Roher Reis mit Kokosraspeln - herzhaft ...85
        Roher Reis mit Kokosraspeln - süß ...85

Roher Reis mit gekeimtem Weizen 86
Roggengericht - herzhaft 86
Italienisches Weizengericht 87
Kochkost - Reis mit Kokosraspeln 87
Kochkost - Grünkerngericht 88
Kochkost – Bratlinge 88
Kochkost - Reis mit Weizen 89
Kochkost - Polenta Italiana 89

Brot, Brötchen (roh und *gebacken*) 91
   Kochkost - Sauerteig 92
   Kochkost - Drei-Stufen-Sauerteigbrot 93
   Kochkost - Brötchen (Grundregeln) 94
   Kochkost - Einstufen-Roggen-Sauerteigbrot 95

Rohgebäck 98
   Rohbrot und -brötchen 98
   Rohkuchen 99
   Buchweizen - Keks und Kräcker 99
   Spanische Polvorones (Weihnachtsgebäck) 101
   Mohn-Kokos-Rohkuchen 101
   Hafer-Obstkuchen 102

Rohkost-Mahlzeiten: Unter - auf - über der Erde gewachsen 103
   Unter der Erde Gewachsenes 104
      Karotten 104
      Knollensellerie 105
      Knollensellerie – Veganer Waldorfsalat 106
      Pastinaken 106
      Soßenvarianten 107
      Rettich 107
      Rote Beete 108
      Schwarzrettich 108
      Steckrüben 109
      Süßkartoffeln 109
      Topinambur 110

   Auf der Erde Gewachsenes 111
      Blumenkohl 111
      Brokkoli 111
      Chicorée-Salat 112
      Grünkohl anstelle von Blattsalat 112
      Grünkohlspeise mit Tomaten und Paprika 113
      Grünkohlspeise mit Obst - herzhaft 113

    Karottenkraut-Salat 114
    Mangoldspeise 114
    Petersiliensalat 114
    Radieschenblätter-Salat 115
    Rosenkohlgericht 115
    Rotkohlgemüse 116
    Sauerkrautgericht 116
    Grüne süße Salatmischung 116
    Sauerkrautgericht 117
    Spargel 117
    Spinatsalat 117
    Spitzkohlgericht 118
    Stangensellerie 119
    Weißkohlgericht 119
    Wildkräuter-Salat 119
    Wirsingkohlspeise 120

Über der Erde Gewachsenes..121
    Obstspeisen..122
        Ananas-Bananen-Creme 123
        Blutorangen-Mix 123
        Chirimoya-Fruchtsalat 123
        Durian - Grundvorschlag 123
        Exotischer Obstsalat I..124
        Exotischer Obstsalat II...124
        Zitronenspeise 124

    Gemüsefrüchte 126
        Artischocken 126
        Auberginengericht 126
        Avocado 127
        Erbsenschoten 127
        Gurken mit Pinienkernen 128
        Gefüllte orangene Minipaprika 128
        Gefüllte Paprikaschoten 129
        Kleines Ratatouille 130
        Großes Ratatouille 130
        Tomaten-Salat 131
        Gefüllte Tomaten 131

Rohkost-Hauptgerichte..133
    Algensalat 135
    Kohlgericht 135
    Sojamung-Sprossensalat 136

Kichererbsen und Knuspersprossen ... 136
Linsensprossen-Salat ... 137
Bunter Sommersalat ... 137
Wintersalat ... 138

Kochkost-Hauptgerichte ... 139
   Kochkost - Kartoffelrösti ... 140
   Gebratene Tomaten ... 140

Rohsuppen ... 141
   Gazpacho Andaluz - Spanische Kaltsuppe ... 141
   Heller Mandel-Gazpacho ... 142
   Rote Eintopfsuppe ... 142
   Kürbissuppe ... 143
   Spargelcremesuppe ... 143
   Tomatensuppe ... 144
   Zucchini-Fenchelsuppe ... 144

Herzhafte und süße Soßen ... 145
   Standard-Salatsoße ... 145
   Ananas-Bananensoße ... 146
   Avocadosoße - herzhaft ... 146
   Avocadosoße - süß ... 147
   Birnensoße ... 147
   Blutorangen-Soße ... 148
   Buchweizen-Soße ... 148
   Duriansoße - herzhaft ... 148
   Duriansoße - süß ... 149
   Mayonaise ... 149
   Salateintopf-Soße ... 150
   Tomatensoße ... 150
   Weizen-Mandelsoße ... 151
   Zitronensoße ... 151

Eingelegtes Gemüse ... 152
   Milchsauer eingelegtes Gemüse ... 152
   Eingelegte Gemüsefrüchte ... 153
   Zwiebel-Kapern-Beilage ... 154

Pesto ... 155
   Bärlauch-Pesto ... 155
   Lauchzwiebel-Pesto ... 156
   Roter Paprika-Pesto ... 156
   Petersilien-Pesto ... 156

Brotaufstrich-Anregungen 157
   Herzhafter Brotaufstrich..158
      Avocadoaufstrich 158
      Bärlauch-Sonnenblumen-Creme 158
      Buchweizen-Topinambur-Mus 159
      Paprika-Feigenaufstrich 159
      Haselnuss-Karottenmus - herzhaft 160
      Vegane Leberwurst 160
      Meerrettich-Aufstrich 161
      Veganer Obatzter 161
      Veganes Schmalz 162
      Tomaten-Brotaufstrich 162
      Kalamata-Oliven-Variante 163
      Sesam-Mus - Grundvorschlag 163
      Kochkost - Tomaten-Brotaufstrich 164
      Kochkost - Tomaten-Mehlschwitze 164
      Kochkost - Vegetarische Leberwurst 165
      Kochkost - Vegetarisches Schmalz 165

   Süßer Brot-Aufstrich mit Trockenfrüchten..166
      Aprikosenaufstrich 166
      Dattelaufstrich 166
      Feigenaufstrich 167
      Haselnuss-Karottenmus - süß 167
      Mandelaufstrich 168
      Trockenobst-Mix-Aufstrich 168
      Pflaumenaufstrich 168
      Schoko-Haselnuss-Aufstrich 189

   Süßer Brot-Aufstrich mit frischen Früchten..170
      Apfel-Bananenaufstrich 170
      Apfel-Mandelaufstrich 170
      Apfelmus 171
      Frisches Aprikosenmus 171
      Bananen-Aufstrich 171
      Bananen-Mandelaufstrich 172
      Beerenobstaufstrich 172
      Mangoaufstrich 172
      Mispelmus 173
      Zwetschgenmus 173

Antipasti, Snacks und Tapas 174
   Vegetarische Lachs-Ceviche - Peruanisches Rezept 175

Süßigkeiten 177
    Aprikosen-Rosinenkonfekt 178
    Dattelkonfekt 178
    Königsberger Marzipan 178
    Marzipan - Grundvorschlag 179
    Marzipan-Kartoffeln 179
    Mohn-Rosinen-Kokoskonfekt 179
    Mohn-Kokos-Mandel-Schokosweets 180
    Pflaumen-Korinthenkonfekt 180
    Schokomarzipan 181
    Trockenobst-Mix-Kügelchen 181

Nachtisch 182
    Eis und Sorbet - Grundvorschläge 182
    Bananen-Mohn-Pudding 183
    Mandel-Birnen-Rosinennachtisch 183
    Mango-Bananen-Orangenspeise 183
    Obstsalate, Obstpürree, Sorbets 183

Getränke 185
    Milchalternativen, allgemein 184
    Buchweizenmilch 184
    Hafermilch 185
    Haselnussmilch 185
    Horchata – Spanische Erdmandelmilch 186
    Kokosmilch 187
    Mandelmilch 187
    Milchkaffee, veganer *(teilweise nicht roh!)* 187
    Kakao- oder Karob-Getränk 187

Vollwertige, artgerechte Tiernahrung 190
    Artgerechtes Hamsterfutter 194
    Artgerechtes Hunde- und Katzenfutter 195

Vegetariervereine und Ausbildungsstätten
für GesundheitsberaterInnen 198
    Liste naturheilkundlicher Ärzte, Zahnärzte und Heilpraktiker ... 120
    Gesellschaft für Gesundheitsberatung eV (GGB) 201
    Verband unabhängige Gesundheitsberatung EV (UGB) 204
    Deutscher Verein für Gesundheitspflege eV (DVG) 207

Alphabetisches Nachschlageverzeichnis 209

Inhaltsverzeichnis zu "Rezeptlos glücklich" – 25 Jahre Erfahrungen
mit vegetarischer und veganer Vollwertkost sowie reiner Rohkost 221

Anhang

▶ **Hinweis (Internet-Links):**

Das Landgericht Hamburg hat mit Urteil vom 12.05.1998 entschieden, dass man durch die Ausbringung eines Links die Inhalte der gelinkten Seite ggf. mit zu verantworten hat. Dies kann - so das LG - nur dadurch verhindert werden, dass man sich ausdrücklich von diesen Inhalten distanziert. Ich betone daher, dass ich keinerlei Einfluss auf Gestaltung und Inhalte gelinkter Seiten habe. Deshalb distanzieren ich mich hiermit ausdrücklich von allen Inhalten aller gelinkten Seiten auf allen aufgeführten Websites einschließlich aller Unterseiten. Diese Erklärung gilt für alle in diesem Buch genannten Links und für alle Inhalte der Seiten, zu denen Links oder Banner führen. Ich verbürge ich mich auch nicht für die in der folgenden umfangreichen Liste aufgeführten Klinikanschriften und gebe keinerlei Empfehlung.

▶ FN - Nr. = Fußnoten-Nummer

Internet-Liste

FN - Nr.	Seite	Thema	Link
2	12	EMDR-Institut	http://www.emdr-institut.de/
3	16	Zusatzstoffe in Lebensmitteln (Brot)	http://www.diebackstube.de/themen/zusatzst.htm
7	20	Plan Deutschland (Patenschaften in Entwicklungsländern)	http://www.plan-deutschland.de/
8	20	Greenpeace	http://www.greenpeace-magazin.de/
14	36	Meldepflichtige Infektionskrankheiten	http://de.wikipedia.org/wiki/Meldepflichtige_Krankheit
14	33	Gesetz zur Verhütung + Bekämpfung v. Infektionskrankheiten beim Menschen	http://bundesrecht.juris.de/ifsg/index.html
ohne Nr.	39	Vegetarierstudie der Universität Jena	http://www.vegetarierstudie.uni-jena.de/
17	39	Anatomievergleich (Schweizerische Vereinigung für Vegetarismus (SVV)	http://www.vegetarismus.ch/info/12.htm
21	45	Nitrit	http://www.bio-gaertner.de/Articles/V.Gesunde-Ernaehrung-GesundesLeben/InhaltsstoffeObstGemuese/InhaltsstoffeN-So.html
22	46	Nachhaltigkeit	http://www.nachhaltigkeitsrat.de/nachhaltigkeit/
26	57	Giftiges Kochsalz (Jod, Fluor...)	http://www.silvercrystal.de/BAECKbild/downloads/THsalz.pdf
26	57	Fluor, die Geißel der Konzerne	http://www.hoeflichepaparazzi.de/forum/showthread.php?t=1019
28	62	Heilerfolge von Dr. Weiss	http://www.dr-schnitzer.de/bhz001.htm
33	71	Fluor: Aus Abfall ein Medikament	http://www.nirakara.de/Fluor.htm
35/38	77/90	Tierernährung	http://www.degupedia.de/info/tierernaehrung_grundlagen.html#weender
35/38	71/90	Tierernährung	http://www.uni-kassel.de/agrar/tiereg/?c=67
41	98	Matthäusevangelium 3:4	http://www.dsl-24000.de/index.php/lexikon/?news=Karube
43	100	Johannes der Täufer + Heuschrecken??	http://books.google.com/books? http://books.google.com/books?

43	100	Geschichte der urchristlichen Literatur: Einleitung in das Neue Testament	vid=ISBN3110077639&id=bNsyg74G45sC&pg=PA653&lpg=PA653&dq=Vielhauer+Epiphanias&hl=de&sig=IgMuqfjGPJ5V_2dv7j7xLj8xmDg Google-Booksearch]
44	101	Ebioniterevangelium	http://www.theologe.de/theologe7.htm
49	104	Vegetarismus in den Weltreligionen Online-book	http://www.vegetarisch-leben.ch/kapitel5.html#c44
53	113	Ethik und Tiere	http://www.vebu.de/tiere-a-ethik/religion/christentum
57	115	Ebionitenevangelium: Jesus und erste Christen waren Freunde der Tiere	http://www.vegetarismus.ch/info/19.htm
58	116	Jüdische Essgewohnheiten an Pessach	http://www.payer.de/judentum/jud509.htm
ohne Nr.	117	Verfasser der Vulgata waren Vegetarier	http://www.heimat-fuer-tiere.de/deutsch/artikel/ethik/kirchenvaeter.shtml
59	117	Hieronymus v. Bethlehem + Damasius	http://www.theologe.de/theologe14.htm
60	117	Verfasser der Vulgata warenVegetarier	http://de.wikipedia.org/wiki/Bibel
60	117	Verfasser der Vulgata waren Vegetarier	http://de.wikipedia.org/wiki/Codex_Sinaiticus
60	117	Verfasser der Vulgata waren Vegetarier	http://de.wikipedia.org/wiki/Codex_Vaticanus
63	120	Einheitsübersetzung (Bibel-Online) © 1980 Katholische Bibelanstalt, Stuttg.	http://alt.bibelwerk.de/bibel/?kbw_ID=42125347&
63	120	Bibelwerk	http://www.bibelwerk.dan
64	124	Online-Kleinschrift: Schweinefleisch und Gesundheit von H-R Reckeweg	http://www.beepworld.de/members51/islamru2/sfleisch.htm
66	131	Advendgemeinden: globale Übersicht über die Divisionen	http://www.adventgemeinde-heidenheim.de/orga.htm
67	132	Veggi-Stammtisch Hamburg	http://www.veggi-stammtisch-hh.de/
72	141	Reckeweg über Schweinefleisch	http://www.beepworld.de/members51/islamru2/sfleisch.htm
74	141	Ebioniterevangelium	http://www.kreuts.net/wordpress/?p=95
75	141	Ebioniterevangelium: Passah und Fleisch	http://www.vegetarisch-geniessen.com/0503/artikel/bibel/index.html
77	145	Stellungnahme des DVG zu BSE	http://www.dvg-online.de/PDF/BSE.pdf
81	155	Aktion Kirche und Tiere (AKUT) eV	www.aktion-kirche-und-tiere.de
82	157	Schrot & Korn: Interview mit Eugen Drewermann	ww.schrotundkorn.de/2005/200507b1.html
83	159	Tierschutz und Vegetarismus: Humanes Schlachten	http://www.vegetarismus.ch/info/7.htm http://www.vegetarismus.ch/info/25.htm
84	160	Helmut Kaplan und die Tierrecht	http://www.tierrechte-kaplan.org/kompendium/index.html
ohne Nr.	165	Wüstenväter	http://zoelibat.blogspot.com/2008_04_01_archive.html
ohne Nr.	169	Prominente VegetarierInnen (VEBU)	http://www.vebu.de/menschen/prominente-vegetarierinnen?showall=1
ohne Nr.	169	Prominente VegetarierInnen (SVV)	http://www.vegetarismus.ch/vliste.htm
ohne Nr.	175	Douglas N. Graham: raw food and sport	http://foodsport.com/blog.html
85	176	Lebensreform im 19. Jahrhundert	http://www.freidok.uni-freiburg.de/volltexte/6412/pdf/Schupp_Die_Erneuerungsbewegung.pdf
88	178	Turnvater Jahn	http://www.gymmedia.com/jahn/prof_braun.htm
90	181	Makrobiotik (Prof.Dr.Harald Braun)	http://www.inform24.de/makrobiotik.html
90	181	Makrobiotik (Yin-Yang)	http://www.fruitlife.de/inside.php?in=health/diets/regime3-de.htm
90	181	Makrobiotik (Yin-Yang)	http://www.tara-coaching.de/ernaehrung-makrobiotik.htm

93	183	Hufeland. Die Kunst, das menschliche Leben zu verlängern. Kostenlos online:	http://www.heilpflanzen-welt.de/buecher/Hufeland-Makrobiotik/
95	186	Adolf Just (Stadtportrait Blankenburg)	http://www.blankenburg.de/index.php?menuid=35&reporeid=76
96	191	Sebastian Kneipp: "Meine Wasserkur" Kostenlos online	http://www.kneipp.0nyx.com/ http://www.med-serv.de/medizin-buch-wasserkur-0-2-1.html
97	192	Heinrich Lahmann	http://www.dresden-weisser-hirsch.de/Service/Download/Flyer_Lahmann_Sanatorium.pdf
100	194	Physiognomik	http://de.wikipedia.org/wiki/Physiognomik
102	195	Video über Rikli auf Schwitzerdütsch	http://videoportal.sf.tv/video?id=62b6897a-6827-4547-8347-3b57dc739a59
103	197	Monte Veritá	http://www.emmet.de/hb_veri.htm http://www.emmet.de/hb_veri.htm
104	197	Silvio Gesell	http://www.silvio-gesell.de/html/antisemitismus.html#3
105	198	Entlehnt aus "GENIUS LOCI"	http://www.emmet.de/hb_veri.htm
106	198	Entlehnt aus "GENIUS LOCI"	http://www.csf.ethz.ch/about/history/highlights_DE
106	198	Zeittafel Monte Veritá	http://www.csf.ethz.ch/about/fmv_DE
107	200	Alfred Brauchle	http://www.diabetesgeschichte.de/Dr_Alfred_Brauchle.482/
107	200	Alfred Brauchle	http://www.munzinger.de/search/portrait/Alfred+Brauchle/0/8205.html
108	202	Padre Tadeo, Biografie	http://padretadeoenriobueno.neositios.com/
108	202	Padre Tadeo, Fotogalerie	http://www.wikilosrios.cl/index.php/Galer%C3%ADa_de_im%C3%A1genes_de_la_historia_de_R%C3%ADo_Bueno
111	210	Bircher-Benner-Klinik	http://www.swissinfo.ch/ger/Bircher_-_weit_mehr_als_nur_Mueesli.html?cid=3798414
113	213	Solanin	http://de.wikipedia.org/wiki/Solanin
ohne Nr.	215	Weston A. Price Stiftung (deutsch)	http://www.westonaprice.org/Principles-of-Healthy-Diets-German-Translation-html#ueber
116	217	Arteriosklerose	http://www.ajcn.org/cgi/content/full/80/5/1102
116	217	Ime – Lebensmittel-Markt-Ernährung	http://www.animal-health-online.de/lme/2004/11/08/butter-und-schmalz-fuer-frauen-freispruch-fuer-gesae/799/
120	227	Diabetes & Geld	http://www.diabetesundgeld.de/
ohne Nr.	122	Bannfluch gegen Vegetarier	http://www.vegetarisch-geniessen.com/0403/artikel/vegetarier/index.html
123	230	Francis Marion Pottenger	http://www.hundewelt.de/htt/pott.htm
123	230	Francis Marion Pottenger	http://en.wikipedia.org/wiki/Francis_M._Pottenger,_Jr.
125.	232	Sperma nimmt ab	http://sciencev1.orf.at/science/news/100399
128	236	Zuckerverbrauch	http://www.zeit.de/1978/46/Kampf-um-Zahn-und-Zucker
128	236	Der Fall Knellecken – Zeit online	http://www.zeit.de/1979/11/Werbespots-auf-Krankenschein
136	259	Lothar Wendt: Vita	http://www.prof-wendt.com/profdrlotharwendt/vitalotharwendt/index.php
137	260	L. Wendt: Eiweißspeicherkrankheiten	http://www.prof-wendt.com/profdrlotharwendt/daskonzeptderei-

143	269	Dr. Max Otto Bruker-Haus	weispeicherkrankheiten/index.php www.dr-bruker.de/seiten/animation.htm
144	277	Milch- Webseite "Wahrheitssuche"	http://www.wahrheitssuche.org/milch.html
146	283	Nestlé Babynahrung	http://nescafair.vincisolutions.ch/index.php?option=com_content&task=view&id=21&Itemid=55
ohne Nr.	305	Zentrum der Gesundheit, Gesellschaft f, Ernährunggsheilungkunde GmbH	www.zentrum-der-gesundheit.de/zucker.html
150	306	Schnitzer's Geheimnisse d. Gesundheit-	http://www.dr-schnitzer.de.
150	306	Hess-Textatelier (Autor: Heinz Scholz)	http:///www.textatelier.com/index.php?id=3&link=435
151	306	Mönchweiler Experiment: Kariesrückgang	http://www.diealternative.de/gesundheitzaehne.htm
152	307	Der Fall Knellecken / Zeit online	http://www.zeit.de/1978/46/kampf-um-Zahn-und-Zucker
152	307	Der Fall Knellecken / Spiegel online	http://www.spiegel.de/spiegel/print/d-41210771.html
153	307	Amalgam (Dr. Max Daunderer) kostenloses online-Buch	http://www.toxcenter.de/amalgamhandbuch/
ohne Nr.	308	Bluthochdruck-Auswertungen	http://www.dr-schnitzer.de/bluthochdruckstudie02-auswertungen.html
ohne Nr.	308	Bluthochdruck-Index	http://www.dr-schnitzer.de/bluthochdruck-index.html
156	308	Schnitzer und Brot	http://www.dr-schnitzer.de/vkoing01.html
ohne Nr.	310	Textatelier Hess und Scholz	http:///www.textatelier.com/index.php?id=3&link=435
157	311	Hirninsuffizienz	http://www.dr-schnitzer.de/forum-hirn-insuffizienz-br.html
ohne Nr.	313	Schnitzer Biografie	http://www.dr-schnitzer.de/autocrv4.htm
ohne Nr.	314	Dr. J. G. Schnitzers Geheimnisse der Gesundheit	http://www.dr-schnitzer.de/
ohne Nr.	314	Schnitzer: Bluthochdruck-Index	http://www.dr-schnitzer.de/bluthochdruck-index.html
ohne Nr.	314	Schnitzer: Bluthochdruck-Studie	http://www.dr-schnitzer.de/bluthochdruckstudie02-einfuehrung.html
ohne Nr.	314	Schnitzer: Auswertungen der Studie	http://www.dr-schnitzer.de/bluthochdruckstudie02-auswertungen.html
ohne Nr.	314	Diabetes heilen	http://www.dr-schnitzer.de/bhz001.htm
ohne Nr.	314	Schnitzer-Report	http://www.dr-schnitzer.de/srep002.htm
ohne Nr.	317	Diabetes und Milchprodukte	http://www.milchlos.de/milos_0722.htm.
ohne Nr.	317	Diabetes & Geld	http://www.diabetesundgeld.de/
ohne Nr.	326	Franz Konz	http://www.bfgev.de/index.php?option=com_content&task=view&id=13&Itemid=26
163	333	Homotoxikologie	http://wp1111415.vwp1665.webpack.hosteurope.de/verband-heilpraktiker-jos/no-jos/heilv/natur_49.php
ohne Nr.	336	Homotoxikologie -Dr. Klaus Küstermann: Power Point-Repräsentation	http://www.homotox.de/cms/docs/doc28711.pdf
164	337	Vereinfachte Tabelle: Homotoxikosen	http://www.homotox.at/homotoxikologie/was-ist-homotoxikologie/index.html
165	337	Power Point Präsentation im Internet	http://www.homotox.de/cms/docs/doc28711.pdf
ohne Nr.	355	Ärzteliste (Vegetarierbund)	http://cybnet.de/vegetarierbund.de/aerzte/gesamtliste.php

167	356	Gesellschaft für Gesundheitsberatung Lahnstein (GGB)- Informationen	http://www.ggb-lahnstein.de/home.0.html
169/170	356	GGB-Ausbildung	http://www.ggb-lahnstein.de/ausbildung.0.html
171	360	Unabhängige Gesundheitsberater (UGB) - Ausbildung	http://www.ugb.de/e_n_1_139855_n_n_n_n_n_n.html
172	362	Deutscher Verein f. Gesundheitspflege (Adventisten) DVG	http://www.adventisten.de/kirche-in-gesellschaft/gesundheit-und-soziale-einrich-tungen/deutscher-verein-fuer-gesundheitspfle-ge-dvg/
173	363	DVG-Ausbildung	http://www.dvg-online.de/Seminare/Berater.html
176	365	CHIP-Adventistische Gemeinschaft US	http://www.sdachip.org/about_chip/
ohne Nr.	372	Risikofaktor Milch abendfüllender Film	http://www.youtube.com/watch?v=yiUQ9ZtoNgc
ohne Nr.	372	Verschiedene Veith-Videos:	http://www.youtube.com/results?search_query=Auf+die+Wahrheit+kommt+es+an+Ern%C3%A4hrung+neu+entdecken&search_type=&aq=f
ohne Nr.	372	Die 5 biologischen Naturgesetze	http://www.youtube.com/watch?v=Z57uBCcOdvI
ohne Nr.	372	Diabetes im Alltag	http://www.youtube.com/watch?v=oqEno-QxfRTk&feature=pyv&ad=4976345127&kw=ern%C3%A4hrung
178	374/344	Gießener Rohkost-Studie	http://www.uni-giessen.de/fbr09/nutr-ecol/forsc_rohkost.php
183	383	Prof. Dr. Carola Strassner (Rohkoststudie)	http://www.uni-giessen.de/fbr09/nutr-ecol/veroe_dissstrassner.php
183	383	Gießener Rohkost-Studie - Ergebnisse	http://www.uni-giessen.de/fbr09/nutr-ecol/forsc_rohkost.php#Ergebnisse
184	383	Prof. Dr. Karunee Kwanbunjan	http://www.uni-giessen.de/fbr09/nutr-ecol/veroe_disskarunee.php
ohne Nr.	384	Stefanie Wiegand: Rohost-Gefahren	http://www.roh-leben.de/ern/index.php
ohne Nr.	386	Glykotoxine	http://www.springerlink.com/content/nu850708l6571261/
ohne Nr.	387	Free Preview Glykotoxine und Zellakti-vierung /Lebensstil	http://www.springerlink.com/content/nu850708l6571261/fulltext.pdf?page=1
ohne Nr.	392	Karobe / Karat	www.rhau.de/napoleon/mititater/masse.htm
194	399	Goethe: Faust I	www.schulphysik.de/faust1./html
196	407	Vitamin B1 in Lebensmitteln	http://de.wikipedia.org/wiki/Thiamin
199	414	Über Vitamin B 12 SVV	www.vegetarismus.org/info/28.htm
202	422	Wissen.de/Technik. Osmose	http://www20.wissen.de/wde/generator/wissen/ressorts/technik/index,page=1205590.html
207	441	Honig (SVV)	www.vegetarismus.ch/heft/98-4/honig.htm
207	441	Bienensterben	http://www.das-weisse-pferd.com/03_07/bienensterben.html/
207	441	Bienensterben	http://www.sueddeutsche.de/wissen/570/326434/text/
213	451	Klinik Dr. Joseph Evers	http://www.klinik-dr.evers.de/starseite.html
218	459	Ägypter haben Keime ausgesiebt	www.ernaehrgesund.de/artikel/gesunde/phy-tin.html
220	464	erfolgreiche Selbstbehandlung der Bor-reliose von Brigitte Rondholz mit Ur-kost nach Franz Konz	http://rohost.info(2009/02/10/borreliose-geheilt-durch-fasten-und-urkost/
230	494	Zusammenfassung des Riemann-Buchs: Grundformen der Angst	http://arbeitsblaetter.stangl-taller.at/EMOTION/Riemann.shtml
ohne Nr.	512	Psalm 95 Bibel online	http://alt.bibelwerk.de/bibel/

Bücher von und mit Prof. Dr. Claus Leitzmann, Gießen

Leitzmann C, Oltersdorf U
    Möglichkeiten zur Verbesserung der Ernährungssituation in Entwicklungsländern, 326 S.
    Weltforum Verlag, Köln 1981
Sichert W, Oltersdorf U, Leitzmann C
    Ernährungs-Erhebungs-Methoden. Methoden zur Charakterisierung der
    Nahrungsaufnahme des Menschen, 88 S.
    Schriftenreihe der Arbeitsgemeinschaft Ernährungsverhalten e.V., Band 4,
    (Beiheft) Ern.-Umschau. Umschau Verlag, Frankfurt 1984
Diehl JM, Leitzmann C
    Measurement and determinants of food habits and food preferences, 303 p.
    EURO-NUT, Wageningen NL 1985
Glasauer P, Friedrich-Kaiser J, Leitzmann C
    Nahrungsmittelhilfe in Form von Milchprodukten, 204 S.
    Weltforum Verlag, Köln 1986
Glasauer P, Leitzmann C
    Nahrungsmittelhilfe in Katastrophenfällen (Leitfaden), 121 S.
    (als englische Ausgabe: Food aid in disasters, 118 p., 1988)
    Diakonisches Werk, Stuttgart, (1. Aufl. 1982), 2. Aufl. 1988
Leitzmann C, Öhrig E, Dauer U
    Wörterbuch der Ernährungswissenschaft, 300 S.
    (Deutsch/Englisch/Französisch/Italienisch/Spanisch)
    Ulmer Verlag, Stuttgart 1988
Hollen A v, Leitzmann C
    Richtige Ernährung in der Risikogesellschaft, 104 S.
    Govi Verlag, Eschborn 1989
Leitzmann C, Laube H, Million H
    Vollwertküche für Diabetiker, 168 S.
    Falken-Verlag, Niedernhausen 1990
Spitzmüller E-M, Schönfelder-Pflug K, Leitzmann C
    Ernährungsökologie: Essen zwischen Genuss und Verantwortung, 202 S.
    Haug Verlag, Heidelberg 1993
Leitzmann C, Dittrich K, Kurz C, Kurz G
    Vegetarisch kochen und genießen, 128 S.
    Falken Verlag, Niedernhausen 1992
    (als Taschenbuch, 127 S., 1995)
Leitzmann C, Dittrich K, Kurz C, Kurz G
    Das Immunsystem stärken durch Vegetarische Küche, 128 S.
    Falken Verlag, Niedernhausen 1996
Leitzmann C, Dauer U
    Dictionary of Nutrition, 516 p.
    (english/german/french/italian/spanish)
    Ulmer Verlag, Stuttgart 1996
Leitzmann C, Weiger M, Kurz M
    Ernährung bei Krebs, 160 S.
    Gräfe und Unzer Verlag, München 1996
Dittrich K, Leitzmann C
    Bioaktive Substanzen, 105 S.
    Trias Verlag, Stuttgart 1996

Leitzmann C, Groeneveld M
  Gesundheit kann man essen
  - Bioaktive Stoffe in Lebensmitteln, 160 S.
  Deutscher Taschenbuch Verlag (dtv 36 031), München 1997
Leitzmann C, Hahn A
  Vegetarische Ernährung – gesund und bewusst essen, 239 S.
  Trias/Thieme Verlag, Stuttgart 1998
Leitzmann C, Million H
  Power Food! Lustvoll schlemmen mit bioaktiven Substanzen, 168 S.
  Gräfe und Unzer Verlag, München (1. Aufl. 1998), 2. Aufl. 1999
Schmiedel V, Leitzmann C, Lützner H, Heine H
  Ernährungsmedizin in der Naturheilkunde, 400 S.
  Handbuch für die Therapie
  Urban und Fischer (1. Aufl. 1998), 2. Aufl. 2001
Leitzmann C, Million H
  Vollwertküche für Genießer, 256 S.
  Bassermann, München (1. Aufl. 1988), 7. Aufl. 2003
Leitzmann C, Dittrich K
  Bioaktive Substanzen – Pflanzenpower für das Immunsystem, 112 S.
  Haug Verlag, Stuttgart 2003
Koerber K v, Männle T, Leitzmann C
  Vollwert-Ernährung: Konzeption einer zeitgemäßen und nachhaltigen Ernährungsweise, 420 S.
  Haug Verlag, Stuttgart, (1. Aufl. 1981), 10. Aufl. 2004
Elmadfa I, Leitzmann C
  Ernährung des Menschen, 660 S.
  Ulmer Verlag, Stuttgart, (1. Aufl. 1988), 4. Aufl. 2004
Leitzmann C, Keller M, Hahn A
  Alternative Kostformen, 264 S.
  Hippokrates Verlag, Stuttgart (1. Aufl. 1999), 2. Aufl. 2005
Watzl B, Leitzmann C
  Bioaktive Substanzen in Lebensmitteln, 249 S.
  Hippokrates Verlag, Stuttgart (1. Aufl. 1995), 3. Aufl. 2005
Leitzmann C, Beck A, Hamm U, Hermanowski R
  Handbuch Bio-Lebensmittel, Loseblattsammlung.
  Behr's Verlag, Hamburg (1. Aufl. 1996-2003), 2. Aufl. 2004-2009
Leitzmann C
  Vegetarismus: Grundlagen, Vorteile, Risiken, 125 S.
  Beck Verlag, München (1. Aufl. 2001), 3. Aufl. 2009
Leitzmann C, Müller C, Michel P, Brehme U, Triebel T, Hahn A, Laube H
  Ernährung in Prävention und Therapie, 535 S.
  Hippokrates Verlag, Stuttgart (1. Aufl. 2001), 3. Aufl. 2009
Leitzmann C, Keller M
  Vegetarische Ernährung, 366 S.
  Ulmer Verlag, Stuttgart (1. Aufl. 1996), 2. Aufl. 2010
Stange R, Leitzmann C
  Ernährung und Fasten als Therapie, 317 S.
  Springer, Heidelberg 2010
Leitzmann C
  Die 101 wichtigsten Fragen zur gesunden Ernährung, 154 S.
  CH Beck Verlag, München 2010

Literaturverzeichnis

Autoren, verschiedene - *Gefährdete Schöpfung* - Bircher-Benner Verlag
Acharan, Manuel Lezaeta - *La Medicina Natural del Padre Tadeo* - Editorial Pax-Mexico ISBN-968-6055-07-0
Acharan, Manuel Lezaeta - *La medicina Natural al Alcance de Todos* - Edición Cedel, Barcelona ISBN 84-352-0485-5
Bartels, Heinz und Bartels Rut – *Physiologie – Lehrbuch und Atlas* – Uraben & Schwarzenberg
Benninghoff/Goertller – *Lehrbuch der Anatomie des Menschen* – Band 1-3 – Urban & Schwarzenberg
Besser-Siegmund, Cora und Harry Siegmund - *EMDR in Coaching* - Junfermann-Verlag
Bätza, Hans J., Kurt Bauernfeind, Werner Becker - *Zoonosenfibel* - Hoffmann, H, Bln ISBN 3873440982
Berghahn, Klaus L. (Herausgeber) - *Über die ästhetische Erziehungs des Menschen in einer Reihe von Briefen* - Reclam
Bircher-Benner, Max *Ordnungsgesetze des Lebens als Wegweiser zur echten Gesundheit* - Bircher-Benner-Verlag
Bircher, Ralph - *Geheimarchiv der Ernährungslehre* - Bircher-Benner Verlag
Brauchle, Alfred – *Vida y Medicina Naturistas-* (span. Ausgabe von "Das große Buch der Naturheilkunde") Bertelsmann-Verlag und Editorial Brugera, Barcelona
Bruker, Max-Otto - *Unsere Nahrung - Unser Schicksal* - emu-Verlag
Bruker, Max-Otto - *Lebensbedingte Krankheiten* - emu-Verlag
Bruker, Max-Otto - *Stohlverstopfung in 3 Tgen heilbar - ohne Abführmittel* - emu-Verlag
Bruker, Max-Otto - *Erkältungen müsenn nicht sein* - emu-Verlag
Bruker, Max-Otto - *Herzinfarkt, Herz-, Gefäß- und Kreislauferkrankungen* - emu-Verlag
Bruker, Max-Otto - *Rheuma - Ursache und Heilbehandlung* - emu-Verlag
Bruker, Max-Otto und Ilse Gutjahr - *Biologischer Ratgeber für Mutter und Kind-* emu-Verlag
Bruker, Max-Otto und Ilse Gutjahr - *Osteoporose - Dichtung und Wahrheit-* emu-Verlag
Bruker, Max-Otto und Mathias Jung - *Der Murks mit der Milch - Gesundheitsgefährdung durch Milch - Genmanipulation und Turbokuh - Vom Lebensmittel zum Industrieprodukt* - emu-Verlag
Bruker, Max-Otto - *Vorsicht Fluor* - emu-Verlag
Bruker, Max-Otto und Ilse Gutjahr - *Cholesterin der lebensnotwendige Stoff-* emu-Verlag
Bruker, Max-Otto - *Hilfe bei Kopfschmerzen, Migräne und Schlaflosigkeit* - emu-Verlag
Bruker, Max-Otto - *Leber-, Galle-, Magen-, Darm- und Bauchspeicheldrüsenerkrankungen* - emu Verlag
Bruker, Max-Otto - *Diabetes und seine biologische Behandlung* - emu-Verlag
Bruker, Max-Otto und Ilse Gutjahr - *Zucker, Zucker - Krank durch Fabrikzucker* - emu-Verlag
Bruker, Max-Otto und Ilse Gutjahr - *Wer Diät isst, wird krank* - emu-Verlag
Bruker, Max-Otto - *Allergien müssen nicht sein* - emu-Verlag
Bruker, Max-Otto und Ilse Gutjahr - *Fasten - aber richtig* - emu-Verlag
Bruker, Max-Otto und Ilse Gutjahr - *Störungen der Schilddrüse* - emu-Verlag
Bruker, Max-Otto - *Candida albicans - Pilze, Mykosen, Bakterien - Fakten und Hintergründe zur Pilzhysterie*
Bruker, Max-Otto und Ilse Gutjahr - *Krampfadern - schnelle, erfolgreiche und dauerhafte Beseitigung-* emu-Verlag
Bruker, Max-Otto und Ilser Gutjahr - *Naturheilkunde - Richtig zu Hause anwenden* - emu-Verlag
Bruker, Max-Otto: Reichlich Hörkasseten, CD's und Videos beim emu-Verlag in Lahnstein
Buchwald, Gerhard - *Impfen - Das Geschäft mit der Angst* - Droemer-Knaur
Burgdorfer, W. und K. Weber - *Aspects of Lyme Borreliosis* - W.Springer-Verlag New York
Calatin, Anne - *Ernährung und Psyche - Erkenntnisse der Klinischen Ökologie und der Orthomolekularen Psychiatrie* - C. F. Müller Verlag Karlsruhe
Capra, Fritjof - *Das Tao der Physik* - Knaur-Verlag
Capra, Fritjof - *Verborgene Zusammenhänge* - Scherz-Verlag
Capra, Fritjof - *Wendezeit* - Knaur-Verlag
Carnegie, Dale - *Sorge Dich nicht - Lebe!* - Fischer-Verlag
Creutz, Helmut - *Das Geldsyndrom - Wege zu einer krisenfreien Marktwirtschaft* - Edition Hathor
Creutz, Helmut - *Die 29 Irrtümer rund ums Geld* - Herbig-VerlagCuny – *Chemie* – Hermann Schroedel Verlag
Danner, Helma - *Die Naturküche. Vollwertkost ohne tierisches Eiweiß* – Ullstein-Verlag
Danner, Helma - *Das Bio-Kochbuch für Kinder. Gesunde Küche für junge Genießer* - Ullstein-Verlag
Escobar, Raúl – *Guia de Medicina Natural* – Impreso por Litomex - Mexico

Gutjahr, Ilse - *Das große Dr. M.O. Bruker Ernährungsbuch* - emu-Verlag
Gutjahr-Jung, Ilse - Viele weitere Bücher! emu-Verlag, Lahnstein
Fensterheim, Herbert und Christian Röthlingshöfer - *Sag nicht Ja, wenn Du Nein sagen willst - Wie man seine Persönlichkeit durchsetzt in Beruf, Ehe, Liebe, Familienkreis, Gemeinschaft* - Goldmann-Verlag
Fliege, Jürgen - *Die Ordnung des Lebens - Die zehn Gebote - Inspiration für ein gelingendes eben,* erschienen bei Goldmann
Fromm, Erich - *Vom Haben zum Sein* - DTV
Fromm, Erich - *Anatomie der menschlichen Destruktivität* - Deutsche Verlags Anstalt
Fromm, Erich - *Authentisch leben* - Herder-Verlag ISBN 3451048396
Fromm, Erich - *Die Antwort der Liebe* - Herder
Hahne, Peter - *Schluss mit lustig - Das Ende der Spaßgesellschaft* - St. JohannisDruckerei
Hahne, Peter - *Wir sind geborgen* - St. JohannisDruckerei
Hammer/Himpsel – *Physik an Realschulen* – R. Oldenbourg-Verlag
Heiß, Erich - *Wildgemüse und Wildfrüchte* - Waerland Verlagsgenossenschaft EG
Hengel, Martin und Anna Maria Schwemer - *Paulus zwischen Damaskus und Antiochien - Wissenschaftliche Untersuchungen zum Neuen Testament 108* – Mohr-Siebeck
Hesse, Hermann - *Eigensinn macht Spaß - Individuation und Anpassung* - Suhrkamp-Verlag
Hoffmann, Nicolas - *Wenn Zwänge das Leben einengen* - Pal-Verlag
Huber, Michaela - *Der innere Garten. Ein achtsamer Weg zur persönlichen Veränderung* - mit CD - Fischer-Verlag
Jaskowski, Friedrich - *Philosophie des Vegetarismus. Eine philosophische Grundlegung und eine philosophische Betrachtung des Vegetarismus und seiner Probleme in Natur, Ethik, Religion und Kunst* - Verlag unbekannt. Antiquarisch oder über mail@NorbertMoch.de
Jung, Mathias - *Die höchste Arznei aber ist die Liebe. - Ein Max-Otto-Bruker-Lesebuch*- emu-Verlag
Jung, Mathias - *Das hässliche Entlein - Die Erlösung vom Minderwertigkeitskomplex* - emu-Verlag
Jung, Mathias - *Der Mutter-Tochter-Konflikt. Eine tiefenpsychologische Interpretation*- emu-Verlag
Jung, Mathias - *Das kalte Herz - Wie ein Mann die Liebe findet*- emu-Verlag
Jung, Mathias - *Mut zum Ich - Auf der Suche nach dem EigenSinn* - dtv
Jung, Mathias - *Bindungsangst - Die Strategie des Selbstboykotts* - emu Verlag
Jung, Mathias - *Der kleine Prinz in uns - Auf Entdeckungsreise mit Saint-Exupery* - Patmons-Verlag
Jung, Mathias - *Eifersucht - ein Schicksalsschlag? - Von Liebe, Freiheit und Besitzgier* - emu-Verlag
Jung, Mathias - *Das sprachlose Paar* - emu-Verlag
Jung, Mathias - *Versöhnung - Töchter, Söhne, Eltern* - emu-Verlag
Jung, Mathias - *Reine Männersache* - emu-Verlag
Jung, Mathias - *Reine Frauensache* - emu-Verlag
Jung, Mathias - Viele weitere Bücher! emu-Verlag, Lahnstein
Kabat-Zinn, Jon - *Stressbewältigung durch die Praxis der Achtsamkeit* - Jon mit CD Arbor-Verlag
Kant, Immanuel - *Kritik der reinen Vernunft* - Reclam
Kant, Immanuel - *Kritik der praktischen Vernunft* - Reclam
Kaplan, Helmut F.: ▶ Siehe Seite 150f
Karger-Decker, Bernt - *Die Geschichte der Medizin - Von der Antike bis zur Gegenwart* - Patmos-Verlag
Karlson, Peter – *Kurzes lehrbuch der Biochemie für Mediziner und Naturwissenschaftler* – Georg Thieme-Verlag
Kast, Verena - *Der schöpferische Sprung* - dtv
Kollath, Elisabeth - *Werner Kollath, Forscher, Arzt und Künstler* – Verlag Natürlich und Gesund, Stuttgart
Kollath, :Elisabeth - *Vom Wesen des Lebendigen* – Verlag Natürlich und Gesund, Stuttgart
Kollath, Werner - *Vitaminsubstanz oder Vitaminwirkung? Eine Studie über Zusammenhänge zwischen Mineral- und Sauerstoff-Stoffwechsel, Phosphatiden und ultraviolettem Licht, geprüft an den Wachstumsbedingungen des Influenzabazillus (Bazillus Pfeiffer)*, in: Zentralblatt für Bakteriologie, Parasitenkunde und Infektionskrankheiten 100, 1926, 97-145.
Kollath, Werner - *Grundlagen, Methoden und Ziele der Hygiene. Eine Einführung für Mediziner und Naturwissenschaftler, Volkswirtschaftler und Techniker*, Leipzig 1937.
Kollath, Werner - *Zur Einheit der Heilkunde*, Stuttgart 1942 (Autobiographie).
Kollath, Werner - *Die Ordnung unserer Nahrung. Grundlagen einer dauerhaften Ernährungslehre*, Stuttgart 1942. *Lehrbuch der Hygiene*, 2 Bde., Stuttgart 1949.

Kollath, Werner - *Der Vollwert der Nahrung und seine Bedeutung für Wachstum und Zellersatz. Experimentelle Grundlagen*, Stuttgart 1950.
Kollath, Werner - *Der Vollwert der Nahrung* - Haug-Verlag
Kollath, Werner - *Getreide und Mensch* – eine Lebensgemeinschaft, Bad Homburg v.d.H. 1964
Kollath, Werner - *Regulatoren des Lebens – Vom Wesen der Redox-Systeme* – Haug-Verlag.
Kollesch, Jutta und Diethard Nickel (Hrsg.) - *Antike Heilkunst aus den medizinischen Schriften der Griechen und Römer* - Reclam Universal Bibliothek
Krug, Antje - *Heilkunst und Heilkult - Medizin in der Antike* - C.H. Beck-Verlag
Lechler, Walther H. - *Nicht die Droge ist's - Wir sind alle süchtig* - 12&12 Verlag und Versand
Lechler, Walther H. - *Gesund ist, wer noch krank werden kann - Lebensschule nach dem Bad Herrenalber Modell* - Santiago-Verlag
Künkel, Fritz - *Die Arbeit am Charakter* - Bahn-Verlag, Koblenz
Lechler, Walther H. - *Die Droge ist's - Wir sind alle süchtig* - 12&12 Verlag und Versand
Lechler, Walther H. - *Gesund ist, wer noch krank werden kann - Lebensschule nach dem Bad Herrenalber Modell* - Santiago-Verlag
Lechler, Walther H. - *Wach auf und lebe - Die therapeutische Kraft biblischer Geschichten* - Kösel Verlag
Lützner, Hellmut - *Wie neugeboren durch Fasten* - Gräfe und Unzer-Verlag
Melzler, Jörg – *Vollwerternährung – Diätetik, Naturheilkunde, Nationalsozialismus, sozialer Anzpruch* – MedGG-Beiheft 20 – Institut für Geschichte der Medizin der Robert Bosch Stiftung – Franz Steiner Verlag, Stuttgart
Meves, Christa - *Manipulierte Maßlosigkeit* - Herderbücherei
Mendelsohn, Robert S. - *Trau keinem Doktor - Bekenntnisse eines medizinischen Ketzers* - Mahajiva-Verlag
Mendelsohn, Robert S. - *Wie ihr Kind gesund aufwachsen kann auch ohne Doktor* - Mahajiva-Verlag
Ogler, Hertha - *Alfred Adler - Triumph über den Minderwertigkeitskomplex* - Kindler-Verlag
Randolph, Theron G. und Ralph W. Moss - *Allergien: Folgen von Umweltbelastung und Ernährung - Chronische Erkrankungen aus der Sicht der Klinischen Ökologie* - C. F. Müller Verlag Karlsruhe
Reckeweg, Hans-Heinrich – *Homotoxikologie – Ganzheitsschau einer synthese der Medizin* - Aurelia-Verlag
Reckeweg, Hans-Heinrich – *Homoeopathia antihomotoxica* – Band I und II - Aurelia-Verlag
Reckeweg, Hans-Heinrich - *Vom Sinn der Entzündungen* - Aurelia-Verlag
Reddemann, Luise - *Dem inneren Kind begegnen* - CD. Hör-CD mit reccourcenorientierten Übungen (Audio-CD) - Klett-Cotta
Reddemann, Luise - *Imagination als heilsame Kraft* - Klett-Cotta
Reddemann, Luise - *Imagination als heilsame Kraft* - CD. Übungen zur Aktivierung von Selbstheilungskräften (Audio-CD) - Klett-Cotta
Reddemann, Luise - *Eine Reise von 1000 Meilen beginnt mit dem ersten Schritt - Seelische Kräfte entwickeln und fördern* - Herder
Richter, Horst-Eberhard - *Der Gotteskomplex* - Psycho-Sozial-Verlag
Riedweg, Christoph - *Pythagoras - His Life, Teaching And Influence* - Cornell University Press Ithaca and London
Riedweg, Christoph - *Pythagoras - Leben, Lehre, Nachwirkung* - C.H. Beck
Riemann, Fritz - *Grundformen der Angst* - Reinhardt-Verlag
Rosenberg, Marshall B. – *Gewaltfreie Kommunikation – Eine Sprache des Lebens – Gestalten Sie Ihr Leben, Ihre Beziehungen und Ihre Welt in Übereinstimmung mit Ihren Werten* – Junfermann Verlag
Ruskin, John - *Unto this last* - Cosimo Inc. ISBN 9781602060357
Rütting, Barbara - *Mein neues Kochbuch - Schlemmereien aus der Vollwertküche* - Goldmann-Verlag
Rütting, Barbara - *Naturgesunde Köstlichkeiten aus aller Welt* - Goldmann-Verlag
Sander, Friedrich F. - *Der Säure-Basenhaushalt des menschlichen Organismus* - Hippokrates-Verlag
Sandler, Benjamin - *Vollwerternährung schützt vor Vioruserkrankungen - Das Drama unserer Gesundheitspolitik am Beispiel Kinderlähmung* - emu-Verlag
Sandritter/Beneke *Allgemeine Pathologie – Lehrbuch für Studierende und Ärzte* – Schattauer
Satz, Norbert - *Klinik der Lyme-Borreliose* - Verlag Hans Huber
Schettler, Gotthard – *Innere Medizin – Kurzgefasstes Lehrbuch* – Band I und II - Thieme
Schnitzer, Johann G. **Einige der Bücher liegen auch in Englischer Sprache vor**
Schnitzer, Johann G. - *Der alternative Weg zur Gesundheit* – Schnitzer-Verlag
Schnitzer, Johann G. - *Das volle Leben*– Schnitzer-Verlag
Schnitzer, Johann G. - *Biologische Heilbehandlung der Zuckerkrankheit und ihrer Spätfolgen* - Schnitzer-Verlag-
Schnitzer, Johann G. - *Bluthochdruck heilen* – Schnitzer-Verlag

Schnitzer, Johann G. - *Die kausale Therapie er essentiellen Hypertonie* – Schnitzer-Verlag
Schnitzer, Johann G. - *Backen mit Vollkorn* – Schnitzer-Verlag
Schnitzer, Johann G. - *Geheiminformationen, die in den Mainstream-Medien nicht zu finden sind*– Schnitzer-Verlag
Schnitzer, Johann G. - *Gesundheit Getreide Welternährung* – Schnitzer-Verlag
Schnitzer, Johann G. - *Doping? Alternative naturnahe Leistungskost*– Schnitzer-Verlag
Schnitzer, Johann G. - *Schnitzer-Intensivkost, Schnitzer-Normalkost* – Schnitzer-Verlag
Schnitzer, Johann G. - *Zahnprobleme und ihre Überwindung* – Schnitzer-Verlag
Schweitzer, Albert - *Die Ehrfurcht vor dem Leben - Grundtexte aus fünf Jahrzehnten* - Fischer-Verlag
Schweitzer, Albert - *Kultur und Ethik* - Beck'sche Reihe
Scholz, Heinz - *Kein Leben ohne Magnesium* - Bircher-Benner Verlag
Seligmann, Martin E. P. - *Erlernte Hilflosigkeit* - Urban & Schwarzenberger Verlag
Shapiro, Francine und Margot Silk Forrest - *EMDR in Aktion - Die Behandlung traumatisierter Menschen - Die neue Kurztherapie in der Praxis* - Junfermann-Verlag
Shapiro, Francine *EMDR - Grundlagen & Praxis - Handbuch zur Behandlung traumatisierter Menschen* - Junfermann-Verlag
Silbernagel/Despopoulos – *Taschenatlas der Physiologie* - Thieme
Stavemann, Harlich - *Im Gefühlsdschungel* - H.Beltz Psychologie Verlagsunion
Stavemann, Harlich - *Sokratische Gesprächsführung in Therapie und Beratung. Eine Anleitung für Psychotherapeuten, Berater und Seelsorger* - H.Beltz Psychologie Verlagsunion
Stavemann, Harlich - *Therapie emotionaler Turbulenzen* - H.Beltz Psychologie Verlagsunion
Stegemann, Harmut - *Die Essener, Qumran, Johannes der Täufer und Jesus* - Herder-Spektrum
Taschner, Rudolph - *Das Unendliche - Mathematiker ringen um einen BegriffDas Unendliche im Pentagram* - Springer Berlin Heidelberg ISBN 9783540257974
Thomas, C. - *Histopathologie – Lehrbuch und Atlas für die Kurse der allgem. und speziellen Pathologie* - Schattauer
Thomas, C; H. Brunner; M. Hagedorn; K. Salfelder und H. Weuta – *Infektionskrankheiten* – SChattauer
Ulfig, Alexander *Lexikon der philosophischen Begriffe* Komet-Verlag
Veith, Walter - *Major problems in the Air Force Eastern Test Range configuration management process and their solution -*. Florida State University, (Thesis (M.S.))
Veith, Walter - *Mal was anderes. Vegane Kochkunst. Neue tolle, leckere Rezepte* - Schosch, Nürnberg
Veith, Walter - *Ernährung neu entdecken. Der Einfluss der Ernährung auf unsere Gesundheit. Wissenschaftliche Erkenntnisse. (Originaltitel: Diet and Health)* - Wissenschaftliche Verlagsgesellschaft, Stuttgart
Veith, Walter - *Diet and Health. Scientific Perspectives. (das englische Original von Ernährung neu entdecken.)* - Medpharm, Stuttgart
Wendt, Lothar - *Gesund werden durch Abbau von Eiweißüberschüssen* - Schnitzer-Verlag
Wendt, Lothar - *Eiweißfasten - Die Eiweiß-Abbaudiät* – Haug-Verlag
White, Ellen G. - *Der Weg zur Gesundheit* - Edelstein-Verlag
White, Ellen G. - *Auf den Spuren des großen Arztes* – Advent-Verlag, Lüneburg
Wickert, Ulrich - *Das Buch der Tugenden. - Die Ehrfurcht vor dem Leben - Grundtexte aus fünft Jahrzehnten* - ISBN 3455110452 Beck'sche Reihe
Wurster, Gerda - *Auch dazu ward ihm der Verstand - Über Sinn und Unsinn unserer Ernährungsgewohnheiten* - Lichtwald-Verlag
Yudkin, John - *Süß, aber gefährlich. Der Zucker- Report* – Artha-Verlag
Zöllner/Häussler/Brandlmeier/Korfmacher – *Infektions- und Tropenkrankheiten, Schutzimpfungen* – Springer-Verlag
Zollinger, Hans Ulrich – *Pathologische Anatomie* – Band I und II - Thieme

Nachschlagewerke:

Köhnlechner, - Handbuch der Naturheilkunde - Band 1 und 2 - Heyne-Buch
Faller, Adolf - *Der Körper des Menschen* - Thiemie-Verlag (Eine leicht verständliche Anatomie)
Hirschberger, Johannes - *Geschichte der Philosophie Band I und II* Komet-Verlag
K.P. Kisker, H. Freyberger, H.K. Rose, E. Wulff - *Psychiatrie, Psychosomatik, Psychotherapie* - Thieme-Verlag
Legewie und W. Ehlers - *Knaurs moderne Psychologie* - Knaur-Verlag
begründet von Willibald Pschyrembel: *Pschyrembel - Klinisches Wörterbuch* - Walter de Gruyter - Verlag (medizinisches Nachschlagewerk)
Ulfig, Alexander *Lexikon der philosophischen Begriffe* Komet-Verlag

Alphabetisches Nachschlageverzeichnis
mit Sachworterläuterungen

Zeichen und Abkürzungen:

- 37f............Der Begriff ist auf den *Seite*n 37 und 38 zu finden.
- 37-41.........Der Begriff ist auf den *Seite*n 37 bis 41 zu finden.
- Der gesuchte Begriff kann mehrfach auf einer *Seite* vorkommen.
- FN = Fußnote.
  Zuerst die Fußnoten-Nummer, dann nach dem Schrägstrich die *Seite*nzahl der FN
- *SCHRÄGDRUCK IN GROSSBUCHSTABEN BEZIEHT SICH, WIE AUCH IN TEIL II, AUF KOCHKOST*
- **Web-Links zum besseren Verständnis von Fremdwörtern**
  Griechische Präfixe (Vorsilben) und ihre Bedeutung:.
  http://de.wikipedia.org/wiki/Liste_griechischer_Pr%C3%A4fixe
  Lateinische Präfixe: http://www.thgweb.de/lexikon/Liste_lateinischer_Pr%c3%a4fixe

---

▶ **Wichtige Anmerkung**
Die Autorin bevorzugt in diesem Werk weitgehend allgemeinverständliche, deutsche Ausdrücke. Durch die Tatsache aber, dass in diesem Werk sehr unterschiedliche Gebiete mit jeweils speziellem Fachvokabular erläutert werden müssen, ist ein umfangreiches Nachschlagewerk unumgänglich. Manche Dinge werden im Nachschlageverzeichnis zusätzlich erläutert, manches wird gar nicht aufgeführt. Eigenschafts- und Tätigkeitswörter befinden sich daher auch unter den Hauptwörtern. Das gilt ebenso für zusammengesetzte Wörter. Den betreffenden Wörtern wird ein Strich angehängt, z. B. Allergie-. Sie finden darunter auch "allergisch" oder "Allergiebereitschaft". Oder z.B. Lobby- sowohl für "Lobby" als "Lobbyisten".
Diese Zusammenfassungen sind unbedingt erforderlich, weil sonst das ohnehin sehr umfangreiche Nachschlageverzeichnis zur Konkordanz ausgeartet wäre.

Aasfresser 74, 147
Abbauprodukte 340, 343, 426 — FN 110/209
- **Abbauprozess** 435
- **Abbaustoffwechsel** 257, 408, 428, 435f, 502
  — FN 205/435
- **abgebaut (Verschiedenes)** 61, 84, 256, 267, 289, 336, 407, 426, 428, 431, 434, 436f, 443, 450, 458
Abdruckerlaubnis 310, 333 — FN 137/260
Abendmahl 100, 116, 151, 166, 170, 256
Aberglaube 1274, 123-125, 160, 185, 256, 271, 322, 329, 332, 382, 413
Abführmittel 34, 47, 95, 253, 295, 340, 415

Abhängigkeit 101, 114, 153, 176, 182, 283, 308, 319, 326, 363, 366, 385, 400, 420, 472, 506f, 512
- **co-Abhängigkeit** 522
Ablagerung 68, 194, 209, 267, 292, 338-340, 349, 431
Abneigung 511
Abschied 116, 136, 178, 205, 254, 458, 490-492, 498, 501
Absonderung 96, 341, 385
Abspaltung 161, 167, 170, 310, 420, 492 → *Dissoziation*
Abstinenz 135, 168, 380, 413
- **Fleischabstinenz** 41

Absurdistan 276
Abszess 349
Abtreibung 258, 480
Abwehr- 194, 216, 344-346, 348, 381, 446, 459
• Abwehrmechanismus
Abwertung 26, 110
Aceite virgen 68
Acetyl-S-Coenzym 64
Acharan, Manuel Lezaeta 169, 185, 190, **202-207**
Achtsamkeit 182, 490, 514
Ackerbau und Viehzucht 79, 387 → *Viehzucht* 387
Aderlass 95, 340
ADH = antidiuretisches Hormon 184, 421, 426 — FN 94/184
Adipositas 223f, 275, 341, 385, 514 — FN 188/385 → *Übergewicht*
Adler 162
Adler, Alfred 209
Adrenalin = Stresshormon 345
Adventisten = eigentlich Siebenten-Tags Adventisten; christliche Gemeinschaft, die sich in offiziellen ihren Glaubensüberzeugungen für Vegetarismus und Vollwertkost ausspricht. 18, 23, 130-152, 177, 228f, 312, 355, 362-372, 454f — FN 45/102, FN 66/131, FN 69/136, FN 86/176
Ägypten 120, 148, 166, 172, 199, 457, 459
• Ägypten, Fleischtöpfe 113, 140
• ägyptische Mythologie 125
• ägyptische Tradition — FN 45/102
ärgern, sich selbst 26
aerobe Mikroorganismen — FN 215/453
Ästhetik- 93, 95, 139, 271f
Ätiopien — FN 155/307
Akne 342, 349, 500
Anästhetika = Betäubungsmittel 346
Aflatoxine 19
Affen 36, 79, 135, 326
Afrika 35f, 94, 283, 311, 414, 457 → *Nordafrika*
afrikanische Stämme 215
AGE = Advanced Glycation Endprodukt 385
• AGE-RAGE-Interaktion 386
Aggregatzustand = Erscheinungs-, Zustandsform eines Stoffes unter verschiedenen Bedingungen wie Temperatur oder Druck. Wasser ist beispielsweise mal fest (Eis), mal flüssig. Wir kennen die Aggregatzustände fest, flüssig und gasförmig. Dampf ist eine Mischform aus flüssig und Gas. 247
Aggression, aggressiv 27, 29, 59, 98, 151, 231, 248, 284, 318, 327, 344, 349, 400, 510
• Aggressionen / Angriffe gegen mich wegen Vegetarismus 477 → *Beschimpfungen,* →*Polemisierung*
Ahornsirup 219, 390
AIDS 35, 141, 287, 303, 320, 343, 444

Akademie 200, 205
• Akademie (Platons) 102
• Akademie der Wissenschaften, Berlin 259
• Akademiker, Nichakademiker
• akademisch 12, 14, 16, 25, 160, 213, 264, 274, 490
• Heros Akademos 102
• Reformhaus-Fachakademie 12, 179, 390
• UGB-Akademie 359
• Würzburger Domakademie 133
Akademos, Hain des Heros A. (Platon) 102
Akaloide 62
Akazienhonig 84
Akrynitrat 280
Akupunktur- 181, 331
Albigenserkreuzzug 121
Albumin- 265, 384
Aldosen 403
Aldosteron 421
Alete 284, 321, 324
Aleuronschicht 257
Alexander der Große 120
Alfalfa 62
Algen 48, 50, **412**, 414, 484
• Algentabletten (Spirulina) 412
Alkali 424
• Alkalireserven 424
• alkalisch 39
• Alkalose 420
• Alkalose, metabolische 425
• Alkalose, respiratorische 424f
Alkohol- 56, 79, 95, 102, 113, 116, **119**, 132, 136, 142, 143, 162, 170, 179, 183, 206, 211, 219, 227, 278, 287, 328, **338**, 364, 372, 408, 425, 485, 493, 516
• Alkoholiker 408, 485
• Alkoholverbot in der Bibel (Wein) 117
Allegorie- 106, 129
Allergie- 51, 81-83, 183, 216, 226, 230-232, 254, 309, 394, 453, 476 → *Plaques im Darm* 476
Allesverwerter 482
Allopathie 327f, 479
Alt, Franz 156, 480
Altenheim (Fehlernährung) 54, 395, 495, 417 → *Senioren- und Tagespflege*
• Altenpflege 397
Alternative, alternativ *unter Ersatz, Milch-Alternative, Sahne-Alternativen, Schmand, Schmand-Alternativen. Ferner unter* → *Aufstrich, Ersatz, Getränke, Margarine Sesam, Sonnenblumenkerne, Pesto usw...* 13, 17f, 29, 31, 35, 37f, 69, 71, 81, 90, 145f, 179, 183, 186, 195, 197f, 219, 229, 267, 278, 282, 311, 358, 363, 387, 442, 462, **515-518**
Altersdemenz- 134, 150, 232, 339, 408 → *Demenz-*
alles fließt (panta rhei) 218
Altes Testament 103, 108, 124, 128, 170 — FN 54/115

— FN 56/115
Alzheimer 403
Amalgam 307 — FN153/307
Amaranth 36, 256, 457
Amenorrhoe = Ausbleiben der Periodenblutung 384
American Journal of Nutrition 217
- **Amerika-** 21, 36, 58, 87, 94, 169f, 175, 181, 185, 207, 215, 220, 228, 230, 236, 259f, 302, 304, 310, 317f, 365, 517
- **Nordamerika-** 189, 206f, 224, 227, 367, 447
- **Lateinamerika-** 177, 205-207, 283
- **Südamerika-** 207, 215, 220

Aminogruppe 403, 418 — FN 200/418
- **Aminosäure** 44f, 49f, 62-64, 75, 232, 247, 249, 251, 265f, 294, 374f, 384, 402f, 405, 409, 411, **417-419**, 482, 484 — FN 16/38 → *Eiweiß, Protein*
- **essentielle Aminosäuren** 50, 375, 384, 411, **417-419** — FN 179/375

Ammoniak (NH₃) 405
Amtsarzt 223, 324, 330f
- **amtsärztliche Prüfung** — FN 1/11

Amusität 499
Amylase 58, 61, 253, 294, 324
Amyloid 265
- **Amyloid-Plaques (Alzheimer)** 403

Anachoreten lebten ein aus dem "Chor" (aus der Gemeinschaft) zurückgezogenes Leben. Sie sind die Vorläufer des christlichen Mönchtums. 93, 165

Anämie → *perniziöse Anämie*
anaerobe Mikroorganismen — FN 215/453
Analogie 53, 128, 152, 308, 402, 407 → *Symbol*
Analyse- 16, 27, 38, 64, 94, 106, 164, 194, 197, 200, 252, 259, 408, 484, 487, 491, 494, 514
Ananas 47, 81, 83, 374, 404, 430, 432
Anamneseerhebung 59
Anarchie 22, 29, 198, 509
Anatolien (Türkei) 104, 109, 120
Anatomie 36, 39, 44, 184, 200, 324, 339
- **Anatomievergleich** 39

Anemueller, Helmut 179
Anerkennung 37, 101, 189, 213, 224, 259-261, 279, 284, 455, 469
Angemessenheit 139, 142
Angina = 82, 341, 443
Angst- = 35, 55, 65, 96, 106, 145, 147, 152, 155, 158, 187, 194, 217, 288f, 317, 324, 329, 345, 355, 382, 401, 459, 470, 474, 481, 494f, 506f, 522
Anima-/Animus-Archetypus 400, 497
Anionen 420-422
Anis 415, 429, 431, 448
ansteckende Krankheiten 305 → *Infektionskrankheit*
Anti-Anal-Leakage-Agent 71, 280
Antibiotikum- = genau übersetzt "gegen das Leben gerichtet"; Medikament, dass äußerst selten und verantworungsbewusst eingesetzt werden sollte, was leider überhaupt nicht der Fall ist! 78, 205, 216, 218, 329f, 339, 347, 350f, 414f, 441f, 447f, 468
- **antibiotische Behandlung** 316, 336
- **Antibiotikaschutz und Homöopathie** 351

Antigen-Antikörper- 82, 346
antihomotoxische Behandlung → **333-352**
antihomotoxische Therapie bei Zeckenborreliose 467
Anti-Schadstoffdenken 390
Anti-Vollwertkost-Bücher 381
Antike 93, 105, 108f, 114, 121, 165-167, 176, 219, 387f, 392, 411, 459
Antipode 94
Antrophosophen 196
Apoenzym 402f, 406
Apokalypse = Vorstellungen über das Weltende 183
Apfel, Äpfel 16, 27, 48, 57, 71, 76, 81, 83-85, 208, 244, 246, 253, 290, 322, 397, 429f, 432, 439, 450, 459, 517
- **Apfel- und Birnendicksaft** 390, 517
- **Apfelkern** 323, 459 → *Blausäure*
- **Apfelkernmilch** 323

Aphorismen- 162
Apoenzym 402f, 406
apokryphe Schriften 99f, 103
Apollonius 93, 167, 169
Apoplex → *Gehirnschlag*
Apostel 97, 100, 111, 166, 171 → *Johannes der Täufer* war kein Jünger/Apostel Jesu. Daher bitte direkt unter "Johannes der Täufer" nachsehen.
- **Apostel Andreas** 104
- **Apostel Jakobus** 104, 112, 165, 171
- **Apostel Johannes** 118, 104, 148, 165, 203
  Apostelgeschichte 4:5 104
  Apostelgeschichte 10:9-28 105
  Apostelgeschichte 10:9-16 173
  Johannes-Evangelium 15:4-10 (wurde vermutlich nicht vom Apostel Johannes verfasst sondern von einem gleichnamigen Anhänger Jesu) 126, 461
  — FN76/142
- **Apostel Lukas** 99, 104
  Lukas-Evangelium 203
- **Apostel Markus** 99, 115, 166
  Markus-Evangelium 100, 116, 122, 128, 190
  → *Mytisches Markusevangelium*
- **Apostel Matthäus** 99, 104, 118, 127f, 131, 165f, 172, 190 — FN 41/98 → *Bergpredigt 125, 127, 522*
- **Ebionitenevangelium** ist wahrscheinlich Teil des Matthäus-Evangeliums
- **Apostel Paulus**; hat Jesus nie persönlich kennen gelernt und kommt aus der jüdischen Diaspora; 104, 107, 109-114, 116, 119, 125, **172**, 179, 381
  — FN 48/104, FN 50/109 → *Korinther*, → *Römer*, → *Timotheus*
  Die Paulinische Lehre sollte m.E. nicht mit dem

Urchristentum gleichgesetzt werden 113
Paulus aß Fleisch 109 — FN 48/104
Paulusbrief 109
Paulinismus 125
Paulusschule 109, 113, 116
Pauluszitate 173
Kollosserbrief 2:12 172
Kollosserbrief 2:20-23 110
1. Korintherbrief 14:33-35 109
1. Korintherbrief 9: 24-27 — FN 50/109
1. Korintherbrief 10:14-33 172 — FN 48/104
1. Korintherbrief 10:12-32 113
1. Korintherbrief 13 - Das hohe Lied der Liebe Seite 111
Römerbrief 14:21 172 — FN 48/104
Römerbrief 14:2,3,6 172
1. Thessalonicher 5: 19-21 Seite 179
1. Timotheus 4:1 110
1. Timotheus 4:3 109
Toledoth Jeshu (Paulus-Aussage) 112
- Apostel Petrus 104-106, 165, 109, 112, 165, 173
  1. Petrusbrief 5:8 — FN 71, 137
  Petrus-Vision in Joppe: "Schlachte und Iss" 105
  Petrus-Evangelium 100
  Petrus-Ernährungsweise 112
- Philippus 104
- Apostel Thomas 104, 125 → *Thomas-Evangelium*, → *Thomas-Christen*
Apotheke- 61, 67, 180, 200, 209, 226, 332, 378, 414, 429, 448
Apparate-Homöopathie 332
Appendix = Blinddarmentzündung (Entzündung des Wurmfortsatzes) 211, 225, 443, 445, 464
Appetit 19, 78f, 84f, 139, 182, 252, 419, 439, 486
  - Appetitlosigkeit- 408, 426, 439
Approbation = staatliche Zulassung 177
Aquín, Thomas von 125, 130
Araukaner-Mission 204f
Arbeit am Charakter 96, 139, 491
Arbeitswut 494
Archäologie- 103, 369
archaisch = frühzeitlich, ursprünglich 106, 124, 129, 322
Archetypus = urtümliches Urbild/urtümliche unbewusste Urvorstellung als Komponente des kollektiven Unbewussten. 505
Arginin 249, 417f, 483
Arianer, Arius 101, 115 — FN 55/115
  - Arianischer Streit 101
arisch 237
Aristoteles 44f, 93, 113, 160, 167, 169, 261 — FN 138/261
Arkadien 176
Arme (Körperteil) 37, 90, 225, 338, 433, 437, 448, 466, 470, 472, 487

Arme- 41, 181, 198, 483
Armenien 256
Arnold, Ulrich ("Protein-Habilitationsschrift) 251, 382 — FN 182/382
Arroganz- 260, 321, 477, 481 — FN 227/482
Aroma- 50, 71, 79, 129, 241f, 280, 282, 453
Arterie- 62, 65, 68, 231, 265f, 291, 337, 340, 389, 393, 427 — FN 110/209
  - arterieller Blutkreislauf- 337, 435
  - arterielles Blut 435
  - Arteriole = winzig kleine Arterie am Ende der Blutstrombahn. 291, 337f — FN 110/209
  - Arteriosklerose/ -verkalkung 62, 65, 67, 78, 201, 217, 220, 225, 227, 234, 265-267, 277, 292, 299f, 316f, 341, 366, 385f, 389, 393, 408 — FN 116/217, — FN 126/234
Arthritis = Gelenkentzündung. 386, 393, 455f, 465, 487
Arthrose 264, 267, 341, 350, 393, 455, 465, 487f
Arzneimittelkästchen gegen alle Irrlehrer (Epiphanius) 100
Arzt und ärztliche Hilfe sind nach meiner Erfahrung ein zweischneidiges Schwert — FN 158/314
  - Ärzte, die selbst Rohköstler sind 355
Aschner, Bernhard 332, 340
Asheville (Benjamin Sandler) 302
ASI = Adventist's-laymen's Servicees & Industries 371
▶ http://www.asideutschland.de/geschichte.html
Asia-Shop 47, 49, 79, 318, 409, 412
Asien 93, 283, 382
Askese 93f, 99, 106, 108f, 111, 167, 432, 440, 495
  - asketisch 93, 95, 98, 104, 108f, 111f, 115, 165f, 168, 170f, 173
Asthma bronchiale 82, 224, 226, 230, 341, 347, 350, 394, 473, 475f, 484, 500
Asklepiaden; Heilende Familien, die ihre Abstammung auf den Heilungsgott Asklepios zurückführten; Asklepiadeneid = Eid des Hippokrates (ethischer Ärzteeid) 95
Aspirin 339, 425
Assoziationen = spontane Einfälle von verknüpften Vorstellungen 50, 442, 480
Asthma bronchiale 82, 224, 226, 230, 341, 350, 394, 473, 484, 500
Astonautenkost 74, 87f
Aszites = Bauchwassersucht 435 — FN 19/41
Atemgymnastik 364
Atheist 369, 381
Athleten 93-95 → *Vegetarische Leistungssportler* 174f
Atmosphärische Kur (Arnold Rickli) 195
Atmung 214, 337, 342, 424, 434f, 465
Atom 43, 247-249, 268, 329, 389, 406, 422, 451, 518
  - Atomkraftgegner 268
Atopie = angeborene Überempfindlichkeit gegen bestimmte Stoffe; → *endogen* 81f
Atropin (Blausäure) 62 → *Apfelkerne, Mandeln, Toll-*

kirsche
Auberginen 45, 47, 459
Aufbaustoffwechsel 258, 274, 428f, 436, 502
Auf der Erde Gewachsenes 47f, 184
Auflösung der Philosophenschulen 102
Aufrichtigkeit 293, 502
"aufschließen" (durch Hitze) 16, 380f, 418, **453-460**
Augenbeteiligung 473, 476
- **Augen-Bindehautentzündung** 473, 500
- **Augenkrankheiten** 145, 265
Augustinus von Hippo 106, 115, 119, 121, 166, 168, 172
Ausatmungsbehinderung 424
Auslaufsperre 71, 280 → *Anit-Anal-Leakage-Agent*
Ausleitung- 193, 330, 339, 343, 350, 352, 471, 484
Außenseiter- 150, 316, 344, 418
Ausschlag 328, 341, 351, 376 → *Hautausschlag*
Außenseiter- 150, 316, 344, 418
Ausnahme-, ausnahmsweise 35, 41, 80f, 83, 94, 96, 124, 138, 232, 245, 263, 288, 295, 309, 315, 374, 397, 400, 405, 413, 419, 425, 442, 445, 460, 518
Ausscheidung- 96, 252, 266, 316, 338-340, 342-344, 346-352, 408, 421f, 426, 436, 443, 471
- **Ausscheidungsprodukte** 346
ausstralische Aborigines 215
Ausweichphase 348, 350f
Auszugsmehl 43, 50f, 56, 61, 65, 217, 223, 226, 243, 244, 286, 295, 298, 301, 303-305, 413, 454
- **Auszugsprodukt** 49, 82, 88, 234, 301, 419, 442, 446
Autoimmunerkranung 80, 220
- **autoimmunologische Reaktion** 444
Autogenes Training (AT) 192, 200
Auto-Sanguis-Stufentherapie 340, 351, 500 — FN 166/350
Autosuggestion 200
Auxone- = Vitamin B-Komplex 75, 342, 246, 406 → *Vitamin B-Komplex*
Avila, Theresa 490
Avocado 46-48, 71, 81, 83
Ayurveda 331
Azidose 420, 434 — FN 113/213 → *Fastenfehler*
- **metabolische Azidose** 425
- **respiratorische Azidose** 13, 37, 214, 424, 426
Azinus 429 — FN 204/429
Azteken 256

Baby 50, 130, 183, 281, 286, 324, 447
"The Baby Killer" - Studie 283
Babynahrung 73, 280, 283f, 324 → *Säuglingsnahrung*
Babylon 120
Bacchus 93
Bach am Wegrand Psalm 110 *Seite* 499
Backen 16, 36, 56, 79f, 133, 225, 229, 245, 306, 357, 409f, 412, 430, 432, 446, 450, 453, 458, 485

- **Backmischung** 51, 245, 256, 381
- **Backpulver** 219
Bärlauch 429, 459
Bagdad 166
Bakterien 36, 38, 78, 242, 286, 289, 310, 316, 338, 351, 382, 414, 416f, 446, 448-450, 460, 467, 470, 473 → *Mikroorganismen*
Bakterienangst 286, 448
Ballaststoffe 52, 57, 75, 77, 238, 250, 252-254, 257, 268, 373, 386, 454, 503 → *Faserstoffe*
Bananen 46f, 67, 76, 81, 83f, 90, 246, 397, 432
Bandscheiben- 276, 393
Bannfluch gegen Vegetarier durch Papst Johannes III Seite 122f
Baptisten — FN 86/176
- **Baptisten, Siebenten-Tags;** — FN 45/102
Bar-Kochba-Aufstand 112
Basalmembran 68, 260, 262f, 265-267, 338, 379f, 428, 431, 435, 445
Basen 424 → *Säuren und Basen*
Basensuppe 214
Basilius der Große 117-119, 166, 169
Battle-Creek-Sanatorium 228, 367
Bauchfellentzündung (Peritonitis) 211, 254
Bauchspeicheldrüse (Pankreas) 58, 61, 64, 201, 253, 294, 296, 302, 316, 342, 393 → *Pankreas*
Bayerische Staatsoper 276
Bedürfnis 22, 29, 33, 85, 108, 160, 255, 291, 293, 362, 399, 463, 490, 504f, 512f
Begierde 29, 110, 140, 437, 470
Belastungsstörung 14, 237, 276, 356, 469, 492, 495 → *PTBS*
Belegzellen 251, 425
Belgien 197
Bella 34, 90f, 329, 470, 500
   - **Pyodermie Bellas: Calcium hypophos. D 12**
      Seite 329, 470, 500
   - **Hoppel und Bella beim gemeinsamen Müsli** 91
Benediktiner- 108, 124, 166, 169 — FN 71, 137
Benedikt XVI, Papst 101, 116, 123
Benner, Elisabeth 209
Berakot, taludisches Traktat 98
Berchtesgaden 236
Bergpredigt (Matth.-Evangelium) 125, 127, 522
Bergtour 22, 52f, 98, 349, 377, 426, 433
Beri-Beri 409, 483 → *weißer (geschälter) Reis*, → *Kwashiakor*
Berlin- 123, 178, 181, 191, 232f, 259, 277, 311, 318, 353, 387
- **Berliner Universität** 181, 259
- **Berliner Universitätsklinik** 200
Berufsgericht- 311f,
- **Berufskollegen Reckwegs** 312
Berufung 25, 190, 268, 521

Beschimpfung wegen Vegetarismus 22f, 477 → *Aggressionen*, → *Polemisierungen*
Beschneidung 107, 113
Besserwisserei 204, 401
Betacarotin 375
Bethesda 203
Bethlehem 117, 125, 499
Beute 73, 406, 457
- Beutepflanze 406
- Beutetier 32, 60, 62f, 74, 76, 88, 322, 406, 457
Bewertung 25f, 99, 107, 372, 379, 388, 510
Bewusstsein 161, 238, 310, 362
- Bewusstseinserweiterung 176
- Bewusstseinsspaltung 228
Beziérs 122
Bibel 31f, 98-100, 103, 105, 108, 112, 115, 117, 119, 120, 123-125, 128-130, 135-137, 139-141, 147f, 155, 161, 165-167, 228, 244, 268, 405, 452, 454
- Bibelfälschung 98
- Bibelforscher 98
- Bibelstellen 123, 128, 185 → *Schriftstellen*
- Bibelstudium 150, 228
- Bibeltreue- 97, 149, 165
- biblische Reinheitsgebote 124
Biblio- und Schreibtherapie 491 — FN 2/12
Bicarbonat- 424f
Bienen und Bienensterben 17, 441 — FN 207/441
Bier 55, 134, 217, 242, 291, 372, 412
Bier, August 336
Biermanns, Jürgen (Nachfolger v. Dr. Bruker) 269
Bilirubin 54
Bindegewebe 338, 340, 342, 344, 346, 423 — FN 91/182
- Binde- und Stützgewebe 431
Bingen, Hildegard 168
Bindehautentzündung 82, 473, 475, 500
Biobauer 147
- Biobranche 267
- Biochemie- 12, 44, 70f, 182, 184, 246, 251, 257, 263, 324, 345, 373, 399f, 402-404, 406, 418f, 422, 477, 510
- Der Organismus "denkt" in Biochemie 422
- Bioethik 160
- Bio-Gemüse (verschiedene Sorten), Bioware usw. 19, 86, 379, 456
- biogene Amine 405
- Biohandel, -laden, -verkäufer 43, 45f, 54, 67, 70, 72, 74, 79f, 134, 244f, 256, 285, 308, 357f, 390, 412, 414, 431, 461, 463, 513, 516f, 519
- Bio-Industrie 512
- Bio-Katalysator 257, 399, 402, 406 — FN 132/243, FN 139/265
- Biokost, -nudeln 72, 80
- Biokost-Versand 74

- Biologie 11, 14, 44, 418
- "biologischer Ökozucker" 54
- Biologischer Ratgeber für Mutter und Kind 285, 288, 324
- Biologischer Schnitt (Reckeweg) 224, 316, 337f, 340, 343, 350f, 403, 456
- Bionade 134
- Bio-Nahrungsmittel 294
- Bio-Nahrungsmittelindustrie 308
- Bioobst 86, 456
- Bioresonanztherapie 331
- Biosynthese 248f
- Biotonne 86, 212
- Bioware 45, 456
Bircher-Benner, Max Oskar 169, 192, 208-210, 212f, 235, 260, 308, 325, 379, 390, 431, 450f, 455, 460
- Bircher-Benner-Archiv 210
- Bircher-Benner-Verlag 390
Birnendicksaft 72
Bittermandeln (enthalten reichlich Atropin) 459
Blähungen- 181, 429, 431, 453
Blätter, Blättchen (mitessen!) 16, 79, 89, 147f, 189, 244, 430, 431, 450
Blankenburg 188
Blasenentzündung 393
- Blastensteine 292, 347
Blaubeeren 49
Blausäure (Atropin) 323, 459
Bled (Slowenien); 196, früher → **Veldes**
Blind-, Erblindung 62, 67, 78, 231, 266, 292, 436
- Blindheit (ideell) 18, 139, 161, 283, 389, 510
Blinddarm (Appendix) 211, 225, 443, 445, 464 — FN 226/482 → *Appendix*
blockierte Enzymsysteme 351
Blüm, Norbert: "Früher starben die Menschen frisch und fröhlich mit 40...." 321, 393
Blumenkohl 47, 86, 430, 479f
Blut 37, 54, 68, 95f, 113, 133, 139, 147, 168, 184, 211, 214, 233, 248, 261, 263, 266, 291, 336f, 345, 350, 377, 412, 424, 428f, 435f, 465, 476, 488 — FN 30/64, FN 91/18
- Blutadern = Arterien 68
- Blutarmut 409
- Blutbahn 267, 277, 337, 339, 427, 434, 443f, 455
- Blutbild 336
- Blut- und Harntest 421
- Blut- und Lymphbahn 347
- Blut und Lymphe 423
- Blutdruck 95, 184, 263, 291, 309, 315, 428, 513
- Blutdrucksenkung 62
- Bluteiweiß 266, 428
- Blutentnahme 374
- Blutfarbstoff Hämoglobin 423f
- Blutfett 427

- **Blutgefäße** 92, 226, 338, 342, 443 ⎯ FN 110/209
- **Bluthochdruck-** = ist ernährungsbedingt, nicht aber psychosomatisch. 42, 54, 62, 134, 309, 314f, 366, 388f, 427
- **Bluthochdruckstudie** 42, 309, 314f
- **Blutkörperchen, weiße (Fresszellen)** 278, 342, 346, 377, 385, 409, 443
- **Blutkörperchen, rote (Erytrozyten)** 49, 94, 140, 377, 402, 423f, 428, 458 ⎯ FN 30/64
- **Blutkreislauf** 201, 263, 338, 375, 415
- **Blutkreislauf-Endstrombahn** 337
- **Blut-Labor** 466
- **Blut-pH-Wert** 420, 422-424, 426, 437 → *Blutwert + pH-Wert*
- **Blutplasma** = zellfreier, flüssiger Anteil des Blutes, der noch die Gerinnungsfaktoren enhält; 424, 457
- **Blutprobe** 379
- **Blutpufferung** 424 → *Pufferung*
- **Blutsenkung** 443
- **Blutserum** flüssiger Anteil des Blutes, der aber im Gegensatz zum Blutplasma noch dasHäm (Abbauprodukt des roten Blutfarbstoffs aus dem Bilirubin) enthält und daher gelblich ist; 145
- **Blutspiegel, Cobalamin** 412
- **Blutübersäuerung** 424, 431, 434, 437
- **Blutuntersuchung** 375
- **Blutvergießen** 118f, 139
- **Blutvergiftung** 341
- **Blutviskosität** 263
- **Blutweg, über den** 58
- **Blutwerte** 54, 213f, 375, 423 → *Blut-pH-Wert + pH-Wert*
- **Blutzucker, -spiegel** 61f, 184, 201, 217, 221, 257, 261f, 291, 302, 305, 315 , 425, 427, 435
- **Blutzucker beim Fasten** 435

Bodenreform 176, 178, 197
Böhm, Karl-Heinz 307
Bohnen 49, 89, 93f, 140, 234, 323, 376, 419, 429f, 432, 459, 486
Bohnenkaffee 439
Bonifatius, Apostel der Deutschen 166, 169
Borderline-Syndrom = wörtlich: an der Grenze entlang. Zusammenbruch durch laufende Überlastung. 492
Borreliose → Zeckenborreliose
- **Borrelia-Nosode Stauffen** 467

Botulismus 287, 289, 442
Brasilien 198f, 207
Bratkartoffeln mit Speck 491
Bratling 395, 461
Brauchle, Alfred 170, 185, **200f** ⎯ FN 107/200
Brech- und Abführmittel 95
Breit- und Spitzwegerich 90, 321
Brennessel 89, 328
Brigitte-Diät 325

Brokkoli 47, 218, 430
Bronchitis 343, 349, 443, 447
- **Bronchopneumonie** 205

Brot 16, 51, 58, 60f, 66, 69f, 79f, 91, 94, 105, 112f, 115-117, 128, 139, 172f, 184, 195, 229, 243, 244f, 256f, 270f, 291, 294f, 298, 306-308, 357, 381, 395, 409f, 412, 430-432, 454f, 458, 485f, 521 → *Rohbrot*
- **Brotbackbuch Schnitzer** ⎯ FN 156/308
- **Broteinheiten** 432
- **Rohbrot** 24, 412, 432 → *Teil II "Rezeptlose vegane Natürküche"*
- **Sauerteigbrot** 92, 94, 256, 412, 459, 484 ⎯ FN 132/243

Brownie und Korbinian 34
Brucellose 35, 286 ⎯ FN 149/286
Bruder (1) meines Ex, Dermatologe, eremetierter Professor und ehemaliger Leiter einer bekannten Hautklinik sowie schwerer Asthmatiker sagte mir: "Ernährung ist sicher wichtig, ihr aber einen heilenden Stellenwert zuzusprechen, ist ein Irrtum." In diesem Zusammenhang sagte er mir wiederholt: "Ich schätze deine schöne Stimme aber nicht deinen Charakter!" *Seite* **476**
Bruder (2): Keine Entschuldigung aber "Wir wussten doch nicht, dass du wirklich krank bist!" Seite 467
Brüdergemeinde ⎯ FN 86/176
Brühe (verschiedene) 153, 213, 218, 444
Bruker, Max-Otto 13, 41f, 44, 53f, 59, 64f, 67, 75f, 80, 82-85, 139f, 170, 182-184, 210, 212, 214, 219, 221, 223, 229, 234, 237, 246, 250, 252, 253, 256, 268-301, 308, 312, 322-325, 333, 355-358, 359, 376, 378, 380f, 389-391, 408, 413f, 438-440, 444, 448, 451, 453, 455f, 460, 462, 469, 482, 485f, 500 ⎯ FN 26/57, FN 36/83, FN / 191/393 → *Äußerungen meines Schwiegervaters über Dr. Bruker Seite* 482
- **weitgehend** nach Bruker... 485

BSE 35, 145f, 229, 369
Buber, Martin 166, 170
Buchner, Eduard 402
Buchweizen 48, 36, 71, 82, 134, 255, 396f, 452, 457, 486
Buddha/Erleuchteter 170
- **Buddhismus** 108, 176, 183, 366, 371

Buenos Aires 473
Bulämie = künstliches Erbrechen als pychische Störung; 425
Bulgor 390
Bund für Gesundheit (Konz) 320f, 326, 355
Burgdorfer, Dr. Willy 465
Busch, Wilhelm 170, 186
Buschrosen und Heunschnupfen 476
Butter 40-42, 67f, 69, 71, 81, 91f, 215f, 218, 230, 242, 257, 270, 271, 282, 297, 299, 380, 390, 394f, 432, 442, 448, 485 ⎯ FN 212/448 (Eiweißgehalt)→ *Sauerrahm-*

butter
- **Buttermilch** 241 → *Sauermilch 83*

Byzantion = Konstantinopel, Istanbul 120

Calcium 281 → *Kalzium*
- **Calcium hypophosphoricum D 12** *Seite*n 329, 470, 500

Campbell, Guy Douglas → *Cleave, Thomas Latimer*

Candida 393, **446-448** → *Soor*
- **Candidiase und wie ich sie behandelt habe 448**

Carboxygruppe 385, 406, 418

Cariño (span. Mischlingshund) 87

Carnivore 39, 73, 77 ━ FN 29/63 (Fleischfresser)

Carotinoid 62

Cashew (roh hochgiftig) 49, 407, 459

Causa finalis = Zweckziel; sie präzisiert den Zweck meines Tuns und ist Zweckursache 138, 153 ━ FN 138/261

C. G. Jung 25, 514

Cellulosen 77

Censorius 320

Ceres, Demeter ━ FN 122/229

Charakter (kommt rund 160x vor)
- Charakterarbeit 489 → *Arbeit am Charakter*

Charité Berlin 181, 259, 261

Chemie- 17, 20, 44f, 71f, 251, 373, 381, 399, 402, 420
- **Chemiebücher** 44, 50
- **Chemiefabrik, -werk** 55, 71, 421
- **Chemiekenntnisse** 214
- **Chemilabor** 141

Chile 169, 173, 203, 205, 207

China 46, 120, 122, 227, 256, 287, 317
- **Chinesische Medizin** 331
- **Chinesischer Supermarkt** 462 → *Asia-Shop*

CHIP = Coronary Health Improvement Project = Projekt zur Verbesserung der Koronar-Gesundheit) 135, **365-368**

CHIP-Association 365, 367 ━ FN 176/365

Chiriquí (Provinz in Panamá); drei negative Erlebnisse; kastrierte Kälbchen: 51, künstliches Forellenfutter in Noriegas Forellenzucht: 77, Asthmaanfall: 475

Chiropraktiker 331

Chirurgie ohne Messer 95, 295, 415, 433, 435

Cholera- 188, 190, 202

Cholesterin- 37, 41, 62, 67f, 215, **219-221**, 230f, 239, 265-267, 275, 292, 337, 366, 380, 385, 389, 427
- **Cholesterin und Kalzium** 292, 427
- **Cholesterinrummel zugunsten kommerzieller Interessen** 67, 220f, 380, 427
- **Cholesterinuntersuchungen an Vegetariern** 380

Christen 12, 31f, 93, 97-156, 161, 165ff, 177, 183, 185, 228f, 312, 319, 365-372, 411, 480
- **Christentum** 93, 97, 101, 107, 109, 111, 113f-115, 119, 124f, 136, 165, 167, 174, 177, 183, 185, 228, 319, 365

- **Christenverfolgung** 102
- **Christi Lehre** 205
- **Christus** 97, 101, 103, 107, 110f, 113, 116f, 122f, 126, 134, 138, 142, 155, 160, 166f, 169, 171f, 203, 205, 225, 228, 256, 364, 366, 372, 480, 501, 503, 514
- **Christuswort:** "Wer nicht für mich ist, ist gegen mich" 371, 501

chronische Krankheiten/Leiden 11, 45, 55, 188, 200, 233, 350, 386, 394, 399, 401, 408
- **chronisch gesunde Ernährung** 399
- **chronisch ungesunde / mesotrophische Ernährungsweise** 55, 399, 408, 447
- **chronisches Asthma bronchiale** 501
- **chronische Gesundheit** 401
- **chronische Hautausschläge** 500
- **chronische Konjunktivitis** = Augenbindehaut-Entzündung 500
- **chronische Leberentzündung** 338
- **chronisches Magengeschwür** 500
  → *Magengeswür*
- **chronische Mittelohrentzündung** 473, 484, 500
- **chronisches Nierenversagen** 389
- **chronische Stomatitis** = Mundfäule 473, 500
- **chronisches Übergewicht** 485f
- **chronische Verstopfung** 211, 463

Chufas = Erdmandeln (Spanien) *Seite* 323;

Chufas zu beziehen über Gottfried Strehler
88410 Bad Wurzach, Eugen-Vogt-Weg 12
Tel.: 07564/934283 www.tigernuss-shop.de

Cicero, Marcus Tullius 179, 194

Citratcyklus → *Zitratzyklus*

Clearance = Entfernen von zugeführten oder aus dem Stoffwechsel entstandenen Stoffen; engl. clear heißt auf deutsch klar. 427

Cleave, Thomas Latimer (und Campell, Guy Douglas) 44, 208, 210, **223-227**, 239, 270 ━ FN117/223

Clemens von Alexandrien (Titus Flavius Clemens), griech. Theologe und Kirchenschriftsteller 100, 104f, 112, 166, 170, 172
- ▶ **Rohkosthinweis von C.v.A. 118**

Clementinische Homilien 112
- **Clemensbriefe** 166f, 171
- **Clemens Romanus von Rom** 166f

CO$_2$-Austoß gemäß Ernährungsverhalten 72

co-Abhängigkeit 522

Cobalamin- = Vitamin B 12 412, 446 → *Vitamin B 12*

Coenzyme 85, 397, 402f, 406f
- **Acetyl-S-Coenzym** 64
- **Conenzym Q 10** *Seite* 85

Cola-Getränke 79, 279, 325

Colibakterien 223, 229, 279, 289, 414, 446-448

containern 19-28, 86
Constitución (Chile) 205
Container- 19-21, 46, 86, 212
Cornflakes 16, 208, 229, 367
Costa Blanca 147, 272, 312 — FN 229/490
Coué, Émile 200
Creutz, Helmut: "Unser Geld zerstört die Welt" — FN 232/520
Creutzfeld-Jakobsen (BSE) 145f → BSE
Creme fraîche 83

Dämonen 110, 113f, 127, 132
Daimonion = hier im Sinne des Sokrates die Innere Stimme als schützende Selbstführung 125, 503f
DAK-Vorstand (Brief an den) 393f
Dalai Lama 168
Damasius I 117 — FN 59/116
Damon 22, 499, 502, 504
Daniel 1: **1-21** (Vegetarismus im Alten Testament) 31, 119-121, 165, 170 — FN 62/120
Danner, Helma 439
Darm- 32, 39, 62, 88, 95, 145, 184, 211, 220, 223, 228, 252, 277, 281, 289, 295, 349, 381, 407, 429, 440, 443, 453f, 457f
- **Darm-Auslaufsperre** 280
- **Darmbakterien** 415
- **Darmbeschwerden, -probleme** 220, 223, 381
- **Darmbewegungen** (Peristaltik) 295, 430
- **Darmcandidiase** → *Darmpilze*
- **Darmempfindliche** → *Magen-Darm-Empfindliche*
- **Darmentzündung** 82, 350
- **Darmflora** 228, 255, 280, 289, 414-416, **446-449**, 458 → *Kommensalen*
- **Darmgeschwür** 321
- **Darmheilung** → *Sanierung*
- **Darmkrank-** 295, 414
- **Darmkrebs** 158, 254
- **Darmlänge** 39, 323
- **Darmleiden** 474
- **Darmoperation** 375
- **Darmpilze** (Candidiasis durch Fabrikzucker) 393, 446, 475
- **Darmprobleme** 474
- **Darmsanierung** 193, 355, 414f, 449, 475
- **Darmschleimhaut** 381
- **Darmsekret** 341
- **Darmwand** 220, 277, 476
- **Darmzotten** 58f, 64f
- **Fäulnis im Darm** 211, 453 → *Gärung*
- **Fettspaltung und Darm** 403, 493
- **Fuselalkohol im Darm?** 183
- **Gärung und Darm** 453 → *Gärung*
- **Heilerde und Darm** 429
- **Krankheit / Tod steckt im Darm** 228, 254, 415

- **Magen-Darm-** 41, 188, 280, 341, 415, 431
- **Selbstverdauung** (von Magen und Darm) 251, 277
darren = Getreideflocken werden mit Hitzeeinwirkung haltbar gemacht, um sie lange lagerfähig zu machen; 73, 80, 89, 256, 390, 450
Datteln 94, 116, 172, 219
Dauerbackwaren 79, 243, 245
Daunenfedern 159
da Vinci, Leonardo 100, 174, 508
DDR 235 → *Fünf Neue Länder*
DDT 279
Dekadenz 18
Defektheilung = beispielsweise Heilung unter Narbenbildung. 488
Degeneration 45, 66, 216, 222, 232, 340, 341, 350f — FN 166/350
Demenz- 55, 152, 234, 265, 290, 309, 364, 395, 397f → *Altersdemenz*, → *vaskuläre Demenz*
Demeter, Ceres — FN 122/229
Demiurg ist der wie ein Handwerker erschaffende Schöpfergott in Platons naturphilosophischem Werk Timaios. 27
Demütigung- 200, 238, 477
Denaturierung ist eine strukturelle Veränderung von Biomolekülen 43, 75, 232, **247-251**
- **chemische versus physikalische Denaturierung** 43, 75, 247f, 251 — FN 182/382 → *Hitzedenaturierung* → *Erhitzen ,* → *Milch,* → *H-Milch,* → *ultrahoch erhitzte Milch*
▶ http://www.chemgapedia.de/vsengine/vlu/vsc/de/ch/8/bc/vlu/faltung/stabilitaet.vlu/Page/vsc/de/ch/8/bc/faltung/denat_temperatur.vscml.html
Depositionsphase 336, 338, 340f, 346, 349f, 403
Depressionen 14, 70, 145, 270, 276, 356, 363, 408, 466, 492, 494 — FN 1/11
Dermatologe (Bruder meines Ehemaligen) 476
Desensibilisierungskuren = Kuren mit Tabletten gegen allergische, überempfindliche Reaktionen. 35, 226
Desoxyribonukleinsäure (DNS heißt auf englisch DNA = Desoyribonucleinacid) → DNA
Destruktion 25, 143
Deutsche Gesellschaft für Ernährung (DGE) 221, 229, 268, 279, 282, 325, 359, 373, 378f, 383, 408
Deutsche Homöopathische Union (DHU) 316, 330f, 335
Deutscher Verein für Gesundheitspflege 362-364 — FN 172/362
Dextrose 61, 210 → *Traubenzucker*
Diabetes mellitus 40, 45, 54, 61f, 66, 77f, 95, 134, 137, 201, 223, 227, 232, 261, 275, 290, 309, 312, 314-317, 343, 350, 366, 472, 385f, 388f, 425, 427, 513 — FN 19/41, FN 107/200, FN 120/227, 188/385→ *Zuckerkrankheit*
- **Diabetesbehandlung** 201

- Diabetes Typ I (juveniler) 62, 134, 315f, 513
- Diabetes Typ II 61, 134, 201, 262, 315f
  — FN 188/385
- Gespräch zweier diabetischer Adventisten 134
- Diabetikertorte 139
- "Diabetes-Portfolio" 317

Diät- 58, 67, 76, 95, 182f, 200f, 246, **274**, 290, 292f, 379, 385, 394 → *Ich-Diät* → *Rotationsdiät*
- Brigitte-Diät 325
- Diätabteilung, -regal 58, 79
- Diätassistent, -personal 76, 283, 292, 319, 359f
- Diätetik 257, 294
- Diätkoch 76
- Diätprodukt 40
- Krankendiät 42
- Krankenkost 95, 218, 274

Diagnose- 206, 214, 225, 302, 379, 464, 466, 469, 471, 482, 492
Dialta 95, 274
Dialyse- — FN 66/131
Diaspora = griech.: Zerstreuung; gemeint sind Anhänger einer Religion als Minderheit in einem Gebiet mit Menschen anderer Religion; 107, 115, 119
- Diasporajude (Paulus) 109

Dickdarm 58, 211, 252, 296, 385, 393, 414, 445f, 454
- Dickdarmkrebs — FN 188/385
- Dickdarmmandel (Appendix) 445

Diefenbach, Karl Wilhelm (Monte Veritá) 197
Diehl, Hans 135, 157, 290, 365-367, 373, 461 — FN 175/365
Diener zweier Herren: Matthäus-Evangelium 522
Diffentialdiagnose 379, 415
Diffusion- 263f, 266f, **420ff** — FN 140/266
Dilettantismus 168, 478, 511
Dilution = Verdünnung 328f
Dinkel 66, 82, 245, 255f, 450, 452
Diogenes 167
Dionys 501f
- dionysische Saufgelage 93

Disaccharide 44, 58, 60f, 77, 133, 184, 201, 210, 253, 289, 294 → *Monosaccharide,* → *Polysaccharide,* → *Saccharide,* → *Stärke,* → *Kohlenhydrate*
Disposition 61, 81f, 225, 303, 327, 340, 342, 347, 349f, 381, 425
Dissoziation 420 → *Abspaltung*
- dissoziative Bewegungsstörungen 145

Distelöl 70f, 217
Divertikulitis 254
- Divertikulose 254

Divisionen (Adventisten) 131, 136, 144, 151f — FN 66/131
DNA (Desoyribonucleinacid = Desoxyribonukleinsäure = DNS) 426
Dogma- 97f, 113, 123, 125, 137, 145, 179, 361

- Dogmatik- 97, 137

Dominikaner 191
Doppelethik, Doppelmoral 31
Doxymono 200 *Seite* 467
Dreck 22f, 25f, 28, 134, 149, 151, 319, 351, 371, 434, 443, 445, 500, 518
Drehschwindel 466, 470
3 x täglich der Ernährung 400
Drei-Stufen-Sauerteigbrot 92
Dresden 20, 192, 197, 200, 238, 464, 466, 469
Drehschwindel 466, 470 → *Ohrgeräusche*
Drewermann, Eugen 156f-158, 160, 170
Dritte Welt 135, 283f
Droge 50, 53, 57, 70, 131, 133, 138, 141f, 143, 320, 364, 420, 448, 466, 493, 501f, 515
Dünndarm- 58, 412, 414, 436, 446, 454
Duran, Laureano Crestar 173, 225
Durchblutung 263f, 380
Durchblutungsstörung 276 — FN 99/194, 126/234
Durchfall 64, 71, 188, 281, 294, 328, 339, 348, 421, 425, 444
Durchschnittsbevölkerung 311, 379, 389f, 438
Durham, Leonardo - Klavierlehrer meiner Tochter 475
Durian 47, 71, 83, 382, 462 → *Teil II "Rezeptlose vegane Naturküche"*
"Durst bestimmt die Trinkmenge! (Bruker) 52f, 253, 291f

Eben-Ezer (Lemgo) 269
Ebioniten 101, 167
Ebionitenevangelium bzw. Ebionäerevangelium 101
Echinacea comp. (Heel) 329, 351, 500
Eden 156, 432, 445, 522
- Edenbewegung 178

EEV → *Ernährungs-Entnahme-Verhalten*
Egoismus 160, 368, 472, 497, 515
- Egozentrik 368, 391, 477 — FN 66/131

Ehepartner bzw. Mann der Autorin wird unter verschiedenen Stichwörter genannt:
- "Sohn" (in Bezug auf den Schwiegervater): 11, 466, 474f, 478, 481
- "Ehemaliger" 467, 476, 488, 517
- Ex 24
- Mann 11, 23, 34, 429, 465-467, 470f, 473-479, 481, 484, 493, 497, 501, 517
- Ehemann 237, 446, 471, 476, 484, 488, 517
- Bruder meines Ehemaligen → *Bruder*

Ex- und Hopp-Gesellschaft 86
Ehrfurcht vor dem Leben 97, 135, 159, 167, 173, 236, 367, 401 → *Ehrfurcht vor der Schöpfung* 236
Eier 12, 35, 40-42, 67, 74, 77f, 92, 111, 135, 158, 216, 220, 230, 242, 309, 380, 419, 423, 432, 458, 462, 473 → *Hühner (freilaufende Hühner)*
Eigenblut- 340, 351

Eigenschaftswort (Adjektiv) 26, 505
Eigenverantwortung 224
Einfachheit, einfach 118, 163, 185
Einfachzucker → *Monosaccharid*
eingebildete Kranke 469
Eingeborene 36, 215, 217, 236, 322, 364, 483
Einladungen 40, 135, 482, 523 — FN 226/482
Einlauf 228f, 340, 415, 415, 448, 476
Einsiedler 112, 115
Ein-Stufen-Sauerteigbrot 9
Einzelmittelhomöopathie 330, 335f, 343
Einweichzeit 83f
Eisen 81, 208, 375f, 383, 407, 458f, 510
- zwei-, bzw. dreiwertiges Eisen 81
- Eisenmangel 375
- Eisenkette 87

Eisenkrätzer, Dr. Frank, diagnostizierte endlich nach 14 Jahren meine Zeckenborreliose 467
eiserne Stange (Traumvision im Buch Mormon 1. Nephi 8:19 und 1. Nephi 11:25) 367 → *Mormonen*
Eiterung 307, 329, 341f, 470f
Eiweiß → *hitzedenaturiertes, natives, pflanzliches, tierisches Eiweiß*
- körpereigenes Eiweiß 75, 248, 412, 418, 428, 436, 437
- Eiweißabbau- 262-264, 437f
- Eiweißbaustein 38, 44, 75, 247, 250, 294, 402, 483
- Eiweißbedarf 417, 438
- Eiweißdefizit — FN 19/41
- **Eiweißdenaturierung 247-251** — FN 182/382 → *Denaturierung*
- Eiweißextrakt, pflanzliches 73f
- Eiweißfasten 262, 267, 379
- Eiweißgehalt in Lebensmitteln — FN 212/448
- Eiweißgitter 43, 75, 232, 248, 250, 378 → *Gitterstruktur*
- Eiweiß- bzw. Proteinmangel 41, 384, 409, 411, 433, 470, 474
- Eiweißmast — FN 66/131
- **Eiweißmenge in verschiedenen Lebensmitteln 419**
- Eiweißmoleküle 43, 250, 405
- Eiweißprobleme 18
- Eiweißspeicher- 428, 431, 436, 438
- Eiweißspeicherkrankheiten 64, 174, **259-267**, 339, 379 — FN 137/260
- Eiweißspeicherung 263, 339, 431
- Eiweißsynthese 50
- Eiweißstoffwechsel 266, 288, 307, 423, 426
- Eiweißüberernährung 261
- Eiweißversorgung 48, 281, 445
- Eiweißverwertungsstörung — FN 19/41

Ektoderm 341
Elberfelder Bibel 128f
- Elberfelder Studienbibel / Konkordanz

— FN47/103
Elektrolyte- 184, 336, **420-432**
- Elektrolytlösung 214
Elektronen 247, 263f, 404
- Elektronenmikroskop 263f
elektrophysiologische Arbeiten 261
Elektropotential der Zelle 346
Elija 165, 170
Elisa-Test 464f
Elkesaiten 167, 170
embryonale Entwicklungsstufen 461
- Embryonalphase 342

EMDR (Eye Movement Desensitization and Reprocessing) = reprozessierende Desensibilisierung durch Augenbewegungen. Es handelt sich um eine wissenschaftlich nachgewiesene Augenbewegungsunterstützte Traumatherapie, unter der traumatische Erlebnisse und deren Bewertung in anderen Gehirnareale verschoben werden, wo sie nicht mehr stören. Tiefenpsychologisch gesehen werden störende Erlebnisinhalte als in der Vergangenheit abgelaufen und heute nicht mehr relevant integriert. Die Augenbewegungen selbst werden auch als wing-wave bezeichnet. Seiten 12, 27, 335, 487, 491, 494, 496, 514 — FN 2/12

EMDRIA Deutschland e.V. 335
Emmentaler Käse 412
Empedokles 93, 167, 170
Empfängnis 216
- Empfängnisverhütung 218
emu-Verlag 182, 214, 246, 268f, 273f, 295f, 302, 324, 333, 440
Emulgation- Definition: Gemisch von zwei normalerweise nicht vermischbaren Stoffen wie z.B. Wasser+Fett. Beispiele: Kosmetika, Margarine, Mayonaise, Salben. 58, 63f, 69f, 282, 299
Enddarm (Rektum) 446
Endiviensalat 47, 211, 430
Endlager 338f
Endokrinologie 124 — FN 124/230
Endothel = Haut der inneren Organe 385f
Enkratiten 167f
Entelechie = philosophischer, metaphysischer Begriff von Aristoteles; frei übersetzt: *Ziel in sich habend. Kraft und Energie sind in diesem "das Sein Habendem" vorhanden.* Die Entelechie bewirkt die zu verwirklichende Funktion oder Form, zwecks Vollendung des Organismus. Sie wirkt auch in den allgemeinen Naturwissenschaften sowie ideell: in einer Angelegenheit, der Psyche und in den natürlichen sozialen Strukturen usw.) Vergleiche mit *Monade*. 342
Enthaltsamkeit (Essener) 99
entmündigen lassen 11, 474, 476
Entoderm 341
Entgiftung- 279, 344, 346, 348, 349, 351, 408

▶ Entscheidungs- und Erziehungsrecht 476
Entschlackung 435 → *Schlacken*
Entwicklung- 63, 74, 79 123, 189, 220, 275, 311, 371, 441, 472
- Entwicklung und Gesundheitssystem 26, 258
- Entwicklungshilfe 522
- Entwicklungsländer 17, 41, 283f, 331, 482
- Entwicklungsphase
- Entwicklung der Degeneration 66, 227, 232, 373, 278, 464
- Kinder und Entwicklung 220, 226, 275, 511
- Entwicklung der Individualität 507, 509
- Entwicklung und Evolution 45, 459
- Entwicklung von Krebszellen 436
- Entwicklung menschlichen Lebens 341f, 342, 451, 472
- Entwicklung der Naturheilkunde 206
- Entwicklung der Naturkostbranche 308
- Entwicklungsgeschichte der Ernährung (Leitzmann) 387
- Entwicklungsland 17, 41, 283f, 373f, 482
- Entwicklungsmöglichkeiten 495
- Entwicklungsprozess 378
- Entwicklungspsychologie

Entzündung- 80, 254, 339, 341, 343, 346f, 349f, 385f, 393, 415, 465, 469-471, 513
- Entzündungshemmer- 62, 69, 216, 350, 404
- entzündungshemmende Enzyme 404
- Entzündungsphase (Reaktionsphase) 343, 349f
- Entzündungszeichen 385

Enzyme 32, 37, 39, 58, 61, 64, 73, 217, 220, 249, 253, 257, 265, 277, 280, 294, 338, 345, 349, 374, 380, 399, **402-404**, 406, 445, 453, 457f — FN 132/243, FN 139/265, ▶ **FN 217/458 (Definition)**
- **Amylase** 58, 61, 253, 294, 324
- **Apoenzym** 402f, 406
- **Coenzyme** 399, 402f, 406f
  Acetyl-S-Coenzym 64
- **Milchenzym Xanthin-Oxydase** 277
- **Nahrungsenzyme** 385
- **Phytase** 458
- **Verdauungsenzyme, -säfte** 37, 61, 294, 380, 404, 459
- blockierte Enzymsysteme 351
- entzündungshemmende Enzyme 404
- **Enzyme und Rohkost** 380
- **Enzyminhibitoren** 217, 381
- **Enzym-Defekt** 403
- **Enzym-Haushalt** 482
- **Enzym-Hemmstoffe (Enzyminhibitoren)** 217, 381
- **Enzymmangel** 295f, 374
- **Enzymstörung** 393
- enzymschädigende Wirkung v. Therapeutika 347
- **Enzymwirkung** 403, 453

Epidermolysis bullosa congenita 225, 310, 386, 394, 500 — FN 119/225, **FN 192/394**
Epikur, Epikuräer 93, 167
Epilepsie — FN 213/451
Epiphanias 100f, 104, 141, 171f
Epithel = Außenhaut, d.h. unsere sichtbare Haut 386
Erbinformation 234, 257, 402, 418, 426
Erbrechen 275, 328, 348, 425, 454
Erbsen 49, 171, 323, 407, 419
Erbeben 498
Erdmandeln *Seite* 323 zu beziehen über Gottfried Strehler 88410 Bad Wurzach Eugen-Vogt-Weg 12 Tel.: 07564/934283 → *Chufas, Horchata,* ▶www.tigernuss-shop.de
Erdnüsse 49, 407, 459
- Erdnussöl 218
Eremiten 111, 165, 169
Erhitzung- 42f, 69f, 218f, 229, 232, 243, 248, 278, 280, 282, 286, 298, 385, 404, 448, 450-452, 457
Erkältung- 23, 51, 224, 302, 393, 434, 455, 513
Erkenntnistheorie ist ein äußerst umfassendes Gebiet, auf das ich hier keinesfalls in vollem Umfang eingehen könnte oder wollte. Ich beschränke mich hier auf das Wesentliche der Erkenntnis als einer Mischung von bewertenden negativen und positiven Kognitionen sowie die Tatsache, dass es einen Unterschied zwischen Kennen und Erkennen gibt. Man kann nur erkennen, was man in irgend einer Weise schon gekannt haben muss, also als Vorkenntnis oder Vorahnung mit auf die Welt gebracht hat.
- **Erkenntnis** 23, 26, 32, 36, 38, 41f, 46, 63, 75, 81, 94-96, 128f, 131, 136f, 149, 165, 177, 179, 185, 187, 193f, 207, 209f, 212, 218, 223f, 226, 228-230, 233-238, 246, 260, 265, 270f, 277f, 311, 335, 344, 352 359, 370, 372, 376, 380, 389, 391, 397, 401, 407, 443, 454, 455, 471, 478f, 483, 490f, 497
  → *Kognition*
- **Erkenntnis der Wahrheit** 110f

Erlaubnis 11, 63, 66, 90, 94, 96, 106-108, 114, 118, 124, 130, 140, 142, 160, 309, 382, 386, 410, 472, 599f, 517, 520
- erlaubt ist, was niemandem schadet 462

Erlernte Hilflosigkeit, Hilflosigkeit = Begriff von Seligman 491, 506, 508
Erlöser 511
ernährungsbedingte (Zivilisations-)Krankheiten 17, 224, 239, 269f, 276, 394 — FN 124/230
- **Ernährungsbehandlung** 54, 226
- **Ernährungsempfehlung** 123, 210, 218, 302, 324, 340, 359, 378
- **Ernährungs-Entnahmeverhalten (EEV)** 17, 45 254, 266, 274, 391, 415, 427, 510f, 513-515
- **Ernährungsgewohnheit** 79, 223, 306, 380, 387 512, 516 → *Gewohnheit*

- Ernährungshypochondrie 48, 325, 391, 432
  → *Hypochondrie*
- Ernährungsirrtümer 381, 403
- Ernährungslehre 50, 80, 190, 210, 228, 235, 243, 257, 297, 363370f, 380, 413f, 418, 469, 477
  Ernährungslehre,veraltete 418, 482 — FN 227/482
- Ernährungsökologie 373
- ernährungsphysiologisch 43, 47, 80, 129, 141, 143 185, 270, 325, 390
- Ernährungstherapie- 68, 170, 176, 181, 209, 270, 274, 315, 331, 339, 344, 358, 384, 400f, 467, 477
  → *Pseudo-Ernährungstherapie 313*
- Ernährungsstörungen 376
- Ernährungsumstellung 22, 320, 442, 456, 463, 467, 473f, 477 — FN 222/473
- Ernährungsverhalten 16, 22, 26, 34, 72, 137, 315, 372, 374, 413, 427, 451f
- Ernährungswissenschaften, -lehre, -kenntnisse 11, 18, 65, 80, 136, 169, 171f, 177, 208, 229f, 233, 238, 322, 325, 359f, 373f, 376, 412, 414, 437, 451 — FN 227/482

Ersatz 13, 69, 71, 90, 215, 267, 289, 297, 323, 442, 483, 502, 512f, 515-519
- Ersatzdenken 69, 73, 90, 397, 512-514, **515-518**

Erschöpfung- 61, 220, 316, 411
Erstverschlimmerung 343, 488 → "Krankheitserscheinungen" Seite 349
Erythema migrans (Wanderröte bei Zeckenborreliose) 465
Erythrozyten = rote Blutkörperchen 424 → *Blutkörperchen*
Erwartung 21f, 29, 35, 161, 505
- Erwartungsdruck 22
- Erwartungshaltung 23

Erwerbsunfähigkeit- 366, 469
Eschericia Coli → *Colibakterien*
Eskimo (Inuit) 36, 63, 403, 427
Esoterik- = für Eingeweihte. Gegenteil: exoterisch = für Außenstehende, nicht Eingeweihte 12, 13, 46, 102, 122, 183f, 319, 322, 331, 376, 382f, 391, 413
Eschatologie- = Lehre von den letzten Dingen bezüglich des Einzelnen wie auch der gesamten Schöpfung. Unter "eschatologischer Hoffnung" verstehe ich die Hoffnung auf Auferstehung, ewiges Leben, ewige Liebe und ewige Gegenwart Gottes. Ein Leben ohne Leid und ohne weiteres Wachstum also = immer währende Vollendung. Man frage sich, ob eine immer währende Vollendung überhaupt Leben ist, denn das Merkmal des Lebens ist dessen Gegenteil: der Tod. *Seite 97*
Essener 99, 112, 116, 166, 171, 229
essentiell = wesentlich, lebenswichtig, unumgänglich; ein Stoff, den der Körper nicht selbst herstellen kann und der mit der Nahrung aufgenommen werden muss. 16, 50, 62, 263, 321, 375, 384, 411, **417-419**, 483f
Ethik 12, 14, 31f, 35, 37, 67, 87f, 95, 97, 107, 109, 113, 114, 125, 128, 131, 136f, 144, 150f, 157-164, 365, 367f, 382, 391, 462, 503 ▶ Helmut F. Kaplan
- **Kompromissethik** 462
- **ethisch** 31, 40, 42, 75, 69, 90, 93, 97, 107, 122f, 126, 135, 159-161, 163, 387, 391, 462, 502
- **christlich-ethisch** 107, 125, 369
- **ethischer Vegetarismus-** 37, 124, 158, 390, 441
- **philosophisch-ethisch** 107
- **unethisch** 284, 367

Euphorie 494
Euphrat und Tigris 119f
EU-Richtlinien, -Bestimmungen 20 — FN 9/20
Europäische Vegetarier-Union (European Vegetarian Union; EVU) 318, 365
Eustachische Röhre = Verbindung zwischen Mundhöhle und Ohren; wenn sie verlegt ist, kommt es zu Unterdruck, das Trommelfell wird nach innen gezogen und kann zerreißen. Außerdem fördert das Mittelohrentzündungen wegen fehlender Belüftung. *Seite 473*
evangelisch 125
- **Evangelium** → *einzelne kanonische und nicht-kanonische Evangelien siehe: Apostel*

Evers, Joseph - Frischkornmüsli 84, 308, 451 — FN 213/451
Evolution- 32, 45, 59, 71, 74, 236, 255, 261, 342, 369-371, 378, 382, 459, 495
Exegese 97, 112
Exerzitien = geistige, meist religiöse Übungen, um zu Gott und sich selbst zu finden. 367, 511 → *Schweigeexerzitien*
Existenz 235, 262, 306, 406, 503
- **Existenzangst** 82
- **Existenzvernichtung (beinahe: Schnitzer)** 311

Exkretionsphase (Ausscheidungsphase) 340-342, 346, 348f
- **Exkretionsprinzip** 349

Exoten 48, 462
Expedition 185
extrazellulär- = außerhalb der Zelle; 420
Extrinsic-Faktor 412, 414f
Extrudatfutter = Trockenfutter 78

Fabrikzucker 50, 57-59, 61, 65, 72f, 80, 98, 220, 223, 226, 242, 245, 269, 280, 282, 295, 301, 304, 305, 325, 381, 394, 397, 408, 428, 431, 442, 446, 451, 453, 455, 474, 514 → *Kristallzucker, Industriezucker und Zucker* — FN 142/269
Facharzt für das linke und rechte Nasenloch 276
Fäzes 428
Faltblatt (Anordnung der Eiweißmoleküle) 75
Familienchronik 477f
Fanatismus 65, 137, 139, 151, 246, 368, 391
Fangokuren 323
Farbe- 45, 50, 55, 73, 129, 280, 298

Faserstoffe 250, 252, 375 → *Ballaststoffe*
Fast Food 80, 325
Fasten 13, 24, 35, 37, 47, 54, 95, 180, 213f, 267, 274, 295, 340, 350f, 355, 357, 359f, 370, 384, 387, 397, 415, 427-429, 431f, **433-440**, 443, 455, 464, 465, 469f, 471, 475, 487, 500 → *Frühjahrskur*
- **Fastenfehler** 13, 213f → *Azidose*
- **Heilfasten** 201, 387, 440

Faulen 19f, 126, 256, 453
- **Fäulnis-** 183, 211, 381, 453 → *Gärung*
- **Fäulniserreger** — FN 113/213

Faust (Goethe) 29f, 399f
Fausthieb meines Mannes 464, 477, 487 — FN 226/482
Faustregel 46, 53
Favismus 94, 140
Fazialis 466 → *Gesichtsnerv*
- **Fazialisparese (vorübergehende Lähmung des Gesichtsnervs)** 469

Fehldiagnose 469
- **Fehlbehandlung** 55, 61
- **Fehlernährung** 55, 61, 66, 287, 374, 394, 455
- **Fehldiagnose** → *Diagnose*
- **Fehleinschätzung** 317, 400, 453, 466

Feldfrüchte 39
- **Feldsalat** 47

Feministinnen 179, 197f
Fenchel (Gemüse) 46, 430f
- **Fenchel, Kümmel Anis** 415, 429-431, 448

Ferreira, Peter 282
Fermente → *Enzyme*
- **fermentativ** 242, 246
- **fermentiertes Gemüse wie Gimchi** 412
- **Fermentierung, fermentieren** 217f, 382, 412-414 — FN 132/243
- **Fermentfunktionen, Wiederingangsetzung** 349

Fertigmüsli 80, 256, 390 → *Müsliregal 80, 208*
- **Fertigprodukte** 15, 40, 219, 431

Fest der ungesäuerten Brote 116
Fett- 37, 44, 58, 60-62, 64, 67-71, 73, 76, 78f, 81, 94, 108, 147, 184, 216f-221, 230f, 243, 252, 258, 265f, 270f, 275, 277, 280, 288, 294f, 297, 324f, 341, 349, 375, 385
- **Fettabbau** 428
- **Fette, die den Menschen gesund ernähren: 218**
- **Fette, die krank machen: 218**
- **Fettleber** 78, 275, 350, 408
- **Fettspaltung und Darm** 403, 493
- **Fettsucht** 275, 393 → *Adipositas*
- **"Fett macht nicht fett" (Max Otto Bruker)** 64

Fettsäuren 69f, 81, 258, 294, 428, 452 — FN 39/93
- **gesättigte Fettsäuren** 68, 217, **219**, 288, 324
- **ungesättigte Fettsäuren** 60, 68
- **hochungesättigte (mehrfach ungesättigte) Fettsäuren** 60, 68f, 79, 217, **220**, 242, 258, 375

Fibrinogen 265, 384

Fibromyalgie 343, 455, 464
Fieber 120, 194, 216, 248, 339, 341, 343, 349f, 466f, 470f, 513
- **Fieber von 40-42'3°C** Seite 466

Fight and Flight 29, 492
Finalität- 261, 501
Fisch 20, 31, 33, 35-37, 40-42, 56, 63, 68, 74, 76-79, 87-92, 111, 113, 128f, 141, 152, 158, 163, 168, 170, 179, 197, 215-218, 220, 233, 247, 280, 291, 307, 362, 367, 373, 379, 394, 397, 414, 423, 425, 427, 431f, 444f, 473f, 491, 512, 516 — FN 91/182
- **Fischbandwurm** 92, 380
- **Fischfutter (Speisefische)** 77 — FN 35/77 FN 38/90
- **Fischstäbchen** 33, 35f, 37, 473
- **Fischzucht-** 218 → *Fischfutter,* → *Forellenfutter*

Fischer-Dückelmann, Anna 170, 179, 197
Fitness 13, 175, 219, 363, 433, 435, 487
Flamenco 23
"Fleisch ist ein Stück Lebenskraft" 493
- **Fleisch, rotes oder helles?** 220
- **Fleischbrühe-** 153, 218, 444 → *Brühe*
- **Fleischersatz** 35, 148, 396, 512, 516
- **Fleischeslust und Vegetarismus** 110 → *Fleischliches*
- **Fleischesser** 39, 74, 96f, 102, 104f, 108, 117, 119, 125, 161, 163f, 166, 172, 323, 408, 411, 437, 462
- **Fleischfresser** 31f, 37, 60, 63, 87-89, 251, 418, 457, — FN 29/63 → *Carnivoren*
- **Fleischkonsum** 31, 63, 185, 322f, 367, 387, 474
- **Fleischliches und Vegetarismus** 34, 110, 152, 168, 458 → *Fleischeslust*
- **Fleischmarkt (Paulus-Aussage)** 114
- **Fleischnahrung** 31, 73, 93, **118**, 158, 271 — FN 65/130
  Christen enthielten sich jeglicher Fleischn. 118
- **Fleischreifung** 74
- **Fleischspeisen** 22, 101, 104, 108, 117
- **Fleischtöpfe Ägyptens** 117
- **Fleischverbot bis zur Sintflut** 117
- **Fleischwolf** 73, 88-92

Fließgleichgewicht 345, 347, 425, 428, 496, 520
Fördergelder 316
Folsäure 57, 81, 208, 375, 430, 450f, 458f
Flora (Blumengöttin) 446
- **Flora und Fauna** = Flora = Pflanzenwelt, Fauna = Tierwelt 18, 32, 420, 438, 446f
  ▶ → *Darmflora,* → *Hautflora,* → *Scheidenflora*

Flüssigkeitsabgabe 52
- **Flüssigkeitsbilanz** 53
- **Flüssigkeitsmangel** 184
- **Flüssigkeitsmenge** 52f, 422 → *Trinkmenge*
- **Flüssigkeitsregulation** 426
- **Flüssigkeitsverlust** 52

Fluor, fluoridiert 56f, 68, 71, 219, 241, 269, 307 — FN 33/71
- **Fluortabletten, Schäden durch** — FN 26/57

Folsäure (Vitamin B 9) 57, 81, 208, 216, 375, 405, 430, 450f, 458f

Forellenfutter 77 — FN 35/77 FN 38/90 → *Fischfutter*, → *Fischzucht*, → *Forellenfutter*, → *Tierfutterindustrie*, → *Tiernahrung*

Forschung 17, 75, 100, 147, 195, 209f, 218, 221, 223f, 226, 235, 258, 260f, 264, 271, 277, 282, 296, 298, 305, 319, 325, 363f, 373 → *Wissenschaft, Forschung*

Franz von Assisi 32, 168f
- **franziskanischer Geist** 202

Frauenmilch — FN 212/448 (Eiweißgehalt)

freie Radikale 49, 436

Freifahrtschein zum Fleischgenuss 113

Freikirche 130f, 133, 144f, 151, 176, 177, 185, 355, 362ff, 365, 367, 371 — FN 69/136, — FN 86/176

Freikörperkultur 178f, 197

Freiwirtschaft (Silvio Gesell) 178

Frese, Martha und Heinrich 453-455 — FN 214/453

Friedrich Wilhem IV 178

frieren, Unterkühlung bei Rohköstlern 484 → *Hypothermie*

Frischkäse 412

Frischkornmüsli 24, 46, 48, 52, 79, 81-85, 244, 296, 306, 308, 390, 395, 429, 432, 451, 454f, 460, 485
- **Frischkorngericht, -brei** 34, 59, 65, 81, 83, 85, 298, 408, 410, 451, 454, 460, 462, 485
- **Frischkornmüsli nach Evers** 84
- **Frischkorngericht mit Gemüse** 451
- **Frischkost** 13, 42, 52, 65, 269f, 274, 282, 312, 387, 439, 444, 485

Frischzellentherapie 336

Friss, Vogel, oder stirb 473

Frittieren 218

Frucht 37, 39f, 46f, 69, 79, 81, 89, 112, 118f, 126f, 132, 139, 147f, 154, 168, 172, 181, 187, 210, 217, 219, 221, 225, 320, 374, 380, 382, 426, 430, 441f, 462, 482
- **Fruchtaufstrich** 72
- **fruchtbarer Halbmond** 120
- **Fruchtbarkeit** 232 — FN 122/229
- **Früchteesser** 37, 39, 441
- **Fruchtnektar** 55
- **Fruchtsüße** 72
- **Fruchtzucker** = Fruktose 50, 58, 61, 66, 77, 139, 210, 375, 390, 427 482
- **saure Früchte** 181 — FN 91/182, 181/380

Fructosane 77

Früchte, an ihren Früchten sollt ihr sie 127, 132

Frühjahrskur → *Teil II "Rezeptlose vegane Naturküche"*

Frühsommerenzephalitis (FSME) 303

Frugivore = (Feld-)Früchteesser 37, 39, 441

Fruktose 50, 58, 61, 66, 77, 210, 375, 427 — FN 29/63 → *Fructosane* → *Fruchtzucker*

Frutilose 390

Fünf-Korn-Getreide 82

Fühlen, Denken, Wollen und Handeln 126, 367

Fünf Neue Länder 21, 151, 177 → *DDR*

Fürwörter werden beispielsweise unterteilt in persönliche Fürwörter (*ich, du, er, sie, es, wir, ihr sie*), unpersönliche Fürwörter wie *man, etwas, manche, alle, etliche*, einige legen sich nicht fest und bleiben im Allgemeinen
- **Fruchtbarkeit-** 120, 164f, 232 und Unpersönlichen.

Dann gibt es noch die den Besitz klärenden besitzanzeigenden Fürwörter wie *mein, dein, sein*, die rückbezüglichen wie *mich, dich, sich, unser, euer und ihr*, die hinweisenden Fürwörter wie *dieser, jener und weitere*, die bezüglichen Fürwörter wie beispielsweise *derjenige, dasselbe, d*ie und keine sowie die, fragende Fürwörter *wie wer, was, welcher*, und wechselseitige Fürwörter wie *miteinander, füreinander*. 116, 150, 492, 505, 507-509

Fundamentalismus = strenge Glaubensrichtung in unterschiedlichen Religionen. 97, 151, 185
- **fundamentalistisch** 97, 112, 130f, 138, 160, **271**

▶ **funikuläre Myelose** = Folge von extremem Vitami B 12-Mangel 411

funktionelle Einheit 337, 341

funktionelle Beschwerden 466
- **Funktionsstörungen** 224

Furtwängler, Wilhelm 209

Furunkel 341, 347, 349f

Fuselalkohol im Darm? 184

Fußbad 433

Gänsebraten 491

Gärung, gären 30, 183, 217, 242, 256, 381, 402, 453, 458 168 (Hildegard von Bingen: 168)
- **Gärgemüse** 242
- **Gärung und Darm 453** → *Gärung*
- **Gärungs- und Fäulnisgifte** 381

Gärtner, Gärten 96, 107, 187, 520
- **Schlachtopfer in Gärten** 153

Gago, Rosario 318, 322 — FN 160/321

Galileo Galilei 237

Galle 12, 23, 25, 58, 61, 64, 275, 295f, 341, 342f
- **Gallensteine** 275, 393

Gandhi, Mahatma 170, 411, 483

Ganze, das ..ist mehr als die Summe seiner Teile 44, 61, 133, 289, 295, 320, 449

Ganzheit 44, 57, 61, 63, 71, 73, 82, 151, 213, 223, 255, 276, 283, 358, 362, 363, 381, 456, 496
- **ganzheitliche Heilung** 96
- **Ganzheitsmedizin** 191, 210, 400 — FN 158/314
- **Ganzheitstherapeut** 200, 328, 449
- **Ganzheitsbehandlung, -therapie** 27, 176, 179, 482, 487, 491, 494

Ganzkörpernahrung = Vollwertkost von Fleischfressern 62, 88f, 221, 457 → *Rohfleisch*
Gasaustausch 377
gastrointestinal 443 — FN 208/443
Gazpacho 452 und ausführlich im Teil II!
Gaumenspalte 342
Gea, griech.-antike Erdgöttin 391
Gebet 110, 510
Gebot: Du sollst nicht töten 31, 67, 114
- **Gebot Jesu, kein Fleisch zu essen:** 109
- **Gebote** 32, 46, 126, 128, 132, 147f, 157, 236
- **Zehn Gebote** 150
- **Geburtsfehler** 394

Gefäß 62, 140, 266, 291, 385f
- **Gefäßerkrankungen** 393
- **Gefäßforscher Th. Braun** 264
- **Gefäßlumen** = Durchöffnung der Ader; 263
- **Gefäßverengung** 217
- **Gefäßwand** 292, 389

Geflügel 40, 89, 220, 407
Gegenstrommaschine 179, 222
Geheimarchiv (der Ernährungslehre) 80, 201, 260
Gehirn 68, 92, 142, 145f, 220, 226, 234, 238, 265f, 321, 337, 367, 382, 408, 428, 457, 466, 480, 493, 500, 511 517
- **Gehirnhautentzündung = Meningitis** 303, 386, 465, 470
- **Gehirnnerven** 465
- **Gehirnschlag = Apoplex** 62, 67

Geist, fehlender — FN 66/131
- **Geistliche** 67, 101f, 110, 234, 319, 362

Gefahr durch rohes Getreide? 65, 84, 184, 252, 288, 307, 410, 413, 432, 453-455, 458f — FN 218/459
Gel, -zustand 42, 247f, 450
Gelatine 50f, 218
Gelbfieberimpfung 468
Gelbkörperhormon 220, 457
Gelbsucht 429
Gelenk 92, 226, 276, 393, 423, 455, 465f, 488 → *Zeckenborreliose 464-472*
- **Gelenkdegeneration** 455
- **Gelenkentzündung** 455, 487
- **Gelenkflüssigkeit** 457
- **Gelenkschmerzen** 455
- **Gelenkveränderung** 487

Gemischtfresser 37, 63, 89f, 323
Gemischtkost- 282
Gemüse 15, 20f, 24, 36, 40, 42, 45f, 56, 60, 62, 73, 76, 86, 88-92, 96, 105, 112, 118, 146, 148, 168, 173, 187, 197, 208, 211-213, 217f, 221, 229, 233, 242, 251f, 282, 308, 321, 323, 379, 383, 396f, 402f, 415, 429, 431, 435, 439, 451, 456f, 461-463, 474, 482, 485f, 520
- **Gemüsebeschränkungen** 140
- **Gemüseauflauf** 430
- **Gemüseeintopf** 15
- **Gemüsefrüchte** 45, 49, 53, 431
- **Gemüsefruchtkerne** 67
- **Gemüsegarten** 73
- **Gemüse-Rohkostgerichte** 46
- **Gemüsesäfte** 433-435, 453 → *Fasten-Kapitel 434f*
- **Gemüsesorten** 46-48, 217, 395, 462

Gen 444 — FN 209/444
- **Gene** 59, 319, 347, 406, 426, 452 — FN 127/235
- **Generation (betr. Degeneration)** 13, 43, 65, 75, 81, 99, 215, 222, 226, 231, 234, 238, 253f, 278, 298, 309, 399
- **Generation (betr. Christentum)** 103
- **Genesis** 117, 244, 370
- **Genesung** 189, 195, 230
- **Genese = Herkunft** 225f
- **Genetik** 59
- **Genmanipulation** 45, 277, 387, 406
- **Genschäden** 59

Genital- 339 — FN 29/63
Genozid 222, 452
Gerinnung- 43, 248, 470
Germanen 36, 39
- **Germanische Imperatoren** 119
- **Germanische Medizin** 177

Gerste 36, 171, 214, 245, 255f, 457, 459
gesättigte Fettsäuren sind wichtig!! → *Fettsäuren*
Gesamteinweiß 428
Gesang- 23, 25, 476
- **Gesangstunden** 476 — FN 229/490
- **Gesangstudium** 507

Geschichtsfälschung und Sukzession — FN 40/97
Gesell, Silvio 178, 197 — FN 104/197
Gesellschaft für Gesundheitsberatung 12, 65, 83, 173, 269, 354, 356ff, 380, 401, 469 → *Jürgen Birmanns, Max Otto Bruker, Ilse Gutjahr-Jung, Mathias Jung* — FN 170/357
Gesetzgeber 17, 185, 244, 286, — FN 26/57
Gesichtsausdruckskunde 194
- **Gesichtsnerv (Fazialis)** 466, 469

Gestagen = vor allem weibliches Hormon 62
Gesundheit bekommt man nicht im Handel..... 451
- **Gesundheit von Geburt an** 216, 218, 451
- **Gesundheitsapostolat** 138, 144, 203, 368
- **Gesundheitsberater** — FN 170/357
    Schlussseminar (GGB-Lahnstein) wurde der Autorin verweigert 485
- **Gesundheitsberatung** 12, 83, 269, 353-372
- **Gesundheitsfragen** 25, 136, 269, 358f, 369 — FN 66/131
- **Gesundheitspolitik** 302f, 366, 392, 522
- **Gesundheitsprobleme** 62, 95, 306, 322, 368, 431, 477f
- **Gesundheitsprofilaxe** 95, 306 — FN 26/57

- Gesundheitsschäden 48, 245, 278, 389
- Gesundheitssystem 13, 23, 25f, 55, 59, 131, 232, 258, 319, 358, 366
- Gesundheitsverfall 63, 296, 306
- Volksgesundheit 212, 311, 331, 362

Getränke 52-55, 61, 68, 121, 133f, 138, 142, 242, 303, 364, 374, 385, 442, 474, 479 → *Quellwasser*
- Getränketechniker 55, 68

Getreide 21, 36f, 40, 45, 48f, 52, 58-60, 62, 65f, 68, 73, 75, 79, 81, 83f, 89f, 92f, 96, 146, 148, 168, 182f, 187, 211, 217f, 237f, 244-246, 252, 255f, 258, 288, 306-308, 323, 367, 376, 390, 407-409, 413, 423, 425, 430-432, 435, 450-463, 503, 519 — FN 39/93, FN 91/182
- Getreide ins Fläschchen 65
- Gefahr durch rohes Getreide? 65, 84, 184, 252, 288, 307, 410, 413, 432, 453-455, 458f
  — FN 218/459
- Getreide ist eine natürliche Konserve 255, 457
- Getreideanbau seit 7.000-10.000 Jahren 78
- Getreideflocken 390 → *Fertigmüsli*
  → *Haferflocken*
- Getreidekaffee 396, 430-432
- Getreidekeim 16, 60, 67, 84, 223
- ▶ Getreidekorn-Schichten: 1. Aleuronschicht, 2. hyaline Membran, 3. Farbstoffschicht (Testa), 4. Schlauchzellen, 5. Querzellen, 6. Längszellen 7. außen herum noch die Epidermis (= Außenhaut) *Seite 257*
- Getreidemühle 65, 245, 307, 410, 463, 519
  → *Genaueres in Teil II "Rezeptlose vegane Naturküche"*
- Getreidephytin 62
- ▶ Getreidesorten - Weizenarten: Einkorn, Emmer, Dinkel, Weichweizen, Hartweizen, Kamut, Roggen Hafer und Gerste. 255 → *Pseudozerealien*

Gewächshaus 45, 49 → *Treibhaus*
Gewaltlosigkeit 28
Gewichtszunahme und Kochkost 385, **485f**
Gewissen 96, 108, 110, 113f, 149f, 159, 173, 284, 325, 356, 495
Gewohnheit 22-26, 29, 38, 107, 111, 142, 185, 225, 227, 253, 260, 266, 307, 366, 381, 383, 395, 415, 445, 454, 490f, 511, 515, **517-519**
Gewürz- 56, **297**
GGB-Lahnstein → *Gesellschaft für Ernährungs- und Gesundheitsberatung*
Gicht 95, 181, 323, 388f, 393, 422, 426f
Gewaltfreie Kommunikation 25, **386**
Gier 20, 43, 78, 458
Gießener Rohkoststudie 49, 321, **373-387**, 391, 411 — 177/373, FN 178/374 → *Kapitel über Claus Leitzmann* → *Kapitel über Claus Leitzmann*
  - Gießen → *Verein für nabhängige Gesundheitsberatung UGB* 354, 359ff

- Gießen (Kollath) 280

Gift- 16, 194, 213, 252, 279f, 330, 336, **339-352**, 408, 421, 459, 468 — FN 33/71
Ginseng 62
Gitterstruktur 42, 75, 418, 514 → *Eiweißgitter*
Gladiatorenkost vegetarisch 94
Glasknochenkrankheit = Osteogenesis imperfecta 225, 231, 386, 394
Glaube (nicht nur religiös sondern als "Für-Wahr-Halten", Ansicht, Meinung und Überzeugung) 13, 103, 272, 324, 367f, 492, 495 → *Kognitionen*
- Glauben im Sinn von Vertrauen und Respekt 460, 469, 495
- Glaube, jüdischer 99
- Glaube- (religiös) 101, 103, 107-109, 130, 133, 139, 150-152, 369, 371, 387
- Glauberger Schuldbekenntnis **155f**
- Glaubensaussage 136-139, 141, 364
- 22. Glaubensaussage der STA 132f, **136-139**, 141, **364, 371** → *Glaubensüberzeugung*
- Glaubensauseinandersetzungen 228
- Glaubensbewegung 121
- Glaubensdiskussion 97
- Glaubensgemeinschaft 367
- Glaubensgeschwister, -bruder 136-138, 149f, 363, 455
- Glaubenskontroversen 135
- Glaubenskraft 111
- Glaubenskrieg 129, 176
- Glaubensrichtung 121
- vegetarische "Glaubensrichtungen" 411
- Glaubensüberzeugungen 132f, 137f, 271
- Gaubensüberzeugungen, sektier. **271**
Glauberger Schuldbekenntnis **155f**
Glaubersalz (Abführmittel) 415
Glukose 53, 61, 77, 253, 262, 375, 407, 425, 428, 433, 436
Glycin 417
Glykogen 77, 436
- Glykoside 62
- Glykotoxine 75f, **385-387**
- Glykoprotein 412
Gleichberechtigung 63, 109, 116, 125, 159
Gleichgültigkeit 25, 28
Globalisierung 18, 507
Glückshormon 38 → *Serotonin*
Glukose (Traubenzucker) 53, 61, 253, 262, 375, 425, 407, 428, 433, 436
Gluten 60f, 66, 68, 77, 255, 375, 376, 450, 455 → *Klebereiweiß*
- glutenfrei 48, 256, 486 — FN 36/83
- glutenhaltig 85
- nicht glutenhaltige Zerealien — FN 36/83
- Getreidegluten 67

glykämischer Index 80
- **Glykierungs-Endprodukte** 385
- **Glykotoxine** 75f, **385-387**

Gnostiker 115, 121, 165
- **gnostisch** 97, 103, 115, 166-168, 170, 172

Goethe, Johann Wolfgang von 29f, 32, 35, 259, 399f

Götter, göttlich 63, 101, 157, 177, 246 — FN 54/115, FN 122/229

Götzendienst 113 → *Opferdienst*
- **Götzenopferfleisch** 113

Goldenes Kalb 503

Goldenes Zeitalter = Begriff der griech. Mythologie; vergleichbar mit dem Paradies. Die Zeitalter der griech. Mythologie erinnern mich an ein Bibelgleichnis: den Traum vom viergeteilten Standbild des Nebukadnezar: Traum von den Welteichen in Daniel 2. 94 → *Internet!* http://alt.bibelwerk.de/bibel/

Gonorrhoe = Tripper 205

Gorilla 36, 52, 90, 322, 418

Gosmann, Sylvia H., klassische Homöopathin in der Gemeinschaftspraxis Lübeck 22

Gott 32, 45, 55, 57, 65, 67, 97-160, 176, 184, 186, 203f, 231, 236f, 312, 319f, 322, 367f, 381f, 397, 411, 418, 424, 460, 466, 469, 484, 488-490, 495, 503-505, 510, 513, 515, 519, 522 — FN 55/115, FN 66/131
- **Gottes Hilfe** 14, 471, 494

Gräser, Karl und Gusto 197

Graham, Douglas N. 175

Graubrot 243, 257, 294, 454

Greenpeace 20

Gregor von Nazianz 118, 166

Griechen 95, 102, 114
- **Griechenland (heute)** 20
- **Griechenland (Antike)** 95, 115, 120

Grillen- 43, 75f, 116, 134, 307, 385, 493

Grindelgemeinde 134, 144, 149-152, 363, 371f → *Hansavereinigung*

Grippe 124, 192, 303, 341, 386, 467 → *Kopfgrippe*

grobchemische Betrachtungsweise (ein Ausdruck von Max-Otto Bruker!) 250, 329, 436, 438,

Großtraum 106

Grote, Luis R. 201

Grünfutter 37, 57, 73, 86, 278, 429, 441, 461
- **Grünkern** 256, 390
- **Grünkohl** 47, 68, 211, 218, 451
- **Grünzeug** 37, 52, 86, 429f, 457

Grundformen der Angst 194, 494
- **Grundnahrungsmittel** 79, 94
- **Grundnährstoff** 58, 64, 242
- **Grundsytem (GS)** 337, 344f, 352
- **Grundumsatz** 384, 389

GU-Tabelle → *Nährwerttabelle Gräfe und Unzer*)

Gülle 38, 114, 392, 452, 492

Gurke 16, 47, 52f, 67, 71, 76, 246

Guru = aus dem Sanskrit; bedeutet gewichtig, ernsthaft wichtig. Ursprünglich im Hinduismus religiöser Titel für Lehrer; bei uns allgemein spiritueller Führer; oftmals abfällig gemeint. 175, 183, 271

Gutjahr-Jung, Ilse 65, 268f, 285, 324, 439, 469, 485

Gutmensch 125, 137, 160f

Gutschenreiter, Irene 453f, 458, 460

Gymnastik 176, 209

Haargefäß 209, 266, 292 → *Kapillare*

Haarwuchs — FN 222/473

Habgier 31

Hämatokrit 95, 443
- **Hämoglobin- (Hb)** 49, 376f, 423f — FN 180/376
- **Hämolyse** = Auflösung der roten Blutkörperchen 94
- **Hämorrhoiden** 223f, 252, 486 — FN 98/193

Häresie, häretisch = im Widerspruch zur Kirche stehende Lehre; Gegensatz zur Orthodoxie = rechtmäßiger Lehre/rechtmäßiger Glaube. 100, 102, 104, 171, 185
- **Häretiker** 93, 121, 167f

Hafer- 62, 82, 89, 208, 214, 245, 255, 397, 407, 430, 450, 452, 459, 463
- **Haferflocken** 89, 450 → *Fertigmüsli*, → *Getreideflocken*

Hahn, Siegmund und Johann Siegmund 171, 178, 180, 188, 190

Hahnemann, Samuel 181, 316, **327-332**, 336, 456

Halbvegetarier 40, 440

Halbwissen 478 — FN 225/481

Haller, Albert von 218

Halluzinationen (rohe Bohnen) 94

Hamer, Ryke Gerd 177

Hamsterfutter 52, 90

Hannover 186, 235, 353

Hans Sachs 16

Hansa-Vereinigung 131-133, 137, 150 → *Grindelgemeinde*

Harald (Bruder von Ingeborg Gurr-Sörensen) 398

Harn 37, 336, 427 → *Urin*
- **Harnausscheidung**
- **Harnblase**
- **Harnfilterung** 421f — FN 66/131
- **Harnleiter** 292
- **Harnmenge** 348
- **Harnpufferung, intrazellulär** 423
- **Harnröhre** 342
- **Harnsäure-** 37, 39, 265f, 421f, 426f, 431f, 436f, 438 erhöhte Harnsäureproduktion 427
- **Harnsalze** 422
- **Harnstoff-** 265f, 402f, 421, 426
- **Harntest** 421
- **Harnvergiftung (Urakemie)** 425
- **Harnsäure** 37, 39, 265f, 421f, 426f, 431f, 436, 438
- **Harnsäurewerte** 427

Hartweizen 36, 94, 255, 457
Haselnüsse 48f, 67, 82, 84, 219, 323, 452, 521
Hasenscharte 225, 394, 451
Hass 22, 479, 489, 496
- bestgehasst 237
Hattemacher, Lotte (Monte Veité) 198
Haunersche Kinderklinik 276, 448
Haustiere 74, 78, 87, 89f, 311, 333, 500 — FN 37/87
Hauptmahlzeit 46, 49, 421
Hautausschlag 281, 342, 473, 500 → Ausschlag
- Hauterscheinung 136, 328, 471
- Hautflora 446
- Hautkrankheit 136, 213, 274, 310, 329, 460
Haysche Trennkost (Howard Hay, 1866-1940) 182
HCL → Salzsäure
HDL-Cholesterin 389
Hebräer, hebräisch 98, 100, 117, 120
- Hebräerevangelium 100
Hebriden 215
Heel → Pharma-Heel
Hefe 73, 242f, 278, 402, 408, 412, 431, **446f**, 459, 461, 484
Heggesippos 104, 112, 171
Heidenchristen 113, 115 — FN 56/115
Heidelberg 192, 264, 387
Heilerde 188f, 429
- Heilfasten 201, 387, 440 → Fasten
- Heilkost 42, 90, 137, 270, 309, 312
- Heilkräuter 116, 206, 321
- Heilwasser 49
heilige Speisen → sieben heilige Speisen
- Heiliger Geist 125, 138, 140, 142, 364, 480 — FN 66/131 (fehlender)
Heilpraktiker 13, 184, 313, 316, 322, 324, 330-332, 339, 346, 356, 400, 478f, 482, 499 — FN 1/11
- Kokolores der Heilpraktiker 49
- Heilpraktikerausbildung 411
- Heilpraktikerliste 83, 355
- Heilpraktikerschule 14, 483
- Heilpraktikerstudium 11, 36, 44, 53, 184, 311, 347, 468, 478
- Heilpraktiker-Überprüfung 36, 53, 330, 478
Heilquelle 206
Heilung 27, 42, 59, 66, 81, 95f, 180f, 187f, 203, 205, 276, 309, 315f, 339, 345f, 349, 351, 367, 386, 394, 432, 443, 467, 471, 488, 491, 494
- Heilungsprozess 42, 250, 309, 316, 347, 439, 448, 471
Heiserkeit 341, 350, 466
Heißhunger 408, 439
Hepar sulfuris D6 Seiten 470, 500
Hepatitis (Leberentzündung) 393
Herbert, Victor 414
Herman, Eva 318

Herrgott 16, 65, 74, 87, 125, 182, 184, 311, 313, 463, **488**, 512, 521f
Herz 88, 145, 338, 342, 423, 428, 451 — FN 26/57"
Herz- (ideell) und Menschen mit "großem Herzen"; auch "Herzeleid" 12, 88, 116, 121, 130, 132, 138-140, 142f, 154, 157, 172, 181, 205, 228, 259, 268, **272f**, 275, 291, 312, 345, 364, 367, 461, 466f, 476, 499 — FN 91/182, FN 110/209
- Herz und Trinkmenge 291
- Herzhypertrophie und Digitaliswirkung 260
- Herzkrankheit- 78, 147, 218-220, 223, 274, 277, 385 — FN 188/385
- Herzkranzgefäße (Koronarien) 267, 366
- Herz-Kreislaufsystem 291, 341
- Herz-Kreislauf-Erkrankungen 388
- Herzhypertrophie (zu großes Herz = Cor Bovinum) 259
- Herzinfarkt ist ernährungsbedingt nicht aber psychosomatisch. 45, 58, 62, 67f, 134, 158, 227, 232, 234, 266, 267, 275, 292, 296, 303, 312, 314, 316f 322, 376, 385, 389, 393, 513
- Herzklappen 465
- Herzkranzgefäße (Koronarien) 267, 366
- Herzprobleme 391
- Herzspezialist Dr. Kurt A. Oster 277
- Herzstoffwechsel 259
- Herzmuskelentzündung 192
- Herztransplantation 192
Hesiod 94, 166
Hess-Textatelier 310-312 — FN 150/306
Hesse, Hermann 179, 209
Heuschnupfen 35, 82, 393, 473, 476, 500, 513
Heuschrecke 98, 167, 171
Hexenschuss 470
Hieronymus von Bethlehem 117, 119, 141, 166 — FN 60/117
Hilflosigkeit 508 → Erlernte Hilflosigkeit 491, 506
Hildegard von Bingen 168
Hinduismus 73, 108, 183, 422
Hippokrates 95, 180, 206
Hirn (ideell) 382
- Hirnhaut 386, 470
▶ Hirninsuffizienz — FN 157/311
Hirse 36, 48, 82, 94, 171, 214, 255f, 457, 486
histrionisch 466, 492
Hitler - kein Vegetarier 169
Hitzedenaturierung- = Vorsilbe "de" heißt weg/nicht. Es wird dabei unter Hitzeeinwirkung über 43° C die ursprüngliche Eiweißstruktur unwiderbringlich zerstört 43, 45, 73, 75-77, 232, 238, 248, 249f, **251** (Kästchen) 267, 283, 286, 303, 314, 316, 374, 378, 382, 395, 418 → Milch, → H-Milch, → ultrahoch erhitzte Milch → Erhitzen ▶ Arnold, Dr. rer. nat. Ulrich (Habilitationsschrift über Eiweiße) Seiten 251 und — FN 182/382

- **Hitzeeinwirkung** 74, 80, 248, 282, 381, 514
HIV- 320, 468
H-Milch 219, 232, **278**, 280, 286, 298 → *Milch,* → *H-Milch,* → *ultrahoch erhitzte Milch* → *Erhitzen*
Hoch-Anden 377
hochungesättigte Fettsäuren → *Fettsäuren*
Hodgkin, Morbus 134, 443
Hörsturz 466, 477
Hoffmann, Ida (Monte Veritá) 197
Hoffnung 27, 30, 97, 111, 176, 272f, 371, 415, 495, 502
- **Hoffnungslosigkeit** 27, 358
Homer 94, 166
Homilien XII, 6 → *Clemens von Alexandria* Seite *105*
Homöopathie-, homöopathisch- 22f, 181, 312, 316, **327-332**, 335f, 339f, 343f, 351, 355, 449, 455f, 460, 464, 467f, 470f, 480, 482, 484, 488, 500
- **Homöopatische Gemeinschaftspraxis Lübeck** 22
Homöostase (homoiostasis) heißt Gleichstand. Homöostase ergibt sich als Endzustand aus dem Streben der natürlichen Lebensvorgänge nach ausgewogenem Gleichgewicht. Dieses Gleichgewicht / diesen Gleichstand bezeichne ich als eine Form der Ganzheit. Sie ist ständig im Fluss und darum bemüht, im fließenden Gleichgewicht diesem lebendigen Zustand ständig zuzustreben. Der Begriff Homöostase stammt von Walter B. Cannon und wird in den Naturwissenschaften vor allem zur Erklärung von Regelkreisen und Rückkopplung verwendet 184, 345, 352, 425, 428, 496 → *Regelkreis* → *Rückkopplung,* → *Fließgleichgewicht*
Homogenisierung- 232, 277f, — FN 145/277
- **Homogenisierung und Herzkrankheiten** 277f
Homosexualität 15, 220
Homotoxikologie (Reckeweg) 193, 316, **333-352** — FN 98/193, FN 163/333
- **Homotoxikosen-** 224, 316, **333-352**
- **Homotoxin** 311, 336, 339f, 344-349, 351f, 403
- **Homotoxon** 346, 348
Honegger, Arthur 209
Honig 17, 40-42, 79-81, 83, 118, 217, 219, 226, 289, 294, 380, 394, 427-429, **441f**, 451, 482, 485, 516
- **kaltgeschleuderter Honig** 217, 219, 431
Horaz 93, 167, 171
Hormone 62f, 124, 258, 341-343, 345f, 348, 402 — FN 124/230
- **Hormonsystem** 338
- **Hormonwirkung** 62, 258
Horchata Seite 323 → *Chufas* (**inklusive Bezugsquelle**)
Hosea, Prophet 101, 141
Hubert von Lüttich (Hubertusmesse) 123, 129, 156, 160
Hüfte- 232, 265, 267, 318, 455, 465, 480
Hühner- 33f, 75, 77f, 88f, 92, 122, 158, 211, 218, 225, 248, 407f, 419, 444, 462f, 500
- **Hühner, freilaufende** 78

Hülsenfrüchte 62, 120, 146, 148, 217, 218, 229, 380, 383, 419, 459
Hufeland, Christoph Wilhelm 181-184, 227 — FN 91/18, FN 93/183
humanes Schlachten 159
Humboldt, Alexander von 171
- **Humboldt, Wilhelm** 522
- **Humboldt-Universität Berlin** 259
Humor = wörtliche Bedeutung "Körpersaft"; 163
humorale Abwehr 346
- **humorale Phase** 338, 340, 345f, 349-352, 494
Hund 32, 35, 41, 68, 73f, 159, 322 — FN 12/32
- **Hundekrankheit** 329
- **Hundefreunde** 159
- **Hunde- und Katzenfutter** 73f, 87-92
- **Pawlow-Experiment** 493
Hundertjähriger 154
Hunderttausende Käfige 158
Hunger- 19f, 41, 53, 85, 98, 154, 184, 257, 290f, 389, 409, 428, 433-438, 439, 460
- **Hunger ist der beste Koch** 438
Hunzas (Himalaya) 211, 482f
Hyaluronsäure = ein Mittel, dass Salben besser in die Haut eindringen lässt. 85
Hydrolyse 403 — FN 195/403
Hydrotherapie = 180, 193, 209 → *Wasserheilkunde*
Hygiene- 86, 88, 145, 169, 171, 208, 216, 223, 233, 236, 243, 277, 286f, 416, 448, 483
- **Hygieneverordnung** (Milch) 288f
- **Lebensmittelhygiene** 288
Hyperglykämie = hoher Blutzucker 61, 425
Hypertrophie (linksventrikulär) = Vergrößerung des linken Herzens 261
Hyperthyreose = Überfunktion der Schilddrüse durch zu viel Jod! 57
- **Hypertonie-** 263, 388
- **Hyperventilation** zu schnelle Atmung. 377, 424
 → *larvierte Depression* 466
Hypnose 200
Hypochondrie- = eingebildeter Kranker; bauscht alles enorm auf. 182f, 254, 291f, 325, 391, 401, 425, 432, 465f, 469, 477→ *larvierte Depression*
- **Hypothermie (Unterkühlung, Frieren)** 384
- **Hypoventilation (zu wenig Atemzüge)** 424
Hysterie 466

iatrogen = vom Arzt hervorgerufen 469 — FN 26/57, FN 221/469
Ich-Bewahrung durch Trotzhaltung 133
- **Ich-Diät** 18
Ich-Selbst Das Ich weist immer auf sich selbst zurück, indem es sagt: "Ich ↔ selbst". René Descartes sprach das bekannte Wort "Ich denke (und!) ich bin". (Ich interpretiere das: "Ich denke ↔ ich bin"). Das Ich erlebt sich

selbst, indem es sich wie sein eigenes Objekt betrachtet. Im Spiegel sieht der Mensch sich (Ich = Nominativ und Subjekt) dann dergestalt, dass er sich selbst (mich = Akkusativobjekt) sieht. Mich ist dabei das Ich als Ich-Selbst! Englisch: It is me! Das Ich (Subjekt im Nominativ) behandelt also sich selbst (= Akkusativobjekt) in sich selbst; es ist dabei in seinem Handeln auf sich selbst gerichtet. Eine Spaltung der Ich-Instanzen kann einerseits zur multiplen Persönlichkeit, andererseits in die Schizophrenie führe. 29, 150, 514
Ideologie- 90, 137, 359, **382f**, 391, 440
idiopathisch 59, 389 → *selbst: aus sich selbst heraus,* → *selbst: im Menschen selbst*
Ileum = Dünndarm 412, 446 → *wird in Teil II (Rezeptlose vegane Naturküche) ausführlich erläutert*
Immanenz- = innewohnende, nicht von außen erzeugte Eigenschaft innerhalb seiner Grenzen; das innerweltliche Sein als Erkenntnisgrundlage 342, 391, 399, 401
Immun-Globuline 64
- **Immunologische Aspekte der Ernährung** 373
- **Immunschwäche** 218
- **Immunsystem** 64, 76, 80, 287, 326, 329, 345, 352, 409, 443-448, 468, 471, 476, 482, 496
Imperativ = Befehlsform 163, 509
Impfgegner 176
- **Impfmaßnahmen** 216, 317
- **Impfung** 392, 448
Imprägnationsphase 340f, 347, 350
Improvisation- 21, 23
indigene Volksgruppen 236
- **indigene Indios = eingeborene Indios** 36, 288, 324, 457, 483
Individuation- = Selbstwerdungsprozess unter Bewusstwerdung des eigenen Unterschieds zu den Mitmenschen. 18, 22, 24, 96, 176, 484, 494
Induktionsherd 444
Industrienahrung 72
Industriezucker 25, 43, 54, 57, 59-61, 64, 79, 83, 133, 139, 141f, 208, 210, 216f, 259, 270, 286, 289, 294f, 302f, 381, 390, 395, 429f, 442, 446-448, 451, 453f, 482, 502 → *Fabrikzucker, Kristallzucker und Zucker*
Inkubationszeit = die Zeit nach der Infektion mit Krankheitserregern bis zum Krankheitsausbruch 145f, 224
innersekretorische Drüsen (endokrine Drüsen) beispielsweise die Bauchspeicheldrüse, die im Zusammenhang mit Diabetes die körperliche Hauptrolle spielt. Innersekr. Drüsen sind auch die Keim-, Speichel-, Tränen-, Schweiß-, Gall-, Zwölffingerdarm-, Nebennieren-, Hirnanhangs- und andere Drüsen. 343
Infarkt 68, 265-267, 341
Infektionskrankheiten 35f, 61, 87, 287, 330, 343, 351, 393f, 425, 446, 455, 465, 464-466, 468f, 483
- **meldepflichtige Infektionskrankheiten** 35f, 393 — FN 14/36

Inkontinenz — FN 99/194
Innere, das 139
- **Innere und äußere Blockaden** 513
- **Innere Kind, das** 497, 514
  über Puer Eternus! 515
- **Innere Führung** 515
- **Innerer Richter** 315
- **Innere Stimme** 511
- **Innere Medizin** 259, 269, 387
- **Innere Organe** 385
Innereien 73f, 88f, 91, 414, 426f
Input 339, 344
Insekten 41, 73, 217, 441, 467
Inselapparat = derjenige Teil der Bauchspeicheldrüse (Pankreas), in dem die so genannten Inselzellen sind, die das Insulin bilden. Insulin spaltet Disaccharide in Monosaccharide. 201
Inselzellen 61, 201, 302, 316
Insulin 61, 134, 265f, 302, 315
- **Insulinmangel** 425
- **Insulinresistenz bei Diabetes Typ II** 385 — FN 188/385
Intensivkost → *Schnitzer-Intensivkost,* → *Frischkost*
Interferonschübe 476
Interkostalneuralgie = schmerzhafte Zwischenrippennerven; 466
Internist 11, 13, 201, 214, 260, 381, 474
Interstitium = Zwischenzellraum 68, 260, 263f, 337f, 342, 344f, 420-423, 435f
Intima (Innenhaut von Arterien) 65, 68, 385, 427
intrazellulär- = innerhalb der Zelle; 420f, 423
Intrinsic Faktor 412, 414f
Inuit (Eskimos) 36 → *Eskimo*
Inulin 77
invalide 466f
Investiturstreit = Streit zwischen weltlicher und kirchlicher Macht um die Amtseinsetzung von Geistlichen, begann mit dem Streit zwischen Papst Gregor VII und Heinrich IV. im Jahr 1071. — FN 40/97
Iocustae 98
Iridologie 206
- **Iris** 207
- **Irisdiagnose** 480, 482
Irrlehre 65, 101, 110, 400
Irrtum 13, 41, 61, 131, 179, 210, 432, 478, 483, 503
Ishizuka, Sagen 181
Isoleucin = eine Aminosäure 417, 483 — FN 16/38
Isomerasen 403
Issels, Josef in Bad Tölz 311f
Italien 17, 72, 143, 207, 211, 397
- **italienische Abstammung (Autorin)** 237
Itzehoe und die Freses 455
Izmir (früher: Milet; Türkei) 93

Jäger 73, 123
Jahn, Turnvater Friedrich Ludwig 178, 245 — FN 88/178
Jakob, der Gründervater Israels 297. Sohn von Rebekka und Isaak und lebte 1.800 v. Chr.. Jakob wurde "Israel" genannt: Der, der mit Gott streitet. 154
Japan 181
Jejunum → *wird in Teil II (Rezeptlose vegane Naturküche) ausführlich erläutert*
Jena-Universität 39, 181, 251
Jerusalem 100, 115, 120, 154
- **Jerusalemer Tempel** 21, 115
- **Jerusalemer Urchristen / Urgemeinde** 100, 141
- **Jesus-Wort: "Wer nicht für mich ist, ist gegen mich"** *Seite* 371
Jesaja 65 *Seite* 153 — FN76/142
Jesus 21, 23, 97, 99-101, 103f, 109, 111-113, 115-117, 123-125, 127, 129, 134, 139, 141, 144, 152, 155, 165f, 171f, 190, 203, 312, 362, 364, 454, 514, 521f — FN 45/102 FN 55/115
- ▶ Jesus wurde in einem Stall geboren 312
Jod 56, 57f, 375
Joggen 340, 376
Joghurt 50, 81, 83, 129, 228, 280, 412, 519
- **Joghurt gegen Candidapilze / Soor** 448
- **probiotischer Joghurt** 280
- **Soja-Joghurt** 83
Johannes → *Apostel Johannes*
Johannes III, Papst (Bannfluch gegen Vegetarier) 122
Johannes der Täufer 97-99, 112, 166f, 171, 521
Johannes Chrysostomus 118, 166, 171
Johannisbaumfrucht 117→ *Karob*
- **Johannisbeeren** 49
- **Johannisbrotbaum** 98, 171
- **Johannisbrot-Schoten** 98
Jo-Jo-Effekt 437, 439, 486
Journalist 85, 156, 207, 302
Jude- 102-104, 106-108, 111-116, 120, 124, 128, 169-174, 178, 236, 463 — FN 45/102
- **Judenchristen** 107, 115, 115, 167 — FN 54/115
Jünger Jesu 100, 103f, 109, 115, 125f, 128f, 165f, 173
- **Jüngerschaft** 363
Jugoslawien 115
Jung, C. G. 514
Jung, Dr. Mathias (Lahnstein) 171, 269, 277
Jungborn 186f, 189 → *Just*
Just, Adolf 171 **186-189** — FN 95/186
Justinian I 102
Justinus, Märtyrer 168
Justus-Liebig-Universität, Gießen 189, 375
juveniler Diabetes (Typ I) 62, 134, 315f, 513

Kachexie = enorme körperliche Schwäche 406
Kälbchen (verschiedene, alltägliche Misshandlungen von Kuhkinderchen) 16, 50f, 69, 82, 286
Käse 12, 16, 35, 51f, 53, 56, 90, 111, 118, 142, 241, 245, 267, 283, 291, 377, 380, 386, 395, 412, 423, 425, 431f, 442, 455, 458, 473, 485f, 516, 523 — FN 91/182
- **Käsealternative** 516
- **Käsefrucht** → *Durian*
Kaffee 79, 129, 131, 133, 211, 381, 395-398, 423, 431, 445, 463, 491, 493, 516
Protestant 156, 369, 371
- **Kaffeeweißer** 219
Kaiser 101f, 119, 141, 165, 167, 173f, 199
Kakao 50, 98, 211, 398, 493
Kalkmangel 423
Kalkutta 499
Kalium 57, 181f, 375, 419-421, 423, 434, 451, 459 — FN 91/182
Kalifornien 135, 228, 230, 365, 367, 369
Kalorien 48, 183, 217, 221, 290, 325, 374, 387, 389, 432
kaltgepresst 42, 67f, 70, 92, 217f, 397, 431, 461f
Kaltwasser-Anwendungen 202
Kalzium 50, 60, 68, 73, 81, 208, 214f, 292, 323, 375, 419f, 425, 423, 434, 435, 451, 458f — FN 91/182
- **Calcium** 281
- **Kalzium und Phosphor** 73
- **Kalzium und Cholesterin** 292, 427
- **Kalziumlüge** 68
- **Kalziummangel** 214, 425
Kamelmilch 36
Kanada 365, 370f
Kaninchen 33, 73, 88, **91f**, 141
Kanon (kanonische Schriften) = in heiligen Büchern enthaltene, als Gottes Aussagen und seinen Willen verkündete Schriften angesehen; im Unterschied dazu nicht kanonische Schriften, die menschlichen Interpretationen zugerechnet werden. Sicher wurden Fehlentscheidungen getroffen, als man in der römischen Spätantike in den Bibelkanon Schriften aufnahm bzw. ablehnte. Man glich sie durch interpretierende Übersetzungen teilweise den Glaubensvorstellungen an, wie wir sie vom Beispiel der Heuschrecken anstelle der Johannisbrotbaum-Schoten (Karob) kennen, was Johannes den Täufer zum "Nicht-Vegetarier" und "Heuschrecken-Esssser" machte. 97, 99f, 102, 129, 165, 167, 338, 343
- **kanonische Schriftensammlung** 97
- **kanonische Aminosäuren** 417 → *Aminosäuren*
Kanzantsakis, Nikos (1893-1957) 481
Kant, Immanuel 261
Kanzerogene 70
Kapillarbasalmembran 262→ *Basalmembran*
- **Kapillaren** 209, 260, 262-267, 379f, 436 — FN 110/209
- **Kapillarwand** 262, 266
Kaplan, Helmut F. 156, **160-164**, 171, 190

563

Kapuziner 173, 190, 204, 205, 207
Karies 215, 224, 232, 237, 389, 306f, 392, 442 → Zahnkaries
- Kariesrückgang 307

Karmelitinnenorden → *Theresa von Avila* 490
Karob 98, 171 → Johannisbrotbaum, → *Karubenbaum*
Karotten 16, 46f, 57, 60, 62, 76, 86, 211, 218, 220, 246, 416, 430, 460
- Karottenkraut 47f, 86

Karthago 320
Kartoffeln 15, 42, 46, 47, 49, 60f, 68, 79f, 89, 91, 94, 133f, 141, 187, 211, 213f, 271, 280, 295, 308, 380, 396, 419, 430, 432, 434, 439, 444, 459f, 486 — FN 113/213
- Kartoffelkur (Waerland) 213f
- Kartoffelwasser 434

Karubenbaum 98 → *Johannisbrotkernmehl*, → *Karob*
Karzinom 341
Karzinotoxine 346
Kasein 224, 230, 234, 250, 278
Kassenärztliche Vereinigung Österreich 236 → *Österreichische Zahnärztekammer*, → *Knellecken*, →*Ziegelbecker*
kastrierte Kälbchen in Panamá 51
Katalysatoren- 253, 399 (**Wirkungsweise: 402f, 406**), — FN 216/458 → *Bio-Katalysator 402, 406*
Katechismus 158
Katharer 121f, 168
katholikos = allgemeingültig 124
- **Katholizismus, (römisch-)katholische Kirche** 97, 99-102, 110, 114-116, 122-125, 130, 133, 156-158, 160, 167, 190, 225, 237, 319, 369, 371, 480f

Kationen 420-422
Katze, Katzenfutter... 41, 43, 73-75, 81, 87-92, 216, 223, 226, 230-232, 234, 277f, 191, 322f, 335
- Katzenschnupfen 500
- Katzenversuche 43, 216, 223, 226, **230-232**

Kausalität und Finalität 261, 501
Kefir 412
Keimblatt 341, 347
- Keimdrüsen (Geschlechsorgane) 342

Keime 45, 56, 67, 408, 442, 451
Keimen (Getreide und Bohnen) 16, 45, 60, 67, 73, 84, 94, 217f, 256, 383, 419, 432, 450f, 457, 459 → *Bohnen, Sojabohnen, Sojamungboden bzw. Getreide*
- **Keim (des Getreides)** 79, 89, 211, 223, 255, 257, 408 — FN 39/93
- Keimentfernung (Entkeimung) 242, 244, 390
- Keimdauer
- Keimfähigkeit 82, 452, 457
- Keimflora 277
- Keimlinge 48, 84, 432, 450, 457
- Keimsaaten 84

Kekse 60, 67, 72, 142, 245, 256, 385, 395f, 397, 432, 493

- **Kekse und Glykotoxine** 385

Kellogg, John Harvey 228f, 367
Kellogg, Will Keith 229
Kent 330, 332
Kentucky-Fried-Chicken 33, 123
Ketoazidose 425
- Keton 425
- Ketonabbau 428

Ketosen 403
Ketuvim — FN 62/120
Ketzer 121f
Kichererbsen 62, 323, 407
Kiefer 39, 216, 226, 253, 307, 396
Kind, Inneres 514 → *Inneres Kind* → *Ausführungen über "Puer Eternus"*
- **Kind, göttliches** 521

Dritte-Welt-Kind 20, 135
Kinder 16, 23, 32, 41, 50, 59, 80, 97f, 152, 177, 186, 192, 197, 210, 229, 312, 318, 374, 425, 459, 512 → *juveniler Diabetes*, → *Süßigkeitsregal* → *Wilms-Tumor* → *Eltern-Kind-Seminare (GGB), Elternschule* → *Säuglingsnahrung 285-289* → *Leon*
Biologischer Ratgeber für Mutter und Kind 324
- Kinder, die abgetrieben werden 258
- Kinder und Candida (Soor) 448
- Kinder und Gesundheit von Geburt an 216, 218, 451
- Kinder geschädigt von Geburt an 225, 386
- Kinder Gottes 203
    Kind in der Bibel 111, 154
- **Kinder, meine** 11, 15, 25, 33f, 41, 51, 152, 225, 274, 351, 463, 467, 470, 474-477, 479-482, 486-491, 497, 501, 512, 519 — FN 225/481, FN 226/482
- Kinder und Allergien / Atopien 81, 226
- Kinder und Bronchitis /Lungenentzündungsneigung / Milchschorf 443
- Kinder und McDonalds 129
- Kinder und Entwicklung 220, 226, 275, 511
- Kinder und Hautausschläge 281
- Kinder und Herzinfarkt 45, 234
- Kinder und Infektionskrankheiten 389 → *Kinderlähmung*
- Kinder und Karies 215, **307**
- Kinder und Glasknochenkrankheit 386
- Kinder und Kuhmilch 280
- Kinder und Mittelohrentzündung 351
- Kinder und Prognose 253
- Kinder und Rohkost (Leitzmann) 384
- Kinder- und Säuglingsernährung 282-284, 359, 363
- Kinder und Schokolade 126
- Kinder und Schule 312
- Kinder und Selbständigkeit 506f, 510
- Kinder und Veganismus / Vegetarismus 388f, 413,

493
- **Kinder und unser Vorbild** 134, 152f, 506, 510, 514
- **Kinder und Zucker** 280, 302-305, 325, 493
  → *Kinderlähmung*
- **Kinder und Zivilisationskrankheiten** 234
- **Kinderarzt** 35, 447
- **Kinderbuchautor Ali Mitgutsch**
- **Kinderentwicklung** (frisches Getreide) **61**
- **Kindergarten** 54, 153
- **Kindergeburtstag** 123
- **Kinderheilstätte** (Kneipp) 187
- **Kinder- und Jugenheime (Fehlernährung)** 54
- **Kinderlähmung** 223, **302-305**, 394
- **Kinderlandverschickung** (2. Weltkrieg) 187
- **Kindermilch** 50
- **Kinderschnittten** 50
- **Kindersoldaten** 364
- **Haunersche Kinderklinik München (Vitamin L)** 276
- **Leon, das Kind von Veganern** 323, 374, 376
- **Tierkinder und Tierjugendliche werden ermordet und von Menschen aufgegessen** 78

Kindheit 82, 125, 200, 380, 492f, 514
- **meine Kindheit** 237

Kirchengeschichte 97, 104, 110, 171 — FN 40/97
- **Kirchenlehrer** 101, 106, 119, 165
- **Kirchenschriftsteller Origines** 166, 172
- **Kirchenväter** 93, 112, 117, 122, **165**
- **Kirchkaffee** 133, 144, 150, 364, 366, 518

Klebereiweiß 60, 66, 453 → *Getreidegluten und Gluten*
Klebsiella cloacae 413
Kleie 16, 45, 211, 214, 223, 253, 457, 481
Kleinkinder 50, 153, 306, 413
Kleinpudel Bella (Eiterung) 470
Klerus 165 — FN 45/102
Klismaphilieker 229
Klistier = Mini-Einlauf 415
Kloster (Mutter Theresa) 499
- **Kloster Nütschau** 367, 511

Kneipp, Pfarrer 28, 169, 173, 180, 185f, **190f**, 193, 202, 205f, 228, 358, 433 — FN 108/202
Knellecken, Eduard — FN 128/236
Knie- 465, 488
- **Kniearthrose** 487, 490f
- **Kniebeschwerden** 235, 470
- **Knieprothese** 232

Knochen- 32, 39, 50, 73, 78, 81, 88--91, 145, 208, 217, 231, 281, 337f, 342, 428, 435f → *Glasknochenkrankheit*
- **Knochenbau** 282
- **Knochengesundheit** 450
- **Knochenkrebs** (Sarkom) 318
- **Knochenmark** 279
- **Knochenveränderungen** 278

Knorpel (Kartilago) 267, 466, 487f

Knöterichgewächs Buchweizen 82, 457 → *Buchweizen*
Koagulation- 62, 403
Koch, Robert 233
Kochkost, Kochen 26, 43, 52f, 76, 94, 168, 209, 213, 218, 234, 250, 251, 253, 278, 308, 376, 380, 385f, 389, 395, 397, 403, 443-445, 456, 458f, 485f, 488, 516
- **Kochkost und Gewichtszunahme** 385, **485f**
- **Kochsalz** 52f, 57, 220, 426 — FN 98/193

Köhnlechner, Manfred 340
körpereigenes Eiweiß → *Eiweiß*
- **Körpergewicht, reduziertes** 384
- **Körperverletzung** 270, 443 — FN 26/57

Kötschau, Karl 187
Kognition- = (bewertende) Erkenntnis, Wahrnehmung, bewertende, eine Eigenschaft zuordnende Erkenntnis, Wahrnehmung; daraus leiten sich die Begriffe ab: positive bzw. negative Kognitionen. Hier synonym (gleichwertig und austauschbar) benutzt für Ansicht, Meinung, Überzeugung. 70, 496, 511
- **negative Kognitionen** = negative Erkenntnisse und Überzeugungen, die dem gesunden Leben abträglich sind und zu irrigen, subjektiv geprägten Ansichten führen. → *positive Kognitionen*
- **positive Kognitionen** = lebensbejahende Erkenntnisse, die zu guten und vor allem objektiv geprägten Überzeugungen führen. → *Kognitionen*

Kohelet, Kapitel 3 489
Kohl 46, 48f, 60, 211, 429, 480
- **Kohlrabiblätter** 16, 47, 86, 416

Kohlendioxid (CO_2) **72**, 184, 377, 392, 423f
Kohlenhydrate 37, 44, 58-60, 64, 68, 77, 79, 81, 184, 217, 220, 223f, 243, 252f, 265, 286, 289, 294, 298, 300, 303f, 323, 375, 388, 403, 407f, 423, 427-429, 435f, 441f — FN 91/182 → *Disaccharide*, → *Monosaccharide*, → *Polysaccharide*, → *Saccharide*
- **Kohlenhydratstoffwechsel (KH)** 64, 408, 483

Kohlrabi 16, 47, 86, 416, 430
Kohelet, Kapitel 3 (alles hat seine Zeit) 489
Kokolores der Heilpraktiker 479
Kokos- 47, 90f, 218, 288, 324, 407
Kolosser → *Apostel Paulus*
Kollagen 247f, 263, 265f, 338
Kollath, Werner (Rattenversuche/Eiweiß) 12, 40, 43, 54, 69, 73, 75f, 79f, 82, 140, 169, 171, 183, 208, 210, 216, 223, 226, 229, 230, 232-258, 270, 308, 312, 350, 401, 404, 418, 451f, 455 — FN 31/64, FN 157/311
- **Kollath-Tabelle** 40, 43, 80, 229, **240-243**, 333, 399, 450 — FN 127/235

Kolloid- 248, 292
Kolumbien 204, 206, 364
Kombination 48-50, 60, 81, 252, 302, 308, 325, 330, 351, 419, 429-431, 484, 493
Komboucha 412
Kommensalen = zwei einander ergänzend lebende, art-

fremde Organismen, beispielsweise Bakterien und Pilze, die die zur Normalflora des Darms zählen wie Coli-Bakterien und Candidaa-Pilze. Erst iom Übermaß wirken sie sich pathologisch aus. 255, 287, 289, 412, 414, 446-448, 468 — FN 211/447 → *Darmflora*
- **Vitamin B-Komplex** 75, 238, 245, 406, 451

Kommunistische Partei 238
Komplexhomöopathie- 316, 330f, 335f
Komplikation
Kompromiss 26, 69, 95, 151, 243, 246, 312, 441, 443, 462, 479, 501, **517f**
- **Kompromiss und Toleranz sind nicht dasselbe** 501
- **Kompromissethik** 462
- **Kompromissverhalten** 442

Kondensmilch 219, 231, 278, 280, 395, 450 — FN 193/395
Kondensationsprinzip 349
Konditionierung- = Lernen unter einer Bedingung (Kondition) 285, 493 — FN 148/285
- **konditionieren** = durch exakt gleiche Bedingungen exakt voraussagbare Reaktionen hervorrufen. 285, 493

Konformität- 16, 22, 110, 274, 311, **517f**
Konjunktivitis → *Bindehautentzündung*
Konkordanz — FN47/103
konservative Haltung 400
Konservierung- 16, 23, 56, 74, 77, 80, 229, 243, 255, 280, 298, 452, 483
- **Getreide ist eine natürliche Konserve** 255, 457

Konstantin, Kaiser (röm. Reich) 101, 167 — FN 40/97
- **Konstantinopel** (Byzantion, Istanbul) 101, 120 → *Konzil* — FN 55/115

Konstitution 59, 206, 226, 309, 327, 327f, 340, 347, 351
- **Konstitutionsmittel** 328, 335, 455f
- **Konstitutionstherapie** 183, 332, 340
- **Konstitutionstyp** 194

Konsumverhalten 72
Kontext = Übereinstimmung 54, 113
Konz, Franz 26, 42, 48, 65, 171, 229, 246, 274, 313, **318-326**, 355, 444
Konzentrationslager 237
Konzert 156, 295, 315, 427, 459 — FN 229/490
Konzil von Konstantinopel (381) 101
- **Konzil von Nicäa (325)**; 101, 119
- **Konzilien** 115

Kopfsalat 47
Kopfgrippe (menigeale Grippe) 386
- **Kopfschmerzen** 209, 224, 275, 341, 390, 426, 455, 470, 485 → *Spannungskopfschmerz* 275
- **Kopfweh-** 209, 224, 275, 327, 339, 341, 350, 385f, 390, 394, 434, 426, 455, 470f, 485f — FN 188/385

Koran 108, 124
Korbinian und Brownie (Hähne) 34
Korinther → *Apostel Paulus*
Korpulenz- 134, 136, 227, 397, 437 → *Adipositas* →

Fettsucht
Kortison = Entzündungen absolut unterdrückendes Hormon der Nebennierenrinde 34, 82, 473, 475
Kosher-Laden 463
Kostform 26, 42, 67, 225, 270, 274, 290, 307-309, 313, 376, 378, 388, 439
Kosten 34, 82, 473, 475
- **Kosten für Zahnsanierung** — FN152/307
- **Kostendämpfung** 366

KPD 235 → *Kommunistische Partei*
Kräuter, Garten-, Küchen-, Wild- 47, 73, 88-92, 118, 168, 206, 229, 318, 320, 321, 432, 434, 452, 461
Krampf- 49, 58, 64, 82, 430
- **Krampfadern** 223 — FN 99/194

Krankenhaus 73, 200, 214, 230, 259, 269, 289, 318, 322, 397, 444
- **Krankengymnastin** 11
- **Krankenhausinfektion** 448
- **Krankenkasse-** 55, 72, 269, 332
- **Krankenkost** 95, 218, 274 → *Diät*
- **Krankenversicherung, -kasse** 55, 72, 222, 269, 332, 393 393 → *Versicherung*
- **Fehlernährung im Krankenhaus** 55f, 73, 396f, 518
- **mein Mann weigerte sich, mich ins Krankenhaus zu fahren** 465, 470, 488
- **Werbung im Krankenhaus** 286
- **STA (Adventisten) sind ein Krankenhaus** 135

Krankheit 11, 13, 17, 25, 28, 31, 35f, 38, 54f, 58f, 66f, 76, 81, 95, 147f, 180f, 187f, 193-195, 203, 209, 211-213, 222, 225, 227f, 230, 232, 255, 268, 274, 290f, 297f, 301, 356, 358, 366, 380, 382, 391, 394, 399f, 408, 460, 465, 468, 513 → *vergleiche mit ernährungsbedingt, Mesotrophie, Homotoxine Infektionskrankheiten, lebensbedingten, psychosomatische, seelische, Zivilisationskrankheiten und mit den verschiedenen Krankheitsnamen und Organen.*
- **Krankheiten aufrecht erhalten** 95
- **Krankheit und Chemie** 336
- **Krankheit steckt im Darm** 228, 254, 415
- **Krankheit und Degeneration** 231, 351
- **Krankheit und Fleisch** 108, 117, 140, 145
- **Krankheit und Hypochondrie** 153, 480
- **Krankheitsbegriff** 59
- **Krankheitsbezeichnung (-name)** 54, 262, 276, 592
- **Krankheitsbild** 58f, 265, 348, 513
- **Krankheitserreger, -keime** 286f, 344f, 381, 444, 467f, 471
- **Krankheitserscheinungen** 339, 349, 490
- **Krankheitskeim** 286f, 442
- **Krankheitssymptome** → *Symptome*
- **Krankheitssystem** 258
- **Krankheitsursache** — FN 168/356 → *Ursache*
- **Krankheitsverlauf (Zeckenborreliose)** 467, 471
- **unbekannte Krankheit** 469

Kreationismus- = religiöse Richtung, die den Schöpfungsbericht der Bibel auch zeitlich gesehen für wissenschaftlich korrekt hält. 32, 36, 74, 165, 369, 405, 495
Kreativität- 22, 27, 47f, 51, 252, 399, 490, 494, 499, 511, 514, 519
Krebs- 49, 62, 75, 80, 147, 218, 220, 236, 242, 296, 311f, 318, 326, 341, 343f, 347, 349, 351, 381, 388, 394, 436, 441, 500 → *Karzinom,* → *Sarkom,* → *Tumor*
Kreislauf- 276, 291, 391, 434, 437, 471 → *Herz-Kreislauf*
- **Kreislaufschwäche** 433

Kretschmersche Grundtypen (Ernst Kretschmer 194
Kreuz zu tragen 480
Kreuzung von - 234, 255,
Krieg- 19, 28, 43, 176, 187, 209, 235f, 259f, 318, 344, 352, 382, 447, 489
- **Krieg gegen die Eiweiße (ist Krieg gegen das Leben!)** 43
- **Kriegsgefangenschaft**
- **Kriegs- und Handelsstraßen** 120

Kristallzucker 502 → *Fabrikzucker, Industriezucker und Zucker*
Kruska 211, **214**
Kuchen 40, 50f, 55, 60, 67, 72, 129, 133f, 135, 139, 142, 144, 152, 243, 395-398, 458, 474, 493, 513 — FN 226/482
Küchenkräuter 47, 4502→ *Gewürze*
Kühlschrank 21, 47, 83f, 220, 226, 324
Kümmel, Fenchel, Anis 415, 429, 431, 448
Kürbis 47
- **Kürbiskerne** 48, 67, 82, 323, 432

Kürschner 123
Küstermann, Klaus — FN 165/337
Kuhmilch 69, 280, 281, 286, 288, 370, 413, 419, 483f — FN 212/448 (Eiweißgehalt)
Kuhne, Louis 171, 186, **193f** — FN 98/193
Kulthandlungen 63
Kultur 30, 93, 162, 220
- **Kultur und Bildung** 17
- **Kultur und Natur** 30
- **Kultur wie Wissenschaft** 480
- **Kultur des Zuhörens**
- **Kulturen** 11, 18, 79, 163, 215f, 218, 220, 256, 388, 411
- **Kulturforschung des Essens** 303 — FN 185/385
- **Kulturkost** 408, 524
- **Kulturmüll** 86, 312

Kunstfett 216
- **Kunstnahrung** 73f, 218, 447

Kuppfersche Sternzellen (Astrozyten) — FN 205/436
Kur 195, 209, 396, 433
- **homöopathische Kur** 467
- **Kurpfuscher-** 91, 200, 330

Kyrios = griechisches Wort für Herrgott; 503

kyriozentriert- = Gott in der Mitte (z.B. in "Kyrie eleison = Herr, erbarme dich"). 368, 391 — FN 66/131
Kwanbunjan, Karunee 383 — FN 183/383
Kwashiakor 483

Labor- 11, 44, 54, 210, 221, 233f, 250, 316, 376, 380, 389, 391f, 413, 437f, 443, 463f, 467f, 483
- **Labor und Istzustand** 54
- **Laborwert** 54, 316, 376, 389, 391, 468

Lahmann, Heinrich 171, **192** — FN 97/192
Lahnstein
Laie 44, 60, 66, 75, 77, 79, 121, 128, 166, 214, 244, 247, 267f, 302, 324, 330, 333, 371, 374, 386, 399, 403, 415, 436
Lakto-Vegetarier- 40, 51, 212, 283, 412, 462 → *ovo-lakto-vegetabil*
Laktose- 379-381 → *Milchzucker*
Lamm- 101, 116, 141, 148, 154
- **Wolf und Lamm weiden zusammen** 154

La Paz (Höhe und rote Blutkörperchen) 377
larvierte Depression = eingebildete Krankheit, Hypochondrie → *Hypochondrie* 466
Las Condes 207
Lateinamerika- 177, 205f, 207, 283, 283
L-Carnitin 73
Lebensbedingte Krankheiten = psychosomatische Krankheiten. Begriff von Dr. Max-Otto Bruker mit Hinweis darauf, dass psychische Probleme und Somatisierungen nicht im Menschen selbst entstehen sondern durch seine Lebensumstände. 268f, 275
- **Lebensberatung** 269
- **Lebensführung** 12, 95, 212, 228, 275, 358, 499, 513
- **Lebensgefahr** 13, 32, 345
- **Lebensgemeinschaft (Mensch und Getreide)** 79, 183, 237f, **255-258**, 414
- **Lebenskraft** 35, 38, 188, 257, 402, 457, 493
- **Lebensmittel** 15f, 21, 26, 37, 40, 43, 45, 48f, 53, 57, 60, 65, 67, 69, 73, 76f, 86, 145, 182, 206, 212f, 215, 220, 229, 231, 233, 235, 241-246, 252, 257, 277, 279, 281f, 287f, 292, 297f, 321, 366, 373-375, 379-383, 385, 387f, 391, 394, 399, 406-408, 412, 414-416, 419f, 422, 427, 429, 435, 442, 448, 452, 456f, 459f, 461, 499, 517
- **Lebensmittel / Nahrungsmittel Abrenzung** → **Kollath-Tabelle**
- **Lebensmittelgesetz** 69
- **Lebensmittelhygiene** 288
- **Lebensordnungen** 21, 472
- **Lebensphilosophie** 183f, 326
- **Lebensqualität** 13, 17, 366, 427
- **Lebensreform** 14, 136, 169-174, **176-229**, 418 — FN 85/176
- **Lebenszweck und Lebenssinn** 490

Leber 16, 23, 39, 58, 61, 63f, 88, 218, 230f, 253, 275,

283, 296, 336-338, 341f, 346, 349-351, 393, 408, 421, 428f, 435f, 457, 475 — FN 110/209, 166/350
- Leber- und Nierenkranke 88, 336
- Leberentgiftung 346
- Leberentzündung 338, 341, 393 (Hepatitis)
- Leberzirrhose 338, 341, 350, 408, 435 — FN 19/41

Leder 36, 41, 51, 99, 114, 280, 512, 517
Leeuwenhoek, Anti van (Linsenschleifer) 233, 402
lege artis = lat.; nach den Regel der Kunst
Leguminosen = durch Bohnen verursachte Krankheiten 484
Leibeserziehung 95
Leichengift 74
- Leichenschmaus 36, 125, **163**
- Leichenteile 45

Leinöl 71, 218
- Leinsamen, -saat 48, 62, 67, 213, 253
- Leinsamenschleim 473

Leipzig 186, 192f, 233, 259, 380
Leishmaniose 87
Leitungswasser 69, 241
Leitzmann, Claus 44, 171, 210, 256, 321, 335, **373-389**, 401f, 412-414 — FN 177/373
Lennon, John 183f
Leonardo da Vinci 100, 174, 508
Leons Tod 323, 374, 376
Lepra 204f, 307, 309f, 341, 499
Lernbehinderungen 218
Leukozyten = weiße Blutkörperchen 385, 443f, 457
Lidocain (Neuraltherapie) 346 — FN 166/350
Liebe zu Gott pflegen — FN 66/131
- Liebe und Zucker 55, 474
- Liebesentzug 285 → orale Sehnsucht
- Lieblosigkeit 29, 224, 276, 492, 514

Lignin 77
links des biologischen Schnitts 316, 337f, 340, 343, 349f, 456
- Linksverschiebung = Krankheiten verschieben sich nach links in der Reckeweg-Tabelle, d.h. durch Ausscheidungsvorgänge wird der Allgemeinzustand verbessert. 343

Linolsäure 73, 375
Linsen 171, 233, 402
Lister, Joseph Baron 233
Listeriose 35, 286 — FN 149/286
Lobby- 66, 270, 310
Locus minoris restitentiae 347, 386
Löss 429 → Luvos-Heilerde
Löwenzahn 90, 321, 430
Logik 32, 63, 124, 206
Logos, Schöpfungslogos = siehe auch *Wort*. Gottes Schöpfungswort, mit dem er die Welt erschafft; auch Wort, geistvolle Rede; siehe Goethes Faust und Beginn des Johannes-Evangeliums. 124

Loma Linda (University) 135, 365, 367, 369
London 211, 259
Lorbeerkranz 271
Los Angeles 373, 392
Lotophagen 94
Lübeck 22, 332
Lukas → *Apostel Lukas*
Lunge 92, 145, 337, 345, 377 — FN 31/64, 110/209
- Lungenbeschwerden 202
- Lungenbläschen 82
- Lungenembolie 55, 224, 261, 291, 393, 395
- Lungenemphysem 230
- Lungenentzündung 227, 323, 343, 447, 473 → *Pneumonie*
- Lungenfunktionsstörung 424
- Lungenkrankheiten 230, 328
- Lungenkrebs 500
- Lungentuberkulose 190, 227, 230 → *Tuberkulose*

Lupus erythematodes = Symptome: Unter anderem deutliche trockene Hautrötung um den Mund herum mit blasser Aussparung; Gelenkschmerzen; wurde durch Antibiotikum ausgelöst. 341
Luther, Martin 27, 115f, 236
Lutschen und Lutscherlebnis 23, 442
Luvos-Heilerde 188, 429
Luxus 18f, 410, 507
Lycopodium 23, 455, 488
Lyme-Borreliose → *Zeckenborreliose*
Lymphbahnen = außer den Blutbahnen (Arterien und Venen) haben wir noch die Lymphbahnen. Das sind Bahnen für den Abtransport von ausscheidungspflichtigen Endprodukten von Stoffwechsel, abgestorbenen Zellen und von durch Lymphflüssigkeit (mit ihren Fresszellen) aufgelösten Krankheitserregern. 336, 347, 443
- lymphatische Kinder 281
- lymphatisches Gewebe 145
- Lymphatismus 341
- Lymphe 341, 349, 423 — FN 166/350
- Lymphdrainage; eine besondere manuelle Therapie zur Anregung des Lymphflusses. 340, 443
- Lymphdrüsen 341
- Lymphgefäße 475
- Lymphknoten 281, 336, 342, 443f, 471
- Lymphologie 264
- Lymphozyten; ein besonderes weißes Blutkörperchen 346
- Lymphsystem 340, 349, 443, 471

Maffia ähnliche Methoden der Zuckerindustrie 269
Magen 37, 39, 47, 58, 63, 73, 78, 88, 157, 168, 248, 253, 257, 271, 321, 347, 349, 391, 397, 425, 433f, 436, 439, 459
- Verweildauer im Magen 381, 390, 454
- Magen-Darm- 41, 188, 280, 295f, 341f, 415, 431

- Magen-Darm-Beruhigung 431
- Magen-Darmempfindliche 245, 430
- Magen-Darmkrankheiten 295f
- Magendiät 95 → *Diät*
- Magenbeschwerden 188, 393
- Magendiät 208
- Magengeschwür 223, 251, 296, 393, 412, 415, 429, 500
- Mageninhalt 62, 457
- Magenkrank- 95, **208**, 274, 294
- Magenkrebs 318, 321
- Magenkrebsheilung 320
- Magennerven 296, 500
- Magenpassage 58, 61, 415
- Magenpatientin (Bircher-Benner) 208
- Magenpförtner 425
- Magenprobleme 269
- Magenschleimhaut-Entzündung 411f
- Magenschonkost 450
- Magensäure 43, 63, 181, 248, 251, 275, 291, 294, 343, 374, 416, 424f, 429, 431, 448f → *Salzsäure*
saurer Magen 48, 275, 390, 420, 430
→ *Sodbrennen*
- Magensaft 75, 251, 253, 296
- Magenschmerzen

Magnesium 49, 423, 375, 379, 419f, 459 — FN 91/182
- Magnesiumchlorid 57
- Magnesiummangel 49, 375, 379, 391
- ▶ Kein Leben ohne Magnesium - Was Sie über den Mineralstoff Magnesium wissen müssen
  Autor: Heinz Scholz, Bircher-Benner-Verlag

Maillard-Produkte 385 — FN 186/385
Mais 21, 36, 48, 60, 68, 79, 218, 224, 255, 367, 419, 457-459, 486
- Maisplantagen 224

Makroanatomie = Aufbau des Körpers im sichtbaren Bereich; Gegensatz ist *Mikroanatomie*, womit Zellen usw. gemeint sind, was nur unter dem Mikroskop sichtbar gemacht werden kann. *Seite* 11
- Makrobiotik 53, 181-184, 221, 390 — FN 90/181
- Makrophagen 38, 336 346, 390, 443f, 468

Mallorca 99, 398, 433, 487
Mandeln (Nüsse) 67, 82, 84, 219, 246, 323
- Mandelmilch 126, 288, 323f, 413

Mandeln (Tonsillen) 145, 281
Mangel- 13, 18, 49, 51, 57, 79, 144, 183, 238, 243, 253f, 276, 281f, 289, 321, 337, **376**, 380, 382f, 389f, 397, 404, 409, 411f, 413, 415, 425, 433, 438, 483
- Mangeldurchblutung 408
- Mangelernährung 41, 65, 68, 286, 323, 374, 384, 427 — FN 99/194
- Mangelerscheinungen 11, 382, 391, 408, 413
- mangelhafte Infektabwehr 393
- Mangelware 394

Mango 47, 62, 81, 83f, 218, 374
Mangold 47
Mani 115
- Mani-Kodex 122
- Manichäer- 115, 121f, 129, 168, 172, 174

Manila 473
Maniok = Yuca 47
Manipulation 141, 213
manisch-depressiv = Wechsel zwischen gesteigertem Antrieb und Depression. 492, 494
Mann, Thomas 209
▶ Mann o Mann! "Wenn ich dein Mann gewesen wäre, hätte ich dich entmündigen lassen und dir die Kinder weggenommen" (Schwiegervater der Autorin) 11, 474, 476
Maori (Neuseeland) 215, 237
Marathon und Trinkmenge 426
Margarine 69-71, 129, 215, 230, 243, 271, 394 — FN 34/71
Markus → *Apostel Markus*
Marmelade 50, 72, 84, 129, 432
maskierte Allergie 183 → *Rotationsdiät*
Masphul, Hans-Ulrich (Hamburger Internist und Psychoanalytiker) 34
Massage 194
- MasseurIn 194, 474

Masse 71, 181, 270, 509
- Massenexperiment 298
- Massenstühle 348
- Massentierhaltung 129, 145, 154, 163
- Massenvernichtung 178, 237

Mastfarm 78
Matrix- 333, 337, 340, 344, 349, 352
Max-Otto-Brukerhaus und -Stiftung 269
Mc Donalds 129, 279, 381
Mecklenburg-Vorpommern — FN 68/132
Medicus curat 180
Medien 371
Medikament 11, 17, 54, 63, 138, 142f, 290, 310, 327-330, 335, 339, 343, 345, 349f, 396, 404, 412, 421, 424, 429, 446, 465, 489, 513
- Abhängigkeit von Medikamenten 366
- Missbrauch von Medikamenten 364
- Medikamentenbild 327
- Medikamentenfindung 328
- "Medikamenten-Portfolio" 317
- Medikamententräger 50, 57
- medikamentöse Lungenfunktionsstörung 424
- Zwangsmedikation 57

Meditationspraktiken 319
Medizin (als Wissenschaft) 54, 59, 82, 186, 230, 263, 276, 281, 318f, 321, 327, 344, 368, 464, 478, 483 → *Moderne Medizin*
- Medizinaluntersuchungsamt, Mecklenb. 233

- Mediziner 158, 204, 208, 318, 362, 438
- Medizinethik 160
- Medizingeschichte 306, 392
- Medizinische. / staatl. Institutionen 205
- Medizinhistorisches Institut, Schweiz 210
- Medizinische Akademie der chil. Universität 205
- Medizinische Fakultät 327
- Medizinische Hochschule 362, 365
- Medizinische Woche Baden-Baden 311
- Medizinhistorisches Institut Zürich 210
- Medizinstudium (...studierte Medizin) 183, 192, 197, 200, 211f, 329, 499
- Germanische Medizin 177

Medium 490
mediterranes Olivenöl 270
Meersalz 37, 58, 70, 431f, 461
Meerkatzen 30, 35, 141
Mehlkern 60, 129, 211, 257 — FN 39/93
Mehrfachzucker → Polysaccharide
Mehrkorngetreide 82, 90
Meinung 18, 25, 27, 31, 123f, 129, 135, 137, 150, 158, 161, 238, 255, 264, 271, 321, 333, 371, 382, 384, 391, 413, 415, 477, 492, 509, 511, 521
Meir, Golda 209
melanesisch 215
Melasse 142
meldepflichtige Infektionskrankheiten → Infektionskrankheiten
Melone 52
Melonenkerne 67
Membran 257, 421f, 436 → Zellmembran
Mendelsche Gesetze; Mendel, Gregor (Augustinermönch und "Vater der Genetik") 59, 234, 236, 238, 255
Meniérsche Erkrankung 462 → Ohrgeräusche
Meningitis 303, 386, 470
Menopause = Aufhören der Monatsblutungen; 389
Menuhin, Yehudi 209
Mephisto 29f
Mesenchym- 346
meso = gr. halb
- Mesoderm 341

Mesologik / Mesowissen 441
Mesopotamien 115, 119f
Mesotrophie halbe Ernährung, d.h. sie hat nur halben Wert, wenn überhaupt, da die andere Hälfte ja nicht nur → Mangelernährung hinterlässt sondern direkt schädigt; 51, 210, 233-235, 238, **239**, 254, 266, 298, 307, 418 — FN 31/64, FN 99/194
Messias → Möchte-gern-Messias (Bar Kochba) 115
meta = gr. nach
Metabolismus = Stoffwechsel; Bolus wird der durchgekaute Happen genannt, den wir in den Magen befördern.- Metabolismus bezeichnet also das, was nach dem Schlucken mit dem Happen (Bolus) erfolgt: Die darin enthaltenen Stoffe werden gewechselt wie ein Geldschein in Kleingeld gewechselt wird. 56, 75, 424
Metamorphose 517f
Methämoglobin 49
Methan 38, 453, 458
Metzger 123, 150, 15
Mexiko 207
Miete = Erdmulde mit Erdhügel für Winterbevorratung von Rüben, Kohl und Kartoffeln; Seite 212
Migräne 224, 275, **339**, 341, 347, 394, 485
Mikroanatomie = Aufbau der Zellen (mit dem Mikroskop erforschbar). Gegensatz ist Makroanatomie. Seite 11
- Mikrobe 449
- Mikrobiologie 36, 324, 370, 373, 414, 447
  — FN 149/286
- Mikrofiltration 278
- Mikrogramm 415
- Mikroorganismen 16, 63, 321, 406, 412, 414-416, 446-448, 454 — FN 132/243
- Mikropathologie 11
- Mikroskop 234, 249, 402
- Mikrowelle 43, 68, 219, 445
- Mikrozirkulation 263

Milch — FN 145/277 → H-Milch, → ultrahoch erhitzte Milch
- rohe Milch 231, 242, 278, 450 → Rohmilch
- Milch, fettreduzierte 220
- Milch, homogenisiert/pasteurisiert 237, 277
- Milch, Risikofaktor 51, 369-372
- Milch, ultrahoch erhitzt 232
- Milcheiweiß 82, 224, 267, 278, 431, 442, 469, 485
  — FN 19/41 → Kasein
- Milchenzym Xanthin-Oxydase 277
- Milchersatz 512
- Milchfett 40f, 81, 83, 390 — FN 145/277
- Milchimitat 219
- Milchindustrie 270, 278f, 281
- Milchlobby 281
- Milchpulver 50, 219, 280, 283, 286
- Milchpanscherei 50
- Milchpulver 50, 219, 280, 283, 286
- Milchpräparat 242
- Milchprodukte 11, 35, 40-42, 50, 68, 77, 83, 135, 141, 146, 172, 217f, 229, 242, 245, 280f, 285, 290, 307, 309, 321, 364, 372, 397, 412, 414, 448, 485
- Milchproduktion (der Frau) 285, 321
- Milchsäure 242,
- Milchsäurebakterien 217, 447f
- Milchschorf 82, 286, 447
- Milchstudie (Pottenger) 230f
- Milchwirtschaft 277f, 282
- Milchzähne
- Milchzucker 329 → Laktose 381

Milet (heute= Izmir, Türkei) 93, 122
Millerbewegung 228
Milupa 284, 321, 324
Milzbranderreger 233
Mineralstoffe, Mineralien 18, 45, 52, 61f, 73, 75, 81, 184, 215f, 220, 232, 243, 249, 252f, 257, 270, 281f, 291f, 295, 379, 402, 408f, 423, 426, 460 — FN 91/182 → *Vitalsubstanzen*
Mineralwasser 325
Minipaprika 47
Mischkost 31, 308, 391, 394, 452
Miso 412, 461
Missachtung meiner Person 469
- Missbrauch 51, 131, 138, 142, 237, 364, 425
- Misshandlung- 155, 237
Mitochondrien 428, 436 — FN 206/436
Mittelamerika 414
Mittelmeer- 46, 58, 93f, 98, 386
Mittelohrentzündung 351, 473, 484, 500
Modalverben = Tätigkeitswörter der Art und Weise: dürfen, können, wollen, mögen, möchten, müssen, sollen 461, 505f, **508f**, 512
Moderne Medizin 229, 276, 483
Mönch 123f, 255
Mönchspfeffer 62
Mönchweiler Experiment 306 — FN 150/306
Mohammed- 129, 172, 371
Moleküle 60f, 129, 247f, 250, 265f, 337, 377, 399, 402, 404-406, 412, 420-422
Molière, Jean-Baptiste (der eingebildete Kranke) 427
Molke 242, 245
- Molkerei 277, 279
Monosaccharide 44, 50, 58, 60, 61, 64, 77, 184, 201, 210, 253, 289, 294 375, 403 → *Disaccharide*, → *Polysaccharide*, → *Saccharide*, → *Stärke*, → *Kohlenhydrate*
Monotheismus 166
Monte Verità 178f, **197-199** — FN 89/179, FN103/197, FN 106/198, FN 107/198
Moral 35, 160-163, 271, 382
Morbus Meniére → *Meniérsche Erkrankung*
Mord- / Mordversuch 55, 67, 82, 88, 96, 123, 236f, 269f, 395f, 509 — FN 142/269
- Tiermord 125
Mormonen 112, 130, 133f, 144, 371 — FN 65/130 → *eiserne Stange*
Mose 117, 140, 147f — FN 45/102 — FN 62/120 — FN 79/147
Mozart, Wolfgang Amadeus 227
MS → *Multiple Sklerose*
Müdigkeit, müde 13, 221, 408, 423, 426
mühelos 14, 264, 499
- mühelos-mühsam 27, 494, 499
müllern 19-28, 86
München 190, 235, 276, 284, 448

Müsli → *Frischkornmüsli*
- Müslifirlefanz, heutiger 208
- Müsliregal 80, 208
- Müsliriegel 390
Mukopolysaccharid 265
multidimensionale Psychotherapie 514
multiple Persönlichkeit 503
- multiple Risikofaktoren 513
- **Multiple Sklerose (MS)** 393 — FN 213/451
Mumien 74 → *Urne*
Mumps (Ziegenpeter) 343
Mundfäule (= Stomatitis) 341f, 393, 473, 500
- Mundgeruch 434
- Mundschleimhaut 500
Mungbohnen → *in Teil II "Rezeptlose vegane Naturküche"*
Murks mit der Milch 51, 277 — FN 144/277
Musikhochschule Hamburg 14 — FN 229/490
Muskel 64, 415, 423, 435, 457
- Muskelabbau 436
- Muskelaufbau 265, 303
- Muskeleiweiß 436
- Muskelerkrankungen 188
- Muskelfleisch 56, 60, 88, 217, 436, 457
- Muskelgewebe 457, 464
- Muskelkrampf 58
- Muskelrheuma 341, 343, 465 → *Rheuma*, → *Weichteilrheuma*
- Muskelschmerz 455, 464f, 469
- Muskeltonus 409
- Muskelzelle 259
- Muskulatur 64, 265, 342, 378, 409, 437, 455f, 466
Muslime 102, 128, 366, 371
Mut 18, 26-28, 55, 161, 208, 318, 326, 401, 469, 495, 509
Mutation = spontane Änderung der Erbanlage; Änderung, Wandlung. Beispiel ist die Evolution, die in kleinen Schritten die Wesen hervorgebracht und vervollkommnet hat. Immer in Anpassung an Umwelt, Überleben und Durchsetzung. 74 261
Mutter der Autorin 19, 33f, 55, 110, 134, 138f, 144, 149f, 152, 159, 285, 290, 309, 332, 364, 395-398, 430, 453, 463, 477f, 483f, 495, 501, 507
- Mutter Theresa 499
- Muttermilch- 284, 286, 288f, 323f, 413, 438, 441 — FN 212/448 (Eiweißgehalt)
- Muttermilchersatz 284
Myalgien (Muskelschmerzen) 464, 469
Mycobacterium bovis 286
mystisches Markusevangelium 100
Mythologie- 93f, 101f, 120, 124f, 406, 440

Nachhaltigkeit- 46, 72, 123, 255, 273, 441, 522
Nachtschattengewächs 376, 459 — FN 113/213

nackt 187, 195-197
- **Nacktwanderung** 196

Nächstenliebe 123, 495

Nährstoff 46f, 49, 60, 89, 220, 242, 253f, 263, 266, 274, 281, 323, 325, 337, 375f, 376, 388, 397, 421, 429, 433-435 — FN 29/63

- **Nährwerttabelle (Gräfe und Unzer GU)** 184, 419

Nag-Hammadi-Bibliothek 103

Nahrungsenzyme 385

Nahrungsmittel 33, 36, 40f, 43, 49, 61, 72, 74, 113, 118, 141, 218, 242-244, 254, 278, 281, 287, 295, 298, 301, 408, 427, 444, 452, 454, 457, 462
- **Nahrungsmittelindustrie** 17, 21, 57, 59, 61, 66, 69-72, 217, 219, 222, 227, 229, 235, 268, 270, 279, 282f, 294, 308, 326, 359, 378, 415, 451, 462, 513, 512

Nationalsozialismus 235f, 320

nativ = unveränderter, natürlicher Zustand 250, 418
- **natives Eiweiß** 43, 76, 238, 248, 250, 282, 322, 404, 418, 444

Natrium, Natriumchlorid 57, 182, 375, 420f, 423, 426 — FN 91/182

Natur 16, 21, 26, 30, 37, 43, 45, 57, 59, 61, 63, 68, 73-75, 84, 87, 90, 93, 96, 98, 107f, 119, 133, 155, 157, 160f, 176, 180, 186-189, 193, 195, 202, 222, 225f, 229, 232, 247, 251f, 255, 257f, 261, 280, 313, 318, 320f, 326, 348, 352, 362, 368, 391, 407, 430, 438, 477, 481, 512
- **Naturgeister** 63
- **Naturgesetz** 14, 17, 71, 143, 188, 261, 280, 351, 372, 394, 494
- **Naturheiler** 195, 208, 392
- **Naturheilkunde** 11, 176-179, 181, 185f, 189, 192, 195, 200f, 206-209, 313, 315, 318, 330, 344, 358, 366, 383, 404, 415, 443, 471, 479 — FN 98/193
- **Naturheilverfahren** 191, 331
- **naturidentisch** 55, 323
- **Naturkost** 54, 71f, 79, 87, 98, 282, 312, 318, 356, 359f, 389, 409, 444, 476
- **Naturkosthandel** 54, 409
- **Naturkostladen** 71, 312 → *Biohandel, Reformhaus*
- **Naturkultur** 30, 272
- **Naturvölker** 68, 237
- **Naturgesetz** 14, 17, 71, 143, 188, 261, 372, 394, 494
- **Naturkostladen** 71, 312, 360

Naturwissenschaft- 11, 44, 46, 128, 155, 234, 261f, 330, 335, 368, 476, 478
- **Naturwissenschaftler** 329, 405

Nazareth 101, 104, 166
- **Naziräer/Nazoräer** 99-101, 104, 109, 111f, 116, 125, 141, 167, 171f, 229, 521

Nazi- 177, 236f

Nebenniere 457 — FN 124/230
- **Nebennierenrinde** 230, 346 — FN 124/230

Nebukadnezzar (Nabucco) 119

Nekropolis = (sprich: Nekrópolis) Totenstadt d.h. Friedhof im Altertum. 250 → *Hitzedenaturierung, Nekrose, Verbrennungsnekrose*
- **Nekrose** 62, 250, 341 → *Definition zu "Nekrose"*
  → *Nekropolis*

Nektar → *Fruchtnektar* 55

Neoplasma- = bösartige Zellentartung 340f, 343, 347, 349, 351

Nephritis → *Nierenentzündung*

Nerven 117, 194, 220, 337, 343f, 385
- **Nerven (ideell)** 395
- **Nervengewebe** 428
- **Nervenheilanstalt** 221
- **Nervenleiden (Adolf Just)** 186
- **Nervenschmerzen;** Anmerkung: etwas anderes als Nerven tut ohnehin nicht weh! 328
- **Nervenschwäche** 186
- **Nervensystem** 194, 231, 296, 342, 394, 407f
- **Nervenzellen** — FN 29/63
- **Nervenwurzelentzündung (Radikulitis)** 465, 469

Nervus Stato-Akkusticus = Gleichgewichts- und Hörnerv 466

Nestlé 280, 283 — FN 146/283

Netzhautablösung 267

Neuralgie = Nervenschmerzen 341, 465

Neue Erde = Über die Neue Erde erfahren wir in Jesaja, Kapitel 65, Vers 17 und Offenbarung des Johannes, Kapitel 21; hier im Buch *Seiten* 138, 142f — FN76/142

Neues Testament 97, 99f, 102f, 105, 108, 111f, 115, 117, 119, 124, 128, 141, 165f, 170-172, 191, 457, 489 — FN 40/97

Neurale Reflexabwehr 346

Neuralgie 341, 465 → *Interkostalneuralgie, Trigeminusneuralgie*

Neuraltherapie 346 — FN 166/350

Neuroborreliose 465 → *Zeckenborreliose*

Neurodermitis 45, 82, 134, 136, 142, 224, 226, 281, 344, 350, 394, 500 → *atopisch* und *endogen*

Neurose = eigentlich veralteter Begriff für die Folgen einer Traumatisierung. Unter neurotischem Verhalten versteht man dysfunktionales Verhalten, dass einem gesunden Leben und Austausch mit den Mitmenschen entgegenwirkt. Neurose ist also als funktionale Störung zu sehen, nicht aber als Erkrankung der Psyche wie bei der → *Psychose* 123
- **Neurotiker, neurotisch** 108, 110, 152

neuseeländische Maori 215, 237

Nevim — FN 61/120

Nfe (stickstofffreie Estrastoffe in Tierfutter) 77

Nicäa → *Konzil*

Nichtraucher 374

Niere 53, 88, 184, 227, 252, 265, **291-293**, 336, 342, 349, 351, 421f, 427 — FN 26/57 → *Harnausscheidung, Trinkmenge*

Niere und Vitamin C 403
- **Nierenbohnen** 94
- **Nierendiät** 292
- **Nieren-(becken)-entzündung** 341, 393
- **Nierenfunktion (-störung)** 426f
- **Niereninsuffizienz** 386, 425
- **Nierenkörperchen (Glomerulie)** 292
  — FN 140/266
- **Nierenkranke** 95, 274
- **Nierensteine** 292, 349, 393
- **Nierenstörungen** 350
- **Nierenversagen** 53, 389, 425-427

Nietzsche, Friedrich 172
Nikodemus-Evangelium 100
Nitrit 45, 49 — FN 21/45
Nobelpreis 166, 169, 316, 373, 386, 402, 481
Nordafrika 112, 115
Nordsee-Scholle 20
Noriega, Panamaischer General 77
Norm, gesellschaftliche 29, 160, 262, 511
- **Normalbereich** 442
- **Normalbelastung** 52
- **Normalbereich** 291
- **Normalgewicht** 383
- **Normalgröße** (der Rachenmandeln) 281
- **Normalisierung** 278, 428
- **Normalität in der Vollwertkost** 452, 475
- **Normalkost, -köstler** 18, 42, 53f, 65, 162, 376, 378, 395, 397, 427, 438f, 445, 519
  → *Bruker*-Normalkost 42
- **Schnitzer-Normalkost** 42, **306-313**, 523
- **Normalmenschen** 391
- **Normalverbraucher** 72
- **Normalwert, Normbereich, Normgrenze, normalerweise** 262, 302, 343, 345, 379f, 384, 426, 428

Noxen (Schadstoffe) 316, 330, 336, 339, 343, 345, 350, 352, 471 — FN 162/330
Nucleus = Zellkern
- **Nukleinsäure** 426, 438, 453
- **Nucleinsäureabbau** = Abbau des Eiweißes aus dem Zellkern 426 → *Harnsäure*

Nudeln 15, 46, 60, 80, 245, 516 → *Vollkornnudeln*
Nürnberger Trichter 69
Nüsse 37, 46-49, 53f, 62, 69, 79, 81-84, 89, 148, 172, 187, 208, 217-219, 242, 246, 288, 383, 407f, 430-432, 450, 457, 461 — FN 36/83
- **Nussmilch** → *Teil II - Rezeptlose vegane Naturküche*

nutritiver Wert 142, 232, 390, 409, 457

Obatzter, boarischer (vegan) 47 und → *Teil II "Rezeptfreie vegane Naturküche"*
Oberflächengewässer und Vitamin B 12 321, 414
Objektstufe 497f
Obst 15, 19f, 36f, 39f, 46-48, 50f, 53, 56, 60f, 76, 81, 83f, 86, 90f, 96, 116, 118, 146, 148, 168, 187, 208, 218f, 221, 229, 242, 252, 291, 295f, 308, 318, 323, 375, 383, 394, 397, 402f, 408, 415, 425, 427, 429-432, 435, 442, 450f, 453, 462f, 516, 520 — FN 226/482
- **Obstessig** 412
- **Obstmahlzeit** 47
- **Obstsalat** 430, 432
- **Obstsäfte** 47, 242, 429, 433f, 442
  → *Fastenkapitel*
- **Obstsäure** 375
- **Obstschale** 219, 241
- **Obstsorte** 462

Obstipation 193 → *Verstopfung*
Odysseus, Odyssee 43, 94, 339
Ödenkoven, Henri (Monte Veritá) 197
Ökologie 38, 97, 255, 363
- **ökologisch** 18, 31, 54, 75, 137, 164, 179, 255, 359, 373, 385, 448, 516f, 520
- **ökologische Nische** 18, 32, 71, 74, 107, 157, 255
- **Ökotrophologie-** 54, 208, 233, 359, 365, 376, 453f
  — FN 174/365

Öl 37, 40, 42, 44, 52, 58, 64, 67-69, 71, 73, 90-92, 129, 184, 215, 217f, 220, 242f, 257f, 397, 441f, 450, 457, 459, 461f
- **kaltgepresst** 42, 67f, 70f, 73, 92, 217f, 397, 431, 461f

Österreich 195, 212, 236, 269, 337, 353f, 361, 503
Österreichische Zahnärztkammer → *Kassenärztliche Vereinigung Österreich*, → *Knellechen*, → *Ziegelbecker*
— FN 142/269

Östrogen = vor allem weibliches Hormon; Anmerkung die als männliche (Testosteron) bzw. als weibliche (Östrogen und Gestagen) bezeichneten Hormone kommen in beiden Geschlechtern vor, überwiegen aber im jeweiligen Geschlecht. Also beispielsweise mehr Testosteron bei Männern als bei Frauen. 62, 389

Ötzi-Skelett und Rheumazeichen 456
Offenbarung 105f, 136, 162
Ohren- 276, 343, 475
- **Ohrendruck** 473
- **Ohrgeräusche (Tinnitus)** 265, 466, 470, 475

Olio vergine 68
Oliven 412
- **Olivenöl** 70, 91, 94, 218, 270

Olympiasieger (vegetarische) 76, 174f, 433
Omega-3-Fettsäuren 69, 76, 217 — FN 213/451
Omnivore 37
Omnis cellula e cellula (Virchow) 343, 352
Omnivore = Allesfresser 375
Opfer 113, 118, 145, 162, 222, 470f, 503
- **Opfer, persönliche** 189
- **Opfer ungesunder Gewohnheiten** 227
- **Opfer der Homotoxinablagerungen** 347
- **BSE-Opfer** 145

- "Ich bin gekommen, die Opfer abzuschaffen" 100f
- Opfer der Nahrungsmittelindustrie 66
- Opferdienst 167
- "Opferentschädigungsrente" 469
- Opferkult 101
- Opferlamm 116
- Opferfleisch 114
- Opferkult 101
- Opfermahl 113
- Opfertiere 105, 118
- Opfertier 105 → *Sündenbock*
- Opferung 140

Opium 473
Opus Dei 367
orale Dressur 285, 442
- oral konditioniert 493
- orale Sehnsucht 285

Orangen 19, 46f, 52f, 81, 83f, 218, 291, 430, 432, 434f
Ordnung 17, 21, 28f, 44, 46f, 61, 65, 95f, 137, 143, 147, 158, 177, 209, 212f, 234, 238, **239-242**, 253f, 258, 261, 272, 324, 351, 401, 404, 422, 449, 452, 461, 467, 472, 477, 494f, 497, 499, 515, 517f
- Ordnung der Nahrung 240
- Ordnungsgesetz 29, 47, 61, 209, 212, 272, 449, 461, 472, 477, 494

Organe 54, 58, 64, 66, 92, 145, 193f, 215-217, 224-226, 231, 258, 266, 281, 330, 337f, 345f, 349f, 407, 452
- Organmittel, organspezifisch wirkend 328, 336

Orpheus 93, 105, 166f, 172
- Orphiker 93f, 105

Osawa, Georges 181-184
Osmose 420ff — FN 202/422
- osmotischer Druck 184, 291, 421f, 426

Osteoporose 67f, 218, 281, 292, 388, 474
Oster, Dr. med. Kurt (Herzspezialist); Homogenisierung 277
Osterlamm = falsche Übersetzung Luthers 116
- Ostern 116

Ostjordanland 100, 167
Osteopath 331
- Osteoporose 67, 218, 271, 292, 387, 423, 473

Ovid (Publius Ovidius Naso) = "Ovid" 93, 166
ovo-lakto-vegetabi-l 40, 53, 145, 309, 357, 373, 376, 412, 462
Oxford-Studie 282
Oxydation- 242, 244, 257f, 277, 403f, 407 — FN133/244
- Oxydationsreduktasen 403

Ozonloch 38, 458

Paedagogus II,1 → *Clemens von Alexandrien Seite 105*
Palästina 94, 120
Palmitos = Mark des Palmenstamms 36f
Panamá- 17, 21, 33f, 51, 72, 77, 91, 130, 220, 225, 288, 310, 312, 318f, 322, 365, 386, 441f, 462-464, 466, 468, 473f, 476f, 483, 500 — FN 160/321 → *Chiriquí (drei negative Erlebnisse in dieser so schönen Provinz)*
Panikattacken 492
Pankreas 61, 294, 302, 342 → *Bauchspeicheldrüse*
panta rhei (alles fließt) 520 → *"alles fließt"*
Pantheismus = Gott und Welt sind dasselbe. Bildlich gesprochen: Gott als überdimensionaler Einzeller in Form des gesamten Weltalls mit allem darin. Anderes Beispiel: Das Einzelwesen in der Art eines Tropfens des Gesamtmeeres. 124, 140
Papaya 374, 404
Paprikaschoten 47
Papst-Päpste 102, 115, 352
- Papst Benedikt XVI 101, 103, 123
- Papst Johannes III (Vegetarier-Bannfluch) 122
- Papst Leo XIII 191

Paralogismus = dialektischer Fehlschluss; 129
Paralyse = vorübergehende Lähmung 469
Parathormone 421
Parenchym 54, 338 — FN 24/54
Parkinson — FN 213/451
Parodontose 246, 393, 423
Partei- 235, 238, 510
Party trotz Zeckenborreliose 467
Paschamahl- 115f, 506
Passah 101, 141
Pasteur, Louis; Pasteurisation- 217, 219, 231f, 277f, 282, 286, 298, **402, 448f**
Pastinake 47, 416
Pastor 135, 147, 363f, 371, 396, 402
Pathologie- (Lehre von den Krankheiten) 44, 324, 339 — FN 209/444
- **pathologisch** 17, 54, 226, 261, 339f, 344, 346, 348, 427f, 431, 435f, 438, 443f, 468, 514
- Pathophysiognomik 332 → *Physiognomik 196, 206*
- Pathophysiologie 264, 263f
- pathophysiologischer Beweis 262

Paulus von Theben 165, 174
Pausenbrot mit Butter kann unverträglich sein 271
Pawlow-Experiment = Iwan Petrowitsch Pawlow war russischer Mediziner und Verhaltensforscher 493 — FN 148/285
Pektin 77
PEM = Protein-Energie-Mangelernährung 384
Pendler 480
Pentateuch — FN 62/120
Peptidbindung 250
- Peptide 64
- Peptidhormon 51

Peripatetiker (Schüler von Aristoteles) 93, 113, 167, 169
Peristaltik 47, 252, 295, 430
Perlen nicht vor die Säue werfen 133f

perniziöse Anämie 41, 411, 413, 415, 474
Persönlichkeitsstörung 492, 514
- Persönlichkeitsstruktur 497
- Persönlichkeitsveränderung 232
Pestizid 16, 221, 268, 279
Petersilie 47f, 143, 429f, 432
- Spanferkel mit Petersilie im Maul 143
- Petersilienwurzel 47, 416
Petrus → *Apostel Petrus*
Pharma-Heel
Pfannkuchen 294
Pfarrer 28, 123, 155f, 180, 190f, 193, 202, 369, 399, 406
Pfeffer 47, 153, 432
Pfingstgemeine — FN 86/176
Pflanzenfresser 87, 251, 323, 418, 457
- Pflanzenschutzmittel 421
- pflanzliches Eiweiß 267, 408, 457, 484
- pflanzliches Eiweiß so wertvoll wie tierisches 75, 405f, 411, 418f, 453
- pflanzliche Eiweißextrakte 73f
- pflanzliche Lebensmittel, Nahrung, Produkte 37f 89, 120f, 211, 241, 267, 310, 321, 323, 373
- pflanzliche Öle 215
Pflegekasse 398
- Pflegepersonal- 55, 319, 362, 499
pH-Wert 37, 168, 182, 213f, 251, 402, 420, **432**, 422-424, 426f, 433f, 436f — FN 15/37
- Urin-pH — FN114/214
Phantasie 20, 75, 83, 452
Pharisäer 124
Pharma Heel 316, 329, 333, 335-337, 351, 355, 467f, 500 — FN 166/350
Phasin 83, 94, 459
Phenolsäure 62
Philosophie- = Liebe zur Weisheit. gr. phílos *(φίλος)* = Freund. gr. philósophos *(φιλόσοφος)* = Freund der Weisheit. 12, 31, 35, 70, 95-97, 107, 109, 140, 155, 160, 163-165, 182-184, 187, 192, 199, 206, 210f, 261, 269, 364, 342, 380, 383, 501
- Philosophen, antike und Vegetarismus 73
- Philosophenschule (Platon) 102
Phlebothrombose 395
Phobien Angststörungen. Praktisch alles kann Angst auslösen. Bekannt sind Spinnen-, Hunde-, Katzen-, Höhen-, Flug- und Platzangst. Auch die Angst vor Prüfungen und vor Auftritten (Künstler). 511
Phönizier 94, 120, 172
Phospor 73, 375
photobiologische Forschung 195
physikalische Denaturierung durch Hitzeeinwirkung → *Hitzedenaturierung, Denaturierung*
Physiognomik 196, 206 — FN 100/194 → *Pathophysiognomik 332*

Physiologie, physiologisch 11, 44, 54, 183, 259, 264, 324, 339, 342, 344f, 360, 370, 428, 437, 444, 482 — FN 210/444
- Physiologische Abwehrmaßnahmen/Pforten 344-346, 348
- physiologische Verdauungsleukozytose 443
Phytamine 62
Phytase 458 — FN 217/458
Phytin- 62, 217, 458-460
Phytoandrone (männliche Pflanzenhormone) 62
- Phytosterin (senkt den Cholesterinspiegel) 62
- Phytostoffe sind im Nachschlageverzeichnis nicht alle einzeln genannt; 18, 62, 183, 249, 253, 257, 270 — FN 5/5, FN 4/18 → *sekundäre Pflanzenstoffe*
- Phytotherapeut 331
Pietismus 97, 152
- pietistisch 130f, 137f, 229 → *puritanistisch*
Pilze (zum Essen) 380
- Pilze wie Candida 412, 446f, 453, 468
Pirlet, Karl 381
Pischinger Raum (Matrix) 344
PITT = Im Internet finden sie auf der offiziellen Website von Frau Prof. Dr. Luise Reddemann Folgendes: Was ist PITT$^{(R)}$? - Psychodynamisch Imaginative Trauma Therapie) ist ein innovativer Therapieansatz, der von Dr. Luise Reddemann zur Behandlung von Trauma-Folgestörungen entwickelt wurde und sich daher insbesondere in der Behandlung von komplexen posttraumatischen Belastungsstörungen, dissoziativen Störungen und Persönlichkeitsstörungen klinisch bewährt hat. PITT® integriert Elemente von angewandter Psychoanalyse mit solchen aus der kognitiven Verhaltenstherapie und imaginativen Verfahren sowie Prinzipien der Achtsamkeitsmeditation. Leitend ist das Konzept der Selbstregulation und Selbstheilung. *Seite* 491
Pizza 15, 56, 80, 245, 475, 516
Pfortader 64
Placebo- 329f
Plagiat 517
Plaque = Ablagerungen, die Entzündungen hervorrufen und Allergien wie Heuschnupfen usw. aufrecht erhalten können 389, 408, 476
Platon 93, 96, 102, 125, 167, 173 → *ausführlicher in meinem Buch "Schillers Bürgschaft"*
- platonische Schule 111
Plebejer 258
Pleurahöhle = dünne, Schleim produzierende Haut, die Brustfell und Lungen überzieht und einen Zwischenraum, die Pleurahöhle nämlich, bedeckt. In dieser Höhle ist die Lunge, die durch Unterdruck und Muskulatur sich ausdehnt / zusammenpresst und so passiv durch die Ein-Ausatmung belüftet / entlüftet wird. — FN 19/41
Plotin 93, 167, 173
Plutarch 93, 96, 167, 173

Pocken 482
Polemisierungen- 122, 131, 149, 152, 161, 183, 320, 376, 418 → *Aggressionen,* → *Beschimpfungen*
Polio (Synonyme: Poliomyelitis, Kinderlähmung) 302f, 343 → *Kinderlähmung*→ *Kapitel: Benjamin Sandler 302-305*
Politik- 72, 102, 150, 162, 172f, 195, 222, 235, 237, 258, 266, 269, 271, 276, 283, 310, 366, 371, 393
 • politisch korrekte Ernährung 219
Pollenflug 484
Pollmer, Udo 245, 381, 391 — FN 33/71
Polycythämia rubra vera 377
 • Polyglobulie 377
 • polynesische Südseeinsulaner 215
 • Polyurie (große Harnmengen) 348
 • Polypen 341
 • Polysaccharide 44, 58, 60f, 64, 79, 133, 184, 253, 289, 294, 324, 457 → *Disaccharide,* → *Monosaccharide,* → *Saccharide,* → *Stärke,* → *Kohlenhydrate*
Poren → *Zellporen*
Porphyrios 93, 167, 173
Portugal 207
Postmenopause = (post = nach) Nach der Menopause die Zeit der Alterung der Frau. 63
posttraumatische Belastungsstörung → *PTBS*
Potenzierung 328f = Leistungsfähigkeit, Fähigkeit → *Homöopathie, Hochpotenz, Omnipotenz*
Potluck 133f, 149
Pottenger, Francis M. (Katzenversuche) 43f, 75, 81, 208, 210, 216, 223, 226, **230-232**, 234, 236
Prämisse = Voraussetzung 138, 319, 352, 391
Präparate 43, 69, 73, 243, 245, 303, 335, 351, 404, 431
Präventiv-Medizin 365
Price, Weston Marion 44, 68, **216-222**, 230, 236f, 253, 270 — FN 115/215
 • Weston A. Price-Foundation 215-221
Prießnitz, Vincenz 180, 205f, 228
 • Prießnitzkrankenhaus 200
Priester 101, 108, 123, 190f
 • Priester (AT) 322
 • Priesterärzte (Antike) 94f
Primärharn 422
Prionen = eigenständig wirksame Teilchen von Viren 36, 50
Profitfaktor 80
Prognose 253, 386
progressvie Vikariation 349f
Prophet 79, 101, 104, 111, 123, 126f, 131f, 142, 165, 228, 271, 371
Prostata- 329, 341
prosthetische Gruppe = Eiweiß, dass an ein Nicht-Eiweiß gebunden ist und kathalytisch wirkt. 399
Proteide 402
Protein- 39, 44, 49, 52, 232, **247-251**, 294, 374f, 378f,
382-385, 388, 402f, 412, 418, 423, 438, 514 — FN 182/382 → *Aminosäure,* → *Eiweiß,* → *Denaturierung* → *Hitzedenaturierung*
▶ Arnold, Dr. rer. nat. Ulrich (Habilitationsschrift: Limitierte Proteolyse zur Analyse lokaler und globaler Änderungen der Proteinstruktur am Beispiel von Ribonucleasen; *Seiten* **251 und** — **FN 182/382**
 • Protein- bzw. Eiweißmangel 41, 384, 409, 411, 433, 470, 474
 • Protein- Energie-Mangelernährung (PEM) 384
 • Proteinpulver 219
 • Proteinstatus von Rohköstlern 384
Protestant- 156, 369, 371
 • Protestantische Landeskirche 176
Protesthaltung 149
Prothese 66, 232, 290, 320
Protonen 247, 404, 422
Protonendonator 404
Psalm 11:7 Seite 499
 ▶ Psalm 95 *Seite* 512
 • Psalm 137: 1 *Seite* 120
Pseudomonas 414
Pseudo-Ernährungstherapie 313
 • Pseudoethik
 • pseudogesunder Krimskrams 390
 • Pseudokäse 516
 • Pseudo-Naturheilkunde 313
 • Pseudo-Vollwertkost 316
 • Pseudowissenschaft- 67, 322, 389
 • Pseudozerealien = **Amarant, Buchweizen, Quinoa** nicht aus Gräsern wie die üblichen Getreidesorten *Seite* 255
Psoriasis (Betonung auf dem ersten i) 82, 136, 142, 213, 220, 224, 226, 394, 460 → *endogen*
Psychiater 199, 493
 • Psychiatrie 480, 488, 495
Psychoanalyse 27, 106, 164, 197, 200, 252, 259, 484, 491, 494, 514
 • Psychologie 12, 26, 159, 276, 368, 493, 497
 • Psycho-Selbsttherapie 12 → *Selbsttherapie*
 • "Psychopathin" (Claudia Sofia Sörensen) 310, 477
 • Psychosomatik- ins Körperliche sich verlagernde seelische Probleme. 34, 225f, 269, 275, 315f, 329, **343f**, 393, 425, 464, 466, 469
 • Psychotherapeut (allgemein) 14, 34, 96, 110, 152, 157, 170, 269, 331f, 490 — FN 158/314
 • Psychotherapie 12, 70, 94, 176, 183, 269, 276, 319, 329, 449, 469, 513f — FN 168/356
 • multidimensionale Psychotherapie 514
PTBS (posttraumatische Belastungsstörung) = post heißt nach, hinterher; eine posttraumatische Störung kann nach außerordentlichem Trauma (Belastung) einsetzen.

14, 237, 239, 276, 356, 469, 492, 494f — FN 1/11 FN 2/12, FN 158/314
Ptyalin 39
Publius Ovidius Naso (Ovid) 93, 166
Pudel Bella 91, 329
- **Pudel Charly** 90

Pudel, Volker (DGE) 279, 325, 378 → *DGE*
Pudding 58
- **Puddingvegetarier** 18, 40, 58, 390, 456

Puer Eternus = Das Ewige Kind; auch Inneres Kind. Begriff der Jungschen Archetypenlehre. Gemeint ist das Kind-Ich der Transaktionsanalyse nach Eric Berne. Ich-Zustände (ego image) aus der Kindheit. Die Transaktionsanalyse spielt nach Berne die Hauptrolle in der Behandlung seelischer Krankheiten. Im Zusammenhang mit den Archetypen C.G. Jungs finden wir hierin grundlegendes Verständnis auch des Puer Eternus. Wir begegnen ihm ebenfalls im Kleinen Prinzen und in den drei Knaben von Mozarts Zauberflöte, Ich setze es mit dem Inneren Christus als Orientierungshilfe gleich.
Einige bekannte Autoren, die über das Innere Kind / Kind-Ich / Puer Eternus geschrieben haben, sind C.G. Jung, Marie-Louise Franz, Whitney Hugh, Jophn Bradshaw, Erika Chopich, Margaret Paul. *Seite* 514
Pufferung- 183f, 213f, **420-432**, 437 — FN 91/182, FN 92/183, FN 203/423
Pumpernickel 245
Purin- 426f, 432
Puritanismus- 130-132, 137f, 151, 246, 364, 368 → *pietistisch*
Pyodermie = schwer eiternde Haut 329, 470, 500
Pythagoras, Pythagoräer 93f, 96, 102, 105, 113, 140, 166, 173, 411

Qumran 99, 103, 166, 171 — FN 42/99
Q 10 → *Coenzym Q 10*
Quacksalber 202
- **"quacksalbernder" deutscher Pater (Tadeo)** 205
- **quacksalbernde Fachärzte** 55

Quark 16, 50f, 53, 153, 241, 245, 247, 267, 283, 394f, 431 — FN 19/41
Quellwasser 208, 242, 489
Querschnittslähmung durch B 12-Mangel 411

Rabbi Hanina 98
Rachenmandeln = Tonsillen 225, 443, 445, 473
Rachitis 183, 225f, 278
Radieschen 16, 47, 430
Radikulitis = Nervenwurzelentzündung noch innerhalb des Rückenmarks an den Austrittstellen der Nerven aus dem Mark. (Also nicht etwa "eingeklemmte Nerven" oder Kompression durch Bandscheiben.) Verursacht maximale Schmerzen. 465f, 469, 487 → *Nervenwurzelentzündung*
Raffination- 15f, 26, 40, 45, 50, 54, 58, 59-61, 64, 68-70, 73, 76, 89, 129, 133, 151, 215-221, 223, 244f, 252f, 255, 257, 294, 302, 304, 364, 461, 503, 514
Randschichten 45, 56, 75, 79, 223, 244, 252, 255, 257f, 407f, 450 — FN 38/93
ranzig 79f, 219, 277, 450
Rapadura; heißt eigentlich Raspadura (raspar = reiben). Ohne es entspricht es der mittelamerikanischen Mundart. 72, 210, 219
Rassenhygiene 236 — FN 127/235
Rational Emotive Therapie → *RET*
Rattenversuche 216, 226, 250
Rauchen 54, 132, 142, 377, 514 → *Tabak*
Reaktorunfall 268
Reaktionsgeschwindigkeit 402
- **Reaktionsphase** 341f, 346, 349, 351
- **reaktionsspezifisch / substratspezifisch** 403

rechts des biologischen Schnitts 224, 337f, 340, 343, 351, 403
Rechtsverschiebung; im Buch nicht erwähnt. Rechtsverschiebung heißt, dass sich die Krankheiten nach rechts der Reckeweg-Tabelle verschieben, also verschlimmern.
Reckeweg, Hans-Heinrich 44, 141, 193, 224, 303, 311, 312, 316, **333-352**, 403, 456, 467f — FN 98/193
- **Reckeweg-Tabelle der Homotoxikosen bitte im Buchhandel erwerben, da mir keine Abdruckerlaubnis erteilt wurde.** 333ff — FN164/337
- **Berufskollegen Reckewegs** 312

Reddemann, Luise 14, 491 — FN 158/314
Redoxsystem- 234, 244, 257, 404, 407, 451 — FN133/244
Reduktion- 221, 244, 257f, 292, 403, 407, 409 — FN133/244
Refluxösophagitis 425
Reform → *Lebensreform*
- **Reformator** 27
- **Reformhaus-** 63, 65, 67, 71, 79f, 245, 256, 282, 285, 331, 390, 395, 463, 487
- **Reformhaus-Fachseminare** 12, 390

reformierte Kirchen — FN 69/136
Reformunterwäsche 192
Regelkreise = Ein Regelkreis vollzieht sich durch **Rück- und Gegenkopplungen**. So auch bei der Regulierung des **Blutdrucks**. Wenn beispielsweise die feinen Gefäße der Niere durch zivilisatorische, mesotrophe Ernährungsweise verkalken, erhöht das den gesamten Blutdruck, damit die Nierenfunktion aufrechterhalten werden kann, um harnpflichtige Stoffe ausscheiden zu können, weil es sonst zu tödlicher Vergiftung käme. Durch vollwertige vegane Rohkost verdünnen und gesunden sich die feinen Nierengefäße innerhalb weniger Tage und Wochen, und dadurch ist jeder hohe Blutdruck indirekt wie direkt innerhalb nur weniger Wochen wieder normal zu bekommen. Die üblichen Blutdruck senkenden Mittel sind ein üblicher aber sehr schwerer ärztlicher Kunstfehler. *Seiten*

184, 520 → *Homöostase* → *Rückkopplung*
Regen 87
- Regenwald 38, 114, 221, 458
- saurer Regen 38, 114, 458
- Regenbad 187

Regeneration 81, 201, 415
Regensburg 185
regressive Vikariation 343, 349f
Rehabilitation- 312, 366, 487
- Reha-Klinik 54

Reiki 318f
Reis 15, 21, 36, 42, 46-49, 60, 68, 79, 82, 94, 182, 223, 246, 252, 255f, 295, 302, 308, 310, 380, 397, 407, 409, 419, 430, 432, 439, 444, 447f, 457, 463, 483, 486, 503
- Vollreis 42, 46f, 49, 60, 82, 308, 419, 430, 432, 439, 444, 457, 486
- weißer, geschälter, polierter Reis 79, 223, 246, 302, 397, 407, 409, 447f, 463, 483, 503 → *Beri-Beri*, → *Kwashiakor*

Religion- = Gottesfurcht, Frömmigkeit 35, 102f, 108f, 119, 160, 163, 165, 172, 177, 228, 271, 293, 371, 387, 405
- Religion und Ethik 31, 97, 107, 120
- Religion und Gesundheit 236, 365
- Religion und Logik 124
- Religion und Mythen 102, 124
- Religion und Synkretismus 102, 121
- Religion und Tiere (= Ethik) 107
- religionslos
- Religionsgemeinschaft 156
- Religionsverlust durch rel. Erziehung 149

Rente- 14, 258, 366, 393, 397, 469, 503, 520
- Rentenkampf 469
- Rentensystem-Kollaps 232

Reproduktion- 232, 383
Respekt 12, 19, 24, 110, 116, 141, 224, 256, 369, 396, 453, 460, 480, 492, 496, 506, 514
- respektlose Menschen 24
- Respektlosigkeit 224, 492, 514

RET = (Ratio = Verstand, Emotional = Gemüt seelische Erregung, Therapy = Behandlung). Behandlung durch Verstandes gemäße Einschätzung der Emotionen unter dem Ausgleich von negativen und positiven Kognitionen. Eine Form der Verhaltenstherapie, jedoch leider ohne EMDR. Bezüglich EMDR erfolgt hier keine gesonderte Definition, da EMDR im Buch ausführlich erläutert wird. *Seite* 514

retikuläres Gewebe, -Fasern 68, 337
- retikuloendotheliales System 346
- Retikulozyten 184

Retoxin 347
Reuter, Otto 232
Rettich 47, 57, 220
Rezept 21, 27, 48, 59, 81f, 211, 253, 256, 298, 448, 521

rezeptlos meint eigentlich vorschriftslos, also anarchisch. Auf vorgefertigte Rezepte bezogen wollen wir uns durch eigene Rezepturen nicht auf feste Formeln versteifen sondern das kreative Improvisieren in den Vordergrund stellen. 12, 15, 21, 27f, 42, 44, 71, 219, 254, 256, 267, 410, 439f, 451f, 462, 496, 520
rezidivierend = immer wiederkehrend.
Rheuma-, rheumatische Beschwerden usw. 80, 124, 134, 141, 309, 323, 393, 341, 350, 379, 444, 455f, 465, 467, 485, → *Muskelrheuma*, → *Weichteilrheuma*
Rickli, Arnold 195f, 197 — FN 102/195
- Riklikum 196

Riemann, Fritz 194, 494 — FN 101/194, FN 230/494
Rilke, Rainer Maria 173, 209
Rind -32, 51, 34, 38, 51, 77f, 88, 96, 108, 154, 218
- Rinderbraten, -fleisch 51, 88, 407, 419, 519
- Rindfleisch = Teilnahrungsmittel! 88
- Rindergehirn 145
- Rinderherde und Methan 38, 453, 458
- Rinderleber 407
- Rinder-Tuberkulose 286
- Rinderwahnsinn 145-147, 163 → *BSE*

Río Bueno 204f
Risikofaktor 51, 224, 265f, 287, 360, 369-372, 389, 512f
- Risikofaktor Milch 51, 369, **372**
- Risikogruppen 384

römisch → *Rom*
Roggen 36, 66, 82-84 214, 223, 244f, 255f, 407, 459, 484
Rohbrot 24, 410, 432
- Rohfleisch, rohes Fleisch 92, 217, 231, 278, 238, 380, 382 → *Ganzkörpernahrung*
- Rohkekse 397
  →*Rezepte in Teil II, "Rezeptlose vegane Naturküche"*
- Rohmilch 211, 217, 231, 277-279, 286-288
  → *rohe Milch, "lebensgefährliche Rohmilch" 279*

Rohkost 13, 41-43, 46, 48f, 52, 54, 65, 67, 70, 72, 85, 180, 183, 208f, 211, 213, 218f, 229, 232, 246, 256, 268, 270, 274, 289f, 307-310, 312f, 315, 318, 320, 323, 325, 373-376, 378-384, 386, 389, 391, 393-397, 403, 410-412, 426, 430-432, 437, 439f, 443-445, 448, 452, 455f, 460, 462, 464, 467-470, 474-472, 486-487, 496, 500, 522 — FN 226/482 → *ausführlich in Teil II "Rezeptlose vegane Naturküche"*
- Rohkost-Ärzte 355
- Rohkosthinweis von Clemens von Alexandrien 118
- Rohköstler - 22, 40f, 43, 49, 52f, 67, 93, 137, 165, 230, 323, 325, **373-391**, 432, 445, 459
- Rohkost-Hauptmahlzeit 49
- Rohkoststudie → *Gießener Rohkoststudie*
- Rohkosturlaub 326
- Rohwurst, Rohschinken (z. B. Serano) 412

Rollator 144, 232

Rom 112, 119, 166f, 191, 398
- **Römer** 47, 70, 102, 124, 172, 410
- **Römerbrief** → *Apostel Paulus*
- **römisch** 93f, 101, 119, 165, 446
- **römische Heerscharen vegetarisch** 410, 459
- **römisches Bürgerrecht**
- **Römisches Imperium** 101
- **römisch-katholisch** 97, 99f, 115, 122f — FN 69/136
- **Römersalat** 47

Rondholz, Brigitte 323-325 FN 220/464
Rosenberg, Marshall B. 25
Rosenkohl 47
Rostock 233, 235f
Rotationsdiät; Theron G. Randolph (USA) und Richard Mackarness (Großbritannien) entdeckten unabhängig voneinander die so genannte "Maskierte Allergie", die mit dem herkömmlichen Begriff wenig gemeinsam hat. Beide entwickelten mehr oder weniger unabhängig voneinander die Rotationsdiät, die im Rotationsprinzip vollwertige Nahrungsmittel verwendet. Näheres dazu bei Anne Calatin: "Ernährung und Psyche" und Theron G. Randolph, Ralph W. Moss: "Allergien, Folgen von Umweltbelastung und Ernährung - Chronische Erkrankungen aus der Sicht der Klinischen Ökologie". Beide im Verlag C. G. Müller, Karlsruhe. *Seiten* 181f
Rote Beete 47, 49, 416, 436
Rotkohl 47
Rüben 46, 211, 408, 482
- **Rübezahl** 227

Rückkopplung Wer den Regelkreis innerhalb der Ernährung und damit auch des generalisierten Entnahmeverhaltens verstanden hat, der heilt sich seinen hohen Blutdruck, Diabetes, "Rheuma" und sonstige unschöne körperliche wie auch seelische Lebensbelastungen selbst. Durch die Selbstregulation in der → *Homöostase* ergibt sich die physiologische Rückkopplung, und der Mensch wird von selbst gesund. Und da von Arterien mit dicken Ablagerungen aus Kalk und Cholesterin (durch raffinierte Kost) in Rückkopplung zu Regelkreisen unzählige Zivilisationskrankheiten bedingt und unterhalten werden, ist es klar, dass diese Homöostase nur durch menschliche Fehlentscheidungen, nämlich dem irrigen persönlichen Entnahmeverhalten, gestört und aufrecht erhalten wird, nicht aber durch die Natur selbst.

Krankheit ist hausgekocht beziehungsweise kantinen-, junkfood- und würstchenbuden gekocht. Ebenso die Umweltschäden und das gestörte Gleichgewicht kranker, gekränkter Seelen. Sie alle sind die Konsequenz aus Lebensunordnungen, die in Rückkopplung zu den Unordnungen Fehlfunktionen nach sich ziehen bis hin zu Zerstörungen der Form.

Das Kriterium formbeständigen und funktionsfähigen, gesunden Lebens zeigt das Vorhandensein von funktionierenden Regelkreisen, Homöostase, Fließgleichgewicht und rückgekoppeltem Feedbeack. Die Ursache von Unordnungen liegt nicht im Körper selbst sondern im Behandelt-Werden und Entnahmeverhalten gleichermaßen.

Leben ist entweder funktional oder dysfuntional, denn es lebt sich ausschließlich unter Funktion. Sicher würden wir eher einen Sinn darin erkennen, das Umwelt, Innenwelt, körperliche und seelische Gesundheit ebenso von lebendigen, funktionierenden Naturgesetzen abhängen wie allumfassende gesellschaftliche Belange bis hinein in Staaten und Politik: Alles lebt und will als Leben gewürdigt werden. Staaten und Politik sind Spiegel (Projektionen) des individuellen Umgangs seiner Mitglieder mit sich selbst. Perfektion aber ist das Ende des lebendigen Seins. 425, 428, 496
Rütting, Barbara 173
Russland 36, 151, 174

Saaten 37, 48f, 82, 89, 218, 323, 383, 407, 431, 432, 457, 461
Sabbat 102, 143, 149, 151, 170, 364, 370 — FN 45/102
Saccarine Disease 210, 223, 239 → *Cleave, Thomas Latimer*
- **Saccharide** 44, 58, 60f, 77, 133, 233, 375, 407, 428, 441 → *Disaccharide,* → *Monosaccharide,* → *Polysaccharide,* → *Stärke,* → *Kohlenhydrate*
- **Saccharin = Süßstoff**
- **Saccharose = Sucrose = Haushaltszucker**

Sachsen 187, 327, 353, 464, 467
Sachzwang 19, 511
Säkularisation 130, 176
Saenz, Elisabeth 310, 386, 394, 500
Säuglingsmilch / Säuglingsnahrung 183, 232, 284, 289, 295, 323f, 360, 413, 442
Säure-Basen 18, 37, 58, 181-183, 212, 213f, 293, 355, **424**, 420-432, 434, 436 — FN 91/182, FN 94/184
- **Säurebehandlung (Prof. Dr. Wiederanders)** 251

Sadduzäer 124
Saft 153, 168, 213, 242, 295, 342, 430, 435, 451 → *Fastenkapitel!*
- **Saft, ein Teilnahrungsmittel** 295, 430
- **Saft (Körpersäfte)** 58, 64, 117,
- **Saft von Kühen (auch ein Körpersaft!)** 50
- **Saftkur** 49

Sahne, Kaffeesahne 16, 26, 40-42, 51, 67, 81, 83, 92, 218, 230, 364, 390, 395, 396-398, 442, 448, 469, 485, 490, 518 — FN 193/395, FN 212/448 (Eiweißgehalt)
- **Sahnetorte** 26, 364, 398, 491, 518

Salami 412
Salat 19, 22-24, 50, 52, 60, 85, 213, 244, 248, 297, 325, 486, 518
- **Salatsoße** 219

Salmonellen 35, 444
Salomo 21, 139, 522
Salz 47, 52f, 56f, 68, 70, 77, 91, 193, 213, 219f, 225,

256, 282, 297, 426
- Salzverbrauch erheblich einschränken! 220, 297
Salzsäure 39, 63, 168, 248, 251, 253, 294, 343, 415f, 424, 425
Samariterin 116
Samen 71, 118, 217 → *Saaten*
- Samen und Eizelle 341
Samos 93
Samurai-Familie (Osawa) 181
Sanatorium 136, 192, 195, 198, 200, 202, 207, 209f, 228-230, 367, 450
Sand, auf Sand gebaut (Traum) 497
Sandler, Benjamin 302-305
Saponin 62
Sarkom 322, 341
Sauerbruch, Ernst Ferdinand 259
Sauerkraut 47, 218, 242, 382, 396, 412, 414, 519 — FN 132/243 → *saure...*
- Sauermilch 83 → *Buttermilch 241*
- Sauerrahm / saure Sahne 41, 69, 83, 245, 257, 270, 282, 395, 462
- Sauerrahmbutter 41, 69, 245, 257, 270, 282, 395, 462
Sauerstoff 49, 244, 247, 257, 266, 337, 377f, 385, 406f, 409, 424, 436, 453, 458 — FN 110/209, FN 133/244
- Sauerstofftransport 49, 377
- Sauerstoffverfügbarkeit 386
- Sauerteig- (brot) 412, 484 — FN 132/243 → *Brot*
Sauna 196, 340, 433, 435, 487 — FN 99/194
saure und basische Lebensmittel 411
Schabefleisch = Tartar 76, 242
Schaden von Geburt an 225, 386
Schadstoffe 145, 218, 279, 316, 335f, 339, 343, 345, 348f, 367, 379, 388, 391, 443, 456, 471 — FN 162/330
- Schadstoff Zucker 17, **268**, 447
- Schadstoffkonsumenten 391
- Anti-Schadstoffdenken 390
- industrieller Schadstoff 405
Schädelmissbildung 278 → *Zahnbogen*
Schädlichkeit 150f, 367
- Schädlichkeite von rohem Getreide? 455
- Schädlichkeit von Kaffee 133
- Schädlichkeit von Industriezucker 210
- Schädlichkeit der Kuhmilch 286, 370
- Schädlichkeit industrieller Säuglingsmilch 280f
- ▶ Schädlichkeit von Zucker und Fleisch sowie schädigender Einfluss von Sofia auf ihre Kinder → *Schwiegervater (der Autorin)*
Schaf- 127, 146, 154, 218, 364, 418, 462
- Schafsmilch — FN 212/448 (Eiweißgehalt)
- Schafspelz → *Wolf im Schafspelz*
Schamane- = unter religiosen Riten heilender Medizinmann. 474, 479, 482
Scharlatan- 177, 186, 204, 302, 312, 316

579

Scheidenatrophie/Scheideninvolution = tritt bei manchen Frauen nach dem Aufhören der Monatsblutungen auf und nimmt zu. Führt zur Unfähigkeit des Geschlechtsverkehrs. Bei manchen Frauen folgt später Craurosis vulva und Krebs. 63 — FN 99/194
- Scheidenflora 447
Scheuermannsche Erkrankung 226
Schicksal- 45, 59f, 139, 154, 161, 190, 198, 205, 290, **296**, 303
Schilddrüse = Thyroidea 57, 221, 342
Schiller, Friedrich von 27, 40, 166, 181, 190, 227, 251, 502
Schilling-Test (Intrinsic-Faktor-Mangel) 415
Schimmel 19
- Schimmelkäse 412
Schizophrenie- = Wahnvorstellungen und Halluzinationen. 35, 126, 159f, 228, 363, 371, 481, 492 — FN 224/481
Schlachthof 20, 129, 158f → *humanes Schlachten*
- Schlachtopfer in Gärten 153
- Schlachttier 69, 322, 408
Schlacken- 264, 436, 440 → *Entschlackung*
Schlaganfall (Apoplex / Gehirnschlag) 62, 314, 292, 393
Schlagsahne → *Sahne*
Schleimhaut- 281, 328
Schleswig-Holstein — FN 67/132
Schlussseminar (GGB-Lahnstein) verweigert 485
Schmand 40f, 67, 218, 390, 448, 462 — FN 212/448 (Eiweißgehalt)
Schmerzen, höllische (Zeckenborreliose) 467
Schnitzer, Johann Georg 41f, 44, 54, 59, 62, 65, 67, 80, 82, 84, 89, 173, 210, 223, 229, 234, 237, 256, 260, 265, 270, 274, **306-316**, 335, 343, 386, 391, 401, 439, 444, 451, 455, 462 — FN 134/256, FN 157/311
- Schnitzer-Intensivkost 42, 54, 59, 65, 67, 274, **306-317**, 391, 439, 444 — FN 150/306
- ▶ Schnitzer Intensivkost und Leprahilfe *Seite* 310
- Schnitzer-Normalkost 42, **306-313**, 523 — FN 150/306
- Brotbackbuch Schnitzer — FN 156/308
Schnupfen 327f, 339, 341, 343, 349f, 392
Schöpfer 14, 18, 44, 63, 71, 74, 87, 147, 155, 203, 255, 272, 273, 313, 321, 368, 392, 404, 406, 438, 459, 462, 480, 490, 495, 503, 511, 515, 517, 520f
- Schöpfung 17, 19, 27, 63, 63, 74, 110, 119, 126, 129, 143, 150, 155, 179, 236, 342, 368f, 371, 394, 405, 438f, 480
- Schöpfungsbericht 369
- Schöpfungsgeschichte 369, 406
- Schöpfungskraft 13, 511, 514
Schokolade 95f, 126, 142, 208, 325, 395, 397, 442, 464, 479, 491, 493, 506 — FN 226/482
Scholz, Heinz (Textatelier) 312

▶ Kein Leben ohne Magnesium - Was Sie über den Mineralstoff Magnesium wissen müssen
Autor: Heinz Scholz, Bircher-Benner-Verlag
Schreibtherapie 12, **490f**
schröpfen 95, 340
Schrot- 450
- Schrot & Korn 157

Schroth, Johannes 173
Schrumpfniere 350
Schul(d)kameraden 474
Schul(d)mediziner 222, 479
Schulmedizin, Schulmediziner = Heilkunst, die auf der Schule (Universität) gelehrt wird und allgemeinen, überwiegend wissenschaftlich nachprüfbaren Erkenntnissen entspricht. Gegensatz: (empirische) Erfahrungsheilkunde der Naturheilkunde. Beide sollten sich gegenseitig respektieren und ergänzen. 65, 81, 177, 179, 200f, 262f, 276, 283, 296, 323, 330, 331f, 338, 344, 348, 349f, 351f, 376, 386, 400, 404, 438, 446, 471
Schulmilch 281f
Schulter-Arm-Syndrom 466, 472, 487
Schulz, Johannes Heinrich (Begründer des Autogenen Trainings) 192
Schutzkolloide der Niere 292
Schwachsinn 225f, 381
Schwäche 108, 268, 271, 328, 378, 391, 408, 411, 423, 500, 506
Schwangere 408
- Schwangerschaft- 216, 218, 283, 285, 290, 342, 376, 385, 388, 408, 412, 417, 425, 450, 451

Schwarzafrikaner- 224, 324
Schwarzbrot 257
Schwarzrettich 47
Schweigeexerzitien 124 → *Exerzitien*
Schweine 77, 155, 211, 169
- Schweinefleisch 124, 139, 141, 149, 168, 303, 335, 419, 437 — FN 64/124
- Schweinegrippe-Impfung 317

Schweiß 338, 341f, 346
Schweitzer, Albert 162, 173, 311, 495
Schweiz 115, 117, 159, 169, 174f, 195, 197, 199, 212, 215, 318, 323, 365, 414, 441f, 450, 465
Schweizerische Vereinigung für Vegetarismus (SVV) 115, 117, 159, 169, 293, 353, 414, 441 — FN 199/414
▶ Schwiegervater der Autorin 11, 152, 237, 329, 418, 466, 467, 469, 474, 476f, 479f, 483f — FN 223, 224, 225/481 FN 226/482
- Bemerkungen über Dr. Bruker 482
- "Du wagst es, dich mir zu widersetzen!?" 476
- "entmündigen lassen" 11, 474, 476
- "hast du deinen Mann gefragt, ob er mit deiner "Therapie" einverstanden ist? Er hat gesetzlich das Entscheidung und Erziehungsrecht" 476
- Krämerseele 479
- ...Deine so genannten "Studien"... 480
- "katholische Bischöfe und evangelische Christen verfallen nicht in religiösen Wahnsinn" 480
- "...Kindern Fleisch und Süßigkeiten vorenthälst..." Seite 484
- Terror durch Ehemann, Vermieter und Schwiegervater hilflos ausgeliefert 484

Schwimmen 340, 376, 396, 435, 487, 518
Schwitzen 39, 52, 193, 291, 348
- Schwitzen und Trinken 52, 426 → Schweiß
- Schwitzen und Gesundheit 193, 340, 348, 471

Scrapie = Traberkrankheit 146
Seele 12, 23f, 32, 35f, 94, 96, 102, 106, 118, 130, 137, 143, 158-160, 185, 187f, 268f, 275f, 326, 332, 358, 363, 380, 400, 466, 471, 495, 497
- "seelisch bedingte Krankheiten" gibt es nicht! 268f, 275, 492
- Seelenwanderung 94f, 124
- "seelische Onanie" 43

Sehnsucht 176, 197, 285, 494, 502
Sekrete 53, 199, 238, 343, 349, 422
- Sekretionsvorgänge 422

Sekte- 137, 151, 160, 166, 168, 185, 510 — FN 69/136 86/176
- Sektenbeauftragter Epiphanius 101
- Sektenbildung 137

sekundäre Pflanzenstoffe 62, 506 — FN 4/18 → *Phytostoffe*
- Sekundärharn 422

Selbst = Das Selbst ist das Ich als Eigentums-Objekt meiner selbst, mit dem ich umgehe. Englisch: It is me, myself. Ich selbst im Spiegel meiner Ich-Beurteilung meiner selbst. Das Ich ist der das Selbst (Objekt! = me, myself) beurteilende Aspekt des Gesamt-Ich. → *siehe hier auch Ausführungen über das Ich.*
- selbst: aus sich selbst heraus 59, 252, 402, 435, 444, 477
- selbst: im Menschen selbst: 254 → *Lebensbedingte Krankheiten*
- selbst entstandene Schadstoffe: 336
- Selbstachtung, Selbstbewahrung, Selbstliebe 504
- Selbstbewusstsein 149, 176, 236f, 509
- Selbsterhaltung 179, 511, 514
- Selbsterziehung 493
- Selbstführung 474
- Selbstheilungskraft 27, 226, 315f, 328, 514 — FN 2/12, FN 158/314
- Selbst- und Nächstenliebe 495
- Selbst-Reformation 27
- Selbstregulation 212, 421 → *Fließgleichgewicht, Homöostase, Regelkreise*
- Selbstsicherheit 496
- Selbsttherapie- 12f, 22, 27, 66, 474, 487, 490f, 494f, 514 → *EMDR-Selbsttherapie, Selbsttherapie*

- Selbstverdauung (Magen und Darm) 251, 277
- Selbstvergiftung 193, 335
- Selbstverstümmelung 521
- Selbstverständnis 160, 401
- Selbstversuch 456
- Selbstverwirklichung 36, 368, 484, 494
- Selbstwerdung 18, 478, 495

Selen 375, 419
Sellerie 19, 213, 431
- Sellerieknolle 47

semi-essentiell 417f
Semmelweis, Ignaz 233
Seneca 93, 167, 194
Senioren- 192, 395f → *Alten- und Tagespflege*
Septuaginta 117
Serotonin 38
Sesam 48f, 82, 218, 432
Sexualität 229, 439
Shapiro, Francine, Entdeckerin der Traumatherapie **EMDR** → *EMDR*
Shaw, Bernhard (Schauspieler) 33, 162, 173
Shoku-yo-Bewegung 181
Shoyu 412
sieben heilige Speisen — FN 39/93
Siebenten-Tags-Adventisten → *Adventisten*
Siechtum- 181, 190, 195, 399, 450
Similie 327f
Simonson → *Pottenger*
Singer, Peter 160, 162f, 173
Sinn von Essen, Sex und Urlaub 439
Sintflut (Fleischverbot bis zur Sintflut) 117
Sitzreibebad 193f — FN 98/193, FN 99/194
Sizilien 120
Skelett 26, 224, 226
- Ötzi-Skelett 456
- Skelettbildung 278
- Skelettmuskel 145, 342

Sodbrennen 188, 275, 294, 390, 420, 425, **429**-432
Sodom und Gomorrah 490
Sohn, älterer (der Autorin) 35, 471, 473, 476, 500
- **Sohn, jüngerer (der Autorin)** 152, 307, 471, 473, 475f, 484, 500
- **Tochter (der Autorin)** 225, 285, 408, 464, 471, 473, 475f, 480, 484, 500

Soja, Sojabohnen 49, 62, 73, 221, 282, 407, 412, 419, 458, 516, 519 → *Tofu*
- Sojaanbau 458
- Sojabohnen, gekeimt → *Bohnen*
- Sojabohnenauszugsprodukte 82
  → *Sojatex, Sojajoghurt, Sojamilch, Sojaöl, Sojaprodukte, Tofu und anderes*
- Sojacreme 63
- Sojaeiweiß, -protein 77, 282
- Sojafimmel 267

- Sojajoghurt 63, 83, 267
- Sojalobby 281
- Sojamilch 282, 395
- Sojamungbohnen → *Teil II "Rezeptlose vegane Naturküche"*
- Sojamung-Sprossen (die kurzen, grünen)
- Sojaöl 218
- Sojaprodukte 63, 221, 457, 516
- Sojasoßen 282, 412
- Sojasprossen (die hellen, länglichen)
- Sojatex 73, 267

Sokrates 126, 167, 173, 503
Solzustand 42, 247f, 450 → *Spiegelei*
Solanin 47, 213, 459f — FN 113/213
Somatopsychik = eine Umdrehung von Psychosomatik. Somatopsychik will aussagen, dass die Seele erkrankt, wenn ein Mensch körperlich leidet. 344, 465
Sondennahrung 73
Sonnenblumenkerne 48f, 67, 69, 71, 82, 487, 432 — FN 36/83, FN 134/256
- Sonnenblumenöl 70f, 431
- Sonnendoktor (Arnold Rickli) — FN 102/195
- Sonnengott — FN 45/102
- Sonnenwickingen 212

Sonntag statt Sabbat — FN 45/102
Soor 393, 447 → *Candida*
Sophismus = salopp gesagt: durch hinrverdrehtes, unter viel Gerede herbeigeführte Scheinlogik; 129
- **sophistizieren** = spitzfindige Beweisführung. 42, 67, 81, 150

Sorbit = Zuckeraustauschstoff, der aus der Eberesche gewonnen, zunächst über die Fruktose- und schließlich über die Glukosestufe abgebaut wird und somit eigentlich ein Monosaccharid ist. Es kommt manchmal zur Sorbitunverträglichkeit. Sorbit ist wie Fruktose abführend. *Seite 61*
Soßenpulver 58
Sozialisierung meiner Kinder "gefährdet" 479
Spaghetti 430
Spanferkel mit Petersilie im Maul 143
Spanien 17, 22, 38, 51, 58, 72, 87, 89, 98, 115, 222, 147, 171, 198f, 207, 272, 431, 519 — FN 9/20
Spannnungskopfschmerz 275
Spargel 47, 459
Speicherung der Giftstoffe (Depositionsphase) 349
Speisevorschriften 108
- Speisung der Fünftausend 128

Sperma (Studie) 232 — FN 125/232
Spiegelei 42, 116, 248, 395, 451 → *Solzustand*
Spina bifida (offener Rückenmarksbruch) 342, 394, 450f
Spinat 47, 218
Spindelapparat — FN 206/436
Spirochäten 465
Spirulina 412, 414

Spitzensportler 303
Spitzkohl
Spitzwegerich 90, 321
Spontanheilung 195, 386
Sport- 15, 174f, 176, 195, 212, 307, 312, 366, 384, 389, 426, 432, 436, 471, 515 → *Leibeserziehung*
- Sportlernahrung 219, 265, 303
Sprießkornhafer 82
Sprossen 282 → *Keimen*
Sprue 64 → *Zöliakie*
Spurenelemente 18, 61f, 75, 81, 183, 249, 253, 257, 270, 297, 347, 375, 386, 442, 456 → *Vitalsubstanzen*
Sri Lanka 310
STA = Siebenten-Tags Adventisten → *Adventisten*
Stärke- = Mehrfachzucker = Polysaccharide 39, 46f, 58-61, 63, 68 77, 108, 133, 168, 242, 252, 294, 297, 304, 448, 457f, 516f → *Disaccharide,* → *Monosaccharide,* → *Polysaccharide,* → *Saccharide,* → *Kohlenhydrate*
Stangensellerie 47, 431
Statistik 20, 309
- **Statistik, Wert von 389-392**
Stauffen 329, 467
Steckrüben 47
Steiner, Rudolf 146, 173
Sterilisation (NS-Regime) 237f
- Sterilität 218, 341 → *Unfruchtbarkeit*
Stevia 442
Stickstoff- 77, 247, 266, 291, 405, 424
Stiftungen 191, 195, 221, 269, 325, 441
- Stiftung Warentest 441
stillen- 65, 283f, 285, 288, 324, 384, 408, 413
- Stillprobleme 232
- **Stillzeit- 216, 388**
Stimmritzenkrämpfe werden reflektorisch ausgelöst durch Fremdkörper. Oftmals psychosomatisch als schwere, abschottende Angstreaktion, um "nichts mehr hinein zu lassen". Kann lebensbedrohlich werden. 82, 477
Stinkfrucht → *Durian*
Stockholm, patholigisches Institut (Kollath) 235
Stockholm-Syndrom = Anklammerung an den Peiniger in der Hoffnung, dass er mich dann am Leben lässt, wenn ich alles tue, was er will. Das wird oftmals mit Liebe verwechselt, weil sich der Betroffene ja vollkommen "aufopfert". 518
Stöchiometrie 44, 389
Stoffwechsel- = Metabolismus 50, 53, 56, 58, 61, 64, 67, 70f, 75, 168, 201, 210f, 214, 243, 253, 257-259, 281, 290, 296, 298, 335, 337, 345, 351, 378, 384, 393, 402, 422, 424f, 428f, 436, 438, 451, 454, 459, 483, 517 — FN 110/209
- Stoff-Wechsel 43, 64, 510   — FN 29/63
- Stoffwechsel-Abbauprodukte — FN 110/209
  → *Abbauprodukte 340, 343, 426*
- Stoffwechsel-Endprodukte 337, 428

- Stoffwechselstörungen 239, 281, 296, 298, 424
Stoiker 93, 167
Stomatitis 473, 500
Strassner, Carola 383f — FN 183/383
Streptococcus mutans 447
- Streptokokken 329, 443, 446f, 471
Stress 24, 158, 275, 325, 345, 363, 386, 389, 425, 446, 455, 462, 468
Stuhlgang → *Fäzes*
- **Stuhlgang weich unter Rohkost 52**
- Stuhlverstopfung 34, 224, 296, 393, 463
Stumpf, Julius 188
Subjektstufe 497f
substratspezifisch / reaktionsspezifisch 403
Sucht- 78, 79, 285, 363
Südafrika 177, 223, 287, 317, 333, 369
- **Südamerika- 87, 207, 215, 220**
- **Süddeutschland 138, 150, 177, 433**
- **Südeuropa 36**
Sünde 32, 86, 95, 116, 138, 149f, 225, 236, 256, 322
Sündenbock = Yom Kippur, das jüdische Versöhnungstag im September/Oktober, ist ein heiliger Tag von Reue und Versöhnung und der wohl höchste jüdische Feiertag überhaupt. An diesem Tag wurdeen zu Zeiten des alten Testaments von einem Tempelpriester einem Ziegenbock die Hände aufgelegt, und er übertrug ihm die Sünden des Volkes. Anschließend wurde er eine Klippe hinunter gestürzt.
Die beschriebene Sitte wurde von den Christen teilweise übernommen und war bis ins Jahr 2005 noch in einer spanischen Stadt gebräuchlich. Außerdem stand der Ziegenbock symbolisch für den Teufel. Man warf deshalb an einem bestimmten Tag einen Ziegenbock aus dem Kirchturm und entledigte sich damit des Teufels, der nach der projektiven Meinung einfacher Menschen ihnen einredete zu sündigen und daher schuld an ihren Vergehen war und bestraft werden musste.
Unsere jüdischen Mitbürger wurden von verblendeten Menschen selbst zum *Sündenbock* für alles Mögliche und Unmögliche gemacht, was ihnen in übelster Projektion aufgeladen wurde. Damit wurde ihnen praktisch der *Schatten* der gesellschaftlich gewordenen kranken Persona aufgebürdet.
Wenn wir die Projektionsmechanismen gut verstehen, werden wir sie immer sicherer unterlassen und dadurch zum Frieden in dieser Welt mit beitragen. Es wird wirklich Zeit, sich für seine Fehltritte selbst verantwortlich zu fühlen und weder Menschen noch Tiere zum Sündenbock herabzuwürdigen. Wenn wir etwas zu opfern haben, dann ist es unsere eigene Überheblichkeit! 225, 322
Süßigkeiten 16, 23, 50, 58, 61, 67, **78**, 80, 129, 219, 285, 370, 388, 390, 293-295, 442, 474f, 480, 484, 493, 515f
- Süßkartoffeln 47

- süßsaure Früchte (statt Zucker, Essig, Zitrone) 81, 219, 442
- **Süßstoff** 55, 57, 66, 442, 516

Suggestion 50, 55, 331, 476
Suizid 232, 238
- Suizidversuch 471 — FN 1/11

Sukzession = direkte, nahezu ununterbrochene Nachfolge Petri — FN 40/97
Surrogat 515-517
SVV → *Schweizerische Vereinigung für Vegetarismus*
Symbioflor 414f, 448
Symbol- 14, 106, 116, 124, 129, 454, 499 → *Analogie*, → *Transzendenz*
Symptom, Krankheits- 211, 224, 276, 352, 513
- **symptomatische Behandlung** = Nur Symptome werden behandelt, nicht die Ursachen. Beispiel: Schmerzmittel und entzündungshemmende Medikamente. 275, 358
- **Symptomverschiebung** 152, 341, 348, 350, 352, 512-514 — FN 231/512

Synkretismus- 97, 102, 103, 109, 121, 167f, 170, 172
- "synkretistische Lebensweise" 109

Synonym 515f
Synopse (Nachschlage- und Studienwerk zu den synoptischen Evangelien 103 — FN 45/103
synoptische Evangelien = frei übersetzt: die drei Evangelien übereinstimmender Sicht- und Erzählweise = matthäus, Markus und Lukas. Das Johannes-Evangelium ist völlig anders aufgebaut. 99
Syphilis 205, 468
Synthese- 16, 37, 50, 94, 201, 213, 248, 280, 282, 403, 414, 418, 428, 457
Syrakus 502

Tabak 138, 142f, 211, 364 → *Rauchen*
Tabletten 77, 290, 414, 476, 479
Tadeo, Padre (Kapuziner-Pater) 169, 173, 185, 190f, **202-207**
Tagespflege (Alten-) 55 → *Alten- und Senioren-*
Talg 341
Tanach 117, 120 — FN 61/117 — FN 62/120
Tarowurzel = Wasserwurzel 47
Tarsus = Stadt, aus der der Apostel Paulus stammte; 104, 109, 111, 125
Tartar → *Schabefleisch*
TBC (oder auch TB) = Tuberkulose 287→ *Tuberkulose*
Tee 79, 90, 129, 133, 211, 220, 324, 348, 381, 431, 434, 448, 475f, 487
TBW und BIA Seite 384 ▶ Internet http://www.ake-nutrition.at/uploads/media/Pirlich_et_al_b240dd.pdf
Teefasten 476
Teilnahrungsmittel 42, 45, 82, 220, 221, 234, 239, 245f, 252, 254, 258, 267, 285, 295, 399, 401, 435, 451

Tempel 21, 95, 112, 115, 120, 131, 138, 140, 142, 199, 364→ *Jerusalemer Tempel*
Tempeh 412
Teneriffa 357, 444
Terror durch Ehemann, Vermieter und Schwiegervater hilflos ausgeliefert 484
Tertullian 104, 118, 166, 173
Tetanie = Krämpfe durch Kalziummangel; können auch durch Hyperventilation (im Stress) ausgelöst werden. 214, 423, 425
Tetrapack-Generation-Mütter 17
Tetrazyklin 330, 441, 467
Teufel 29f, 105, 125, 131, 513, 518 — FN 71, 137
- **Teufelskreis** = Circulus Vitiosus 57, 214

Theobromin (Karobschote) 98
Theologe 95, 100, 124, 155-157, 167f, 170 — FN47/103
- **Theologie-** 97, 100f, 109, 112, 124, 128, 133, 136, 139, 151, 155-157, 166f — FN 40/97

Theophrastos 93, 167, 174
Theorie 13, 36, 181, 360f, 373, 389, 438, 490
Therapeut 14, 173, 182, 188, 207, 331f, 347, 352
- **Therapie-** 17, 177, 186, 191, 205, 214, 225, 228, 230, 262, 337, 340, 343f, 349, 351f, 355, 360, 415, 424f, 447, 456, 467, 476, 482, 491

Theresa von Avila 490
Theresa, Mutter Theresa 499
Thessalonicher → *Apostel Paulus*
Thome, Johannes von 96
Thomas von Aquin (1225-1274) 125, 130
Thomas-Evangelium (nicht identisch mit dem Apostel Thomas!); 100
- **Thomas-Christen in Indien**; der Legende nach ging der Apostel Thomas nach Indien. 125

Thrakien 93, 120
Thrombose 62, 223f, 265, 393, 395
Thrombozyten 62
Thymusdrüse 326, 342
Tiefenpsychologie- = Lehre von den unbewussten Seelenvorgängen. In den unbewussten Tiefen der Seele können wir durch Psychoanalyse vordringen. Vor allem auf dem Wege der Traumanalyse.152, 44, 494
tiefgefrieren 63, 68, 88, 92, 288, 395
Tiere ohne Seele 185
- **Tierarzt** 73, 78, 88f, 280, 329, 471 → *Veterinär*
- **Tierfutter** 62, 73, 86-92, 458 — FN 35/77 FN 38/90 → *Tiernahrung* → *Fischfutter*
- **Tierfutterhändler, -handel** 74, 77, 463
- **Tierfutter-Industrie** 41, 73, 77, 232 → *Tierfutterindustrie* → *Fischfutter* → *Forellenfutter*
- **Tierheilpraktiker** — FN 161/329
- **tierisch-eiweißfrei** 393
- **tierisch-eiweißarm** 174
- **tierische Bedürfnisse** 16

- **tierische Bestandteile, Herkunft, Nahrungsmittel, Produkte** = Nahrungsmittel tierischer Herkunft 15, 35f, 37, 38, 41, 53, 73, 75, 90, 217f, 265, 287, 289, 323, 374, 402, 411, 413f, 418, 428, 439, 444, 448, 482
- **tierische Fette** 68, 147, 215, 217f, 221, 230, 270f
- **Tierische Lebensmittel-Hygieneverordnung - Tier-LMHV** 287f
- **tierische und menschliche Belange** 158
- **tierische Mitgeschöpfe** 125
- **tierisches Eiweiß/Protein** (nur eine Auswahl!) 39-41, 52-54, 76, 82f, 135, 147, 216, 221, 266f, 283, 309, 322f, 374f, 393, 431f, 436, 438f, 455, 462, 469
- **Tierleichen** 151, 271
- **Tiermord** 125
- **Tiernahrung** 77f, 87-92 — FN 35/77, — FN 37/87, FN 38/90
- **Tierpflege** 211
- **Tieropfer und Jesu Haltung** 101
- **Tierrechte (Recht der Tiere)** 33, 37, 109, 114, 156, 159-164
- **Tierschutz-** 12, 14, 31, 123, 135, 155-164, 167

Tigris und Euphrat 119
Timotheus → *Apostel Paulus*
Tinnitus 470 → *Ohrgeräusche*
Tischgemeinschaft 151, 371f
Toastbrot 16, 257, 294, 454, 519
töten : "Du sollst nicht töten!" 31, 67, 114
Tod 13, 17, 20, 21, 23, 43-45, 55, 65, 67, 71, 75f, 94, 98-103, 122-124, 140, 145, 154, 158, 162, 184, 190, 198, 207, 210, 233, 244, 251, 254, 256f, 268, 272, 283f, 314, 323f, 369, 415, 426, 445, 455, 465, 481, 502, 521
- **der Tod steckt im Darm** 228, 254, 415
- **Tod tausender Babys / Milchpulver-Werbung** 284
- **Todeskost** 184, 455

Tofu 49, 73, 82, 267, 282, 395, 419, 458, 485f
Toledoth Jeshu (Paulus-Aussage) 112
Toleranz 12, 25f, 28, 101, 122f, 479, 501
Tollkirsche 62, 459 → *Atropin, Blausäure*
Tolstoi, Leo 174
Tomaten 19, 46f, 52, 67, 86, 116, 143, 246, 429f, 450, 459f — FN 113/213
Tonsillen → *Rachenmandeln*
Topinambur 47
Tora — FN 62/120
Torte- 22, 129, 134, 137, 152, 243, 364, 366, 445
toxisch = giftig 341, 345, 385, 442, 496
Tränen sind ein Sekret 343
Toleranzedikt 101
Totes Meer 99, 103
Toxemie 193
Tranferrin- und Albuminstatus 384
Transplantation (verschiedene) 192, 201, 232
Transzendenz = Grenzüberschreitende überschreitende Betrachtungsweise, unter der das Betrachtete über die gewöhnliche Erkenntnismöglichkeit hinausgehoben wird und auf höherer, philosophischer oder poetischer Ebene durch verbindende symbolische (archaische, tiefenpsychologische) Bilder und Begriffe deutlicher erkennbar wird. Das geschieht vor allem unter bildhaften Vergleichen und Ausflügen in andere Gebiete, wo Vergleichbares vorkommt, von woher in der transzendierenden, die naturwissenschaftlichen Grenzen die gewöhnliche Erkenntnismöglichkeiten überschreitende Betrachtungsweise Rückschlüsse in Projektion auf das ursprünglich Betrachtete gezogen werden und es als Symbol erscheinen lassen. Vorschlag: Geben sie in die Internet-Suchmaschine: Transzendenz, AND Metaphysik 124

Traubenzucker = Dextrose 58, 210, 390
Traum 105f, 121, 152, 497
- **Traum-Analyse** 514

Trauma = schwere seelische oder körperliche Verletzung, starke Erschütterung, Schock. 484, 491, 494 — FN 2/12→ *siehe hier Definition zu EMDR sowie meine PTBS-Selbsttherapiebücher.*
- **Traumaarbeit, - therapie** 484, 514
- **Traumatisierung** 149

Treibhaus 20
- **Treibhausgase** 114

Trennkost → *Haysche Trennkost*
Treponema pallidum (Syphilis-Erreger) 468
Treue 22, 32, 46, 97, 107, 149, 152, 159, 206, 491, 494, 499
- **Treue und Wahrhaftigkeit** 22, 46
- **Treue zu sich selbst** 502-504

Trichinen 78, 92, 380
Trigeminus- = dreiästiger Gesichtsnerv.
- **Trigeminusneuralgie** 466, 469f

Trigger = Schalter. Hier: Auslöser an Erinnerungen, zum beispiel an traumatische Ereignisse. wörtlich: Schalter; hier: Auslöser an Erinnerungen, zum Beispiel an traumatische Ereignisse.
Böse Erinnerungen können durch Schlüsselreize (= Trigger) wie Gerüche (olfaktorisch), bestimmte Töne und Geräusche (akustisch), Berührung und Schmerz (taktil) und durch Dinge, die man sieht (visuell) ausgelöst werden, was zu Angst, Panik, Zittern oder gar Ohnmacht führen kann. Körperlich vorbelastete Menschen können dann beispielsweise einen auch einen Herzanfall (Angina pectoris) oder gar einen Herzinfarkt erleiden. Auch das Urinieren in Todesangst kann durch derartige Trigger ausgelöst werden. 23, 493, 495
Triglyceride 389
Trinitarier 101
- **Trinität** — FN 55/115

Trinkmenge 52f, 253, 271, 290f, 426, 433 → *Flüssigkeitsmenge*
- **Trinkwasser** 52f, 55, 135, 214, 218, 307, 424, 426,

434, 435
Trisker, Dennis 318, 322
Trockenfrüchte 81, 83, 94, 219, 395, 442, 451, 516
- **Trockenfutter** = Extrudatfutter 73, 78, 89

Tryptophan (eine Aminosäure) 249f, 417, 419, 483 — FN 16/38

Tschernobyl 338
Tuberkel- 227, 233, 446f
- **Tuberkulose-** 36, 181, 187, 202, 227, 230, 233, 277, 286f, 304f → *TBC*
- **Tuberkulose bei Kühen** 277, 286
- **Tuberkulose** in den Opern La Bohéme, Hoffmanns Erzählungen, La Traviata 227

Türkei 93, 101, 115, 120
- **Türken** 74, 120

Tugend- 21, 94, 117, 160, 205, 207, 271
Tumor 177, 191, 341, 381 → *Krebs*
Turgor 421

Über der Erde Gewachsenes 46-50, 184, 322
Übergewicht 213, 290, 256, 366, 375, 385, 388f, 397, 485 — FN 188/385

Über-Ich = entsteht aus der Introjektion von Vater, Mutter beziehungsweise der ersten Bezugspersonen im Leben eines Menschen. 29, 150, 514
- **Überheblichkeit** 25f, 202
- **Übergewicht** 213, 290, 358, 366, 375, 385, 388f, 397, 485 → *Adipositas*
- **Überprüfung (Heilpraktiker)** → ausführlich unter Heilpraktiker-Überprüfung 36, 53, 330, 478
- **Übersäuerung** 212-214, 293, 420, 422, 425, 437f
- **Übersetzungsfehler** 98
- **Überzeugung-** 26, 34, 147, 149f, 163, 191, 205, 220, 305, 360, 370, 381, 501, 505, 509f → *Kognitionen*

Ulcus cruris (Unterbeingeschwür) 470
ultrahoch erhitzte Milch 219, 232, 278, 280, 286, 298 → *H-Milch*

Umesterung, umgeestert 69, 218
Umwelt- 72, 81, 107, 114, 123, 128f, 158-161, 255, 268, 279, 339, 359f, 366, 462, 481
- **Umweltethik** 160f

Unabhängige Gesundheitsberatung (UGB) 359-362
Unabhängigkeit 43, 48, 79, 95, 101, 116, 129, 143, 152, 163, 182, 215, 236, 256, 269, 279, 312f, 356, 358f, 377, 377, 386, 429, 495, 502

unakademisch 338, 456
unästhetisch 95, 520
unbestimmtes Fürwort "man" 362
unethisch 129, 161, 284, 367
Unfehlbarkeit des Papstes — FN 40/97
Unfruchtbarkeit- 226, 321, 452 → *Sterilität*
ungesättigte Fettsäuren → *Fettsäuren*
Unfall 465, 488
Unfehlbarkeit- 97, 352 — FN 40/97

unhygienisch 36
Universität München 237
Universität- (kliniken, med. Fakultäten) 39, 59, 94, 181, 200, 205, 207, 236, 251, 259, 264, 277, 280, 325, 327, 369f, 373f, 375, 378, 381, 387, 400, 483, 499

Unkraut 461
unpersönliches Fürwort 508f
unphysiologische Kochkost 438
Unter der Erde Gewachsenes 47-49, 83, 184, 457
Unterkühlung 223, 303f, 327
Unterwerfungssyndrom 24
Unvernunft 124, 272
Unverträglichkeit von Vollkorn, gekochtem Obst, Säften und Zucker; sie sind schlichtweg nicht kompatibel! 65, 181, 271, 294-296, 308, 381, 425, 429f, 451, 453f — FN 216/453 (Buchhinweis)

"Unwissenheitskrankheiten" 239
unwissenschaftlich 298, 352, 382, 454, 483
Uppsala 212
Urämie (Harnvergiftung) 425 — FN 66/131
Urbevölkerung 457 → *indigene Indios*
Urchristen 98, 98, 100, 103, 108, 115, 167f, 170 — FN 45/102 → *Jerusalemer Urgemeinde*

Urease verliert unter Hitze seine Wirkung, Harnstoff zu spalten 403
Urikase 39
Urin 39, 52-54, 145, 214, 291, 342, 348, 426f, 428, 434, 435-437, 438
- **Urin-pH** — FN114/214

Urkost 48, 65, 171, 274, 312, **318-326**, 355, 382, 444
Urlaub- 23, 271, 357, 396, 439, 470, 518, 521
UrMedizin 321
Urne 56, 76, 286 → *Mumien*
Urogenitalatrophie = Scheidenatrophie 63
- **Uro-Genitaltrakt** 341

Ursache 24, 29, 54, 58, 65, 101, 193f, 224-226, 231f, 234, 254, 262f, 266, 269, 273, 275f, 277, 281, 283, 287, 306, 321, 327, 329, 352, 358, 366, 379, 381, 389, 404, 424f, 427, 429, 492, 512-514
- **Ursache / Krankheitsursache** 200, 224, **275f**, 358 → *Bruker, Kollath, Schnitzer, Interstitium, Matrix, Reckeweg*
- **verdrehte Ursachenlehre** 224

Urschrei (Konz) 326
Ursüße 72
Urtext 103 — FN47/103
Uruguay 207
Urvater des monastischen Lebens → *Elija*
USA 130, 177, 223, 270, 280, 283, 312, 317f, 335, 365, 373, 465f, 470 → *Vereinigte Staaten von Nordamerika*
Utilitarismus 160

Vaginalatrophie (Scheidenrückbildung) tritt bei manchen Frauen nach dem Aufhören der Monatsblutungen

auf und nimmt zu. Führt zur Unfähigkeit des Geschlechtsverkehrs. Bei manchen Frauen folgt später Craurosis vulva und Krebs. 63
vaskuläre Demenz — FN 126/234
vegan 13, 18, 35, 37, 40-42, 49, 66f, 71-74, 81, 132, 149, 174f, 209, 218f, 229, 256, 267, 274, 289f, 309, 322, 357, 375, 379f, 383f, 389, 393f, 396f, 410f, 413, 418, 431f, 440, 444, 448, 451, 462f, 469, 476, 483f, 496, 500, 522
- VeganerIn 22, 38, 40-42, 44-50, 53, 67, 76, 81, 83, 87f,137, 175, 271, 289, 321, 324, 374-376, 378, 383, 389-31, 411-413, 415, 418, 427, 432, 437f, 441, 455 458, 483
- Veganismus 389

Vegetabilien 46-48, 73, 76f, 90, 221, 239, 415, 419, 431 — FN 29/63 → *Grünzeug*
Vegetarier, vegetarisch 12, 15, 26, 31, 33f, 36-41, 46, 51, 53, 63, 73, 76, 83, 87, 90, 93-95, 97-99, 103-105, 107-109, 111-113, 115, 117, 120f, 123, 125, 130f, 137f, 141, 145, 150-152, 156-159, 161, 164-169, 171-175, 177, 179, 185, 193, 195, 197, 216, 220f, 226, 251, 260, 270f, 281, 283, 316, 318, 321, 324, 353, 355, 371, 374f-376, 378-380, 389-391, 397, 401, 412, 418, 442, 455f, 458, 462, 479, 482, 501
- Lakto-Vegetarier, lakto-vegetarisch 40, 51, 212, 283, 412, 462 → *ovo-lakto-vegetabil*
- Vegetarierbund 83, 113, 130, 169, 316, 353, 355, 389f, 401
   Vegetarier-Sylvesterfeier 1989/90 Seite 390
- Vegetarismus 14f, 22, 31f, 34f, 37f, 75, 93-95, 97, 99, 110-112, 114f, 122-124, 128, 130, 132f, 135, 137, 147, 151f, 157f, 160, 161, 163f, 166-168, 171, 176, 184f, 206, 228, 281, 353, 370, 374f, 387f, 414, 442 462, 478
- "gesundheitliche Gefahren durch Vegetarismus" (Schwiegervater der Autorin) 11, 152, 237, 329, 466, 467, 469, 474, 476f, 479f, 483f
- Vegetarierstudie der Friedrich-Schiller-Universität Jena 39 → *Jena-Universität*
- Vegetarierstudie 39 → *Leitzmann*
- Vegetariervereine 353ff
vegetative Dystonie 466
Veggi-Stammtisch 132 — FN 67/132
Veith, Walter 51, 224, **369-372**
   ▶ Videos im Internet, Seite **372**
Veldes, Slowenien = heute → **Bled** 195f — FN 102/195
Vene — FN 110/209
venöser Blutkreislauf 336, 338
- venöses System 435
Venule 337f — FN 110/209 → *Arteriole*
Verantwortung 131, 156f, 161, 162, 222, 235f, 318, 322, 366, 368, 400, 497, 503, 508
- Verantwortungsbewusstsein 306
- Verantwortungsgefühl 201, 237

Verbesserung / Wandlung 515
Verbrennungsnekrose 43, 75, 250 → *Nekrose*
Verträglichkeit 76, 290
Verdaulichkeit vergleiche den Unterschied zur Verträglichkeit! 76, 294f, 453→ *Verträglichkeit,* → *Unverträglichkeit*
- verdaulich aber nicht verträglich (Graubrot, Weißbrot, gegartes Obst, Zucker) 294
- leichte(bessere) Verdaulichkeit- 76f, 295, 380, 453
- schlechte Verdaulichkeit 76, 390
- unverdaulich 294
- Verdauung 39, 220, 289f, 294-296, 337, 342, 374, 453f, 458
- Verdauungsenyme, -säfte 37, 61, 294, 380, 404, 459
- Krankheiten des Verdauungstrakts 147
- Verdauungsleukozytose 76, 168, 443-445 → *Glykotoxin*
- Verdauungsprobleme 193
- Verdauungstrakt 271, 280, 294, 296, 328, 337, 380, 390, 418, 453
- Selbstverdauung (Magen und Darm) 251, 277
Vereinigte Staaten von Nordamerika 206f, 302, 317, 365, 370 → *USA*
Vererbung 94, 238, 400
Verhalten des Schwiegervaters der Autorin 11, 152, 237, 329, 466, 467, 469, 474, 476f, 479f, 483f
- Verhaltenstherapie 225 — FN 231/512
Verhältniswort (Präposition) 250
Vermeidungsverhalten 506, 510f
Vernunft 14, 124f, 261, 391
Versicherung → *Krankenkasse*
Versorgungsstörung 201
Verstoffwechslung- 32, 58, 61, 64, 143, 224, 252, 389, 400, 510 — FN 91/182
Verstopfung 193, 209, 211, 390, 461
Versuchsirrtum 146, 376, 392f — FN 78/146
Verweildauer im Magen 253, 454
Verwertungs- und Immmunschwäche infolge Fleischmangels (fachlicher Nonsense des Arztes und Schwiegervaters der Autorin) 482
Veterinär 379, 329
Viehzucht 79, 382, 387
Vikariation 316, 341, 343, 345, 348-352, 456
Vinci, Leonardo da 100, 174, 508
Virchow, Rudolf 344, 352
Viren 36, 302-304, 320, 341, **444**, 446, 465, 471, 482 — FN 209/444
- Virulenz (Giftigkeit) von Spirochäten 468
- Viruserkrankung 302-304, 341
- Virusgrippe 341
Vitalfunktion 336
Vitalsubstanzen = unter dem Begriff fasst man Vitamine, Mineralien, Spurenelemente und Phythostoffe zusammen.

Die heutige Normalkost hat daran enormen Mangel. 44, 61, 75, 81, 253
- **Vitalstoffe** 61f, 66, 68, 73, 75, 83, 133, 243, 257f, 270, 281, 289, 320, 357, 379, 404, 427, 433, 445, 454, 475

Vitam-Hefepaste 431, 461 — FN 219/462

Vitamine 18, 32, 45, 47, 50, 61f, 73, 75, 81, 184, **216-217**, 220, 231, 233, 238, 242f, 249, 252f, 257, 270, 295-297, 388, 394, 399, 402f, **405f**, 433, 442, 444, 457, 482
- **Vitamin A** 215, 218, 220, 375, 458
- **Vitamin B-Komplex** 75, 238, 245, 406, 451 — FN 29/63
- **Vitamin B 1 (Thiamin)** 49, 51, 56, 80, 84, 243, 244f, 253, 256f, 282, 298, **405-410**, 427, 450-452, 457 — FN 36/83, FN133/244, FN 196/407
- **B1-Verlust nach 15 Minuten** Seite 80
- **Multiplixierung von B 1 durch Keinem** 256
- **Vitamin B 2 (Riboflavin)** 216, 282, 405
- **Vitamin B 3 (Niacin)** 216, 405
- **Vitamin B 5 (Pantothensäurre)** 216
- **Vitamin B 6 (Pyridozin)** 56, 88, 375, 405
- **Vitamin B 9 (Folsäure)** 57, 81, 208, 216, 375, 405, 430, 450f, 458f → *Folsäure*
- **Vitamin B 12 (Cobalamin)** 16, 41, 48-50, 216, 321 374f, 389f, 405f, **411-416**, 433, 446
- **Vitamin B 12 enthaltende Lebensmittel** 412
- **Vitamin B 12 tägliche Menge** 412 — FN198/412
- **Vitamin B 12-Mangel** 63, 411 — FN 197/411 → *funikuläre Myelose* → *Schillingtest* 415
- **Vitamin B 12-Mangel bei stillenden Veganerinnen** 412f
- **Vitamin C (Ascorbinsäure)** 37, 39, 81, 208, 216, 323, 375, 403-405, 451, 457, 459 — FN 28/63
- **Vitamin C-Mangel** 404
- **Vitamin D** 183, 215f, 220, 231, 278, 281, 405
- **Vitamin E** 73, 85, 375, 405
- **Vitamin K** 215f, 405
- **Vitamin H (Biotin)** 216, 405
- **Vitamin L (Liebe)** 276
- **Vitamin Q** 75
- **Vitamine, fettlösliche (A-D-E-K)** 215f, 221, 241
- **Vitamine, fett- und wasserlösliche**
- **Vitamine, wasserlösliche** 216, 280
- **Vitaminbonbon** 78
- **Vitaminmangel** 63, 221, 404
- **Vitaminverlust** 56, 79, 250, 378

Volksverdummung 222, 244, 292
- **Volkswirtschaft** 366

Vollkornbrot 43, 52, 245, 257, 269, 294-296, 409f, 429f, 453f, 462
- **Vollreis** 89, 91, 407, 431, 463

Vögel (unter dem Himmel) Matthäus 6:19-34 21, 50, 139, 312, 521

Vogelmiere 321

Volksgesundheit 212, 311, 331, 362
- **Volksschulwissen (ist kein Handicap!)** 478

Vollkorn, Vollkornprodukte 43, 52, 56, 59, 80, 218, 221, 242, 245, 257, 269, 294, 296, 302, 409f, 419, 429f, 453f, 462, 475
- **Vollkornkekse** 80, 245
- **Vollkornnudeln** 42, 80, 410 → *Nudeln*

Vollreis Vollreis 42, 46f, 49, 60, 82, 89, 91, 308, 407, 419, 430f, 432, 439, 463

Vollwert/Vollwertkost Vollwerternährung 16, 23, 31, 40-44, 51, 54, 59, 62, 65f, 72, 82, 88, 130, 132, 137, 144, 151, 177, 182, 225, 229, 233, 235, 244-246, 253, 256f, 268-272, 285, 289f, 195, 302-304, 308f, 312f, 315f, 323, 343, 357, 357, 359f, 373f, 378, 380f, 390f, 401, 408-410, 429f, 439, 442, 446, 452-454, 458, 478, 482, 485, 516 — FN 141/269
- **Vollwertköstler** 23, 31, 380, 442

Voltaren 467

Vorratshaltung 20, 79
- ▶ **Getreide ist eine natürliche Konserve** 255, 457

Vorbild 94, 102, 109, 156, 160, 202, 361
- **Kinder und unser Vorbild** 134, 152f, 506, 510, 514

Vorderasien 93

Vulgata — FN 60/117

Wachet auf, ruft uns die Stimme 136

Wachstum 149, 278, 281, 400
- **Wachstumshormon** 266
- **Wachstumsphase** 290
- **Wachstumsstörungen** 183, 218

Wadenkrämpfe 379, 391, 409, 423

Waerland, Are 24, **211-213** — FN 112/211

Wahl, Wahlfreiheit 45, 99, 132, 161, 285, 290, 324f, 399, 429, 471, 498, 501, 505, 510, 516, 523

Wahnsinn: Obwohl es Wahnsinn ist... 17, 72, 80, 311

Wahrhaftigkeit 22, 27, 46, 97, 136, 479, 499, 502f

Wahrheit 46, 97, 110f, 116, 151, 197, 237, 246, 271, 292, 319, 372, 399, 479, 481

Walking 340

Walnüsse 71, 82, 219, 407, 432

Wandel 451, 517

Wandlung 14, 17, 27, 42, 244, 442, 490f, 494, 515-518, 520
- **Wandlung / Verbesserung** 515
- **Wandlungsmöglichkeit** 494, 519
- **Wandlungsprozesse** 43

Wandern, Wanderung 201, 487, 499, 511, 519
- **Wander-Heuschrecke** 98
- **Wanderpfad, mit Leder gepflastert** 38
- **Wanderschaft** 190

Warzen 341, 347, 393, 475f

was du ererbt von deinen Vätern 399 — FN 194/399

Wasser 34, 37, 47, 53, 55, 58, 68, 70f, 83f, 89-92, 98, 112, 116, 118, 121, 140, 148, 172, 180, 186f, 193f, 206,

213f, 218f, 233, 247, 251, 282f, 286, 291f, 195, 324, 328, 376, 385, 407, 409f, 415, 421, 423, 426, 428, 430, 432-435, 448, 458, 476, 485, 499, 502, 520f → *Quellwasser*
Wasserarzt (Arnold Rickli) 195
Wasserhähne → *Hahn, Siegmund und Johann Siegmund*
- **Wasserheilkunde** 181
- **Wasserkopf** 342
- **Wasserkrug als Zeichen für Essener** 116
- **Wasserstoff** 247, 251, 385, 403, 405f, 422, 425
- **Wasserwurzel** = Tarowurzel 47

Wechselbad 340
- **Wechselbeziehungen** 351
- **Wechseljahre** 217

Weichknochenkrankheit (Malazie) 225, 231, 386, 394
Weichteilrheuma 455
Wegwerfgesellschaft 19-28
Wein 55, 112, 116f, 119, 121, 134f, 138, 142, 172, 217, 241, 412
- **Weinberg Monte Veritá** 197
- **Weinkenner** 56
- **Weinkrug** 154
- **Weinrebe** 126
- **Weinregal** 56
- **Weinstock** 126f, 504
- **Weinsymbol** 116
- **Weintrauben** 46, 57

Weinen, weinen 32, 154, 343, 475, 489, 491 — FN 12/32
Weihnachten 490
- **Weihnachten 1994** *Seite* 471
- **Weihnachtsgruß** 44
- **Weihnachtsbäckerei** 357

Weisheit 26, 55, 110, 120, 121, 147, 184, 400, 404, 478
- **Weisheits- und Wissensquelle** 405

Weiss, Dr. med Helmut 62
Weißbrot 90, 243, 294f, 298, 474
Weißkohl 47, 431
Weizen 36, 47, 62, 66, 82, 118, 214, 223, 245, 256, 370, 401, 409, 450, 452, 459, 463, 484
- **Weizenarten** 255
- **Weizenbrot** 256
- **Weizenfelder** 441
- **Weizenkeim** 258, 407f
- **Weizenkeimöl** 258
- **Weizenkorn, volles** 408f
- **Weizen-Vollkornmehl** 419
- **Weizenmehl, raffiniertes** (Auszugsmehl) 133, 244

Dritte Welt 20
Welt 26-28, 32, 35, 53, 63, 66f, 81, 100, 104, 107f, 110, 116, 118, 125f, 135f, 148, 153f, 157, 161-163, 178, 183f, 205, 215, 224, 231-234, 259, 263, 270f, 276, 283f, 312, 318, 366, 379, 381, 386, 389, 409, 438, 451, 459, 462, 464, 491, 497-499, 506f, 510f, 513, 519, 521
- **Weltanschauung** 87, 93, 177, 452
- **Weltanschauliches** 31
- **Weltbild** 103, 130, 454. 498
- **Weltgesundheitsorganisation (WHO)** 284
- **Welthandel** 46, 373
- **Weltkrieg, Erster** 192, 197, 209, 233
- **Weltkrieg, Zweiter** 187, 200, 311, 318, 438, 460, 483
- **Weltreligionen und Vegetarismus** — FN 49/104
- **Weltschau** 74, 184, 391
- **Weltseele** 124
- **Weltsicht** 32, 162

Wendt, Lothar 44, 51, 64, 174, 209, **259-267**, 335, 339, 344, 379, 428 — FN 136/259
- **Wendt, Thomas** (dessen Sohn) 260f

Werteethik 160
Wertverlust 21, 244f
Westernblot 464f
White, Ellen G. (Vegetarierin, Autorin und Mitbegründerin der Adventisten) 131f, 136, 145, 177, **228f** — FN 121/228
Wiederanders, Bernd 251
Wien 94, 197, 209
Wiese 72, 171, 187, 280, 322, 366, 392, 522
- **Wiesenenpflanzen** 16

Wiesent bei Regensburg (Padre Tadeo) 174, 185, 190
Wikipedia 179, 214, 232, 236, 238f, 270f, 318, 321-323, 379-382, 459, 462, 484, 516
- **Wikipedias sonderbare Ansichten** 379-383

Wild 123, 456
- **Wild, Aufbrechen des** 73
- **Wildbahn, freie** 74, 79, 89, 250, 321, 381
- **Wildgemüse** 274, 376 — FN 159/321
- **Wildhonig** 98, 450
- **Wildkräuter** 73, 88f, 91f, 229, 320 → *Kräuter*
- **Wildnis** 18, 50, 438, 475, 492
- **Wildpflanzen** 37

Wildwuchs 30
Wilhelm II 181
Wille 505-509
- **Willenskraft** 505, 508

Wilmstumor 177 — FN 87/177
Wirbelsäule- 225f, 393, 464-466, 469
Wirsingkohl 47
Wirtschaftsinteressen 269, 310
- **Wirtschaftswachstum** 520 — FN 232/520

Wissen 12, 18, 36, 38, 55, 59, 64, 66, 69, 76, 80, 103, 121, 174, 180, 228, 233, 256, 258, 260, 302, 317, 319, 324f, 329-332, 342, 359f, 363, 376, 383, 401, 445, 454, 478, 484, 490, 499, 511
- **Wissen ist Macht** 305
- **Wissenschaft** 13, 30, 195, 208, 245, 259f, 259f, 271, 304, 352, 356f, 370f, 386, 392, 404, 413f, 460, 477,

480, 482f, 522
- Wissenschaftler 55, 59, 143, 176, 233, 237, 250, 252, 263, 265, 317, 327, 359, 373, 376, 378, 384, 386, 413f
- Wissenschaftsgläubige 185
- Wissensjunkfood 510
- Wissenslücken 358, 413
- Wissensquelle 69, 405
- Wissenwertes 339
- Nicht-Wissen 51

Wochenmarkt 45, 76, 86, 88, 461
Wörishofen 190f, 236
Wohnmobil (-reise) 466, 470f
Wolf und Lamm weiden zusammen 154
- Wolf im Schafspelz 129, 131, 135, 137, 151

Wolf, Jörg-Wolf-Stiftung 195
Wollen (Können und Handeln) 126, 137, 139, 141, 160, 367, 461, **505-509**
Wort der Weisheit (Mormonen-Lehre) — FN 65/130
"wozu" 51, 82, 141, 152f, 195, 226, 263, 339, 512 — FN 138/261 → *Causa finalis*
Wünschelrutengänger 480
Würde 31, 33, 35f, 109f, 158, 320
Würstchen 110, 141, 152, 493, 519 → *Wurst*
Würzburger Domakademie 133
Würze, würzen 220, 431, 461
Wüstenväter 165
Wurst, -sorten, -waren 16, 18, 33f, 37, 52, 74f, 141, 146f, 229, 385 → *Würstchen*

Xanthin-Oxidase und Homogenisierung 277
Xenokrates 93, 167, 174

Yin-Yang → *Osawa 181-184* — FN 90/181
Yom Kippur → *Sündenbock*
Yuca = Maniok 47

Zabel, Werner (Krebsarzt) 236
Zähne 32, 39, 50, 57, 78, 85, 96, 117, 177, 180, **215-222**, 226, 253, 282, 289, 290, 294, **306-313**, 380, 392, 434, 442, 447, 452, 485, 512
- Zahn um Zahn 238
- Zahnanlage 289
- Zahnarzt 62, 68, 70, 173, 215, 223, 233, 253, 306f, 316, **355**, 380, 482 — FN 142/269
- Zahnbildung 290
- Zahnbogen 215f, 307, 309 → *Schädelmissbildung*
- Zahnbrücken 307
- Zahnbürste, -seide 85, 447
- Zahncreme, -pasta 71, 85
- Zahnkaries 223, 388, 393, 447 → *Karies*
- Zahnerosionen 375
- Zahnersatz 306f
- Zahnfehlstellungen 226, 307, 393
- Zahnfleisch 253

- Zahngesundheit 215, 236f, 306f, 411
- Zahn- und Gesundheitsverfall 306
- Zahnheilkunde 311
- Zahnkaries 223, 393, 447
- Zahnpflege 306
- Zahnpulpa 441, 447
- Zahnschäden 380
- Zahnschiefstand 253
- Zahnschmelz 380 — FN 181/380
- Zahnspange 306f
- Zahnzustand 224, 306
- Zahnverfall 63

Zarathustra 93, 174 → *Zoroastrier*
Zauber- 30, 74, 329, 448, 477, 482
Zauberflöte 488
Zeckenborreliose, Borreliose, Neuroborreliose 11, 325, 330, 343, 379, 393, 444, 446, 455f, 463-466, 466-471, 478 — FN 1/11, FN 220/464
Zehnter, biblischer 135, 364 — FN 86/176
Zeit (alles hat seine Zeit: Kohelet, Kapitel 3) 489
Zelle 56, 61, 258, 262, 265f, 337f, 341f, 344-347, 350-352, 377f, 386, 404, 406, 420f, 423, 425, 428f, 434f, 443, 488
- Zellentartung (Neoplasmaphase) 351
- Zellkern 402, 426
- Zellmembran 231, 258, 265, 291, 337f, 420f → *Membran*
- Zellporen 265, 435 → *Poren*
- Zellschädigung (Imprägnationsphase) 350
- Zellteilung 341f, 429, 436 — FN 29/63
- zelluläre Phase 337, 340, 346f, 349-352

Zen-Buddhismus 183
- Zen-Makrobiotik 181ff
Zerealien 48f, 82, 91, 146, 229, 255, 486 — FN 36/83
- Zeres → *Ceres*
Zeugung 216, 232
Ziegelbecker, Rudolf 269 — FN 26/57, FN 33/71, FN 142/269
Ziegen 462
- Ziegen und Schafe (BSE) 146
- Ziegenbock als Opfertier → *Sündenbock*
- Ziegenkäse 116
- Ziegenmilch 288, 450, 482f
Zielzweck → *Causa finalis*
Zigaretten 134f, 138, 142, 315, 488, 491, 516
Zirkadianperiodik = Körperfunktionen wie beispielsweise Schlaf- und Essbedürfnis folgen einem Tagesrhythmus, einer inneren Uhr also. Es ist sogar so, dass bestimmte Substanzen zu nur zu bestimmten Tageszeiten tödlich wirken. Daher ist es fraglich, ob das 3 x Täglich von Medikamentengaben gut ist; allerdings ist uns diesbezüglich noch zu wenig über die Zirkadianperiodik bekannt. 85, 430
Zitratzyklus 53, 184, 253, 351, 483, 500 — FN 29/63 ,

166/350

Zivilisation 146, 216, 222, 317, 322, 366, 520
- Zivilisationskost 15, 190, 216, 222, 237, 253, 269, 345, 397, 425, 429, 433, 487, 492
- Zivilisationskrankheiten 17, 43, 59f, 63, 68, 75, 123, 145, 223f, 226, 233f, 238f, 254, 268, 270, 275f, 306, 309, 316f, 325, 351, 365, 379, **393f**, 404, 427, 520 — FN 31/64, FN 124/230, FN 191/393
- Kinder und Zivilisationskrankheiten 234
- Zivilisationsländer 232
- Zivilisationsmüll 54
- Zivilisationschäden 201
- Zivilisierte (frugivore) Urnahung (Schnitzer) 306, 309, 313
- "Zivilisierte Ärzte" 483

Zöliakie 40, 58-60, 64-66, 83, 184, 289f, 390, 413, 456 — FN 36/83
- Zöliakiekinder 413
- Zöliakikersüßigkeiten 66

Zölibat = geschlechtliche Enthaltsamkeit 109-111, 165f, 168, 170f, 458

Zoonosen 36 — FN 14/36

Zoroastrier 99, 174 → *Zarathustra*

Zucchini 47

Zucker 17, 25, 44, 46, 50f, 53, 55, 57, 61, 64, 68, 139, 142f, 181f, 193, 208, 210, 223f, 226f, 229, 253, 262, 265f, 268, 289, 294f, 303, 323-325, 364, 367, 381, 385f, 392, 395f, 398, 402, 434, 425, 428f, 435, 441f, 450, 470, 474, 482, 503, 512, 517 — FN 98/193, 142/269→ *Industriezucker und Kristallzucker*
- 1 kg Haushaltszucker pro Woche! **Seite 474**
- Zucker im Blut 425
- Zuckerarten 53, 60, 72, 139, 220, 243, 299 → *Zuckersorten*
- Zuckeraustauschstoffe 61, 512
- Zuckerbackwaren 79
- Zuckercouleur 141, 245
- Zuckerersatz 514
- Zuckergehalt 94
- Zuckergenuss 301
- Zuckergetränke 303, 397
- Zuckerkrankheit 261f, 393 → *Diabetes*
- Zuckerindustrie 17, 269
- Zuckerkonsum 61, 303
- Zuckerkrankheit 261, 262, 393
- Zuckernachtisch 397
- Zuckerprodukte 301
- Zuckerregal 23
- Zuckerrohr, Zuckerrüben 54, 224, 503
- Zuckerrohrplantage 224
- Zuckerrübensirup 245, 390
- Zuckerschlecken 447
- Zuckerschock 451
- Zuckersorten, Zuckerarten 43, 294
- Zuckerstoffwechsel 425
- Zuckerstoß 342, 451
- Zuckertorten 372
- Zuckerwaren 40, 301
- Zuckerverbrauch pro Kopf 1kg pro Woche 25
- Zuckerverzehr 236
- Zuckerzeug 25, 323, 342, 365, 367, 447
- Kinder und Zucker 280, 302-305, 325, 493
- "biologischer Ökozucker" 54 → *Kinderlähmung*

▶ **62 Zuckersorten:** Agavendicksaft, Ahornsirup, Apfeldicksaft, Aspartam, brauner Zucker, Cyclamat, Dattelmark, Demerara, Dextrose, E959 (Neohesperidin) E955 (Sucralose) Einmackzucker, Farinzucker, Fondant, Fruchtzucker, Fruktose, Frutilose, Galactose, Gelierzucker, Grießzucker, Gula Djawa, Invertzucker, Invertzucker, Isomalt, Kandis, Karamell, Kastorzucker, Lactit, Läuterzucker, Laktose, Maltit, Maltose, Mannit, Manioksirup, Melasse, Muskovade, Palatinit, Puderzucker, Rapadura, Reissirup, Rohrohrzucker, Saccharin, Seidenzucker, Sorbit, Stevia, Teezucker, Thaumatin, Topinambursirup, Trehalose, Ursüße, Vanillezucker, Vollzucker, weißer Zucker, Weizensirup, Würfelzucker, Xylit, Zuckercouleur, Zuckerrübensirup. ◀

Zürich 192, 198f, 208-210

Zukunft 22, 26, 77, 103, 143, 163, 194, 234, 253, 272, 308, 342, 371, 382, 396, 511, 522

Zunge 500
- **Stomatitis** 473
- Zungendiagnostik 206
- Zungenspitze 473, 475

Zuwendung 285, 396, 506, 512

Zytologie (Lehre von den Zellen) 44

Zwang 85, 254, 481f
- Zwanghaftigkeit 48, 401
- Zwangsmaßnahmen 318
- Zwangsmedikation 57

Zweck 51, 153, 219, 224, 263, 269, 355, 510, 517
- Ziel und Zweck 496
- religiöse Zwecke 107
- Zweck und Mittel 138, 271, 279
- zweckgerichtet 261
- Zwecklogik und Zweckpragmatismus 157
- Zweckmäßigkeit 351, 405
- Zweckursache 261

Zweifachzucker → *Disacchard*

Zwiebeln 47, 116, 432, 452

Zwischenzellraum 260, 265f, 336-338, 340, 344f, 349, 421-423, 445 — FN 110/209

Zwölffingerdarm (Duodenum) 58, 64, 223, 253, 294, 454
- Zwölffingerdarmgeschwür 223

Zytopathologie = Krankheiten der Zellen 54

Zysten 341

Ernährungscoaching

Bis auf Widerruf erteile ich eingehende, kostenlose Beratung *
zu einer eigenverantwortlichen Ernährungsumstellung.

- Vierstündiges Beratungsgespräch
- Einkaufsberatung vor Ort
- Gemeinsame Nahrungszubereitung (Kostenbeteiligung)
- Anregungen für eine gesunde körperliche
  und geistige Lebensweise ohne Esoterik
- Ausführliche Literaturempfehlungen
- vierstündiges Abschlussgespräch

Gesamt-Beratungsdauer normalerweise 20 Stunden.
Wenn nötig, sind weitere Beratungsgespräche möglich.

Claudia Sofia Sörensen
22453 Hamburg
www.sofia-soerensen.de
email: info@soerensen.de

---

* Spende erbeten an Misereor (Liberia-Berufsausbildung für ehemalige Kindersoldaten):
   http://www.misereor.de/projekte/projektpartnerschaften/liberia-kindersoldaten.html
* oder an Plan International (Patenschaften):
   http://www.plan-deutschland.de/
* oder an ADRA - Adventist Development and Relief Agency
   http://live.adra.de/service/spenden/

Weitere Bücher der Autorin

Rezeptlose vegane Küche
Köstlich schlichte Rohkost
"Pi x grüner Daumen"
- Teil II -
228 Seiten als Paperback-Ausgabe
4 Abbildungen

Leben
mit meiner dementen Mutter
104 Seiten als Paperback-Ausgabe
7 Abbildungen

Schillers Bürgschaft
Von der Treue zu sich selbst
und der mühelos-mühsamen Integration des Schattens
464 Seiten als Paperback- oder Hardcover-Ausgabe
3 Abbildungen

"Itacker müssen (nicht) abkratzen!"
Gelungene Selbsttherapie schwerer Traumata
unter Psychoanalyse, EMDR und Verhaltenstherapie
320 Seiten als Paperback- oder Hardcover-Ausgabe
28 Abbildungen

Seelische Selbstheilungskraft
Ganzheitliche EMDR-Selbsttherapie
und individuierende Selbstanalyse
700 Seiten als Paperback- oder Hardcover-Ausgabe
3 Abbildungen

Unveröffentlicht:

Familienchronik
488 Seiten als Hardcover-Ausgabe (Format DIN-A4)
über 90 Abbildungen